外科専門医への
知識の fundamentals

先輩たちからの道しるべ

◇監修
北野正剛
大分大学長

◇編集
白石憲男
大分大学医学部地域医療センター
外科分野教授

藤島 紀
大分大学医学部消化器・小児外科学講座

◇編集協力
二宮繁生
有田胃腸病院副院長

MEDICAL VIEW

本書では，厳密な指示・副作用・投薬スケジュール等について記載されていますが，これらは変更される可能性があります。本書で言及されている薬品については，製品に添付されている製造者による情報を十分にご参照ください。

Fundamental knowledge for board certified surgeon
(ISBN978-4-7583-1526-5　C3047)

Chief Editor ： Seigo Kitano
　　　Editors ： Norio Shiraishi
　　　　　　　　Hajime Fujishima
Cooperation ： Shigeo Ninomiya

2016. 12. 1　1st ed

©MEDICAL VIEW, 2016
Printed and Bound in Japan

Medical View Co., Ltd.
2-30 Ichigayahonmuracho, Shinjyukuku, Tokyo, 162-0845, Japan
E-mail　ed @ medicalview.co.jp

監修者ご挨拶

　近年，一般社団法人「日本専門医機構」を中心に専門医制度の在り方が検討されている。その専門医制度の目的は，「国民及び社会に信頼され，医療の基盤となる専門医制度を確立することによって，専門医の質を高め，良質かつ適切な医療を提供すること」としている。

　外科領域においては，これまで日本外科学会をはじめとして，認定医や専門医制度を施行し教育活動に力を注いできた。その結果，我が国の外科治療の質の高さが，世界においても評価されるまでに成長してきたことは周知の事実である。

　一方，研修医たちの外科離れが進む中，質の高い外科医療を，どのようにして次の世代に踏襲していくべきかが問われている。そのためには，さらなる効率のよい外科教育システムの確立と良き外科指導者の育成が必要であることは言うまでもない。現在，準備が進められている専門医制度改革が，その牽引役になることと期待している。

　外科医教育の目標は，「ScienceとArtとHeart」を身につけた外科医師を育成することであるとよく言われる。実際のところ，多くの若き外科医は，限られた時間の中で，Artを習得することに精一杯であり，Scienceの習得にまで手が届かないのが実状のように思われる。

　これまで，多くのガイドラインや外科の教科書および問題集が出版されてきた。本書「外科専門医への知識のfundamentals」は，大分大学医学部地域医療学センター（外科分野）の白石憲男教授が，若き外科医師たちを対象として外科専門医に求められるであろう基礎知識を簡便にまとめた書籍を提供したいという思いから編集されたと伺っている。これまで，消化器外科専門医に必要な知識の整理書である「消化器外科専門医へのminimal requirements」や「消化器外科周術期合併症のminimal requirements」を編集されてきた先生ならではの教育書になっていると感じている。若き外科医の知識の整理書としてのみならず，指導者による若き医師への指導書として，ぜひ一読いただければ幸いである。

　最後に，このような書物を出版していただいたメジカルビュー社編集部の吉田富生氏，宮澤進氏，山田麻祐子氏に心から感謝いたします。

平成28年11月

大分大学長　北野　正剛

序

　外科専門医として認定を受けることは，外科医としての自信を持たせてくれる．外科医として社会に認められたような気持ちになり，少し誇らしげになる．

　大学を卒業し，外科医に憧れて外科に進んでみたけれど，いつも不安に襲われていた．先輩の外科医としての知識や態度や手術手技を見ては，先輩のような外科医になれるのかといつも不安を抱いていた．それでも，少しずつ診療に参加して外科の面白さを感じつつ，経験を積み重ね，やっと外科専門医の受験資格を得ることができた．――このような若き外科医が多いに違いない．

　そして今，専門医制度が変わろうとしている．今まで以上に外科専門医に課せられた課題は大きく，外科的手技や知識の体系的な取得が求められている．これまでに公開されてきた外科専門医試験問題を拝見すると，外科専門医に求められる資質を見出すことができる．外科医として習得しておくべき病態や疾患の基礎知識，基本的な手技の経験，さらには診療に際して生じる有害事象への正しい対処法などである．これからの外科専門医には，このような資質が今まで以上に求められるに違いない．

　今日までに多くのすばらしい外科学の教科書が出版されている．これらの教科書は，実にわかりやすく，よくまとめられており，外科医ならば一度は通読すべき書籍であることには間違いはない．しかしながら，初学者からみると，ポイントの強弱がわかりにくく，学習効率に疑問をもつ書籍もあるような噂を耳にする．

　そこで，過去2〜3年以内に外科専門医の認定試験を受験した若き外科医たちを対象として，自分たちの知識の整理のみならず後輩達が勉強しやすい書物を編集する目的として勉強会を始めた．すなわち，彼らの年代の外科医たちが，求められていると感じている「外科の基礎知識」を再確認する勉強会である．本書「外科専門医への知識の fundamentals」は，これらの勉強会の集積であり，勉強会のメンバーは若き消化器外科医たちから構成されている．そのため，各領域の専門家の先生方から，ご批判を受ける記載が有るかもしれない．執筆に携わった若き外科医たちの後輩たちへの熱き思いに免じてお許しいただき，本書が，さらなるご指導をいただくきっかけになれば幸いであると考えている．

　最後に，情熱を失わず，ともに勉強してきた13名の後輩思いの執筆者に心から感謝いたします．また，事務業務やイラスト描きを手伝ってくれた教室秘書の安東徳子さんと衛藤千鶴さんに心から感謝いたします．本書の作成にご理解をいただき，本書を出版していただいたメジカルビュー社編集部の吉田富生氏，宮澤進氏，山田麻祐子氏に心から感謝申し上げます．

　平成28年11月

編者　白石　憲男
　　　藤島　　紀

編集者・執筆者・協力者一覧

◆ 監修　　　　　　　北野　　正剛　　大分大学長

◆ 編集　　　　　　　白石　　憲男　　大分大学医学部　地域医療学センター外科分野　教授
　　　　　　　　　　藤島　　　紀　　大分大学医学部　消化器・小児外科学講座

◆ 編集協力　　　　　二宮　　繁生　　有田胃腸病院　副院長

◆ 執筆者（五十音順）一万田　充洋　　大分大学医学部　消化器・小児外科学講座
　　　　　　　　　　上田　　貴威　　大分大学医学部　地域医療学センター外科分野
　　　　　　　　　　嵯峨　　邦裕　　大分大学医学部　消化器・小児外科学講座
　　　　　　　　　　蔀　　　由貴　　大分大学医学部　消化器・小児外科学講座
　　　　　　　　　　白石　　憲男　　大分大学医学部　地域医療学センター外科分野
　　　　　　　　　　髙山　　洋臣　　大分大学医学部　消化器・小児外科学講座
　　　　　　　　　　田島　　正晃　　新別府病院　消化器外科
　　　　　　　　　　多田　　和裕　　大分大学医学部　消化器・小児外科学講座
　　　　　　　　　　二宮　　繁生　　有田胃腸病院
　　　　　　　　　　平塚　　孝宏　　大分大学医学部　消化器・小児外科学講座
　　　　　　　　　　原　　　貴生　　大分大学医学部　消化器・小児外科学講座
　　　　　　　　　　藤島　　　紀　　大分大学医学部　消化器・小児外科学講座
　　　　　　　　　　渡邉　　公紀　　大分県立病院　外科

◆ 執筆協力（五十音順）圓福　真一朗　　杵築市立山香病院　外科
　　　　　　　　　　　川﨑　　貴秀　　大分赤十字病院　外科
　　　　　　　　　　　平下　禎二郎　　大分大学医学部　地域医療学センター外科分野
　　　　　　　　　　　二日市　琢良　　大分県立病院　救命救急センター

目 次

I 総論

外科の歴史	医学史(外科分野)	2
外科医療	外科診療に関する倫理とチーム医療	5
感染症	1. SSI, 敗血症, SIRS(CARS)など	10
	2. 消毒法, 抗菌薬	16
	3. 特殊感染(破傷風, 壊死性軟部組織感染症)	21
免疫	1. 感染免疫・癌免疫	25
	2. 移植免疫	30
病理	1. 炎症と創傷治癒	34
	2. 腫瘍(発生, 増殖, 進展)	39
腫瘍	1. 腫瘍マーカー	43
	2. 化学療法	47
外科侵襲	1. 外科侵襲(手術侵襲と生体反応)	54
	2. 内視鏡外科	61
輸液・栄養	1. 輸液とショック	65
	2. 栄養・代謝学	73
輸血・凝固	1. 輸血	77
	2. 凝固・線溶系	82
	3. 塞栓・血栓症	88
集中治療	1. 呼吸管理	93
	2. 循環管理	99
救急	1. 熱傷(範囲, 深度など)	106
	2. 熱傷(初期治療, 小児熱傷)	112
	3. 頭部外傷(急性硬膜下血腫, 急性硬膜外血腫)	117
	4. 胸部外傷(心タンポナーデ, 緊張性気胸)	123
	5. 腹部外傷(肝・膵・脾損傷)	127

麻酔	1. 局所麻酔	134
	2. 末梢神経ブロック	138
	3. 脊椎麻酔	143
	4. 全身麻酔	148
	5. 筋弛緩薬	153
	6. 麻酔の有害事象（悪性高熱症），その他	157
章末復習問題		162
章末整理	知っておきたい専門用語	167

II 消化管

食道	1. 解剖	170
	2. 特殊検査（内視鏡検査，EUS）	176
	3. 食道切除術に特徴的な手術操作と耐術評価	182
	4. 食道表在癌と内視鏡的治療	189
	5. 食道癌に対する手術療法（リンパ節郭清，再建法，合併症）	196
	6. 食道癌のサルベージ手術と化学療法	203
	7. 逆流性食道炎，Barrett食道，Mallory-Weiss症候群，特発性食道破裂	209
	8. 食道胃静脈瘤	215
	9. 食道憩室，食道狭窄	222
胃・小腸	1. 解剖・生理	228
	2. 特殊検査（内視鏡検査，EUSの所見）	234
	3. 手術（再建法・術後合併症，胃切除後後遺症）	240
	4. 早期胃癌と内視鏡的治療	247
	5. 胃癌のリンパ節郭清	254

	6. 特殊な胃癌（AFP産生腫瘍，ウイルス関連腫瘍，など）	*260*
	7. 胃GIST・胃カルチノイド・MALTリンパ腫	*266*
	8. 胃十二指腸潰瘍に対する手術（出血，穿孔，狭窄）	*274*
	9. 小腸疾患（上腸間膜動脈症候群，上腸間膜動脈塞栓症，小腸腫瘍）	*282*
大腸	1. 解剖（膜構造，脈管・神経，肛門）	*288*
	2. 内視鏡的治療，機能温存手術，人工肛門	*294*
	3. 大腸手術の前処置（機械的・化学的腸管処置，大腸ステント，経肛門イレウス管）	*301*
	4. 進行大腸癌の腸管切離長とリンパ節郭清（結腸，直腸）	*307*
	5. 大腸癌に対する化学療法	*314*
	6. 潰瘍性大腸炎，クローン病，家族性大腸腺腫症	*320*
	7. その他の大腸の炎症性疾患（大腸憩室症，虚血性腸炎，偽膜性大腸炎）	*328*
	8. 痔核・痔瘻・Fournier症候群	*334*
	9. 緊急外科的処置を要する下部消化管・肛門疾患	*340*
章末復習問題	1. 解剖と症状に関する問題	*348*
	2. 病因や病態に関する問題	*349*
	3. 検査や診断に関する問題	*350*
	4. 治療に関する問題	*352*
	5. 専門用語に関する問題	*354*
章末整理(1)：知っておきたい専門用語		*356*
章末整理(2)：知っておきたい術式		*359*

III 肝・胆・膵

肝臓
- 1. 解剖 ... *362*
- 2. 特殊検査(腹部超音波検査, CT検査, MRI検査) ... *369*
- 3. 肝機能検査 ... *375*
- 4. 手術(術式と処理する脈管) ... *381*
- 5. 肝細胞癌に対する治療 ... *387*
- 6. 転移性肝癌に対する治療 ... *394*
- 7. 良性疾患(肝血管腫, 肝囊胞, 肝膿瘍) ... *400*

膵臓・脾臓
- 1. 解剖 ... *406*
- 2. 画像検査と膵内分泌負荷試験 ... *413*
- 3. 膵臓の手術(術式と処理する脈管および合併症) ... *419*
- 4. 膵癌に対する治療 ... *425*
- 5. 膵腫瘍(IPMN, MCN, SCN, 膵囊胞) ... *432*
- 6. 膵炎 ... *438*
- 7. 脾疾患に対する治療(脾摘の適応) ... *444*

胆道
- 1. 解剖 ... *450*
- 2. 特殊検査(腹部超音波検査, CT検査, ERCP) ... *456*
- 3. 手術(減黄処置と代表的な術式) ... *463*
- 4. 胆囊良性疾患(胆囊結石症, 胆囊腺筋症, 胆囊ポリープ) ... *469*
- 5. 胆囊炎(胆管炎) ... *475*
- 6. 胆道癌(膵胆管合流異常を含む) ... *482*

章末復習問題
- 1. 解剖と症状に関する問題 ... *489*
- 2. 病因や病態に関する問題 ... *490*
- 3. 検査や診断に関する問題 ... *492*
- 4. 治療に関する問題 ... *493*
- 5. 専門用語に関する問題 ... *495*

章末整理(1):知っておきたい専門用語 ... *497*
章末整理(2):知っておきたい術式 ... *500*

IV 乳腺・内分泌・小児外科

乳腺	1. 解剖	504
	2. 特殊検査（超音波検査, マンモグラフィなど）	510
	3. 乳癌	516
	4. 手術	522
	5. ホルモン療法, 化学療法, 放射線治療	528
	6. 良性乳腺疾患	534
内分泌	1. 甲状腺・副甲状腺の解剖	540
	2. 甲状腺の特殊検査（超音波検査, シンチグラフィ）	545
	3. 甲状腺と副甲状腺の良性疾患と周術期管理	551
	4. 甲状腺悪性腫瘍（乳頭癌・濾胞癌・髄様癌・未分化癌・悪性リンパ腫）	557
	5. 多発性内分泌腫瘍症（MEN）	563
小児外科	1. 胸部（横隔膜ヘルニア, 漏斗胸, 肺分画症）	569
	2. 頸部・食道（先天性食道閉鎖症など）	575
	3. 肥厚性幽門狭窄症, 先天性十二指腸閉鎖症・狭窄症, 鎖肛	581
	4. 腸重積症, 腸回転異常症, Hirschsprung病, Meckel憩室	587
	5. 肝・胆・膵・脾（先天性胆道閉鎖症など）	594
	6. 小児腫瘍［神経芽腫, 腎芽腫（Wilms腫瘍）, 肝芽腫］	600
	7. 腹壁異常（臍帯ヘルニア, 腹壁破裂, 臍ヘルニア, 鼠径ヘルニア）	607
章末復習問題	1. 解剖と症状に関する問題	613
	2. 病因や病態に関する問題	615
	3. 検査や診断に関する問題	617
	4. 治療に関する問題	618
	5. 専門用語に関する問題	620
章末整理(1)：知っておきたい専門用語		622
章末整理(2)：知っておきたい術式		625

心臓血管外科・呼吸器外科

心臓血管外科	1. 解剖（冠血管・弁・脈管の位置関係）	628
	2. 心不全・不整脈	633
	3. 特殊検査（心臓カテーテル検査，心臓超音波検査，スワンガンツカテーテル検査）	640
	4. 先天性心疾患	647
	5. 弁膜症とその治療	658
	6. 冠動脈疾患とその外科的治療	666
	7. 大動脈疾患とその治療	673
	8. 中小動脈疾患［Buerger病，閉塞性動脈硬化症（ASO），急性動脈閉塞症］	680
	9. 静脈疾患（下肢静脈瘤，深部静脈血栓症）	687
呼吸器外科	1. 解剖	693
	2. 呼吸機能検査と呼吸不全	700
	3. 画像検査（気管支鏡検査，胸部単純X線検査，CT検査所見）	708
	4. 手術と外科的処置	716
	5. 肺癌	723
	6. 肺良性腫瘍	731
	7. 肺良性疾患	737
	8. 縦隔腫瘍	743
章末復習問題	1. 解剖と症状に関する問題	749
	2. 病因や病態に関する問題	750
	3. 検査や診断に関する問題	751
	4. 治療に関する問題	754
	5. 専門用語に関する問題	756
章末整理（1）：知っておきたい専門用語		757
章末整理（2）：知っておきたい術式		759

索引 763

総論 I

外科の歴史

医学史（外科分野）

チャレンジしてみよう！（○か×をつけよ）

(　) 1. 1804年，華岡青洲が世界初の全身麻酔手術を行った。
(　) 2. 1846年，Horace Wellsが頸部腫瘍患者にエーテル麻酔で手術を行った。
(　) 3. 1895年，Wilhelm Conrad RöntgenがX線の発見を報告した。
(　) 4. 1910年，Alexis Carrelが臓器移植，血管縫合の技術を確立した。
(　) 5. 1972年，Godfrey Newbold HounsfieldとAllan MacLeod CormackがMRIを発明した。

※正解は次ページ下段

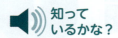

Q1 医学史上の主な人物とその業績について述べよ（麻酔，消毒，手術など）。

Q1 医学史上の主な人物とその業績について述べよ（麻酔，消毒，手術など）。

Key Card　　　　　　　　　　　　　　　　　　　　　知っているよね！

1. 医学史上の主な人物とその業績

・下の表に主な医学史を示す。　　　　　　**青字**：ノーベル生理学・医学賞　　**太字**：ノーベル物理学賞

西暦	出来事
1773年	杉田玄白，前野良沢らにより解体新書が書かれる（オランダ医学書ターヘル・アナトミアの翻訳）
1804年	華岡青洲が全身麻酔下での乳癌手術を行う（世界初の全身麻酔手術）
1842年	Crawford Longがエーテルによる無痛手術を行う（吸入麻酔の始まり）
1844年	Horace Wellsが笑気麻酔を発見する
1846年	William Thomas Green Mortonが頸部腫瘍患者にエーテル麻酔で手術を行う（吸入麻酔の確立）
1847年	Semmelweis Ignác Fülöpが塩素水を用いた手指の消毒法を提唱する（産褥熱の予防）
1865年	Gregor Johann Mendelが遺伝の法則を発見する Joseph Listerがフェノールでの消毒法を発見する
1877年	Johann Nepomuk Czernyが頸部食道癌手術に成功する
1881年	Christian Albert Theodor Billrothが胃癌に対する幽門側胃切除術を行い，世界で初めて成功する
1890年	William Stewart Halstedが手術用ゴム手袋を使用する
1895年	**Wilhelm Conrad RöntgenがX線の発見を報告する（1901年受賞）**
1897年	Carl Schlatterが世界初の胃全摘術を行い，成功する Heineke-Mikuliczが世界初の噴門側胃切除術を行う
1900年	Karl Landsteinerが血液型を発見する（1930年受賞）
1903年	Willem Einthovenが心電図を発明する（1924年受賞）

1910年	Alexis Carrelが臓器移植，血管縫合の技術を確立する（動物実験）（1912受賞）
1928年	Alexander Flemingがアオカビからペニシリンを発見する（世界初の抗生物質）（1945年受賞）
1933年	Evarts A. Grahamが左肺癌に対する左肺全摘術を行う
1953年	James Dewey WatsonとFrancis Harry Compton CrickがDNA二重らせんモデルを発表する（1962年受賞） John Heysham Gibbon Jrが世界初の人工心肺手術を用いた心臓外科手術に成功する
1963年	Thomas E. Starzlが初の肝臓移植手術を行う
1967年	Christiaan Neethling Barnardが世界初の心臓移植手術を行う
1972年	Godfrey Newbold HounsfieldとAllan MacLeod CormackがCTを発明した（1979年受賞）
1979年	John Robin WarrenとBarry James Marshallがピロリ菌を発見する（2005年受賞）
1987年	Erich Müheが世界初の腹腔鏡下胆嚢摘出術に成功する
1996年	Ian Wilmut, Keith H.S. Campbellがクローン羊を誕生させる
1998年	James Thomsonがヒト ES 細胞の取り出し，培養に成功する
2007年	山中伸弥がヒト人工多機能性幹細胞（iPS 細胞）の作成に成功する（2012年受賞）

❗ ココが大切！⇒ 知っていたかな？

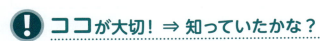

医学史上の主な人物とその業績：上記年号表を参照し，人物と出来事の関係を確認する。

医学史裏話編〜ほんとかな！　　　　　　　　　　　　　　　　　　　おまけ編！

- 世界初の全身麻酔手術を行った華岡青洲は，麻酔薬の開発において実母と妻に対して人体実験を行った。また，母の死と妻の失明を代償に全身麻酔薬「通仙散」が完成したという。ほんとかな？
- 笑気麻酔を発見したWellsは，後にクロロホルムに病みつきとなり錯乱行動を起こしたらしい。ほんとかな？
- 胃癌に対する幽門側胃切除術を初めて成功したBillrothは，音楽家のブラームスと深い交友があったという。ほんとかな？
- 手術用手袋を考案したHalstedは恋人であり後に妻となる手術室ナースの皮膚炎予防のために手袋を開発した。また，乳癌根治手術の開発やコカインを用いた局所麻酔の研究でも有名である。後にコカインやモルヒネ中毒になったが，救ってくれたのは友人だったとのこと。ほんとかな！
- 世界初の心臓移植手術を行ったBarnardは心不全で死亡した。ほんとかな？
- iPS 細胞（induced pluripotent stem cells）の「i」が小文字なのは，Apple社のiPod®にちなんで世界に普及して欲しいという思いが込められているらしい。ほんとかな？

正解	1	2	3	4	5
	○	×	○	○	×

できるかな！ 実践問題形式でチャレンジ！

問1．正しい組み合わせを2つ選べ。
- a. Crawford Long ………………………………… 笑気麻酔
- b. William Thomas Green Morton ………… エーテル麻酔
- c. William Stewart Halsted ………………… 手術用ゴム手袋
- d. Heineke-Mikulicz …………………………… 幽門側胃切除術
- e. Thomas E. Starzl …………………………… 心臓移植

問2．ノーベル生理学・医学賞と関連がない組み合わせを選べ。
- a. Wilhelm Conrad Röntgen ………………… X線
- b. Karl Landsteiner …………………………… 血液型
- c. Alexis Carrel ………………………………… 臓器移植，血管縫合
- d. Godfrey Newbold Hounsfield, Allan MacLeod Cormack ………… CT
- e. 山中伸弥 ……………………………………… ヒト人工多能性幹細胞(iPS細胞)

（※正解は下段）

知っておこう！ 要点整理（チェックしよう！）

I．医学史上の主な人物とその業績について述べよ（麻酔，消毒，手術など）。
- ☐ 1. 1804年，華岡青洲が世界初の全身麻酔手術を行った。
- ☐ 2. 1847年，Semmelweis Ignác Fülöpが塩素水を用いた手指の消毒法を提唱した。
- ☐ 3. 1890年，William Stewart Halstedが手術用ゴム手袋を使用した。

（正解　問1：b, c　問2：a）

外科医療

外科診療に関する倫理とチーム医療

チャレンジしてみよう！（○か×をつけよ）

( ) 1. ニュルンベルグ綱領では，治験審査委員会（IRB）が初めて制定された。
( ) 2. ヘルシンキ宣言では，ヒトを対象とした医学研究の倫理的原則を提唱している。
( ) 3. 意識障害患者および未成年者以外では，原則としてインフォームドコンセント（IC）は患者本人に行う必要がある。
( ) 4. 倫理審査委員会は，原則10名以上で構成される必要がある。
( ) 5. 本邦では，安楽死は法的に認められていないが，尊厳死は許容されている。
( ) 6. 欧米では，生前の意思表明文書（Living Will）が法制化されている。
( ) 7. チーム医療を推進させるために，近年の診療報酬改定ではチーム医療診療報酬加算が認められている。
( ) 8. いわゆる医療チームは，原則的に主治医と，他科医師および看護師のみから構成される。
( ) 9. 栄養サポートチーム（NST）には，専従のスタッフが最低1名必要である。
( )10. がん診療連携拠点病院の指定要件として，キャンサーボードの設置が必須である。

（※正解は次ページ下段）

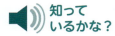 知っているかな？

Q1 外科診療に関する倫理について述べよ。
Q2 チーム医療とキャンサーボードについて述べよ。

Q1 外科診療に関する倫理について述べよ。

Key Card 🔑　知っているよね！

1. 医療および臨床研究に関する倫理的事項

- 現在までの歴史のなかで，人間を対象とした非倫理的な医学的研究が行われてきたことに対する反省から，表1のような医学研究の倫理指針が提唱されてきた。

表1　代表的な医学研究に関する倫理指針

(1) ニュルンベルグ綱領（1947年）
　　ナチス・ドイツの人体実験の反省から，「被験者の同意の必要性」を強調
(2) ヘルシンキ宣言（1964年）
　　世界医師会によるヒトを対象とした医学研究の倫理的原則。現在まで改訂されている
(3) 国家研究法（1974年）
　　治験審査委員会（IRB；Institutional Review Board）が初めて制定される
(4) Belmont Report（1978年）
　　臨床研究の3つの原則（人権の尊重，善行，および公正・正義）が提唱される

- 本邦でも研究者主導の臨床研究に関する倫理指針として**表2**のようなものがある。

表2　わが国の臨床研究に関する倫理指針

①「厚生労働科学研究における利益相反（Conflict of Interest；COI）の管理に関する指針」（2008年）
②「ヒトゲノム・遺伝子解析研究に関する倫理指針」（2013年）
③「人を対象とする医学系研究に関する倫理指針」（2014年）

ココが大切！ ⇒ 知っていたかな？

1. インフォームドコンセント（IC）

- 被験者の同意とは，十分な説明，理解，自発的な同意の手順を要する患者と医療者の共同作業であり，インフォームド・コンセント（IC）とよばれる。
- ICは患者本人に説明して同意を得ることを原則とする（意識障害，未成年者などを除く）。

2. 臨床試験に関する倫理指針

- 臨床研究の科学性・倫理性を担保するために，研究と利害関係をもたない第三者による研究の評価を行う必要がある。
- 臨床研究や疫学研究について評価を行う組織を倫理審査委員会（REC；Research Ethic Committee）といい，治験（主に医薬品や医療機器）に関する評価委員会は治験審査委員会（IRB；Institutional Review Board）という。
- 倫理審査委員会は，①医学・医療の専門家，②倫理学・法律学の専門家，③一般の立場から意見を述べることができる者，④倫理審査委員会の設置者の所属機関に所属しない者が複数，⑤男女両性，⑥5名以上，で構成される。

3. 利益相反（COI）

- 患者の福祉や研究の妥当性などの一次的な利益が，資金獲得などの二次的な利益によって不当に影響を及ぼされる恐れがある状態を利益相反（Conflict of Interest；COI）という。

4. 生命維持の開始，生命維持装置の着脱に関わる法的規制

- 死が避けられない状況下で，濃厚な医療処置にて延命を図るのではなく，自然に死を迎えることを尊厳死という。欧米では，生前の意思表明文書（Living Will）が法制化されている。
- 一方，死が避けられない状況下で，医師が薬物投与などの処置を行い，積極的・意図的に死を迎えさせることを，安楽死という。本邦では，安楽死は法的に認められていない。
- 「終末期医療の決定プロセスに関するガイドライン」（2007年）では，患者本人のICに基づいた尊厳死が許容されている。この際，多専門職種の医療従事者から構成される医療ケアチームが方針を決定する。

正解	1	2	3	4	5	6	7	8	9	10
	×	○	○	×	○	○	○	×	○	○

Q2 チーム医療とキャンサーボードついて述べよ。

Key Card 🔑 　　　　　　　　　　　　　　知っているよね！

1. チーム医療とは
- 医療に関わるさまざまな職種のスタッフが，目的と情報を共有し，各々の専門性を活かし，業務を分担し，互いに連携・補完して患者の状況に的確に対応することを目的とした医療。
- チーム医療推進を目的として2012年の診療報酬改定により，チーム医療に関連した診療報酬の加算が認められている(表3)。

2. キャンサーボード
- がん診療連携拠点病院の指定要件として，「がん患者の病態に応じた適切な医療を提供できるよう，キャンサーボードを設置し，定期的に開催すること」が提唱された。
- キャンサーボードとは，手術，放射線療法および化学療法に携わる専門的な知識および技能を有する医師や，その他専門医師および医療スタッフ等が参集し，がん患者の症状，状態および治療方針等を意見交換・共有・検討するためのカンファレンスのことをいう。

表3　チーム医療の例

褥瘡管理チーム
緩和ケアチーム
糖尿病チーム
栄養サポートチーム(NST)
救急医療チーム
感染症対策チーム
医療機器安全管理チーム
医療安全管理チーム
リハビリテーションチーム

❗ ココが大切！ ⇒ 知っていたかな？

1. チーム医療
▶ 外科領域で関与することが多いチーム医療体制としては，①手術チーム，②緩和ケアチーム，③栄養サポートチーム(NST)，④救急医療チーム，⑤感染症対策チームなどがある。
▶ 手術チームは，術後，デブリーフィング(術中心停止症例についての症例検討会など含む)を行う。
▶ 緩和ケアチームは，医師，看護師，薬剤師，医療ソーシャルワーカー，臨床心理士，栄養士，理学療法士，チャプレンなどから構成される。
▶ 緩和ケアチームへの依頼内容としては，疼痛コントロールに関する内容が最も多く，緩和ケアチーム介入後によりよい鎮痛効果を認めたとする報告もある(Bandieri E, et al: Ann Oncol 2012)。
▶ 栄養サポートチーム(NST)も同様に，医師，看護師のほかにさまざまな職種のスタッフが参加する。
▶ NSTには，所定の研修を終了した専従のスタッフが1名いることが，保険収載時のNST加算の要件の1つである。
▶ NSTは，問診や身体計測だけでなく，血液検査(血清アルブミン値が3.0 g/dL以下は栄養不良)も参考にアセスメントを行う。
▶ NSTは，回診などを通じて，栄養不良の原因を確認し，栄養療法の適応があるかの判断，適切な栄養療法を主治医にアドバイスすることが最も重要な役割である。

2. キャンサーボード

▶ 一般的なキャンサーボードは，図1のような構成員からなり，①診療科横断的な症例の検討，②化学療法レジメン登録・審査，③院内がん登録の運営，④外来化学療法部の運営，⑤治験・臨床試験の審査協力など多岐にわたる。

▶ 症例検討としては，①原発不明がん，②胚細胞腫瘍，③心臓疾患，認知症合併など複雑な併存疾患がある，④重複がん，⑤病理医が診断困難な疾患，などについて議論されることが多い。

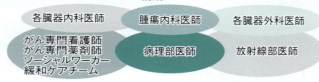

図1　キャンサーボードの構成

できるかな！ 実践問題形式でチャレンジ！

問1. 72歳，男性。膵癌との診断で治療を行っていたが，化学療法も効果がなく，現在はBSC（best supportive care）を行っていた。患者本人・家族に現在の病状を説明したところ，延命治療は希望されず，DNR（心肺蘇生も行わない）と同意を得ていた。以下の治療のなかで，本邦で許容されない治療はどれか？　2つ選べ。
　a. 血圧が低下し乏尿となったが，昇圧薬の投与は行わなかった。
　b. 鎮静目的で，ミタゾラムの持続投与を行った。
　c. 呼吸困難の緩和目的に塩酸モルヒネの投与を行った。
　d. 夜間に急に呼吸停止が生じ一時的に人工呼吸器管理を行っていたが，家族の来院後，すぐに人工呼吸器を外した。
　e. 家族が「もう見てられない」「楽にしてあげてください」と強く希望したことから，筋弛緩薬の投与を行った。

問2. キャンサーボードの一般的な構成員ではない者を選べ。
　a. 患者（または患者家族）
　b. 栄養士
　c. ソーシャルワーカー
　d. 病理部医師
　e. 放射線部医師

（※正解は次ページ下段）

> **知っておこう!** ✅ **要点整理**(チェックしよう!)
>
> **I. 外科診療に関する倫理について述べよ。**
> - ☐ 1. ヘルシンキ宣言とは,ヒトを対象とした医学研究の倫理的原則である。
> - ☐ 2. インフォームドコンセント(IC)は,原則的に患者本人に行う必要がある。
> - ☐ 3. 本邦では,尊厳死は許容されているが,安楽死は法的に認められていない。
>
> **II. チーム医療とキャンサーボードについて述べよ。**
> - ☐ 1. チーム医療推進を目的として近年の診療報酬改定により,チーム医療に関連した診療報酬の加算が認められている。
> - ☐ 2. がん診療連携拠点病院の指定要件として,キャンサーボードの設置が必要である。
> - ☐ 3. キャンサーボードでは,①原発不明がん,②胚細胞腫瘍,③心臓疾患,認知症合併など複雑な併存疾患がある,④重複がん,⑤病理医が診断困難な疾患,などについて議論されることが多い。

(正解　問1:d, e　問2:a, b)

感染症 1

SSI, 敗血症, SIRS（CARS）など

□□□

チャレンジしてみよう！（○か×をつけよ）

( ) 1. 縫合不全は，SSIに含まれない。
( ) 2. SSI対策として，なるべく除毛処理を行わないほうが望ましい。
( ) 3. SSI対策として，術前30日前からの禁煙が推奨されている。
( ) 4. 入院期間が短いと，SSIが発生しやすい。
( ) 5. 手術中に大量輸液を行うと，術後SSI発生率が上昇する。
( ) 6. 敗血症とは，感染によって発症したSIRSである。
( ) 7. 敗血症とsepsisは同義である。
( ) 8. 敗血症は，グラム陽性球菌のエンドトキシンによるものが多い。
( ) 9. 血液培養が陰性であれば，敗血症ではない。
( ) 10. 敗血症性ショックの初期は，cold shockの状態である。
( ) 11. TNFαは，炎症性サイトカインである。
( ) 12. IL-4は，抗炎症性サイトカインである。
( ) 13. IL-6は，炎症性サイトカインと抗炎症性サイトカインの両方の性質を有する。
( ) 14. SIRSの判定には，体温，心拍数，呼吸数，末梢白血球の数値を基準にする。
( ) 15. CARSにおいて，患者は易感染性を示す。

（※正解は次ページ下段）

知っているかな？

- **Q1** SSIの定義，分類，危険因子，予防法について述べよ。
- **Q2** 敗血症性ショック（エンドトキシン血症）の病態について述べよ。
- **Q3** 炎症性および抗炎症性サイトカインを挙げ，SIRS，CARS，MARSの概念について述べよ。

Q1 SSIの定義，分類，危険因子，予防法について述べよ。

Key Card　　　　　　　　　　　　　　　　　　　　知っているよね！

1. **SSI（surgical site infection）の定義**
   - 手術後，手術操作を加えた部位に発生する感染。

2. **分類**（図1）
   - 切開部表層SSI，切開部深層SSI，臓器/体腔SSIに分類される。

3. **危険因子と予防法**
   (1) 術前管理
   - 除毛の防止，シャワー浴の推奨。

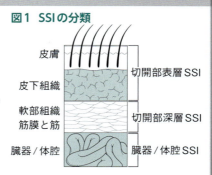

図1　SSIの分類

- 禁煙。
- 術前入院期間の短縮，遠隔部位感染のコントロール。
- 低栄養の改善，血糖コントロール。
- 術前経口抗菌薬，予防的抗菌薬。

(2) 術中管理・手術操作
- 輸液制限，体温維持，出血量の減少。
- 低侵襲手術，吸収糸，体腔内および創部の洗浄。

ココが大切！⇒ 知っていたかな？

1. SSI（手術部位感染症）の定義と分類
▶定義：手術後，手術創および手術操作を加えた部位に発生する感染のことを指す。いわゆる創感染だけでなく，腹腔内膿瘍や縫合不全もSSIに含まれる。
▶SSI発生に必要な細菌数は組織1g当たり10^5個とされる。

2. SSIの分類（図1）
▶切開部表層SSI：皮膚～皮下組織に限局する感染。
▶切開部深層SSI：筋肉や軟部組織まで達する感染。
▶臓器／体腔SSI：体腔内における感染（縫合不全や腹腔内膿瘍など）。

3. SSI危険因子と対策
(1) 術前管理
▶除毛：なるべく除毛処理を行わない。必要な場合は手術用クリッパーを用いて手術直前に行う。
▶シャワー浴：手術前日のシャワー浴もしくは入浴が推奨される。
▶禁煙：術前30日前からの禁煙が推奨されている。
▶術前入院期間：入院期間が長いとSSIが発生しやすい。
▶遠隔部位感染：術前に遠隔部位感染を治療する。感染が治るまで手術は延期する。
▶術前栄養管理：低栄養患者では，高率に術後感染症を合併し，創傷治癒に障害が生じる。
▶糖尿病：適切な血糖コントロール（150～180mg/dL）を行うことが推奨される。
▶術前経口抗菌薬：術前に非吸収性抗菌薬を内服すると術後SSI発生を減少させる。耐性菌発生の観点から手術前日のみの施行が推奨される。
▶予防的抗菌薬（経静脈）：執刀前60分以内の投与が推奨されている（術中は約3時間ごとの投与が推奨されている）。術後1～3日間投与は議論が分かれる。長期間投与は耐性菌発生の観点から推奨されない。
▶ステロイド使用：手術直前の漸減や中止は推奨されていない。

(2) 術中管理・手術操作
▶輸液：大量輸液を行うと術後SSI発生率が上昇する。
▶体温管理：低体温管理ではSSI発生率が上昇する。
▶出血量：出血量が多いと術後SSI発生率が上昇する。
▶手術アプローチ：開腹手術と比較して腹腔鏡手術では，術後SSI発生率が低いとする報告が多い。
▶縫合糸：一般に非吸収糸と比較して吸収糸のほうが術後SSI発生率が低い。
▶洗浄：創閉鎖前の体腔内洗浄や創洗浄は術後SSI発生率を低下させる。

正解	1	2	3	4	5	6	7	8	9	10	11	12	13	14	15
	×	○	○	×	×	○	○	×	×	×	○	○	○	○	○

Q2 敗血症性ショック（エンドトキシン血症）の病態について述べよ。

Key Card 🔑 　　　　　知っているよね！

1. 敗血症（sepsis）とは
- 感染によって発症したSIRS（systemic inflammatory response syndrome）である。
- 敗血症とsepsisは同義である。

2. 敗血症性ショックの病態（図2）
- 敗血症にショックを合併した状態。
- グラム陰性桿菌のエンドトキシンによるものが多い。
- 末梢血管が拡張して四肢が温かいため，warm shockとよばれる。
- 一方で，末期になればcold shockの状態になる。

図2　敗血症性ショックにおける循環動態

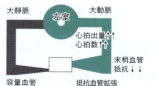

（year note, メディックメディアより引用改変）

❗ ココが大切！ ⇒ 知っていたかな？ ········Key holder

1. 敗血症（sepsis）とは（日本版敗血症診療ガイドライン2012）
▶ 定義：感染によって発症した全身性炎症反応症候群（SIRS：詳細は次項参照）である。
▶ 診断において血液培養で病原微生物もしくはその毒素（エンドトキシン）が検出される必要はない。

2. 敗血症性ショックの病態（日本版敗血症診療ガイドライン2012）
▶ 定義：敗血症性ショックは敗血症にショックを合併した状態である。
▶ グラム陰性桿菌のエンドトキシンによるものが多い。
▶ 重症敗血症のなかで，十分な輸液負荷を行っても低血圧が持続するもの。
　（収縮期血圧＜90mmHgまたは通常よりも40mmHg以上の低下）
▶ ただし循環作動薬が投与されている場合は，低血圧でなくてもよい。
▶ 発症初期は末梢血管が拡張して四肢が温かいため，warm shockとよばれる。
▶ 一方で，末期になればバイタルサインの低下によりcold shockの状態になる。

> **Surviving Sepsis Campaign ガイドライン（SSCG）**
>
> SSCGによる敗血症性ショック（septic shock）からの早期離脱の目標は「平均血圧＞65mmHg, 尿量＞0.5mL/kg/時, 中心静脈血酸素飽和度（$ScvO_2$）＞70％, 血中乳酸値低下, 代謝性アシドーシスの少なくとも6時間以内の改善を目標とする」とされている。

3. 敗血症の初期対応

- ▶酸素投与：非侵襲的人工呼吸や人工呼吸の導入の検討
- ▶輸液療法：膠質液≧2L/時，5%アルブミン液≧1L/時
  　　　　　　輸液ボーラス投与の検討
- ▶昇圧薬の使用：カテコラミン，エピネフリンの投与
- ▶心臓超音波検査，中心静脈カテーテル挿入
- ▶血液培養検査：2検体以上の採取と提出
- ▶抗菌薬の投与
- ▶感染源の除去：カテーテル除去や膿瘍ドレナージなど
- ▶血液浄化療法の検討

Q3 炎症性および抗炎症性サイトカインを挙げ，SIRS, CARS, MARSの概念について述べよ。

Key Card　知っているよね！

1. **炎症性サイトカイン**
   - TNFα, IL-1, IL-6, IL-8, INFγ, IL-12, IL-18, HMGB1。

2. **抗炎症性サイトカイン**
   - IL-4, IL-6, IL-10。

3. **SIRS；systemic inflammatory response syndrome**（表1，図3）
   - 表1の基準のうち2つ以上を満たすもの。
   - 侵襲による高炎症性サイトカイン状態。

4. **CARS；compensated anti-inflammatory syndrome**（図3）
   - 抗炎症性サイトカイン＞炎症性サイトカイン。
   - 易感染性を呈する。

5. **MARS；mixed antagonistic response syndrome**
   - SIRSとCARSの中間。

表1　SIRSの臨床基準

体温	＞38℃ or ＜36℃
心拍数	＞90回/分
呼吸数	＞20回/分 or $PaCO_2$＜32 Torr
末梢白血球	＞12,000μLまたは＜4,000μL あるいは未熟型顆粒球＞10%

図3　手術侵襲と生体反応

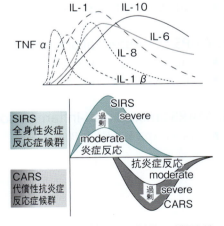

（標準外科学第13版，医学書院より引用改変）

❗ ココが大切！ ⇒ 知っていたかな？

1. 炎症性サイトカイン
(1) TNFα
- ▶単球，マクロファージ，T細胞から産生される。
- ▶IL-1, IL-6, IL-8, IFNなどを刺激する。

(2) IL-1
- ▶マクロファージや血管内皮細胞から産生される。
- ▶T細胞の抗原刺激やB細胞の分化誘導を増強する。

(3) IL-6
- ▶T細胞やマクロファージから産生される。
- ▶好中球の活性化作用を有する一方で，TNFαやIL-1を抑制することで抗炎症性作用を有する。

(4) IL-8：好中球の遊走を刺激する。

(5) その他：IFNγ, IL-12, IL-18, HMGB1, などがある。

2. 抗炎症性サイトカイン
(1) IL-4
- ▶活性化されたTh2リンパ球から産生される抗炎症性サイトカイン
- ▶マクロファージからのIL-1, TNFα, IL-6, IL-8などの炎症性サイトカインを抑制する。

(2) IL-6：前述のように炎症性／抗炎症性サイトカインの両方の作用を有する。

(3) IL-10：TNFαやIL-18の産生を抑制する抗炎症性サイトカイン

3. SIRS；systemic inflammatory response syndrome
- ▶侵襲(外科的には手術)による高サイトカイン状態(＝サイトカインストーム)のこと。
- ▶表1の4項目のうち2項目以上が該当する場合にSIRSとする(日本版敗血症診療ガイドライン2012)。
- ▶「感染によって発生したSIRS」を「敗血症」と定義する。

4. CARS；Compensatory anti-inflammatory response syndrome
- ▶抗炎症性サイトカインが炎症性サイトカインより優位になった状態。
- ▶このため易感染性が前面に出てくる。

5. MARS；mixed anti-inflammatory response syndrome
- ▶SIRSとCARSが混在した状態。

できるかな！ 実践問題形式でチャレンジ！

問1. 次のうち，SSI予防の対策として誤っているものをすべて選べ。
　　a. 剃毛はできるだけしない。
　　b. 術前入院期間を長めに設定する。
　　c. 術前1週間前からの禁煙を推奨する。
　　d. 適切な血糖コントロール（150～180mg/dL）を行う。
　　e. 経口抗菌薬は手術前日のみ投与する。

問2. 肺炎による発熱に対して加療目的で入院した78歳女性。
　　入院時のバイタルサインを下記に示す。
　　SIRSを判定する基準として使用しないものはどれか。
　　a. 体温　　38.5℃
　　b. 心拍数　95/分
　　c. 収縮期血圧　70mmHg
　　d. 呼吸数　25/分
　　e. 末梢白血球　14,500μL

（※正解は下段）

知っておこう！　要点整理（チェックしよう！）

I. SSIの定義，分類，危険因子，予防法について述べよ。
- □ 1. 定義：手術後，手術創および手術操作を加えた部位に発生する感染のことをいう。
- □ 2. 創感染だけでなく，腹腔内膿瘍や縫合不全もSSIに含まれる。
- □ 3. SSI予防目的の抗菌薬投与は，耐性菌発生の観点から最低限の期間使用すべきである。

II. 敗血症性ショック（エンドトキシン血症）の病態について述べよ。
- □ 1. 定義：感染によって発症した全身性炎症反応症候群（SIRS）。
- □ 2. グラム陰性桿菌のエンドトキシンによるものが多い。
- □ 3. 発症初期は，末梢血管が拡張して四肢が温かいため，warm shockとよばれる。

III. 炎症性および抗炎症性サイトカインを挙げ，SIRS，CARS，MARSの概念について述べよ。
- □ 1. 炎症性サイトカインには，TNFα，IL-1，IL-6，IL-8，IFNγ，IL-12，IL-18，HMGB1などがある。
- □ 2. 抗炎症性サイトカインには，IL-4，IL-6，IL-10などがある。
- □ 3. 以下の4項目のうち2項目以上が該当する場合をSIRSと診断する。
    - ① 体温　　　　　＞38℃または＜36℃
    - ② 心拍数　　　　＞90回/分
    - ③ 呼吸数　　　　＞20回/分またはPaCO$_2$＜32Torr
    - ④ 末梢白血球　　＞12,000μLまたは＜4,000μLあるいは未熟型顆粒球＞10%

（正解　問1：b，c　問2：c）

感染症 2

消毒法・抗菌薬

□□□

チャレンジしてみよう！（○か×をつけよ）

( )　1. 滅菌とは，対象とする微生物の数を減らす処理方法である。
( )　2. 高水準消毒薬は，human immunodeficiency virus（HIV）には無効である。
( )　3. エタノールは，芽胞菌には無効である。
( )　4. ポビドンヨードは，中水準消毒薬に分類される。
( )　5. クリティカルに分類される消毒を要する場合，中水準消毒薬を用いる。
( )　6. 手術は，術野汚染の程度により清潔手術，準清潔手術，汚染，不潔/感染手術表に分類される。
( )　7. 抗菌薬の治療的使用とは，術野に細菌汚染を生じる前から抗菌薬を投与し，SSIの発症を予防するものである。
( )　8. 異常な汚染のない消化管手術は，清潔手術である。
( )　9. 術野外感染には，術後の呼吸器・尿路感染，血管内留置カテーテル感染，腸炎，耳下腺炎などがある。
( )　10. MRSA腸炎や偽膜性腸炎の治療は，ともにバンコマイシンの内服である。

（※正解は次ページ下段）

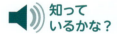
知っているかな？

Q1 消毒および滅菌について述べよ（有効な病原体，医療器）。
Q2 周術期に用いられる抗菌薬の選択，使用法（予防的・治療的），副作用について述べよ。

Q1 消毒および滅菌について述べよ（有効な病原体，医療器）。

Key Card　　　　知っているよね！

1. 消毒
- 消毒とは，対象とする微生物の数を減らす処理方法である。
- 消毒薬の抗微生物スペクトルを**表1**に示す。

2. 滅菌
- 滅菌とは，無菌状態を作り出す処理法である。
- 器具は使用目的により清浄度，リスクが決まっており，以下の**表2**のように分類される。

表1 消毒薬の抗微生物スペクトル
(○は有効)

		一般細菌	耐性緑膿菌	結核菌	真菌	芽胞	HBV	HIV
高水準	フタラール	○	○	○	○	○	○	○
	グルタラール	○	○	○	○	○	○	○
	過酢酸	○	○	○	○	○	○	○
中水準	次亜塩素酸ナトリウム	○	○	○	○	○	○	○
	ポビドンヨード	○	○	○	○	△	○	○
	エタノール	○	○	○	△	×	○	○
	イソプロパノール	○	○	○	△	×	○	○
	クロルヘキシジンエタノール	○	○	○	△	×	○	○
	塩化ベンザルコニウムアルコール	○	○	○	△	×	○	○
	フェノール	○	○	○	△	×	×	×
	クレゾール	○	○	○	△	×	×	×
低水準	グルコン酸クロルヘキシジン	○	○	×	△	×	×	×
	塩化ベンザルコニウム	○	×	×	△	×	×	×
	ベンゼトニウム塩化物	○	×	×	△	×	×	×
	塩化アルキルジアミノエチルグリシン	○	×	×	△	×	×	×

(標準外科学第14版, 医学書院より引用改変)

表2 リスク分類別の消毒と滅菌の対象・対象例・処理方法

リスク分類	対象	対象例	処理法
クリティカル	無菌の組織や血管系に挿入するもの	手術用器械・インプラント器材・針	滅菌 高水準消毒薬に長時間接触
セミクリティカル	粘膜または創のある皮膚と接触するもの	人工呼吸器回路・麻酔関連器材・内視鏡	高水準消毒
		体温計(口腔)	中または低水準消毒
ノンクリティカル	医療機器表面	モニター類	あらかじめドレープでカバー, 清拭清掃
	皮膚に接触する介護用具	血圧計のカフ・聴診器	低水準消毒 アルコール清拭
	ほとんど手が触れない	水平面(床)	定期清掃 汚染時清掃 退院時清掃
		垂直面(壁・カーテン)	汚染時清掃 汚染時洗浄
	頻回に手が触れる	ドアノブ・ベット柵・床頭台のテーブル	1日1回以上の定期清掃 もしくは定期消毒

(小林寛伊編集:新版 消毒と滅菌のガイドライン, へるす出版より引用)

正解	1	2	3	4	5	6	7	8	9	10
	×	×	○	○	×	○	×	×	○	○

❗ ココが大切！⇒ 知っていたかな？

1. 消毒
- 消毒とは，対象とする微生物が感染症を惹起しえない水準まで殺滅または減少させる処理方法である。
- 消毒薬は，微生物に対する感受性により高・中・低水準の3つに分類される。
- 代表的な消毒薬としては，高水準はグルタラール，中水準はエタノール，ポビドンヨード，低水準はグルコン酸クロルヘキシジン，塩化ベンザルコニウムが挙げられる。
- 高水準消毒薬は，ほぼすべての微生物に有効である。一方，中・低水準消毒薬は，芽胞やHBV，HIVなど有効でないものがあり，注意を要する。

2. 滅菌
- 滅菌とは，無菌（すべての微生物が存在しない状態）を達成するためにすべての微生物を殺滅または除去する処理法である。
- 器具は，使用目的により清浄度，リスクが決まっており，3つに分類され，生体に及ぼすリスクの高いものほど効果的な滅菌・消毒を要する。
- 医療機器の滅菌法には，高圧蒸気滅菌法（オートクレーブ），ガス滅菌法（酸化エチレンガス滅菌）などがあり，機器の材質・耐熱性，滅菌所要時間により使い分ける。

Q2 周術期に用いられる抗菌薬の選択，使用法（予防的・治療的），副作用について述べよ。

Key Card 🔑　　　　　　　　　　　　　　　　　　知っているよね！

1. 周術期に用いられる抗菌薬の選択
- 手術は，術野汚染の程度により**表3**のように分類される。
- 抗菌薬の種類は以下のように汚染度を考慮して決定される。
  ①清潔手術〜ペニシリン系，第一世代セフェム系
  ②準清潔手術〜第一，第二世代セフェム系
  ③汚染，不潔／感染手術〜広域スペクトラムの第四世代セフェム系，カルバペネム系

2. 抗菌薬使用法（予防的・治療的）
- 抗菌薬の予防的使用とは，術野に細菌汚染を生じる前から抗菌薬を投与し，術野感染（SSI；surgical site infection）の発症を予防するものである。

表3　術野の汚染度からみた手術の分類

清潔手術 (clean)	手術創は一次的に閉鎖され，開放ドレナージを行わない手術（閉鎖ドレナージは行われることがある）。術野に感染や炎症はなく，無菌操作の破綻がない手術
準清潔手術 (clean-contaminated)	呼吸器，消化管，生殖器や尿路（常在菌の存在する臓器）などの切開は行うが，管理された条件の下で行い，異常な汚染のない手術
汚染手術 (contaminated)	術中に不慮の汚染は生じるが，感染は成立していない手術（術前に手術野汚染はみられない）。無菌操作（術野消毒不十分など）に破綻があった手術
不潔／感染手術 (dirty/infected)	手術時すでに汚染が起こっているか，感染が成立している部位の手術（術後感染症の原因菌は手術前から手術野に存在している）

（日本感染症学会・日本化学療法学会編：抗菌薬使用のガイドライン，協和企画，2005より引用）

- 治療的使用とは，すでに汚染や感染が成立した状態での抗菌薬の投与であり，手術による感染症の拡大や新たな感染を防止する目的で投与する。術野外感染も含まれる。

3. 抗菌薬の副作用
- 抗菌薬の副作用には**表4**のように種類に応じてさまざまである。
- 致死的なものとしてMRSA腸炎や偽膜性腸炎がある。

表4　抗菌薬の特徴的な副作用一覧

アミノ配糖体系	腎毒性，耳毒性
βラクタム系	アレルギー性反応
クロラムフェニコール系	再生不良性貧血，Gray症候群
ポリペプチド系	腎障害
テトラサイクリン系	光線過敏症
グリコペプチド系	red man症候群

(消化器外科minimal requirements 実践応用編，メジカルビュー社より引用改変)

❗ ココが大切！⇒ 知っていたかな？

1. 周術期に用いられる抗菌薬の選択
▶ 手術は術野汚染の程度により分類され，抗菌薬は汚染度を考慮して決定される。
① 清潔手術(甲状腺，鼠径ヘルニア，皮膚良性腫瘍，自然気胸，心など)〜ペニシリン系，第一世代セフェム系。
② 準清潔手術(消化管手術，胆嚢，肺癌まど)〜第一，第二世代セフェム系。
③ 汚染(想定外の術中汚染など)，不潔/感染(腹腔内膿瘍など)手術〜広域スペクトラムの第四世代セフェム系，カルバペネム系。

2. 抗菌薬使用法(予防的・治療的)
▶ 抗菌薬の予防的使用とは，術野に細菌汚染を生じる前から抗菌薬を投与し，汚染菌をゼロにするのではなく，宿主の防御機能により感染を発症させないレベルまで汚染菌量のレベルを下げ，SSIの発症を予防するものである。清潔手術，準清潔手術に使用される。
▶ 治療的使用とは，すでに汚染や感染が成立した状態での抗菌薬の投与であり，手術による感染症の拡大や新たな感染を防止する目的で投与する。汚染，不潔/感染手術に使用される。術野外感染(術後の呼吸器・尿路感染，血管内留置カテーテル感染，腸炎，耳下腺炎など)も含まれる。

3. 抗菌薬の副作用
▶ 致死的なものとしてMRSA腸炎や偽膜性腸炎がある。診断は，それぞれ便培養におけるMRSAの証明，クロストリジウム・ディフィシル毒素(CD toxin)の証明。治療はバンコマイシンの内服を行う。

できるかな！ 実践問題形式でチャレンジ！

問1. 芽胞菌に無効な消毒薬を1つ選べ。
- a. フタラール
- b. グルタラール
- c. 過酢酸
- d. 次亜塩素酸ナトリウム
- e. グルコン酸クロルヘキシジン

問2. 70歳代男性。直腸癌に対して低位前方切除術後3日目に水様性下痢が出現し，内視鏡検査を行った（図1）。考えられる起因菌はどれか。
- a. *Escherichia coli*
- b. *Klebsiella pneumoniae*
- c. *Bacteroides fragilis*
- d. *Pseudomonas aeruginosa*
- e. *Clostridium difficile*

（※正解は下段）

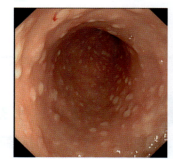

図1

（消化器外科 minimal requirements 実践応用編，メジカルビュー社より引用）

知っておこう！ 要点整理（チェックしよう！）

I. 消毒および滅菌について述べよ（有効な病原体，医療機器）。
- □ 1. 消毒とは，対象とする微生物が感染症を惹起しえない水準まで殺滅または減少させる処理方法である。消毒薬は，細菌に対する感受性により高・中・低水準の3つに分類される。
- □ 2. 滅菌とは，無菌（すべての微生物が存在しない状態）を達成するためにすべての微生物を殺滅または除去する処理法である。
- □ 3. 器具は使用目的により清浄度，リスクが決まっており，3つに分類される。生体に及ぼすリスクの高いものほど効果的な滅菌・消毒を要する。医療機器の滅菌法には高圧蒸気滅菌法（オートクレープ），ガス滅菌法（酸化エチレンガス滅菌）などがあり，機器の材質・耐熱性，滅菌所要時間により使い分ける。

II. 周術期に用いられる抗菌薬の選択，使用法（予防的・治療的），副作用について述べよ。
- □ 1. 手術は，術野汚染の程度により清潔手術，準清潔手術，汚染，不潔／感染手術に分類される。抗菌薬は汚染度を考慮して決定される。
- □ 2. 抗菌薬の予防的使用とは，術野に細菌汚染を生じる前から抗菌薬を投与し，SSIの発症を予防するものである。治療的使用とは，すでに汚染・感染が成立した状態での抗菌薬の投与であり，手術による感染症の拡大や新たな感染を防止する目的で投与する。
- □ 3. 抗菌薬の副作用には種類に応じてさまざまであり，致死的なものとしてMRSA腸炎や偽膜性腸炎がある。

（正解 問1：e 問2：e）

感染症 3
特殊感染（破傷風，壊死性軟部組織感染症）

チャレンジしてみよう！（○か×をつけよ）

( )　1. 破傷風の原因菌は，*Clostridium difficile* である。
( )　2. 破傷風は，5類感染症で全数報告の必要がある。
( )　3. 破傷風の届け出は，市役所に行う。
( )　4. 破傷風の初期症状は，開口障害が多い。
( )　5. 幼少期の破傷風ワクチン接種さえ行えば，以後追加接種の必要はない。
( )　6. 壊死性軟部組織感染症は，糖尿病などの基礎疾患があるとリスクが高い。
( )　7. 劇症型A群β溶連菌感染症は，健康な若者にも起こりうる。
( )　8. 皮下ガス像の存在は，壊死性軟部組織感染症を疑う重要な所見である。
( )　9. 壊死性軟部組織感染症における発熱は，抗菌薬で容易に改善することが多い。
( )　10. 壊死性軟部組織感染症における治療の基本は，ステロイド軟膏の塗布である。

（※正解は次ページ下段）

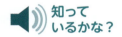
知っているかな？

Q1 破傷風の診断と治療について述べよ。
Q2 壊死性軟部組織感染症の診断と治療について述べよ。

Q1　破傷風の診断と治療について述べよ。

Key Card　　　　　　　　　　　　　　　　　　　知っているよね！

1. 破傷風について
- 破傷風菌（*Clostridium tetani*）が原因。
- 破傷風菌（*Clostridium tetani*）は，嫌気性菌，芽胞形成。
- 5類感染症に属し，全数報告対象疾患である。
- 7日以内に保健所に届け出る義務がある。

2. 臨床症状と診断（表1）
- 初期：開口障害，痙笑，嚥下困難（第二期）。
- 重症：呼吸困難，後弓反張（第三期）。
- 重篤：呼吸筋の麻痺により窒息死（第三期）。

表1　破傷風の臨床症状

第一期	潜伏期：3～21日程度
第二期	開口障害の出現 顔面筋の緊張，痙笑
第三期 （痙攣持続期）	頸部硬直 発作的な強直性痙攣 呼吸困難・呼吸不全により死に至ることがある
第四期 （回復期）	全身性の痙攣は消失 諸症状は徐々に改善

21

3. 予防と治療

- 予防接種
    ジフテリア・百日咳・破傷風混合ワクチン：生後3カ月以上90カ月未満に4回接種する。
    沈降ジフテリア・破傷風混合トキソイド：11歳以上13歳未満に1回，摂取する。
- 汚染創受傷時：沈降破傷風トキソイド（＋抗破傷風ヒト免疫グロブリン）投与する。
- 破傷風発症後の治療
    抗破傷風ヒト免疫グロブリン＋感染創の洗浄・デブリドマン＋抗菌薬投与。

！ ココが大切！ ⇒ 知っていたかな？

1. 破傷風について
- 破傷風菌（*Clostridium tetani*）が産生する神経毒素により強直性痙攣を引き起こす感染症。
- 破傷風菌は，嫌気性菌，グラム陽性桿菌であり，芽胞の形態で世界中の土壌に広く分布している。
- 5類感染症に分類される全数報告対象疾患である。
- 診断した医師は7日以内に最寄りの保健所に届け出なければならない。
- 潜伏期間は3〜21日。人から人への感染はない。

2. 臨床症状と診断
- 初期症状は開口障害，痙笑，嚥下困難などの局所所見が多い。
- 徐々に呼吸困難や後弓反張といった全身症状に移行する。
- 重症例では，呼吸筋の麻痺により窒息死することがある。
- 臨床症状による診断により，治療が開始されることが多い。
- 臨床検体（血液培養など）から菌が分離されることは非常にまれである。
- 発症すると致死率約30％と非常に危険な疾患。

3. 予防と治療
- 予防接種
    予防接種法では，ジフテリア・百日咳・破傷風混合ワクチン（生後3カ月以上90カ月未満に4回）と沈降ジフテリア・破傷風混合トキソイド（11歳以上13歳未満に1回）の接種が推奨されている。
- 10年ごとにワクチンの追加接種を行えば，血中抗体価を維持できると考えられている。
- 汚染創受傷時
    定期予防接種後10年以降では，沈降破傷風トキソイドの接種を実施する。
    さらに，創傷の程度により抗破傷風ヒト免疫グロブリンの投与も考慮する。
- 破傷風発症後の治療
    抗破傷風ヒト免疫グロブリン＋感染創の洗浄・デブリドマン＋抗菌薬を行う。

正解	1	2	3	4	5	6	7	8	9	10
	×	○	×	○	×	○	○	○	×	×

Q2 壊死性軟部組織感染症の診断と治療について述べよ。

Key Card 🔑　知っているよね！

1. 壊死性軟部組織感染症(図1)
- 致死率の高い疾患であり，早期の診断治療が必要。
- 糖尿病や末梢血管疾患などの基礎疾患があるとリスクが高い。

2. 壊死性軟部組織感染症の診断
- 早期徴候：紅斑に不釣合いな浮腫，皮下ガス像の存在，皮膚水疱の存在。
- 進行所見：知覚麻痺，皮膚壊死。

3. 壊死性軟部組織感染症の治療
- 治療の基本は，広域スペクトル抗菌薬＋外科的デブリドマン。

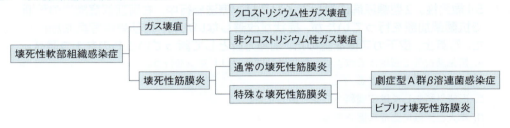

図1　壊死性軟部組織感染症の分類

❗ ココが大切！⇒ 知っていたかな？

1. 壊死性軟部組織感染症の概念(図1)
▶壊死性軟部組織感染症とは，さまざまな名称が用いられてきた重症軟部組織感染症の統一名称である。
▶「ガス壊疽」とは，深部に感染が存在しガスが産生されるか否かによる名称である。
▶「壊死性筋膜炎」とは，感染の病巣が筋膜にあることを示している。
▶致死率の高い疾患であり，早期の診断・治療が必要である。
▶糖尿病や末梢血管疾患などの基礎疾患があるとリスクが高い。
▶しかし，劇症型A群β溶連菌感染症は健康な若者にも起こりうる。

2. 診断
▶初期には軽度の軟部組織感染症と同じような所見を呈することがある。
▶早期徴候：紅斑に不釣合いな浮腫，皮下ガス像の存在，皮膚水疱の存在。
▶進行所見：知覚麻痺，皮膚壊死。
▶全身症状：抗菌薬に抵抗性の発熱と低血圧

3. 治療
▶治療の基本は，広域スペクトル抗生物質＋外科的デブリドマンである。
▶数時間の遅れが致命的となりうる。
▶嫌気性菌に対しては高圧酸素療法を考慮する。

できるかな！ 実践問題形式でチャレンジ！

問1. 開口障害を主訴に来院した43歳男性。破傷風の診断のもと，治療を開始した。正しいものをすべて選べ。
　　a．保健所に発生の届け出が必要である。
　　b．幼少期にワクチン接種の既往があれば重症化の危険性は低い。
　　c．呼吸状態に注意が必要である。
　　d．血液培養で陰性であれば破傷風の可能性は低い。
　　e．抗破傷風ヒト免疫グロブリンの投与を行う。

問2. 54歳男性。2型糖尿病に対してインスリン療法施行中。右臀部蜂窩織炎の診断で抗菌薬加療を行っていたが，症状が改善しないため，臀部単純写真を施行した。写真上，皮下ガス像を認めた。治療方針として誤っているものを1つ選べ。
　　a．抗菌薬投与で翌朝まで改善傾向がなければデブリドマンを行う。
　　b．広域抗菌薬を投与する。
　　c．形成外科もしくは皮膚科へコンサルトする。
　　d．本人と家族に重症疾患であることを説明する。
　　e．血糖コントロールを厳重に行う。

（※正解は下段）

知っておこう！ 要点整理（チェックしよう！）

Ⅰ．破傷風の診断と治療について述べよ。
　□ 1．初期症状は開口障害であることが多い。
　□ 2．重症例では呼吸筋の麻痺により窒息死することがある。致死率約30％。
　□ 3．抗破傷風ヒト免疫グロブリンの投与＋感染部位の洗浄・デブリドマン＋抗菌薬投与。

Ⅱ．壊死性軟部組織感染症の診断と治療について述べよ。
　□ 1．糖尿病や末梢血管疾患などの基礎疾患があるとリスクが高い。
　□ 2．早期徴候：紅斑に不釣合いな浮腫，皮下ガス像の存在，皮膚水泡の存在。
　□ 3．治療の基本は，抗破傷風ヒト免疫グロブリン＋広域スペクトル抗菌薬＋外科的デブリドマン。

（正解　問1：a, c, e　問2：a）

免疫 1
感染免疫・癌免疫

チャレンジしてみよう！（○か×をつけよ）

( ) 1. 細菌感染およびウイルス感染の際には，自然免疫が数時間以内に活性化する。
( ) 2. 自然免疫では，免疫記憶により自己と非自己を識別する。
( ) 3. 獲得免疫では，B細胞による細胞性免疫とT細胞による液性免疫が中心である。
( ) 4. 補体やサイトカインにより，自然免疫と獲得免疫の相互ネットワークを形成する。
( ) 5. 自然免疫と獲得免疫はそれぞれ相互にクロストークして生体防御機構を形成する。
( ) 6. 腫瘍免疫では，細胞傷害性T細胞が中心的な役割を果たす。
( ) 7. 腫瘍細胞は自分自身の細胞であるため，非自己としては認識されることはない。
( ) 8. 免疫療法には，ワクチン療法や分子標的治療が含まれる。
( ) 9. ワクチン療法では非特異的な腫瘍抗原をターゲットに開発された治療法である。
( ) 10. 抗腫瘍モノクローナル抗体は，すべてキメラ抗体からできている。

（※正解は次ページ下段）

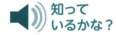
知っているかな？

Q1 細菌とウイルスに対する免疫機構（自然・獲得免疫）について述べよ。
Q2 癌に対する免疫機構について述べよ。

Q1 細菌とウイルスに対する免疫機構（自然・獲得免疫）について述べよ。

Key Card 🔑   知っているよね！

1. 感染に対する免疫機構
- 外来の物質（病原体や異物）を非自己として認識し，排除する生体防御システム。
  ①自然免疫：自己・非自己の識別
  ②獲得免疫：抗原特異的な反応，免疫記憶あり

2. 自然免疫
- 好中球・マクロファージ・樹状細胞・NK細胞が関与する。
- サイトカイン・補体を介して免疫応答が活性・制御される。
- 病原体侵入から数時間以内に次のような免疫応答が生じる。
  ①好中球・マクロファージ・樹状細胞による微生物の貪食
  ②NK細胞による感染細胞の破壊
  ③補体の活性化
  ④マクロファージやNK細胞によるサイトカインの産生

図1　リンパ球と細胞表面抗原

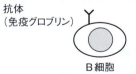
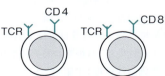

3. 獲得免疫(図1)
- リンパ球(T細胞とB細胞)が担当免疫細胞であり,それぞれ特異的細胞表面マーカーが発現。
- B細胞表面には免疫グロブリンが発現,T細胞表面にはCD4分子やCD8分子およびT細胞抗原レセプター(TCR)が発現している(図1)。
- TCRは,抗原提示細胞(マクロファージや樹状細胞)上の主要組織適合複合体(MHC)を認識する。

4. サイトカイン
- 免疫応答や炎症反応を仲介する液性因子。マクロファージやNK細胞およびT細胞などが産生。
  ①自然免疫に関与:IFNα,IFNβ・IL-1,IL-6,IL-12,ケモカイン(IL-8)など
  ②獲得免疫に関与:IL-2,IL-4,IFNγ,IL-5,IL-10,TGFβ,IL-13,IL-17など
- 自然免疫と獲得免疫は,それぞれ相互にクロストークする。

❗ ココが大切! ⇒ 知っていたかな?

1. 感染に対する免疫機構
▶免疫系は,自己と非自己を識別し,非自己を排除する生体防御システムである。
▶自然免疫は,最初期の防御であり,数時間以内に活性化され,自己と非自己を識別する。
▶獲得免疫は,抗原特異的であり,免疫記憶を有するため,抗原曝露のたびに反応は迅速かつ増強する。

2. 自然免疫
▶好中球は,急性細菌感染において,感染局所に迅速かつ大量に浸潤し,異物を貪食する。
▶マクロファージは,好中球よりも高い貪食能があり,微生物や変性・壊死した細胞も貪食処理する。
▶樹状細胞は,病原体貪食後に分化成熟し,T細胞に抗原提示を行う(最も強力な抗原提示細胞)。
▶NK細胞は,①ウイルス感染時の初期防御,②マクロファージの殺菌効果増強,③癌細胞の破壊に関与する。
▶補体は,生体防御に働く複数の血清蛋白の総称で,カスケード反応を形成している。
▶補体の活性化経路には,classical pathway,lectin pathway,alternative pathwayがある。

3. 獲得免疫
▶リンパ球(B細胞とT細胞)が中心となり機能する。
▶形質細胞,ヘルパーT細胞(CD4+),細胞傷害性T細胞またはキラーT細胞(CD8+)。
▶病原体侵入から数日単位で活性化する。
  ①液性免疫:B細胞⇒特異的な抗体による中和
  ②細胞性免疫:T細胞⇒宿主細胞への細胞傷害

正解	1	2	3	4	5	6	7	8	9	10
	○	×	×	○	○	○	×	○	×	×

4. サイトカイン

▶サイトカインの一般的特徴は、①きわめて低濃度で作用、②生理的条件下では産生細胞の近傍で作用、③病的条件下(SIRSなど)では大量に産生され、血液を介して全身の標的細胞に作用、④標的細胞に発現する特異的受容体に結合し、細胞内シグナルを伝達、⑤複数の生物活性(多機能性)と類似活性(重複性)をもつ、⑥カスケード反応により活性化する、などが挙げられる。

Q2 癌に対する免疫機構について述べよ。

Key Card 知っているよね!

1. 腫瘍免疫

- 腫瘍抗原が非自己として認識され、細胞傷害が起こる(図2)。
- 癌の大半は増殖・浸潤・転移が進むにつれ、免疫寛容機構により免疫機能が抑制され、癌の進行を招く。
- すでに同定されている癌抗原遺伝子は、PSA、CEA、HER2、WT1、p53、EBV、HPVなど。

図2 腫瘍抗原の認識機構

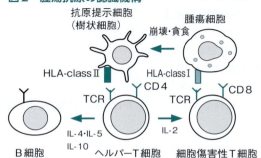

2. 免疫療法

- 免疫療法には、非特異的免疫療法と特異的免疫療法がある。
- 特異的免疫療法には、ワクチン療法と分子標的治療がある。
- ワクチン療法のなかで、樹状細胞ワクチン療法は、体外で大量作成した樹状細胞に癌抗原を与え、生体内に樹状細胞を投与し、癌抗原を提示させて生体内に細胞傷害性T細胞(CTL)を誘導させる方法である。
- 抗腫瘍モノクローナル抗体は分子標的治療の1種として、非常に有用な特異的免疫療法である。
- 分子標的治療薬(抗腫瘍モノクローナル抗体)の主なものは表1参照。
- 表1中のキメラ抗体とはマウス抗体の不変部の遺伝子をヒト抗体遺伝子に組み換え作製した抗体。
- ヒト化抗体はCDR(相補性決定領域)以外の部分をヒト抗体遺伝子に組み換え作製した抗体。

表1 抗腫瘍モノクローナル抗体

薬剤一般名	抗体種類	標的	承認疾患
Bevacizumab	ヒト化抗体	VEGF	結腸癌など
Rituximab	キメラ抗体	CD20	悪性リンパ腫など
Tratuzumab	ヒト化抗体	HER2	乳癌など
Infliximab	キメラ抗体	TNFα	関節リウマチなど

❗ ココが大切！⇒ 知っていたかな？

1. 腫瘍免疫
▶腫瘍細胞（癌細胞）を非自己として認識し，腫瘍細胞の提示する抗原（以下）に対する免疫応答（細胞傷害）。
　　腫瘍特異抗原（TSA）：癌細胞のみに発現する抗原
　　腫瘍関連抗原（TAA）：正常組織にも癌組織にも発現している抗原
▶免疫担当細胞：主には細胞傷害性T細胞（CTL），他はNK細胞・K細胞・LAK細胞など。
▶免疫寛容機構：自己抗原に対する免疫反応が抑制される現象で，腫瘍抗原に対しても働く機構（癌細胞が抑制性のサイトカインであるTGFβやIL-10を放出して免疫系を負に制御するなど）。

2. 免疫療法
①非特異的免疫療法
　(1) サイトカイン（IL-2/IL-4/IL-7/IL-12/GM-CSFなど）遺伝子治療
　(2) NK細胞・NKT細胞治療
②特異的免疫療法
　(1) ワクチン療法
　(2) 抗腫瘍モノクローナル抗体（抗HER2抗体や抗CD20抗体）→分子標的治療

できるかな！　実践問題形式でチャレンジ！

問1．感染免疫について正しいものを2つ選べ。
　a. 病原体を非自己として認識するのは，主に獲得免疫の役割である。
　b. 自然免疫では，食細胞による病原体の貪食に始まり，補体活性化などの機構がある。
　c. 獲得免疫では，細胞傷害性T細胞が中心となるが，CD4分子を細胞表面にもつ。
　d. T細胞表面には，免疫グロブリンが発現している。
　e. サイトカインは，さまざまな細胞を誘導や分化させる液性因子である。

問2．癌免疫について正しいものを1つ選べ。
　a. 腫瘍細胞には，免疫寛容機構が働くため，細胞傷害は起こらない。
　b. 腫瘍細胞の抗原は，B細胞によって認識される。
　c. 現在，ワクチン療法で有効なものはない。
　d. 抗モノクローナル抗体として悪性リンパ腫に使用されるものにRituximabがある。
　e. キメラ抗体とはウシ抗体を用いて作成されたものである。

（※正解は次ページ下段）

知っておこう！ 要点整理（チェックしよう！）

Ⅰ. 細菌・ウイルスに対する免疫機構（自然・獲得免疫）について述べよ。
- □ 1. 自然免疫は，数時間以内に活性化され，自己・非自己を識別し，食細胞や補体などが中心となる。
- □ 2. 獲得免疫は，数日単位で活性化され，B細胞による液性免疫とT細胞による細胞性免疫が中心となる。
- □ 3. 自然免疫と獲得免疫は，補体やサイトカインなどにより相互のネットワークを形成している。

Ⅱ. 癌に対する免疫機構について述べよ。
- □ 1. 腫瘍免疫では，腫瘍抗原を非自己と認識し，細胞傷害が引き起こされるが，免疫寛容機構も働く。
- □ 2. 特異的免疫療法には，ワクチン療法や抗腫瘍モノクローナル抗体が含まれる。
- □ 3. 抗腫瘍モノクローナル抗体は分子標的治療として注目されている。

（正解　問1：b, e　問2：d）

免疫2
移植免疫

チャレンジしてみよう！（○か×をつけよ）

( ) 1. 臓器移植においては，ドナーとレシピエントの間で，HLA (human leukocyte antigen)，特にclass I 抗原の適合性が重要である。
( ) 2. HLAが一致している場合でも拒絶反応は出現する。
( ) 3. HLAが一致している場合の臓器移植の拒絶反応は，HLA不一致の場合に比べ軽度であることが多い。
( ) 4. 拒絶反応の機序として，サイトカイン特にIL-6の働きが重要である。
( ) 5. 移植片対宿主病 (graft versus host disease ; GVHD) は，生体肝移植ではまれである。
( ) 6. 一般的に，免疫抑制薬投与の際にはTherapeutic drug monitoring (TDM) を行うことが多い。
( ) 7. 免疫抑制薬のアザチオプリンの副作用では，腎障害が出現する頻度が高い。
( ) 8. シクロスポリンの重篤な副作用に骨髄抑制がある。
( ) 9. 臓器移植後の拒絶反応は，通常移植後1カ月までに生じるため，移植後3カ月以降の拒絶反応はまれである。
( ) 10. シクロスポリンおよびタクロリムスの開発により，移植手術の治療成績は飛躍的に向上した。

（※正解は次ページ下段）

知っているかな？
- Q1 移植における拒絶反応と適合性について述べよ。
- Q2 免疫抑制薬について述べよ。

Q1 移植における拒絶反応と適合性について述べよ。

Key Card 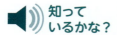 　知っているよね！

1. 臓器移植における免疫応答
- 自己が非自己を認識する過程で，主要組織適合抗原 (major histocompatibility complex ; MHC)，特にヒトでは human leukocyte antigen (HLA) の適合性が重要である。
- 臓器移植においては，HLA，特にclass II抗原のミスマッチを減らすことが重要である。

図1 拒絶反応の機序

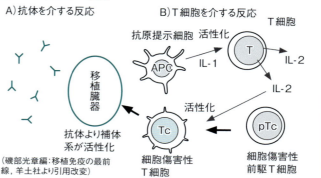

（磯部光章編：移植免疫の最前線，羊土社より引用改変）

2. 移植拒絶反応の機序(図1)
- 抗体を介する反応とT細胞を介する反応がある。
  A) レシピエントが有する既存の抗体が移植臓器と反応し，補体系が活性化されて拒絶反応が生じる。
  B) 移植臓器を認識した抗原提示細胞がT細胞を活性化し，T細胞はIL-2を介して細胞傷害性T細胞を活性化する。

❗ ココが大切！⇒ 知っていたかな？

1. 腫瘍免疫
- 臓器移植では，自己が非自己を認識する過程で，主要組織適合抗原(major histocompatibility complex；MHC)が重要な役割を担っている。
- 特にヒトの場合には，human leukocyte antigen(HLA)の適合性が重要。
- 臨床的にはドナーとレシピエントとの間で，HLA，特にclass Ⅱ抗原のミスマッチを減らすことが重要である。
- 親子間ではHLAは50％でHLAが適合しており，兄弟間では25％でHLAが一致する。
- HLAが一致している場合でも拒絶反応は出現するが，一般的に非適合の場合よりも拒絶反応は弱いことが多い。
- ただし，肝移植の場合には，HLAの適合は考慮せずに移植を行うことがある(HLAの一致が治療成績に相関しないとする報告があるため)。
- 拒絶反応の出現時期により，①超急性期拒絶反応(移植後24時間以内)，②促進性拒絶反応(移植後1週間以内)，③急性拒絶反応(移植後2～3カ月)，④慢性拒絶反応(移植後3カ月以降)に分類される。
- 骨髄移植や全血輸血でしばしば認める移植片対宿主病(graft versus host disease；GVHD)は，通常の臓器移植ではまれである。

Q2 免疫抑制薬について述べよ。

Key Card 🔑   知っているよね！

1. 免疫抑制薬
- 現在の臨床では，シクロスポリンあるいはステロイド薬の併用を基本とし，拒絶反応の程度によっては他の免疫抑制薬に変更するのが基本となっている(図2)。

正解	1	2	3	4	5	6	7	8	9	10
	×	○	○	×	○	○	×	×	×	○

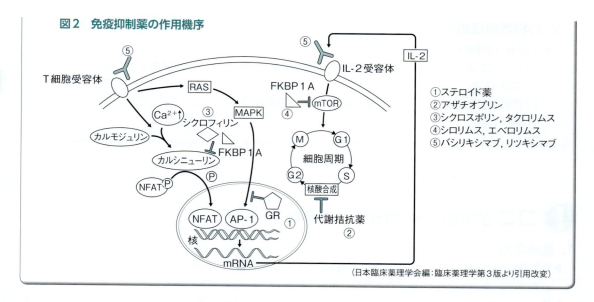

図2 免疫抑制薬の作用機序

①ステロイド薬
②アザチオプリン
③シクロスポリン，タクロリムス
④シロリムス，エベロリムス
⑤バシリキシマブ，リツキシマブ

（日本臨床薬理学会編：臨床薬理学第3版より引用改変）

❗ ココが大切！⇒ 知っていたかな？

1. 腫瘍免疫

- ▶ 1960年代にアザチオプリン，ステロイド薬などが免疫抑制作用を有することが発見された。
- ▶ 1980年代にシクロスポリン，タクロリムスなどのIL-2産生を阻害する免疫抑制薬が開発され，移植治療の成績は飛躍的に向上した。
- ▶ 現在の臨床では，シクロスポリンあるいはステロイド薬の併用を基本とし，拒絶反応の程度によっては他の免疫抑制薬に変更するのが基本となっている。
- ▶ 免疫抑制薬は手術直後は静脈投与を基本とするが，経口摂取が可能となった場合には，静脈投与量の約3〜4倍の量を2分割投与で開始する。
- ▶ 以下に各々の免疫抑制薬の特徴を示す。

  ①ステロイド薬
  　核内受容体であるglucocorticoid receptor（GR）に結合し，核内で炎症性遺伝子（NF-κBやAP-1）の抑制に働き，リンパ球増殖シグナルの抑制に働く。

  ②アザチオプリン
  　$de\ novo$ 核酸合成（DNA合成）の阻害によりリンパ球の増殖を抑制する（代謝拮抗薬）。
  　骨髄抑制が生じることがある。腎毒性は少ない。

  ③シクロスポリン，タクロリムス
  　脱リン酸化酵素カルシニューリンの活性を抑制することで，IL-2やインターロイキンγの産生を抑制し，T細胞の増殖を抑制する。副作用として腎毒性があるが，サイトカインの産生のみを特異的に抑制するため，骨髄抑制（易感染性）は少ない。

  ④シロリムス，エベロリムス
  　mTOR（mammalian target of rapamycin）活性を阻害し，免疫担当細胞の細胞周期の停止やタンパク質翻訳の抑制効果を示す。

  ⑤バシリキシマブ，リツキシマブ

リンパ球の特徴的な表面抗原でありIL-2受容体α鎖のCD 25（T細胞）（バシリキシマブ）やCD 20（B細胞）（リツキシマブ）に対するモノクローナル抗体。

*②〜④の免疫抑制薬は，微量で強力な薬理効果を発揮する反面，狭い有効治療域を有するため，therapeutic drug monitoring（TDM）が必須である。

できるかな！ 実践問題形式でチャレンジ！

問1. 肝移植後の拒絶反応について正しいものを2つ選べ。
a. 肝移植後に発熱，腹痛，全身倦怠感，肝胆道系酵素上昇を認めた場合には拒絶反応の可能性を考慮する。
b. 免疫抑制療法は，アザチオプリンとステロイド薬の併用療法が第一選択である。
c. HLAの適合は肝移植には必須である。
d. 移植後1カ月以上経過してから，拒絶反応が生じることはない。
e. 免疫抑制療法を行っているにもかかわらず拒絶反応が出現した場合には，再肝移植も考慮する。

問2. 免疫抑制薬の投与について誤っているものを1つ選べ。
a. 臨床的には移植後の免疫抑制療法として，シクロスポリンもしくはタクロリムスとステロイド薬の投与が第一選択である。
b. シクロスポリンの副作用に腎毒性がある。
c. 免疫抑制薬投与中は，Therapeutic drug monitoring（TDM）を行うことが推奨される。
d. 静脈投与中のシクロスポリン，タクロリムスを経口投与に切り替える場合，静脈投与量の10倍量を経口投与する。
e. シクロスポリンはIL-2産生を特異的に抑制するため，易感染性の副作用は少ない。

（※正解は下段）

知っておこう！ 要点整理（チェックしよう！）

Q1. 拒絶反応について述べよ。
- □ 1. 臓器移植では，主要組織適合抗原（MHC），特にヒトの場合にはHLAの適合性が重要である。
- □ 2. 拒絶反応は，超急性（移植後24時間以内）から慢性（移植後3カ月以降）までいずれの時期にも出現する可能性がある。
- □ 3. 通常の臓器移植ではGVHDはまれである。

Q2. 免疫抑制薬について述べよ。
- □ 1. 1980年代のシクロスポリンおよびタクロリムスの開発により臓器移植の治療成績は飛躍的に向上した。
- □ 2. 免疫抑制薬の拒絶反応制御の主体はTリンパ球のIL-2産生阻害である。
- □ 3. 現在の免疫抑制療法の実際は，シクロスポリンもしくはタクロリムスとステロイド薬の併用である。

（正解　問1：a, e　問2：d）

病理 1
炎症と創傷治癒

チャレンジしてみよう！（○か×をつけよ）

( )　1. 真皮は，修復による創傷治癒が行われる。
( )　2. 表皮細胞は，再生しない。
( )　3. 創傷治癒過程における炎症期は，受傷後約1週間から始まる。
( )　4. 創部を乾燥させると治癒が促進する。
( )　5. 副腎皮質ステロイドは，創傷治癒を阻害する。
( )　6. 二次治癒とは縫合閉鎖を行わず，肉芽形成と収縮瘢痕を残して治癒する形式である。
( )　7. 創の異物確認では，被爆を避けるためになるべくX線撮影は使用しない。
( )　8. 壊死組織は，積極的にデブリドマンを行う。
( )　9. 圧迫で止血困難な場合は，結紮・凝固（電気メス）による止血を行う。
( ) 10. 組織接着剤を用いる場合は，死腔が残存しても問題ない。

（※正解は次ページ下段）

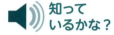
知っているかな？

Q1 創傷治癒過程について述べよ。
Q2 創傷処置の基本について述べよ。

Q1 創傷治癒過程について述べよ。

Key Card 🔑　　　　　　　　　　　　　　　　　　知っているよね！

1. 創傷治癒
- 再生とは，「正常に機能する細胞に置換する」こと。
- 修復とは，「瘢痕組織に置換する」こと。
- 創傷治癒過程（図1）
  ①出血・凝固期 ⇒ ②炎症期 ⇒ ③増殖期 ⇒ ④成熟期（リモデリング期）

2. 創傷治癒を阻害する因子
- 全身：低栄養・低蛋白，糖尿病，肝疾患，腎疾患，副腎皮質ステロイド
  放射線治療後，抗癌剤，ビタミン欠乏（A/B/C），微量元素欠乏（Fe/Cu/Zn）
- 局所：壊死組織，血腫，乾燥，感染，血行不全，機械的外力，異物，浮腫，化学的刺激（＝消毒薬）

図1　創傷治癒過程

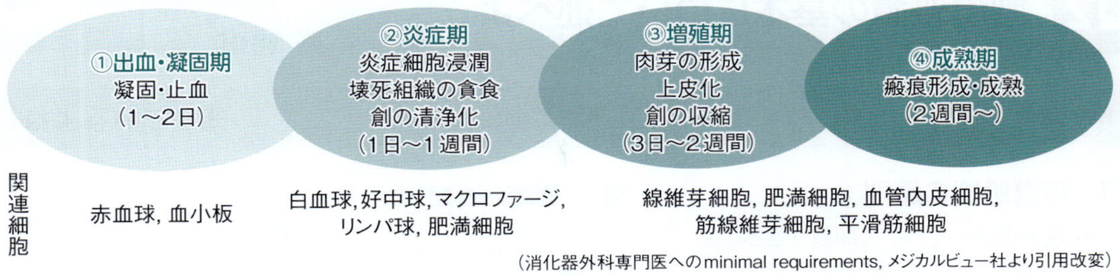

① 出血・凝固期
凝固・止血
（1～2日）

② 炎症期
炎症細胞浸潤
壊死組織の貪食
創の清浄化
（1日～1週間）

③ 増殖期
肉芽の形成
上皮化
創の収縮
（3日～2週間）

④ 成熟期
瘢痕形成・成熟
（2週間～）

関連細胞

赤血球，血小板

白血球，好中球，マクロファージ，リンパ球，肥満細胞

線維芽細胞，肥満細胞，血管内皮細胞，筋線維芽細胞，平滑筋細胞

（消化器外科専門医へのminimal requirements, メジカルビュー社より引用改変）

❗ ココが大切！ ⇒ 知っていたかな？

1. 創傷治癒

▶ 再生：表皮細胞や肝細胞
　　損傷部位を正常に機能する細胞に置き換えようとする反応。
▶ 修復：多くの臓器や真皮
　　障害された組織が炎症反応により瘢痕組織に置き換わる現象。
▶ 創傷治癒過程（図1）
　① 出血・凝固期：1～2日間
　　血小板や凝固因子により止血され，血小板由来のメディエーターにより炎症反応が開始される。
　② 炎症期：1～7日間
　　好中球やマクロファージなどの炎症細胞が細菌や壊死物質を貪食して，創が清浄化される。
　③ 増殖期：3～14日間
　　組織の連続性が修復される。線維芽細胞が増殖し，細胞外マトリックスを形成する。細胞外マトリックスを足場として肉芽組織を形成する。
　④ 成熟期（リモデリング期）：14日～1年間
　　瘢痕組織が形成される。

2. 創傷治癒を阻害する因子

▶ 再阻害因子
　全身：低栄養・低蛋白，糖尿病，肝疾患，腎疾患，副腎皮質ステロイド
　　　　放射線治療後，抗癌剤，ビタミン欠乏（A/B/C），微量元素欠乏（Fe/Cu/Zn）
　局所：壊死組織，血腫，乾燥，感染，血行不全
　　　　機械的外力，異物，浮腫，化学的刺激（＝消毒薬）

正解	1	2	3	4	5	6	7	8	9	10
	○	×	×	×	○	○	×	○	○	×

Q2 創傷処置の基本について述べよ。

Key Card 🔑　知っているよね！

1. **創傷処置の原則**
   - 創を迅速にきれいに閉鎖させること

2. **創傷治癒の形式**（図2）
   - 一次治癒：閉鎖可能な創の治癒形式
   - 二次治癒：肉芽形成と収縮瘢痕を残して治癒する形式

3. **創傷の評価**
   - 病歴，既往歴，異物・感染の可能性など

4. **止血**
   - 圧迫，結紮，凝固による止血を行う

5. **創閉鎖**
   - 皮膚全層に到達している創は縫合する。死腔を作らないことが大切

6. **陰圧閉鎖療法**
   - 創を被覆材で保護・密閉し，陰圧装置で陰圧をかける創治療法

図2　創傷治癒の形式

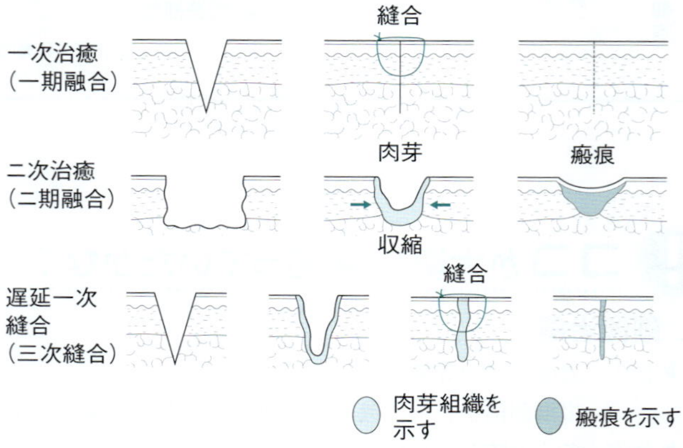

一次治癒（一期融合）
二次治癒（二期融合）
遅延一次縫合（三次縫合）

○ 肉芽組織を示す　　○ 瘢痕を示す

（標準外科学第13版, 医学書院より引用改変）

❗ ココが大切！ ⇒ 知っていたかな？

1. 創傷処置の原則
▶ 創傷処置の目的は，創を迅速にきれいに閉鎖させることである。
▶ 創管理で重要なのは，「阻害因子を除くこと」。
  * いかに「阻害因子がない状態＝正常な状態」を保つことができるかを考える。

2. 創傷治癒の形式
▶ 一次治癒：閉鎖可能な創の治癒形式
　　　　　清潔手術創，非汚染創あるいはデブリドマンや洗浄によって清浄化した創など。
▶ 二次治癒：縫合閉鎖を行わず，肉芽形成と収縮瘢痕を残して治癒する形式
　　　　　汚染が強く清浄化していない創。
▶ 遅延一次縫合（＝三次縫合）：感染が明らかな創や咬傷などに対し，異物除去，デブリドマン，ドレナージなどを数日間行った後に良好な創状態を確認してから縫合閉鎖する方法。

3. 創傷の評価
- ▶受傷機転，受傷から来院までの時間，既往歴，アレルギーの有無の確認を行う。
- ▶汚染が疑われる場合は，十分な洗浄を行う。必要があれば局所麻酔下のブラッシングも考慮する。
- ▶開放骨折や金属，ガラスなどの異物が疑われる場合は縫合前にX線撮影を考慮する。
- ▶壊死組織に対してはデブリドマンを行う。

4. 止血
- ▶まずは，直接圧迫による一時止血を行う。
- ▶コントロール不良の場合は①結紮止血，②凝固止血（電気メス）を行う。

5. 創閉鎖
- ▶皮膚全層に到達している創は，原則として縫合を行う。
- ▶縫合糸，金属ステイプル，密着テープ，組織接着剤などを用いて閉鎖を行う。
- ▶いずれも死腔（Dead space）を残さないことが大切。

6. 陰圧閉鎖療法（Negative pressure wound therapy）
- ▶創を被覆材で保護・密閉し，陰圧装置で陰圧をかける創治療法。
- ▶持続的な陰圧により肉芽形成，血行が促進されると考えられている。
- ▶通常の陰圧レベルは125mmHg程度。
- ▶創を縫合する必要はない。
- ▶感染創にも用いることができるが，壊死創や汚染創にはデブリドマンが必要である。
- ▶骨が露出していても用いることができる。

できるかな！ 実践問題形式でチャレンジ！

問1. 創傷治癒を阻害する因子をすべて挙げよ。
- a. 乾燥
- b. 副腎皮質ステロイド
- c. 消毒薬
- d. 機械的外力
- e. 浮腫

問2. 22歳男性。路上で転倒し創部は土で汚染されていた。観察すると皮膚全層に達する創で，出血が続いている。処置に対して<u>誤っている</u>ものはどれか。
- a. 局所麻酔を行う前にアレルギー歴の確認を行う。
- b. 出血のコントロールを優先して異物確認を行わずに縫合閉鎖した。
- c. 十分な洗浄が行えれば縫合の際に死腔を残しても構わない。
- d. 破傷風ワクチンの接種歴を確認する。
- e. 創縁の壊死組織に対してデブリドマンを行った。

（※正解は次ページ下段）

知っておこう！　要点整理（チェックしよう！）

Ⅰ．創傷治癒過程について述べよ。
- [ ] 1．再生：表皮細胞や肝細胞
      損傷部位を正常に機能する細胞に置き換えようとする反応。
- [ ] 2．修復：多くの臓器や真皮
      障害された組織が炎症反応により瘢痕組織に置き換わる現象。
- [ ] 3．創傷治癒過程
      ①出血・凝固期 ⇒ ②炎症期 ⇒ ③増殖期 ⇒ ④成熟期（リモデリング期）

Ⅱ．創傷処置の基本について述べよ。
- [ ] 1．創傷治癒の形式
      一次治癒：閉鎖可能な創の治癒形式
            清潔手術創，非汚染創あるいはデブリドマンや洗浄によって清浄化した創など。
      二次治癒：肉芽形成と収縮瘢痕を残して治癒する形式
            汚染が強く清浄化していない創。
- [ ] 2．創傷の評価
      病歴，既往歴，異物・感染の可能性など。
- [ ] 3．皮膚全層に到達している創は原則として縫合を行う。

（正解　問1：a〜eのすべて　問2：b, c）

I 総論

病理2
腫瘍（発生，増殖，進展）

チャレンジしてみよう！（○か×をつけよ）

( )　1. 大腸癌では，多段階発癌と de novo 発癌の概念がある。
( )　2. 大腸癌の多段階発癌に関与する遺伝子変異は，単一の遺伝子といわれている。
( )　3. 大腸癌の de novo 発癌に関与する遺伝子には，KRAS 遺伝子が報告されている。
( )　4. 肝細胞癌の多中心性発癌は，同一肝内に分化度の異なる腫瘍が多発する。
( )　5. 肝細胞癌の多中心性発癌は，多数の腫瘍はすべて同一のクローン増殖を示す。
( )　6. 乳癌では，BRCA1・BRCA2遺伝子変異が癌化に関与するといわれてる。
( )　7. 乳癌では，肥満や喫煙は癌の危険因子に含まれない。
( )　8. 肺癌では，喫煙および授動喫煙が癌の危険因子としていわれている。
( )　9. 胃癌では，高塩分食や高脂肪食が危険因子とされている。
( )　10. 膵癌の前癌病変として，慢性膵炎やIPMNが挙げられる。

（※正解は次ページ下段）

知っているかな？

Q1 大腸癌における多段階発癌について説明せよ。また，肝細胞癌の多中心性発癌について説明せよ。

Q2 乳癌，肺癌，胃癌，膵癌の発癌危険因子について述べよ。

Q1 大腸癌における多段階発癌について説明せよ。また，肝細胞癌の多中心性発癌について説明せよ。

Key Card　　　　　　　　　　　　　　　　　知っているよね！

1. 大腸癌の発癌メカニズム
(1) 多段階発癌（大腸癌の80％）：癌遺伝子や癌抑制遺伝子など複数の遺伝子が関与する（図1）。
(2) de novo 発癌（大腸癌の20％）：ミスマッチ修復遺伝子が関与する。

図1　大腸癌の多段階発癌

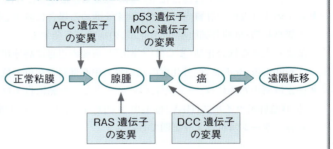

2. 肝細胞癌の発癌メカニズム（多中心性発癌）
- さまざまな分化度を示す腫瘍が同一肝内に多発し，それぞれの腫瘍が異なったクローンで増殖する。
- 通常は増殖とともに徐々に分化度を減じる。nodule-in-nodule 像を呈することもある。（肝細胞癌を内包する）異型腺腫様過形成⇒高分化肝細胞癌⇒中〜低分化肝細胞癌（古典的肝癌）

❗ ココが大切！⇒ 知っていたかな？

1. 大腸癌の発癌メカニズム
▶ 大腸癌の罹患患者数は増加傾向である。
▶ 多発大腸癌の頻度は4％程度である。
▶ 大腸癌の最も多い組織型は高分化腺癌である。
▶ 大腸癌の多段階発癌説は，1991年にVogelsteinにより提唱され，大腸癌の80〜85％がこれにより発生すると考えられている。
　・正常大腸粘膜より腺腫（良性腫瘍）が発生する段階でAPC遺伝子の異常（不活性化）が起こり，腺腫の異型性の増大（高度異型を示す前癌状態）にKRAS遺伝子異常が関与する。
　・さらにより悪性の形質を獲得する段階でp53遺伝子，DCC遺伝子，MCC遺伝子の異常が関与して大腸癌（悪性腫瘍）が発生する。
　・また転移にDCC遺伝子の関与が報告されている。
▶ de novo 発癌は，大腸癌の15〜20％の発生に関与しており，正常細胞から直接大腸癌が発生する場合を示す。
▶ 遺伝子修復機構にかかわるミスマッチ修復遺伝子異常により発生するといわれ，細胞の増殖を制御するTGF-β受容体などの遺伝子が関与していると報告されている。
▶ なお，大腸癌の血行性転移で最も多い臓器は肝臓である。

2. 肝細胞癌の発癌メカニズム
▶ 環境因子［アルコール・肝炎ウイルス・非アルコール性脂肪肝炎（NASH）など］により肝細胞が癌化する可能性がある。
▶ 多くは初期の段階では高分化型の癌が発症し，発育とともに分化度を減じる。
▶ 以下のような同一肝臓内に複数の病変を認める場合に多中心性発癌を示唆する。
　① 異型結節・早期肝細胞癌（高分化型）の病変が多発する
　② より大きな低分化型（または中分化型）病変の辺縁に高分化型の病変を認める
　③ nodule-in-nodule像（分化度の高い癌の中心部に分化度の低い癌を認める）
▶ 確定診断のためには，それぞれの腫瘍が異なった癌細胞クローンであることを証明する［B型肝炎ウイルス（HBV）感染患者では，HBV-DNAの肝細胞癌核DNA内への組み込みパターン解析により証明できる］。

正解	1	2	3	4	5	6	7	8	9	10
	○	×	×	○	×	○	×	○	×	○

Q2 乳癌, 肺癌, 胃癌, 膵癌の発癌危険因子について述べよ。

Key Card 🔑　　　　　　　　　　　　　　　　　　　　知っているよね!

1. 各種癌における発癌危険因子
- 一般的に肥満・喫煙・家族歴などは各種癌の危険因子になりやすい。
- さらに, 各種癌はそれぞれ前癌病変や前癌状態となる疾患を有することが多い。
- 癌によっては特有の危険因子(環境因子や内分泌因子・感染症など)をもつ。
- 表1に乳癌・肺癌・胃癌・膵癌の危険因子について示す。

表1　発癌危険因子

	乳癌	肺癌	胃癌	膵癌
生活環境因子	飲酒, 肥満, 喫煙	喫煙, 年齢	喫煙, 高塩分食	大量飲酒, 喫煙, 肥満
家族歴既往歴	家族歴 BRCA1・BRCA2遺伝子変異 リ・フラウメニ症候群 (Li-Fraumeni Syndrome)	家族歴	家族歴	家族歴 遺伝性膵癌症候群
合併疾患	良性乳腺疾患(異型過形成)	慢性閉塞性肺疾患(COPD) 肺結核	慢性萎縮性胃炎 腸上皮化生 悪性貧血 胃腺腫性ポリープ	糖尿病 慢性膵炎 遺伝性膵炎 膵管内乳頭粘液性腫瘍(IPMN) 膵嚢胞
その他	高エストロゲン状態 (未出産, 高齢出産, 未授乳, 閉経後のプロゲステロン併用治療, 早期初経など)	職業的曝露 (アスベスト, ラドン, ヒ素, クロロメチルエーテル, クロム酸, ニッケルなど)	Helicobacter pylori 感染症	-

❗ ココが大切! ⇒ 知っていたかな?

1. 各種癌における発癌危険因子
▶乳癌：
- 家族性乳癌は, 全体の5〜10%である。
- 家族歴で母が乳癌の場合は, 1.3〜2.1倍の危険度となるといわれている。
- 近親者(親・姉妹・子)のなかで乳癌人数が多いほど, また発症年齢が低いほど, リスクは増加する。
- 乳癌の危険因子であるリ・フラウメニ症候群は, 軟部組織肉腫・骨肉腫・閉経前乳癌・脳腫瘍・副腎皮質癌(ACC)・白血病の発症に関連する遺伝性癌症候群である。原因遺伝子であるTP53(p53蛋白をコードした遺伝子)に生殖細胞系列変異が確認される(70%)。常染色体優性遺伝で45歳未満での悪性腫瘍発症例が多い。

▶肺癌：
- 喫煙者が肺癌になるリスクは, 非喫煙者と比較し, 男4.4倍・女2.8倍と高い。
- 喫煙開始年齢が若く, 喫煙量が多いほど高い。
- 受動喫煙の曝露も非曝露と比較し, 肺癌リスクは1.3倍に増加する。

- ・肺結核の診断後2年以内の肺癌リスクは5.0倍に増加し，その後も1.5〜3.3倍のリスクが持続するとの報告もある。
▶ 胃癌：*Helicobacter pylori* 感染が，胃体部と幽門前庭部の癌および胃MALTリンパ腫のイニシエーションおよびプロモーションの両方に強く関連するという報告がある。
▶ 膵癌：嗜好・家族歴・合併症が危険因子となっており，複数の因子を有する場合には，膵癌発症の危険度は高くなる。

できるかな！　実践問題形式でチャレンジ！

問1. 発癌機構について正しいものを2つ選べ。
 a. 大腸癌では，*de novo* 発癌の頻度が高い。
 b. 大腸癌の多段階発癌に関与する遺伝子には，KRAS遺伝子が含まれる。
 c. 大腸癌の多段階発癌では，癌の転移に関してはまだ遺伝子の関与は明らかになっていない。
 d. 肝細胞癌の多中心性発癌では，それぞれの腫瘍が異なるクローンで増殖している。
 e. 肝細胞癌は低分化の癌から発生し，癌の増殖とともにその周囲に高分化の癌が発生する。

問2. 癌の危険因子について正しいものを1つ選べ。
 a. 乳癌では，低エストロゲン状態の患者に起こりやすい。
 b. 肺癌では，受動喫煙はリスク因子にはならない。
 c. リ・フラウメニ症候群(Li-Fraumeni Syndrome)では肉腫の合併のみで，癌の合併はない。
 d. 胃癌では，腸上皮化生を背景とする胃粘膜に癌化をきたしやすい。
 e. 膵癌では，肥満は危険因子には含まれない。

（※正解は下段）

知っておこう！　要点整理(チェックしよう！)

I. 大腸癌における多段階発癌について説明せよ。また，肝細胞癌の多中心性発癌について説明せよ。
 □ 1. 多段階発癌では，複数の遺伝子変異が起こり，正常な細胞が徐々に悪性度を獲得し癌化する。
 □ 2. 大腸癌においては，多段階発癌のほかに *de novo* 発癌の概念がある。
 □ 3. 肝細胞癌の多中心性発癌では，複数の分化度の異なる腫瘍はそれぞれのクローン増殖を示す。

II. 乳癌，肺癌，胃癌，膵癌の発癌危険因子について述べよ。
 □ 1. 喫煙・肥満・家族歴は多くの癌での発癌危険因子となる。
 □ 2. 乳癌では高エストロゲン状態，胃癌では *Helicobacter pylori* 感染，肺癌では吸入物質による発癌など臓器特異的な危険因子もある。
 □ 3. 前癌状態や前癌病変を有する場合には各種癌の発症リスクは高く，定期的検査が必要である。

（正解　問1：b, d　問2：d）

腫瘍1
腫瘍マーカー

チャレンジしてみよう！（○か×をつけよ）

( ) 1. 腫瘍マーカーとは，腫瘍細胞から特異的に分泌される蛋白や酵素のことである。
( ) 2. AFPは，肝細胞癌や胆管細胞癌のマーカーである。
( ) 3. CA19-9は，糞便中にも高頻度に検出される。
( ) 4. CA15-3は，乳癌で最も使用頻度が高いマーカーである。
( ) 5. SCC抗原は，肺扁平上皮癌から純化生成された蛋白である。
( ) 6. CEAは，喫煙者で偽陽性となることがある。
( ) 7. CA19-9は，ルイス式血液型陰性例では担癌状態であっても上昇しない。
( ) 8. DUPAN-2は，ルイス式血液型陰性例では担癌状態であっても上昇しない。
( ) 9. Elastaseは，急性膵炎でも上昇する。
( ) 10. SCC抗原は，妊娠でも上昇する。

（※正解は次ページ下段）

知っているかな？

Q1 消化器癌，呼吸器癌，乳癌における腫瘍マーカーの臨床的意義について述べよ。
Q2 主な腫瘍マーカーのなかで偽陽性になる場合について説明せよ。

Q1 消化器癌，呼吸器癌，乳癌に対する腫瘍マーカーの臨床的意義について述べよ。

Key Card 　　　　　　　　　　　　　　　　　知っているよね！

1. 腫瘍マーカー
- 腫瘍細胞が産生あるいは宿主細胞が癌に反応して産生する蛋白，酵素，ホルモンなどである。
- 癌のスクリーニング，鑑別診断，腫瘍由来臓器の診断，治療効果判定，再発の予測などに用いられる。
- 表1に消化器癌，呼吸器癌，乳癌で臨床応用されている主な腫瘍マーカーを示す。

表1　消化器癌，呼吸器癌，乳癌で臨床応用されている主な腫瘍マーカー

①癌胎児性蛋白		③単クローン性抗体認識抗原		④ホルモン・サイトカイン	
AFP	原発性肝癌，肝芽腫	CA19-9	膵癌，胆道癌，胃癌	calcitonin	カルチノイド
CEA	大腸癌，胃癌，膵癌，乳癌，肺癌	DUPAN-2	膵癌，胆道疾患	gastrin	膵ランゲルハンス島腫瘍
BFP	肝癌	CA15-3	原発・再発乳癌	⑤癌性アイソザイム	
②癌関連抗原		CA125	乳癌	NSE	肺小細胞癌
SCC	扁平上皮癌（食道，肺）	NCC-ST-439	肺癌，膵癌，乳癌，胆道癌	⑥癌代謝産物，その他	
TPA	乳癌，肺癌，大腸癌などの固形癌，肉腫，リンパ腫	CA72-4	再発胃癌，大腸癌	PIVKA-Ⅱ	肝細胞癌
		CA130	肺癌，膵癌	Elastase 1	早期膵癌
CYFRA2	肺非小細胞癌，食道癌	SLX	肺腺癌，膵癌		
HER2	再発乳癌	Span-1	膵癌		
p53	食道癌，大腸癌，乳癌				

（標準外科学第13版，医学書院から引用改変）

ココが大切！⇒ 知っていたかな？

1. 腫瘍マーカー

▶腫瘍細胞が産生あるいは宿主細胞が癌に反応して産生する蛋白，酵素，ホルモンなどである。

▶癌のスクリーニング，鑑別診断，腫瘍由来臓器の診断，治療効果判定，再発の予測などに用いられる。

2. 主な腫瘍マーカーの臨床的意義

a) α-fetoprotein（AFP）
　▶癌胎児性蛋白で，肝芽腫や肝細胞癌で上昇する。
　▶AFP-L3分画は肝細胞癌に対する特異度が高く，異常値（10%以上）を示す場合は予後不良である。
　▶近年，AFP高値の肝細胞癌症例が減少している。

b) carcinoembryonic antigen（CEA）
　▶消化器癌と胎児消化器の特異的な抗原である。
　▶大腸癌，膵癌，胃癌などの腺癌で上昇する。
　▶肺癌や甲状腺髄様癌もCEAを産生することが知られている。
　▶糞便中や腹水中にも高頻度に検出される。

c) cancer antigen 19-9（CA19-9）
　▶膵癌，胆道癌の診断に用いられる血液型に関連した糖鎖抗原である（膵癌・胆道癌の80%が陽性）。
　▶腫瘍の増大，壊死，血管浸潤などで上昇する。
　▶ルイス式血液型陰性例では担癌状態でも上昇しない。

d) cancer antigen 15-3（CA15-3）
　▶乳癌で最も使用頻度が高い。
　▶原発性乳癌の病期診断や再発乳癌の早期発見（50%以上の陽性率）に有用である。

e) squamous cell carcinoma（SCC）抗原
　▶子宮頸部扁平上皮癌から純化生成された蛋白である。

正解	1	2	3	4	5	6	7	8	9	10
	×	×	×	○	×	○	○	×	○	○

▶子宮頸癌以外に食道癌，肺癌，肛門管癌などの扁平上皮癌で上昇する（40〜50％の陽性率）。

f) p53
▶p53抗体は食道癌，大腸癌，乳癌のマーカーとして用いられる。

Q2 主な腫瘍マーカーのなかで偽陽性になる場合について説明せよ。

Key Card 　知っているよね！

1. 腫瘍マーカーが偽陽性になる場合
- 腫瘍マーカーは，正常状態においても微量存在するものが多いが，担癌状態以外に炎症，妊娠，加齢，喫煙などでも上昇することがあり，注意が必要である。
- 表2に主な腫瘍マーカーが偽陽性となる疾患・状態を示す。

表2　腫瘍マーカーが偽陽性となる疾患・状態

腫瘍マーカー	偽陽性を呈する疾患・状態	腫瘍マーカー	偽陽性を呈する疾患・状態
CEA	加齢，男性，喫煙者，糖尿病，肝障害（急性肝炎・慢性肝炎），閉塞性黄疸	DUPAN-2	膵炎，ルイス式血液型陰性例
		Span-1	加齢，女性
AFP	妊娠後期，肝炎，肝硬変	NCC-ST-439	閉経前，妊娠初期
PIVKA-Ⅱ	ビタミンK欠乏，ワーファリン®内服	Elastase 1	加齢，急性膵炎
CA19-9	若年，女性，胆石症，胆管炎，閉塞性黄疸	SCC抗原	妊娠，喫煙者

❗ ココが大切！ ⇒ 知っていたかな？

1. 腫瘍マーカーが偽陽性になる場合
▶腫瘍マーカーは，正常状態においても微量存在するものが多いが，担癌状態以外に炎症，妊娠，加齢，喫煙などでも上昇することがある（産生の亢進や代謝の減少のため）。
▶主な腫瘍マーカーが偽陽性となる状態を以下に示す。

a) CEA
▶加齢とともに上昇する。
▶男性，喫煙者，糖尿病，肝障害（急性肝炎・慢性肝炎），閉塞性黄疸で上昇する。

b) AFP
▶妊娠後期，肝炎，肝硬変（肝細胞の壊死による）にて上昇する。
▶胆管細胞癌では上昇しない。

c) PIVKA-Ⅱ
▶ビタミンK欠乏時，ワーファリン®内服にて上昇する。

d) CA19-9
▶若年，女性でやや上昇する。
▶胆石症，胆管炎，閉塞性黄疸でも上昇する。
▶ルイス式血液型陰性例では担癌状態であっても上昇しない（酵素が存在しないため）。

e) DUPAN-2
▶膵炎で上昇する。
▶ルイス式血液型陰性例では有意に上昇する。

f) Span-1
　▶加齢とともに上昇する。女性でやや高値となる。
g) NCC-ST-439
　▶閉経前，妊娠初期に上昇する。
h) Elastase 1
　▶加齢とともに上昇する。
　▶急性膵炎でも上昇する。
i) SCC抗原
　▶妊娠，喫煙にて上昇する。

できるかな！ 実践問題形式でチャレンジ！

問1. 癌胎児性蛋白の腫瘍マーカーを2つ選べ。
　　a. AFP
　　b. SCC
　　c. CA19-9
　　d. CA15-3
　　e. CEA

問2. 85歳男性，黄疸を主訴に来院し，血液検査にてCEA 7.0ng/mLと上昇を認めた。CEA上昇の原因と考えられるものをすべて選べ。
　　a. 加齢
　　b. 男性
　　c. 閉塞性黄疸
　　d. 肝障害
　　e. 膵頭部癌

（※正解は下段）

知っておこう！ 要点整理（チェックしよう！）

I．消化器癌，呼吸器癌，乳癌に対する腫瘍マーカーの臨床的意義について述べよ。
　□ 1. 腫瘍マーカーとは，腫瘍細胞が産生あるいは宿主細胞が癌に反応して産生する蛋白，酵素，ホルモンなどである。
　□ 2. AFP-L3分画は肝細胞癌に対する特異度が高く，異常値（10％以上）を示す場合は予後不良である。
　□ 3. CA19-9はルイス式血液型陰性例では担癌状態であっても上昇しない。

II．主な腫瘍マーカーのなかで偽陽性になる場合について説明せよ。
　□ 1. 腫瘍マーカーは，正常状態においても微量存在するものが多いが，担癌状態以外に炎症，妊娠，加齢，喫煙などでも上昇することがあり，注意が必要である（正常細胞からの産生の亢進，代謝の減少などにより影響）。
　□ 2. CEA，SCC抗原は喫煙者で偽陽性となることがある（肺胞上皮で産生）。
　□ 3. PIVKA-IIはワーファリン内服®で偽陽性となる（Vit Kの影響）。

（正解　問1：a, e　問2：a～eのすべて）

腫瘍 2
化学療法

チャレンジしてみよう！（○か×をつけよ）

( ) 1. 分子標的治療薬には，モノクローナル抗体とチロシンキナーゼ阻害薬がある。
( ) 2. 分子標的治療薬で有名な副作用には，Gefitinibの劇症肝炎がある。
( ) 3. 乳癌では，HER2陰性の場合に分子標的治療薬を使用する。
( ) 4. 大腸癌では，現在，分子標的治療薬の適応は，切除不能・再発進行症例である。
( ) 5. 胃癌，肝細胞癌，膵癌でも一部の症例で分子標的治療が適応になる。
( ) 6. RECISTは，制癌剤の効果判定を標的病変と非標的病変および新病変に分けて評価する。
( ) 7. RECISTの標的病変には，リンパ節病変は含まれない。
( ) 8. CTCAEは制癌剤のみでなく，すべての薬剤の有害事象について評価できる。
( ) 9. CTCAEにおける最重症の有害事象は，Grade 4に分類される。
( ) 10. Grade 3の好中球減少性発熱は，入院治療は必要ない。
( ) 11. HER2陰性の場合には，カペシタビン＋シスプラチン＋Trastuzumab療法が推奨されている。
( ) 12. S-1の副作用に手足症候群がある。
( ) 13. Trastuzumab投与時には，心臓超音波検査などで心機能を評価する必要がある。
( ) 14. RAINBOW試験の結果より，切除不能進行胃癌の二次治療は，パクリタキセル＋Ramucirumab併用療法の有用性が明らかになった。
( ) 15. Ramucirumabの副作用として，消化管穿孔，創傷治癒遅延がある。

（※正解は次ページ下段）

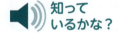 知っているかな？

Q1 消化器癌，呼吸器癌，乳癌で使用される分子標的治療薬について，適応と主な有害事象について述べよ。
Q2 制癌剤の効果判定に用いるRECISTと有害事象の評価法であるCTCAEについて説明せよ。
Q3 切除不能進行胃癌に対する化学療法について説明せよ（実例として切除不能胃癌の場合）。

Q1 消化器癌，呼吸器癌，乳癌で使用される分子標的治療薬について，適応と主な有害事象について述べよ。

Key Card 　　　　　　　　　　　　　　　知っているよね！

1. 分子標的治療薬
- 現在，本邦で承認されている分子標的治療薬の主なものについて薬剤名，副作用，種類を**表1**にまとめた。

表1　本邦承認済みの分子標的治療薬

	標的	種類	適応癌種	主な副作用
Bevacizumab	VGFR	モノクローナル抗体 (-ximab：キメラ抗体) (-zumab：ヒト化抗体)	大腸癌, 肺癌	高血圧, 出血, 消化管穿孔, 創傷治癒遅延
Cetuximab	EGFR		大腸癌	皮膚の発疹, infusion reaction
Panitumumab	EGFR		大腸癌	皮膚の発疹
Trastuzumab	HER2		乳癌, 胃癌	Infusion reaction, 心機能低下
Pertuzumab	HER2		乳癌	下痢, 手足の発赤腫脹
Ramucirumab	VGFR-2		胃癌	倦怠感, 動脈血栓塞栓症, 消化管穿孔, 創傷治癒遅延
Gefitinib	EGFR/TK	チロシンキナーゼ阻害薬 (-tinib)	肺癌	間質性肺炎
Elrotinib	EGFR/TK		肺癌, 膵癌	皮膚の発疹, 間質性肺炎
Afatinib	HER2/TK EGFR/TK		肺癌	下痢, 皮膚の発疹
Crizitinib	ALK/TK ROS1/TK		肺癌	間質性肺炎, 劇症肝炎
Sorafenib	VEGFR/TK PDGFR/TK		肝細胞癌(腎癌)	手足症候群, 下痢
Lapatinib	HER2/TK		乳癌	下痢, 肝機能障害
Trastuzumab-DM1(T-DM1)	HER2	モノクローナル抗体と抗癌剤の複合体	乳癌	血小板減少, 肝機能障害

2. 各種癌における分子標的治療薬と適応

- 大腸癌(切除不可能・再発)：①Bevacizumab ②Cetuximab ③Panitumumab
- 胃癌(HER2陽性)：①Trastuzumab ②Ramucirumab
- 肝細胞癌(切除不可能・再発)：①Sorafenib
- 膵癌(遠隔転移)：① Elrotinib
- 肺癌(切除不可能・再発　非小細胞肺癌)：①Gefitinib ②Elrotinib ③Afatinib ④Crizitinibu ⑤Bevacizumab
- 乳癌(HER2陽性)：①Trastuzumab ②Lapatinib ③Pertuzumab ④Trastuzumab-DM1(T-DM1)

❗ ココが大切！ ⇒ 知っていたかな？

1. 分子標的治療薬

▶分子標的治療薬には①モノクローナル抗体と②チロシンキナーゼ阻害薬があり，それぞれ標的受容体がある。またモノクローナル抗体にはキメラ抗体やヒト化抗体がある。それぞれの薬剤の語尾に注目するとよい。

2. 各種癌における分子標的治療薬と適応

▶分子標的治療の適応は，現時点では，切除不能な症例や再発症例および標的受容体の発現症例に限られることが多い。

正解	1	2	3	4	5	6	7	8	9	10	11	12	13	14	15
	○	×	×	○	○	○	×	○	×	×	×	×	○	○	○

Q2 制癌剤の効果判定に用いる RECIST と有害事象の評価法である CTCAE について説明せよ。

Key Card 🔑 知っているよね！

1. **固形癌における制癌剤の効果判定規準**
   Response Evaluation Criteria in Solid Tumors（RECIST）
   - 標的病変・非標的病変・新病変に関して，それぞれ評価を行い，最終的に最良総合効果（best overall response）として評価する。

   ①標的病変：
   - 腫瘍病変（CT検査で10mm以上）またはリンパ節病変（CT検査で短軸径が15mm以上）
   - 多数病変がある場合には，最大5個（同一臓器2個まで）まで選択し，径の和で評価。
     - 完全奏効（Complete Response：CR）
     - 部分奏効（Partial Response：PR）
     - 進行（Progressive Disease：PD）
     - 安定（Stable Disease：SD）

   ②非標的病変：
   - 標的病変以外の病変。径の測定は不要。
     - 完全奏効（Complete Response：CR）
     - 非CR/非PD（Non-CR/Non-PD）
     - 進行（Progressive Disease：PD）

   ③新病変：
   - 新病変を認めた場合には，増悪（PD）を評価する。

2. **薬剤の有害事象の評価判定基準**
   Common Terminology Criteria for Adverse Events（CTCAE）
   - 米国NCI（National Cancer Institute）が定めたもの。
   - それぞれの有害事象をカテゴリー分類し，その重症度（Grade）に関して定義したもの。
   - 現在は，制癌剤以外の薬剤に対しても使用される。
   - 重症度はGrade 1～5で評価。
   - 主に副作用報告や臨床試験の際にはGrade 3以上を重要視することが多い。
     - Grade 1：mild（治療不要，無症状など）
     - Grade 2：moderate（非侵襲的治療などを要する）
     - Grade 3：severe（侵襲的治療，入院などを要する）
     - Grade 4：life-threatening（緊急処置などを要する）
     - Grade 5：death（死亡）

   例：
   　カテゴリー（血液およびリンパ系障害）
   　有害事象（発熱性好中球減少症）
   　Grade 3（白血球＜1,000/μLでかつ，1回でも38.3℃を超える。または1時間を超えて持続する38℃以上の発熱）

❗ ココが大切！⇒ 知っていたかな？

1. Response Evaluation Criteria in Solid Tumors（RECIST）
▶ 固形癌における制癌剤の効果判定基準として，国際ワーキンググループ（International Working Party）が2000年に発表，2009年の改訂版（ver1.1）が現在使用される。
▶ 標的病変における効果判定の定義は以下である。
・CR：すべての標的病変の消失（リンパ節病変はすべて短径で10mm未満に縮小）。
・PR：ベースライン径和に比して，標的病変の径和が30％以上減少。
・PD：経過中の最小径和に比して，標的病変の径和が20％以上増加・径和が絶対値でも5mm以上増加。
・SD：PRおよびPDに含まれないもの。
▶ 非標的病変における効果判定の定義は次のとおりである。
・CR：すべての非標的病変の消失（リンパ節は短径10mm未満）かつ腫瘍マーカー値が基準値上限以下。
・Non-CR/Non-PD：1つ以上の非標的病変の残存かつ/または腫瘍マーカー値が基準値上限を超える。
・PD：既存の非標的病変の明らかな増悪。

2. Common Terminology Criteria for Adverse Events（CTCAE）
▶ 米国NCIが定めた薬剤の有害事象の評価判定基準であり，現在はCTCAE v4.0が使用されている。
▶ 以前（v2.0まで）はCTC（Common Toxicity Criteria）とし，制癌剤用であったが，v3.0以降はCTCAEとなり，すべての薬剤で使用される。

Q3 切除不能進行胃癌に対する化学療法について説明せよ（実例として切除不能胃癌の場合）。

Key Card 🔑　　　　　　　　　　　　　　知っているよね！

1. 切除不能進行胃癌に対する化学療法のレジメン（表2）
- 切除不能進行胃癌に対して化学療法を行う際には，まず一次治療前にHER 2検査を行うことが望まれる。
- HER 2陰性の場合には，一次治療としてS-1＋シスプラチン療法が推奨される（推奨度1）。
- HER 2陽性の場合には，一次治療として，カペシタビン＋シスプラチン＋Trastuzumab療法が推奨される（推奨度1）。
- 一次治療が無効と判断された場合には二次治療を行う。
- 二次治療としては，パクリタキセル＋Ramucirumab療法が推奨度1の治療法とされる。
- その他，ドセタキセル単独療法，イリノテカン単独療法，パクリタキセル単独療法，Ramucirumab単独療法が推奨度2の治療とされている。

表2　切除不能胃癌に対する化学療法のレジメン

	HER2陰性胃癌	HER2陽性胃癌
一次治療	S-1＋シスプラチン	カペシタビン＋シスプラチン＋Trastuzumab
二次治療	推奨度1：パクリタキセル＋Ramucirumab療法 推奨度2：パクリタキセル単独療法 ドセタキセル単独療法 イリノテカン単独療法 Ramucirumab単独療法	

(胃癌治療ガイドライン第4版を参考)

❗ ココが大切！⇒ 知っていたかな？

1. 一次治療について

- 本邦で行われたS-1単独療法とS-1＋シスプラチン併用療法を比較した第Ⅲ相試験であるSPIRITS試験の結果より，一次治療レジメンとして，S-1＋シスプラチン併用療法が標準治療となった(Lancet Oncol 2008)。
- その後，HER2陽性胃癌に対するTrastuzumabの有用性が報告され(ToGA試験，Lancet 2010)，HER2陽性胃癌に対する治療はカペシタビン＋シスプラチン＋Trastuzumab併用療法が標準治療と位置づけられた。
- したがって，切除不能進行胃癌に化学療法を行う際には，まず治療前にHER2検査を行うことが望ましい。
- 本邦の切除不能進行胃癌症例のHER2陽性率は，21.1%と報告されている(がん集学財団：JFMC44-1101)。
- S-1は，テガフール(代謝拮抗薬フルオロウラシルのプロドラッグ)＋ギメラシル(血中濃度上昇効果)＋オテラシルカリウム(副作用減少効果)の3成分からなる。副作用としては，骨髄抑制，悪心，嘔吐，下痢，口内炎，味覚障害，色素沈着，流涙などがある。
- Trastuzumabは，HER2に対する分子標的薬であり，特徴的な副作用としてはinfusion reaction，心毒性などがある。
- カペシタビンは，代謝拮抗薬フルオロウラシルのプロドラッグであり，特徴的な副作用としては，手足症候群などがある。

2. 二次治療について

- 胃癌治療ガイドライン第4版(2014年)では，胃癌に対する二次治療として，パクリタキセル，ドセタキセル，イリノテカン単独療法が推奨度1とされていた。
- しかしながら，RAINBOW試験(Lancet Oncol 2014)で，パクリタキセル＋Ramucirumab併用療法が，パクリタキセル単剤と比べ，有意な全生存期間の延長を認めた。本邦の胃癌治療ガイドラインでも，パクリタキセル＋Ramucirumab併用療法が推奨度1となり，パクリタキセル，ドセタキセル，イリノテカン，Ramucirumab単剤療法が推奨度2となった(日本胃癌学会ホームページに掲載)。
- Ramucirumabは，ヒト型抗VEGF-2モノクローナル抗体であり，大腸癌に対するBevacizumab同様に，蛋白尿，血栓塞栓症，消化管穿孔，創傷治癒遅延，高血圧症などの副作用がある。

▶ パクリタキセルやドセタキセルは，微小管阻害薬であり，副作用は脱毛・アレルギー症状・骨髄抑制・関節痛や筋肉痛。
▶ イリノテカンは，トポイソメラーゼ（細胞分裂時のDNA修飾酵素）阻害薬であり，副作用は高度の下痢・腸炎・腸閉塞，骨髄抑制，間質性肺炎。

> **Key holder**
>
> **S-1の有害事象**
>
> S-1は，2種類のモデュレーター（血中濃度上昇，副作用軽減）を配合した経口フルオロウラシル系の薬剤である。副作用の発現率は高く（87%），骨髄抑制（汎血球減少），口内炎，食欲不振・嘔吐，下痢，色素沈着などが挙げられる。

できるかな！ 実践問題形式でチャレンジ！

問1. 分子標的薬について正しいものを2つ選べ。
 a. 種類としてモノクローナル抗体とポリクローナル抗体がある。
 b. モノクローナル抗体には，キメラ抗体やヒト化抗体がある。
 c. 抗癌剤と異なり，重篤な副作用はない。
 d. 標的となる受容体やチロシンキナーゼが存在する。
 e. 肝細胞癌には適応はない。

問2. RECISTおよびCTCAEについて正しいものを2つ選べ。
 a. 制癌剤の効果判定には，RECISTが使用される。
 b. RECISTの評価には，CT検査やPET-CT検査などの各種画像検査を定期的に行う必要がある。
 c. RECISTでは，標的病変のサイズ変化のみを効果判定に用いる。
 d. CTCAEとは制癌剤の副作用評価のみに使用される。
 e. CTCAEにおけるGrade 3とは入院加療や非侵襲的治療を要しないレベルの有害事象である。

問3. 切除不能進行胃癌に対する化学療法について正しいものを2つ選べ。
 a. 化学療法は，HER 2陽性・陰性にかかわらず，S-1＋シスプラチンが推奨されている。
 b. Trastuzumabの副作用では，心毒性に注意する。
 c. 本邦のHER 2陽性率は50％程度である。
 d. 二次治療として推奨度1の化学療法レジメンはパクリタキセル＋Ramucirumabである。
 e. Ramucirumabは抗EGFRモノクローナル抗体である。

（※正解は次ページ下段）

知っておこう！ ✓ 要点整理（チェックしよう！）

I. 消化器癌，呼吸器癌，乳癌で使用される分子標的治療薬について，適応と主な有害事象について述べよ。
- ☐ 1. 消化器癌で使用される分子標的治療は，大腸癌・肝細胞癌・胃癌・膵癌に適応になる。
- ☐ 2. 呼吸器癌では主に切除不能・再発症例の非小細胞癌（肺癌）が分子標的治療の適応になる。
- ☐ 3. 乳癌ではHER 2 陽性の症例に分子標的治療薬が使用される。

II. 制癌剤の効果判定に用いる RECIST と有害事象の評価法である CTCAE について説明せよ。
- ☐ 1. RECISTでは標的病変・非標的病変および新病変に対してそれぞれ評価を行い，最終効果判定とする。
- ☐ 2. RECISTの標的病変では，CR/PR/SD/PDをそれぞれ評価を行う。
- ☐ 3. CTCAEはすべての薬剤に適応されており，Grade 3 以上は入院や侵襲的治療を要する有害事象である。

III. 切除不能進行胃癌に対する化学療法について説明せよ（実例として切除不能胃癌の場合）。
- ☐ 1. 一次治療は，HER 2 陰性例はS-1＋シスプラチン，HER 2 陽性例はカペシタビン＋シスプラチン＋Trastuzumab療法である。
- ☐ 2. 二次治療は，パクリタキセル＋Ramucirumab療法が推奨度1である。
- ☐ 3. 二次治療でパクリタキセル，ドセタキセル，イリノテカン，Ramucirumab単剤療法が推奨度2である。

（正解　問1：b, d　問2：a, b　問3：b, d）

外科侵襲1
外科侵襲（手術侵襲と生体反応）

チャレンジしてみよう！（○か×をつけよ）

( ) 1. 外科侵襲が中枢神経に伝達されると，視床下部ー下垂体ー副腎皮質系の反応が生じる。
( ) 2. 外科侵襲が中枢神経に伝達されると，副交感神経ー副腎皮質系を介する自律神経の反応が生じる。
( ) 3. 術後2〜4日は，抗利尿ホルモン（ADH）とアルドステロンの分泌が増加し，ナトリウムの排泄が増加する。
( ) 4. 外科侵襲によりカテコラミン，コルチゾール，グルカゴン，成長ホルモン（GH）などの分泌が増加し，解糖・糖新生促進が生じる。
( ) 5. 術後2〜3日目に急性相蛋白の合成が最大となる。
( ) 6. サイトカインは，きわめて微量で多彩な生物活性を示す物質である（多くは蛋白）。
( ) 7. サイトカインは，炎症反応，細胞の分化・増殖，免疫応答，代謝反応などをコントロールしている。
( ) 8. IL-10，IL-4などは，炎症性サイトカインとよばれる。
( ) 9. TNFα，IL-1などは，抗炎症性サイトカインとよばれる。
( ) 10. TNFαやIL-1，IL-6，INFγなどは，発熱中枢の神経線維に作用し，PGE_2を介して体温を上昇させる。
( ) 11. bacterial translocationとは，腸内細菌や毒素が腸管粘膜上皮のバリアを超えて血流やリンパ流を介して全身に侵入する状態である。
( ) 12. 腸管にはマクロファージやリンパ球など，体内の免疫細胞の約80％がいるといわれている。
( ) 13. 腸管関連リンパ組織（GALT；gut-associated lymphoid tissue）は，腸管粘膜にIgAを抗原非特異的に分泌する腸管免疫組織である。
( ) 14. 腸管は蛋白・アミノ酸代謝においても大きな役割を果たしており，侵襲時に肝臓へアミノ酸を供給している。
( ) 15. 腸管免疫の保持のためには，術後にできるだけ早期から経腸栄養を行うことが重要である。

（※正解は次ページ下段）

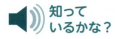 知っているかな？

> Q1 外科侵襲による自律神経，視床下部ー下垂体ー副腎皮質経路へ及ぼす生体反応について述べよ。
> Q2 外科侵襲による免疫反応に及ぼす生体反応について述べよ。
> Q3 外科侵襲に伴うbacterial translocationとその影響について説明せよ。

外科侵襲1 ● 外科侵襲（手術侵襲と生体反応）

Q1 外科侵襲による自律神経，視床下部－下垂体－副腎皮質経路へ及ぼす生体反応について述べよ。

Key Card 　　　　　　　　　　　　　　　　　　知っているよね！

1. 外科侵襲による自律神経，視床下部－下垂体－副腎皮質経路へ及ぼす生体反応

- 生体に侵襲が加わると，各受容体を通じて中枢神経に侵襲を受けた信号が伝達される（自律神経求心路，感覚神経求心路）。
- その信号により視床下部が刺激され，視床下部－下垂体－副腎皮質系の反応が生じる。
- また，傍脳室諸核から交感神経－副腎皮質系を介する自律神経の反応が生じる。
- 一方，組織障害によりマクロファージなどの免疫細胞が刺激されて，サイトカインが放出される。
- 各種ストレスホルモンの分泌により，代謝の亢進，糖新生の増加と耐糖能低下，異化の亢進，脂肪分解の亢進が生じる。
- これらの変化は創傷治癒や感染防御能を高める上で都合がよい反応となる。
- 図1に外科侵襲による生体反応（神経・内分泌反応）を示す。

図1　外科侵襲による生体反応（神経・内分泌反応）とサイトカイン反応

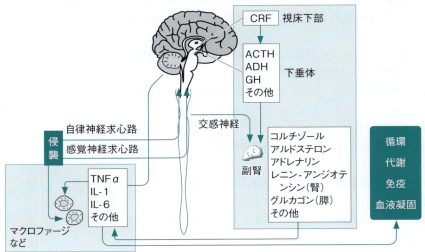

（標準外科学第13版，医学書院より引用改変）

❗ ココが大切！ ⇒ 知っていたかな？

1. 外科侵襲による自律神経，視床下部－下垂体－副腎皮質経路へ及ぼす生体反応

▶生体に侵襲が加わると，各受容体を通じて中枢神経に侵襲を受けた信号が伝達される。
▶その信号により視床下部が刺激され，視床下部―下垂体―副腎皮質系の反応が生じる。

正解	1	2	3	4	5	6	7	8	9	10	11	12	13	14	15
	○	×	×	○	○	○	○	×	×	×	○	×	×	○	○

- ▶また，傍脳室諸核から交感神経—副腎皮質系を介する自律神経の反応が生じる。
- ▶一方，サイトカインは，組織傷害によりマクロファージなどの免疫細胞が刺激されて放出される。

2. 各種生体反応

(1) 循環系，水分電解質代謝
- ▶末梢血管抵抗の増大，心拍出量の増加を認める。
- ▶術後2〜4日はADHとアルドステロンの分泌が増加し，水，ナトリウムの再吸収が増加する（乏尿期）。
- ▶抗利尿ホルモン（ADH），アルドステロンの増加は，心房性利尿ペプチド（ANP）の分泌を促進し，ANPによる負のフィードバックにより術後3〜4日目に水分，ナトリウムの排泄が増加する（利尿期）。

(2) エネルギー代謝（糖代謝）
- ▶外科侵襲後は，エネルギー消費量が亢進する（侵襲の程度に相関する）。
- ▶カテコラミン，コルチゾール，グルカゴン，成長ホルモン（GH）などの分泌増加により，まず肝臓，その後筋肉での解糖・糖新生促進が生じる。
- ▶グリコーゲンは蓄積量が少ないため，約半日で枯渇し，その後は骨格筋や脂肪組織の崩壊（異化）によって補われる。
- ▶糖新生促進とインスリン感受性低下（インスリン抵抗性）により血糖値は上昇する。

(3) 蛋白代謝
- ▶サイトカインやストレスホルモンの分泌亢進により，主に骨格筋の崩壊が促進し，アミノ酸（グルタミンやアラニン）が血中に放出される。
- ▶アミノ酸は，肝臓での糖新生に用いられるとともに急性相蛋白や創傷治癒に使われる。
- ▶急性相蛋白とは，CRP，フィブリノゲン，$α_1$-プロテアーゼインヒビターなどの生体防御や創傷治癒に必要とされる蛋白である。
- ▶侵襲に伴い放出されたIL-6が，肝臓での急性相蛋白の合成を促進することが知られている。
- ▶IL-6分泌のピークから2〜3日後に，急性相蛋白の合成が最大となる（CRPが術後3日前後でピークとなる）。
- ▶異化＞同化となるため，窒素代謝産物（BUN，クレアチニンなど）の尿中排泄が増加し，窒素平衡は負となる。

(4) 脂質代謝
- ▶脂肪組織中のトリグリセリドが分解され，遊離脂肪酸とグリセロールが血中に放出される。
- ▶グリセロールは糖新生に利用される。
- ▶遊離脂肪酸は肝臓および末梢組織にてTCAサイクルに入り，エネルギー源として利用される。

(5) 血液凝固
- ▶交感神経緊張によりアドレナリン$α_2$受容体を介して血小板凝集が亢進する。
- ▶また，炎症性サイトカインの働きで凝固促進因子（トロンボキサンA_2，セロトニンなど）の産生が亢進し，凝固が亢進する。

(6) 術後の悪心・嘔吐
- ▶術後悪心・嘔吐の危険因子に①女性，②乗り物酔いの既往がある。

Q2 外科侵襲による免疫反応に及ぼす生体反応について述べよ。

Key Card　知っているよね！

1. 外科侵襲による免疫反応に及ぼす生体反応（図2）
- 外科侵襲による組織の損傷や病原体の侵入は，マクロファージや単球，好中球を直接的に刺激して，さまざまなメディエーター産生を高める。
- メディエーターとしては，サイトカインが重要であるものの，その他，プロスタグランジン，活性酸素種，白血球プロテアーゼ，キニン，ヒスタミン，一酸化窒素なども知られている。

2. サイトカイン
- サイトカインは，きわめて微量で多彩な生物活性を示す物質である（多くは蛋白）。
- サイトカインは，多彩な生体反応をコントロールしており，なかでも重要な役割が炎症反応である。
- 炎症反応を高める炎症性サイトカイン（TNF-α，IL-1など）と，過剰な炎症反応を制御する抗炎症サイトカイン（IL-10，IL-4など）が存在する。
- サイトカインについては，別項（p.13 総論 感染症1 Q3）も参照。

図2　外科侵襲による生体反応（サイトカイン）

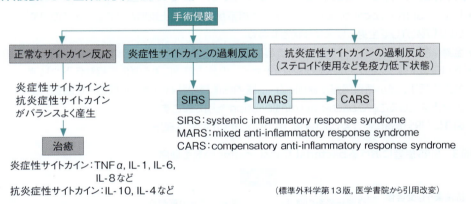

（標準外科学第13版，医学書院から引用改変）

! ココが大切！ ⇒ 知っていたかな？

1. 外科侵襲による免疫反応に及ぼす生体反応
▶ 外科侵襲による組織の損傷や病原体の侵入は，マクロファージや単球，好中球を直接的に刺激して，さまざまなメディエーター産生を高める。
▶ メディエーターとしては，サイトカインが重要であるものの，その他，プロスタグランジン，活性酸素種，白血球プロテアーゼ，キニン，ヒスタミン，一酸化窒素なども知られている。

2. サイトカイン

▶ サイトカインは，きわめて微量で多彩な生物活性を示す物質である(多くは蛋白)。
▶ サイトカインは，多彩な生体反応(炎症反応，細胞の分化・増殖，免疫応答，代謝反応など)をコントロールしているが，なかでも重要な役割が炎症反応である。
▶ 炎症反応を高める炎症性サイトカイン(TNFα, IL-1など)と，過剰な炎症反応を制御する抗炎症サイトカイン(IL-10, IL-4など)が存在する。
▶ 炎症性サイトカインと抗炎症性サイトカインが，バランスよく産生されることが重要である。
▶ TNFαやIL-1, IL-6, INFγなどは，発熱中枢の血管内皮に作用し，PGE_2を介して体温を上昇させる。
▶ IL-1は単球などからのIL-8産生を促し，IL-8は好中球の遊走を促す。
▶ サイトカインについては，別項(p.13総論 感染症1 Q3)も参照。

Q3 外科侵襲に伴うbacterial translocationとその影響について説明せよ。

Key Card　　知っているよね！

1. 外科侵襲に伴う bacterial translocation とその影響

- bacterial translocationとは，腸内細菌や毒素が腸管粘膜上皮のバリアを超えて血流やリンパ流を介して全身に侵入する状態である。
- 全身に菌や毒素が侵入し，SIRSを引き起こす。
- 外科侵襲に伴うストレスホルモンやサイトカインの分泌増加による消化管蠕動低下や粘液産生の低下，微小循環障害が原因となり，腸内細菌叢の乱れや腸管粘膜および腸管免疫の障害を生じることでbacterial translocation を引き起こす。
- 図3にSIRS患者におけるbacterial translocation の発生機序を示す。

図3　SIRS患者におけるbacterial translocationの発生機序

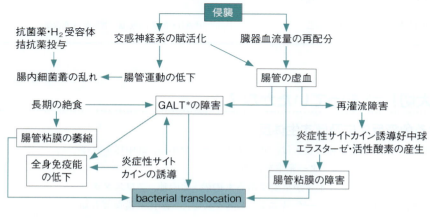

*GALT：gut-associated lymphoid tissue

(新臨床外科学第4版，医学書院より引用改変)

❗ ココが大切！⇒ 知っていたかな？

1. 外科侵襲に伴う bacterial translocation とその影響
- ▶ bacterial translocation とは，腸内細菌や毒素が腸管粘膜上皮のバリアを超えて血流やリンパ流を介して全身に侵入する状態である．
- ▶ 全身に菌や毒素が侵入し，SIRS（systemic inflammatory response syndrome）を引き起こす．
- ▶ 侵襲に伴うストレスホルモンやサイトカインの分泌増加による消化管蠕動低下や粘液産生の低下，微小循環障害が原因となり，腸内細菌叢の乱れや腸管粘膜および腸管免疫の障害を生じることで bacterial translocation を引き起こす．

2. 腸管免疫
- ▶ 腸管にはマクロファージやリンパ球など，体内の免疫細胞の約50％が存在するといわれている．
- ▶ そのため，腸管はサイトカイン産生をはじめ，生体反応と深く関わる免疫臓器として重要である．
- ▶ 腸管関連リンパ組織（GALT；gut-associated lymphoid tissue）は腸管粘膜に IgA を抗原特異的に分泌する腸管免疫組織である．
- ▶ 腸管は蛋白・アミノ酸代謝でも大きな役割を果たしており，侵襲時に肝臓へアミノ酸を供給している．
- ▶ そのため，絶食が続くと粘膜の萎縮が助長される．
- ▶ 腸管免疫の保持のためには，術後にできるだけ早期から経腸栄養を行うことが重要である．

できるかな！　実践問題形式でチャレンジ！

問1. 外科侵襲による生体反応として誤っているものを選べ．
- a. 心拍出量は増加する．
- b. インスリン分泌抵抗性は増す．
- c. 血糖は上昇する．
- d. グルタミン酸やアラニンが血中に放出される．
- e. 凝固は亢進する．

問2. bacterial translocation および腸管免疫について正しいものをすべて選べ．
- a. GALTは，腸管粘膜に IgM を抗原特異的に分泌する腸管免疫組織である．
- b. bacterial translocation の予防には，術後早期からの経腸栄養が有用である．
- c. 腸管には，体内の免疫細胞の50％が存在するといわれている．
- d. H_2 受容体拮抗薬の投与は，bacterial translocation の予防として有用である．
- e. 抗菌薬の投与は，bacterial translocation の予防として有用である．

（※正解は次ページ下段）

知っておこう！　✅ 要点整理（チェックしよう！）

Ⅰ. 外科侵襲による自律神経, 視床下部－下垂体－副腎皮質経路へ及ぼす生体反応について述べよ。

- ☐ 1. 侵襲が中枢神経に伝達され, 交感神経－副腎皮質系と視床下部－下垂体－副腎皮質系の反応が生じる。
- ☐ 2. 各種ストレスホルモンの分泌により, 代謝の亢進, 糖新生の増加と耐糖能低下, 異化の亢進, 脂肪分解の亢進が生じる。
- ☐ 3. これらの変化は, 創傷治癒や感染防御能を高める上で都合がよい反応となる。

Ⅱ. 外科侵襲による免疫反応に及ぼす生体反応について述べよ。

- ☐ 1. 外科侵襲による組織の損傷や病原体の侵入は, マクロファージや単球, 好中球を直接的に刺激して, さまざまなメディエーター産生を高める。
- ☐ 2. メディエーターとしては, サイトカインが有名であるが, プロスタグランジン, 活性酸素種, 白血球プロテアーゼ, キニン, ヒスタミン, 一酸化窒素なども知られている。
- ☐ 3. 炎症反応を高める炎症性サイトカイン(TNFα, IL-1など)と, 過剰な炎症反応を制御する抗炎症サイトカイン(IL-10, IL-4など)が存在する。

Ⅲ. 外科侵襲に伴う bacterial translocation とその影響について説明せよ。

- ☐ 1. bacterial translocation とは, 腸内細菌や毒素が腸管粘膜上皮のバリアを超えて血流やリンパ流を介して全身に侵入する状態である。
- ☐ 2. 全身に菌や毒素が侵入し, SIRS (systemic inflammatory response syndrome) を引き起こす。
- ☐ 3. 侵襲に伴うストレスホルモンやサイトカインの分泌増加による消化管蠕動低下や粘液産生の低下, 微小循環障害が原因となり, 腸内細菌叢の乱れや腸管粘膜および腸管免疫の障害を生じることで bacterial translocation を引き起こす。

（正解　問1：d　問2：b, c）

外科侵襲 2

内視鏡外科

チャレンジしてみよう！（○か×をつけよ）

( ) 1. 腹腔鏡下手術では，開腹手術と比較し骨盤腔の術野展開が良好である。
( ) 2. 拡大視効果は神経温存の手術操作に有用である。
( ) 3. 内視鏡下外科手術では，基本的には全身麻酔が必要である。
( ) 4. 胸腔胸手術では，二酸化炭素送気が行われる。
( ) 5. 二酸化炭素は，血液に吸収されにくいため気腹に適している。
( ) 6. 二酸化炭素気腹では，$PaCO_2$ 上昇により副交感神経刺激作用がみられる。
( ) 7. 高 $PaCO_2$ 血症を認めた場合，換気回数あるいは1回換気量を増加させる。
( ) 8. $PaCO_2$ が上昇すると，頭蓋内圧は低下する。
( ) 9. ガス塞栓を認めた場合，左側臥位にする。
( ) 10. 頸部の皮下気腫では，気道閉塞をきたすことがある。

（※正解は次ページ下段）

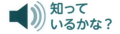
知っているかな？

Q1 内視鏡下外科手術の特徴（長所と短所）を開胸・開腹手術と比較して述べよ。

Q2 二酸化炭素気腹が，循環系・呼吸器系およびその他の臓器に及ぼす影響と生体反応について述べよ。

Q1 内視鏡下外科手術の特徴（長所と短所）を開胸・開腹手術と比較して述べよ。

Key Card　　　知っているよね！

1. 内視鏡下外科手術の長所と短所

- 表1に内視鏡下外科手術の長所と短所を示す。
- 内視鏡下外科手術の長所は，術中の拡大視効果，創の縮小，早期離床，早期社会復帰，美容上の利点である。
- 内視鏡下外科手術は低侵襲治療と評価されている。
- 内視鏡下外科手術の短所は，非生理的な体位や気腹，鉗子の操作制限，平面視野，触覚制限などが挙げられる。

表1 開胸・開腹手術と比較した，内視鏡下外科手術の長所と短所

1. 長所
拡大視効果，出血量減少，創の縮小，疼痛軽減，早期離床，在院日数短縮，術後癒着の減少，整容性など
2. 短所
非生理的な体位，気腹，平面（2D）視野，鉗子による操作制限，死角の存在，触覚の制限，手術時間の延長，トラブル時の対応困難など

❗ ココが大切！⇒ 知っていたかな？

1. 内視鏡下外科手術の長所
- ▶ 開胸・開腹手術より創が小さく，術後疼痛が少ない。
- ▶ 早期離床，在院日数の短縮，早期社会復帰につながる。
- ▶ 術後補助療法開始までの期間の短縮やスムーズな移行。
- ▶ 骨盤腔など，開胸・開腹手術では難渋するような狭い体腔へのアプローチが良好となる。
- ▶ 拡大視効果で，より詳細な解剖の同定が可能。リンパ節郭清や神経温存，臓器温存に寄与する。
- ▶ 開胸・開腹手術と比較し出血量が少ない。
- ▶ 術後癒着が少ない。
- ▶ 臓器の外気接触や体外露出が少ない⇒術後の腸管蠕動回復までの期間短縮。
- ▶ 胸腔鏡下手術では開胸手術と比較し呼吸機能低下が小さく，回復も早い。

2. 内視鏡下外科手術の短所
- ▶ 全身麻酔が必要である。
- ▶ 術野展開のために，非生理的な気腹（炭酸ガス）状態の形成が必要である（胸腔では不要）。
- ▶ 術野展開のために，非生理的な体位をとることがある。
- ▶ 通常使用される内視鏡では，距離感がつかみにくい（2D視野）。
- ▶ 操作鉗子の可動制限がある。
- ▶ 視野範囲外で臓器損傷が起こりうる。
- ▶ 臓器や病変部の触知が不可能なことが多い。
- ▶ 手術時間が長くなる傾向がある。
- ▶ 出血などのトラブル時に，術野のコントロールが困難なことがある。
- ▶ 癌に対する手術として，開胸・開腹手術と比較した研究結果（エビデンス）が少ない。

3. 気腹に炭酸ガスが用いられる理由
- ▶ 可燃性，助燃性がなく，化学的に安定したガスであるため，電気メスなどを安全に使用できる（酸素送気による爆発事故の報告が過去にはある）。
- ▶ 二酸化炭素は，組織に容易に吸収され，肺から速やかに排泄される（コントロールしやすい）。
- ▶ 血液中に吸収されやすく，ガス塞栓発症時に他のガスより安全である。
- ▶ モニタリングが容易で，換気による調整が可能である。

Q2 二酸化炭素気腹が，循環系・呼吸器系およびその他の臓器に及ぼす影響と生体反応について述べよ。

正解	1	2	3	4	5	6	7	8	9	10
	○	○	○	×	×	×	○	×	○	○

外科侵襲 2 ● 内視鏡外科

> **Key Card** 🔑　　　　　　　　　　　　　　　　　　　　　　知っているよね！
>
> 1. **二酸化炭素気腹が循環器系に及ぼす影響**
>   - 二酸化炭素気腹により，動脈圧，末梢血管抵抗は上昇し，静脈還流量や心拍出量は低下する（ただし，患者の状態や気腹圧などにも左右される）。
>   - そのため，心機能低下患者では，注意を要する。
>
> 2. **二酸化炭素気腹が呼吸器系に及ぼす影響**
>   - 気道内圧の上昇，肺コンプライアンスや機能的残気量の低下，無気肺を生じる。
>
> 3. **二酸化炭素気腹がその他の臓器に及ぼす影響とその合併症**
>   - 頭蓋内圧亢進，肝・腎血流低下を認める。
>   - 合併症：深部静脈血栓症，ガス塞栓，皮下気腫，気胸。

❗ ココが大切！ ⇒ 知っていたかな？

1. 二酸化炭素気腹が循環器系に及ぼす影響
- ▶二酸化炭素気腹による腹腔内圧の上昇により，静脈還流量が低下し，後負荷（末梢血管抵抗）が上昇する。その結果，心拍出量は低下する。
- ▶腹膜伸展刺激や$PaCO_2$上昇による交感神経刺激作用，カテコラミン・アンジオテンシンの上昇などにより，心拍数や血圧は上昇する。
- ▶腹腔内圧上昇に伴う胸腔内圧上昇を反映して，中心静脈圧や肺動脈楔入圧は上昇する（還流上昇に伴うものではない）。
- ▶実際は健常者において心拍出量は維持されることが多いものの，心機能低下のある患者では注意を要する。

2. 二酸化炭素気腹が呼吸器系に及ぼす影響
- ▶腹腔内圧上昇に伴う気道内圧の上昇，肺コンプライアンスや機能的残気量の低下，無気肺を生じる（特に頭低位）。
- ▶$PaCO_2$吸収↑，排泄↓となり，高$PaCO_2$血症をきたす。分時換気量増加により対応する。
- ▶機能的残気量の低下や無気肺の発生は，低酸素血症をきたす。

3. 二酸化炭素気腹がその他の臓器に及ぼす影響とその合併症
- ▶中枢神経系：二酸化炭素の脳血管拡張作用により頭蓋内圧亢進をきたす。
- ▶肝臓：門脈血流量減少により，肝血流が低下する。
- ▶腎臓：バソプレシン増加による腎血流低下を認める。
- ▶凝固系：凝固系自体に対する影響は明らかでないが，下大静脈圧迫による下肢静脈の還流障害と長時間の同体位の維持などにより，深部静脈血栓症が発症，肺塞栓の原因となる。
- ▶ガス塞栓：肺塞栓の一種。二酸化炭素は血液溶解度が他のガスと比較し高いため，少量の流入では問題とならないが，大量であった場合には致命的となる。気腹の中止，左側臥位とし，可及的に右房内のガスをCVカテーテルより

　　　　　吸引する。
▶皮下気腫：切開創からの二酸化炭素の混入。気胸が原因で皮下気腫を呈することもある。頸部まで至る皮下気腫では，抜管後に気道閉塞をきたす可能性があるため注意する。二酸化炭素は皮下組織からの吸収が早いため，急激な$PaCO_2$上昇をきたすことがある。
▶気胸：気道内圧上昇，横隔膜損傷などによる。

できるかな！　実践問題形式でチャレンジ！

問1. 内視鏡下外科手術の特徴について誤っているものを選べ。
　　a. 開胸・開腹手術と比較し，出血量は少ない。
　　b. 術後癒着が少ない。
　　c. 胸腔鏡下手術では，送気は不要である。
　　d. 腹腔鏡下手術では，気腹の影響で術後腸管の蠕動回復が遅れる。
　　e. 胸腔鏡下手術では，従来の手術と比較し術後の呼吸機能低下が少ない。

問2. 二酸化炭素気腹と各臓器にみられる変化について，誤っているものを選べ。
　　a. 頭蓋内圧　　　　　　　　上昇
　　b. 肝血流量　　　　　　　　低下
　　c. 腎血流量　　　　　　　　低下
　　d. 機能的残機量　　　　　　上昇
　　e. 肺コンプライアンス　　　低下

　　　　　　　　　　　　　　　　　　　　　　　（※正解は下段）

知っておこう！　要点整理（チェックしよう！）

Ⅰ. 内視鏡下外科手術の特徴（長所と短所）を開胸・開腹手術と比較して述べよ。
- □ 1. 拡大視効果，出血量減少，創の縮小，術後疼痛軽減，早期離床・在院日数短縮，術後補助療法へのスムーズな移行，術後癒着の減少など，低侵襲に寄与する。
- □ 2. 一方で，全身麻酔が必要。距離感・操作制限・死角での臓器損傷などの手術操作上の問題，トラブル時の対応困難，といった短所がある。
- □ 3. 気腹に炭酸ガスが用いられる理由は，助燃性がなく，体腔・血液に吸収され肺から速やかに排泄されるためである。

Ⅱ. 二酸化炭素気腹が，循環系・呼吸器系およびその他の臓器に及ぼす影響と生体反応について述べよ。
- □ 1. 一般に動脈圧や末梢血管抵抗は上昇し，静脈還流量や心拍出量は低下する。
- □ 2. 呼吸器系への影響として，気道内圧の上昇，肺コンプライアンスや機能的残気量の低下，無気肺を認める。
- □ 3. 二酸化炭素の脳血管拡張作用により頭蓋内圧亢進をきたす。

（正解　問1：d　問2：d）

輸液・栄養 1
輸液とショック

チャレンジしてみよう！（○か×をつけよ）

( ) 1. 体液は，体重の60％であり，細胞内液40％と細胞外液20％からなる。
( ) 2. 細胞外液は，組織間液5％と血漿15％からなる。
( ) 3. 低張性脱水は，水分のみが補給された場合など医原性に生じやすい。
( ) 4. 高張性脱水とは，電解質が水分より多く失われた状態である。
( ) 5. いわゆる1号液は，電解質輸液剤に分類される。
( ) 6. 敗血症性ショックは，血液分布異常性ショックに分類される。
( ) 7. 循環血液量減少性ショック状態においては末梢血管抵抗は増加する。
( ) 8. 神経原性ショックでは，血管拡張により四肢末梢が温かくなるwarm shockを認める。
( ) 9. 心原性ショックは原因により，心筋性，機械性，不整脈に分類される。
( ) 10. 心外閉塞・拘束性ショックでは，外頸静脈の怒張が特徴的である。
( ) 11. アナフィラキシーは，特異抗原が肥満細胞・好中球と反応すると脱顆粒が起こり，多くの化学伝達物質が放出され，全身症状を引き起こす。
( ) 12. アナフィラキシーは，Ⅱ型アレルギーを主とする即時型過敏反応である。
( ) 13. アナフィラキシーを疑った場合は，まず抗原の投与を中止する（抗原の除去）。
( ) 14. アナフィラキシーショックは，血液分布異常性ショックに分類される。
( ) 15. アナフィラキシーショック時は，まずコルチコステロイドを投与する。

（※正解は次ページ下段）

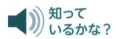知っているかな？

Q1 体液組成，および脱水の種類とその病態について述べよ。また輸液製剤について述べよ。
Q2 ショックの種類と原因，病態，治療について説明せよ。
Q3 アナフィラキシーの成因と治療について述べよ。

Q1 体液組成，および脱水の種類とその病態について述べよ。また輸液製剤について述べよ。

Key Card 　　　　　　　　　　　　　　　　　　　　知っているよね！

1. 体液の組成（図1）
- 体液量は，体重の約60％で，図1のように細胞内液40％と細胞外液20％からなる。
- 細胞外液は，組織間液15％と血漿5％からなる。

65

2. 脱水の種類，病態

- 水分と電解質のどちらが多く失われているかにより，以下の3型に分類される。
  ①等張性（混合型）脱水～水分電解質同等に喪失。
  ②高張性脱水～水分優位に喪失。
  ③低張性脱水～電解質優位に喪失。

3. 輸液製剤

- 輸液製剤は以下の4種類に大きく分類される。
  ① 水分輸液剤（5%ブドウ糖液）
  ② 電解質輸液剤
  ③ 膠質輸液剤（血漿増量剤，コロイド輸液剤）
  ④ 栄養輸液剤

図1　体液の組成

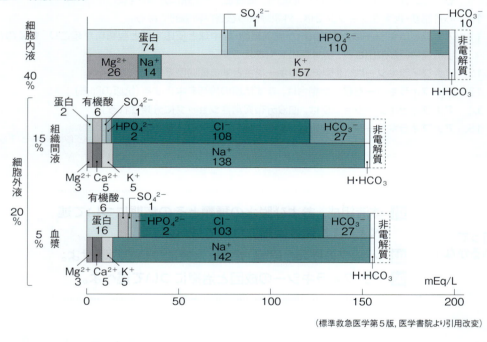

（標準救急医学第5版，医学書院より引用改変）

❗ ココが大切！ ⇒ 知っていたかな？

1. 体液の組成
▶ ヒトは，固形物40％（蛋白質，脂肪，無機質）と体液60％からなる。
▶ 体液は，細胞内液40％と細胞外液20％からなり，細胞外液は組織間液15％と血漿5％からなる。
▶ 細胞内液の主な陽イオンは，K^+でありNa^+は少ない。主な陰イオンはHPO_4^{2-}と蛋白である。
▶ 細胞外液の陽イオンは，Na^+が約90％を占め，主な陰イオンはCl^-，HCO_3^-である。
▶ 組織間液は，血漿よりも蛋白量が少ないことが特徴的である。

2. 脱水の種類，病態
▶ 水分と電解質（主にNa）のどちらが多く失われているかにより以下の3型に分類される。
① 等張性(混合型)脱水：水分と電解質が正常体液と同じ割合で失われた場合に起こる。細胞外液の急速な喪失が原因となり，大量出血，熱傷，大量嘔吐，下痢，消化管瘻孔などが挙げられる。
② 高張性脱水：水分が電解質よりも多く失われた状態。原因には口渇があるが水分補給が不十分な場合が挙げられ，高齢者，乳幼児に起こりやすい。
③ 低張性脱水：電解質が水分より多く失われた状態。水分のみが補給された場合など医原性に生じやすい。

3. 輸液製剤
▶ 輸液製剤は以下の4種類に大きく分類される。
① 水分輸液剤（5％ブドウ糖液）：ブドウ糖は体内に入ると速やかに代謝され，実質的には自由水同様に細胞内外に均等に分布する。
② 電解質輸液剤：組成により3種類に分かれる。商品名を示す。
 ・等張複合電解質輸液剤（細胞外液補充液）：生理食塩液，ラクテック®など。
 ・低張複合電解質輸液剤：総電解質濃度が細胞外液の2/3以下。ソリタ-T1号®，ソリタ-T3G号®など。
 ・補正用輸液製剤：Na, K, Ca, P, Mgなどの補給のための電解質補正液とpH補正液である。
③ 膠質輸液剤（血漿増量剤，コロイド輸液剤）：循環血漿量の補給目的。ヘスパンダー®，サリンヘス®など。
④ 栄養輸液剤：糖質，アミノ酸，脂質，ビタミンを補充する。エルネオパ®，イントラリピッド®など。

Key holder

乳児の維持輸液量
乳児は成人に比べ，不感蒸泄量や尿量が多い。そのため，単位時間・体重当たりの維持輸液量は4mL/Kg/時(⇔成人は1.5～2mL/Kg/時)と多くする必要がある，体重当たりの1日量は100mL/Kg/日である。過剰輸液は，肺水腫や重大な事故につながる。

血管内容量を増加させる輸液
1,000mL投与した場合の血管内に残る量は，個体により多少の誤差は生じるものの，次の点を参考にしていただきたい：「7％ハイドロキシエチルスターチ加生食≒1,000mL」、「5％アルブミン溶液≒700mL」、「生食・乳酸加リンゲル液 250mL」、「5％ブドウ糖 85mL」。

橋中心髄鞘崩壊症
急速な低Na血症の是正（浸透圧上昇）により脳橋の脱髄を生じる病態。低Naの補正に伴い意識レベルが改善するが，1日～数日後に意識レベル低下、痙攣、呼吸障害を生じる。MRI検査にて脱髄巣のT1強調画像で低信号，T2強調画像で高信号を呈する。

Q2 ショックの種類と原因, 病態, 治療について説明せよ。

Key Card 🔑　　　　　　　　　　　　　　　　　　　　　知っているよね！

1. ショックの種類と原因, 病態, 治療

- ショックは, 表1のように循環障害の発生要因から大別され, 以下の4型(循環血液量減少性, 血液分布異常性, 心原性, 心外閉塞・拘束性)に分類される。
- 従来のアナフィラキシー, 神経原性, 敗血症性ショックは血液分布異常性ショックに再編された。

表1　ショックの分類と所見

	循環血液量減少性	血液分布異常性			心原性	心外閉塞・拘束性
		アナフィラキシー	神経原性	敗血症性		
原因・病態	循環血漿量減少（出血, 脱水）	I型アレルギー	交感神経遮断	組織酸素消費量増大	心筋収縮力低下	左室充満不全
血圧	すべて↓					
心拍数	↑	↑	→or↓	↑	↑, 不整脈	↑, 不整脈
CVP	↓	↓	↓	↑or↓	↑	↑
末梢血管抵抗	↑↑	↓↓	↓	↓↓	↑↑	↑or→
尿量	すべて↓					
Ht, Hb	↓↓(出血)／→or↑(脱水)	→or↓	→	→	→or↓	→or↓
皮膚温	冷	温(warm shock)			冷	冷
治療	輸液, 輸血	輸液／気道確保／アドレナリン	輸液, アトロピン／カテコラミン	感染制御／輸液／カテコラミン	カテコラミン／利尿薬・強心薬／IABP／PCPS	心嚢穿刺／胸腔穿刺／血栓溶解療法／塞栓除去術

CVP：中心静脈圧, IABP：大動脈内バルーンパンピング術, PCPS：経皮的心肺補助
(year note 2015 内科・外科編, メディックメディアおよび第一線医師・研修医・コメディカルのための新・輸液ガイド, 文光堂より引用改変)

❗ココが大切！ ⇒ 知っていたかな？

▶ ショックは, 循環障害の発生要因から大別され, 以下の4型(循環血液量減少性, 血液分布異常性, 心原性, 心外閉塞・拘束性)に分類される。

1. 循環血液量減少性ショック

▶ 循環血液量減少性ショックの病態は, 出血および体液喪失に分かれる。
▶ 出血の原因には大動脈破裂, 消化管出血, 産科出血, 術後出血などがあり, 体液喪失の原因には広範囲熱傷, 広汎な挫滅創, 汎発性腹膜炎, 腸閉塞, 重症下痢, 消化管瘻, 熱中症などが挙げられる。

2. 血液分布異常性ショック

▶ 抗血液分布異常性ショックは, アナフィラキシー(p.69参照), 神経原性, 敗血症性ショックに

分かれる。
- 血管拡張により四肢末梢が温かくなるのが特徴であり，warm shock とよばれる。
- 神経原性ショック：高位脊髄麻酔，高位脊髄損傷で起こる。
- 敗血症性ショック：脳炎，縦隔炎，膿胸，肺炎，腹膜炎，肝膿瘍，腎盂腎炎など原因は多岐にわたる。

3. 心原性ショック
- 心原性ショックは，原因により，心筋性（心筋梗塞，拡張型心筋症），機械性（僧房弁閉鎖不全症，心室瘤，心房中隔欠損症，大動脈弁閉鎖不全症）および不整脈に分類される。

4. 心外閉塞・拘束性ショック
- 心外閉塞・拘束性ショックは，心タンポナーデ，収縮性心膜炎，重症肺塞栓症，緊張性気胸に分類される。
- 心タンポナーデ：心臓刺傷，鈍的外傷，解離性大動脈瘤などによる。
- 収縮性心膜炎：従来，結核によるものが多かったが，近年は特発性やウイルス性によるものが多い。
- 重症肺塞栓症：肺高血圧症と肺酸素化能力の障害を伴い，急激に進行する。
- 緊張性気胸：胸腔内圧の上昇により心臓の拡張，静脈還流が障害される（参考：標準救急医学，第5版）。

Q3 アナフィラキシーの成因と治療について述べよ。

Key Card 🔑　　　　知っているよね！

1. アナフィラキシーの成因
- アナフィラキシーは，薬物，ラテックス（手袋），昆虫刺傷，食物が一般的な原因で発症する。
- 5％は，原因不明である。
- Ⅰ型アレルギーを主とする即時型過敏反応である。
- 特異抗原が，肥満細胞・好塩基球と反応すると脱顆粒が起こり，多くの化学伝達物質が放出され，全身症状を引き起こす。
- 症状・所見は，皮膚，呼吸器系，循環器系，神経系，消化器系にみられ，2臓器以上にわたることが多い。
- 初発症状・所見
  - 皮膚所見：蕁麻疹および血管浮腫，紅潮，瘙痒
  - 循環器症状：血圧低下，不整脈
  - 呼吸器症状：呼吸困難，喘鳴，上気道浮腫
  - 中枢神経症状：めまい，失神，血圧低下
  - 腹部症状（嘔気，嘔吐，下痢，腹痛）
  - その他（頭痛，胸部不快感，痙攣）

2. アナフィラキシーの治療
- 抗原の除去。
- 大量補液。
- 症状に応じた治療
  - 蕁麻疹：ジフェンヒドラミン経口 or 筋注 or 静注
  - 気管支痙攣：O_2投与, β_2作動薬, アドレナリン皮下注 or 筋注 or 静注
  - 喉頭浮腫：O_2投与, アドレナリン静注
  - 血圧低下：下肢挙上, O_2投与, 昇圧薬, アドレナリン静注
- アナフィラキシーショック時
  ①気道確保
  ②酸素投与
  ③静脈路確保
  ④薬物治療（アドレナリン, 抗ヒスタミン薬, 副腎皮質ホルモンなど）

（year note 2015 内科・外科編, メディックメディアおよび救急・集中治療最新ガイドライン 2014-2015, 総合医学社より引用改変）

！ ココが大切！ ⇒ 知っていたかな？

1. アナフィラキシーの成因
▶ アナフィラキシーは，薬物（ペニシリンと他のβラクタム系抗菌薬，アスピリン，非ステロイド性抗炎症薬，放射線造影剤），ラテックス（手袋），昆虫刺傷，食物が一般的な原因で発症するが，5%は原因を特定できない。
▶ I型アレルギーを主とする即時型過敏反応である。
▶ 特異抗原が肥満細胞・好塩基球と反応すると脱顆粒が起こり，多くの化学伝達物質が放出され，全身症状を引き起こす。
▶ 症状・所見は皮膚，呼吸器系，循環器系，神経系，消化器系にみられ，2臓器以上にわたることが多い。
▶ 初発症状・所見（アレルギー反応，臓器血流量の低下による）
  ・皮膚所見〜蕁麻疹および血管浮腫，紅潮，瘙痒，発赤
  ・循環器症状〜血圧低下，頻脈または徐脈，不整脈，胸部締扼感，循環虚脱
  ・呼吸器症状〜呼吸困難，喘鳴，上気道浮腫，鼻炎，嗄声，喉頭絞扼感，気管支痙攣，呼吸停止
  ・中枢神経症状〜めまい，失神，血圧低下，昏睡，痙攣
  ・腹部症状（嘔気，嘔吐，下痢，腹痛）
  ・その他（頭痛，胸部不快感，痙攣）

2. アナフィラキシーの治療
▶ 抗原を除去し，症状を観察する。
▶ 大量補液（通常4〜8L）。末梢血管拡張と毛細血管透過性亢進により，発症後10分で循環血液量は37%まで減少する。
▶ 症状に応じた治療
  ・蕁麻疹：ジフェンヒドラミン（H_1受容体拮抗薬）経口 or 筋注 or 静注
  ・気管支痙攣：O_2投与（10〜12L/分），β_2作動薬，アドレナリン皮下注 or 筋注 or 重症時はアド

レナリン静注
- 喉頭浮腫：O_2投与(10～12L/分), アドレナリン静注(必要に応じ繰り返し静注または増量)
- 血圧低下：下肢挙上, O_2投与(10～12L/分), 昇圧薬(エフェドリン®), アドレナリン静注, 徐脈合併時はアトロピン静注(必要に応じ繰り返し静注)

▶アナフィラキシーショック時
①気道確保(喉頭浮腫による気道閉塞に対して)
　＊気管挿管が不可能な場合は直ちに気管切開を行う。
②酸素投与(8～10L)
③静脈路確保(血圧が回復するまで最大限に輸液)
④薬物治療[アドレナリン, 抗ヒスタミン薬(H_1およびH_2受容体拮抗薬), 副腎皮質ホルモン(コルチコステロイド)]

できるかな！　実践問題形式でチャレンジ！

問1．正しい組み合わせはどれか。2つ選べ。
- a. ラテックスアレルギー ……………… 循環血液量減少性ショック
- b. 収縮性心膜炎 ……………………… 敗血症性ショック
- c. 消化管出血 ………………………… 血液分布異常性ショック
- d. 高位脊髄損傷 ……………………… 神経原性ショック
- e. 心タンポナーデ …………………… 心外閉塞・拘束性ショック

問2．60歳の女性。切除不能胃癌で治療中である。本日, 赤血球輸血を行ったところ, 輸血開始から約20分後に, 全身の瘙痒感と呼吸困難を訴えた。脈拍125/分, 整, 血圧69/50mmHg, 呼吸数22/分, SpO_2 90%(room air), 全身の皮膚の紅斑, 両側の胸部に喘鳴を聴取する。
治療として不適切なものを選べ。
- a. 輸血の中止
- b. 酸素投与
- c. 利尿薬の投与
- d. アドレナリンの投与
- e. ジフェンヒドラミンの投与

（※正解は次ページ下段）

知っておこう！ ✓ 要点整理（チェックしよう！）

Ⅰ. 体液組成，および脱水の種類とその病態について述べよ。また輸液製剤について述べよ。
- □ 1. 体液量は，体重の約60％であり，細胞内液40％と細胞外液20％からなる。細胞外液は，組織間液15％と血漿5％からなる。
- □ 2. 脱水は，水分と電解質のどちらが多く失われているかにより，等張性（混合型）脱水，高張性脱水，低張性脱水の3型に分類される。
- □ 3. 輸液製剤は，水分輸液剤，電解質輸液剤，膠質輸液剤，栄養輸液剤の4種類に大きく分類される。

Ⅱ. ショックの種類と原因，病態，治療について説明せよ。
- □ 1. ショックは，循環障害の発生要因から大別され，循環血液量減少性，血液分布異常性，心原性，心外閉塞・拘束性の4型に分類される。
- □ 2. 循環血液量減少性ショックの病態は，出血または体液喪失である。血液分布異常性ショックはアナフィラキシー，神経原性，敗血症性ショックに分かれる。
- □ 3. 心原性ショックは，原因により心筋性，機械性，不整脈に分類される。心外閉塞・拘束性ショックは心タンポナーデ，収縮性心膜炎，重症肺塞栓症，緊張性気胸に分類される。

Ⅲ. アナフィラキシーの成因と治療。
- □ 1. アナフィラキシーは，薬物，ラテックス（手袋），昆虫刺傷，食物が一般的な原因で発症するが，5％は原因を特定できない。
- □ 2. アナフィラキシーは，Ⅰ型アレルギーを主とする即時型過敏反応である。症状・所見は皮膚，呼吸器系，循環器系，神経系，消化器系にみられ，2臓器以上にわたることが多い。
- □ 3. アナフィラキシーの治療は，抗原の除去，大量補液，症状に応じた治療が重要である。アナフィラキシーショック時は気道確保，酸素投与，静脈路確保，薬物治療（アドレナリン，抗ヒスタミン薬，副腎皮質ホルモン）が重要である。

（正解　問1：d, e　問2：c）

栄養・代謝学

輸液・栄養 2

チャレンジしてみよう！（○か×をつけよ）

( ) 1. NSTとは, nutrition support teamの略である。
( ) 2. NSTは, 栄養に詳しい医師・看護師・栄養士のみで構成される。
( ) 3. 主観的包括的アセスメント(SGA)は, 検査入院が必要となる。
( ) 4. 血清アルブミン値は, 一次スクリーニングに用いられる。
( ) 5. 急性期における最も信頼できる栄養指標は, 窒素平衡である。
( ) 6. 腸が機能している場合は, 経腸栄養を選択することが基本である。
( ) 7. 末梢静脈栄養において高浸透圧の製剤の使用は血管炎の原因となる。
( ) 8. 経腸栄養が長期間に及ぶ場合は, 胃瘻, 空腸瘻などを選択する。
( ) 9. bacterial translocationとは中心静脈栄養におけるカテーテル感染症のことである。
( ) 10. 経腸栄養は経静脈栄養と比較して肝障害を起こしやすい。

（※正解は次ページ下段）

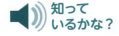
知っていかな？

Q1 NSTとはなにか？ また, 栄養状態の評価法について述べよ。
Q2 経中心静脈栄養と経腸栄養の長所と短所, および栄養管理の注意点を比較して述べよ。

Q1 NSTとはなにか？ また, 栄養状態の評価法について述べよ。

Key Card　　　　　　　　　　　　　　　　　　知っているよね！

1. NSTとはなにか
- nutrition support team の略である。
- 最良の栄養療法を提供するために, 多職種で構成された医療チーム。
- 栄養状態の評価, 栄養療法の提言・選択・実施を行う。

2. 栄養状態の評価法
- 一次スクリーニング：主観的包括的アセスメント(SGA, **表1**)。
- 二次スクリーニング：コレステロール, コリンエステラーゼ, トランスサイレチン, 窒素平衡など。
- Harris-Benedictの式：基礎エネルギー消費量を身長・体重・年齢から算出。
- 急性期においては, 多項目を総合的に評価する必要がある。

表1 主観的包括的アセスメント(SGA)の評価項目

問診・病歴(患者の記録)	理学的所見
①年齢, 性別 ②身長, 体重, 体重変化 ③食物摂取状況の変化 ④消化器症状 ⑤ADL(日常生活活動強度) ⑥疾患と栄養必要量の関係 　など	①皮下脂肪の損失状態(上腕三頭筋部皮下脂肪厚) ②筋肉の損失状態(上腕筋肉周囲) ③腫(くるぶし, 仙骨部) ④腹水 ⑤毛髪の状態 　など

(日本静脈経腸栄養学会編:静脈経腸栄養ハンドブック, 南江堂, 2011より引用改変)

❗ ココが大切！⇒ 知っていたかな？

1. NSTとはなにか

▶ nutrition support team の略である。
▶ 最良の栄養療法を提供するために, 職種を越えて構成された医療チーム(医師, 看護師, 栄養士, 検査技師, 言語聴覚士, 医療連携事務職員など)。
▶ 栄養状態を評価し, 適切な栄養療法を提言・選択・実施することにより, 栄養状態の改善・治療効果の向上・合併症の予防・QOL(生活の質)の向上・在院日数の短縮・医療費の削減などを活動目的とする。

2. 栄養状態の評価法

▶ 一次スクリーニング(SGA；subjective global assessment)⇒二次スクリーニング(各種栄養パラメーター)の順に評価する。
▶ 一次スクリーニング：主観的包括的アセスメント(SGA, 表1), 外来で入手可能な情報で, 栄養障害, 創傷治癒遅延や感染症などの高リスク患者を予測する。
▶ 二次スクリーニングに使用される栄養パラメーター
　　コレステロール, コリンエステラーゼ, トランスサイレチン, 窒素平衡など
▶ Harris-Benedictの式：基礎エネルギー消費量を身長・体重・年齢から算出する
　　男性[66.47 + 13.75 W + 5.0 H − 6.76 A]
　　女性[655.1 + 9.56 W + 1.85 H − 4.68 A]　W：体重(kg)　H：身長(cm)　A：年齢(年)
▶ 急性期(特に術後や外傷・熱傷患者)においては, 代償反応により上記の栄養指標は正確な栄養状態を反映できず, その信頼性は高くない(2009年のASPEN/SCCMガイドラインより)。
▶ 病歴や入院前の食事摂取や栄養状態, 体重変化, 併存疾患や合併症, 理学所見, 全身状態の重症度(APACHE IIスコアやSOFAスコア), 消化管機能などを総合的に評価する必要がある。

Q2 経中心静脈栄養と経腸栄養の長所と短所, および栄養管理の注意点を比較して述べよ。

Key Card 🔑　　　　知っているよね！

1. 栄養療法

・腸が機能している場合は, 経腸栄養を選択することが基本である。

正解	1	2	3	4	5	6	7	8	9	10
	○	×	×	×	×	○	○	○	×	×

2. 経中心静脈栄養
- 長所：通過障害や栄養チューブ挿入が困難な場合にも可能。
  消化管の状態(吸収不良など)によらない安定した栄養管理が可能。
- 短所(合併症)：カテーテル関連合併症，高血糖，肝機能障害，胆汁うっ滞，bacterial translocationなど。
- 脂肪製剤の併用や微量元素，ビタミン剤の補充が必要。

3. 経腸栄養
- 長所：比較的，生理的な経路を用いるため腸管の状態を保てる。
- 短所(合併症)：下痢，腹痛，腹鳴，腹部膨満など。

❗ ココが大切！⇒ 知っていたかな？

1. 栄養療法
(1) 経静脈栄養
1) 経末梢静脈栄養：高浸透圧の製剤を使用すると血管炎を生じる。
2) 経中心静脈栄養：静脈栄養が長期になる場合や，高カロリーの輸液が必要な場合に適応。
   ＊中心静脈感染リスクが最も低いのは鎖骨下静脈である。

(2) 経腸栄養
1) 経口摂取：可能なら経口摂取が原則。
2) 経管栄養：短期間の場合は経鼻アクセス，長期間の場合には胃瘻，空腸瘻などを選択する。
   ＊腸が機能している場合は，経腸栄養を選択することが基本。

2. 経中心静脈栄養の特徴
▶長所：
① 消化管の通過障害や出血を伴うため栄養チューブ挿入が困難な場合にも可能。
② 消化管の状態(吸収不良など)によらない安定した栄養管理が可能。
▶短所(合併症)：
カテーテル関連合併症(気胸・血胸・カテーテル感染・血栓など)。
高血糖，肝機能障害，胆汁うっ滞，bacterial translocationなどを起こす。
＊中心静脈栄養関連肝障害
非アルコール性脂肪肝炎様の病態からは肝不全を発生しやすい(脂肪製剤使用に注意)。
絶食による腸内細菌の異常に伴うbacterial translocationは肝不全を助長する。
＊bacterial translocationとは
長期の絶食で，腸管粘膜防御の破綻，腸管運動障害による腸管細菌の異常増殖などの理由により，腸内細菌が血流やリンパ流に侵入して体内に移行し感染を引き起こすこと。
▶製剤によっては必須脂肪酸や微量元素やビタミンが不足する可能性があり，各種製剤を併用する。

3. 経腸栄養の特徴
▶長所：
①生理的な経路を用いるため腸管の状態を保てる。

②老人ホームや在宅治療などの医療機関以外でも管理が可能(経中心静脈栄養は原則として推奨されていない)。
▶短所(合併症)：
下痢，腹痛，腹鳴，腹部膨満などをきたす。特に初回投与時に高濃度・大量投与を行うと下痢をきたすことが多い。
▶腸瘻は胃瘻と比較して誤嚥が少ないとされるが，チューブ管理が困難とされる(腸瘻のチューブは細く，閉塞しやすい)。

Key holder

微量栄養素欠乏症

微量栄養素とは，ヒトの発達や代謝機能を維持するために必要な栄養素であるビタミンやミネラルのこと。その欠乏症には，鉄欠乏症(低球性小色素性貧血)，亜鉛欠乏症(口唇口内炎)，銅欠乏症(好中球減少症)，セレン欠乏症(不整脈)，ビタミンB_1欠乏症(乳酸アシドーシス)，ビタミンB_{12}欠乏症(悪性貧血)などがある。

できるかな！ 実践問題形式でチャレンジ！

問1. 42歳男性。上部消化管内視鏡検査で胃癌を指摘され手術目的に来院した。この患者の栄養状態を確認するために必要な項目をすべて選べ。
  a. 身長
  b. 体重
  c. 病歴
  d. 上腕三頭筋下皮下脂肪厚
  e. 毛髪の状態

問2. 78歳男性。誤嚥性肺炎を繰り返しており低栄養状態である。約2カ月間，嚥下リハビリテーション目的で入院を計画している。栄養補助として最も望ましいものはどれか。
  a. 末梢静脈栄養
  b. 経中心静脈栄養
  c. 経鼻チューブによる経管栄養
  d. 胃瘻もしくは腸瘻による経管栄養
  e. 絶食

(※正解は下段)

知っておこう！ ✓ 要点整理(チェックしよう！)

Ⅰ．NSTとはなにか？　また，栄養状態の評価法について述べよ。
  ☐ 1. NST；nutrition support team
      最良の栄養療法を提供するために，職種を越えて構成された医療チーム。
  ☐ 2. 栄養状態の評価は，一次スクリーニング(SGA)⇒二次スクリーニング(各種栄養パラメーター)。
  ☐ 3. 急性期患者の栄養状態は，患者の状態を総合的に判断する必要がある。

Ⅱ．経中心静脈栄養と経腸栄養の長所と短所，および栄養管理の注意点を比較して述べよ。
  ☐ 1. 腸が機能している場合は，経腸栄養を選択することが基本。
  ☐ 2. 経中心静脈栄養
      消化管の状態によらず安定した栄養供給が可能だが，合併症も多い。
  ☐ 3. 経腸栄養
      腸管の状態を保つことができるが，用量・濃度・速度による下痢・腹部膨満などに注意する。

(正解　問1：a〜eのすべて　問2：d)

輸血・凝固 1
輸血

チャレンジしてみよう！(○か×をつけよ)

( ) 1. 慢性貧血では，Hb＜7g/dLが輸血の1つの目安になる。
( ) 2. 血小板が5万/μL未満のときには，直ちに輸血の適応になる。
( ) 3. 大量出血時には，可能な限り赤血球濃厚液のみで対応する。
( ) 4. 輸血を行う際には，患者・家族へのインフォームドコンセントが必要である。
( ) 5. アルブミン製剤の使用は，低栄養状態で低アルブミン血症があれば適応となる。
( ) 6. ABO型不適合輸血の副作用は，急性型の溶血性反応として生じる。
( ) 7. 輸血においては，アナフィラキシー反応は起こさない。
( ) 8. 輸血副作用に対応するため，輸血前・輸血中・輸血後の十分な観察と注意が重要である。
( ) 9. 輸血後GVHDは，輸血後1週間以内に発症することが多い。
( ) 10. 輸血後肝炎の対策としては，輸血後2～3カ月して抗体検査を行う。

（※正解は次ページ下段）

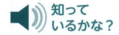知っているかな？

Q1 血液製剤輸血の適応とそのインフォームドコンセントについて述べよ。
Q2 輸血に伴う副作用・合併症とその予防，対策について述べよ。

Q1 血液製剤輸血の適応とインフォームドコンセントについて述べよ。

Key Card　　　　　　　　　　　　　　　　　　　　知っているよね！

1．血液製剤輸血の適応

(1) 赤血球濃厚液
- 慢性貧血：Hb＜7g/dLが目安(血液疾患)。
- 出血性(少量長期)の場合には，原則は「輸血なし」だが，Hb＜6g/dLが目安。
- 急性出血：Hb＜6g/dLはほぼ必須。6～10g/dLでもバイタルサイン維持のために必要なときには適応。

(2) 血小板濃厚液
- 血小板2～5万/μLの場合で止血困難な場合(DIC状態や外科手術前も含める)。
- 血小板1～2万/μLの場合は，必須(固形癌や血液疾患も含める)。
- 再生不良性貧血や骨髄異形成症候群では，5,000/μL未満の場合。
- 大量出血に伴う大量輸血を行う場合。

- 人工心肺使用手術の周術期管理の場合。

(3) 新鮮凍結血漿
- PT-INR 2.0以上(30%以下)の延長，および/またはAPTT上限の2倍以上延長で観血的処置を行う場合。
- 低フィブリノゲン血症(100 mg/dL未満)。
- 凝固阻害因子・線溶因子および血漿因子の補充。

(4) アルブミン製剤
- 出血性ショック(循環血液量の30%以上の出血)。
- 人工心肺を使用する心臓手術。
- 肝硬変に伴う難治性腹水(4L以上の腹水穿刺時を含む)。
- 難治性浮腫や肺水腫を伴うネフローゼ症候群。
- 循環動態が不安定な体外循環施行時(血液透析など)。
- 治療的血漿交換(ギランバレー症候群や急性重症筋無力症など)。
- 重症熱傷(熱傷部位が体表面積の50%以上)。

2. 輸血の説明と同意(インフォームドコンセント)
- 患者や家族に以下の項目について十分に説明し，同意を得た上で輸血療法を行う(同意書が必要)。
  ①輸血療法の必要性
  ②使用する血液製剤の種類と使用量
  ③輸血に伴うリスク
  ④医薬品副作用被害救済制度・生物由来製品感染など被害救済制度と給付の条件
  ⑤自己血輸血の選択肢
  ⑥感染症検査と検体保管
  ⑦投与記録の保管と遡及調査時の使用
  ⑧その他，輸血療法の注意点

❗ ココが大切！⇒ 知っていたかな？

1. 血液製剤輸血の適応
▶ 赤血球濃厚液投与により改善されるHb値は以下の計算式で得られる。
予測上昇Hb値(g/dL) ＝ 投与Hb量(g)/循環血液量(dL) [参考：循環血液量(mL) ＝ 70 mL/kg]
[例：体重50 kgの患者に赤血球濃厚液2単位：280 mL(含有Hb量19 g/dL × 2.80 dL ＝ 53 g)を投与⇒Hbは約1.5 g/dL上昇]

▶ 血小板濃厚液投与により改善される血小板値は以下の計算式で得られる。
予測血小板増加数(/μL) ＝ {輸血血小板総数/循環血液量(mL) × 10^3} × 2/3
[参考：循環血液量(mL) ＝ 70 mL/kg]
[例：体重50 kgの患者に血小板10単位：200 mL(血小板 $2.0 × 10^{11}$ 個含有)を投与⇒血小板は3.8万/μL上昇]

▶ 凝固因子の最少血中活性値は，正常値の20～30%程度であり，必要となる新鮮凍結血漿量は理論上は8～12 mL/kgである(ただし凝固因子によって血中回収率が異なる)。

正解	1	2	3	4	5	6	7	8	9	10
	○	×	×	○	×	○	×	○	×	○

▶ アルブミン製剤投与により改善されるアルブミン(Alb)値は以下の計算式で得られる。
予測Alb上昇濃度(g/dL) = {投与Alb量(g) × Alb血管内回収率}/循環血漿量(dL) = 投与Alb量(g)/体重(kg)
(参考：Alb血管内回収率は0.4, 循環血漿量 = 0.4dL/kg)
[例：体重50kgの患者に5%製剤(等張液)250mL or 25%(高張液)50mL投与(含有Alb 12.5g)⇒ Alb 0.25g/dL上昇]
投与後の目標血清Alb濃度は，急性の場合は3.0g/dL以上，慢性の場合は2.5g/dL以上が目安である。

2. 輸血の説明と同意(インフォームドコンセント)

▶ 輸血および特定生物由来製剤(アルブミン製剤など)投与が必要な場合には，必ず本人や家族に説明したうえで，同意が必要。
▶ インフォームドコンセントの内容は，治療の必要性と危険性および治療内容と安全性の確保(保障)について重要である。

Q2 輸血に伴う副作用・合併症とその予防，対策について述べよ。

Key Card 🔑　　　　　　　　　　　　　　　　　　　知っているよね！

1. 輸血に伴う副作用・合併症
- 原因と発症時期に応じて分類する(表1)。
  (1) 原因：①溶血性，②非溶血性
  (2) 発症時期：①即時型(急性型)，②遅発性
- 早期発見・治療には，輸血中はもちろん，輸血前後の症状および患者の状態観察が重要である。

2. 副作用・合併症の予防・対策
- 副作用・合併症が生じた場合，以下を速やかに行う。
  ①輸血の中止
  ②副作用・合併症に対する処置・対策(表1)
  ③患者・家族へ説明
  ④発症状況についての記録
  ⑤輸血部門や輸血療法委員会に報告

表1　輸血の副作用・合併症とその予防・対策

発症時期	副作用	症状	対応・処置	予防
急性	溶血性反応(ABO不適合輸血)	発熱・悪寒・Hb尿	輸血中止・輸液	血液型や患者の確認
	非溶血性発熱反応	体温1℃以上の上昇	経過観察・解熱薬	予防は必須ではない
	細菌感染症(セラチア, エルシニア)	菌血症	輸血中止・全身管理	血液製剤の凝固や溶血がないかを確認
	アナフィラキシー反応	嘔吐, 呼吸困難	輸血中止, 輸液, エピネフリン	洗浄製剤の使用
遅発性	皮下の過敏性反応	蕁麻疹様反応	ゆっくり輸血	洗浄製剤の使用
遅発性	循環過負荷	呼吸困難, 心不全	酸素, 利尿薬	ゆっくり輸血
	輸血関連急性肺障害	呼吸困難	輸血中止, ステロイド	抗体の有無を確認
	溶血性反応	発熱, 貧血, 黄疸	全身管理	不規則抗体の確認
	輸血後肝炎・HIV感染	発熱・肝機能障害	肝炎治療, AIDS治療	輸血後抗体検査
	輸血後GVHD	発熱, 皮疹, 肝炎	全身管理	製剤の放射線照射, 白血球除去フィルター

⚠ ココが大切！ ⇒ 知っていたかな？

1. 輸血による主な副作用・合併症

▶重篤なものは, ABO型不適合輸血, 急性肺障害, 輸血後GVHDであり, 予防対策が大切である。

(1) 溶血性輸血副作用(hemolytic transfusion reactions ; HTR)
▶急性型は輸血開始後から悪寒・発熱をきたした場合に第一に疑う。
▶ショック・DIC・急性腎不全を起こすことがあり, そのほとんどはABO型不適合輸血から生じる。
▶抗原抗体反応・補体系・凝固系・内分泌系の活性化で発症するとされている。
▶遅発型は輸血後24時間以降, 数日経過してみられ, 不規則抗体による反応とされている。

(2) 非溶血性発熱反応(febrile nonhemolytic transfusion reactions ; FNH)
▶輸血によって体温が1℃以上の上昇を認めた場合を指す。
▶輸血直後から輸血終了後数時間に起こる。
▶頻度は副作用のなかで最も多く, 頻回輸血者や妊娠既往者に起こりやすい。
▶次回の輸血で必ずしも発熱を起こすとは限らない。解熱剤に反応する。

(3) 蕁麻疹様反応
▶FNHの次に頻度の高い副作用である。
▶原因不明であるがドナー血漿中の可溶性物質に対するアレルギー反応と考えられる。

(4) 輸血関連急性肺障害(transfusion related acute lung injury ; TRALI)
▶わずかの輸血量にもかかわらず, 輸血中から輸血後6時間以内(多くは1～2時間)に非心原性肺水腫を伴う呼吸障害を呈する。
▶TRALIの機序は多様であり, ドナー血液中の白血球抗体が患者白血球と反応し白血球凝集を起こし, 肺微小循環に捕捉され肺血管の透過性を亢進する。
▶他の原因として補体の活性化によるアナフィラトキシンのC3a, C5aの産生により, 組織の好塩基球や血小板からヒスタミンやセロトニンを放出させて, 直接顆粒球を凝集させて白血球塞栓を作り肺の微少循環を障害する。

(5) 輸血後GVHD(post transfusion-graft versus host disease ; PT-GVHD)
▶ドナー血液中に含まれている免疫担当細胞による反応。

▶ 輸血後7～14日して発熱・紅斑・下痢・肝機能障害・汎血球減少で発症し，大部分が死亡に至る重篤な輸血後の副作用である。

2. 副作用・合併症の予防・対策

▶ 急性型の副作用が生じた場合には，①直ちに輸血を中止し，②輸液負荷を行い，③必要に応じて酸素投与や呼吸循環管理を行う。

▶ 輸血後GVHDに対する予防として，①すべての血液製剤に15～50 Gyの放射線照射を行い，製剤内に含まれる免疫担当細胞の分裂能を失活させてしまう方法（リンパ球混合培養試験でみたリンパ球活性は，5 Gyの放射線照射でほぼ完全に消失し，50 Gyの照射でリンパ球のmitogenに対する反応性は96～99％が失活する），②他の方法として白血球除去フイルターの使用による方法（有効性に関しては結論が出ていない）がある。

できるかな！ 実践問題形式でチャレンジ！

問1. 血液製剤輸血の適応について正しいものを2つ選べ。
a. 出血性（少量長期）に対する赤血球濃厚液輸血の適応は，Hb＜6.0 g/dLである。
b. 血小板は3万/μL以上あれば，観血的処置は輸血なしで安全に施行できる。
c. 大量出血時には，新鮮凍結血漿も併用して輸血を行うことがある。
d. アルブミン製剤の適応には，低栄養状態の患者も含まれる。
e. 輸血の際には，インフォームドコンセントは口頭でも構わない。

問2. 輸血に伴う副作用・合併症とについて正しいものを1つ選べ。
a. 輸血に伴う発熱や皮疹は多くの症例にみられるため，無視してよい。
b. 急性型の溶血性反応の多くは，不規則抗体による不適合輸血によって起こる。
c. 輸血後急性肺障害とは，輸血による心原性の肺水腫を示す。
d. 輸血後GVHDの予防として，現在では全例の血液製剤に放射線照射が行われている。
e. 輸血後肝炎およびHIV感染症は，献血時の採血検査（抗体検査）により完全に予防できる。
（※正解は下段）

知っておこう！ 要点整理（チェックしよう！）

I. 血液製剤輸血の適応とそのインフォームドコンセントについて述べよ。
☐ 1. 各製剤とも適正な使用基準があり，投与量や適応を考慮する必要がある。
☐ 2. インフォームドコンセントは説明のうえ，文書での同意が必要である。
☐ 3. 大量出血時の輸血に関しては，出血量や全身状態により，製剤の使い分けや併用が必要になる。

II. 輸血に伴う副作用・合併症とその予防・対策について述べよ。
☐ 1. 頻度の高い副作用は発熱反応と蕁麻疹様反応であり，これらは重篤にはなりにくい。
☐ 2. 重篤なものは，ABO型不適合輸血，急性肺障害，輸血後GVHDであり，予防対策が大切である。
☐ 3. 輸血後肝炎やHIV感染症の対策として，輸血後2～3カ月後の抗体検査を行う必要がある。

（正解　問1：a, c　問2：d）

I 総論

輸血・凝固 2

凝固・線溶系

チャレンジしてみよう！（○か×をつけよ）

( )　1. ワーファリン®は，抗血小板薬である。
( )　2. プラビックス®は，抗血小板薬である。
( )　3. ワーファリン®に対する拮抗薬は存在しない。
( )　4. ヘパリンは，他の血栓療法薬の代替療法として用いられることがある。
( )　5. 血栓症の高リスク患者に対して抗凝固薬を用いる場合には，通常PT-INRを2.0〜3.0に保つことが一般的である。
( )　6. DICの三大基礎疾患は，①敗血症，②急性白血病，③膠原病である。
( )　7. 敗血症が基礎疾患となった場合に生じるDICの起因菌としては，グラム陽性球菌（特にMRSA）が最多である。
( )　8. 敗血症が基礎疾患であるDICは，通常出血症状はまれで，臓器障害が重症化する。
( )　9. 血液凝固は，フィブリンを産生する反応である。
( )　10. フィブリノゲンをフィブリンに転換するのは，トロンビンの作用である。
( )　11. ビタミンK依存性凝固因子が欠乏すると，APTTが延長する。
( )　12. APTTは，内因系凝固に関連する因子に影響される。
( )　13. 血友病は，伴性劣性遺伝である。
( )　14. 血友病では，APTTが延長する。
( )　15. 閉塞性黄疸患者では，通常PTが延長する。

（※正解は次ページ下段）

知っているかな？

- **Q1** 抗凝固薬・抗血小板薬ならびにその評価法について述べよ。
- **Q2** DICの病態，診断，治療法について述べよ。
- **Q3** 凝固機能障害（凝固因子欠乏症，凝固亢進症）について述べよ。

Q1 抗凝固薬・抗血小板薬ならびにその評価法について述べよ。

Key Card　　　知っているよね！

1. 抗凝固薬・抗血小板薬について
- 心・脳血管病変の予防・治療を目的とした抗血栓療法のエビデンスはある。
- 抗血栓療法薬には，①抗凝固薬と②抗血小板薬とがある（**表1**）。

表1 抗血栓療法薬

	商品名	一般名	機序	作用持続時間	競合・拮抗作用
抗凝固薬	ワーファリン®	warfarin	ビタミンK依存性凝固因子の生合成を抑制	48～72時間	ビタミンK（納豆, クロレラ, 青汁）
	ノボ・ヘパリン®	heparin	AT-Ⅲと結合し, 凝固因子の活性を阻害	40分	プロタミン
抗血小板薬	バイアスピリン®	aspirin	血小板シクロオキシゲナーゼ阻害	血小板寿命	原則的になし
	エパデール®	EPA	TXA2産生抑制	NA	
	パナルジン®	ticlopidine	血小板膜GPⅡb/Ⅲa拮抗	血小板寿命	
	セロクラール®	ifenorodil	脳血流増加・血小板凝集抑制	NA	
	プレタール®	cilostazol	血小板cGMP阻害	48時間	
	プラビックス®	clopidogrel	血小板膜GPⅡb/Ⅲa拮抗	血小板寿命	

NA：記載なし

（消化器外科周術期合併症のminimal requirements, メジカルビュー社より引用）

2. 抗凝固薬・抗血小板薬の評価法

- 抗凝固薬内服中の患者の薬効評価としては, PT-INRが有用である。
- 実臨床では, 抗血小板薬投与中の患者の治療効果に関する評価方法は存在しない。

❗ ココが大切！⇒ 知っていたかな？

1. 抗凝固薬・抗血小板薬について

▶ 心・脳血管病変の予防・治療を目的とした抗血栓療法はエビデンスのある治療として確立されている。
▶ 抗血栓療法薬には, ①抗凝固薬と②抗血小板薬とがある。
▶ 一般的に心筋梗塞や脳梗塞のように動脈血栓（白色血栓）の場合には抗血小板薬を用いることが多い。血流が速い動脈では, 血小板血栓が形成されるためである。
▶ 逆に深部静脈血栓症などの静脈血栓（赤色血栓）の場合には抗凝固薬を用いることが多い。
▶ それぞれの具体的な投与法に関しては, 「循環器疾患における抗凝固・抗血小板療法に関するガイドライン」に記載されている。
▶ 抗凝固薬には, 拮抗薬（ワーファリン®に対してはビタミンK, ヘパリン®に対してプロタミン）が存在するが, 抗血小板薬には拮抗薬は存在しない。
▶ ヘパリン®は作用時間が短く, プロタミンで中和できるため, 他の抗血栓療法薬の代替療法として用いられることが多い。

2. 抗凝固薬・抗血小板薬の評価法

a. 抗凝固薬投与中の患者の評価
▶ 抗凝固薬内服中の患者の薬効評価としては, PT-INRが有用である。
▶ PT-INRとは, PT（プロトロンビン時間）測定値を国や施設間の差がない正確な絶対的数値を提供する目的で設定された値のことである（INR：International Normalized Ratio, 国際標準値）。
▶ 血栓症の高リスク患者に対しては, PT-INRを2.0～3.0に保つことが重要であり, 中リスクの患者に対しては1.6～2.4に保つことが望ましい。

b. 抗血小板薬投与中の患者の評価
▶ 実臨床では, 抗血小板薬投与中の患者の, 治療効果の評価方法は存在しない。

正解	1	2	3	4	5	6	7	8	9	10	11	12	13	14	15
	×	○	×	○	○	×	×	○	○	○	×	○	○	○	○

Q2 DICの病態，診断，治療法について述べよ。

Key Card 🔑　　　知っているよね！

1. DICの病態と診断について
- 播種性血管内凝固症候群(disseminated intravascular coagulation；DIC)とは，血管内の凝固活性化によって，微小血管内で血栓形成が引き起こされる病態である。
- DICの三大基礎疾患は，①敗血症，②急性白血病，③固形癌である。
- DICの診断は診断基準による(**表2**)。

表2　DICの診断基準

	厚生労働省	ISTH*	急性期
基礎疾患 臨床症状	あり：1点 出血症状：1点 臓器症状：1点		SIRS(3項目以上)：1点
血小板数 ($\times 10^4/\mu L$)	8〜12：1点 5〜8：2点 <5：3点	5〜10：1点 <5：2点	24時間以内に 8〜12 or 30%以上減少：1点 <8 or 50%以上減少：3点
FDP ($\mu g/dL$)	10〜20：1点 20〜40：2点 >40：3点	中等度増加：2点 著明増加：3点	10〜25：1点 >25：3点
フィブリノゲン (mg/dL)	100〜150：1点 <100：2点	<100：1点	
PT	PT-INR 1.25〜1.67：1点 >1.67：2点	PT秒 3〜6秒延長：1点 6秒を超える延長：2点	PT1比 >1.2：1点
DIC診断	7点以上	5点以上	4点以上

＊ISTH：国際血栓止血学会　　（消化器外科専門医へのmiminal requirements，メジカルビュー社より引用改変）

2. DICに対する治療について
- 治療は，基礎疾患の治療，抗凝固療法(①ヘパリンとアンチトロンビン製剤，②蛋白分解酵素阻害薬，③トロンボモジュリン製剤)，補充療法(血小板輸血，新鮮凍結血漿の投与)を行う。

❗ ココが大切！ ⇒ 知っていたかな？

1. DICの病態と診断について
▶ 播種性血管内凝固症候群(disseminated intravascular coagulation；DIC)は，血管内の凝固活性化によって，微小血管内で血栓形成が引き起こされる病態である。
▶ 微小血管内の血栓形成により，臓器血流が低下し，虚血性臓器障害が生じる。
▶ DICの三大基礎疾患は，①敗血症，②急性白血病，③固形癌である。
▶ 敗血症の場合，特にグラム陰性桿菌が産生するエンドトキシンが血管内皮細胞を障害

することにより生じることが多い。
- ▶ DICの症状は、出血症状と臓器障害である[臓器障害が進行すると多臓器不全(MOF)となる]。
- ▶ 線溶系の活性化の程度により、①線溶抑制型、②線溶均衡型、③線溶亢進型に分けられる。
- ▶ 敗血症に合併したDICは、線溶抑制型DICであり、臓器障害は重症化しやすいものの、出血症状はまれである。

2. DICに対する治療について
- ▶ 治療は、基礎疾患の治療、抗凝固療法、補充療法を行う。
- ▶ 抗凝固療法は、①ヘパリンとアンチトロンビン製剤、②蛋白分解酵素阻害薬、③トロンボモジュリン製剤を用いる。
- ▶ 補充療法では、血小板輸血、新鮮凍結血漿の投与を行う。

Q3 凝固機能障害(凝固因子欠乏症,凝固亢進症)について述べよ。

Key Card　　知っているよね！

1. 血液凝固機能（図1）
- 血液凝固とは多数の凝固因子が連鎖して、フィブリンを生成する反応である[⇔線溶系はフィブリンを溶かす系(図中には記載せず)]。
- フィブリノゲンをフィブリンに転換するのはトロンビンである。
- プロトロンビンをトロンビンに活性化するのは、Xa因子である。
- X因子を活性化する経路には、内因系(血管内)と外因系(血管外)の2つの経路がある。

2. 凝固機能障害
- 先天性(血友病A, B, von Willebrand病)と後天性異常がある。

図1　血液凝固の機序

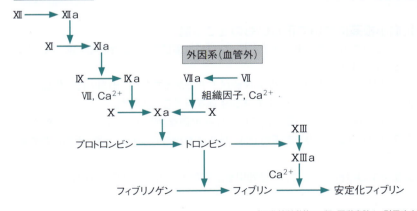

(標準外科学第12版, 医学書院より引用改変)

❗ ココが大切！⇒ 知っていたかな？

1. 凝固検査
a. プロトロンビン時間（PT）
- ▶ 外因系凝固に関係する第Ⅶ因子および共通凝固経路の第Ⅴ，Ⅹ因子，プロトロンビン，フィブリノゲンにより影響を受ける。
- ▶ プロトロンビン，第Ⅶ・Ⅸ・Ⅹ因子は肝臓で産生される際にビタミンKを必要とするので，ビタミンK依存性凝固因子とよばれる。

b. 活性化部分トロンボプラスチン時間（APTT）
- ▶ 内因系凝固に関係する第Ⅻ・Ⅺ・Ⅸ・Ⅷ因子，さらに共通経路の第Ⅴ・Ⅹ因子，プロトロンビン，フィブリノゲンに関与する。

2. 凝固機能異常
(1) 先天性異常

a. 血友病A，血友病B
- ▶ 血液凝固Ⅷ因子が先天的に欠乏している疾患を血友病A，第Ⅸ因子が欠乏している疾患を血友病Bという。
- ▶ 伴性劣性遺伝で，通常男子のみに発症する。
- ▶ 第Ⅷもしくは第Ⅸ因子が欠乏しているため，APTTが延長する。

b. von Willebrand病
- ▶ von Willebrand因子の異常により，血小板の血管内皮下組織への粘着に障害が生じ，出血傾向が生じる。
- ▶ またvon Willebrand因子は第Ⅷ因子と結合し，第Ⅷ因子を安定化させる役割があり，APTTが延長する。

(2) 後天性異常
- ▶ 閉塞性黄疸時のビタミンK吸収障害などでビタミンK依存性凝固因子が減少し，出血傾向を示す。

できるかな！ 実践問題形式でチャレンジ！

問1. 抗凝固薬・抗血小板薬について正しいものを2つ選べ。

a. ワーファリン®投与中の患者に手術を予定し，ヘパリン置換のうえ，手術直前にプロタミンで中和することとした。
b. ワーファリン®投与中の患者の術前PT-INR値が1.8であったため，出血の危険性は低いものと判断し，ワーファリン®を継続したまま手術を行うこととした。
c. プラビックス®投与中の患者の予定手術では，PT-INR値を測定することは必須である。
d. プラビックス®投与中の患者の予定手術では，拮抗薬を投与し中和のうえ，手術に臨む必要がある。
e. 抗血小板薬投与中の患者に対して，治療効果を示す有用な指標は存在しない。

問2. 68歳男性。S状結腸癌の診断にてS状結腸切除術を受けた。術後5日目から39℃の発熱と下腹部痛を認めた。吻合部後面に留置したドレーンからは便臭がする暗茶色の排液を認めた。血液生化学検査では，白血球 22,000/μL，赤血球 360万/μL，血小板 5.2万/μL，GOT 330 IU/L，GPT 352 IU/L，T-Bil 2.3 mg/dL，CRP 23.5 mg/dL，PT-INR 1.8，フィブリノゲン 65 mg/dL，FDP 55 μg/dL であった。CT検査，造影検査にて発熱の原因は縫合不全と診断した。誤っているものを1つ選べ。

a. 厚生労働省のDIC診断基準では，DICと診断できる。
b. DICの原因は，縫合不全による敗血症と推察される。
c. DICの治療に加え，縫合不全の治療を並行して行う必要がある。
d. 肝逸脱酵素の上昇した原因としては，薬剤性が考えられ，DICとの関連は否定的である。
e. 抗菌薬投与に加え，蛋白分解酵素阻害薬やトロンボモジュリン製剤の投与が有用である。

（※正解は下段）

知っておこう！　要点整理（チェックしよう！）

I．抗凝固薬・抗血小板薬ならびにその評価法について述べよ。
- □ 1．抗凝固薬には拮抗薬が存在するが，抗血小板薬には拮抗薬は存在しない。
- □ 2．ヘパリンは作用時間が短く，プロタミンで中和できるため，他の抗血栓療法薬の代替療法に用いる。
- □ 3．抗凝固薬内服中の患者の薬効評価には，PT-INRが有用である。

II．DICの病態，診断，治療法について述べよ。
- □ 1．DICの三大基礎疾患は，①敗血症，②急性白血病，③固形癌である。
- □ 2．敗血症の場合，グラム陰性桿菌が産生するエンドトキシンが原因となることが多い。
- □ 3．DICの治療は，①基礎疾患の治療，②抗凝固療法，③補充療法である。

III．凝固機能障害（凝固因子欠乏症・凝固亢進症など）について述べよ。
- □ 1．プロトロンビン，第VII，IX，X因子はビタミンK依存性凝固因子とよばれる。
- □ 2．プロトロンビン時間（PT）は，外因系凝固，活性化部分トロンボプラスチン時間（APTT）は内因系凝固により影響を受ける。
- □ 3．血友病では，通常APTTが延長する。

（正解　問1：a，e　問2：d）

輸血・凝固 3

塞栓・血栓症

チャレンジしてみよう！（○か×をつけよ）

( ) 1. 静脈血栓症の発生には，①血流の停滞，②血管内皮傷害，③血液凝固能の亢進がある。
( ) 2. 手術，全身麻酔は，血栓形成の危険因子である。
( ) 3. 肺塞栓症の塞栓源は，下肢あるいは骨盤内静脈であることはまれである。
( ) 4. 深部静脈血栓症による還流障害で，腫脹，疼痛，色調変化が出現する。
( ) 5. 肺塞栓症により，呼吸困難，胸痛，発熱，ショックなどが出現する。
( ) 6. 静脈血栓症の予防法として①早期離床と積極的な運動，②弾性ストッキング，③間欠的空気圧迫法，④抗凝固療法（低用量未分画ヘパリン，低分子量ヘパリン，ワーファリン®など）がある。
( ) 7. 肺血栓塞栓症／深部静脈血栓症（静脈血栓塞栓症）予防ガイドラインでは，40歳以上の癌の手術は血栓発生のリスクは高リスクである。
( ) 8. 肺血栓塞栓症／深部静脈血栓症（静脈血栓塞栓症）予防ガイドラインでは，静脈血栓塞栓症の既往あるいは血栓性素因のある大手術は高リスクに分類される。
( ) 9. 静脈血栓症の診断には，造影CT検査やD-dimer測定が有用である。
( ) 10. 静脈血栓症の予防としての薬物療法には，抗凝固療法がある。

（※正解は次ページ下段）

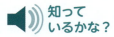

Q1 深部静脈血栓症，肺塞栓症の危険因子，病態について述べよ。
Q2 周術期血栓症の予防・診断・治療法について述べよ。

Q1 深部静脈血栓症，肺塞栓症の危険因子，病態について述べよ。

Key Card 　　　　　　　　　　　　　　　　　　　　　　　　知っているよね！

1. 深部静脈血栓症，肺塞栓症の危険因子
- 静脈血栓症の発生には①血流の停滞，②血管内皮傷害，③血液凝固能の亢進がある。
- 表1に深部静脈血栓症，肺塞栓症の危険因子を示す。

2. 深部静脈血栓症，肺塞栓症の病態（図1）
- 肺塞栓症の塞栓源は，下肢あるいは骨盤内静脈であることが多い。
- 深部静脈血栓症による還流障害では，腫脹，疼痛，色調変化が出現する。

表1　深部静脈血栓症，肺塞栓症の危険因子

要因	後天性因子	先天性因子
血流停滞	長期臥床 肥満 心肺疾患 全身麻酔 下肢麻痺 下肢静脈瘤　など	NA
血管内皮傷害	各種手術 外傷，骨折 中心静脈カテーテル留置 カテーテル検査・治療 血管炎 抗リン脂質抗体症候群 高ホモシステイン血症　など	高ホモシステイン血症
血液凝固能亢進	悪性腫瘍 各種手術，外傷 薬物（エストロゲン製剤） 感染症 ネフローゼ症候群 炎症性腸疾患 血液疾患（骨髄増殖性疾患，多血症） 脱水　など	プロテインC欠乏症 プロテインS欠乏症　など

NA：not available

図1　深部静脈血栓症，肺血栓症の病態

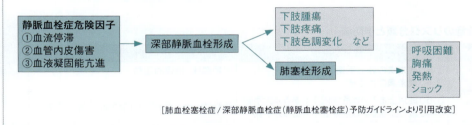

[肺血栓塞栓症/深部静脈血栓症（静脈血栓塞栓症）予防ガイドラインより引用改変]

❗ ココが大切！⇒ 知っていたかな？

1. 深部静脈血栓症，肺塞栓症の危険因子
▶静脈血栓症の発生には，①血流の停滞，②血管内皮傷害，③血液凝固能の亢進が，要因として重要である。
▶先天性危険因子として，プロテインC欠乏症，プロテインS欠乏症，高ホモシステイン血症などがある。
▶後天性危険因子としては，安静臥床，肥満，うっ血性心不全，慢性肺疾患，脳血管障害，手術，外傷，骨折，中心静脈カテーテル留置，抗リン脂質抗体症候群，悪性腫瘍，薬剤（エストロゲン，経口避妊薬，ステロイドなど）などがある（表1）。

2. 深部静脈血栓症，肺塞栓症の病態
▶肺塞栓の塞栓源は，下肢あるいは骨盤内静脈であることが多い。

正解	1	2	3	4	5	6	7	8	9	10
	○	○	×	○	○	○	○	×	○	○

- ▶ 深部静脈血栓症による還流障害で，腫脹，疼痛，色調変化が出現する。
- ▶ 肺塞栓症により，肺高血圧，低酸素血症を生じ，呼吸困難，胸痛，発熱，ショックなどが出現する。
- ▶ 肺塞栓症において，小さい血栓によるものの場合には無症状なことも多い。
- ▶ 肺動脈塞栓症における胸部X線検査所見としては，①心胸郭比の拡大，②肺動脈の局所的な拡大（Knuckle sign），③肺血管分布に一致する血管影減少（Westrmark's sign）がある。

Q2 周術期血栓症の予防・診断・治療法について述べよ。

Key Card 　　　　　　　　　　　　　　　　　　　　　　知っているよね！

1. 静脈血栓症の予防

- 静脈血栓症の予防法として，①早期離床，積極的な運動，②弾性ストッキング，③間欠的空気圧迫法，④抗凝固療法[低用量未分画ヘパリン，低分子量ヘパリン（エノキサパリンナトリウム），ワーファリン®など]がある。
- 一般外科（胸部外科を含む）の周術期における静脈血栓塞栓症に対する予防として，4段階のリスクレベルに分け，それに応じた予防法が推奨される。
- 表2に静脈血栓症のリスク分類と予防法を示す。

表2　静脈血栓症のリスク分類と予防法

リスク	一般外科手術	予防法
低リスク	①60歳未満の非大手術 ②40歳未満の大手術	早期離床，積極的運動
中リスク	①60歳以上あるいは危険因子がある非大手術 ②40歳以上あるいは危険因子がある大手術	弾性ストッキングあるいは間欠的空気圧迫法
高リスク	40歳以上の癌の大手術	間欠的空気圧迫法あるいは 低用量未分画ヘパリン
最高リスク	静脈血栓塞栓症の既往あるいは 血栓性素因のある大手術	低用量未分画ヘパリンと間欠的空気圧迫法 あるいは弾性ストッキングとの併用

［肺血栓塞栓症/深部静脈血栓症（静脈血栓塞栓症）予防ガイドラインより引用改変］

2. 静脈血栓症の診断・治療

- 静脈血栓症の診断は，①心電図，②動脈血ガス，③D-dimer，④超音波検査や造影CT検査を行う。
- 静脈血栓症の治療は，①肺塞栓による心不全，呼吸不全への処置と②再発予防の治療に大別される。
- 肺塞栓症に対する治療としては，①呼吸循環サポート，②抗凝固療法や血栓溶解療法，③下大静脈フィルター，④外科的血栓摘出がある。
- 肺塞栓症の再発予防としてワーファリン®（発症後3カ月を目安にPT-INRを2〜3にコントロールする）を用いる。

⚠ ココが大切！ ⇒ 知っていたかな？

1. 静脈血栓症の予防
▶ 肺血栓塞栓症/深部静脈血栓症（静脈血栓塞栓症）予防ガイドラインでは，周術期静脈血栓症発症のリスク分類がされている．
▶ リスク分類に応じた予防法が定められている．静脈血栓症の予防法として①早期離床，積極的な運動，②弾性ストッキング，③間欠的空気圧迫法，④抗凝固療法（低用量未分画ヘパリン，低分子量ヘパリン，ワーファリン®など）がある．

2. 静脈血栓症の診断・治療
▶ 静脈血栓症の診断は，①心電図，②動脈血ガス，③D-dimer測定，④超音波検査や造影CTを行う．
▶ 肺塞栓症に対する治療としては，①呼吸循環サポート，②抗凝固療法，血栓溶解療法，③下大静脈フィルター，④外科的血栓摘出を行う．
▶ 抗凝固療法中にヘパリン起因性血小板減少症を生じた場合には，ヘパリン投与を直ちに中止して，抗トロンビン薬を投与する．
▶ ウロキナーゼや組織プラスミノゲンアクチベータによる血栓溶解療法を行うと，D-dimerは上昇する．
▶ 再発予防としてワーファリン®投与（発症後3ヵ月，PT-INR 2〜3を目安）を行う．

できるかな！ 実践問題形式でチャレンジ！

問1. 肺塞栓症で正しいものを選べ．
 a. 血栓源が深部静脈血栓であることは少ない．
 b. 肺塞栓症により，呼吸困難，胸痛，発熱，ショックなどの症状が生じる．
 c. 肺塞栓症で無症状のことはない．
 d. 肺塞栓症に対して，抗凝固療法や血栓溶解療法を行う．
 e. 深部静脈血栓症による肺塞栓症の予防で，下大静脈フィルター留置が考慮される．

問2. 周術期静脈血栓の予防法として適切でないものを選べ．
 a. 早期離床
 b. 弾性ストッキング
 c. 間欠的空気圧迫法
 d. 抗血小板薬投与
 e. 抗凝固薬投与

（※正解は次ページ下段）

> **知っておこう！** ✔ **要点整理**（チェックしよう！）

Ⅰ. 深部静脈血栓症，肺塞栓症の危険因子，病態について述べよ。
- ☐ 1. 静脈血栓症の発生には①血流の停滞，②血管内皮傷害，③血液凝固能の亢進が要因として重要である。
- ☐ 2. 深部静脈血栓症により，還流障害で，腫脹，疼痛，色調変化が出現する。
- ☐ 3. 肺塞栓症により，肺高血圧，低酸素血症を生じ，呼吸困難，胸痛，発熱，ショックなどが出現する。

Ⅱ. 周術期血栓症の予防・診断・治療法について述べよ。
- ☐ 1. 静脈血栓症の予防法として，①早期離床，積極的な運動，②弾性ストッキング，③間欠的空気圧迫法，④抗凝固療法(低用量未分画ヘパリン，低分子量ヘパリン，ワーファリン®など)がある。
- ☐ 2. 静脈血栓症の診断は，①心電図，②動脈血ガス，③D-dimer測定，④超音波検査や造影CT検査を行う。
- ☐ 3. 肺塞栓症に対する治療としては，①呼吸循環サポート，②抗凝固療法や血栓溶解療法，③下大静脈フィルター，④外科的血栓摘出を行う。

(正解　問1：b, d, e　問2：d)

集中治療 1

呼吸管理

チャレンジしてみよう！（○か×をつけよ）

( ) 1. 意識レベルの低下により誤嚥の危険性がある場合，気管内挿管を考慮する。
( ) 2. FiO_2 0.5の酸素投与下に，PaO_2 60 mmHg以下の場合，気管内挿管を考慮する。
( ) 3. 代謝性アルカローシスなしに，$PaCO_2$ 55〜60 mmHg以上の場合，気管内挿管を考慮する。
( ) 4. 酸素化の改善は，FiO_2と1回換気量をコントロールして行う。
( ) 5. 二酸化炭素の排泄は1回換気量と呼吸数をコントロールして行う。
( ) 6. 人工呼吸器設定時は，FiO_2 0.6から開始して増減する。
( ) 7. 人工呼吸器設定時，1回換気量は6〜10 mL/kgに設定する。
( ) 8. IPPV (intermittent positive pressure ventilation) では，PEEPがかかっている。
( ) 9. CPPV (continuous positive pressure ventilation) では，PEEPがかかっている。
( ) 10. CPAP (continuous positive airway pressure) では，PEEPがかかっている。
( ) 11. ウィーニング開始時には，電解質，酸塩基平衡が安定している必要がある。
( ) 12. $FiO_2 ≦ 0.4$でPaO_2 80 mmHg以上，$PaCO_2$ 50 mmHg未満がウィーニング開始の目安の1つである。
( ) 13. 1回換気量：5 mL/kg以上（深呼吸時）が，ウィーニング開始の目安の1つである。
( ) 14. 咳嗽反射がなくても意識が清明であれば，抜管可能である。
( ) 15. 血液ガス：PaO_2 75 mmHg以上，$PaCO_2$ 45 mmHg以下が抜管の目安の1つである。

（※正解は次ページ下段）

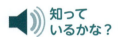
知っているかな？

Q1 気管内挿管の適応について述べよ。
Q2 呼吸器の設定，モードについて述べよ。
Q3 ウィーニング開始の基準，ウィーニングの方法について述べよ。

Q1 気管内挿管の適応について述べよ。

Key Card　　　　知っているよね！

1．気管内挿管の適応
- 気管内挿管の適応となる指標を示す（**表1**）。すなわち，
  ①意識レベルの低下により誤嚥の危険性がある場合。
  ②肺，気道出血，大量の気管分泌（肺水腫，熱傷など）がある場合。
  ③低酸素血症の場合（FiO_2 0.5の酸素投与下に，PaO_2 60 mmHg以下の場合）。
  ④高炭酸ガス血症の場合（代謝性アルカローシスなしに，$PaCO_2$ 55〜60 mmHg以上の場合）。

⑤呼吸筋力の低下の場合(VC 15 mL/kg以下,吸気圧－20 cmH$_2$O以下の場合)。
⑥呼吸数が異常な場合(5回/分以下もしくは35回/分以上の場合)。
⑦広範囲あるいは一葉を占める無気肺を認める場合。

表1 気管内挿管の適応

病態	備考
①意識レベルの低下	誤嚥の危険性あり
②大量の気道分泌	出血,肺水腫,熱傷など
③低酸素血症	PaO$_2$ 60 mmHg以下(FiO$_2$ 0.5)
④高炭酸ガス血症	PaCO$_2$ 55～60 mmHg以上(代謝性アルカローシスは除く)
⑤呼吸筋力の低下	VC 15 mL/kg以下,吸気圧－20 cmH$_2$O以下
⑥呼吸数の異常	呼吸数5回/分以下,35回/分以上
⑦無気肺	広範囲あるいは一葉を占める

(上記基準を満たす場合は,これ以上待つと患者が急変して緊急挿管になってしまう可能性がある)

ココが大切！ ⇒ 知っていたかな？

1. 気管内挿管の適応

▶気管内挿管の適応となる指標を示す(再度,確認しよう！)。
　①意識レベルの低下により誤嚥の危険性がある場合。
　②肺,気道出血,大量の気管分泌(肺水腫,熱傷など)がある場合。
　③低酸素血症：FiO$_2$ 0.5の酸素投与下に,PaO$_2$ 60 mmHg以下の場合。
　④高炭酸ガス血症：代謝性アルカローシスなしに,PaCO$_2$ 55～60 mmHg以上の場合。
　⑤呼吸筋力の低下：VC 15 mL/kg以下,吸気圧－20 cmH$_2$O以下の場合。
　⑥呼吸数：5回/分以下,35回/分以上の場合。
　⑦広範囲あるいは一葉を占める無気肺を認める場合。
▶①～⑦の基準では,これ以上待つと患者が急変して緊急挿管になってしまう可能性がある。

2. 人工呼吸器使用の目的

▶人工呼吸器の使用目的は,①酸素化の改善,②換気の改善,③呼吸仕事量の軽減の3つに分けられる。
▶酸素化改善の人工呼吸器の設定のポイントは,①終末呼気陽圧(PEEP；positive end-expiratory pressure)と②FiO$_2$である。
▶FiO$_2$を上昇させる前に十分なPEEPを施し,FiO$_2$を最低値に保つ工夫をする(人工呼吸器導入時はいかなるトラブルが生じるか不明のため,FiO$_2$を高めに設定しておく)。
▶換気改善においては,二酸化炭素の排泄と適切な換気補助を施す。
▶二酸化炭素排泄には,①1回換気量と②呼吸数を調整して二酸化炭素排泄を促す。
▶努力性呼吸状態では適切な圧補助を施すことで呼吸仕事量を軽減できる。

3. 人工呼吸管理での筋弛緩薬の使用

▶人工呼吸管理では,可能な限り自発呼吸をトリガーとした補助換気を基本とすることが推奨されるが,以下の場合は例外として筋弛緩薬を用いる。
▶手術で筋弛緩を必要とする場合,低体温療法でのシバリング(shivering)予防目的,ファイティング(fighting)予防目的(特に頭部外傷など脳圧が亢進している場合)。

正解	1	2	3	4	5		6	7	8	9	10		11	12	13	14	15
	○	○	○	×	○		×	○	×	○	○		○	○	×	×	○

Q2 呼吸器の設定，モードについて述べよ。

Key Card 知っているよね！

1. 人工呼吸器のセッティング
- 表2に人工呼吸器の設定の目安を示す。

2. 呼吸器のモード：呼吸器の代表的なモードを挙げる。
①機械による強制換気のみ：IPPV, CPPV
②自発呼吸に機械による強制換気を併用：SIMV, IMV
③自発呼吸のみ：CPAP
- 図1に各モードの換気曲線を示す。

3. ファイティング（気道内圧上昇の成因）
- ①チューブの閉塞, 狭窄, 分泌物貯留, ②気胸, 無気肺, ③呼吸器の異常（蛇管の狭窄, 呼気弁の異常）などの原因がある。

表2 人工呼吸器の設定の目安

①1回換気量（TV）：6〜10mL/kg
②呼吸数（RR）：10〜20回/分
③分時換気量：5〜6L/分
④FiO_2：1.0から開始し，徐々に下げて0.5以下まで下げる
⑤吸気：呼気比（I:E比）：1:2（COPDや喘息では1:3〜5）
⑥PEEP：3〜15mmHg程度を用いる。

図1 人工呼吸器の各モードにおける換気曲線

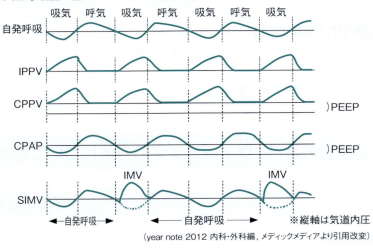

（year note 2012 内科・外科編, メディックメディアより引用改変）

❗ ココが大切！⇒ 知っていたかな？

1. 人工呼吸器のセッティング（表2）
▶人工呼吸器の設定の目安を示す。
　①1回換気量（TV）：6〜10 mL/kg（成人では400〜600 mL，気道内圧では8〜15 cmH$_2$O）。
　②呼吸数（RR）：10〜20回/分（成人では15回/分程度）。
　③分時換気量：5〜6 L/分。
　④FiO$_2$：1.0から開始し，徐々に下げて0.5以下まで下げる（PaO$_2$を保つように注意する）。
　⑤吸気：呼気比（I：E比）：1：2（COPDや喘息では1：3〜5）。
　⑥PEEP：FiO$_2$ 0.6でPaO$_2$ 80 mmHg以下のときに使用する（3〜15 mmHg程度を用いる）。
　＊pressure control ventilation（PCV）では1回換気量の実測値をモニタリングする必要がある。

2. 呼吸器のモード：呼吸器の代表的なモードを挙げる（図1）
(1) IPPV；intermittent positive pressure ventilation（間欠的陽圧換気）
　▶吸気時に加圧し，呼気時は大気圧に開放して，肺自身の収縮力で排気する。
　▶PEEPをかけない調節呼吸である。
　▶IPPV＋PEEPの人工呼吸をCPPV（continuous positive pressure ventilation）とよぶ。
(2) SIMV；synchronized intermittent mandatory ventilation（同期式間欠的強制換気）
　▶患者の吸気に合わせて調節呼吸（強制換気）を加えるもの。
　▶自発呼吸に調節呼吸を間欠的に加えるものを間欠的強制換気（IMV）とよぶ。
　▶自発呼吸の補助を行うものであり，重症筋無力症クリーゼやウィーニング（weaning）時に用いられる。
(3) CPAP；continuous positive airway pressure（持続性気道陽圧法）
　▶自発呼吸＋PEEPの設定である。
　▶自発呼吸の吸気から呼気までの間をサポートするものをpressure supportとよぶ。
　▶CPAPはウィーニングの最終段階に用いられる。

3. ファイティング（気道内圧上昇の成因）
▶①チューブの閉塞，狭窄，分泌物貯留，②気胸，無気肺，③呼吸器の異常（蛇管の狭窄，呼気弁の異常）などが原因として挙げられる。
▶上記の原因を鑑別，除外して鎮静薬・鎮痛薬を適宜投与する。

Q3 ウィーニング開始の基準，ウィーニングの方法について述べよ。

Key Card 🔑　　　　　　　　　　　　　　　　知っているよね！

1. ウィーニング開始の基準
- ウィーニングとは，患者を人工呼吸器管理から離脱させる行為のことをいう。
- 表3にウィーニング開始の目安を示す。

2. 抜管の条件

- 表4に抜管の目安を示す。

3. ウィーニング法

- ウィーニングの方法として，SIMV法，PSV（pressure support ventilation）法（吸気時に肺を広げやすくするため，吸気時に圧をかける），on-off法がある。
- 図2に挿管から抜管までの流れを示す。

表3　ウィーニング開始の基準

①呼吸数6～30回/分
②$FiO_2 \leq 0.4$でPaO_2 80mmHg以上，$PaCO_2$ 50mmHg未満（P/F比＞200）
③1回換気量：10mL/kg以上（深呼吸時）
④最大吸気圧：－20cmH$_2$O以上
⑤電解質，酸塩基平衡が正常化している
⑥全身状態が安定している

表4　抜管の基準

①血液ガス：PaO_2 75mmHg以上，$PaCO_2$ 45mHg以下
②血行動態が安定している
③意識清明，咳嗽反射がある
④呼吸数が一定以下（成人25回/分，乳幼児30～40回/分）

図2　挿管から抜管までの流れ

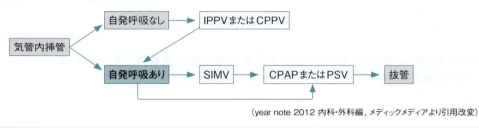

（year note 2012 内科・外科編，メディックメディアより引用改変）

❗ ココが大切！ ⇒ 知っていたかな？

1. ウィーニング開始の基準（表3）（再度，確認しよう！）

①呼吸数6～30回/分
②$FiO_2 \leq 0.4$でPaO_2 80mmHg以上，$PaCO_2$ 50mmHg未満（P/F比＞200）
③1回換気量：10mL/kg以上（深呼吸時）
④最大吸気圧：－20cmH$_2$O以上
⑤電解質，酸塩基平衡が正常化している
⑥全身状態が安定している

2. 抜管の条件（表4）（再度，確認しよう！）

①血液ガス：PaO_2 75mmHg以上，$PaCO_2$ 45mHg以下
②血行動態が安定している
③意識清明，咳嗽反射がある
④呼吸数が一定以下（成人25回/分，乳幼児30～40回/分）

3. ウィーニング法

a）SIMV法

▶ ウィーニングの条件を満たす状態であれば，IMV回数を徐々に減らし，CPAP⇒Tピースに変

更し，抜管する。
b) PSV法
▶ PS（吸気時の圧支持）レベルを徐々に下げて抜管する。
c) on-off法
▶ 間欠的に呼吸器を外して自発呼吸のみとし，徐々に呼吸器から離脱した時間を長くしていく。

できるかな！　実践問題形式でチャレンジ！

問1． 生来健康な60歳男性。くも膜下出血で意識レベルJCS Ⅲ-300となり搬送された。自発呼吸を認めず，循環動態は安定している。気管内挿管，人工呼吸管理とした。人工呼吸管理開始時の呼吸器の設定として誤っているものを選べ。なお，体重は60kgである。
　　a．1回換気量 400mL
　　b．呼吸数 12回（SIMVモード）
　　c．FiO_2 0.6
　　d．PEEP 5mmHg
　　e．I:E比1:2

問2． 鎮静下に人工呼吸管理中，気道内圧の上昇を認めた際にまず行う対応として誤っているものを選べ。
　　a．挿管チューブの閉塞や狭窄がないか確認した。
　　b．挿管チューブおよび気道内の分泌物の吸引を行った。
　　c．自発呼吸を認めたので，筋弛緩薬と鎮静薬を追加した。
　　d．気胸，無気肺がないか聴診を行った。
　　e．呼吸器の回路に異常がないか確認を行った。
　　　　　　　　　　　　　　　　　　　　　　　　　　　　　　　（※正解は下段）

知っておこう！　✓ 要点整理（チェックしよう！）

Ⅰ．気管内挿管の適応について述べよ。
　□ 1．誤嚥や気道分泌など，気道閉塞が予想される場合は挿管を考慮する。
　□ 2．低酸素血症や高炭酸ガス血症の場合は挿管を考慮する。
　□ 3．呼吸筋力の低下や呼吸数の異常が認められる場合は挿管を考慮する。

Ⅱ．呼吸器の設定，モードについて述べよ。
　□ 1．1回換気量6〜10mL/kg，呼吸数10〜20回，FiO_2 1.0の設定が呼吸器装着時の設定の目安。
　□ 2．機械による強制換気のみの設定として，IPPV，CPPVがある。
　□ 3．自発呼吸に機械による強制換気を併用した設定としてSIMV，自発呼吸のみ設定としてのCPAPがある。

Ⅲ．ウィーニング開始の基準，ウィーニングの方法について述べよ。
　□ 1．PaO_2/FiO_2比（P/F比）＞200が，ウィーニング開始の1つの目安である。
　□ 2．抜管時は意識清明で咳嗽反射があることを確認する必要がある。
　□ 3．ウィーニング法としてSIMV法，PSV法，on-off法がある。

（正解　問1：b, c　問2：c）

集中治療 2
循環管理

チャレンジしてみよう！（○か×をつけよ）

( ) 1. スワンガンツカテーテルは，肺動脈カテーテルの一種である。
( ) 2. 肺動脈楔入圧の正常値は，18mmHg前後である。
( ) 3. 肺動脈楔入圧は，おおよそ左房圧を反映している。
( ) 4. PAWP 20mmHg, CI 2.8L/分/m² はForrester分類でⅣ群である。
( ) 5. Forrester分類Ⅱ群の初期治療は，輸液負荷である。
( ) 6. IABPは，腹部大動脈に留置し，冠血流や脳血流を増加させる。
( ) 7. IABPは，拡張期にバルーンを拡張させる。
( ) 8. IABPは，大動脈閉鎖不全症患者には禁忌である。
( ) 9. 循環機能の補助を主目的にVV ECMOが導入される。
( ) 10. 補助人工心臓は，ポンプ機能をほぼ100％補うことができる。
( ) 11. α_1受容体は，血管平滑筋に分布している。
( ) 12. β_2受容体は，心筋に分布している。
( ) 13. ドブタミンは，β作用により心筋収縮が増強する。
( ) 14. Ⅰ群抗不整脈薬は，Naチャネルを抑制することで作用を発揮する。
( ) 15. Ⅲ群抗不整脈薬のアミオダロンは，β_1受容体遮断薬である。

（※正解は次ページ下段）

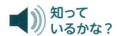 知っているかな？

- **Q1** スワンガンツカテーテルを用いた循環動態の評価法（Forrester分類）と心不全の治療方針について説明せよ。
- **Q2** 補助循環について述べよ。
- **Q3** 代表的な循環作動薬・抗不整脈薬について述べよ。

Q1 スワンガンツカテーテルを用いた循環動態の評価法（Forrester分類）と心不全の治療方針について説明せよ。

Key Card 🔑　　　　　　　　　　　　　　　　　　　知っているよね！

1. スワンガンツカテーテル
- 先端にバルーンの付いた肺動脈カテーテルのことである（図1）。
- 先端が進むにつれ，圧波形が変遷する（図2）。

2. Forrester分類（図3）と心不全の治療
- 心不全の状態が，肺動脈楔入圧（PAWP），心係数（CI）により4群に分類される。
- 心不全の治療方針の目安として用いられる。

図1 スワンガンツカテーテルの構造

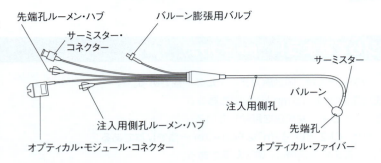

図2 圧波形の変化

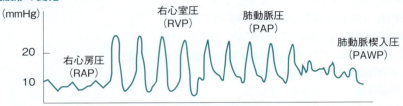

(図1・2：スワンガンツ・サーモダイリューション・カテーテル添付文書，Edwards Lifesciences社より引用改変)

図3 Forrester分類

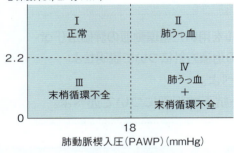

❗ ココが大切！⇒ 知っていたかな？

1. スワンガンツカテーテル（図1）
- ▶心機能評価，循環動態把握のために用いられる肺動脈カテーテルのことである。
- ▶通常，右内頸静脈から挿入。先端にバルーンが付いており，血流に乗せ肺動脈まで誘導する。
- ▶スワンガンツカテーテルでは右心系の内圧測定が可能である（図2）。
- ▶スワンガンツカテーテルでの測定基準値は，右房圧（RAP：0～8mmHg），右室圧（RVP：15～25／0～8mmHg），肺動脈圧（PAP：15～25／8～15mmHg），肺動脈楔入圧（PAWP：6～12mmHg）である。

正解	1	2	3	4	5	6	7	8	9	10	11	12	13	14	15
	○	×	○	×	×	×	○	○	○	○	○	×	○	○	×

- 肺動脈楔入圧の測定は，バルーンで肺動脈を楔入することで肺動脈末梢の静水圧が得られる。すなわち，肺動脈末梢の静水圧≒左房圧≒左心系の前負荷を間接的に知ることができる。
  ※ただし僧帽弁疾患や肺高血圧症，肺胞内圧の上昇する疾患などが存在しないことが前提。
- 心拍出量(CO)は，熱希釈法(冷却水を注入し，その温度変化を先端で計測しCOを計測する)にて測定する。計算式は，心係数(CI)＝CO/体表面積(正常値：2.5～4.2L/分/m^2)
- 混合静脈血酸素飽和度(SvO$_2$：約75％)は，上大静脈，下大静脈，冠静脈の混合血中の酸素飽和度のことである。
- 特有の合併症として，不整脈(期外収縮，完全房室ブロック，右脚ブロック)，肺動脈損傷，肺梗塞，右室穿孔などが挙げられる。

2. Forrester分類(図3)と治療

- PAWP, CIの値により心不全の程度がI～IV群に分類される(カットオフ値：PAWP＝18, CI＝2.2)。
  I群…肺うっ血および末梢循環不全などのポンプ失調がない状態。
  II群…肺うっ血。PAWP高値，CIは保たれている。
  　　利尿薬，血管拡張薬(硝酸薬，ACE阻害薬)を使用し，前負荷を軽減する。
  　　強心薬も用いる。
  III群…末梢循環不全。PAWPは正常，CIが低下している。
  　　循環血液量を確保するために補液，強心薬(カテコラミン)投与を行う。
  IV群…肺うっ血＋末梢循環不全。PAWP高値，CI低下している。
  　　利尿薬，血管拡張薬(血管拡張薬は心拍出量を増加させ，かつ心筋酸素消費量を増加させない)，強心薬投与。必要に応じてIABPやPCPS等の補助循環も行う(次項参照)。
- ※Forrester分類は急性心不全における指標として提唱されたものであり，慢性の経過では機能が代償され，多少の異常では各臓器機能が保たれることもある。

Q2 補助循環について述べよ。

Key Card　知っているよね！

1. 補助循環

- 補助循環にはIABP, PCPS, VADなどがある。
- 主な補助循環の特徴について表1に示す。

表1　補助循環の種類と特徴

	IABP	PCPS, V・A bypass, ECMO	体外設置型VAD	体内埋め込み型VAD
挿入方法	経皮的	経皮的, 外科的	外科的	外科的
補助流量	CO最大40％↑	2.0～3.0L/分	3～5L/分	機種により異なる。～10L/分
補助する心室	左心	左心・右心	左心・右心	左心
肺機能補助	効果なし	可能	効果なし	効果なし
補助気管	数日～数週	数日～数週	数カ月(交換により数年も可)	数カ月～数年

注)ECMO：膜型人工肺(extracorporeal membrane oxygenation)
(急性心不全治療ガイドライン2011年改訂版より引用改変)

❗ ココが大切！⇒ 知っていたかな？

1. 補助循環

▶補助循環の種類と特徴は**表1**のとおり。主なものについて以下に示す。

(1) 大動脈バルーンパンピング(IABP；intra-aortic balloon pumping)

▶バルーン付きカテーテルを大腿動脈から挿入，下行大動脈に留置し，心周期に同期して拡張・収縮を行いポンプ機能を補助する装置。

▶主な機能は2つ

　①拡張期にバルーンをふくらませて拡張期圧を上昇させ，冠血流や脳循環を増加させる。
　　特に冠血流は拡張期に確保されるため有効。
　②収縮期にバルーンを虚脱させることで，駆出抵抗を低下させ，後負荷を軽減する。

▶適応：急性心不全，心原性ショック，急性冠症候群，冠動脈再建時の予防的使用である。

▶禁忌：大動脈閉鎖不全症，大動脈解離，大動脈瘤，高度の動脈硬化。

▶合併症：下肢虚血，動脈壁損傷・解離，バルーン破裂(ヘリウムガス塞栓)，脊髄動脈虚血。

(2) 経皮的心肺補助装置(PCPS；percutaneous cardio-pulmonary support)

▶遠心ポンプと膜型人工肺(ECMO)を用いた心肺補助装置。

▶大腿動静脈にカニュレーションし，循環機能と呼吸機能の補助を行う。

▶PCPS ≒ VA ECMO(静脈から脱血し動脈に送血)である。一方，いわゆるECMOは呼吸機能補助を主目的としたVV ECMO(静脈→静脈)を指すことが多い。

▶適応：心肺停止蘇生例，重症心不全，難治性不整脈，偶発性低体温症による循環不全など。

▶禁忌：DIC，非可逆的な脳血管障害，大動脈弁閉鎖不全症，閉塞性動脈硬化症。

▶合併症：血栓塞栓症，空気塞栓症，下肢虚血など。

(3) 補助人工心臓(VAD；ventricular assist device)

▶ポンプ機能を一部，あるいはほぼ全体を補助する補助循環装置。

▶IABPやPCPSで十分な臓器循環が得られない場合に，心機能回復までの補助，心移植までの橋渡しとして導入される。

▶左心補助のLVAD，右心補助のRVAD，両心補助のBiVAD，また体外型，埋め込み型に分類される。

▶禁忌：病態によりさまざま。妊婦は禁忌(胎児への抗凝固薬の影響のため)。

▶合併症：血栓塞栓症，感染など。

Q3 代表的な循環作動薬・抗不整脈薬について述べよ。

Key Card 知っているよね！

1. 循環作動薬
- カテコラミンは，α，β受容体作用により末梢血管や心筋に作用する。

2. 抗不整脈薬
- 作用機序に従ってⅠ～Ⅳ群に分類される（表2）。

表2 Vaughan Williamsによる抗不整脈薬分類

		Ⅰ群	Ⅱ群	Ⅲ群	Ⅳ群
Ⅰ	a	キニジン プロカインアミド ジソピラミド	プロプラノロール	アミオダロン ソタロール	ベラパミル ジルチアゼム
	b	リドカイン メキシレチン			
	c	フレカイニド ピルジカイニド			

（不整脈薬物治療に関するガイドライン2009年改訂版より引用改変）

ココが大切！⇒ 知っていたかな？

1. 循環作動薬
▶カテコラミンは，アドレナリン受容体α，βに作用し末梢血管や心筋に対する変力作用をもつ。
▶それぞれサブタイプがあるが，$α_1$は血管平滑筋，$β_1$は心筋に主に分布している（$β_2$は主に気管支平滑筋）。
▶$α_1$刺激で血管収縮↑，$β_1$刺激で心筋収縮↑。
▶心筋に対する陽性変力作用により心拍数上昇，不整脈，心筋酸素消費↑により虚血の増悪をきたしうる。

(1) ドパミン
▶1～3γ（μg/kg/分）でドパミン受容体に作用，3～10γでβ作用，10γ以上でα作用優位となる。
▶循環不全，徐脈など使用機会は多いが，不整脈，心筋虚血をきたしうるため注意を要する。

(2) ドブタミン
▶$β_1$作用により心筋収縮力を増加させる。
▶心収縮力，心拍出量増加を主目的として使用される。

(3) アドレナリン（エピネフリン）
▶α作用およびβ作用をもつ。
▶適応：心停止，アナフィラキシーショック，気管支喘息，高度の低血圧（他剤無効の場合）。

(4) ノルアドレナリン（ノルエピネフリン）
▶強力なα作用と$β_1$作用をもつ（$β_2$作用はほとんどない）。
▶末梢血管収縮による血圧上昇作用が主である。

(5) イソプロテレノール
- β作用をもつ。α作用はもたない。
- 適応：アトロピン無効の徐脈，気管支喘息

2．抗不整脈薬

- Ⅰa, Ⅰb, Ⅰc, Ⅱ, Ⅲ, Ⅳ群に分類される（**表2**）。
- Ⅰ群はNaチャネル抑制。
  Ⅰaは K チャネルも抑制し活動電位持続時間を延長する。主に上室性不整脈に用いられる。
  Ⅰbは K チャネルを促進し活動電位持続時間を短縮する。心室性不整脈に用いられる。
  Ⅰcは他と比べて不整脈抑制作用が強く，活動電位持続時間には影響しない。上室性不整脈に用いられる。
- Ⅱ群は β_1 受容体を遮断することで抗不整脈作用を発揮する。上室性不整脈に用いられる。
- Ⅲ群は K チャネルを抑制し，不応期を延長することで不整脈を抑制する。
- Ⅳ群は Ca チャネルを抑制し，活動電位を抑制する。

できるかな！ 実践問題形式でチャレンジ！

問1． 急性心不全を患者に対し，スワンガンツカテーテルを挿入し以下の値を得た。
- PAWP 13 mmHg
- CI 1.8 L/分

Forrester 分類と初期治療の治療方針の組み合わせとして適切なものを選べ。
  a. Ⅱ群 － ドパミン投与
  b. Ⅱ群 － ループ利尿薬投与
  c. Ⅲ群 － 補液
  d. Ⅲ群 － サイアザイド系利尿薬投与
  e. Ⅳ群 － IABP

問2． カテコラミンについて正しいものをすべて選べ。
  a. カテコラミンは，α受容体に作用し心筋収縮増強作用をもつ。
  b. カテコラミンは，β_2 受容体に作用し末梢血管収縮作用をもつ。
  c. ノルアドレナリン（ノルエピネフリン）は，強いα作用をもつ。
  d. ドパミンは，10γ以上でα作用が優位となる。
  e. 高容量のドパミン投与は，心筋保護作用をもつ。

（※正解は次ページ下段）

> **知っておこう！**　✓ **要点整理**（チェックしよう！）

Ⅰ. スワンガンツカテーテルを用いた循環動態の評価法（Forrester分類）と心不全の治療方針について説明せよ。
- ☐ 1. スワンガンツカテーテルは，先端にバルーンのついた肺動脈カテーテルである。
- ☐ 2. スワンガンツカテーテルで得られる情報は，心不全の評価に有用である。
- ☐ 3. Forrester分類はPAWP，CIにより心不全を4群に分類し，治療方針の目安となる。

Ⅱ. 補助循環について述べよ。
- ☐ 1. 補助循環には，IABP，PCPS，VADなどがある。
- ☐ 2. IABPは，拡張期の冠血流・脳血流増加効果と収縮期の後負荷軽減効果をもつ。
- ☐ 3. 遠心ポンプと膜型人工肺（ECMO）を用いた，循環機能補助を主目的としたPCPS（VA ECMO）と呼吸機能補助を主目的としたECMO（VV ECMO）がある。

Ⅲ. 代表的な循環作動薬・抗不整脈薬について述べよ。
- ☐ 1. アドレナリン受容体のうち，α受容体は血管平滑筋に，$β_1$受容体は心筋に主に分布している。
- ☐ 2. ドパミンは，容量依存性に主に作用する受容体が異なる。
- ☐ 3. 抗不整脈薬はⅠ群はNaチャネル，Ⅱ群は$β_1$受容体，Ⅲ群はKチャネル，Ⅳ群はCaチャネルに作用する。

（正解　問1：c　問2：c, d）

救急 1
熱傷（範囲，深度など）

チャレンジしてみよう！（○か×をつけよ）

( )　1. Ⅰ度熱傷では水疱を伴う。
( )　2. Ⅰ度熱傷では疼痛を伴う。
( )　3. 浅Ⅱ度熱傷では疼痛を伴う。
( )　4. 浅Ⅱ度熱傷では水疱を伴う。
( )　5. 深Ⅱ度熱傷では，原則，疼痛を伴わない。
( )　6. 深Ⅱ度熱傷では水疱を伴う。
( )　7. Ⅲ度熱傷では疼痛を伴う。
( )　8. Ⅲ度熱傷の治療には，基本的に植皮が必要になる。
( )　9. 成人において，右下肢前面がⅠ度，右腕全体がⅡ度，左手掌がⅢ度熱傷の熱傷面積は19％である。
( )　10. 成人において，右下肢前面がⅠ度，両腕全体がⅡ度，両手掌がⅢ度熱傷のburn indexは10である。
( )　11. 鼻毛が焼灼している場合は，積極的に気管支鏡を行い気道熱傷を確認する。
( )　12. 閉所の火災の場合は，動脈血ガス分析を行う必要がある。
( )　13. COHbの解離には，純酸素投与または高圧酸素投与が有効である。
( )　14. 血中COHb濃度が15％以上で意識障害を生じる。
( )　15. 一酸化炭素中毒の最も多い症状は吐き気である。

（※正解は次ページ下段）

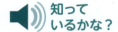 知っているかな？

- Q1 熱傷の深度について述べよ。
- Q2 熱傷の範囲について述べよ。
- Q3 気道熱傷，一酸化炭素中毒について述べよ。

Q1 熱傷の深度について述べよ。

Key Card　　　　　　　　　知っているよね！

1. **熱傷深度を理解するための皮膚構築**
   - 熱傷は，Ⅰ度，浅Ⅱ度，深Ⅱ度，Ⅲ度に分類される（図1）。

図1　皮膚の構造と熱傷深度

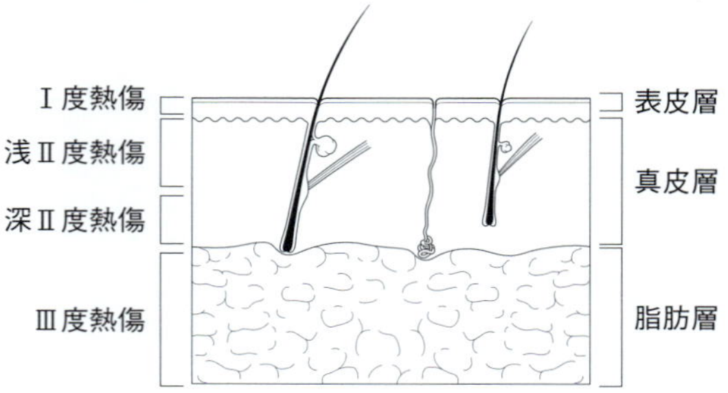

Ⅰ度熱傷／浅Ⅱ度熱傷／深Ⅱ度熱傷／Ⅲ度熱傷
表皮層／真皮層／脂肪層

2. 熱傷深度
- 熱傷深度ごとの所見を**表1**に示す。

表1　熱傷深度の分類

深度	皮膚所見		知覚	
Ⅰ度	発赤紅斑	水疱（－）	灼熱痛	知覚過敏
浅Ⅱ度	発赤	水疱（＋）底赤色	強疼痛	知覚あり
深Ⅱ度	やや白色	水疱（＋）底白色～びらん	疼痛（±）	知覚鈍麻
Ⅲ度	灰白黒色	羊皮紙様硬	無痛	知覚なし

（外科研修マニュアル第2版，南江堂より引用）

！ ココが大切！ ⇒ 知っていたかな？

1. 熱傷深度

▶Ⅰ度熱傷は，
　① 表皮の熱傷で，発赤のみで治癒する。
　② 有痛性で，水疱は伴わない。
▶Ⅱ度熱傷は真皮層までの熱傷で，浅Ⅱ度と深Ⅱ度に分類される。
▶浅Ⅱ度熱傷は，
　① 真皮浅層（真皮乳頭層）までで，付属器はほぼ残る。
　② 赤く，浮腫状で水疱形成を認める（真皮層の脈管が傷害され体液が漏出する。だから水疱形成が生じる）。
　③ 疼痛を生じる。
　④ 瘢痕を残さない（真皮成分が残っているため）。
▶深Ⅱ度熱傷は，
　① 真皮深層（真皮網状層）に達し，付属器は一部残る。
　② 蒼白または黄色（血流障害のため）で，水疱形成を認める。
　③ ときに疼痛が消失する（知覚神経も障害されるため）。
　④ 肥厚性瘢痕になる可能性が高い（真皮の損傷が大きいと，無構造な真皮様組織による肉芽が形成されるため）。
▶Ⅲ度熱傷は，
　① 皮下脂肪層に達する。
　② 感覚神経を含む付属器が破壊される。
　③ 白色か炭化状態となる（皮下組織が露呈することと，焼灼による炭化のため）。
　④ 無痛となる（感覚神経の破壊による）。
　⑤ 瘢痕治癒することもあるが，通常は植皮が必要。

正解	1	2	3	4	5	6	7	8	9	10	11	12	13	14	15
	×	○	○	○	×	○	×	○	×	×	○	○	○	×	×

Q2 熱傷の範囲について述べよ。

Key Card　🔑　知っているよね！

1. 熱傷範囲の推定法
- 成人の熱傷面積判定は，9の法則または手掌法を用いる（図2）。
- 小児熱傷については，p.112参照。

図2　熱傷面積の判定

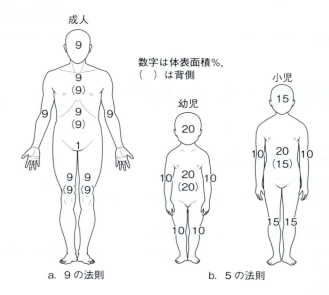

a. 9の法則　　　b. 5の法則

数字は体表面積％，（　）は背側

2. 熱傷の重症度分類（熱傷深度，熱傷範囲，熱傷原因）
- 熱傷の重症度分類について**表2**に示す。

表2　熱傷の重症度分類

重症：救命救急センターなど，熱傷治療の専門医のいる施設で入院加療を必要とするもの
- Ⅱ度熱傷で30％以上のもの
- Ⅲ度熱傷で10％以上のもの
- 顔面，手，足の熱傷
- 気道熱傷が疑われるもの
- 電撃傷（雷撃傷を含む）
- 化学損傷
- 軟部組織の損傷や骨折を伴うもの

中等症：一般病院で入院加療を必要とするもの
- Ⅱ度熱傷で15～30％のもの
- Ⅲ度熱傷で10％以下のもの

軽症：外来で通院治療可能なもの
- Ⅱ度熱傷で15％以下のもの
- Ⅲ度熱傷で2％以下のもの

（佐々木淳一，相川直樹：熱傷の評価．救急医療ジャーナル No.2, 1994より引用）

! ココが大切！⇒ 知っていたかな？

▶ 成人の熱傷面積判定は9の法則または手掌法（手掌面積が1%）を用いる。
▶ 熱傷面積の判定にはⅠ度熱傷を含めない。Ⅱ度熱傷以上で計算する。
　①重症：Ⅱ度25%（小児は20%）以上，またはⅢ度10%以上。
　②中等症：Ⅱ度15%（小児は10%）以上，またはⅢ度2%以上。
　③軽症：中等症以下。
▶ 重症は熱傷センターなどの専門機関での管理が望ましい。
▶ 中等症は入院加療が必要。
▶ 軽症は基本的には外来で治療できるが，軽症でも脱水になることがあるので注意が必要。
▶ 重症度の指標や予後の推測にburn indexを用いる
　① burn index ＝ Ⅱ度熱傷面積(%) × 1/2 ＋ Ⅲ度熱傷面積(%)が用いられる。
　　＊ burn index 10〜15以上を重症熱傷とする。
　② prognostic burn index ＝ 年齢 ＋ burn index ＞ 100 は生命予後不良とされる。
▶ 熱傷のストレスにより急性胃潰瘍（Curling潰瘍）を生じることがあるので注意する。

Q3 気道熱傷，一酸化炭素中毒について述べよ。

Key Card　　知っているよね！

1. 気道熱傷の重症度分類
・気道熱傷の重症度分類を**表3**に示す。

表3

分類	程度	表記	BF（bronchofiberscopy）所見
咽頭 (L：larynx)	non	—	異常所見なし
	mild	Lm	すすの付着，ごく軽度の発赤・浮腫
	severe	Ls	器質的所見：明らかな浮腫，毛細血管透見性の低下 機能的所見：声帯開閉傷害
気管・気管支 (B：bronchus)	non	—	異常所見なし
	mild	Bm	すすの付着，ごく軽度の発赤・浮腫
	severe	Bs	粘膜の脱落・変性，毛細血管透見性の低下，多量の気道分泌，高度の浮腫

（インターネットサイト：slide share net 内「熱傷講習会」より引用）

2. 一酸化炭素中毒
・一酸化炭素中毒の一酸化炭素ヘモグロビン（COHb）濃度と症状の関係を**表4**に示す。
・酸素圧とCOHbの解離の関係を**図3**に示す。
・COHbの解離には，高濃度酸素投与が必要である。

表4　COHb（一酸化炭素ヘモグロビン）濃度と臨床症状

COHb濃度（%）	臨床症状
～10	無症状
10～20	軽度の頭痛
20～30	拍動性頭痛，判断力低下，易疲労性
30～40	激しい頭痛，嘔気，嘔吐，めまい，視力障害
40～50	錯乱，重度の運動失調，呼吸促迫
50～60	意識障害，痙攣，頻脈，皮膚蒼白，チアノーゼ
60～70	昏睡，尿・便失禁
70～	心機能および呼吸の抑制，停止

（救急医学 25(2), 2011 より引用）

図3　一酸化炭素の除去速度

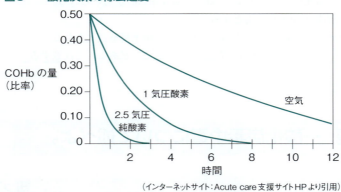

（インターネットサイト：Acute care 支援サイト HP より引用）

❗ ココが大切！ ⇒ 知っていたかな？

1. 気道熱傷

- ▶ 気道熱傷の徴候は，嗄声，顔面熱傷，鼻毛の焼灼，喀痰へのすすの混入，口腔粘膜の浮腫など。
- ▶ 気道熱傷を疑う場合には，積極的に喉頭鏡や気管支鏡で気道の状態を確認する。
  （「すすの付着・ごく軽度の発赤と浮腫」は中等度の気道熱傷）
- ▶ 気道熱傷を疑う場合は，慎重なモニタリングを行い，上気道症状の出現に注意を払う。
- ▶ 喉頭浮腫は，受傷後12時間で急速に進行し気道閉塞をきたすことがある。
- ▶ 喉頭浮腫を疑う場合は，予防的な気管内挿管を考慮する。

2. 一酸化炭素中毒

- ▶ 閉所での火災においては，一酸化炭素中毒に注意する。
- ▶ 一酸化炭素中毒の徴候は，悪心，嘔吐，頭痛（最多），意識障害，鮮紅色の口唇など。
- ▶ 一酸化炭素（CO）は，酸素の249倍の親和性でヘモグロビンと結合する。
- ▶ 高濃度酸素投与を行わない限り，一酸化炭素ヘモグロビン（COHb）はきわめてゆっくりとしか解離しない。
- ▶ 高圧酸素投与または純酸素投与がCOHbの解離を促進する。
- ▶ 吸光率がCOHb≒HbO$_2$のため，パルスオキシメーターで一酸化炭素中毒を判別することは困難である。

▶ 動脈血ガス分析を行い，COHb濃度を測定する必要がある。
▶ COHb濃度が30％以上で意識障害をきたし，60％以上だと生存できない。

できるかな！ 実践問題形式でチャレンジ！

問1. 右前腕に発赤・水疱・疼痛を伴う熱傷を負った症例について正しいものを2つ選べ。
 a. 深Ⅱ度熱傷である。
 b. 瘢痕を残さない。
 c. 熱傷面積は9の法則で18％である。
 d. 熱傷面積からは軽症と判断される。
 e. burn index＝9である。

問2. 火災現場から救出された患者について正しいものを2つ選べ。
 a. 意識清明で会話も可能なので，気道熱傷の心配はない。
 b. 顔面に熱傷がなくても気道熱傷を疑って診察する必要がある。
 c. パルスオキシメーターでSpO_2 98％なので酸素化は問題ない。
 d. 動脈血ガス分析でCOHb濃度を確認するべきである。
 e. 1時間ほど経過をみて問題なければ帰宅してもよい。

（※正解は下段）

知っておこう！ 要点整理（チェックしよう！）

Ⅰ. 熱傷の深度について述べよ。
 □ 1. Ⅰ度熱傷では，水疱を伴わない。
 □ 2. 水疱，疼痛を伴うのは，浅Ⅱ度～深Ⅱ度熱傷である。
 □ 3. 深Ⅱ度熱傷は黄色または白色で肥厚は瘢痕となり，Ⅲ度熱傷は灰白色～黒色で瘢痕治癒または植皮を要する。

Ⅱ. 熱傷の範囲について述べよ。
 □ 1. 成人では9の法則を用いて熱傷面積計算とする。ただし，Ⅰ度熱傷は熱傷面積計算に含めない。
 □ 2. burn index＝Ⅱ度熱傷面積（％）× 1/2 ＋ Ⅲ度熱傷面積（％）
 □ 3. burn index 10～15以上を重症熱傷とする。

Ⅲ. 気道熱傷，一酸化炭素中毒について述べよ。
 □ 1. 嗄声，顔面熱傷，鼻毛の焼灼，喀痰への煤の混入，口腔粘膜の浮腫など，気道熱傷の徴候を認めた場合は積極的に気管支鏡などで気道の観察を行う。
 □ 2. 外傷以上に気道熱傷や一酸化炭素中毒を負っていることがあるので注意が必要。
 □ 3. 一酸化炭素中毒ではパルスオキシメーターのSpO_2はあてにならない。動脈血ガス分析でCOHbを測定する必要がある。

（正解 問1：b, d 問2：b, d）

救急2
熱傷（初期治療，小児熱傷）

チャレンジしてみよう！（○か×をつけよ）

( ) 1. 成人では，総体表面積の15％以上の熱傷を認めた場合には，初期輸液が推奨されている。
( ) 2. 初期輸液は，熱傷受傷後6時間以内に行うことが推奨されている。
( ) 3. 初期輸液開始後は，成人，小児ともに0.5mL/kg/時以上の尿量を目安に輸液量を調整する。
( ) 4. 初期輸液の際には，コロイド輸液（アルブミン製剤など）の併用が有用とするエビデンスが存在する。
( ) 5. 気道熱傷合併例では，計算値より輸液量を少なくする必要がある。
( ) 6. 初期輸液量の決定のための熱傷面積の推定では，Ⅱ，Ⅲ度熱傷面積のみを推定する。
( ) 7. 小児熱傷では成人と同様に，総体表面積の15％以上の熱傷を認めた場合に初期輸液を開始する。
( ) 8. 乳児の熱傷では，低血糖に注意し輸液による糖質の補給を考慮する。
( ) 9. 広範囲熱傷（体表面積の30％以上）の場合には，保存的治療を優先し，病状が改善したことを確認のうえ，待機手術を行う。
( ) 10. Ⅱ度熱傷，Ⅲ度熱傷ともに創傷被覆材が有用である。
( ) 11. Ⅲ度熱傷に対する感染予防目的で，ゲーベンクリーム®を使用することは有用である。
( ) 12. Ⅱ度熱傷に対する感染予防目的で，ゲーベンクリーム®を使用することは有用である。
( ) 13. Ⅱ度熱傷に対してはbFGF製剤（フィブラストスプレー®）の投与を考慮する。
( ) 14. 熱傷に対する早期手術とは，受傷後3日以内にすべて，もしくは75％までの焼痂組織を切除する手術である。
( ) 15. 早期手術実施時に同種皮膚移植は行うべきでなく，二期的に行うことが推奨されている。

（※正解は次ページ下段）

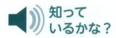

Q1 熱傷（成人の場合を中心に）に対する初期輸液について述べよ。
Q2 小児熱傷に対する輸液療法について述べよ。
Q3 熱傷局所治療について述べよ。

Q1 熱傷（成人の場合を中心に）に対する初期輸液について述べよ。

Key Card　　　　　　　　　　　　　　　　　　　　　　　　　　　知っているよね！

1. 熱傷に対する初期輸液
- 熱傷診療ガイドライン第2版では，成人で総体表面積の15％以上，小児で10％以上の熱傷を認める場合には初期輸液が推奨されている。

- 初期輸液は，熱傷受傷後2時間以内に開始することが推奨されている。
- 熱傷初期輸液量は下記の計算式に従い決定する。

(a) 成人の熱傷初期輸液（ABLS 2010より引用）

> はじめの24時間の輸液量＝ 2 × 体重(kg) × 熱傷面積(Ⅱ度+Ⅲ度＊：%)

(b) 成人の熱傷初期輸液（高電圧電撃傷）（ABLS 2010より引用）

> はじめの24時間の輸液量＝ 4 × 体重(kg) × 熱傷面積(Ⅱ度+Ⅲ度＊：%)

＊熱傷面積の推定についてはp.106参照

- 全輸液量の半量を最初の8時間で投与し，残りの半量を16時間で投与する。

(ABLS: Advanced Burn Life Support Course Provider's Manual)

❗ ココが大切！ ⇒ 知っていたかな？

▶ 熱傷受傷後24〜48時間頃までは burn shock とよばれる状態である。局所症状に加え全身の血管透過性が亢進するため，細胞外液が喪失し循環血液量減少性ショックを呈する。

▶ それゆえ，受傷直後24〜48時間までは，特に広範囲熱傷では大量輸液が必要となることが多い。

▶ 初期輸液には，ほぼ等張の電解質輸液（乳酸リンゲル液など）を使用するのが標準的であり，推奨されている。

▶ 過去にはコロイド輸液（アルブミンなど）の投与が有用とする報告も存在したが，現在では重症熱傷患者におけるアルブミン投与は，死亡率を減少させるという明確なエビデンスはないとされており，「熱傷診療ガイドライン」には，「コロイド輸液（アルブミンなど）の併用は，総輸液量の減少，一時的な膠質浸透圧の維持などの点から，考慮してもよい」との記載にとどめている。

▶ 初期輸液開始後は，主に尿量を目安（成人0.5mL/kg/時以上，小児1.0mL/kg/時以上）に輸液量を調整する。

▶ ①小児の場合，②気道熱傷合併症例，③ミオグロビン尿・ヘモグロビン尿を認めた症例では，計算値より輸液の量を多くする必要がある。

▶ Advanced Burn Life Support Course Provider's Manual（ABLS 2011）では，熱傷面積を計算し輸液量を算出するまでに行うべき輸液の量（速度）の目安を報告している（表1）。受傷後，速やかに輸液を開始することを推奨している。

表1 初期輸液量計算前の輸液速度（ABLS 2011）

	乳酸リンゲル投与速度
5歳以下	125mL/時
6〜13歳	250mL/時
14歳以上	500mL/時

正解	1	2	3	4	5	6	7	8	9	10	11	12	13	14	15
	○	×	×	×	×	○	○	○	×	×	×	○	○	×	×

Q2 小児熱傷に対する輸液療法について述べよ。

Key Card　知っているよね！

1. 小児の熱傷に対する初期輸液
- 小児の熱傷に対する初期輸液の計算式を下に示した。
- 成人と同様に全輸液量の半量を最初の8時間で投与し，残りの半量を16時間で投与する。

(a) 小児の熱傷の初期輸液 (ABLS 2010)

> はじめの24時間の輸液量＝3 × 体重（kg）× 熱傷面積（Ⅱ度＋Ⅲ度：％）

（14歳未満，または40kg未満）

2. 小児熱傷範囲の推定法（図1）
- 熱傷面積は，体表の何％を受傷したかで示す％BSAで表記する。
- Ⅰ度熱傷の面積は積算せず，Ⅱ度とⅢ度の和とする（p.109参照）。
- 頭部と体幹が広い幼小児では，5の法則を用いる（図1）。

図1　小児熱傷範囲の推定法

（　）は背側を示す

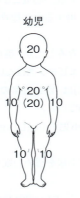
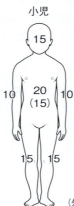

（外科研修マニュアル第2版，南江堂より引用）

❗ ココが大切！ ⇒ 知っていたかな？

▶ 成人では，15％以上の熱傷面積を認めた場合に初期輸液を開始するが，小児では10％以上で開始する。

▶ 乳児（1歳未満あるいは体重10kg未満）の場合には，低血糖に注意し，輸液による糖質の補給を考慮する。

▶ 小児では，成人と比較して体重をもとに計算される量よりも多くの輸液を必要とすることが多い。

▶ 成人同様に尿量を目安に輸液量を調整するが，その目安量は成人が0.5mL/kg/時以上であるのに対し，小児では1.0mL/kg/時を目安にする。

Q3 熱傷局所治療について述べよ。

Key Card 🔑　知っているよね！

- 熱傷の局所治療は，①熱傷の面積と②熱傷の深さによって適応が異なる。
- 局所治療の目的は，①感染対策，②創傷治癒促進，③壊死組織除去であり，その目的により治療方針が変わる。
- 広範囲熱傷(体表面積の30％以上)の場合には，早期手術が推奨されている。
- 図2に熱傷の局所治療アルゴリズムを示す。
- 熱傷の病態の変化・治癒状況により，それぞれの治療を組み合わせながら治療を継続する。

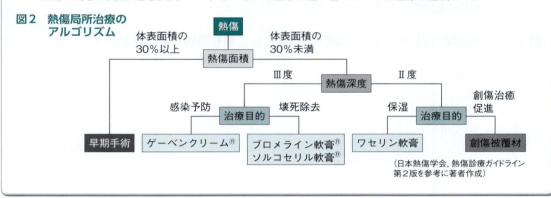

図2　熱傷局所治療のアルゴリズム

(日本熱傷学会，熱傷診療ガイドライン第2版を参考に著者作成)

❗ ココが大切！⇒ 知っていたかな？

1. 保存的局所治療(図2，表2)

- ▶ 熱傷に対する外用剤の使用は，対照群(無治療)と比べ，有意に治療成績が良好と報告されている。
- ▶ Ⅲ度熱傷の場合には，保存的治療のみでは限界があり，使用は小範囲に止めるべきとする報告もある。
- ▶ Ⅱ度熱傷に対しては創傷被覆材の使用が有用であるが，Ⅲ度熱傷に対する創傷被覆材の有用性を示した報告はない。
- ▶ Ⅱ度熱傷に対しては，bFGF製剤(フィブラストスプレー®)の併用を考慮してもよい。

2. 外科的局所治療

- ▶ 前述のように，広範囲熱傷(総体表面積の30％以上)では，早期手術が推奨されている。
- ▶ 早期手術とは，「受傷後2週間以内にすべて，もしくは90％までの焼痂組織を切除し，創閉鎖すること」と定義されている。
- ▶ 早期手術実施時に同種皮膚移植を行うことも推奨されている。

表2　保存的治療

		外用剤	創傷被覆材
Ⅱ度熱傷		ワセリン軟膏基剤 フィブラストスプレー®	ハイドロコロイド材 銀含有創傷被覆材
Ⅲ度熱傷	小範囲	ブロメライン軟膏® ソルコセリル軟膏®	エビデンスなし
	広範囲	ゲーベンクリーム®	

(日本熱傷学会，熱傷診療ガイドラインを参考に著者作成)

できるかな！ 実践問題形式でチャレンジ！

76歳男性。自宅の火災により熱傷受傷後，1時間経過し救急搬送。身長161cm，体重50kg。熱傷面積は9の法則（p.108参照）より36％と判断した。気道熱傷は認めなかったが，ヘモグロビン尿を認めた。以下の問いに答えよ。

問1．次の記載の中で誤ったものを1つ選べ。
a. 広範囲熱傷である。
b. 初期輸液の適応である。
c. 初期輸液量決定前には，乳酸リンゲルを500mL/時で投与を開始する。
d. 輸液開始後の尿量が10mL/時であったため，経過観察を行った。
e. 初期輸液量計算値以上の輸液が必要となる可能性が高い。

問2．初期輸液量（はじめの24時間の輸液量）として最も適切な量はどれか？
a. 1,500mL
b. 2,500mL
c. 3,500mL
d. 4,500mL
e. 5,500mL

（※正解は下段）

知っておこう！　✓ 要点整理（チェックしよう！）

Ⅰ．熱傷（成人の場合を中心に）に対する初期輸液について述べよ。
☐ 1．成人では総体表面積の15％以上の熱傷を認める場合に初期輸液を行う。
☐ 2．初期輸液は熱傷受傷後2時間以内に開始する。
☐ 3．①小児の場合，②気道熱傷合併例，③ミオグロビン尿・ヘモグロビン尿を認める場合には，計算値より輸液の量を多くする。

Ⅱ．小児熱傷に対する輸液療法について述べよ。
☐ 1．小児では総体表面積の10％以上の熱傷を認める場合に初期輸液を行う。
☐ 2．乳児では，低血糖に注意し，輸液による糖質の補給を考慮する。
☐ 3．尿量（1.0mL/kg/時）を目安に輸液量を調整する。

Ⅲ．熱傷局所治療について述べよ。
☐ 1．広範囲熱傷（体表面積の30％以上）の場合には，早期手術が望ましい。
☐ 2．Ⅲ度熱傷には保存的治療（外用薬など）では限界があり，手術を念頭に治療を行う。
☐ 3．早期手術を行う際に，同時に同種皮膚移植を行うことも推奨されている。

（正解　問1：d　問2：c）

救急 3
頭部外傷（急性硬膜下血腫，急性硬膜外血腫）

チャレンジしてみよう！（○か×をつけよ）

（　）1. 急性硬膜下血腫とは，硬膜と頭蓋骨の間に生じる血腫である。
（　）2. 急性硬膜下血腫では，受傷当初から意識障害を認めることが多い。
（　）3. 急性硬膜下血腫では，意識清明期を認めることが多い。
（　）4. 急性硬膜下血腫では，頭部CT検査において頭蓋骨に接した三日月状の血腫を認める。
（　）5. 急性硬膜下血腫の外科的治療では，穿頭術が原則である。
（　）6. 急性硬膜外血腫とは，硬膜とくも膜との間に生じる血腫である。
（　）7. 硬膜は硬いので，硬膜血管は骨折時に損傷されにくい。
（　）8. 急性硬膜外血腫では，意識清明期を認めることが多い。
（　）9. 急性硬膜外血腫では，頭部CT検査において頭蓋骨に接した両凸レンズ状の血腫を認める。
（　）10. 急性硬膜外血腫は，急性硬膜下血腫に比べて予後がよい。
（　）11. 脳を包む硬膜，くも膜，漿膜の3層を合わせて髄膜とよぶ。
（　）12. 外傷性くも膜下出血とは，外傷によりくも膜下腔に出血が広がったものである。
（　）13. 外傷性くも膜下出血による症状は，頭痛や嘔吐である。
（　）14. 外傷性くも膜下出血では，正常圧水頭症を生じない。
（　）15. 外傷性くも膜下出血では頭部CT検査において脳溝や脳裂，脳槽に出血による高吸収域を認める。

（※正解は次ページ下段）

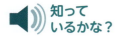
知っているかな？

Q1 急性硬膜下血腫の病態・診断・治療について述べよ。
Q2 急性硬膜外血腫の病態・診断・治療について述べよ。
Q3 外傷性くも膜下出血の病態・診断・治療について述べよ。

Q1 急性硬膜下血腫の病態・診断・治療について述べよ。

Key Card 🔑　　　　　　　　　　　　　　　　知っているよね！

1. 急性硬膜下血腫の病態
- 硬膜とくも膜の間に生じる血腫であり，脳表に広くひろがる。
- 高度の脳挫傷を伴うことが多く，脳の表在血管の断裂などにより生じる。
- 重症頭部外傷の30％を占め，受傷当初から意識障害を認めることが多い。
- 意識清明であることは少ない（清明なのは20％程度）。
- 瞳孔不同や除脳硬直を認めることがある（脳ヘルニアの徴候）。

2. 急性硬膜下血腫の診断(頭部CT検査)(図1)
- 頭蓋骨に接した三日月状の高吸収域(血腫)を認める。
- 側脳室の健側への偏位や正中線の健側への偏位を認める。

3. 急性硬膜下血腫の治療
- 以下の状態を認めるような場合は緊急開頭・血腫除去・止血術を行うのが原則である。
  - ①血腫の厚さ＞1cm
  - ②脳浮腫に伴う正中構造物の偏位やmass sign
  - ③神経症状が急激に進行する場合

図1 急性硬膜下血腫のCT像

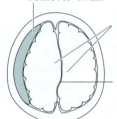

❗ ココが大切！⇒ 知っていたかな？

1. 急性硬膜下血腫の病態
▶ 硬膜とくも膜の間に生じる血腫であり、脳表に大きく広がる(図2)。
▶ 高度の脳挫傷を伴うことが多く、脳の表在血管の断裂などにより生じる。
▶ 成人の場合は、脳溝内の小動脈や脳表の静脈損傷からの出血が主である。
▶ 小児の場合は、架橋静脈の破綻による出血が主である(小児の場合は頭部外傷の頻度が高く、低酸素脳症、低体温を生じやすい)。
▶ 急性硬膜外血腫と比較して、頭蓋骨骨折との関係は少ない。
▶ 重症頭部外傷の30％を占め、受傷当初から意識障害を認めることが多い。
▶ 意識清明であることは少ない(清明なのは20％程度)。
▶ 瞳孔不同や除脳硬直を認めることがある(脳ヘルニアの徴候：血腫同側の瞳孔散大や対側の片麻痺など)。
▶ 急性硬膜外血腫に比べ予後不良である。

図2 硬膜下血腫

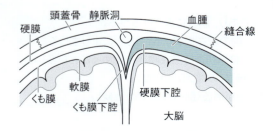

正解	1	2	3	4	5		6	7	8	9	10		11	12	13	14	15
	×	○	×	○	×		×	×	○	○	○		○	○	○	×	○

2. 急性硬膜下血腫の診断（頭部CT検査）
- ▶頭蓋骨に接した三日月状の高吸収域（血腫）を認める。
- ▶側脳室の健側への偏位や正中線の健側への偏位を認める。

3. 急性硬膜下血腫の治療
- ▶以下の状態を認めるような場合は緊急開頭・血腫除去・止血術を行うのが原則である。
①血腫の厚さ＞1 cm，②脳浮腫に伴う正中構造物の偏位やmass sign，③神経症状が急激に進行する場合。
- ▶開頭による血腫除去が原則とされている（大開頭に耐えられない状態であれば，穿頭術を行うこともある）。
- ▶早期に手術をしても死亡率は40〜60％と高率である（脳挫傷や頭蓋内圧亢進症が著明なことが多いため）。

Q2 急性硬膜外血腫の病態・診断・治療について述べよ。

Key Card 知っているよね！

1. 急性硬膜外血腫の病態
- 硬膜と頭蓋骨内面との間に生じる血腫である（図4）。
- 打撲部や骨折による硬膜血管（中硬膜動脈や静脈洞）の損傷により生じる。
- 受傷直後の意識障害が一度回復する意識清明期があるのが特徴である。
- 血腫の増大に伴い，脳ヘルニアの徴候が出現する。

2. 急性硬膜外血腫の診断（頭部CT検査）（図3）
- 頭蓋骨に接した凸レンズ状の高吸収域（血腫）を認める。
- 血腫の増大に伴い，側脳室の健側への圧排や正中線の健側への圧排を認める。

3. 急性硬膜外血腫の治療
- 開頭血腫除去と止血を行うのが原則である。

図3　急性硬膜外血腫のCT像

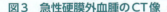

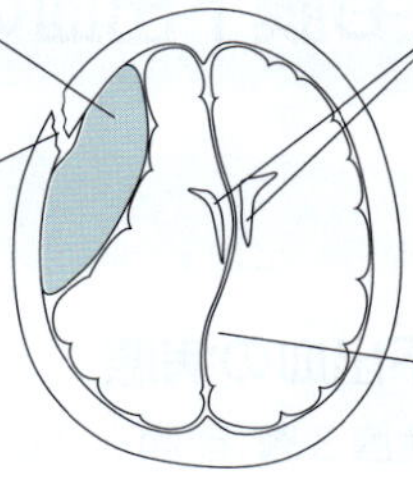

❗ ココが大切！ ⇒ 知っていたかな？

1. 急性硬膜外血腫の病態
- ▶ 硬膜と頭蓋骨内面との間に生じる血腫である（図4）。
- ▶ 打撲部や骨折による硬膜血管（中硬膜動脈や静脈洞）の損傷により生じる。
- ▶ 硬膜は頭蓋骨内面に結合しているので，硬膜血管は骨折時に損傷されやすい。
- ▶ 頭部外傷の0.5%に認められ，頭部外傷による昏睡患者の9%に認められる。
- ▶ 受傷直後の意識障害が一度回復する意識清明期があるのが特徴である。
- ▶ 動脈性出血では意識清明期が短い（6時間程度）。
- ▶ 静脈性出血では意識清明期が長い（2〜3日）。
- ▶ 意識清明期の後に急激な意識レベルの低下を生じることが多い。
- ▶ 脳損傷を伴う場合は，意識清明期を認めないことがあるので注意が必要である。
- ▶ 血腫の増大に伴い，脳ヘルニアの徴候が出現する。

図4　硬膜外血腫

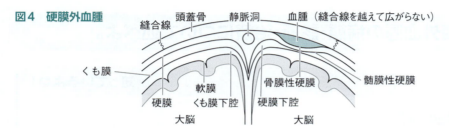

2. 急性硬膜外血腫の診断（頭部CT検査）
- ▶ 頭蓋骨に接した凸レンズ状の高吸収域（血腫）を認める。
- ▶ 血腫の増大に伴い，側脳室の健側への圧排や正中線の健側への圧排を認める。
- ▶ 受傷直後は血腫が小さく，頭部CT検査で発見できないことがあるので注意が必要である。

3. 急性硬膜外血腫の治療
- ▶ 開頭血腫除去と止血を行うのが原則である。
- ▶ 無症状の小血腫では保存的治療を行うこともある。

Q3 外傷性くも膜下出血の病態・診断・治療について述べよ。

🔑 Key Card　　　　　　　　　　　　　　　　　　　　　　　　　　知っているよね！

1. 外傷性くも膜下出血の病態
- ・脳を包んでいる髄膜3層（硬膜・くも膜・軟膜）のうち，くも膜下に出血が広がったものである。
- ・図5にくも膜下出血とその他の頭蓋内出血の部位の比較を示す。
- ・通常，くも膜下出血は脳動脈瘤の破裂で生じるものを指すが，外傷が原因で生じたものを外傷性くも膜下出血とよぶ。

- 受傷時から激しい頭痛や嘔吐，意識障害が生じる。
- 脳挫傷を伴う場合は，片麻痺や感覚障害（半身），言語障害，痙攣を認めることもある。

2. 外傷性くも膜下出血の診断（頭部CT検査）
- 脳溝や脳裂，脳槽に出血による高吸収域を認める。

3. 外傷性くも膜下出血の治療
- 基本的には保存的加療を行い，出血の自然吸収を待つ（くも膜下出血に対する有用性は明らかではない）。

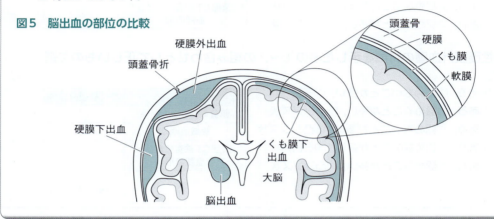

図5　脳出血の部位の比較

❗ ココが大切！ ⇒ 知っていたかな？

1. 外傷性くも膜下出血の病態
- 脳を包んでいる髄膜3層（硬膜・くも膜・軟膜）のうち，くも膜下に出血が広がったものである。
- 通常，くも膜下出血は脳動脈瘤の破裂で生じるものを指すが，外傷が原因で生じたものを外傷性くも膜下出血とよぶ。
- 脳表面の脳挫傷部からの出血がくも膜下腔に広がって生じる。
- 受傷時から激しい頭痛や嘔吐，意識障害が生じる。
- 脳挫傷を伴う場合は，片麻痺や感覚障害（半身），言語障害，痙攣を認めることもある。
- 予後は，合併する脳損傷によって左右される。
- 脳脊髄液のうっ滞により，外傷性正常圧水頭症を生じることがある。

2. 外傷性くも膜下出血の診断（頭部CT検査）
- 脳溝や脳裂，脳槽に出血による高吸収域を認める。
- 脳動脈瘤の破裂と鑑別が必要な場合はMR angiographyやCT angiographyにて脳血管を評価することもある。

3. 外傷性くも膜下出血の治療
- 基本的には保存的治療を行い，出血の自然吸収を待つ（くも膜下出血に対する手術の有用性は明らかではない）。
- 合併する脳挫傷による症状（頭蓋内圧亢進など）を認める場合は，それに対する治療を行う。

できるかな！ 実践問題形式でチャレンジ！

問1. 急性硬膜下血腫の特徴を示した表の①〜③の組み合わせとして正しいものを選べ。

a. ①ある，②認めないことが多い，③三日月状
b. ①ある，②認めることが多い，③凸レンズ状
c. ①まれ，②認めないことが多い，③凸レンズ状
d. ①まれ，②認めないことが多い，③三日月状
e. ①まれ，②認めることが多い，③凸レンズ状

	急性硬膜下血腫
頭蓋骨骨折との関係	①
意識清明期	②
頭部CT検査における血腫の形	③

問2. 急性硬膜外血腫の特徴を示した表の①〜③の組み合わせとして正しいものを選べ。

a. ①ある，②認めないことが多い，③三日月状
b. ①ある，②認めることが多い，③凸レンズ状
c. ①ある，②認めないことが多い，③凸レンズ状
d. ①まれ，②認めないことが多い，③三日月状
e. ①まれ，②認めることが多い，③凸レンズ状

	急性硬膜外血腫
頭蓋骨骨折との関係	①
意識清明期	②
頭部CT検査における血腫の形	③

（※正解は下段）

知っておこう！ 要点整理（チェックしよう！）

Ⅰ．急性硬膜下血腫の病態・診断・治療について述べよ。
- □ 1. 脳挫傷を伴うことが多く，脳の表在血管の断裂などにより生じ，硬膜とくも膜の間に広くひろがる。
- □ 2. 頭部CT検査において頭蓋骨に接した三日月状の高吸収域（血腫）を認める。
- □ 3. ①血腫の厚さ＞1cm，②脳浮腫に伴う正中構造物の偏位やmass sign，③神経症状が急激に進行する場合は緊急開頭・血腫除去・止血術を行うのが原則である。

Ⅱ．急性硬膜外血腫の病態・診断・治療について述べよ。
- □ 1. 打撲部や骨折部の硬膜血管の損傷により，硬膜と頭蓋骨内面との間に生じる血腫である。
- □ 2. 頭部CT検査において頭蓋骨に接した凸レンズ状の高吸収域（血腫）を認める。
- □ 3. 開頭血腫除去と止血を行うのが原則である。

Ⅲ．外傷性くも膜下出血の病態・診断・治療について述べよ。
- □ 1. 外傷により，くも膜下に出血が広がったものである。
- □ 2. 頭部CT検査において脳溝や脳裂，脳槽に出血による高吸収域を認める。
- □ 3. 基本的には保存的治療を行い，出血の自然吸収を待つ。

（正解　問1：d　問2：b）

救急 4
胸部外傷（心タンポナーデ，緊張性気胸）

チャレンジしてみよう！（○か×をつけよ）

( )　1. 気管支損傷により，心嚢気腫をきたし心タンポナーデを発症することがある。
( )　2. 外傷に伴う心タンポナーデは，心嚢開窓術が必要となることが多い。
( )　3. 緊張性気胸は，心原性ショックである。
( )　4. 緊張性気胸では，縦隔の患側への偏位がみられる。
( )　5. 緊張性気胸では，胸部X線写真で確定診断をした後にドレナージを行うべきである。
( )　6. 胸部大動脈損傷は，ほとんどが鋭的損傷による。
( )　7. 胸部大動脈損傷の好発部位は，大動脈狭部と大動脈基部である。
( )　8. 大血管損傷分類で，Ⅲc型は大動脈離断を意味する。
( )　9. 胸部X線写真上，上縦隔陰影が5cm以上で大動脈損傷を疑う。
( )　10. 大動脈損傷に対してステントグラフト内挿術が行われることがある。

（※正解は次ページ下段）

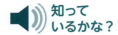
知っているかな？

Q1 心タンポナーデ，緊張性気胸の臨床像を述べよ。
Q2 胸部大動脈損傷の臨床像を述べよ。

Q1 心タンポナーデ，緊張性気胸の臨床像を述べよ。

Key Card　　知っているよね！

1. 心タンポナーデ
- 心嚢腔の血液貯留により，閉塞性ショックをきたした状態である。
- 身体所見としては，Beckの三徴，奇脈，Kussmaul徴候を認める。
- 治療は，心嚢穿刺のみでは不十分で，心嚢開窓術や開胸術が必要となることが多い。

2. 緊張性気胸
- 損傷部が1方向弁で，空気が貯留，胸腔内圧が上昇し，閉塞性ショックをきたした状態である。
- 身体所見としては，患側胸郭膨隆・上下動の消失，頸静脈怒張，呼吸音消失，気管偏位，皮下気腫が認められる。
- 身体所見で診断し，一刻も早く胸腔ドレナージを行う。

❗ ココが大切！⇒ 知っていたかな？

▶外傷時にみられる閉塞性ショックの原因としては，心タンポナーデと緊張性気胸がある。
　閉塞性ショック：胸腔内圧上昇による静脈還流障害や心拡張障害でショックをきたしたもの。

123

1. 心タンポナーデ

- ▶ 心囊腔に貯留した液体（まれに心囊気腫）により，閉塞性ショックをきたす。
- ▶ <u>外傷ではほとんどが血液貯留によるものである。</u>
- ▶ <u>急性経過により，100 mL 未満の貯留でも心タンポナーデをきたしうる。</u>
- ▶ 原因：外傷では穿通性心損傷，鈍的心損傷（ハンドル外傷など），まれに気管支損傷（空気による）。
- ▶ 身体所見：<u>Beckの三徴</u>, <u>奇脈</u>, <u>Kussmaul徴候</u>がみられることがある。
  - ① Beckの三徴：頸静脈怒張，血圧低下，心音減弱
  - ② 奇脈：吸気時に収縮期圧10 mmHg以上の低下
  - ③ Kussmaul徴候：<u>吸気時に増強する頸静脈怒張</u>
- ▶ 検査所見：FAST（初期診療における迅速超音波検査）により心囊液あるいは心囊内に凝血塊貯留を認める。また，心電図低電位を認める。
- ▶ 治療：心囊ドレナージ。ただし，心囊穿刺では凝血塊によりドレナージ不良となることが多く，心囊開窓術や開胸術が必要となる。

2. 緊張性気胸

- ▶ 肺や気管支，胸壁の損傷部が1方向弁となることにより，胸腔内圧が上昇し，静脈還流障害により閉塞性ショックをきたす。
- ▶ 患側肺の虚脱に加え，対側に縦隔，肺が圧排され呼吸不全をきたす。
- ▶ 陽圧換気中は特に注意を要する（胸腔内圧の上昇を助長するため）。
- ▶ 身体所見：患側の胸郭膨隆・上下動の消失，頸静脈怒張，<u>呼吸音消失</u>，<u>気管偏位</u>，<u>皮下気腫</u>，患側の打診上鼓音を認める。
- ▶ 検査所見：胸部X線検査で患側の完全虚脱と健側への縦隔偏位を認める。
  - ※ただし，身体所見により臨床診断が可能であり，一刻も早く治療を開始するべきである。
- ▶ 治療：胸腔穿刺，<u>胸腔ドレナージ</u>。
  - ・胸腔穿刺のみでは通常不十分なため，ドレナージを要する。
  - ・外傷により血胸も疑われる場合には24Fr以上の太いドレナージチューブを挿入する（細いチューブは，ドレナージ不良）。
  - ・大量の気漏により再膨張不全や呼吸不全がみられる場合は手術適応である。
- ▶ 小児においては肋骨骨折を伴わない肺挫傷が生じやすいので注意する。

Q2 胸部大動脈損傷の臨床像を述べよ。

Key Card 🔑　　　　　　　　　　　　知っているよね！

1. 胸部大動脈損傷

- 高エネルギー外傷による剪断外力により生じる。
- 転落外傷や自動車事故といった高エネルギー外傷で，急激な減速により固定部と可動性のある部位間にかかる剪断外力，椎体による圧挫，強大な外力による急激な内圧上昇などで損傷する（図1）。
- 好発部位は，大動脈狭部，大動脈基部である。

正解	1	2	3	4	5		6	7	8	9	10
	○	○	×	×	×		×	○	○	×	○

- 損傷の分類としては，大血管損傷分類2008（日本外傷学会）が用いられる（**表1**）。
- 治療は，大動脈修復術やステントグラフト内挿術である。

図1　大動脈損傷の発生メカニズム

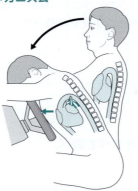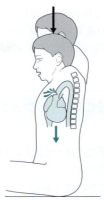

a．水平方向の減速作用機序　　b．垂直方向の減速作用機序

（外傷初期診療ガイドラインより引用改変）

表1　大血管損傷分類

Ⅰ型	内膜損傷（intimal injury）または外膜損傷（adventitial injury）
a.	内膜損傷（intimal injury）
b.	外膜損傷（adventitial injury）
Ⅱ型	非全層性損傷（partical thickness injury）
a.	内膜損傷解離（intimal dissecting injury）
b.	外膜損傷解離（adventitial dissecting injury）
Ⅲ型	全層性損傷（full thickness injury）
a.	仮性瘤・破裂（pseudoaneurysm・rupture）
b.	非全周性離断（incomplete transection）
c.	全周性離断（complete transection）

（日本外傷学会大血管損傷分類2008より引用改変）

ココが大切！ ⇒ 知っていたかな？

1．胸部大動脈損傷

- ▶多くは，鈍的外傷によるものである。
- ▶転落外傷や自動車事故といった高エネルギー外傷で，急激な減速により固定部と可動性のある部位間にかかる剪断外力（図1），椎体による圧挫，強大な外力による急激な内圧上昇などにより損傷する。
- ▶好発部位は，大動脈狭部（左鎖骨下動脈分岐部直下）が8～9割，その他に大動脈基部である。
- ▶損傷の分類としては，大血管損傷分類2008（日本外傷学会）が用いられる。
- ▶大動脈破裂や離断は，現場で即死し救命は困難である（大動脈損傷の8割以上が現場で即死）。
- ▶外膜あるいは縦隔胸膜で限局されているものは，救命しうる。

2．胸部大動脈損傷の画像所見

- ▶胸部X線写真：上縦隔拡大（8cm以上），大動脈陰影の不明瞭化，気管の右方偏位などを認める。
- ▶胸部CT検査：大動脈瘤，大動脈解離，縦隔血腫を認める。
- ▶胸部X線写真上異常を認めないことも少なくなく，受傷機転から胸部CT検査を考慮する必要がある。

3. 胸部大動脈損傷の治療
- 治療は，大動脈修復術（人工血管による置換）やステントグラフト内挿術である。
- 他の部位に重篤な損傷を合併していることが多い。
- 抗凝固療法を行っている場合には，低侵襲なステントグラフトはよい適応である。
- 一方，ステントグラフトの遠隔成績は不明で，ステントの虚脱や移動の問題もあり，若年者では可能であれば手術療法を選択すべきと考えられている。

できるかな！　実践問題形式でチャレンジ！

問1. 心タンポナーデについて正しいものをすべて選べ。
- a. 心原性ショックである。
- b. FASTにより診断可能である。
- c. 胸部外傷に伴う心タンポナーデでは，心嚢穿刺が有効である。
- d. Beckの三徴は，脈拍数増加，低血圧，心音減弱である。
- e. 心電図上低電位を示す。

問2. 胸部大動脈損傷について，誤っているものをすべて選べ。
- a. 大動脈損傷の8割は，大動脈基部損傷である。
- b. 大動脈損傷の8割以上が，現場で即死する。
- c. 高齢者の多発外傷を含む大動脈狭部損傷に対して，ステントグラフト内挿術はよい適応である。
- d. 胸部X線写真で異常を認めなければ，大動脈損傷の可能性はきわめて低い。
- e. 大動脈損傷は剪断外力により起こる。

（※正解は下段）

知っておこう！　要点整理（チェックしよう！）

Ⅰ. 心タンポナーデ，緊張性気胸の臨床像を述べよ。
- □ 1. 外傷時にみられる閉塞性ショックの原因としては，心タンポナーデと緊張性気胸がある。
- □ 2. 急性の心タンポナーデは，100mL未満の貯留でも起き，心膜開窓術や開胸術を必要とする。
- □ 3. 緊張性気胸は身体所見による臨床診断で，一刻も早くドレナージを行うべき状態である。

Ⅱ. 胸部大動脈損傷の臨床像を述べよ。
- □ 1. 多くは鈍的外傷で起き，高エネルギー外傷による剪断外力によるものである。
- □ 2. 好発部位は大動脈峡部と大動脈基部である。
- □ 3. 胸部X線写真では異常を認めないことも多く，受傷機転から疑い胸部CT検査を行うことを考慮する。

（正解　問1：b, e　問2：a, d）

救急 5
腹部外傷（肝・膵・脾損傷）

チャレンジしてみよう！（○か×をつけよ）

( ) 1. 肝損傷において，肝被膜に損傷がなく被膜下血腫のみであれば，分類はⅠa型である。
( ) 2. Ⅰa型の肝損傷であれば，経過観察は必要ない。
( ) 3. Ⅱ型の肝損傷であっても，外側区域や肝門部周囲においてはグリソン脈管系を損傷する可能性がある。
( ) 4. 肝損傷の治療において，Ⅲ型は主に手術を選択する。
( ) 5. 肝損傷において，術中Pringle法で循環が安定しない場合は下大静脈損傷を疑う。
( ) 6. 膵損傷において主膵管狭窄を認める場合，膵管ステントの適応が考慮される。
( ) 7. 膵損傷において主膵管損傷を認めるものはⅢb型に分類される。
( ) 8. 脾損傷において脾門部の損傷を認める場合はⅢa型である。
( ) 9. 脾損傷の手術に関して，Ⅲa型は脾縫合，Ⅲb型に関しては，脾部分切除または脾摘出術が選択される。
( ) 10. 脾摘に特異的な合併症としては，腸間膜静脈血栓症や脾臓摘出後重症感染症（OPSI）が挙げられる。
( ) 11. 骨盤骨折はその輪状構造の破綻の程度により，安定型，部分（不）安定型，完全不安定型の3型に分類される。
( ) 12. 骨盤骨折の安定型は，骨盤輪に破綻のない骨折であり，骨盤骨折自体が致命的となることはまれである。
( ) 13. 骨盤骨折の診断は，骨盤側面の単純X線撮影により行う。
( ) 14. 外傷性骨盤骨折の治療としては，シーツやピンを用いた骨盤部の固定が重要である。
( ) 15. 外傷性骨盤骨折のショック状態が改善しない場合は，骨盤内動脈造影やTAEの適応となる。

（※正解は次ページ下段）

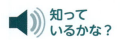

Q1 外傷性肝損傷の分類と治療法について述べよ。
Q2 外傷性膵・脾損傷の分類と治療法，ならびに合併症について述べよ。
Q3 外傷性骨盤骨折の診断と治療法について述べよ。

Q1 外傷性肝損傷の分類と治療法について述べよ。

Key Card    知っているよね！

1. 外傷性肝損傷の分類（図1）

外傷性肝損傷は日本外傷学会の臓器損傷分類が広く用いられており，分類により治療が異なる。

Ⅰ型：肝被膜に損傷はなく，連続性が保たれている。
- 被膜下血腫（Ⅰa型）と実質内血腫（Ⅰb型）がある。
- 血腫が破裂した場合，Ⅱ型，Ⅲ型へ移行する可能性がある。

Ⅱ型：創の深さが3cm未満の損傷。
- 一般的には保存的に治療可能であるが，外側区域や肝門部周囲においてはグリソン脈管系を損傷する可能性があることに留意する。

Ⅲ型：創の深さが3cm以上。
- 創縁や破裂面の形態，挫滅や壊死組織の有無により，単純深在性損傷（Ⅲa型）と複雑深在性損傷（Ⅲb型）に分けられる。

（日本外傷学会臓器損傷分類2008より引用改変）

2．外傷性肝損傷の治療

全身状態に応じて保存的治療，動脈塞栓術（TAE），緊急手術の適応を判断する。
Ⅲ型は主に手術を選択する。

図1　外傷性肝損傷の分類（日本外傷学会）

Ⅰa型　被膜下血腫

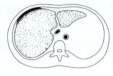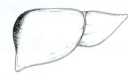

Ⅰb型　実質内血腫

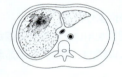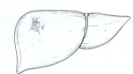

Ⅱ型　表在性損傷

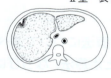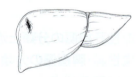

Ⅲa型　単純深在性損傷

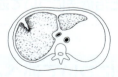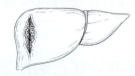

Ⅲb型　複雑深在性損傷

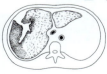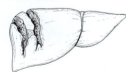

❗ ココが大切！⇒ 知っていたかな？

1. 外傷性肝損傷の分類

Ⅰ型：肝被膜に損傷はなく，連続性が保たれている。
- ▶ 被膜下血腫（Ⅰa型）と実質内血腫（Ⅰb型）がある。
- ▶ 時間の経過とともに血腫が破裂し，Ⅱ型，Ⅲ型へ移行することがある。
- ▶ 血腫が破裂し，Ⅱ型，Ⅲ型へ移行した場合，緊急手術やTAEが必要となることもあるため，厳重な経過観察が必要である。

Ⅱ型：創の深さが3cm未満の損傷。
- ▶ 一般的にグリソン脈管系を損傷することがなく，保存的に治療可能。
- ▶ ただし，外側区域や肝門部周囲においてはグリソン脈管系を損傷する可能性があることに留意する。

Ⅲ型：創の深さが3cm以上。
- ▶ 単純深在性損傷（Ⅲa型）と複雑深在性損傷（Ⅲb型）に分けられる。
- ▶ Ⅲa型は創縁や破裂面が比較的なめらかで創周囲の挫滅や壊死組織が少ない。
- ▶ Ⅲb型は損傷形態が複雑で，挫滅や壊死組織が広範に及ぶ。

Key holder：腹部コンパートメント症候群
腹腔内出血，後腹膜血腫，腸管浮腫などにより腹腔内圧が上昇することで呼吸・循環障害を生じる病態。腹腔内圧は膀胱内圧で測定され，膀胱内圧25mmHg以上で減圧開腹が推奨されている。

2. 外傷性肝損傷の治療

- ▶ 全身状態が落ち着いていれば，輸液や輸血による保存的治療を行う。
- ▶ 出血が持続する場合は，TAEや緊急手術の適応である。
- ▶ 手術ではⅢa型は肝縫合，Ⅲb型では肝切除術が主体となる。
- ▶ 門脈損傷を伴う肝損傷に対して，Pringle法が出血コントロールに有用である。
- ▶ 術中Pringle法で循環が安定しない場合は下大静脈損傷を疑う。

Q2 外傷性膵・脾損傷の分類と治療法，ならびに合併症について述べよ。

Key Card 🔑　知っているよね！

1. 外傷性膵・脾損傷の分類

外傷性膵・脾損傷は日本外傷学会の臓器損傷分類が広く用いられている（図2, 3）。

図2　外傷性膵損傷の分類

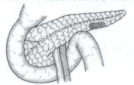 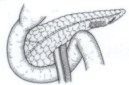 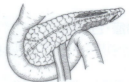 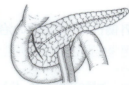

Ⅰ型　被膜下損傷
膵被膜の連続性が保たれている。膵液漏（−）。

Ⅱ型　表在性損傷
膵被膜の損傷（＋）。膵実質の1/2の深さ未満。

Ⅲa型　単純深在性損傷
膵実質の1/2の深さ以上。主膵管損傷（−）。

Ⅲb型　複雑深在性損傷
膵実質損傷の程度によらず，主膵管損傷（＋）。

（Advanced Trauma Operative Management Surgical Strategies for Penetrating Trauma 2nd Editionより引用および著者作成）

図3　外傷性脾損傷の分類

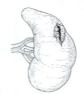

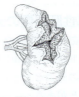

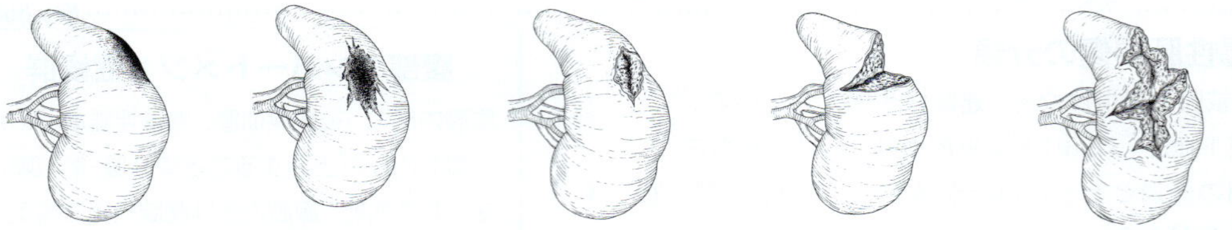

Ⅰa型
被膜下血腫

Ⅰb型
実質内血腫

Ⅱ型
表在性損傷
実質の1/2
未満の深さ。

Ⅲa型
単純深在性損傷
実質の1/2の深
さ以上。創：単純。
脾門部損傷（－）。

Ⅲb型
複雑深在性損傷
実質の1/2の深さ
以上。創：複雑。
脾門部損傷（＋）。

脾被膜の連続性が保たれている。

（日本外傷学会臓器損傷分類2008より引用改変）

2. 外傷性膵・脾損傷の治療・合併症

- ともに全身状態が落ち着いていれば保存的治療。
- 膵損傷において主膵管損傷時は膵管ステントや膵切除の適応。合併症として膵液漏，膵管狭窄などを行う。
- 脾損傷において出血持続時はTAEや脾摘の適応。合併症として腸間膜静脈血栓症や脾臓摘出後重症感染症（OPSI）などがある。

❗ ココが大切！⇒ 知っていたかな？

1. 外傷性膵損傷の分類

Ⅰ型：膵被膜の連続性が保たれており，膵液の腹腔内への漏出を認めない。
Ⅱ型：膵被膜が損傷され，膵表面から実質の1/2の深さ未満の損傷。主膵管の損傷は伴わない。
Ⅲ型：Ⅲa型（単純深在性損傷）は実質の1/2以上の損傷だが主膵管損傷を伴わない。
　　　Ⅲb型（複雑深在性損傷）は実質損傷の程度によらず，主膵管損傷を認めるもの。

2. 外傷性脾損傷の分類

Ⅰ型：脾被膜の連続性が保たれている。被膜下血腫（Ⅰa型）と実質内血腫（Ⅰb型）がある。
Ⅱ型：脾表面から実質の1/2の深さ未満（表在性損傷）。
Ⅲ型：脾表面から実質の1/2の深さ以上。Ⅲa型（単純深在性損傷）は創縁や創の走行が単純で，損傷が脾門部にかからないもの。Ⅲb型（複雑深在性損傷）は損傷形態が複雑，もしくは脾門部にかかるもの。

3. 外傷性膵・脾損傷の治療・合併症

▶外傷性膵損傷時の主膵管や副膵管の評価に内視鏡的逆行性胆管膵管造影（ERCP）が有用である。
▶十二指腸の損傷では，他臓器損傷を伴うことが多い。
▶外傷性膵損傷においてはⅠ，Ⅱ型は保存的治療が可能である。一方，Ⅲb型で主膵管損傷を伴うときは膵管ステントや種々の術式が選択される。主な術式としては，膵体尾部切除，Letton-Wilson法（膵空腸吻合術），主膵管再建術，膵頭十二指腸切除術，膵亜全摘術などが適応となる。

▶合併症には膵液漏,主膵管狭窄,縫合不全,イレウス,膵周囲血腫,膵嚢胞などが挙げられる。
▶外傷性脾損傷においてはⅠ,Ⅱ,Ⅲa型の多くは保存的治療が可能である。Ⅲa,Ⅲb型において造影CT検査で造影剤の漏出がみられ,かつ循環動態が安定しているときは血管造影検査を行い,損傷個所が同定されればTAEを行う。
▶外傷性脾損傷に対する手術に関してはⅢa型は脾縫合,Ⅲb型に関しては脾部分切除または脾摘が選択される。
▶脾摘を行った際は肺炎球菌感染症防止のためにワクチン(ニューモバックス)を使用する。
▶脾摘に特異的な合併症としては腸間膜静脈血栓症や脾臓摘出後重症感染症(overwhelming postsplenectomy infection;OPSI)が挙げられる。

(標準救急医学第5版,医学書院より引用)

Q3 外傷性骨盤骨折の診断と治療法について述べよ。

Key Card 知っているよね！

1. 外傷性骨盤骨折の診断
- 骨盤骨折は,安定型,部分(不)安定型,完全不安定型の3型に分類される(図4)。診断は,身体所見,単純X線撮影,CT検査により行う。

図4 骨盤骨折の分類

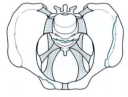
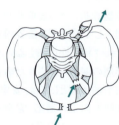

a. 安定型:
骨盤輪に破綻なし。

b. 部分(不)安定型(回旋不安定型):
骨盤輪の不完全な破綻あり。損傷時の外力の方向により2つに分類。
側方圧迫型 / 前後圧迫型

c. 完全不安定型(回旋・垂直不安定型):骨盤輪が完全に破綻。

(標準救急医学第5版,医学書院より引用)

2. 外傷性骨盤骨折の治療
- 十分な輸液,輸血。
- シーツやピンを用いた骨盤部の固定。
- ショック状態が改善しない場合は,骨盤内動脈造影やTAEの適応。
- 根治的治療として,安定型は保存的治療,部分(不)安定型は創外固定,完全不安定型は内固定の適応となることが多い。

! ココが大切！⇒ 知っていたかな？

1. 外傷性骨盤骨折の診断

- 骨盤骨折はその輪状構造の破綻の程度により，安定型，部分（不）安定型，完全不安定型の3型に分類される
  a. 安定型：骨盤輪に破綻のない骨折であり，骨盤骨折自体が致命的となることはまれである。
  b. 部分（不）安定型（回旋不安定型）：輪状構造は破綻するが，骨盤輪後方部の構築は完全には損傷されていない。損傷時の外力の方向により側方圧迫型と前後圧迫型に分けられる。
  前後圧迫型は，側方圧迫型に比較して骨盤周囲の血管損傷を伴いやすく出血性ショックに陥りやすい。
  c. 完全不安定型（回旋・垂直不安定型）：骨盤輪が完全に破綻した損傷であり，回旋方向に加えて垂直方向にも不安定であり，回旋・垂直不安定型ともよばれる。
  多くは高所からの墜落などの垂直剪断外力により生じ，最も重篤な損傷である。
- 診断は，①身体所見（視診による骨盤周囲の打撲痕，下肢の異常肢位，下肢長差の存在，触診による骨盤部の圧痛，恥骨結節の開大，股関節の他動時痛），②単純X線撮影（骨盤前後像，寛骨臼骨折の有無，不安定骨折の有無），③CT検査（骨盤輪後方部の骨折形態や寛骨臼骨折の形態の精査）により行う。
- 小児の骨盤骨折はCT検査で発見しにくい。

2. 外傷性骨盤骨折の治療

- 血圧低下とともに尿量が減少した場合，まずは十分な輸液，輸血を行う（骨盤骨折に伴う大量出血の可能性があるため）。
- 骨盤骨折に伴う後腹膜出血に対しては，骨盤周囲を緊縛するシーツパッキングや骨盤に直接ピンを刺入して固定する創外固定法などが適応となる。
- ショック状態が改善しない不安定型骨盤骨折では，動脈性出血を疑い，骨盤内動脈造影を行う。造影剤の漏出がみられた場合はTAEの適応となる。
- 根治的治療としては，安定型のほとんどはベッド上安静などの保存的治療，部分（不）安定型の多くは創外固定の適応，完全不安定型は創外固定のみでは転位の抑制が困難であるため，内固定の適応となることが多い。

できるかな！ 実践問題形式でチャレンジ！

問1. 80歳代男性。交通外傷にて救急搬送されてきた。腹部造影CT検査を示す。正しいものを2つ選べ。

a. 本症例は，外傷性肝損傷Ⅱ型に分類される。
b. 本症例は，経過観察の適応である。
c. 全身状態が落ち着いていれば，輸液や輸血による保存的加療を行う。
d. 出血が持続する場合はTAEや緊急手術の適応となる。
e. 術中Pringle法で循環が安定しない場合は門脈損傷である可能性が高い。

図5 腹部造影CT検査（自験例）

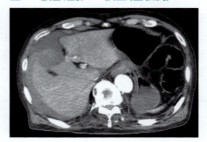

問 2. 不適切なものを 1 つ選べ。
a. 外傷性膵損傷のⅡ型は，膵被膜が損傷され実質損傷の深さが実質の1/2未満のものであり，主膵管の損傷は伴わない。
b. 外傷性脾損傷のⅢa型は，損傷形態が複雑，もしくは脾門部におよぶものである。
c. 脾摘に特異的な合併症としては，腸間膜静脈血栓症や脾臓摘出後重症感染症が挙げられる。
d. 外傷性骨盤骨折の完全不安定型は，骨盤輪が完全に破綻した損傷であり，回旋方向に加えて垂直方向にも不安定であり，回旋・垂直不安定型ともよばれる。
e. 外傷性骨盤骨折の根治的治療として，安定型は保存的治療，部分(不)安定型は創外固定，完全不安定型は内固定の適応となることが多い。

（※正解は下段）

知っておこう！ 要点整理（チェックしよう！）

Ⅰ. 外傧性肝損傷の分類と治療法について述べよ。

☐ 1. 外傷性肝損傷においては，日本外傷学会の臓器損傷分類が広く用いられており，分類により治療が異なる。
☐ 2. 外傷性肝損傷のⅠ型は肝被膜に損傷はなく連続性が保たれているもの，Ⅱ型は創の深さが3cm未満のもの，Ⅲ型は創の深さが3cm以上のものである。
☐ 3. 外傷性肝損傷の治療は，全身状態に応じて保存的加療，TAE，緊急手術の適応を判断する。Ⅲ型は主に手術を選択する。

Ⅱ. 外傷性膵・脾損傷の分類と治療法，ならびに合併症について述べよ。

☐ 1. 外傷性膵損傷は，Ⅰ型：膵被膜の連続性が保たれており，膵液の腹腔内への漏出を認めないもの，Ⅱ型：膵被膜が損傷され，膵表面から実質の1/2の深さ未満であり主膵管の損傷は伴わないもの，Ⅲ型：実質の1/2以上の損傷または主膵管損傷を伴うものに分類される。
☐ 2. 外傷性脾損傷は，Ⅰ型：脾被膜の連続性が保たれているもの，Ⅱ型：脾表面から実質の1/2の深さ未満であるもの，Ⅲ型：脾表面から実質の1/2の深さ以上であるものに分類される。
☐ 3. 膵損傷において主膵管損傷時は膵管ステントや膵切除の適応であり，合併症として膵液漏，膵管狭窄などが挙げられる。脾損傷において出血持続時はTAEや脾摘の適応であり，合併症として腸間膜静脈血栓症やOPSIなどが挙げられる。

Ⅲ. 外傷性骨盤骨折の診断と治療法について述べよ。

☐ 1. 外傷性骨盤骨折は，その輪状構造の破綻の程度により，安定型，部分(不)安定型，完全不安定型の3型に分類される。
☐ 2. 外傷性骨盤骨折の診断は，身体所見（視診，触診），単純X線撮影（骨盤前後像），CT検査（骨折形態の精査）により行う。
☐ 3. 外傷性骨盤骨折の治療は，十分な輸液，輸血，シーツやピンを用いた骨盤部の固定が重要である。ショック状態が改善しない場合は，骨盤内動脈造影やTAEの適応となる。

（正解 問1：c, d 問2：b）

I 総論

麻酔 1

局所麻酔

□□□

チャレンジしてみよう！（○か×をつけよ）

( ) 1. 一般的に，神経線維が太いほど局所麻酔薬が効きにくい。
( ) 2. 局所麻酔時には，痛覚→温度覚→触覚→圧覚→深部覚の順に感覚が麻痺する。
( ) 3. Aα線維は最も太く，温・痛覚をつかさどる。
( ) 4. Aα線維が局所麻酔薬に対する感受性が最も高い。
( ) 5. C線維は無髄線維である。
( ) 6. 局所麻酔薬中毒はアミド型に多く，アナフィラキシーはエステル型に多い。
( ) 7. 局所麻酔薬はCa^{2+}チャネルをブロックして作用を発揮する。
( ) 8. リドカインは作用発現が速く，長時間作用するため，最も使用されている。
( ) 9. 局所麻酔薬中毒の予防としてエピネフリンの併用が有用である。
( ) 10. 局所麻酔薬中毒の予防としてジアゼパムの前投薬が有用である。

（※正解は次ページ下段）

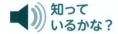
知っているかな？

Q1 末梢神経線維の種類について述べよ。
Q2 局所麻酔薬，局所麻酔薬中毒について述べよ。

Q1 末梢神経線維の種類について述べよ。

Key Card 🔑 知っているよね！

1. 末梢神経線維の種類

- 神経線維は太さとミエリン鞘の有無（有髄・無髄）で分類される。
- 一般的に，神経線維が太いほど局所麻酔薬が効きにくい。
- 表1に末梢神経線維の種類と機能を示す。
- 局所麻酔時には，自律神経（交感神経）→温度覚→痛覚→触覚→圧覚→運動神経，深部覚の順に麻酔されていく［冷却試験（コールドサインテスト）を行う理由である］。

表1 末梢神経線維の種類と機能

種類	ミエリン鞘	径（μm）	機能	麻酔発現順序
Aα	+++	12〜20	運動	6
Aβ	++	5〜12	触覚・圧覚	5
Aγ	++	5〜12	深部知覚	4
Aσ	++	1〜4	温・痛覚	3
B	+	1〜3	交感神経節前線維	1
C	−	0.5〜1	温・痛覚，交感神経節後線維	2

（NEW 麻酔科学第2版，南江堂より引用改変）

134

! ココが大切！⇒ 知っていたかな？

1. 末梢神経線維の種類
- ▶ 神経線維は太さとミエリン鞘の有無（有髄・無髄）で分類される。
- ▶ 一般的に，神経線維が太いほど局所麻酔薬が効きにくい。
- ▶ 神経伝達速度は，太い線維ほど速く，無髄線維より有髄線維のほうが速い。
- ▶ 以下に末梢神経線維の種類を示す。
    - a) Aα（∅ 12～20μm, 有髄線維）：運動をつかさどる。
    - b) Aβ（∅ 5～12μm, 有髄線維）：触覚・圧覚をつかさどる。
    - c) Aγ（∅ 5～12μm, 有髄線維）：深部知覚をつかさどる。
    - d) Aσ（∅ 1～4μm, 有髄線維）：温・痛覚をつかさどる。
    - e) B（∅ 1～3μm, 有髄線維）：交感神経節前線維を構成する。
    - f) C（∅ 0.5～1μm, 無髄線維）：温・痛覚をつかさどる。交感神経節後線維を構成する。
- ▶ 上記線維は，B→C→Aσ→Aγ→Aβ→Aα の順に局所麻酔薬の感受性が高い。
- ▶ 局所麻酔時には，自律神経（交感神経）→温度覚→痛覚→触覚→圧覚→運動神経, 深部覚の順に麻酔されていく［冷却試験（コールドサインテスト）を行う理由である］。

Q2 局所麻酔薬，局所麻酔薬中毒について述べよ。

Key Card　　　　　　　　　　　　　　　　　　　　　知っているよね！

1. 局所麻酔薬（表2）
- 局所麻酔薬は，エステル型とアミド型に分類される。
- 局所麻酔薬中毒はアミド型に多く，アナフィラキシーはエステル型に多い（表3）。

2. 局所麻酔薬中毒
- 局所麻酔薬の血中濃度上昇による中毒反応である。
- 初期症状として，興奮，眩暈，眠気，動悸，多弁，呼吸促進，口唇のしびれなどが現れる。
- 中期では顔面や四肢の痙攣が全身に波及し，呼吸抑制が生じる。
- 末期では中枢神経系が抑制され，意識消失，呼吸停止，循環抑制（血圧低下，徐脈）が起こる。

表2 局所麻酔薬の種類

＜エステル型＞
コカイン，プロカイン，クロロプロカイン，テトラカイン
＜アミド型＞
リドカイン（キシロカイン®）
メピバカイン（カルボカイン®）
ジブカイン（ペルカミン®）
ブピバカイン（マーカイン®）
ロピバカイン（アナペイン®）

（year note 2012 内科・外科編，メディックメディアより引用改変）

表3 局所麻酔薬の許容量

局所麻酔薬	常用濃度（％）	許容量（mg）
プロカイン塩酸塩	0.5～2	600～1,000
テトラカイン塩酸塩	0.1～1	100～200
リドカイン塩酸塩	0.5～2	300～500
メピバカイン塩酸塩	0.5～2	300～500
ブピバカイン塩酸塩	0.25～0.75	150～200

（外科研修マニュアル第2版，南江堂より引用改変）

正解	1	2	3	4	5	6	7	8	9	10
	○	×	×	×	○	○	×	×	○	○

❗ ココが大切！⇒ 知っていたかな？

1. 局所麻酔薬
- 電気依存性Na^+チャネルをブロックして，電気的興奮の閾値を上昇させ，活動電位の上昇と脱分極を抑制することで作用を発揮する。
- 局所麻酔薬は，エステル型とアミド型に分類される。
- 局所麻酔薬中毒はアミド型に多く，アナフィラキシーはエステル型に多い。
- エステル型は血中でコリンエステラーゼにより分解される。
- アミド型は肝で分解される（アミド型のほうが分解は遅い）。
- エピネフリンの添加は局所麻酔薬の吸収を遅らせ，作用時間の延長や中毒の予防になる（指尖部などの末梢神経組織では禁忌）。
- リドカインは作用発現が速く，作用時間も中等度（1〜2時間）であり，最も使用されている。
- ブピバカインは蛋白結合力が強く，リドカインやメピバカインよりも長時間作用する。
- ジブカインは最も強力で毒性も強い。

2. 局所麻酔薬中毒
- 局所麻酔薬の血中濃度上昇による中毒反応である（総量が同じでも，低濃度で用いるのが安全）。
- 初期症状として，興奮，眩暈，眠気，動悸，多弁，呼吸促進，口唇のしびれなどが現れる。
- 中期では顔面や四肢の痙攣が全身に波及し，呼吸抑制が生じる。
- 末期では中枢神経系が抑制され，意識消失，呼吸停止，循環抑制（血圧低下，徐脈）が起こる。

3. 局所麻酔薬中毒の予防
- ①低濃度のものを使用する，②分割投与する，③血管内投与を避ける，④エピネフリンを併用するなどがある。
- ⑤バルビツレートやジアゼパムの前投薬も効果がある（中毒閾値が上昇するため）。

4. 局所麻酔薬中毒の治療
- 補液，昇圧薬，抗ヒスタミン薬やステロイドの投与，酸素投与（程度により人工呼吸管理）を行う。
- バルビツレートやジアゼパムの投与も行う。

できるかな！ 実践問題形式でチャレンジ！

問1. 選択肢のうち，局所麻酔時に最初に麻痺するものを選べ。
　　a. 痛覚
　　b. 運動神経
　　c. 圧覚
　　d. 温度覚
　　e. 深部覚

問2. 局所麻酔薬中毒の予防として誤っているものを選べ。
　　a. エピネフリンを併用する。
　　b. 高濃度のものを分割投与する。
　　c. 頻回に注射器の吸引をかけながら投与する。
　　d. バルビツレートを投与する。
　　e. ジアゼパムを投与する。

（※正解は下段）

知っておこう！ 要点整理（チェックしよう！）

I. 末梢神経線維の種類について述べよ。
☐ 1. 神経線維は太さとミエリン鞘の有無（有髄・無髄）で分類される。
☐ 2. 一般的に，神経線維が太いほど局所麻酔薬が効きにくい。
☐ 3. 局所麻酔時には，自律神経（交感神経）→温度覚→痛覚→触覚→圧覚→運動神経，深部覚の順に麻酔されていく。

II. 局所麻酔薬，局所麻酔薬中毒について述べよ。
☐ 1. 局所麻酔薬は，エステル型とアミド型に分類される。
☐ 2. 局所麻酔薬中毒はアミド型に多く，アナフィラキシーはエステル型に多い。
☐ 3. 局所麻酔薬中毒とは，局所麻酔薬の血中濃度上昇による中毒反応である。

（正解　問1：d　問2：b）

麻酔2
末梢神経ブロック

☐☐☐

チャレンジしてみよう！（○か×をつけよ）

( ) 1. 末梢神経ブロックは，主にペインクリニックの領域で使用される。
( ) 2. 末梢神経ブロックの対象となる神経には，脳神経は含まれない。
( ) 3. 末梢神経ブロックは，腹部外科の領域では使用されない。
( ) 4. 末梢神経ブロックには，胸部外科の術後疼痛にも有効な場合がある。
( ) 5. 末梢神経ブロックでは，局所麻酔薬であるロピバカインは使用されにくい。
( ) 6. 浸潤麻酔法は，切開処置が必要な部分やその周囲に局所麻酔薬を注入する方法である。
( ) 7. 浸潤麻酔では，皮下などの浅い部分が対象なため，局所麻酔中毒は起こらない。
( ) 8. 浸潤麻酔では，アドレナリンを添加した局所麻酔薬を使用することもある。
( ) 9. アドレナリン添加局所麻酔薬は，指趾などの創処置に使用される。
( ) 10. 浸潤麻酔では，エステル型の局所麻酔薬でアナフィラキシーが起こりやすい。

（※正解は次ページ下段）

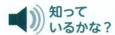
知っているかな？

Q1 末梢神経ブロックの種類を挙げよ。
Q2 浸潤麻酔法について述べよ。

Q1 末梢神経ブロックの種類を挙げよ。

Key Card 🔑　　　　　　　　　　　　　知っているよね！

1. 末梢神経ブロックの対象
①脳神経，②脊髄神経（知覚・運動神経），③交感神経

2. 主な末梢神経ブロック

(1) 三叉神経ブロック
- 脳神経ブロックの1つ。
- 適応：三叉神経痛（脳腫瘍などにより起こる）

(2) 星状神経節ブロック
- 交感神経ブロックの1つ。
- 適応：頸肩腕症候群，緊張性頭痛，胸郭出口症候群など。
- 施行後，ホルネル徴候（眼瞼下垂，縮瞳，結膜充血）を認める。

(3) 腕神経叢ブロック
- 適応：頸部脊椎症，頸肩腕症候群，がん性疼痛。
- 開胸術後（食道・肺）の疼痛・帯状疱疹痛や肋骨転移（悪性腫瘍）による疼痛にも有効。

(4) 坐骨神経ブロック・大腿神経ブロック
- 適応：坐骨神経痛(椎間板ヘルニアなど)，帯状疱疹痛，変性性股関節痛。

(5) 指趾ブロック
- 適応：手指・足趾の処置。

(6) TAP (transversus abdominis planie：腹横筋膜面)ブロック
- 腹壁(内腹斜筋と腹横筋の間)の神経血管面(neurovascular plane)を走行するTh6-L1神経の脊髄神経前枝に作用。
- 適応：腹腔鏡下手術(胆囊摘出術，虫垂切除術，鼠径ヘルニア修復術など)の創痛コントロール目的など。
- 経側腹的エコーガイド下に行われる。

3. 末梢神経ブロックの方法と効果
- 方法：目的の神経周囲に局所麻酔薬を注入，浸潤。
- 使用薬剤：リドカインが多い。
- 効果：①末梢神経の興奮抑制
　　　　②中枢の感受性亢進の抑制
　　　　③痛みの悪循環の抑制(感覚神経ブロック)
　　　　④周囲の血流改善(交感神経ブロック)
　　　　⑤筋弛緩効果(運動神経ブロック)

! ココが大切！⇒ 知っていたかな？

1. 末梢神経ブロックの対象
▶末梢神経ブロックの対象は，①脳神経の一部，②脊髄神経(知覚神経・運動神経)，③交感神経である。
▶末梢神経ブロックにより，神経伝達を遮断して一時的な神経機能を停止させる。
▶ペインクリニックの領域で使用されることが多い。
▶いわゆる「トリガーポイント注射：圧痛点のある周囲の筋肉近傍注射を行う」とは異なる。

2. 末梢神経ブロックの種類
▶目的別の分類として，①診断的神経ブロック，②予防的神経ブロック，③治療的神経ブロックがある。
　①診断的神経ブロック：痛みの原因となる部位の同定，神経ブロックの有効性と予後の確認を行う。具体的には痛覚消失の範囲と持続時間および後遺症の有無を確認する。
　②予防的神経ブロック：pre-emptive analgesia(先制鎮痛)の考えに基づき，侵害刺激が加わる前に鎮痛処置を行う。現在は術後痛の軽減に全身麻酔下に併用することが多い。硬膜外ブロック(麻酔)やTAPブロックがこの範疇に含まれる。
　③治療的神経ブロック：いわゆるペインクリニックで使用されるブロック。

3. 末梢神経ブロックの方法と効果
▶使用薬剤はリドカイン(キシロカイン®)が多いが，ロピバカイン(アナペイン®)も長時間作用型で運動神経麻痺作用が弱く，運動麻痺持続時間が短いため，使用される。

正解	1	2	3	4	5	6	7	8	9	10
	○	×	×	○	×	○	×	○	×	○

- さらにブピバカイン（マーカイン®）は作用時間が長いため，術後疼痛緩和のブロックなどに使用される。
- がん性疼痛や三叉神経痛などには，神経破壊薬（アルコールやフェノール）によるブロックが行われることがある。効果は3カ月〜2年間ほど持続する。腹腔神経叢ブロックや三叉神経ブロックなどで行う。アルコールは脱水作用により神経を変性させ，フェノールは蛋白変性・凝固・沈殿作用により神経細胞と線維を破壊する。

Q2 浸潤麻酔法について述べよ。

Key Card　　　　　　　　　　　　　　　　　　　　　　知っているよね！

1．浸潤麻酔法の適応と種類
(1) 適応
　深さ：筋層まで，範囲；10×10cmを超えない広さ
　　①小手術（体表切開・縫合など）
　　②穿刺処置（カテーテルやドレーンの挿入など）
(2) 禁忌
　①局所麻酔薬アレルギーのある場合
　②患者の協力が得られない場合（小児・精神疾患・認知症患者など）
(3) 種類
　①局所浸潤麻酔：予定切開部（処置部）への麻酔
　②周囲浸潤麻酔：腫瘍や感染創などの直接処置部に麻酔をかけたくない場合に病変の周囲への麻酔

2．局所浸潤麻酔の方法
(1) 使用薬剤
　局所麻酔薬（表1）。0.5〜1％リドカインの使用が多い
(2) 使用針：22〜27G（23・25Gが多い）
(3) 穿刺部位：
　予定切開部または処置部周囲の皮内・皮下・筋膜

3．浸潤麻酔の副作用
　①局所麻酔薬中毒（p.135参照）
　②アナフィラキシーショック

4．アドレナリン添加の浸潤麻酔
(1) 使用法
　局所麻酔薬に10万〜20万倍希釈したアドレナリンを添加して使用
(2) 効果：アドレナリンの血管収縮作用により，
　①出血量の減少，②局所麻酔薬の作用時間延長，③局所麻酔薬中毒の予防
(3) 使用禁忌：組織の末端部（指趾・陰茎・鼻尖・耳垂）⇒血管収縮作用による壊死の危険性

表1　局所麻酔薬の種類と特徴

一般薬品名 (商品名)	リドカイン (キシロカイン®)	メピバカイン (カルボカイン®)	ブピバカイン (マーカイン®)	プロカイン (ノボカイン®)
型	アミド型	アミド型	アミド型	エステル型
相対力価	1	1	8	0.5
作用発現時間	早(2～4分)	早(2～4分)	中間(5～8分)	遅(14～18分)
作用持続時間	中等度 (60～90分)	中等度 (60～90分)	長い (120～180分)	短い (30～60分)

❗ ココが大切！ ⇒ 知っていたかな？

1. 浸潤麻酔の適応と種類
- 浸潤麻酔とは皮下または皮内に局所麻酔薬を注射し、注射薬の及ぶ範囲の神経を遮断する麻酔法である。
- 局所麻酔法のなかで表面麻酔・伝達麻酔とは区別される。
- 適応としては、意識下に行う麻酔であり、安静が必要なため、患者の協力が得られることが必須条件となる。
- 外科的創部処置が必要な部位や、カテーテル挿入部位の局所麻酔として使用される。

2. 局所浸潤麻酔の方法
- 切開処置が必要な部位またはその周囲の皮内・皮下・筋膜などに局所麻酔薬を注入する。
- 麻酔による疼痛緩和のために、①細い針(25Gや27G)を使用、②麻酔薬をゆっくり注入、などの工夫を行う。

3. 浸潤麻酔の副作用
- 局所麻酔時の異常反応(気分不良・血圧低下・呼吸困難など)を見逃さないことが重要である。以下の副作用以外にも心因性反応でも引き起こされることがある。
　①局所麻酔薬中毒：
　　血中濃度上昇により、精神症状(不穏・多弁・口唇のしびれ・痙攣)や呼吸・循環症状(頻脈・呼吸苦)が出現。
　②アナフィラキシーショック：
　　皮膚紅潮・瘙痒感・くしゃみ・呼吸苦などが急速に進行。血圧低下や呼吸困難となることもある。アミド型よりもエステル型で起こしやすい。

4. アドレナリン添加の浸潤麻酔
- アドレナリン添加の意義は、出血抑制・麻酔効果持続時間の延長・麻酔薬の極量増加などがある。
- 指趾や陰茎などの組織末端部では、血管収縮作用による組織壊死をきたす可能性があり禁忌となる。

できるかな！ 実践問題形式でチャレンジ！

問1．末梢神経ブロックについて正しいものを2つ選べ。
 a. 末梢神経ブロックには三叉神経ブロックも含まれる。
 b. 星状神経節ブロックでは施行後に散瞳・眼瞼下垂・結膜充血が認められる。
 c. 腹部外科領域ではTAP (transversus abdominis plane) ブロックが全身麻酔と併用されることがある。
 d. 指趾ブロックは指趾の創部に対して直接，局所麻酔薬を注入する。
 e. 神経ブロックでは局所麻酔中毒は起こらない。

問2．浸潤麻酔法について正しいものを1つ選べ。
 a. 小児や認知症患者に対する創処置の場合には，なるべく浸潤麻酔法を選択する。
 b. 浸潤麻酔法に適する局所麻酔薬は，作用発現が早く作用時間が長い薬剤である。
 c. 浸潤麻酔法では，腫瘍や感染創であっても，処置が必要な部位に直接局所麻酔薬を注入する。
 d. 浸潤麻酔法では，皮下組織だけでなく，皮内および筋膜への麻酔が重要である。
 e. 浸潤麻酔中に気分不良を起こした場合は，心因性と判断できる。

（※正解は下段）

知っておこう！ ✓ 要点整理（チェックしよう！）

Ⅰ．末梢神経ブロックの種類を挙げよ。
 ☐ 1．末梢神経ブロックの対象は，①脳神経，②脊髄神経（知覚・運動神経），③交感神経である。
 ☐ 2．星状神経節ブロックでは，施行後にホルネル徴候（縮瞳・眼瞼下垂・結膜充血）を認める。
 ☐ 3．胸部外科領域で腕神経叢ブロックが，腹部外科領域ではTAPブロックが適応になることがある。

Ⅱ．浸潤麻酔法について述べよ。
 ☐ 1．浸潤麻酔に使用される局所麻酔薬は，アミド型のリドカインが多い。
 ☐ 2．浸潤麻酔法には局所浸潤麻酔と周囲浸潤麻酔があり，処置する対象によって使い分ける。
 ☐ 3．浸潤麻酔中には，局所麻酔薬中毒やアナフィラキシーショックに注意する。

（正解　問1：a, c　問2：d）

麻酔 3
脊椎麻酔

チャレンジしてみよう！（○か×をつけよ）

(　) 1. 脊髄くも膜下麻酔（脊麻）は，妊婦には禁忌である。
(　) 2. 成人においては，脊髄はL1の高さで終わる。
(　) 3. 脊髄くも膜下麻酔により，上肢の小手術が可能である。
(　) 4. 脊髄くも膜下麻酔より硬膜外麻酔のほうが，麻酔効果発現が遅い。
(　) 5. 硬膜外麻酔の穿刺法として，抵抗喪失法や水滴法がある。
(　) 6. 虫垂切除に必要な麻酔高は，L1である。
(　) 7. 肛門手術に必要な麻酔高は，S3である。
(　) 8. 脊髄くも膜下麻酔のほうが，硬膜外麻酔より局麻中毒を生じやすい。
(　) 9. 脊髄くも膜下麻酔のほうが，硬膜外麻酔より呼吸抑制が多い。
(　) 10. 硬膜外麻酔のほうが，脊髄くも膜下麻酔より麻酔後の頭痛を生じやすい。

（※正解は次ページ下段）

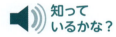

Q1 脊髄くも膜下麻酔と硬膜外麻酔法について述べよ。
Q2 手術に必要な麻酔高と脊髄くも膜下麻酔・硬膜外麻酔の合併症について述べよ。

Q1 脊髄くも膜下麻酔と硬膜外麻酔法について述べよ。

Key Card　　　　　　　　　　　　　　　　知っているよね！

1. 脊髄くも膜下麻酔（脊麻）
- 局所麻酔薬をくも膜下腔に注入して脊髄の前根・後根をブロックする麻酔法である。
- 一般に下腹部，会陰部，下肢の手術に用いられる。
- Jacoby線（左右腸骨稜を結ぶ線）を指標にして穿刺部位を決定する。
- 成人ではL2，新生児ではL4より下位から穿刺する（脊髄は，成人ではL1，新生児ではL3で終わるので）。
- 効果の判定は，温度覚を判定するコールドサインテストや痛覚を判定するピンプリックテストを用いる。

2. 硬膜外麻酔（硬麻）
- 局所麻酔薬を硬膜外腔に注入して脊髄神経を遮断する麻酔法（分節麻酔）である。
- 適応は，①全身麻酔の補助，②脊麻の適応だが長時間に及ぶ場合，③術後の鎮痛やペインクリニック，ターミナルケアなど。

- 脊麻では困難な高さ（頸部や胸部など）に麻酔することができる。
- 脊麻より大量の麻酔薬を使用する（硬麻では5〜20mL，脊麻では1〜2mL）。
- 硬膜外腔は陰圧のため，穿刺時の抵抗消失（抵抗喪失法）や水滴が吸引される作用（水滴法）を利用して穿刺する。
- 穿刺時にカテーテルを留置して，持続的に麻酔を行うことができる（脊麻は穿刺時の1回のみ）。
- 硬麻，脊麻ともに出血傾向や穿刺部に感染がある場合は禁忌である。
- 図1，表1に脊麻と硬麻の比較を示す。

表1　脊麻と硬麻の比較

	脊髄くも膜下麻酔	硬膜外麻酔
手技	容易	やや難しい
注入部位	くも膜下腔	硬膜外腔
麻酔発現	速い（5分以内）	遅い（5〜20分）
持続時間	長い	短い
薬液量	少量（1〜3mL）	大量（5〜20mL）
持続注入	不可能	可能

（year note 2012 内科・外科編，メディックメディアより引用改変）

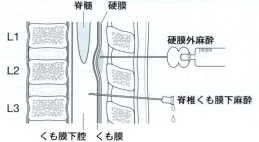

図1　脊髄くも膜下麻酔と硬膜外麻酔の穿刺部位

！ ココが大切！ ⇒ 知っていたかな？

1. 脊髄くも膜下麻酔（脊麻）

▶局所麻酔薬をくも膜下腔に注入して脊髄の前根・後根をブロックする麻酔法である。
▶一般に下腹部，会陰部，下肢の手術に用いられる。
▶適応は，全身状態不良（①肝・腎機能低下，②アルコール中毒，③代謝性疾患）であり全身麻酔が困難，④気道確保が困難，⑤経腟分娩，⑥帝王切開，⑦full stomach，⑧意識を保つ必要がある，場合である。
▶Jacoby線（左右腸骨稜を結ぶ線）を指標にして穿刺部位を決定する。
▶Jacoby線は第4腰椎棘突起付近を通る。
▶成人ではL2，新生児ではL4より下位から穿刺する（脊髄は，成人ではL1，新生児ではL3で終わるため）。
▶薬液の作用時間はプロカイン（1時間），テトラカイン（2時間），ジブカイン・ブピバカイン（3時間）が目安。
▶薬液の比重には，等比重，低比重，高比重がある（脊髄比重は1.003〜1.010）。
▶効果の判定は，温度覚を判定するコールドサインテストや痛覚を判定するピンプリックテストを用いる。
▶麻酔の固定は，10〜20分で完了する。

2. 硬膜外麻酔（硬麻）

▶局所麻酔薬を硬膜外腔に注入して脊髄神経を遮断する麻酔法（分節麻酔）である。

正解	1	2	3	4	5		6	7	8	9	10
	×	○	×	○	○		×	○	×	○	×

- 適応は，①全身麻酔の補助，②脊麻の適応だが長時間に及ぶ場合，③術後の鎮痛やペインクリック，④ターミナルケアなどが適応．
- 脊麻に比べて，作用発現が遅い（脊髄から遠いところに薬液を注入するため）．
- 脊麻では困難な高さ（頸部や胸部など）に麻酔することができる．
- 使用薬剤は，リドカイン，メピバカイン，ブピバカイン，ロピバカインがある．
- 脊麻より大量の麻酔薬を使用する（硬麻では5〜20mL，脊麻では1〜2mL）．
- 硬膜外腔は陰圧のため，穿刺時の抵抗消失（抵抗喪失法）や水滴が吸引される作用（水滴法）を利用して穿刺する．
- 穿刺時にカテーテルを留置して，持続的に麻酔を行うことができる（脊麻は穿刺時の1回のみ）．
- 硬麻，脊麻ともに出血傾向や穿刺部に感染がある場合は禁忌である．

Q2 手術に必要な麻酔高と脊髄くも膜下麻酔・硬膜外麻酔の合併症について述べよ．

Key Card 知っているよね！

1. 手術に必要な麻酔高
- 麻酔高の判定には，デルマトームが参考になる（図2）．
- 腕がC，乳頭はTh4，剣状突起はTh6，臍部はTh10，大腿はL領域，膝はL3，大腿後部はS2，足底部はS1，肛門はS3である．
- 虫垂切除はTh4，鼠径ヘルニアはTh10，会陰部，肛門手術はS領域の麻酔高が必要である．

2. 脊髄くも膜下麻酔（脊麻）の合併症
(1) 術中合併症
　悪心・嘔吐（最多），呼吸抑制，意識消失，散瞳，低血圧，複視，痙攣などがある．
(2) 術後合併症
　頭痛：馬尾症候群が生じうる．

3. 硬膜外麻酔（硬麻）の合併症
- 局所麻酔薬中毒，全脊椎麻酔，血圧低下，悪心・嘔吐，呼吸抑制，徐脈，神経損傷，硬膜外血腫，感染などがある．
- 表2に脊麻と硬麻の合併症の比較を示す．

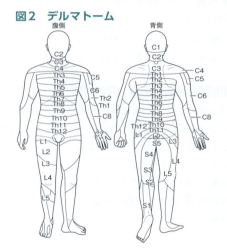

図2　デルマトーム

表2　脊麻と硬麻の合併症の比較

	脊髄くも膜下麻酔	硬膜外麻酔
局麻中毒	少ない	生じやすい
血圧低下	高度（急速）	軽度
呼吸抑制	多い	少ない
全脊麻	まれ	生じうる
悪心・嘔吐	多い	少ない
頭痛	多い	ない

（year note 2012 内科・外科編，メディックメディアより引用改変）

❗ ココが大切！⇒ 知っていたかな？

1. 手術に必要な麻酔高
- ▶ 麻酔高の判定には，デルマトームが参考になる（**図2**）。
- ▶ 腕がC，乳頭はTh4，剣状突起はTh6，臍部はTh10，大腿はL領域，膝はL3，大腿後部はS2，足底部はS1，肛門はS3である。
- ▶ 呼吸は横隔神経（C領域）で駆動しているので，腕が動くうちは呼吸抑制は生じにくい。
- ▶ 代表的な術式の麻酔高を以下に示す。
   ① 虫垂切除：Th4（腸管を牽引するため高めに設定する）
   ② 鼠径ヘルニア：Th10
   ③ 会陰部，肛門：S領域

2. 脊髄くも膜下麻酔（脊麻）の合併症
(1) 術中合併症
   ① 悪心・嘔吐（最多）：血圧低下，腸蠕動亢進，低酸素による。
   ② 呼吸抑制：高位麻酔による。
   ③ 意識消失，散瞳，低血圧：全脊椎麻酔による。
   ④ その他：複視，痙攣など。
(2) 術後合併症
   ① 頭痛：穿刺部から髄液が漏れて生じると考えられている（予防として細い穿刺針を用いる）。
   ② 馬尾症候群：麻酔薬や針による馬尾神経の障害により生じる（跛行，疼痛，排便・排尿障害など）。

3. 硬膜外麻酔（硬麻）の合併症
   ① 局所麻酔薬中毒：硬膜外腔は血管が豊富なので，大量の薬液注入により生じる。
   ② 全脊椎麻酔：くも膜下腔に誤って注入すると生じる。
   ③ 血圧低下：交感神経遮断による。
   ④ 悪心・嘔吐，呼吸抑制。
   ⑤ 徐脈：Th1〜4までブロックすると生じる。
   ⑥ 神経損傷・硬膜外血腫：針やカテーテルによる。
   ⑦ 感染：カテーテルの長期留置による。

できるかな！ 実践問題形式でチャレンジ！

問1. 脊髄くも膜下麻酔（脊麻）と硬膜外麻酔（硬麻）について正しいものを選べ。
　　a. 脊麻より硬麻のほうが，作用発現が速い。
　　b. 脊麻より硬麻のほうが，作用時間が短い。
　　c. 脊麻より硬麻のほうが，注入薬液量は少ない。
　　d. 脊麻と硬麻ともに，持続注入が可能である。
　　e. 出血傾向がある場合，脊麻は禁忌だが，硬麻は禁忌とならない。

問2. デルマトームについて**誤っている**ものを選べ。
　　a. 腕は，C領域である。
　　b. 剣状突起は，Th6である。
　　c. 臍部は，Th12である。
　　d. 足底部は，S2である。
　　e. 肛門は，S3である。

（※正解は下段）

知っておこう！　✓ 要点整理（チェックしよう！）

Ⅰ. 脊髄くも膜下麻酔と硬膜外麻酔法について述べよ。
- ☐ 1. 脊髄くも膜下麻酔は，局所麻酔薬をくも膜下腔に注入して脊髄の前根・後根をブロックする麻酔法である。
- ☐ 2. 硬膜外麻酔は，局所麻酔薬を硬膜外腔に注入して脊髄神経を遮断する麻酔法（分節麻酔）である。
- ☐ 3. 硬麻，脊麻ともに出血傾向や穿刺部に感染がある場合は禁忌である。

Ⅱ. 手術に必要な麻酔高と脊髄くも膜下麻酔・硬膜外麻酔の合併症について述べよ。
- ☐ 1. 虫垂切除はTh4，鼠径ヘルニアはTh10，会陰部，肛門手術はS領域の麻酔高が必要である。
- ☐ 2. 脊髄くも膜下麻酔で，最多の合併症は悪心・嘔吐である。
- ☐ 3. 硬膜外麻酔は，局所麻酔薬中毒を起こしやすい。

（正解　問1：b　問2：c）

麻酔 4

全身麻酔

□□□

チャレンジしてみよう！（○か×をつけよ）

( )　1. 吸入麻酔の強さは，最小肺胞濃度（minimum alveolar concentration；MAC）で決まり，小さいほど強い。
( )　2. 吸入麻酔の導入および覚醒の早さは，血液／ガス分配係数で決まり，小さいほど導入と覚醒が早い。
( )　3. デスフルランは，導入・覚醒が遅い。
( )　4. プロポフォールは，卵アレルギー患者への投与は禁忌である。
( )　5. ケタミンには，鎮痛作用がない。
( )　6. オピオイドの鎮痛作用はκ受容体の関与が重要である。
( )　7. 吸入麻酔薬や静脈麻酔薬は，鎮静作用は強いが鎮痛作用は弱いため，鎮痛のためオピオイドと併用して使用される。
( )　8. フェンタニルは術後鎮痛目的で静脈あるいは皮下の持続注入や，硬膜外投与が行われる。
( )　9. レミフェンタニルは血中および組織中のエステラーゼで速やかに代謝され，半減期が非常に短い。
( ) 10. レミフェンタニルは術後鎮痛にも使用される。

（※正解は次ページ下段）

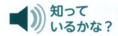 知っているかな？

Q1 吸入麻酔薬，静脈麻酔薬について述べよ。
Q2 鎮痛薬について述べよ。

Q1 吸入麻酔薬，静脈麻酔薬について述べよ。

Key Card 　知っているよね！

1. 全身麻酔
- 全身麻酔の目的は，中枢神経に薬物を作用させて，①鎮静，②鎮痛，③筋弛緩，④有害反射を予防する状態に維持することである。
- 全身麻酔には，吸入麻酔と静脈麻酔がある。ともに鎮痛作用は弱く，鎮静作用が強い。

(1) 吸入麻酔薬（表1）
- 吸入麻酔の強さは，最小肺胞濃度（minimum alveolar concentration；MAC）で決まり，小さいほど強い。
- 吸入麻酔の導入および覚醒の早さは，血液／ガス分配係数で決まり，小さいほど導入と覚醒が早い。

表1　吸入麻酔薬の種類と特徴

	イソフルラン	セボフルラン	デスフルラン	亜酸化窒素
MAC（%）	1.15	1.71	7.25	105
血液/ガス分配係数	1.41	0.63	0.42	0.47
筋弛緩作用	あり	あり	あり	なし
気道刺激	あり	なし	あり	なし
気管支拡張	あり	あり	なし	なし
その他	脳血流低下作用があるため脳外科にて使用	現在最も使用されている	麻酔導入，覚醒が最も早い	イレウス，気胸，空気塞栓，副鼻腔炎などが禁忌

（2）静脈麻酔薬（表2）

表2　静脈麻酔薬の種類と特徴

	ベンゾジアゼピン系	バルビツール酸系	ケタミン	プロポフォール
鎮痛作用	なし	なし	あり	なし
呼吸抑制	あり	あり	なし	あり
禁忌	緑内障，重症筋無力症，ショック	気管支喘息，ポルフィリン症	脳血管障害，高血圧，痙攣	妊産婦，授乳中，卵アレルギー

❗ ココが大切！⇒ 知っていたかな？

1．吸入麻酔薬

▶吸入麻酔の強さは，最小肺胞濃度（minimum alveolar concentration；MAC）で決まり，小さいほど強い。

▶吸入麻酔の導入および覚醒の早さは，血液/ガス分配係数で決まり，小さいほど導入と覚醒が早い。

▶吸入麻酔薬は，セボフルランが最も使用される。

▶デスフルランは，麻酔導入，覚醒が最も早い。

▶亜酸化窒素は，他の吸入麻酔薬と併用で使用される。

2．静脈麻酔薬

▶静脈麻酔薬には，①ベンゾジアゼピン系（ミダゾラム，ジアゼパム），②バルビツール酸系（チオペンタール，チアミラール），③ケタミン，④プロポフォールがある。

▶ベンゾジアゼピン系薬物の特徴は，①健忘作用，抗痙攣作用がある，②5-HT_1受容体に作用しない，③体内で代謝される，④拮抗薬がある，ということである。

▶プロポフォールは導入・覚醒がきわめて早く，麻酔導入に最も用いられる。持続投与による全静脈麻酔にも使用される。

▶ケタミンは他の静脈麻酔薬と違い，①鎮痛作用がある，②血圧，心拍の上昇を認める，③筋緊張が保たれるという特徴がある。

正解	1	2	3	4	5	6	7	8	9	10
	○	○	×	○	×	×	○	○	○	×

Q2 鎮痛薬について述べよ。

Key Card 🔑 　　　　　　　　　　　　　　　　　　　　　知っているよね！

1. 麻薬性鎮痛薬（オピオイド）

(1) 薬理作用
- オピオイドの鎮痛作用は，4つのオピオイド受容体の1つである μ 受容体の関与が重要である。
- オピオイドの作用は，①鎮痛作用のほかに，②中枢神経に対する作用（鎮静，嘔気，縮瞳），③抗ストレス作用，④呼吸器への作用（呼吸抑制，鎮咳作用），⑤筋肉への作用（筋硬直，消化管運動抑制，尿閉），がある。

(2) 臨床応用
- 術中の鎮痛には，合成麻薬性鎮痛薬としてフェンタニルおよびレミフェンタニルが一般的に使用されている。
- 吸入麻酔薬や静脈麻酔薬は鎮静作用は強いが，鎮痛作用は弱いため，鎮痛のためにオピオイドを併用して使用する。
- 術後鎮痛目的にて，静脈あるいは皮下の持続注入や硬膜外投与が行われる。

(3) フェンタニル
- 鎮痛作用は，モルヒネの100倍である。
- 肝臓で速やかに代謝され，代謝物はほとんど鎮痛作用がない。
- 術中の鎮痛だけでなく，術後鎮痛にも使用できる。

(4) レミフェンタニル
- 鎮痛作用は，モルヒネの500倍である。
- 血中および組織中のエステラーゼで速やかに代謝され，<u>半減期が非常に短い</u>。
- 術中持続投与にて痛みのコントロールが可能である。
- 麻酔中の鎮痛のみで術後疼痛には使用できない（呼吸・循環への影響が大きいため）。

❗ ココが大切！ ⇒ 知っていたかな？

1. 麻薬性鎮痛薬（オピオイド）

(1) 薬理作用
- ▶オピオイドの鎮痛作用は，4つのオピオイド受容体（δ，κ，μ，ノシセプチン受容体）の1つである μ 受容体の関与が重要である。
- ▶オピオイドの作用は，①鎮痛作用のほかに，②中枢神経に対する作用（鎮静，嘔気，縮瞳），③抗ストレス作用，④呼吸器への作用（呼吸抑制，鎮咳作用），⑤筋肉への作用（筋硬直，消化管運動抑制，尿閉）がある。

(2) 臨床応用
- ▶術中の鎮痛には，麻薬性鎮痛薬としてフェンタニルおよびレミフェンタニルが一般的に使用される。
- ▶吸入麻酔薬や静脈麻酔薬は，鎮静作用は強いが鎮痛作用は弱いため，鎮痛のためオピオイドと

併用して使用される。
▶ 術後鎮痛目的で静脈あるいは皮下の持続注入や，硬膜外投与などが行われる。

(3) フェンタニル
▶ WHO方式がん疼痛治療法の3段階目で用いられる強オピオイドであり，鎮痛作用はモルヒネの100倍である。
▶ 肝臓で速やかに代謝され，代謝物はほとんど鎮痛作用がない。
▶ 呼吸抑制はあるが，循環系への影響は少ない。
▶ 術中の鎮痛だけでなく，術後鎮痛にも使用できる。

(4) レミフェンタニル
▶ 鎮痛作用はモルヒネの500倍である。
▶ 術中持続投与にて痛みのコントロールが可能である(くも膜下腔には投与できない)。
▶ 血中および組織中のエステラーゼで速やかに代謝され，半減期が非常に短い(代謝産物は1/4,600の力価)。
▶ 麻酔中の鎮痛のみで術後疼痛には使用できない(呼吸・循環への影響大きい)。
▶ 鉛管現象を誘発するので注意する(原因不明の筋緊張亢進)。

できるかな！ 実践問題形式でチャレンジ！

問1. 全身麻酔で正しいものをすべて選べ。
  a. MACが大きいほど，麻酔は強い。
  b. 血液/ガス分配係数が大きいほど，導入と覚醒が早い。
  c. 卵アレルギーは，プロポフォールは禁忌である。
  d. 緑内障患者に対してベンゾジアゼピン系麻酔薬は禁忌である。
  e. ケタミンは，脳血管障害の麻酔がよい適応である。

問2. 麻薬性鎮痛薬（オピオイド）で正しいものをすべて選べ。
  a. 鎮痛作用は，μ受容体が関与している。
  b. 全身麻酔中の鎮痛目的で使用される。
  c. レミフェンタニルは術後鎮痛にも使用できる。
  d. フェンタニルは腎臓で代謝される。
  e. フェンタニルは術後鎮痛目的で硬膜外投与も行われる。

（※正解は次ページ下段）

> **知っておこう！** ✅ **要点整理**（チェックしよう！）
>
> **Ⅰ. 吸入麻酔薬，静脈麻酔薬について述べよ。**
> - ☐ 1. 吸入麻酔の強さは最小肺胞濃度（minimum alveolar concentration；MAC）で決まり，小さいほど強い。
> - ☐ 2. 吸入麻酔の導入および覚醒の早さは血液／ガス分配係数で決まり，小さいほど導入と覚醒が早い。
> - ☐ 3. 現在，最も使用されるプロポフォールの禁忌は卵アレルギーと妊産婦や授乳中である。
>
> **Ⅱ. 鎮痛薬について述べよ。**
> - ☐ 1. オピオイドの作用は，①鎮痛作用のほかに，②中枢神経に対する作用（鎮静，嘔気，縮瞳），③抗ストレス作用，④呼吸器への作用（呼吸抑制，鎮咳作用），⑤筋肉への作用（筋硬直，消化管運動抑制，尿閉）である。
> - ☐ 2. 術中の鎮痛には麻薬性鎮痛薬としてフェンタニルおよびレミフェンタニルが一般的に使用される。
> - ☐ 3. 吸入麻酔薬や静脈麻酔薬は鎮静作用は強いが鎮痛作用は弱いため，鎮痛のためにオピオイドが併用される。

（正解　問1：c, d　問2：a, b, e）

麻酔 5

筋弛緩薬

チャレンジしてみよう！（○か×をつけよ）

( ) 1. 筋弛緩薬は，全身麻酔の導入および維持に際して，気管内挿管と体動防止のために使用される麻酔補助薬であり，脱分極性筋弛緩薬と非脱分極性筋弛緩薬の2種に分類される。
( ) 2. 現在，臨床で用いられている唯一の脱分極性筋弛緩薬はサクシニルコリンである。
( ) 3. サクシニルコリンは，線維束攣縮（fasciculation）を認めない。
( ) 4. 非脱分極性筋弛緩薬には，パンクロニウム，ベクロニウム，クラーレ，ロクロニウムなどがある。
( ) 5. 拮抗薬（リバース剤）は非脱分極性筋弛緩薬には存在せず，脱分極性筋弛緩薬には拮抗薬が存在する。
( ) 6. サクシニルコリンの副作用には，線維束攣縮による筋肉痛がある。
( ) 7. サクシニルコリンの副作用には，低カリウム血症がある。
( ) 8. サクシニルコリンはさまざまな副作用のため，麻酔導入時の使用は近年避けられる傾向にある。
( ) 9. クラーレは，ヒスタミン遊離作用と副交感神経節遮断作用をもつ。
( ) 10. サクシニルコリンのような副作用をもたず，非脱分極性筋弛緩薬で最も作用発現時間の短いロクロニウムが現在の気管内挿管時の第一選択である。

（※正解は次ページ下段）

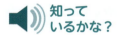
知っているかな？

Q1 筋弛緩薬と拮抗薬について述べよ。
Q2 筋弛緩薬による後遺症について述べよ。

Q1 筋弛緩薬と拮抗薬について述べよ。

Key Card　　　　　　　　　　　　　　　　　　　　　　　知っているよね！

1. 筋弛緩薬と拮抗薬（表1）
- 筋弛緩薬は，脱分極性筋弛緩薬と非脱分極性筋弛緩薬の2種に分類される。
- 脱分極性筋弛緩薬は，アセチルコリン（ACh）受容体と結合したまま持続的な脱分極を引き起こし筋弛緩をもたらす。
- 脱分極性筋弛緩薬のなかで，現在臨床で用いられているのはサクシニルコリンである。
- サクシニルコリンの特徴は，線維束攣縮（fasciculation）を認めることと作用発現，消失が速やかなことである。
- 一方，非脱分極性筋弛緩薬は，ACh受容体と結合しAChの作用を阻害して筋弛緩をもたらす。
- 非脱分極性筋弛緩薬には，パンクロニウム，ベクロニウム，クラーレ，ロクロニウムなどがある。
- 非脱分極性筋弛緩薬は，線維束攣縮を認めず肝や腎で代謝される。
- 拮抗薬（リバース剤）は，脱分極性筋弛緩薬には存在せず，非脱分極性筋弛緩薬には存在する。

表1　筋弛緩薬の種類と特徴

一般名	商品名	種類	線維束攣縮(fasciculation)	作用発現時間(分)	作用持続時間(分)	分解排泄	拮抗薬
サクシニルコリン	スキサメトニウム®	脱分極性	＋	1.0	<4	血漿ChE	なし
パンクロニウム	ミオブロック®	非脱分極性	－	3.0	60〜90	90%腎	ネオスチグミン スガマデクス
ベクロニウム	マスキュラックス®	非脱分極性	－	2.5	30〜60	80%肝 20%腎	
クラーレ	D-ツボクラリン®	非脱分極性	－	5.0	50〜60	60%腎	
ロクロニウム	エスラックス®	非脱分極性	－	1.5	30〜60	90%肝	

ChE：コリンエステラーゼ

(TEXT麻酔・蘇生学第4版，南山堂より引用改変)

❗ ココが大切！ ⇒ 知っていたかな？

1. 筋弛緩薬と拮抗薬

▶ 筋弛緩薬は，全身麻酔の導入および維持に際して，気管内挿管と体動防止のために使用される麻酔補助薬であり，脱分極性筋弛緩薬と非脱分極性筋弛緩薬の2種に分類される。

▶ 脱分極性筋弛緩薬は神経筋接合部のACh受容体と結合するが，アセチルコリンエステラーゼ(AChE)で分解されないため，持続的な脱分極を引き起こし，再分極の阻害により以降の神経インパルスが遮断され，筋弛緩をもたらす。

▶ 現在，臨床で用いられているのはサクシニルコリンがほぼ唯一の脱分極性筋弛緩薬である。

▶ サクシニルコリンの特徴は，線維束攣縮(fasciculation)を認めることと作用発現，消失が速やかなことである。さまざまな副作用(p.155参照)のために現在は投与を避けられる傾向にある。

▶ 一方，非脱分極性筋弛緩薬は神経筋接合部においてAChと競合し，ACh受容体と結合して占拠することで，AChの作用を阻害し，筋弛緩をもたらす。

▶ 非脱分極性筋弛緩薬にはパンクロニウム，ベクロニウム，クラーレ，ロクロニウムなどがあり，気管内挿管時に用いる筋弛緩薬の第一選択はロクロニウムである。

▶ 非脱分極性筋弛緩薬は，線維束攣縮を認めず肝や腎で代謝される。

▶ 拮抗薬(リバース剤)は，脱分極性筋弛緩薬には存在せず，筋の興奮性が回復するまで筋弛緩は回復しない。非脱分極性筋弛緩薬には拮抗薬が存在する。

▶ 拮抗薬にはネオスチグミン(ワゴスチグミン®)，スガマデクス(ブリディオン®)がある。

▶ ネオスチグミンは，AChを分解するコリンエステラーゼ(ChE)を阻害することでAChを増加させる抗ChE薬である。ただしムスカリン様作用(徐脈，気管支痙攣など)を認めるため，アトロピンの併用が必須である。

▶ スガマデクスは，ネオスチグミンよりも作用発現が早く，ムスカリン様作用のような副作用がなく，非常に安全性が高い。

Q2　筋弛緩薬による後遺症について述べよ。

Key Card 🔑　知っているよね！

1. 筋弛緩薬による後遺症

・筋弛緩薬による後遺症と副作用を**表2**に示す。

- 脱分極性筋弛緩薬(サクシニルコリン)は，さまざまな副作用のため，麻酔導入時の使用は近年避けられる傾向にある。
- 非脱分極性筋弛緩薬であるクラーレは，**表2**のようなヒスタミン遊離作用と交感神経節遮断作用を認めるため，パンクロニウム，ベクロニウム，ロクロニウムがクラーレに代わって臨床で用いられている。
- サクシニルコリンのような副作用をもたず，非脱分極性筋弛緩薬のなかで最も作用発現時間の短いロクロニウムが現在の気管内挿管時の第一選択である。

表2 筋弛緩薬の副作用

一般名	商品名	主な副作用
サクシニルコリン	スキサメトニウム®	筋肉痛，胃内圧上昇，眼圧上昇，脳圧上昇，高カリウム血症，咬筋硬直
パンクロニウム	ミオブロック®	血圧上昇，心拍数上昇
ベクロニウム	マスキュラックス®	徐脈
クラーレ	D-ツボクラリン®	血圧低下，徐脈，皮膚の発赤，赤斑，気管支喘息
ロクロニウム	エスラックス®	遷延性呼吸抑制

 ココが大切！ ⇒ 知っていたかな？

1. 筋弛緩薬による後遺症

(1) サクシニルコリン
- 筋肉痛：投与24〜48時間後まで続く。原因は線維束攣縮による筋肉の損傷であり，ときにミオグロビン尿を伴う。
- 胃内圧上昇：腹筋の線維束攣縮によるもの。胃内圧上昇は個人差が大きい。
- 眼圧上昇：投与後1〜6分ほどで5〜10mmHgほどの眼圧上昇が観察される。外眼筋の収縮と脈絡膜血管の一過性の拡張によるものとされる。
- 高カリウム血症：終板イオンチャネルの脱分極に伴う細胞内カリウムの細胞外，血中への流出の結果，通常0.5〜1mEq/Lの血清カリウム濃度の上昇を認める。熱傷，外傷，神経損傷による片麻痺，神経筋疾患，脳動脈瘤破裂，腎不全の際にきたしやすい。
- 咬筋硬直：投与約20分後から平均約0.5kgの攣縮による咬筋張力増加を認める。

(2) パンクロニウム
- 血圧上昇：ノルアドレナリンの交感神経終末の再取り込みの遮断による。
- 心拍数上昇：中等度の副交感神経遮断作用による。

(3) ベクロニウム
- 徐脈：副交感神経が優位になりやすいため。

(4) クラーレ
- 血圧低下，徐脈，皮膚の発赤，赤斑，気管支喘息：ヒスタミン遊離作用と交感神経節遮断作用による。

(5) ロクロニウム
- 遷延性呼吸抑制：呼吸困難および気道閉塞のある患者では換気不全により患者の自発呼吸の再開が遅れることがある。
- サクシニルコリンのような副作用をもたず，非脱分極性筋弛緩薬で最も作用発現時間の短いロクロニウムが現在の気管内挿管時の第一選択である。

できるかな！ 実践問題形式でチャレンジ！

問1. 次の筋弛緩薬のうち，拮抗薬が存在しないものを1つ選べ。
 a. サクシニルコリン
 b. パンクロニウム
 c. ベクロニウム
 d. クラーレ
 e. ロクロニウム

問2. 副作用の少なさ，作用発現時間の早さという点で現在の気管内挿管時の第一選択とされている筋弛緩薬を1つ選べ。
 a. サクシニルコリン
 b. パンクロニウム
 c. ベクロニウム
 d. クラーレ
 e. ロクロニウム

（※正解は下段）

知っておこう！ 要点整理（チェックしよう！）

Ⅰ．筋弛緩薬と拮抗薬について述べよ。
- ☐ 1．筋弛緩薬は脱分極性筋弛緩薬と非脱分極性筋弛緩薬の2種に分類される。
- ☐ 2．脱分極性筋弛緩薬は，ACh受容体と結合したまま持続的な脱分極を引き起こし，筋弛緩をもたらす。脱分極性筋弛緩薬のなかで，現在臨床で用いられているのはサクシニルコリンであり，その特徴は線維束攣縮（fasciculation）を認めることと作用発現，消失が速やかなことである。拮抗薬（リバース剤）はない。
- ☐ 3．非脱分極性筋弛緩薬は，ACh受容体と結合し，AChの作用を阻害し，筋弛緩をもたらす。非脱分極性筋弛緩薬にはパンクロニウム，ベクロニウム，クラーレ，ロクロニウムなどがあり，その特徴は線維束攣縮を認めず，肝や腎で代謝されることである。拮抗薬（リバース剤）は存在する。

Ⅱ．筋弛緩薬による後遺症について述べよ。
- ☐ 1．脱分極性筋弛緩薬（サクシニルコリン）は，筋肉痛，胃内圧上昇，眼圧上昇，脳圧上昇，高カリウム血症，咬筋硬直といったさまざまな副作用のため，麻酔導入時の使用は近年避けられる傾向にある。
- ☐ 2．非脱分極性筋弛緩薬であるクラーレは血圧低下，徐脈，皮膚の発赤，赤斑，気管支喘息といったヒスタミン遊離作用と交感神経節遮断作用を認めるため，クラーレに代わってパンクロニウム，ベクロニウム，ロクロニウムが臨床で用いられている。
- ☐ 3．サクシニルコリンのような副作用をもたず，非脱分極性筋弛緩薬で最も作用発現時間の短いロクロニウムが現在の気管内挿管時の第一選択である。

（正解　問1：a　問2：e）

麻酔6

麻酔の有害事象（悪性高熱症），その他

チャレンジしてみよう！（○か×をつけよ）

( ) 1. 悪性高熱症は，非脱分極性筋弛緩薬の使用時に発症しやすい。
( ) 2. 悪性高熱症の病因は，Ca放出チャネルの遺伝的変異である。
( ) 3. 悪性高熱症は，家族内発生（常染色体優性遺伝）である。
( ) 4. 悪性高熱症の特徴的な症状には，麻酔中の高熱，筋強直，ミオグロビン尿が挙げられる。
( ) 5. 術中に悪性高熱症を認めた際は，術者は早急に手術を完遂することが求められる。
( ) 6. ASAのガイドラインによると困難気道（difficult airway）とは医師が上気道のフェイスマスク換気または気管内挿管に難渋する場合，またはその両方を含む臨床的状況と定義している。
( ) 7. ASAのガイドラインによると，気管内挿管困難とは気管の異常の有無にかかわらず挿管成功までに複数回要したものとされている。
( ) 8. 口腔咽頭スペースの評価は，Mallampatiの分類が用いられ，クラスⅡ，Ⅲ，Ⅳでは挿管困難が予想される。
( ) 9. 挿管困難を予測させる因子には，開口障害，歯牙の異常，巨舌，小顎，頸部の異常が挙げられる。
( ) 10. 挿管困難症への対処として気管支ファイバースコープ，特殊な喉頭鏡，光ワンドを準備する。

（※正解は次ページ下段）

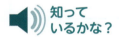知っているかな？

Q1 悪性高熱症について述べよ。
Q2 挿管困難症について述べよ。

Q1 悪性高熱症について述べよ。

Key Card 　　　知っているよね！

1．悪性高熱症

(1) 病因，病態
- 揮発性吸入麻酔薬，脱分極性筋弛緩薬の使用時に高熱，筋強直をきたす。
- 常染色体優性遺伝であり，遺伝的なCa放出チャネルの異常によるCa放出の異常亢進，およびミトコンドリアのホスホリパーゼA_2活性化による細胞内代謝の異常亢進による（図1）。

(2) 症状（図2）
- 特徴的な症状は，①麻酔中の高熱，②筋強直，③ミオグロビン尿など。
- 他には，アシドーシス，高カリウム血症，腎不全，不整脈など。

(3) 診断基準
- 温度変化またはその他の症状により劇症型，または亜型(不全型)悪性高熱症に分類される。

(4) 治療
- 直ちに原因薬剤の投与中止。純酸素投与。
- ダントロレン静注。症状により追加投与。
- 全身冷却，対症療法(アシドーシス，高カリウム血症，腎不全，不整脈)。
- 外科医は手術の中止，麻酔医は可能なら麻酔器の交換。

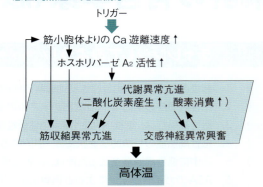

図1 悪性高熱症の発症機序
(標準麻酔科学第6版，医学書院より引用改変)

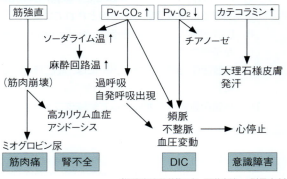

図2 悪性高熱症の症状
(標準麻酔科学第6版，医学書院より引用改変)

！ ココが大切！ ⇒ 知っていたかな？

1. 病因，病態(図1)
- 骨格筋の筋小胞体にあるCa放出チャネル(リアノジン結合チャネル)が遺伝的に変異している。
- そのため，揮発性吸入麻酔薬(ハロタン，イソフルラン，セボフルラン)の吸入，体温上昇，細胞内Caの上昇(脱分極性筋弛緩薬など)がトリガーとなり，異常にCaが放出され，細胞内Ca濃度の上昇をきたす。そして筋小胞体からのCa放出を引き起こし，筋収縮が持続する。
- 一方，ミトコンドリアのホスホリパーゼA_2も活性化され，細胞内代謝の異常な亢進により，高体温をきたす。この熱産生によりCaチャネルがさらに開き，Caの放出をきたし，悪循環に陥る。
- 本疾患は家族内発生(常染色体優性遺伝)であり，問診による家族歴・既往の聴取が重要である。
- 発生頻度は，小児で1.2万人に1人，成人で4万人に1人である。

2. 症状(図2)
- 特徴的な症状は，①麻酔中の高熱，②筋強直(咬筋硬直)，③ミオグロビン尿などが挙げられる。
- ほかには原因不明の頻脈，不整脈，血圧低下，筋弛緩薬の効果時間短縮，自発呼吸の出現，心停止など。
- 速やかに治療されたとしても全身の筋肉痛，歩行障害，腎不全，意識障害などの後遺症を引き起こす。

正解	1	2	3	4	5		6	7	8	9	10
	×	○	○	○	×		×	○	×	○	○

3. 診断基準
- 麻酔中に原因が明らかな場合を除き，**基準Ⅰ**を満たし，**基準Ⅱ**の症状を2〜3個含むものを劇症型，**基準Ⅰ**を満たさず，**基準Ⅱ**の症状を多く示す症例を亜型あるいは不全型悪性高熱症とする。
  - 基準Ⅰ（温度変化）：体温38℃以上で体温上昇率が15分当たり0.5℃以上。あるいは40℃以上。
  - 基準Ⅱ（その他の症状）：①下顎強直，全身強直，②原因不明の頻脈，不整脈，血圧低下など，③自発呼吸の出現傾向，④チアノーゼ，発汗など。

4. 治療
- 直ちに揮発性麻酔薬，脱分極性筋弛緩薬の投与中止。純酸素による過換気。
- ダントロレン（ダントリウム®）の投与：2〜3mg/kgの初期投与，症状により追加投与。
- 体表，胸腔，腹腔，輸液経由の全身冷却，対症療法（アシドーシス，高カリウム血症，腎不全，不整脈）。
- 外科医は，手術の中止，今後予想されるDICに備え十分な止血。
- 人的余裕があれば麻酔器の交換。CO_2吸着剤の交換。

Q2 挿管困難症について述べよ。

Key Card 知っているよね！

1. 挿管困難症と困難気道
(1) 定義
- 挿管困難症については，米国麻酔科学会（以下ASA）の困難気道（difficult airway）ガイドラインがわが国でも広く用いられている。
- 困難気道とは「トレーニングを積んだ麻酔科医が，マスク換気か気管内挿管，あるいは両者の困難をきたす状況」と定義される。

(2) 分類
ASAによると困難気道は以下の4つに分類される。
  ①マスク換気困難
  ②喉頭展開困難
  ③気管内挿管困難
  ④気管内挿管失敗

(3) 気管内挿管困難の評価
- 口腔咽頭スペースの評価は，Mallampatiの分類（図3）が有用である。クラスⅢ，Ⅳでは挿管困難が予想される。

(4) 予測因子
- 挿管困難を予測させる因子は①開口障害，②歯牙の異常，③巨舌や舌の異常，④小顎，⑤頸部の異常，可動性低下とされている。

図3 Mallampatiの分類

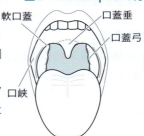
クラスⅠ
（挿管困難なし）
軟口蓋，口峡，口蓋垂，口蓋弓が見える。

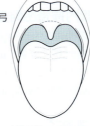
クラスⅡ
（挿管困難なし）
軟口蓋，口峡，口蓋垂が見える。

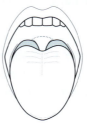
クラスⅢ
（やや挿管困難）
軟口蓋，口蓋垂の基部が見える。

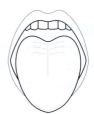
クラスⅣ
（非常に挿管困難）
軟口蓋も見えない。

（標準麻酔科学第6版，医学書院より引用改変）

(5) 対策
- 気管支ファイバースコープ，特殊な喉頭鏡，光ワンドの準備。
- 危機的状況時は気管切開や輪状甲状間膜切開の考慮。
- 意識下挿管の考慮。

ココが大切！ ⇒ 知っていたかな？

1. 定義
▶ わが国でも広く普及しているASAのガイドラインによるとdifficult airway（困難気道）とは「一般的な訓練を受けた麻酔科医が，上気道のフェイスマスク換気に難渋する場合，または気管内挿管に難渋する場合，またはその両方を含む臨床的状況」と定義される。

2. 分類
▶ ASAによるとdifficult airwayは以下の4つに分類される。
①マスク換気困難：マスクのフィット不良，吸気呼気時の過剰な気道抵抗がある状態。
②喉頭展開困難：頸部後屈，頭部後屈，頸部への圧迫手技（BURP法）を行っても声帯が見にくい状態。
③気管内挿管困難：気管の異常の有無にかかわらず挿管成功までに複数回要したもの。
④気管内挿管失敗：挿管を複数回試みたが，結局挿管できない状態。

3. 気管内挿管困難の評価
▶ 口腔咽頭スペースの評価は，図3のMallampatiの分類が用いられ，座位でできるだけ大きく開口させ「嗅ぐ姿勢（sniffing position）」として診察する。
▶ クラスが上がるごとに挿管困難度が増し，クラスⅢ，Ⅳでは挿管困難が予想される。
▶ 仰臥位で喉頭展開時に最も背側に見えるのは咽頭後壁である。

4. 予測因子
▶ 挿管困難を予測させる因子は，①開口障害（下顎骨折，顎関節症），②歯牙の異常（突き出た上歯，抜けそうな歯），③巨舌や舌の異常（Down症候群），④小顎（口蓋裂），⑤頸部の異常，可動性低下（後縦靭帯骨化症，頸椎手術後，関節リウマチ，糖尿病）とされている。

5. 対策
▶ 気管支ファイバースコープガイド下気管内挿管，マッコイ喉頭鏡，光ワンドの準備。
▶ 他にはエアウェイスコープ，盲目的経鼻挿管，意識下挿管の考慮。
▶ 緊急時は，ラリンジアルマスクやマスク換気不能な際には気管切開や輪状甲状間膜切開の考慮。

できるかな！ 実践問題形式でチャレンジ！

問1. 悪性高熱症のトリガーとなる薬剤を2つ選べ。
a. セボフルラン
b. サクシニルコリン
c. フェンタネスト
d. バルビツレート
e. ベンゾジアゼパム

問2. 緊急気管内挿管について誤っているのはどれか。1つ選べ。
a. 甲状軟骨を圧迫する方法をSellick法という。
b. 巨舌は，挿管困難を予測する指標である。
c. 小顎は，挿管困難を予測する指標である。
d. 挿管困難が予測される場合は，意識下挿管を行う。
e. 気管内挿管後の低血圧の原因として緊張性気胸がある。

（※正解は下段）

知っておこう！ 要点整理（チェックしよう！）

I. 悪性高熱症について述べよ。

☐ 1. 悪性高熱症は，揮発性吸入麻酔薬，脱分極性筋弛緩薬の使用時に高熱，筋強直をきたす疾患である。常染色体優性遺伝。

☐ 2. 特徴的な症状は，①麻酔中の高熱，②筋強直，③ミオグロビン尿など。他にはアシドーシス，高K血症，腎不全，不整脈などが挙げられる。診断基準に関しては，温度変化とその他の症状により劇症型，または亜型（不全型）悪性高熱症に分類される。

☐ 3. 治療は，速やかな原因薬剤の投与中止，純酸素投与，ダントロレン静注，全身冷却，対症療法（アシドーシス，高K血症，腎不全，不整脈）を行う。外科医は即座に手術の中止，十分な止血が求められる。

II. 挿管困難症について述べよ。

☐ 1. 困難気道は，マスク換気困難，喉頭展開困難，気管内挿管困難，気管内挿管失敗の4つに分類される。

☐ 2. 挿管困難を予測させる因子は①開口障害，②歯牙の異常，③巨舌や舌の異常，④小顎，⑤頸部の異常，可動性低下とされている。

☐ 3. 対処法としては，気管支ファイバースコープガイド下気管内挿管，マッコイ喉頭鏡，光ワンドの準備，エアウェイスコープ，盲目的経鼻挿管，意識下挿管の考慮が挙げられる。緊急時はラリンジアルマスクやマスク，換気不能な際には気管切開や輪状甲状間膜切開も考慮する。

（正解　問1：a, b　問2：a）

第Ⅰ章　章末復習問題（総論）

問題で本章の基礎知識を確実なものにしよう！

▶検査や治療が高度になっているものの，基礎知識の重要性は変わらない。
▶本項は，本書で扱ってきたテーマの中で，知っておきたい基礎知識を復習するためのものである。

できるかな？　気軽に挑戦してみよう（すべて創作問題）！
（　）は正解の数。

Q1. 誤っている組み合わせを選べ（1）。

a. Johann Nepomuk Czerny　……　頸部食道癌手術
b. Heineke Mikulicz　……………　噴門側胃切除術
c. Christian Albert Theodor Billroth
　　………………………………　肝臓移植手術
d. Evarts A. Graham　…………　左肺全摘術
e. Christian Neethling Barnard…　心臓移植手術

 外科の歴史参照（p2）。新しい手術を施行した先人に敬意を払おう！

Q2. 外科診療に関する倫理とチーム医療に関する組み合わせで誤っているものを選べ（1）。

a. ヘルシンキ宣言　……　治験審査委員会（IRB）の制定
b. インフォームドコンセント（IC）
　　………………………　患者本人への説明と同意
c. 栄養サポートチーム（NST）
　　………………………　栄養状態の評価と指導
d. 緩和ケアチーム　……　癌性疼痛コントロール
e. キャンサーボード　…　がん診療連携拠点病院の指定要件

 外科医療参照（p5）。侵襲を与える外科医にとって，安全管理のみならず，医学倫理やチーム医療の考え方は重要！

Q3. SIRSの診断基準に含まれない項目を選べ（1）。

a. 体温
b. 心拍数
c. 呼吸数
d. 末梢白血球数
e. CRP値

 感染症1参照（p10）。臨床現場においてSIRSの診断は重要である！

Q4. 抗菌薬の副作用の組み合わせで誤っているものを選べ（1）。

a. アミノ配糖体　………………　耳毒性
b. βラクタム　………………　red man症候群
c. クロラムフェニコール　……　再生不良性貧血
d. ポリペプチド　………………　腎毒性
e. テトラサイクリン　…………　光線過敏症

感染症2参照（p16）。外科臨床において抗菌薬の使用は多い。副作用の理解が必要！

Q5. 破傷風に特徴的ではない症状を選べ（1）

a. 皮膚水疱
b. 開口障害
c. 痙笑
d. 後弓反張
e. 頸部硬直

感染症3参照（p21）。破傷風は外科医にとって知っておくべき保健所に届け出が必要な感染症！

Q6. 現在用いられている分子標的治療薬の標的ではないものを選べ（1）。

a. VEGF
b. CD4
c. CD20
d. HER2
e. TNFα

免疫1参照(p25)。分子標的治療薬は最近のトピックスの1つ！標的分子をチェックしよう！

Q7. 免疫抑制薬として使用しないものを選べ(1)。

a. ステロイド薬
b. バシリキシマブ
c. シクロスポリン
d. アザチオプリン
e. テトラサイクリン

 免疫2参照(p30)。移植免疫において免疫抑制薬の役割は大きい！

Q8. 創傷治癒を阻害する因子ではないものを選べ(1)。

a. 喫煙
b. 低蛋白
c. 糖尿病
d. 副腎皮質ステロイド
e. 消毒薬

 病理1参照(p34)。創傷治癒の阻害因子には，全身的なものと局所的なものがある！

Q9. 悪性腫瘍とその危険因子の組み合わせで誤ったものを選べ(1)。

a. 乳癌 …… 肥満
b. 乳癌 …… 未出産
c. 肺癌 …… アスベスト
d. 肺癌 …… 飲酒
e. 胃癌 …… ピロリ菌感染

 病理2参照(p39)。悪性腫瘍の危険因子の有無は診断に役立つ！

Q10. 腫瘍マーカーとその偽陽性を呈する疾患・状態の組み合わせで誤っているものを選べ(1)。

a. CEA …………… 糖尿病
b. AFP …………… 肝硬変
c. CA19-9 ……… ビタミンK欠乏症
d. SCC …………… 喫煙
e. DUPAN-2 …… ルイス式血液型陰性例

 腫瘍1参照(p43)。腫瘍マーカー測定は，再発のモニタリングなどに用いられる検査！

Q11. 癌腫と分子標的治療薬の組み合わせで誤っているものを選べ(2)。

a. 胃癌(HER2陽性) ………… トラスツズマブ
b. 大腸癌(切除不能・再発) …… ベバシズマブ
c. 肝細胞癌(切除不能・再発) … エルロチニブ
d. 膵癌(遠隔転移) ………… ソラフェニブ
e. 肺癌(切除不能・再発非小細胞癌)
　　　………………………… ゲフィチニブ

腫瘍2参照(p47)。分子標的治療薬は最近のトピックスの1つ！適応疾患をチェックしよう！

Q12. 抗炎症性サイトカインを選べ(2)。

a. TNFα
b. IL-1
c. IL-4
d. IL-8
e. IL-10

外科侵襲1参照(p54)。外科侵襲に対する生体反応の1つはサイトカインを介する反応！

Q13. 二酸化炭素気腹が生体に及ぼす影響として増加(上昇)するものを選べ(1)。

a. 心拍出量
b. 末梢血管抵抗
c. 肺コンプライアンス
d. 肝血流量
e. 腎血流量

外科侵襲2参照(p61)。非生理的状態である二酸化炭素気腹の生体への影響を知っておこう！

正解 Q1 c　Q2 a　Q3 e　Q4 b　Q5 a　Q6 b

Q14. 中心静脈圧（CVP）が上昇する（上昇することのある）ショック状態を選べ（2）。

a. 循環血液量減少性ショック
b. アナフィラキシーショック
c. 神経原性ショック
d. 敗血症性ショック
e. 心原性ショック

 輸液・栄養1参照（p65）。ショックの病態により，治療選択が異なる。病態把握が重要！

Q15. 栄養状態評価の二次スクリーニングに使用されないパラメータを選べ（1）。

a. 上腕三頭筋部皮下脂肪厚
b. コレステロール
c. コリンエステラーゼ
d. トランスサイレチン
e. 窒素平衡

 輸液・栄養2参照（p73）。栄養状態評価の一次スクリーニングと二次スクリーニングをチェックしておこう！

Q16. 輸血における遅発型副作用を選べ（2）。

a. 溶血性反応（ABO不適合輸血）
b. 非溶血性発熱反応
c. アナフィラキシー反応
d. 輸血後関連急性肺障害
e. 輸血後GVHD

 輸血・凝固1参照（p77）。輸血の副作用を確認しておこう！

Q17. 厚生労働省によるDICの診断基準に含まれない項目を選べ（1）

a. 血沈
b. 血小板
c. FDP
d. フィブリノーゲン
e. PT

 輸血・凝固2参照（p82）。DICの病態を理解し，検査項目の意義をチェックしておこう！

Q18. 静脈血栓に対する周術期の予防法の中で誤っているものを選べ（1）。

a. 低リスク …… 術後早期離床
b. 中リスク …… 周術期の弾性ストッキング
c. 高リスク …… 周術期の間欠的空気圧迫法
d. 高リスク …… 周術期の低用量未分画ヘパリン
e. 最高リスク … 周術期のワーファリン®

 輸血・凝固3参照（p88）。静脈血栓の予防として周術期の処置や薬物について確認しておこう！

Q19. 人工呼吸器のモードの中で終末呼気陽圧（PEEP）が含まれているものを選べ（2）。

a. IPPV
b. CPPV
c. SIMV
d. CPAP
e. IMV

 集中治療1参照（p93）。自発呼吸との関係，呼気時の加圧，吸気時の加圧などモードによる！

Q20. 正常値の組み合わせの中で誤っているものを選べ（1）。

a. 右房圧 …………… 0～8mmHg
b. 右室圧 …………… 15～25/0～8mmHg
c. 肺動脈圧 ………… 15～25/8～15mmHg
d. 肺動脈楔入圧 …… 15～25mmHg
e. 心係数 …………… 2.5～4.2L/分/m²

 集中治療2参照（p99）。Swan-Ganzカテーテルから評価される測定値の正常値を知っておこう！

Q21. 熱傷の重症分類において重症を示していないものを選べ（1）。

a. Ⅱ度の熱傷で熱傷面積30％以上のもの
b. Ⅲ度の熱傷で熱傷面積15～30％のもの

正解 Q7 e　Q8 a　Q9 d　Q10 c　Q11 c, d　Q12 c, e　Q13 b

c. 顔面・手・足の熱傷
d. 気道熱傷が疑われるもの
e. 電撃傷

 救急1参照(p106)。熱傷は，深度と範囲！

Q22. 熱傷患者に対する局所治療として，早期手術の適応となる場合を選べ(1)。

a. 熱傷面積が20％未満，熱傷深度Ⅱ度
b. 熱傷面積が30％未満，熱傷深度Ⅱ度
c. 熱傷面積が20％未満，熱傷深度Ⅲ度
d. 熱傷面積が30％未満，熱傷深度Ⅲ度
e. 熱傷面積が30％以上

 救急2参照(p112)。熱傷に対する局所治療についてチェックしておこう！

Q23. 発症直後に意識清明期を有する病態を選べ(1)。

a. 硬膜外血腫
b. 硬膜下血腫
c. くも膜下出血
d. 脳出血
e. 脳梗塞

 救急3参照(p117)。頭部外傷では，出血の部位(層)の鑑別が重要！

Q24. 緊張性気胸に認められない身体所見を選べ(1)。

a. 健側の胸郭膨隆
b. 頸静脈怒張
c. 呼吸音の消失
d. 皮下気腫
e. 打診上の鼓音

 救急4参照(p123)。緊張性気胸の早期発見に症状は大切！

Q25. 外傷性肝損傷の分類において肝被膜に損傷がなく連続性が保たれているものはどれか(2)。

a. Ⅰa型
b. Ⅰb型
c. Ⅱ型
d. Ⅲa型
e. Ⅲb型

 救急5参照(p127)。臓器損傷の分類と全身状態から治療方針が決まる！

Q26. エステル型局所麻酔薬を選べ(2)。

a. 塩酸プロカイン
b. 塩酸テトラカイン
c. 塩酸リドカイン
d. 塩酸メピバカイン
e. 塩酸ブピバカイン

麻酔1参照(p134)。代表的な局所麻酔薬について，使い分けができるようにしておこう！

Q27. 長時間作用型の局所麻酔薬を選べ(2)。

a. 塩酸プロカイン
b. 塩酸テトラカイン
c. 塩酸リドカイン
d. 塩酸ロピバカイン
e. 塩酸ブピバカイン

 麻酔2参照(p138)。局所麻酔薬の力価・作用発現時間・作用持続についてチェックしておこう！

Q28. 麻酔高判定のためのデルマトームの組み合わせで誤っているものを選べ(1)。

a. 腕 ……… C
b. 乳頭 …… Th4
c. 臍 ……… Th5
d. 膝 ……… L3
e. 足底 …… S1

 麻酔3参照(p143)。デルマトームは，脊麻や硬麻の麻酔高を判定するために重要！

正解 Q14 d, e　Q15 a　Q16 d, e　Q17 a　Q18 e　Q19 b, d　Q20 d　Q21 b

Q29. 呼吸抑制のない静注麻酔薬を選べ(1)。

a. チオペンタール
b. ジアゼパム
c. ミダゾラム
d. ケタミン
e. プロポフォール

 麻酔4参照(p148)。吸入麻酔薬と静脈麻酔薬の強さ, 早さ, 有害事象について確認しておこう！

Q30. 筋弛緩薬とその副作用の関連性のないものを選べ(1)。

a. サクシニルコリン ……… 眼圧上昇
b. パンクロニウム ………… 頻脈
c. ベクロニウム …………… 徐脈
d. クラーレ ………………… 気管支喘息
e. ロクロニウム …………… 咬筋硬直

 麻酔5参照(p153)。頻用されている筋弛緩薬はロクロニウムであり, その副作用は要チェック！

Q31. 悪性高熱症の治療薬を選べ(1)。

a. アセトアミノフェン
b. サクシニルコリン
c. イソフルラン
d. セボフルラン
e. ダントロレン

 麻酔6参照(p157)。悪性高熱症のトリガーと治療薬を確認しておこう！

専門用語に関する問題

Q32. サイトカインストームの状態を選べ(1)。

a. SARS
b. SIRS
c. SURS
d. MARS
e. CARS

 感染症1参照(p10)。炎症メカニズムについて確認しておこう！

Q33. $β_1$受容体を遮断する抗不整脈薬を選べ(1)。

a. Ⅰa群
b. Ⅰb群
c. Ⅱ群
d. Ⅲ群
e. Ⅳ群

 集中治療2参照(p99)。抗不整脈薬について確認しておこう！

Q34. 心タンポナーデにおけるBeckの三徴を選べ(3)。

a. 頸静脈怒張
b. 皮下気腫
c. 奇脈
d. 血圧低下
e. 心音減弱

救急4参照(p123)。心タンポナーデの身体所見について確認しておこう！

正解 Q22 e　Q23 a　Q24 a　Q25 a, b　Q26 a, b　Q27 d, e　Q28 c

第Ⅰ章　章末整理：知っておきたい専門用語

総論の専門用語を総復習しよう！

知っておきたい キーワードと 専門用語	関連疾患 関連用語	確認しよう！
華岡青洲	医学史	世界初の全身麻酔手術を行った
William Stewart Halsted	医学史	手術用ゴム手袋を使用した
Semmelweis Ignác Fülöp	医学史	塩素水を用いた手指の消毒法を提唱した
SSI	感染	surgical site infection（手術部位感染症）の略
SIRS	感染	systemic inflammatory response syndromeの略。侵襲による高サイトカイン状態（＝サイトカインストリーム）のこと
CARS	感染	compensatory anti-inflammatory response syndromeの略。抗炎症性サイトカインが炎症性サイトカインより優位になった状態
MARS	感染	mixed anti-inflammatory response syndromeの略。SIRSとCARSが混在した状態
一次創傷治癒	創傷治癒	閉鎖可能な創の治癒形式
二次創傷治癒	創傷治癒	縫合閉鎖を行わず，肉芽形成と収縮瘢痕を残して治癒する形式
遅延一次縫合（三次縫合）	創傷治癒	異物除去，デブリドマン，ドレナージ後に，良好な創状態を確認してから縫合閉鎖する方法
RECIST	化学療法	Response Evaluation Criteria in Solid Tumorsの略。固形癌における制癌剤の効果判定基準
CTCAE	化学療法	Common Terminology Criteria for Adverse Eventsの略。薬剤の有害事象の評価判定基準
bacterial translocation	外科侵襲	腸内細菌や毒素が腸管粘膜上皮のバリアを越えて血流やリンパ流を介して全身に侵入する状態
GALT	外科侵襲	gut-associated lymphoid tissueの略。腸管粘膜にIgAを抗原特異的に分泌する腸管免疫組織
Harris-Benedictの式	栄養	基礎エネルギー消費量を慎重・体重・年齢から算出する式
Ⅰ群抗不整脈薬	抗不整脈薬	Naチャネルを抑制する。Ⅰa，Ⅰb，Ⅰcに分けられる
Ⅱ群抗不整脈薬	抗不整脈薬	$β_1$受容体を遮断することで抗不整脈作用を発揮する
Ⅲ群抗不整脈薬	抗不整脈薬	Kチャネルを抑制し，不応期を延長することで不整脈を抑制する
Ⅳ群抗不整脈薬	抗不整脈薬	Caチャネルを抑制し，活動電位を抑制する
burn index	熱傷	熱傷の重症度の指標や予後の推測に用いる。burn index＝Ⅱ度熱傷面積（％）×1／2＋Ⅲ度熱傷面積（％）（10〜15以上が重症熱傷）
prognostic burn index	熱傷	熱傷時の生命予後の推測に用いる prognostic burn index＝年齢＋burn index＞100は予後不良
Beckの三徴	心タンポナーデ	頸静脈怒張，血圧低下，心音減弱
Kussmaul徴候	心タンポナーデ	吸気時に増強する頸静脈怒張

正解 ▶ Q29 d　Q30 c　Q31 e　Q32 b　Q33 c　Q34 a, d, e

知っておきたい キーワードと 専門用語	関連疾患 関連用語	確認しよう！
Jacoby線	麻酔	左右腸骨稜を結ぶ線。第4腰椎棘突起付近を通っており，脊椎麻酔の際に穿刺高の指標に用いられる
デルマトーム	麻酔	脊髄神経根ごとの感覚神経に支配される皮膚領域
TAPブロック	麻酔	内腹斜筋と腹横筋の間神経をブロックする。腹部手術時に併用されることがある
MAC	麻酔	最小肺胞濃度（minimum alveolar concentration）。吸入麻酔の強さを決める指標。MACが小さいほど強い
Mallampatiの分類	麻酔	口腔内のスペースを4段階評価し，気管内挿管の難易度の指標として用いる。Class Ⅲ・Ⅳでは挿管困難が予想される

消化管 Ⅱ

Ⅱ 消化管

食道1
解剖

□□□

チャレンジしてみよう！（○か×をつけよ）

( ) 1. 食道の全長は25cmである。
( ) 2. 胸部上部食道は気管の左側を走行する。
( ) 3. 胸部下部食道は下行大動脈の右側を走行する。
( ) 4. 胸部下部食道の前面には右心房が存在する。
( ) 5. 胸部下部食道の前面には肺動脈が存在する。
( ) 6. 胸部中部食道は胸骨上縁から気管分岐部下縁までである。
( ) 7. 腹部食道は食道裂孔上縁から食道胃接合部までである。
( ) 8. 頸部食道は甲状腺動脈から栄養される。
( ) 9. 胸部中部食道は肋間動脈から栄養される。
( ) 10. 胸部下部食道は左胃動脈や左下横隔膜動脈に栄養される。
( ) 11. 左の迷走神経は，気管支の下方で食道の腹側を走行する。
( ) 12. 左の反回神経は大動脈弓を腹側から背側に反回する。
( ) 13. 右の反回神経は右鎖骨下動脈を背側から腹側に反回する。
( ) 14. 左反回神経周囲リンパ節は左反回神経の腹側に存在する。
( ) 15. 右反回神経周囲リンパ節は右反回神経の腹側に存在する。

（※正解は次ページ下段）

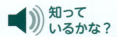
知っているかな？

Q1 食道走行と近接臓器の関連について述べよ。
Q2 食道の区分と血管支配について述べよ。
Q3 食道の神経支配とその神経の走行について述べよ。

Q1 食道走行と近接臓器の関連について述べよ。

Key Card 🔑　　　　　　　　　　　　　　　　　　　　知っているよね！

1. CT検査で見た，食道と近接臓器の関係
- 食道は，重要臓器と隣接しており，食道癌のひろがり診断に重要である。
- 特に気管・気管支と下大動脈への浸潤は臨床的に問題となることが多い。
- 立体的な位置把握とともに，CT写真でイメージできるようにしておく（**図1**，矢印（→）が食道）。

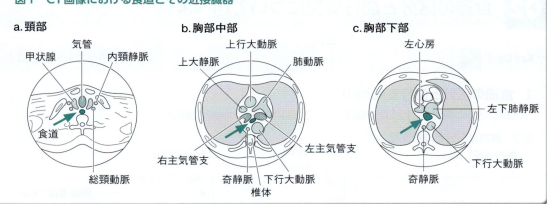

図1 CT画像における食道とその近接臓器

! ココが大切！ ⇒ 知っていたかな？

1. 食道の解剖
▶食道の平均長は25cmであり，門歯から噴門までの距離は40cmである。
▶食道の生理的狭窄部位
　第1生理的狭窄部は食道入口部（上部食道括約筋による）。
　第2生理的狭窄部は大動脈弓と左主気管支の圧迫による。
　第3生理的狭窄部は食道裂孔部（下部食道括約筋による）。

2. 近接臓器との関係（図2）

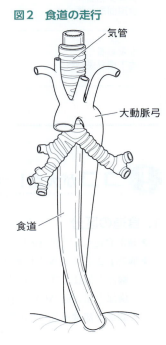

図2 食道の走行

a) 大動脈との関係
▶胸部中部食道は，下行大動脈の右側に沿って走行する。
▶胸部下部食道は，下行大動脈の左前側に沿って走行する。

b) 気管との関係
▶食道は，胸部縦隔内では椎体のやや左前面を走行する。
▶胸部上部食道は，気管の左後側を走行する。
▶胸部中部食道は，左気管支後面を走行する。

c) その他
▶胸部下部食道では前面に左心房がある。
▶胸部下部食道では前面に肺静脈がある。

3. 食道癌と近接臓器について
▶食道癌の直接浸潤は，①気管，②左気管支，③下行大動脈，④左心房・肺静脈に生じる。
▶頸部や胸部上部食道癌の浸潤や圧迫により気管狭窄を生じる。
▶胸部上部食道癌の浸潤により食道気管瘻や食道気管支瘻を生じる。
▶食道癌の直接浸潤は，肺動脈へは生じない（離れている）。

正解	1	2	3	4	5	6	7	8	9	10	11	12	13	14	15
	○	○	×	×	×	×	○	○	×	○	○	○	×	○	×

Q2 食道の区分と血行支配について述べよ。

Key Card 　　　　　　　　　　　　　　　　　　　　　　　　知っているよね！

1. 食道の区分と血行支配（図3）
- 食道区分の境界と血行支配を図3に示した（病変の局在の表記に重要）。

図3　食道の区分と血行支配

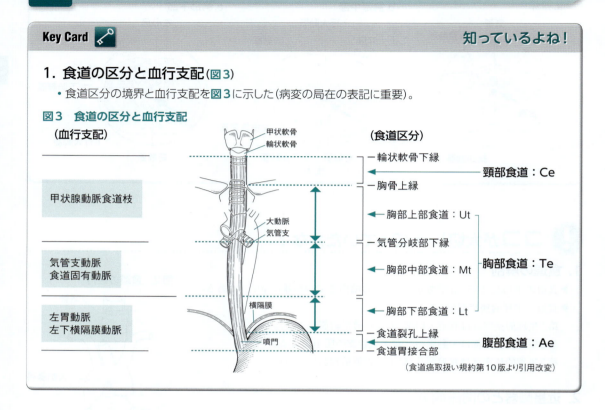

（食道癌取扱い規約第10版より引用改変）

❗ ココが大切！⇒ 知っていたかな？

1. 食道の区分
▶頸部食道（Ce）：食道入口部（輪状軟骨下縁）から胸骨上縁まで。
▶胸部食道（Te）：胸骨上縁から食道裂孔上縁まで。
　・胸部上部食道（Ut）：胸骨上縁から気管分岐部下縁。
　・胸部中部食道（Mt）：気管分岐部下縁から食道胃接合部までを2等分した上半分。
　・胸部下部食道（Lt）：気管分岐部下縁から食道胃接合部までを2等分した下半分の胸腔
　　　　　　　　　　　内食道。
▶腹部食道（Ae）：食道裂孔上縁から食道胃接合部まで。

2. 食道の血管支配
▶頸部・胸部上部食道：
　栄養血管は，甲状腺動脈食道枝。
　ドレナージ血管は，食道静脈⇒甲状腺静脈。
▶胸部中部食道：
　栄養血管は，気管支動脈食道枝や大動脈からの食道固有動脈（図4）。

ドレナージ血管は，食道静脈⇒縦胸静脈。
▶胸部下部食道：
　栄養血管は，左胃動脈や左下横隔膜動脈（図4）。
　ドレナージ血管は，胃の冠状静脈。

3. 胸管について
▶リンパ液を血管に送るリンパ管の主幹。腰部の乳び槽に始まり，下半身および左上半身のリンパ液を集め，脊柱の腹側を走行して，左鎖骨下静脈に流入する。
▶リンパ漏，乳び胸予防のため，剥離・切除の際は周囲組織と集束結紮をする必要がある（分枝が多いため）。

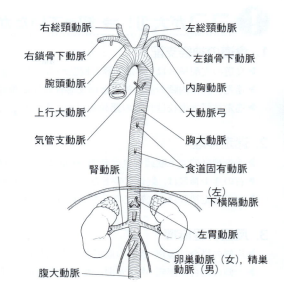

図4

Q3 食道の神経支配とその神経の走行について述べよ。

Key Card　　　　　　　　　　　　　　知っているよね！

1. 食道の神経支配
- 食道は迷走神経と胸髄からの交感神経から支配される。
- 迷走神経食道枝の役割は，食道の運動神経と腺分泌である。

2. リンパ節郭清時に注意すべき神経（図5）
(1) 右反回神経
- 右迷走神経から分枝し，右鎖骨下動脈を腹側から背側に反回する。
- 右反回神経周囲リンパ節は右反回神経の背側に存在する。
- 右開胸で確認できる。

(2) 左反回神経
- 左迷走神経から分枝し，大動脈弓を腹側から背側に反回する。
- 左反回神経周囲リンパ節は左反回神経の腹側に存在。
- 右開胸で確認できる。
- 術後の反回神経麻痺は左側のほうが多い（走行が長いため障害を受けやすい）。

図5　リンパ節郭清時に注意すべき神経

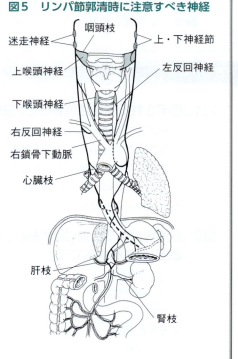

❗ ココが大切！⇒ 知っていたかな？

1. 食道の神経支配
- ▶食道の支配神経は，迷走神経と胸髄からでた交感神経系からなる。
- ▶迷走神経は内臓の運動神経と副交感性の知覚神経である。
- ▶迷走神経食道枝は食道の運動と腺分泌をつかさどる。

2. 迷走神経
- ▶迷走神経幹⇒上喉頭神経⇒咽頭・喉頭に分布⇒下喉頭神経（＝反回神経）。
- ▶右の迷走神経は，気管支の下方で食道の背側を走行する（後幹）。
- ▶左の迷走神経は，気管支の下方で食道の腹側を走行する（前幹）。

3. 反回神経麻痺
- ▶片側の場合は嗄声・誤嚥の原因となる。軽度であれば3～6カ月で回復する。
- ▶両側の場合は誤嚥（声帯が開いた状態で固定），呼吸困難（声帯が閉鎖した状態で固定）をきたす。

4. 食道のリンパ流と食道癌のリンパ節転移
(1) 食道のリンパ流：上部1/3⇒下深頸リンパ節。
　　　　　　　　　中部1/3⇒気管支リンパ節および後縦隔リンパ節。
　　　　　　　　　下部1/3⇒胃上部小彎リンパ節。
(2) 食道癌のリンパ節転移好発部位
　　頸部・胸部上部食道癌⇒頸部リンパ節・上縦隔リンパ節。
　　胸部中部・下部食道癌⇒上縦隔の両側反回神経周囲リンパ節と噴門周囲リンパ節。
　　胸部下部・腹部食道癌⇒噴門リンパ節と胃の小彎リンパ節。

できるかな！ 実践問題形式でチャレンジ！

問1. 提示された食道癌患者のCT画像（図6）について，正しいものをすべて選べ。

　　a. 胸部上部食道のスライスである。
　　b. 胸部中部食道のスライスである。
　　c. 腫瘍が下行大動脈に接している。
　　d. 腫瘍が左肺静脈に接している。
　　e. 腫瘍が左主気管支に接している。

問2. 右開胸による食道切除術時に，確認すべき臓器・器官をすべて選べ。

　　a. 左主気管支
　　b. 右主気管支
　　c. 胸腺
　　d. 左反回神経
　　e. 右反回神経

図6　　（自験例）

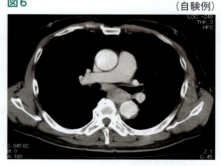

（※正解は次ページ下段）

知っておこう！ ✔ 要点整理（チェックしよう！）

Ⅰ．食道走行と近接臓器の関連について述べよ。
- ☐ 1．胸部上部食道は気管の左側を走行し，胸部中部食道は左主気管支の背側を走行する。
- ☐ 2．胸部中部食道は下行大動脈の右側を走行し，胸部下部食道は下行大動脈の左側を走行する。
- ☐ 3．胸部下部食道では前面に左心房と肺静脈がある。

Ⅱ．食道の区分と血管支配について述べよ。
- ☐ 1．食道は輪状軟骨下縁・胸骨上縁・気管分岐部下縁・食道裂孔上縁・食道胃接合部で区分される。
- ☐ 2．頸部・胸部上部食道は甲状腺動脈に栄養される。
- ☐ 3．胸部下部食道のドレナージ血管は胃の冠状静脈である。

Ⅲ．食道の神経支配とその神経の走行について述べよ。
- ☐ 1．迷走神経は気管支下方で右が後幹，左が前幹となり走行する。
- ☐ 2．反回神経は左右とも腹側から背側に反回する（右は鎖骨下動脈，左は大動脈弓）。
- ☐ 3．反回神経周囲リンパ節は右は背側，左は腹側に存在する。

（正解　問1：b, c, e　問2：a, b, d, e）

Ⅱ 消化管

食道 2
特殊検査（内視鏡検査，EUS）

チャレンジしてみよう！（○か×をつけよ）

( ) 1. 食道の粘膜内癌は，内視鏡的切除の絶対的適応である。
( ) 2. 食道癌 0-Ⅰ型の場合は，粘膜下層浸潤を疑う。
( ) 3. 食道癌 0-Ⅲ型の場合は，粘膜下層浸潤を疑う。
( ) 4. 超音波内視鏡（EUS）において，食道壁は9層に描出される。
( ) 5. 食道のEUSにおいて，第3層が粘膜下層である。
( ) 6. NBI観察とは，特殊光を用いて粘膜構造のコントラストを明確にする観察法である。
( ) 7. NBI観察において，表在性食道癌はピンク色（pink color sign）を呈する。
( ) 8. NBI＋拡大視観察が，食道上皮内癌の深達度診断に有用である。
( ) 9. ヨード染色法とは，ヨードとグルコースの反応により腫瘍部が明確になる観察法である。
( ) 10. ヨード染色法においては，腫瘍部は褐色に染まる。
( ) 11. 下部食道括約筋（LES）は，嚥下とほぼ同時に弛緩する。
( ) 12. アカラシアの原因は，LESの収縮不全である。
( ) 13. 食道pH測定検査中は，絶食にする必要がある。
( ) 14. 食道のpHが4未満となった場合を酸逆流と判定する。
( ) 15. 食道のpHが4未満の時間が，24時間の4％以上のときに逆流性食道炎と判断する。

（※正解は次ページ下段）

知っているかな？

Q1 食道癌の深達度検査（内視鏡検査，超音波内視鏡検査）について述べよ。
Q2 食道内視鏡検査におけるNBI法と色素法について述べよ。
Q3 食道内圧測定と食道pH測定について述べよ。

Q1 食道癌の深達度検査（内視鏡検査，超音波内視鏡検査）について述べよ。

Key Card 🔑 知っているよね！

1. 食道癌の壁深達度（図1）
- 内視鏡的治療の絶対的適応はT1a-EPあるいはT1a-LPMである。
- 相対的適応はT1a-MMあるいはSM1である。

図1 食道癌の深達度

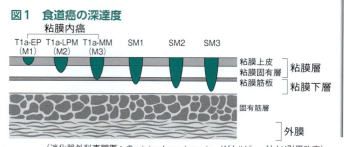

（消化器外科専門医へのminimal requirments，メジカルビュー社より引用改変）

2. 超音波内視鏡検査（EUS）における食道壁の層構造（図2）

- 第1層から高エコー→低エコーと交互に描出される。
- 9層構造である。
- 第3層が粘膜筋板を示す。

図2　超音波内視鏡検査における食道壁の層構造

	食道
	9層構造
第1層	粘膜層
第2層	
第3層	粘膜筋板
第4層	粘膜下層
第5層	
第6層	固有筋層
第7層	
第8層	
第9層	外膜

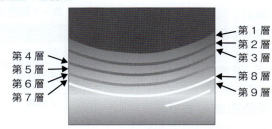

（消化器外科専門医へのminimal requirments, メジカルビュー社より引用改変）

! ココが大切！⇒ 知っていたかな？

1. 内視鏡診断

- ▶表1に食道表在癌（粘膜下層まで）の深達度別肉眼的特徴を示す。
- ▶<u>食道表在癌の深達度診断に超音波内視鏡検査が有用である。</u>
- ▶表在癌のなかで、0-Ⅰ型と0-Ⅲ型は、SM癌である。
- ▶T1a-EP, T1a-LPMが内視鏡的切除の絶対的適応である（リンパ節転移5％以下）。
- ▶T1a-MM, SM1は内視鏡的切除の相対的適応である（粘膜筋版下200μmまでにとどまる粘膜下層癌）。

2. 超音波内視鏡（EUS）診断

- ▶深達度診断に20MHz細径プローブを用いる。
- ▶食道壁は9層で描出される。
- ▶3層目が粘膜筋板，4・5層目が粘膜下層である。
- ▶表2に超音波内視鏡による食道癌の深達度診断の特徴的所見を示す。

表1　食道表在癌の深達度診断（内視鏡）

表在癌	深達度	内視鏡所見
0-Ⅰ	SM	・明らかな隆起
0-Ⅱc	T1a-EP/LPM	・陥凹が浅い
		・陥凹内は平滑・微細顆粒状
		・陥凹内に扁平上皮，島（癌のくい残し）
	T1a-MM/SM1	・顆粒状隆起や厚みを伴う陥凹
		・明らかな凹凸
	SM2以深	・結節形成
		・絨毯状の肥厚
		・明らかな陥凹の中の陥凹
0-Ⅲ	SM	・明らかな陥凹

（消化器外科専門医へのminimal requirments, メジカルビュー社より引用改変）

表2　食道癌の深達度診断（超音波内視鏡）

深達度	腫瘍による低エコー	3層
T1a-EP/LPM	2層にとどまる	保たれる
T1a-MM/SM1	4層に及ばない	不整・中断
SM2/SM3	4層に及ぶ	断裂

（消化器外科専門医へのminimal requirments, メジカルビュー社より引用改変）

正解	1	2	3	4	5		6	7	8	9	10		11	12	13	14	15
	×	○	○	○	×		○	×	○	×	×		○	×	×	○	○

Q2 食道内視鏡検査におけるNBI法と色素法について述べよ。

Key Card 🔑　　　　　　　　　　　　　　　　　　　　　　　知っているよね！

1. NBI法(図3)
- 特殊光を用いて病変をより明確にする技術。
- 表在性扁平上皮癌はbrownish areaとして描出される。

2. ヨード染色法(図4, 表3)
- ヨードを用いた色素反応法である。
- 正常の扁平上皮細胞の表面のグリコーゲンと反応する(腫瘍部は不染帯)。

表3　ヨード染色での所見

疾患	染まる	染まらない	その他の所見
	glycogenic acanthosis 平滑筋腫 食道メラノーシス 乳頭腫	食道癌 Barrett食道 食道異形成 食道異所性胃粘膜 限局性食道炎 hyperkeratosis	逆流性食道炎 (周囲が濃染)

(消化器外科専門医へのminimal requirments, メジカルビュー社より引用改変)

図3　NBI観察によるbrownish area

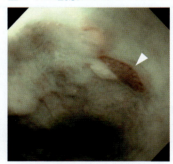

腫瘍部が褐色帯(brownish area)として描出される。

図4　表在性食道癌のヨード不染帯

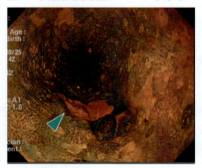

腫瘍部が不染帯あるいはピンク色(pink color sign)に描出される。

(消化器外科専門医へのminimal requirments, メジカルビュー社より引用改変)

❗ ココが大切！⇒ 知っていたかな？

1. NBI法
▶ 狭帯域光観察(Narrow band imaging；NBI)とは,特殊光を用いて病変をより明確に観察する方法。
▶ ヘモグロビンに吸収されやすい2つの波長(青：390〜445nm,緑：530〜550nm)を用いる。
▶ 2つの波長を用いて,粘膜表層の微細血管像のコントラストを画像表示することにより,病変の描出を可能にする。
▶ 表在性扁平上皮癌の描出に優れている。
▶ 表在性扁平上皮癌の多くは濃い褐色帯(brownish area)として視認される(図3)。
▶ brownish areaは食道炎,異所性胃粘膜,Barrett食道でも観察される。
▶ brownish areaの拡大視により,食道扁平上皮の上皮乳頭内血管ループ(IPCL)が観察

される。
▶ 食道上皮内癌においてIPCLの形態が深達度診断に用いられる。

2. ヨード染色法

▶ ヨードを用いた色素反応法が頻用される。
▶ ヨード染色法以外に，コントラスト法（インジゴカルミン，ブリリアントブルー），染色法（トルイジンブルー染色）がある。
▶ ヨード染色法においては，ヨードが扁平上皮表面のグリコーゲンと反応することにより，腫瘍部が不染帯として描出される（図4）。
▶ ヨードが褪せてくると血管の集簇した癌部がほんのりピンク色を呈する（pink color sign）。
▶ 食道表在癌は，通常の内視鏡観察では発見が容易ではなく，ヨード染色での観察が有用。
▶ ヨード染色は，深達度診断には不向きである（粘膜が収縮し，病変の凹凸がわかりにくくなる）。
▶ Barrett食道や異所性胃粘膜もヨード不染帯として観察される（表3）。

Q3 食道内圧測定と食道pH測定について述べよ。

Key Card 知っているよね！

1. 食道内圧測定検査（図5）
- 食道は迷走神経と胸髄からの交感神経から支配される。
- 迷走神経食道枝の役割は，食道の運動神経と腺分泌である。

2. 食道pH測定検査（図6）
- 食道・胃内のpHを測定する（胃酸の逆流の有無・時間・頻度を調べる）。

図6 食道pH測定検査

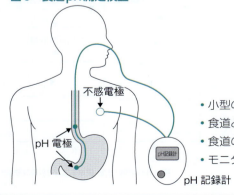

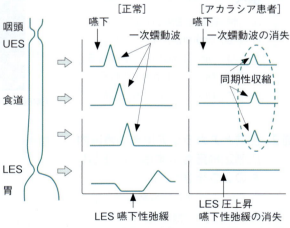

図5 食道内圧測定検査：正常とアカラシア患者

（標準外科学第13版，医学書院より引用改変）

- 小型のpHセンサー付きのカテーテルを鼻から挿入する。
- 食道と胃のpHを24時間記録する。
- 食道のpHが4未満となった場合を酸逆流と判定する。
- モニター中，食事可能である。

（消化器外科専門医へのminimal requirments，メジカルビュー社より引用改変）

！ ココが大切！ ⇒ 知っていたかな？

1. 食道内圧測定検査
- ▶ 下部食道括約筋部圧（lower esophageal sphincter pressure；LESP）の測定および食道蠕動圧測定を目的とする。
- ▶ 正常のLES圧の静止圧は，10mmHg以上である。
- ▶ アカラシアや膠原病による食道機能障害の診断などに有用である。
- ▶ アカラシアでは，①LES弛緩不全，②一次蠕動波の消失，③LES静止圧の上昇，④同期性収縮波の出現が認められる。

2. 食道pH測定検査
- ▶ 食道・胃のpHを連続記録する検査である（通常24時間記録する）。
- ▶ モニターを挿入後は食事可能である。
- ▶ 胃酸の食道内への逆流の有無，その時間，頻度を調べる。
- ▶ 食道のpHが4未満となった場合を酸逆流と判定する。
- ▶ 食道のpHが4未満の時間が，24時間の4％以上のとき，逆流性食道炎と判断する。

できるかな！　実践問題形式でチャレンジ！

問1. 食道のヨード染色とNBIの画像（図7）を示す。正しいもの2つを選べ。

- a. ①は，特殊光を用いて観察している。
- b. ①は，brownish areaである。
- c. ①は，pink color signを認める。
- d. ②は，brownish areaである。
- e. ②は，pink color signを認める。

問2. 正常とアカラシア患者の食道内圧測定検査を示す（図8）。正しいもの2つを選べ。

- a. Ⓐが，正常の食道蠕動波である。
- b. Ⓑが，正常の食道蠕動波である。
- c. ①は，LESの弛緩不全を表している。
- d. ②は，LESの弛緩不全を表している。
- e. ②は，LESの収縮不全を表している。

（※正解は次ページ下段）

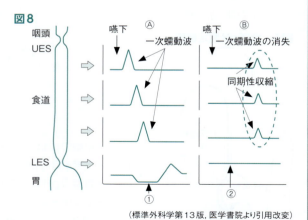

図7　ヨード染色　　NBI画像
（消化器外科専門医へのminimal requirments, メジカルビュー社より引用改変）

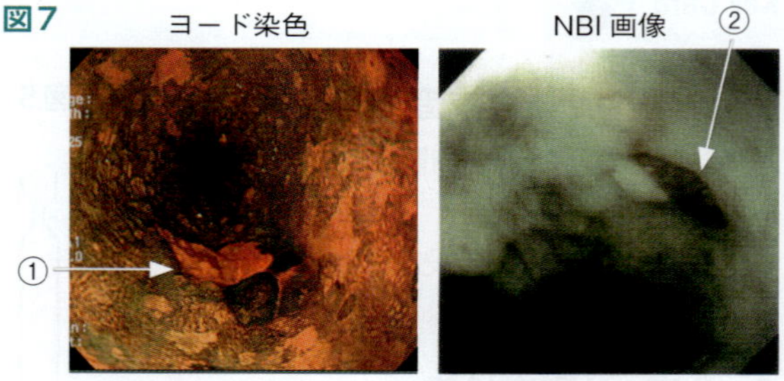

図8
（標準外科学第13版, 医学書院より引用改変）

> **知っておこう!** ✅ **要点整理**(チェックしよう!)

Ⅰ. 食道癌の深達度検査(内視鏡検査,超音波内視鏡検査)について述べよ。
- ☐ 1. 深達度診断は,内視鏡的切除の適応か否かの判断に用いる(T1a-LPMあるいはT1a-MM/SM1の判断)。
- ☐ 2. EUSにおいて食道壁は9層に描出される。
- ☐ 3. EUSにおいて第3層(粘膜筋板)の構造が保たれているかが重要。

Ⅱ. 食道内視鏡検査におけるNBI法とヨード染色法について述べよ。
- ☐ 1. NBIは,粘膜表面の血管像を強調することにより病変の描出を可能にする。
- ☐ 2. NBIでは,表在性扁平上皮癌は褐色帯(brownish area)として観察される。
- ☐ 3. ヨード染色では,腫瘍部は不染帯として描出される。

Ⅲ. 食道内圧測定と食道pH測定について述べよ。
- ☐ 1. LES圧とは,下部食道括約筋圧である。
- ☐ 2. アカラシアではLESの弛緩不全を認める。
- ☐ 3. 食道pHが,4未満となった場合を酸逆流と判定する。

(正解 問1:c, d 問2:a, d)

Ⅱ 消化管

食道 3
食道切除術に特徴的な手術操作と耐術評価

□□□

チャレンジしてみよう！（○か×をつけよ）

( ) 1. 胸部食道癌の標準術式は，右開胸食道亜全摘術＋胸部リンパ節郭清である。
( ) 2. 右開胸操作には分離肺換気が必要である。
( ) 3. 右前側方切開にて開胸する際には，広背筋は温存可能である。
( ) 4. 右前側方切開にて開胸する際には，僧帽筋が露出される。
( ) 5. 食道胃接合部癌に対して，左開胸・開腹で手術を行うこともある。
( ) 6. 上縦隔のリンパ節郭清を行う際には，奇静脈弓を温存する必要がある。
( ) 7. 奇静脈弓の背側には，右気管支動脈が走行する。
( ) 8. 横隔神経は縦隔の背側を，迷走神経は縦隔の腹側を走行する。
( ) 9. 右開胸操作による上縦隔郭清を行う際には，左迷走神経は確認できない。
( ) 10. 左反回神経周囲リンパ節郭清は，左反回神経を切離した後に行う。
( ) 11. 開胸術後に最も多い合併症は，心血管系の合併症である。
( ) 12. 肺切除を行わなければ，開胸術のみで肺活量が変化することはない。
( ) 13. 術中のPEEPは，無気肺予防の効果がある。
( ) 14. 無気肺状態においては，左右シャントにより低酸素血症を呈する。
( ) 15. 術前1カ月以内の気道感染は，術後呼吸器合併症の危険因子である。

（※正解は次ページ下段）

知っているかな？

- **Q1** 食道切除術における開胸・閉胸操作と分離肺換気法について述べよ。
- **Q2** 食道癌手術における左右上縦隔郭清（術野展開と郭清手技）について述べよ。
- **Q3** 食道切除術（開胸手術）後の呼吸機能への影響と呼吸器合併症の危険因子・予防法について述べよ。

Q1 食道切除術における開胸・閉胸操作と分離肺換気法について述べよ。

Key Card　　　　　　　　　　　　　　　　　　知っているよね！

1. 食道切除術における開胸操作
- 胸部食道癌に対する標準術式は，右開胸・開腹下の食道全摘術（亜全摘）＋3領域リンパ節郭清である。

- 右開胸は，前側方切開法や後側方切開法にて行う。
- 前側方切開においては，腹側は大胸筋，背側は広背筋，頭側を肩甲骨に囲まれた部位で前鋸筋を分離し，第4または第5肋間にて開胸する（図1）。
- この際，肋間筋の切離は，神経血管束の損傷を回避するため，肋骨の頭側で開胸する（図2）。

図1 前側方切開法における肋間筋の露出

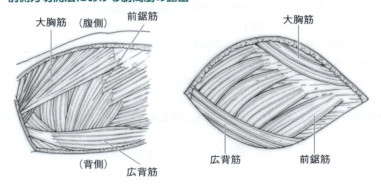

図2 肋間筋の切離

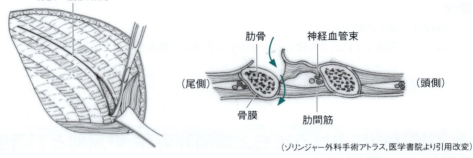

（ゾリンジャー外科手術アトラス，医学書院より引用改変）

2. 分離肺換気法
- 左右の肺を別々に換気する方法である。
- 食道手術の際には，右肺を虚脱させて操作する。
- ダブルルーメンチューブや気管支ブロッカーなどを用いて片肺換気を行う。
- チューブトラブルを回避するため，聴診と挿入時の気管支鏡観察を行うことが重要である。

3. 閉胸操作
- ドレーンを留置し，層々に閉胸する。
- 創の哆開や空気漏に注意する。

正解	1	2	3	4	5	6	7	8	9	10	11	12	13	14	15
	×	○	○	×	○	×	○	×	×	×	×	×	○	×	○

❗ ココが大切！⇒ 知っていたかな？

1. 食道切除における開胸操作
- 食道癌に対する標準手術は，右開胸・開腹下の食道全摘術（亜全摘）＋3領域リンパ節郭清である（近年，胸腔鏡下手術も行われている）。
- 一方，食道胃接合部癌に対しては，左開胸・開腹手術で行う場合がある。
- 食道切除術のための右開胸は，前側方切開や後側方切開が行われる。
- 前側方切開では，腹側は大胸筋，背側は広背筋，頭側を肩甲骨に囲まれた部位で前鋸筋を分離し，第4または第5肋間にて開胸する（図1）。
- 前側方切開における肋間筋の切離は神経血管束の損傷を回避するため，肋骨の頭側で切開し，骨膜剥離鉗子を用いて胸膜に達する（図2）。

2. 分離肺換気法
- 食道切除術は，右肺を虚脱させて行うため，左右の肺を別々に換気する分離肺換気法を用いて呼吸管理が行われる。
- ダブルルーメンチューブやユニベントチューブ，気管支ブロッカーなどを用いて，片肺換気を確保する。
- チューブトラブルを回避するため，聴診と挿入時の気管支鏡観察を行うことが重要である（深い挿入のため上葉の換気障害を生じている場合があるので注意する）。

3. 閉胸操作
- ドレーンを留置し，層々に閉胸する。
- 胸郭の固定には，肋間筋と下位肋骨を縫着する方法や肋骨同士を縫着させる方法などがある。
- 術後，創の哆開やドレーンの抜去に際して空気漏に注意する。

Q2 食道癌手術における左右上縦隔郭清（術野展開と郭清手技）について述べよ。

Key Card　　　　　　　　　　　　　　　　　　　　知っているよね！

1. 上縦隔の術野展開
- 食道亜全摘術では，左側臥位，右開胸で行われる。
- それゆえ，右開胸で展開される臓器について特に理解しておく（図3，4）。
- 食道癌においてリンパ節転移の頻度の高い領域は，上縦隔であり，反回神経浸潤により嗄声を生じる。

図3　奇静脈弓周囲の術野
（頭側）奇静脈弓／右迷走神経／気管／食道／椎体／（尾側）（頭側）

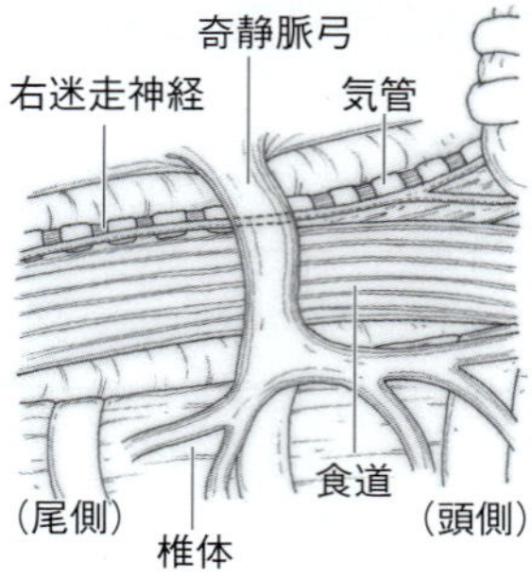

図4　上縦隔の術野
（頭側）鎖骨下動脈／第1肋骨／右反回神経／横隔神経／右迷走神経／右上肋間静脈／食道／気管／（尾側）

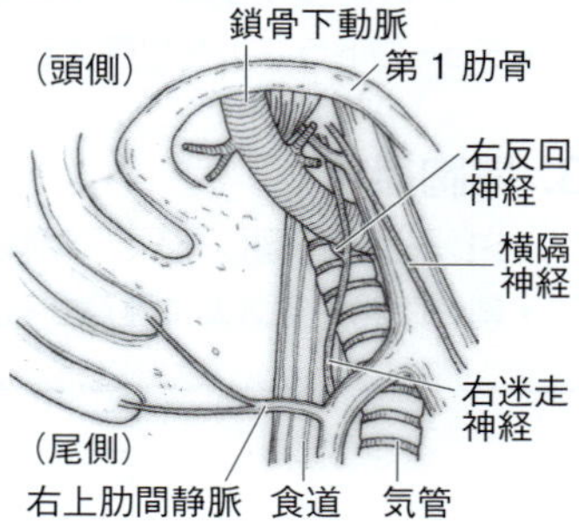

- 上縦隔リンパ節郭清においては，左右反回神経周囲の剥離がポイントである（図5, 6）。

2. 右上縦隔リンパ節郭清（図5）
- 右反回神経は，気管と角度をもって斜走し，右鎖骨下動脈を腹側から背側に反回する（図4）。
- 右反回神経周囲リンパ節は，神経の背側に存在する。

3. 左上縦隔リンパ節郭清（図6）
- 左反回神経は，大動脈弓を腹側から背側に反回する。
- 左反回神経は，気管食道溝を気管に沿って走行する（図4）。
- 左反回神経周囲リンパ節は，神経の腹側に存在する。

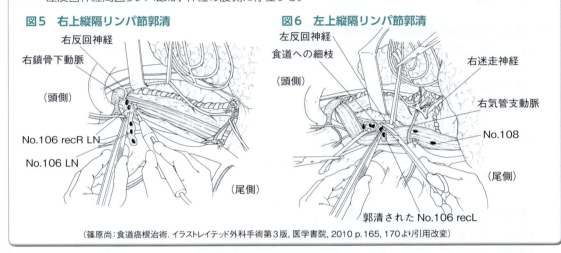

図5　右上縦隔リンパ節郭清　　　　図6　左上縦隔リンパ節郭清

（篠原尚：食道癌根治術．イラストレイテッド外科手術第3版，医学書院，2010 p.165, 170より引用改変）

❗ ココが大切！ ⇒ 知っていたかな？

1. 上縦隔の術野展開
▶ 食道亜全摘術では，左側臥位，右開胸，右肺虚脱状態で手術操作が行われる。
▶ 右開胸で確認できる食道，気管，横隔神経，迷走神経（反回神経），鎖骨下動脈などの位置関係を確認しておく（図3, 4）。
▶ 奇静脈弓を切離すると，その裏には右気管支動脈が走行する。

2. 右上縦隔リンパ節郭清（図5）
▶ 右反回神経は，気管と角度をもって斜走し，右鎖骨下動脈を腹側から背側に反回する（図4, 5）。
▶ 右迷走神経を腹側に牽引・温存しつつ，縦隔胸膜を頭側に切開を進める（胸部上部食道傍リンパ節，#105）。次に右鎖骨下動脈を腹側から背側に反回する右反回神経の損傷に注意しながら，周囲のリンパ節（#106-recR）まで郭清する。

3. 左上縦隔リンパ節郭清（図6）
▶ 右開胸から，左上縦隔郭清が可能である。
▶ 左反回神経は，気管食道溝を気管に沿って走行する。
▶ 食道を右側に，気管を腹側に牽引し左側の上縦隔を展開する。

- 大動脈弓を取り巻くように背側に反回する左反回神経を同定・温存し，その周囲のリンパ節（#106-recL）を郭清する。
- 気管～左主気管支左縁と大動脈弓に囲まれた領域（#106-tbL）の郭清を行う。

Q3 食道切除術（開胸手術）後の呼吸機能への影響と呼吸器合併症の危険因子・予防法について述べよ。

Key Card　　知っているよね！

1. 開胸手術の呼吸機能への影響とその適応

- 食道切除術（開胸手術）後の呼吸機能の影響としては，無気肺による肺胞低換気と右左シャントがある。
  その結果，
  ① VC，$FEV_{1.0}$ の低下，
  ② 低酸素血症を生じる。
- 開胸手術の適応（開胸手術可能な条件）
  %VC 40％以上，%$FEV_{1.0}$ 50％以上，FEV 1.5L以上，
  動脈酸素分圧 60Torr以上

2. 食道癌手術後の呼吸器合併症

- 食道癌手術後の約2割に呼吸器合併症を生じる。
- 術後呼吸器合併症の危険因子として，術前酸素飽和度の低下，術前1カ月以内の気道感染，年齢（高齢），術前貧血，手術部位，手術時間，緊急手術が挙げられる（表1）。

表1　外科手術後の呼吸器合併症の独立危険因子

独立危険因子			オッズ比	95％信頼区間
患者関連因子	1）room air でSpO_2低下（%）	≧96	1	
		91～95	2.2	1.2－4.2
		≦90	10.7	4.1－28.1
	2）術前1カ月以内の気道感染		5.5	2.6－11.5
	3）年齢（歳）	≦50	1	
		51～80	1.4	0.6－3.3
		＞80	5.1	1.9－13.3
	4）貧血（ヘモグロビン濃度，g/dL）	＜10	3	1.4－6.5
手術関連因子	5）手術部位	体表	1	
		上腹部	4.4	2.3－8.5
		胸腔	11.4	4.9－26
	6）手術時間（H）	2≦	1	
		＞2～3	4.9	2.4－10.1
		＞3	9.7	4.7－19.9
	7）緊急手術		2.2	1－4.5

（Canet J et al: Anesthesiology, 2010 より引用改変）

❗ ココが大切！ ⇒ 知っていたかな？

1. 開胸手術後の呼吸機能変化と開胸手術の適応
- ▶食道切除術の際の開胸操作により，中枢または末梢レベルでの無気肺を生じる。
- ▶開胸手術による無気肺のため，肺胞低換気，右左シャントを生じ，その結果，
  - ①開胸手術後のVC，$FEV_{1.0}$が低下する（肺胞低換気による）。
  - ②低酸素血症（右左シャントによる）を生じる。
- ▶一般的な開胸手術の適応（開胸手術可能な条件）は，%VC 40%以上，%$FEV_{1.0}$ 50%以上，FEV 1.5L以上，動脈酸素分圧60 Torr以上，である。

2. 呼吸器合併症の危険因子
- ▶食道癌手術後の約2割に呼吸器合併症を認めており，特に予防と対策が必要である。
- ▶Canet J. らの無作為比較試験（RCT）によると，術前酸素飽和度の低下，術前1カ月以内の気道感染，年齢（高齢），術前貧血，手術部位，手術時間，緊急手術が外科手術後の呼吸器合併症の危険因子であった（**表1**）。

3. 呼吸器合併症の予防
- ▶術後肺炎の予防には，
  - （術前）1カ月間以上の禁煙，周術期の呼吸理学療法や口腔ケア。
  - （術中）呼気終末陽圧呼吸（PEEP）（無気肺の予防）。
  - （術後）早期離床，疼痛管理，周術期の呼吸理学療法や口腔ケア。
- ▶喀痰排出困難症例では，ミニトラックや気管支鏡で吸痰を行う。

できるかな！ 実践問題形式でチャレンジ！

問1． 前側方切開による開胸術にて，通常確認できる筋肉をすべて選べ。
- a. 広背筋
- b. 僧帽筋
- c. 前鋸筋
- d. 大胸筋
- e. 外肋間筋

問2． 図7は，食道切除術後2日目に撮影された胸部X写真である。画像診断で該当するものをすべて選べ。
- a. 術後肺炎
- b. 術後無気肺
- c. 胸水貯留
- d. 縫合不全
- e. 膿胸

図7

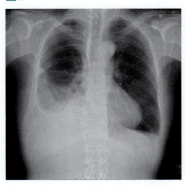

（自験例）

（※正解は次ページ下段）

知っておこう！ 要点整理（チェックしよう！）

I. 食道切除における開胸・閉胸操作と分離肺換気法について述べよ。
- ☐ 1. 胸部食道癌に対しては右開胸開腹食道全摘術（亜全摘）＋3領域リンパ節郭清が標準術式である。
- ☐ 2. 胸部操作では，分離肺換気により右肺を虚脱させることで術野を得ることができる。
- ☐ 3. 前側方切開にて，腹側を大胸筋，背側を広背筋，頭側を肩甲骨に囲まれた部位で前鋸筋を分離し，第4または第5肋間にて開胸する。

II. 食道癌手術における左右上縦隔郭清（術野展開と郭清手技）について述べよ。
- ☐ 1. 左右の上縦隔リンパ節郭清へのアプローチは，奇静脈弓を切離することにより可能となる。
- ☐ 2. 右開胸においても，左上縦隔郭清が可能である。
- ☐ 3. 反回神経周囲リンパ節は，右は反回神経の背側に，左は反回神経の腹側に存在する。

III. 食道切除術（開胸手術）後の呼吸機能への影響と呼吸器合併症の危険因子・予防法について述べよ。
- ☐ 1. 開胸術後の最も多い合併症は呼吸器合併症である。
- ☐ 2. 無気肺は，肺胞低換気と右左シャントの増加をもたらし，換気障害や低酸素血症をきたす。
- ☐ 3. 術後呼吸器合併症の予防には，術前の禁煙，呼吸器理学療法，口腔ケア，術後の早期離床，疼痛管理が重要である。

(正解　問1：a, c, d, e　問2：b, c)

Ⅱ 消化管

食道4　悪性腫瘍（食道癌）①
食道表在癌と内視鏡的治療

□□□

チャレンジしてみよう！（○か×をつけよ）

(　) 1. わが国では，食道癌は腺癌がほとんどを占める。
(　) 2. 扁平上皮癌は，Barrett食道から発生するものが多い。
(　) 3. 喫煙・飲酒は，食道腺癌の強い発生危険因子である。
(　) 4. アルデヒド脱水素酵素ヘテロ欠損は，食道扁平上皮癌の発生危険因子である。
(　) 5. 食道癌は，他臓器重複癌を約20％に認める。
(　) 6. 食道表在癌は，粘膜下層までの浸潤にとどまり，リンパ節転移のないものである。
(　) 7. 食道早期癌は，深達度は粘膜内にとどまり，リンパ節転移の有無は問わない。
(　) 8. 食道癌は，局所進展の早期からリンパ節転移をきたしやすい。
(　) 9. 食道の粘膜固有層癌のリンパ節転移陽性率は，15％程度である。
(　) 10. 食道の粘膜下層中層癌のリンパ節転移陽性率は，大腸の粘膜下層癌よりも高い。
(　) 11. 食道表在癌に対する内視鏡的治療は，分割切除でもよい。
(　) 12. 食道表在癌に対する内視鏡的治療としては，EMRしか用いられていない。
(　) 13. 食道の粘膜固有層癌は，内視鏡的治療の絶対的適応である。
(　) 14. 食道腺癌に対する内視鏡的治療は禁忌である。
(　) 15. 全周性の食道上皮内癌は，内視鏡的治療の適応である。

（※正解は次ページ下段）

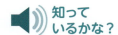
知っているかな？

Q1 食道癌発生の危険因子について述べよ。
Q2 食道表在癌の深達度とリンパ節転移率について述べよ。
Q3 食道表在癌に対する内視鏡的治療の適応について述べよ。

Q1　食道癌発生の危険因子について述べよ。

Key Card　　　　　　　　　　　　　　　　　　　　知っているよね！

1. 食道腫瘍の分類
- 食道腫瘍は，上皮性腫瘍と非上皮性腫瘍に分類され，それぞれ良性・悪性がある。
- 上皮性腫瘍⇒良性：乳頭腫がほとんどであり，それ以外はまれである。
　　　　　　　悪性：食道癌で組織型は，①扁平上皮癌（90％以上），②腺癌（2～3％）。
- 非上皮性腫瘍⇒良性：①平滑筋腫（最多），②顆粒細胞腫，③血管腫。
　　　　　　　　悪性：①平滑筋肉腫，②GIST，③悪性黒色腫など（いずれもまれ）。

2. 食道癌の病理組織型と発生危険因子

- 食道癌の危険因子は，扁平上皮癌と腺癌に分けて考える（表1）。

表1　食道癌組織型別の発生危険因子

組織型	危険因子	地域
扁平上皮癌	喫煙，アルコール，ALDH2欠損 男性，人種（黒人・黄色人種） 食道アカラシア，腐食性食道炎，ヒトパピローマウイルス 緑黄色野菜不足，低栄養	アジアなどの発展途上国
腺癌	胃食道逆流症，Barrett食道，ピロリ菌の除菌 肥満	欧米

❗ ココが大切！ ⇒ 知っていたかな？

1. 食道癌の疫学
▶ 60〜70歳代に好発する。
▶ 男性に多く，男性の死亡率は女性の5.6倍である。

2. 食道癌の組織型
▶ わが国では，扁平上皮癌が90％以上。腺癌は2〜3％を占める（欧米では，腺癌が半数を占める）。
▶ 欧米に多い腺癌の大部分は，下部食道のBarrett食道から発生する。
▶ 扁平上皮癌⇒有色人種，腺癌⇒白色人種に多い。

3. 食道癌発生の危険因子
▶ 病理組織型によって，発生の危険因子は異なる（表1）（食道癌の危険因子は，扁平上皮癌と腺癌に分けて考える）。

(1) 扁平上皮癌：
①喫煙・高度飲酒
②アルデヒド脱水素酵素2（ALDH2）ヘテロ欠損（アルコール代謝酵素の遺伝子多型）
　・日本人の40％程度にみられる。
　・ALDH2酵素活性欠損のため，食道癌の発癌物質であるアセトアルデヒドの分解が遅く蓄積する。
　・習慣的飲酒よるアルデヒド耐性⇒飲酒可能⇒飲酒継続⇒アルデヒド蓄積⇒発癌へ。
　＊飲酒後の高アセトアルデヒド血症に伴う顔の赤らみ（フラッシング反応）が弱くなり飲酒可能（former flusher）となる。
③ヨード不染多発
④多発癌・重複癌・・・各々20％程度。重複癌は，胃癌（40％）・頭頸部癌（20％）が多い。
⑤食道アカラシア，⑥腐食性食道炎，⑦ウイルス感染（ヒトパピローマウイルスなど）
⑧食生活・低体重・・・穀物主体の食生活，慢性的低栄養，野菜・果物の摂取不足など。

正解	1	2	3	4	5	6	7	8	9	10	11	12	13	14	15
	×	×	×	○	○	×	○	○	○	○	×	×	○	×	○

(2) 腺癌：
①胃食道逆流症（GERD），②Barrett 食道，③肥満
　＊飲酒・喫煙との関連は，扁平上皮癌と比べ明確ではない。
　＊日本では，GERDは増加しているものの，食道腺癌の増加傾向はまだ認めていない。

Q2 食道表在癌の深達度とリンパ節転移率について述べよ。

Key Card　知っているよね！

1. 食道表在癌の定義（図1）
- 食道表在癌は，壁深達度が粘膜下層までにとどまり，リンパ節転移の有無を問わない。
- 粘膜癌と粘膜下層癌に分けられる。
- 食道表在癌は，食道癌全体の3割程度を占める。

2. 食道表在癌とリンパ節転移陽性率
- 食道癌は，局所進展の早期からリンパ節転移をきたしやすい。
- リンパ節転移陽性率は，壁深達度と密接な相関をもつ。
  - 上皮内・粘膜固有層（T1a-EP，T1a-LPM）
    ⇒リンパ節転移陰性が多い（陽性率5％未満）
  - 粘膜筋板・粘膜下層浅層1/3（T1a-MM，SM1）
    ⇒陽性率約10％
  - 粘膜下層中層・深層（SM2，SM3）
    ⇒陽性率30〜50％

図1　食道表在癌の深達度亜分類

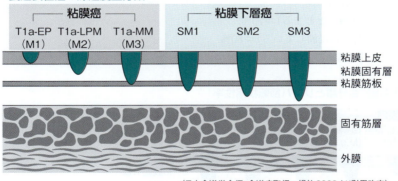

（日本食道学会編：食道癌取扱い規約2008より引用改変）

❗ ココが大切！ ⇒ 知っていたかな？

1. 食道癌の好発部位
- ▶扁平上皮癌は，胸部中部(Mt)＞胸部下部(Lt)＞胸部上部(Ut)＞腹部食道(Ae)の順に発生する。
- ▶腺癌は，下部食道に好発する。

2. 食道壁の層構造
- ▶食道壁は，①粘膜(M)，②粘膜下層(SM)，③筋層(MP)，④外膜(Ad)の4層構造からなる（胃・大腸と異なり，漿膜下組織・漿膜は存在しない）。
- ▶食道粘膜は，重層扁平上皮，粘膜固有層，粘膜筋板（縦走筋）より構成される。

3. 食道癌の進行度別定義
- ▶食道早期癌：壁深達度が粘膜内にとどまり（＝粘膜癌），リンパ節転移の有無を問わない。
- ▶食道表在癌：壁深達度が粘膜下層までにとどまり，リンパ節転移の有無を問わない。
  表在癌は，粘膜癌と粘膜下層癌に分けられ，それぞれさらに3つに分けられる。
  (1)粘膜癌：上皮内癌(T1a-EP)，粘膜固有層癌(T1a-LPM)，粘膜筋板癌(T1a-MM)
  (2)粘膜下層癌：浅層(SM1)，中層(SM2)，深層(SM3)
- ▶食道進行癌：固有筋層以深に浸潤する。

4. 食道癌壁深達度とリンパ節転移陽性率
- ▶食道癌は，局所進展の早期からリンパ節転移をきたしやすい。
- ▶主病変の部位に関係なく，頸部・胸部・腹部いずれの領域にもリンパ節転移が認められる。
- ▶食道表在癌のリンパ節転移率（図2）
  ①上皮内・粘膜固有層(T1a-EP，T1a-LPM)⇒陰性(5%未満)
  ②粘膜筋板・粘膜下層浅層(T1a-MM，SM1)⇒約10%
  ③粘膜下層中〜深層(SM2，SM3)⇒30〜50%
- ▶食道進行癌のリンパ節転移率
  ・T2(MP：癌腫が固有筋層にとどまる)⇒70%
  ・T3(Ad：癌腫が食道外膜に浸潤している)⇒80%
  ・T4(Adj：癌腫が食道周囲臓器に浸潤している)⇒90%

図2 食道表在癌の深達度亜分類とリンパ節転移陽性率

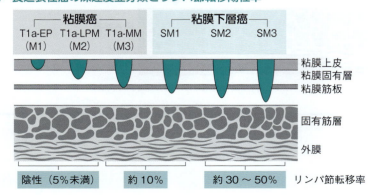

（日本食道学会編：食道癌取扱い規約2008より引用改変）

Q3 食道表在癌に対する内視鏡的治療の適応について述べよ。

Key Card　知っているよね！

1. **食道癌に対する内視鏡的治療**
   - 内視鏡的治療は，一括切除が原則である。
   - 内視鏡的治療には，以下の2つがある（図3）。
     ①内視鏡的粘膜切除術（EMR；endoscopic mucosal resection）
     ②内視鏡的粘膜下層剥離術（ESD；endoscopic submucosal dissection）

2. **食道癌に対する内視鏡的治療の適応**
   - 内視鏡的治療の適応は，Stage 0食道癌である。すなわち，T0（癌腫を認めない）またはT1a（粘膜上皮内）で，かつN0である。以下のように絶対的適応と相対的適応がある。
   - 絶対的適応：上皮内癌（T1a-EP），粘膜固有層癌（T1a-LPM）で，かつN0 ⇒ リンパ節転移率は5％未満であるため。
   - 相対的適応：粘膜筋板癌（T1a-MM），粘膜下層浅層1/3（SM1）で かつN0
     ⇒ リンパ節転移の可能性は約10％あるものの，手術療法は侵襲が非常に高いため高齢者や全身状態不良な症例に対しては選択肢となる。

3. **食道癌に対する内視鏡的治療の偶発症**
   - 出血，食道穿孔，切除後の瘢痕狭窄。

4. **内視鏡的治療の適応外の食道表在癌に対する治療方針**
   - 内視鏡的治療の適応外の食道表在癌は，①T0またはT1aでリンパ節転移を認めるもの，②SM以深（T1b）のものである。
   - 内視鏡的治療の適応外の食道表在癌に対しては，リンパ節郭清を伴う食道切除術が標準的治療である。
   - 内視鏡的治療の適応外の食道表在癌に対する化学放射線治療による根治療法も期待されている。

図3　食道癌に対する内視鏡的治療（EMRとESD）

内視鏡的粘膜切除術（EMR）

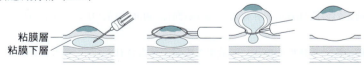

内視鏡的粘膜下層剥離術（ESD）

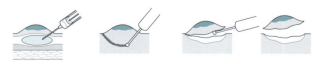

❗ ココが大切！⇒ 知っていたかな？

1. 食道癌に対する内視鏡的治療
- ▶一括切除が原則である（⇐①正確な組織学的検索が可能　②分割切除より局所再発率が高い）。
- ▶内視鏡的治療には，次の2種類がある。
   ①内視鏡的粘膜切除術（EMR）：病変粘膜を把持・吸引しスネアにより切除する。
   ②内視鏡的粘膜下層剥離術（ESD）：特殊なナイフを用いて広範囲の病変を一括切除する。

2. 食道癌に対する内視鏡的治療の適応
- ▶適応は，Stage 0の食道癌である。
- ▶絶対的適応：上皮内癌（T1a-EP），粘膜固有層癌（T1a-LPM），かつN0⇒リンパ節転移率は5％未満であるため。
- ▶絶対的適応病変に完全切除が行われた場合の，5年生存率は90％以上であり，追加治療は不要である。
- ▶相対的適応：粘膜筋板癌（T1a-MM），粘膜下層浅層1/3（SM1：200μmまで）で，かつN0⇒リンパ節転移の可能性（陽性率10％）はあるものの，手術療法は侵襲が非常に高いため高齢者や全身状態不良な症例では選択されることもある。
- ▶食道腺癌も内視鏡的治療の適応となる。
- ▶周在性の制限はない（以前は，2/3周以下であった）。

3. 食道癌に対する内視鏡的治療の偶発症
- ▶出血，食道穿孔，切除後の瘢痕狭窄などに留意する。
   ・術後出血：約2％の頻度。
   ・食道穿孔：約2.5％の頻度⇒食道には漿膜がないため，縦隔気腫を生じやすい。
   ・切除後瘢痕狭窄：食道粘膜を3/4周以上切除した場合に生じやすい。

4. 内視鏡的治療の適応外の食道表在癌に対する治療方針
- ▶内視鏡的治療の適応外の食道表在癌は，①T0またはT1aでリンパ節転移を認めるもの，②SM以深（T1b）のものである。
- ▶内視鏡的治療の適応外の食道表在癌に対しては，リンパ節郭清を伴う食道切除術が標準的治療である。
   ⇒内視鏡的治療適応外の胸部食道表在癌は，3領域（頸部・胸部・腹部）リンパ節郭清の適応となる。
- ▶根治的化学放射線治療⇒手術単独療法に匹敵する成績が報告された（ランダム化比較試験が進行中）。
- ▶内視鏡的治療不能病変に対しては，光線力学的治療やアルゴンプラズマ凝固療法なども考慮する。

できるかな！ 実践問題形式でチャレンジ！

問1. 食道癌の危険因子として<u>関連のない</u>ものはどれか。2つ選べ。
   a. 緑茶の多飲
   b. ヒトパピローマウイルス
   c. 喫煙
   d. 女性
   e. ヘリコバクター・ピロリ菌の除菌

問2. 食道癌に対する内視鏡的治療について，正しいものを1つ選べ。
   a. 粘膜固有層にとどまる食道癌に対しては，相対的適応である。
   b. 浸潤が粘膜筋板にかかる食道癌に対しては，禁忌である。
   c. 粘膜下層浅層（SM1）の食道癌に対し，まず内視鏡的治療を行う。
   d. 全周性のT1a-EP食道癌に対しては，内視鏡的治療ではなく手術治療が第一選択である。
   e. 内視鏡的治療後の病理組織診断にて，深達度T1b（SM2）と診断されたため，リンパ節郭清を伴う食道切除術を施行した。

（※正解は下段）

知っておこう！ 要点整理（チェックしよう！）

Ⅰ. 食道癌発生の危険因子について述べよ。
- ☐ 1. 食道癌の頻度は，扁平上皮癌が90％以上，腺癌が2～3％である。
- ☐ 2. 食道扁平上皮癌の危険因子は，高度飲酒，喫煙，ALDH2欠損，低栄養などである。
- ☐ 3. 食道腺癌の危険因子は，胃食道逆流症（GERD），Barrett食道，肥満などである。

Ⅱ. 食道表在癌の深達度とリンパ節転移率について述べよ。
- ☐ 1. 食道表在癌の定義は，壁深達度が粘膜下層までにとどまっており，リンパ節転移の有無は問わないもの。
- ☐ 2. 食道表在癌は，粘膜癌（上皮内癌，粘膜固有層癌，粘膜筋板癌）と粘膜下層癌（浅層SM1，中層SM2，深層SM3）に分けられる。
- ☐ 3. 食道表在癌のリンパ節転移陽性率は，
  ①上皮内・粘膜固有層＝陰性（5％未満）。
  ②粘膜筋板・粘膜下層浅層＝約10％。
  ③粘膜下層中〜深層＝30〜50％である。

Ⅲ. 食道表在癌に対する内視鏡治療の適応について述べよ。
- ☐ 1. 食道癌に対する内視鏡的治療は，一括切除が原則である。
- ☐ 2. 絶対的適応は，上皮内癌（T1a-EP），粘膜固有層癌（T1a-LPM）である。
- ☐ 3. 相対的適応は，粘膜筋板癌（T1a-MM），粘膜下層浅層1/3（SM1；200μmまで）である。

（正解 問1：a，d 問2：e）

II 消化管

食道 5　悪性腫瘍（食道癌）②
食道癌に対する手術療法
（リンパ節郭清，再建法，合併症）

チャレンジしてみよう！（○か×をつけよ）

( )　1. 食道には漿膜が存在しないため，他臓器に浸潤しやすい。
( )　2. 深達度がSM2の食道癌では，リンパ節転移はまれである。
( )　3. 食道癌の癌腫と大動脈の脂肪層消失を伴う接触角が90°以上あれば大動脈浸潤と判断する。
( )　4. 食道癌の遠隔転移臓器として最も多いのは，骨である。
( )　5. わが国において，StgaeⅡ/Ⅲ食道癌の標準治療は，術前化学療法＋根治手術である。
( )　6. 胸部食道癌における標準術式は，食道亜全摘術である。
( )　7. 通常，食道亜全摘術は左開胸で行う。
( )　8. 食道亜全摘後の再建において，後縦隔経路は生理的な経路であるため，ドレナージしやすい。
( )　9. 食道亜全摘後の再建臓器として最も多く用いられるのは，結腸である。
( )　10. 胃管再建の際には右胃大網動脈の温存が重要である。
( )　11. 食道癌手術における在院死は約8％である。
( )　12. 反回神経を切離しなければ，術後の嗄声は起こらない。
( )　13. 術前の禁煙は，合併症予防の効果が少ない。
( )　14. 乳び胸は，奇静脈の損傷による生じる。
( )　15. 周術期のステロイド投与は，縫合不全や肺炎のリスクを高くする。

（※正解は次ページ下段）

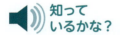
知っているかな？

Q1 食道癌の手術適応とリンパ節郭清範囲について述べよ。
Q2 食道切除法と再建法について述べよ。
Q3 食道切除術の合併症とその治療法について述べよ。

Q1　食道癌の手術適応とリンパ節郭清範囲について述べよ。

Key Card 🔑　　　　　　　　　　　　　　　　知っているよね！

1. 食道癌に対する手術療法（食道亜全摘）の適応
- TNMの術前診断によりStageが決まり手術適応が判断される。
- 術前診断に応じた治療アルゴリズムを図1に示す。
- 手術療法は，食道亜全摘術＋リンパ節郭清が基本である。
- StageⅠ（T1b N0）は手術適応である（リンパ節転移の危険性あり。注：T1aは粘膜内にとどまる癌腫）。

- Stage ⅡとStage Ⅲ (T4を除く) には術前化学療法が推奨される (術前化学療法を施行する)。

2. リンパ節郭清範囲

- 胸部食道癌に対するリンパ節郭清は，3領域郭清 (頸部・縦隔・腹腔内) が基本である (表1)。
- 胸部食道癌のリンパ節転移は，上縦隔リンパ節転移の頻度が高い (反回神経周囲のリンパ節郭清が重要)。
- 頸部食道，胸部下部食道表在癌，食道胃接合部癌では，3領域リンパ節郭清を行わなくてよい。

図1 食道癌治療のアルゴリズム

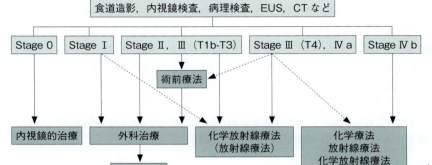

(食道癌診断・治療ガイドライン2012年4月版より引用)

表1 食道癌のリンパ節転移と郭清範囲

	頸部食道癌	胸部上部食道癌(Ut)	胸部中部食道癌(Mt)	胸部下部食道癌(Lt)	食道胃接合部癌	バレット食道腺癌
リンパ節転移主座	頸部から上縦隔	頸部から上縦隔	頸部，縦隔，腹部と比較的均等	縦隔および腹部	下縦隔，腹部	下縦隔，腹部
リンパ節郭清の範囲	SM以深では頸部・上縦隔のリンパ節郭清	頸・胸・腹の3領域郭清	頸・胸・腹の3領域郭清	表在癌は頸部リンパ節郭清を省略可能	胸・腹の2領域郭清	胸・腹の2領域郭清 (根拠不十分)

(食道癌診断・治療ガイドライン2012年4月版より引用)

❗ ココが大切! ⇒ 知っていたかな？

1. 食道癌における病期診断

- ▶ 食道癌の手術適応は，術前の病期診断 (TNM診断) により決定される。
- ▶ 進行食道癌では同軸の壁在に壁内転移を認めることが多い。
- ▶ また，食道には漿膜が存在しないため他臓器に浸潤しやすい。
- ▶ 癌腫と大動脈との脂肪層消失を伴う接触角 (Picus角) が90°以上あれば大動脈浸潤を疑う。
- ▶ 気管支に変形がある場合は気管浸潤を疑う。
- ▶ 神経浸潤による症状を次に示す。
    - ①交感神経：同側の眼瞼下垂，縮瞳 (Horner症候群)
    - ②反回神経：嗄声，誤嚥，呼吸困難，喘鳴

正解	1	2	3	4	5	6	7	8	9	10	11	12	13	14	15
	○	×	○	×	○	○	×	×	×	○	○	×	×	×	×

③横隔神経：横隔膜の挙上，吃逆
- 食道癌のリンパ節転移頻度は，深達度に影響され，SM1では10～15％，SM2では50％以上にリンパ節転移が認められる。
- 遠隔転移診断にはCT検査，MRI検査，PET-CT検査，骨シンチグラフィなどを用いて総合的に行う。
- 遠隔転移臓器として多いのは肝臓・肺である。

2. 食道癌に対する手術療法

- 手術療法は，食道亜全摘術＋3領域リンパ節郭清が基本である。
- 胸部食道癌では，上縦隔リンパ節転移の頻度が高いので，同部のリンパ節郭清が重要である。
- 手術適応は「遠隔転移がない症例で，切除不可能な他臓器浸潤がないもの」である。
- すなわち，Stage I (T1b N0) は手術適応である（リンパ節転移の危険性があるため内視鏡的治療では不十分）。
- また，Stage II, III, IVaも手術適応である（他臓器浸潤を伴うStage IVaは手術適応とならない）。
- Stage II, IIIに対する術前化学療法は有用であるが，術前化学放射線療法に関しては現時点で十分なエビデンスは得られていない。
- 遠隔転移症例では化学療法が第一選択となる。
- サルベージ手術（根治的化学放射線療法後に根治切除を目的とした手術）を行うこともある（治癒切除例では予後の改善がみられるが，一般的な食道癌手術と比較して合併症が多い）。

Q2 食道切除法と再建法について述べよ。

Key Card　知っているよね！

1. 食道癌に対する食道切除
- 食道癌に対する標準的な切除法は，食道亜全摘術である。
- 食道亜全摘術は，通常，右開胸によって行われる。
- 頸部食道癌においては，咽頭喉頭食道切除を行うこともあるが，永久気管孔の作成や発声機能の喪失があり，根治性とQOLの観点から判断する（図2）。

2. 食道切除後の再建法
- 再建経路と再建臓器を図3, 4に示す。

図2　咽頭喉頭食道切除術

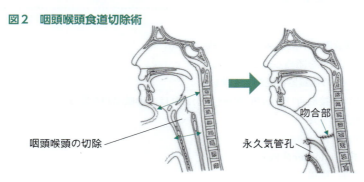

- 現在,最も頻用されている再建法は,胃管を用いた後縦隔経路である。
- 胃管再建においては,右胃大網動脈の温存が重要である。
- 後縦隔経路は,生理的ルートであるが,縫合不全の際のドレナージが不完全になりやすく,致死的になることもある。

図3　再建経路

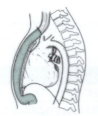 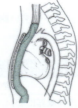 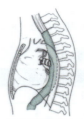

胸骨前経路　　　胸骨後経路　　　後縦隔経路

図4　再建臓器

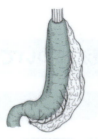 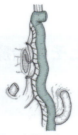 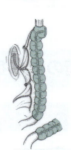

胃管再建　　　　小腸再建　　　　結腸再建

❗ ココが大切！⇒ 知っていたかな？

1. 食道癌に対する食道切除術
▶胸部・腹部食道癌の標準的な食道切除法は食道亜全摘術である。
▶食道亜全摘を行う際は,右開胸で行う(左開胸だと大動脈が視野の妨げとなる)。
▶頸部食道癌で腫瘍が喉頭・気管・下咽頭へ及ぶ症例,あるいは吻合に十分な頸部食道の温存が困難な症例では,咽頭喉頭食道切除術の適応となる。
▶咽頭喉頭食道切除術では,永久気管孔を必要とし,このため発声機能が喪失する(図2)。
▶喉頭温存が困難な場合,術前化学放射線療法を用いることで喉頭温存が可能になることがある。

2. 食道切除後の再建臓器
▶食道切除後の再建臓器としては,胃管を用いた再建が第一選択である。
▶胃管は右胃大網動脈に栄養されるため,この温存が最重要ポイントである。
▶何らかの理由で胃が利用できない場合には,小腸再建・結腸再建が用いられる。
▶<u>再建経路のなかでは,胸骨前経路は縫合不全の頻度が最も高い。</u>
▶また,頸部食道癌の再建には,遊離腸管移植が第一選択となる(再建臓器の挙上が困難なため)。

3. 食道切除後の再建経路

▶ 再建には胸骨前経路・胸骨後経路・後縦隔経路がある。3つの再建経路の特徴を表2に示す。
▶ 現在，最も頻用されている再建経路は，後縦隔経路である（生理的な位置に近いので，距離が短く屈曲が少ないため）。
▶ ただし，後縦隔経路は，縫合不全を生じた場合のドレナージが不良なことが多く，重篤化することが多い。
▶ 縫合不全の危険性が高い場合には，ドレナージしやすい胸骨前経路が選択される。

表2　食道切除後の再建経路の特徴

経路	安全性	距離	屈曲	その他
胸骨前経路	高	長	強	整容性に難あり
胸骨後経路	↓	↓	↓	再建臓器により心臓を圧迫することがある
後縦隔経路	低	短	弱い	生理的なルートのため最も多く行われている

Q3　食道切除術の合併症とその治療法について述べよ。

Key Card　知っているよね！

1. 食道切除術の合併症（図5）
- 食道癌手術における合併症発症率は50％程度。
- 手術関連死亡は1〜5％，在院死は8％程度。

2. 食道切除術の合併症予防
① 禁煙
② 呼吸理学療法
③ 口腔ケア
④ 手術時間短縮と術中出血量減少
⑤ 予防的抗菌薬投与
⑥ 早期離床
⑦ 疼痛管理
⑧ 血糖管理
⑨ Mediator modulation
　（ステロイドや好中球エラスターゼ阻害薬）

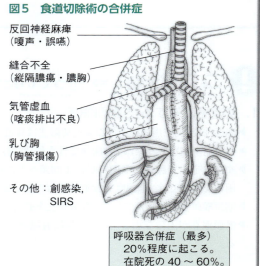

図5　食道切除術の合併症

反回神経麻痺（嗄声・誤嚥）
縫合不全（縦隔膿瘍・膿胸）
気管虚血（喀痰排出不良）
乳び胸（胸管損傷）
その他：創感染，SIRS

呼吸器合併症（最多）20％程度に起こる。在院死の40〜60％。

❗ ココが大切！⇒ 知っていたかな？

1. 術後合併症
(1) 縫合不全
- ▶後縦隔経路ではドレナージが難しく致死的となるので注意する。
- ▶縫合不全に対しては，絶食管理とし，胃管内減圧チューブの留置に加え中心静脈栄養や経腸栄養による保存的治療を行う。

(2) 反回神経麻痺
- ▶反回神経を切離していなくても，周囲リンパ節を郭清する際の手術操作で一過性反回神経麻痺をきたすことがある。
- ▶嗄声・誤嚥を生じ，呼吸器合併症を引き起こす(嚥下障害を生じた場合，ガストログラフィン嚥下造影は誤嚥を生じる可能性があるので行わない)。
- ▶両側反回神経麻痺では窒息の可能性があるため，気管切開を考慮する。
- ▶嗄声は3～6カ月程度で改善することが多い。

(3) 乳び胸
- ▶食道切除の際に胸管を損傷すると乳び胸（＝リンパ瘻）となる。
- ▶重症例では胸管結紮術を行う。

(4) SIRS (systemic inflammatory response syndrome)
- ▶食道癌根治術は，開胸・開腹操作を伴うため，消化器癌手術のなかでも最も侵襲の大きな術式である。
- ▶このため，術後SIRSを発症する可能性が高い。

2. 合併症の予防
① 禁煙：喫煙患者において術後肺炎や手術部位感染のリスクが高くなる。術前1カ月以上の禁煙が推奨される。
② 呼吸理学療法：周術期の呼吸理学療法で呼吸器合併症の発生頻度，在院日数が減少する。
③ 口腔ケア：術前の口腔ケアが術後誤嚥性肺炎のリスクを減少させる。
④ 手術時間と出血量：手術時間の延長と出血量の増加は，食道癌術後の重篤合併症の危険因子である。
⑤ 予防的抗菌薬投与：グラム陽性球菌に対して，第一世代セフェム系薬を術中3時間ごとに投与する。
⑥ 早期離床：リハビリテーションの介入による早期の離床を行う。
⑦ 疼痛管理：術後疼痛は，呼吸機能を抑制し，離床を妨げる。
⑧ 血糖管理：低血糖にならないように注意しつつ，150mg/dL以下を目標にコントロールする。
⑨ Mediator modulation：周術期のステロイドや好中球エラスターゼ阻害薬の予防的投与が術後合併症の発症を抑制する。

できるかな！ 実践問題形式でチャレンジ！

問1. 食道癌患者の上部消化管内視鏡検査と上部消化管造影画像を示す（図6）。治療について正しいものを2つ選べ。

a. ESDの適応である。
b. 頸部食道癌であり，腹腔内のリンパ節の郭清は不要である。
c. 胃管再建を行う場合，右胃大網動脈を切離する。
d. 遠隔転移がない場合，術前化学療法を検討する。
e. 遠隔転移がある場合，化学療法が第一選択である。

図6

b. 上部消化管造影検査

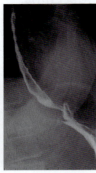

a. 上部消化管内視鏡検査

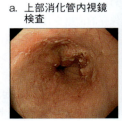

（自験例）

問2. 正しいものを2つ選べ。

a. 術後肺炎やSSI予防目的に，手術2週間前からの禁煙が推奨される。
b. 食道癌手術の予防的抗菌薬には第一世代セフェムを用いる。
c. 胸骨前経路は生理的な経路である。
d. 乳び胸とは胸管からのリンパ液漏出である。
e. 術後の反回神経麻痺は1週間程度で改善する。

（※正解は下段）

知っておこう！ ✓ 要点整理（チェックしよう！）

I. 食道癌の手術適応とリンパ節郭清範囲について述べよ。
- ☐ 1. 食道癌の周囲臓器浸潤としては，気管，大動脈，反回神経に多い。
- ☐ 2. 食道癌は，早期よりリンパ節転移をきたす（SM2～3癌の30～50％にリンパ節転移あり）。
- ☐ 3. 食道癌と大動脈との脂肪層消失を伴う接触角（Picus角）が90°以上あれば大動脈浸潤を疑う。

II. 食道切除法と再建法について述べよ。
- ☐ 1. 再建臓器は胃管が第一選択であり，他に空腸再建と結腸再建がある。
- ☐ 2. 再建経路には胸骨前経路，胸骨後経路，後縦隔経路がある。
- ☐ 3. 頸部食道癌において下咽頭の温存が困難な場合，咽頭喉頭食道切除が必要となる。

III. 食道切除術の合併症とその治療法について述べよ。
- ☐ 1. 食道癌手術における周術期合併症のなかでは，呼吸器合併症が最も多い（約20％に発生）。
- ☐ 2. 食道癌の術後に起こる嗄声や誤嚥は反回神経麻痺によるもので，反回神経を切離していなくても起こりうる（熱損傷など）。半年以内に改善することが多い。
- ☐ 3. 合併症予防として，禁煙，呼吸理学療法，口腔ケア，予防的抗菌薬，早期離床，血糖管理，Mediator modulationなどが提案されている。

（正解 問1：d, e 問2：b, d）

Ⅱ 消化管

食道6　悪性腫瘍（食道癌）③
食道癌のサルベージ手術と化学療法

□□□

チャレンジしてみよう！（○か×をつけよ）

( )　1. 切除可能な進行食道癌に対しては，全例術前化学療法が適応になる。
( )　2. 切除可能な進行食道癌の術前化学療法のレジメンは，現在5FU＋CDDPが一般的である。
( )　3. 切除可能な進行食道癌の術前化学療法は，術後化学療法と比較し，5年生存率を改善させる。
( )　4. NCCNガイドラインにおいて切除可能な進行食道癌の術前化学放射線療法には，照射量は50.4Gyが推奨されている。
( )　5. 切除可能な進行食道癌には，術後補助化学療法を行うのが一般的である。
( )　6. 進行食道癌において，リンパ節転移の個数により切除不能と判断することがある。
( )　7. 進行食道癌において，気管浸潤を伴うものは切除不能と判断する。
( )　8. 本邦では，切除不能な進行食道癌に対する化学放射線療法として，照射量は50.4Gyが推奨される。
( )　9. 切除不能と判断した進行食道癌には，サルベージ手術の適応はない。
( )　10. 切除不能な進行食道癌に対する化学放射線療法において食道炎は必発である。
( )　11. サルベージ手術とは，術後の遺残・再発腫瘍に対する根治的切除を意味する。
( )　12. サルベージ手術の適応は，患者側因子のほか，腫瘍側因子として根治切除が可能で長期予後が見込めることが必要条件である。
( )　13. サルベージ手術の考え方は，食道手術特有のものである。
( )　14. 食道癌に対するサルベージ手術の術後5年生存率は，25～35％と報告されている。
( )　15. 食道癌に対するサルベージ手術の合併症は，手術単独群や術前化学放射線療法群と比較して，呼吸器合併症・縫合不全・在院死亡率ともに高い。

（※正解は次ページ下段）

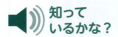知っているかな？

Q1 切除可能な進行食道癌に対する術前化学療法について述べよ。
Q2 切除不能な進行食道癌に対する化学放射線療法（CRT）について述べよ。
Q3 進行食道癌に対するサルベージ手術について述べよ。

Q1　切除可能な進行食道癌に対する術前化学療法について述べよ。

Key Card 🔑　　　　　　　　　　　　　　　　　　　　知っているよね！

1. 背景
- 多施設臨床試験JCOG9907にて，
  補助化学療法の施行時期の検討（術前vs術後）
  ↓
  術前化学療法群にて全生存期間を有意に延長

2. 術前化学療法の適応
- 切除可能なcStage Ⅱ・Ⅲの胸部食道癌（図1）。

図1 食道癌治療のアルゴリズム

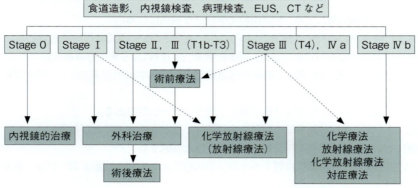

（食道癌診断・治療ガイドライン2012年版より引用改変）

3. 術前化学療法の推奨薬剤
- 現時点での推奨は5FU（5 Fluorouracil）＋CDDP（Cisplatin）を2コース。

4. 術前化学療法奏効例（図2，自験例）

図2

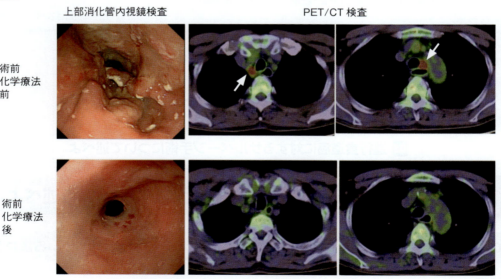

胸部中部食道癌 cT3 cN1 cM0 cStage Ⅲ（効果判定：CR）（自験例）

❗ ココが大切！ ⇒ 知っていたかな？

1. 術前化学療法
- Japan Clinical Oncology Group（JCOG）の多施設臨床試験 JCOG 9907（1999〜2006年）にて，
  補助化学療法の施行時期の検討（術前 vs 術後）
  ⬇
  術前化学療法群は，術後化学療法群に比べ，全生存期間を有意に延長
- 術前化学療法の適応は，切除可能な cStage Ⅱ・Ⅲの胸部食道癌。
- cStage Ⅰの食道癌に対する術前補助療法の意義は検討されていない。
- 使用薬剤は FP（5FU + CDDP）が現時点では一般的。最近では DOC（Docetaxel）を入れた3剤併用（DCF）を行うこともある。
- JCOG 9907試験のサブグループ解析では，予後の上乗せ効果は，cStage Ⅱの症例で著明にみられた。

2. 術前化学放射線療法
- 術前化学放射線療法は現時点では推奨されていない。
- 放射線照射行う場合には50.4Gyを推奨［National Comprehensive Cancer Network（NCCN）ガイドライン］。

3. Topics
- 現在，JCOG 1109試験にて術前補助療法のランダム化比較試験が進行中
  ⇒ FP（5FU + CDDP），DCF（DOC + CDDP + 5FU），FP-RT（FP療法 + 放射線療法）の比較検討。
  今後，研究結果により使用薬剤の変更や術前化学放射線療法が第一選択になる可能性がある。

Q2 切除不能な進行食道癌に対する化学放射線療法（CRT）について述べよ。

Key Card 🔑 　知っているよね！

1. 切除不能な進行食道癌とは
① 他臓器浸潤を伴うT4症例
② 遠隔転移を伴うM1症例

2. 化学放射線療法
① 適応：T4 N0-3 M0症例と一部のM1症例（鎖骨上リンパ節転移など）
② 治療：照射量50 Gy/25 fr以上と5FU + CDDP
③ 効果：合併症は多いが，長期生存例の報告もある

3. 放射線療法の合併症
① 早期有害事象：皮膚炎，食道炎，肺炎（食道炎はほぼ必発）
② 晩期有害事象：食道穿孔や出血（致命的なものでは，気管や大動脈への穿破），心外膜炎や胸膜炎
③ その他：頸部照射では甲状腺機能低下性易感染症（真菌症など）

4. 奏効例（図3，自験例）

胸部食道癌，大動脈浸潤（T4）症例に対し，化学放射線療法施行（50.4Gy ＋FP療法）
⇒効果判定：PR

図3 PET/CT検査

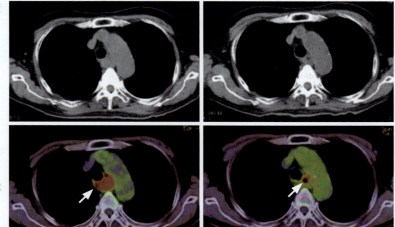

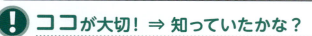

胸部食道癌 T4症例（CRT効果判定：PR） （自験例）

❗ ココが大切！ ⇒ 知っていたかな？

1. 切除不能進行食道癌の定義
- ▶ 切除不能な進行食道癌とは，主に他臓器浸潤を伴うT4症例と遠隔転移を伴うM1症例である。
- ▶ 他臓器浸潤とは主に，気管・大動脈・肺・心臓などの重要臓器である。

2. 化学放射線療法
- ▶ 放射線治療単独 vs 化学放射線療法併用では，併用療法で生存率を向上するとの報告がある。
- ▶ 適応は，T4 N0-3 M0症例と一部の鎖骨上リンパ節転移などのM1症例である。
- ▶ 放射線照射量に関しては欧米では総量50.4Gyが多く，日本では60Gy/30frが多いとされている。
- ▶ 本邦では，10〜20％の長期生存を認めた症例の報告もある。

3. 放射線療法の合併症
- ▶ 放射線性食道炎はほぼ必発となる。
- ▶ 治療中は食道炎のほか，放射線性皮膚炎や放射線性肺炎の早期有害事象と感染症に注意する。
- ▶ 致命的なものには他臓器浸潤部位での腫瘍穿破による大出血（大動脈浸潤）や窒息（気管浸潤）がある。
- ▶ 晩期有害事象として心外膜炎による心嚢水貯留，胸膜炎による胸水貯留などはQOLを悪化させる。

Q3 進行食道癌に対するサルベージ手術について述べよ。

Key Card 🔑 　　　　　　　　　　　　　　　　　　　知っているよね！

1. サルベージ手術の定義（「食道癌取扱い規約（第11版）」より）
- • 根治的（化学）放射線療法後の癌遺残または再発に対する手術（放射線線量は50Gy以上）。

2. 適応
- 腫瘍側因子：根治切除が可能で長期予後が見込めること。
- 患者側因子：耐術可能な全身状態であること，心・肺など重要臓器に機能障害を認めないこと。

3. 術式
- 食道切除術，リンパ節郭清，内視鏡的切除など症例に応じた選択。

4. 問題点（合併症）
- 手術単独症例や術前化学放射線療法と比べて，合併症の発生頻度が高い。
- 通常手術に比べて重篤な合併症（気管壊死・穿孔・再建胃管壊死など）の頻度が高い。

5. 治療成績
- 術後生存率（5年生存率）25〜35％，非治癒切除率12〜50％。

！ ココが大切！ ⇒ 知っていたかな？

サルベージ手術について

1. 定義
▶ 狭義には，根治的（化学）放射線療法後の癌遺残または再発に対する手術をいう。
▶ 広義には，内視鏡的治療後の遺残・再発腫瘍に対する追加治療も含めることがある。
▶ 放射線照射量は，50Gy以上（欧米では50.4Gyが標準，本邦では60Gyのこともあり）。

2. 適応
▶ 化学放射線療法前の腫瘍深達度が浅い（cT1-2）症例は良い適応である。
▶ 治癒切除が目的であるが，結果としての根治性は問わない。
▶ 他臓器浸潤を伴うT4症例のサルベージ手術は，非治癒切除となることが多い。

3. 術式
▶ 基本は根治切除となる食道切除術。
▶ 粘膜病変に対する内視鏡的切除術やリンパ節転移に対するリンパ節郭清。
▶ さまざまな術式の工夫がなされているが，いずれも明確なエビデンスはない。

4. 合併症
▶ 頻度は通常切除に比べて高く，重篤となることが多い。
▶ 呼吸器合併症（肺炎など）9〜62％，縫合不全14〜39％，在院死亡率7〜22％。

5. 治療成績
▶ 症例によっては長期生存が期待できる場合がある。
▶ 非治癒切除となった症例においては予後不良である。

できるかな！ 実践問題形式でチャレンジ！

問1. 食道癌患者の術前化学療法前後の上部消化管内視鏡検査（図4）を示す。正しいものを選べ。

a. 術前化学療法の適応は，cStage I～Ⅲである。
b. 現在は5FU＋CDDP，2コースが標準的である。
c. 術前は，放射線併用化学療法が推奨されている。
d. 効果判定がCRになればその後の手術は不要である。
e. 全生存期間は延長しない。

図4　術前化学療法前　　　術前化学療法後

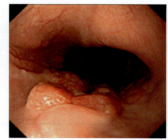 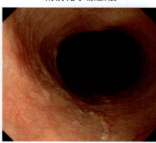

胸部中部食道癌　　　　　　　（自験例）

問2. 食道癌のサルベージ手術について正しいものを選べ。

a. 根治的（化学）放射線療法後の癌遺残に対する手術であり，再発症例は含まない。
b. 比較的安全性が高く，通常手術より合併症は少ない。
c. ほとんどの症例で治癒切除できる。
d. 長期生存が望めることがある。
e. 術式は，原則，食道亜全摘である。

（※正解は下段）

知っておこう！ 要点整理（チェックしよう！）

Ⅰ. 切除可能な進行食道癌に対する術前化学療法について述べよ。
- □ 1. 適応はcStage ⅡおよびⅢであり，使用薬剤は5Fu/CDDPが標準治療である。
- □ 2. 現在は術前の放射線併用療法は推奨されていない。
- □ 3. 効果判定でCRでも，リンパ節郭清の観点から手術は必要である。

Ⅱ. 切除不能な進行食道癌に対する化学放射線療法について述べよ。
- □ 1. 他臓器浸潤を伴うT4症例と遠隔転移を伴うM1症例に対しては，手術以外の治療選択を行う。
- □ 2. T4 N0-3 M0症例は放射線化学療法の良い適応である。
- □ 3. 他臓器浸潤症例の放射線療法では，腫瘍の他臓器穿破による致命的合併症の危険がある。

Ⅲ. 進行食道癌に対するサルベージ手術について述べよ。
- □ 1. 根治的（化学）放射線療法（50 Gy以上照射）後の癌遺残または再発に対する手術である。
- □ 2. 通常の治療法（手術や放射線化学療法）に比べ，合併症率や死亡率，非治癒切除率は高い。
- □ 3. 症例によっては長期生存が望めるが，非治癒切除例は予後不良である。

（正解　問1：b　問2：d）

食道7 良性疾患①
逆流性食道炎，Barrett食道，Mallory-Weiss症候群，特発性食道破裂

チャレンジしてみよう！（○か×をつけよ）

( ) 1. 逆流性食道炎は，機能的な良性疾患のため絶対的な手術適応はない。
( ) 2. 難治例やプロトンポンプ阻害薬（PPI）の長期投与を要する逆流性食道炎症例は手術を考慮する。
( ) 3. 逆流性食道炎に対する手術として，Heller法が多く行われている。
( ) 4. Nissen法は，胃の穹窿部を用いて食道を全周性に覆う術式である。
( ) 5. Toupet法は，胃の穹窿部を用いて食道を全周性に覆う術式である。
( ) 6. Barrett食道とは，慢性的な胃食道逆流により下部食道の扁平上皮が円柱上皮に置換された状態である。
( ) 7. Barrett食道の粘膜（Barrett粘膜）は，胃と連続していない。
( ) 8. Barrett食道は，食道腺癌のリスク因子と考えられている。
( ) 9. Barrett食道癌は，食道扁平上皮癌と病期分類が異なる。
( ) 10. 高度異型を示すBarrett食道に対して，ラジオ波焼灼療法が行われている。
( ) 11. Mallory-Weiss症候群では，粘膜下層を超えて筋層におよぶ裂創を認める。
( ) 12. Mallory-Weiss症候群では，心窩部痛を伴うことが多い。
( ) 13. Mallory-Weiss症候群では，多量の吐血（黒色）を認める。
( ) 14. 特発性食道破裂は，胸部下部食道の右側壁に生じやすい。
( ) 15. 特発性食道破裂に対しては，裂創部を内視鏡的に縫合閉鎖する。

（※正解は次ページ下段）

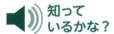

Q1 逆流性食道炎に対する手術適応と術式，治療成績について述べよ。
Q2 Barrett食道の発生とBarrett食道癌との関連，およびBarrett食道癌の治療方針について述べよ。
Q3 Mallory-Weiss症候群と特発性食道破裂について，成因，病理，治療適応，治療法について比較せよ。

Q1 逆流性食道炎に対する手術適応と術式，治療成績について述べよ。

Key Card　　　　　　　　　　　　　　　　　知っているよね！

1. **逆流性食道炎に対する手術適応**
   - 治療の第一選択は，生活習慣の改善と薬物療法である。
   - 機能的な良性疾患のため，絶対的な手術適応はない。

- 「胃食道逆流症診療ガイドライン」では，難治例やPPIの長期投与を要する症例には手術を考慮してもよいとされている。

2. 逆流性食道炎に対する術式と治療成績

- Nissen法(図1a)とToupet法(図1b)が，多く行われている。
- Nissen法は，胃穹隆部を用いて食道を全周覆うことで下部食道括約筋圧(LES圧)を上昇させる。
- Toupet法は，Nissen法が食道を全周覆うのに対して，食道後壁を中心に270°覆う方法である。
- Toupet法は，Nissen法で頻度の高い合併症である嚥下困難の発生を少なくする目的で行われる(有効性はまだ明らかではない)。

図1 Nissen法とToupet法

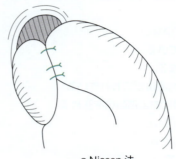
a. Nissen法

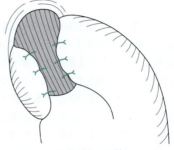
b. Toupet法

(消化器外科専門医へのminimal requirements, メジカルビュー社より引用改変)

❗ ココが大切！⇒ 知っていたかな？

1. 逆流性食道炎に対する手術適応

▶ 治療の第一選択は，生活習慣改善と薬物療法である。
▶ 機能的な良性疾患のため，絶対的な手術適応はない。
▶ 「胃食道逆流症診療ガイドライン」では，難治例やPPIの長期投与を要する症例は手術を考慮してもよいとされている。
▶ 米国消化器内視鏡外科学会(SAGES)のガイドラインが提唱する手術適応を以下に示す。
 ① 内科的治療に失敗した症例
 ② 年齢，治療期間，医療費などの事情により内科的治療に成功しても，外科治療が望ましい症例
 ③ Barrett食道や狭窄，高度の食道炎を合併している症例
 ④ 巨大な食道裂孔ヘルニアによる出血や嚥下障害などの合併症がある症例
 ⑤ 喘息，嗄声，咳嗽，胸痛，誤嚥などの非定型的な症状を有したり，24時間食道pHモニタリングで高度の逆流を認める症例

正解	1	2	3	4	5	6	7	8	9	10	11	12	13	14	15
	○	○	×	○	×	○	×	○	×	○	×	×	×	×	×

2. 逆流性食道炎に対する術式と治療成績

▶ 噴門の逆流防止機構の強化として，噴門形成（fundoplication）を行う。
▶ Nissen 法と Toupet 法が多く行われている。
▶ Nissen 法は，胃穹窿部を用いて食道を全周覆うことにより下部食道括約筋圧（LES 圧）を上昇させる。
▶ Toupet 法は，Nissen 法が食道を全周覆うのに対して，食道後壁を中心に 270°覆う方法である。
▶ Toupet 法は，Nissen 法で頻度の高い嚥下困難の発生を少なくする目的で行われる（有効性はまだ明らかではない）。
▶ 現在のところ，Toupet 法と Nissen 法の治療成績の報告はさまざまであり，術式による治療効果について一定の見解は得られていない。

Q2 Barrett 食道の発生と Barrett 食道癌との関連，および Barrett 食道癌の治療方針について述べよ。

Key Card 　知っているよね！

1. Barrett 食道の発生と Barrett 食道癌との関連

- Barrett 食道とは，慢性的な胃食道逆流により下部食道の扁平上皮が円柱上皮に置換された状態である（上皮化生）。
- 粘膜（Barrett 粘膜）は胃から連続している。
- 欧米では胸部下部食道の腺癌の発生が増加しており，原因としてピロリ菌感染率の低下と胃食道逆流症による Barrett 食道の増加が考えられている（図2）。
- Barrett 食道の食道腺癌発生リスクは，健常人の 30～125 倍と考えられている。

図2　Barrett 食道の発生と Barrett 食道癌の関連

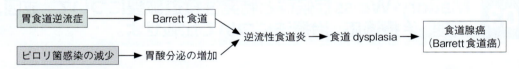

2. Barrett 食道癌の治療方針

- 本邦では，Barrett 食道癌（腺癌）に対する治療は，扁平上皮癌と同様である。
- 高度異型を示す Barrett 食道に対してはラジオ波焼灼療法が行われている。

❗ ココが大切！⇒ 知っていたかな？

1. Barrett食道の発生とBarrett食道癌との関連

- ▶ Barrett食道とは，慢性的な胃食道逆流により下部食道の扁平上皮が円柱上皮に置換された状態である（上皮化生）。
- ▶ 粘膜（Barrett粘膜）は胃から連続しており，筋層は食道壁である。
- ▶ 欧米では，内視鏡検査において，逆流症状を認める患者の6〜12％で，また，逆流症状を有しない患者の1％でBarrett食道を認めるとされているが，本邦ではまれである。
- ▶ 欧米では胸部下部食道の腺癌の発生が増加しており，原因としてピロリ菌感染率の低下と胃食道逆流症によるBarrett食道の増加が考えられている。
- ▶ ピロリ菌感染は胃の慢性炎症により胃酸産生が抑制されるため，胃食道逆流症やBarrett食道を予防すると考えられている。
- ▶ 一般に，胃食道逆流症⇒逆流性食道炎⇒Barrett食道⇒食道dysplasia⇒食道腺癌という流れが考えられている。
- ▶ Barrett食道の食道腺癌リスクは，健常人の30〜125倍と考えられているが，Barrett食道から食道腺癌が発生する頻度は，年率0.6％と高くはない。
- ▶ Barrett食道癌は，ルゴール染色で不染帯となる。

2. Barrett食道癌の治療方針

- ▶ 本邦では，Barrett食道癌（腺癌）に対する治療は扁平上皮癌と同様である（本邦では腺癌の症例が少ないため術式やリンパ節郭清範囲のコンセンサスが得られていない）。
- ▶ Barrett食道に対する治療の必要性については議論のあるところである（癌化率，死因となる率が低い）。
- ▶ 高度異型を示すBarrett食道に対しては，ラジオ波焼灼療法が行われている。

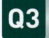

Mallory-Weiss症候群と特発性食道破裂について，成因，病理，治療適応，治療法について比較せよ。

Key Card 🔑　　　　　　　　　　　　　　　　　　知っているよね！

Mallory-Weiss症候群と特発性食道破裂の比較（表1）

- Mallory-Weiss症候群は，腹腔内圧の上昇により，食道胃接合部付近の粘膜に裂創を生じた病態である。
- Mallory-Weiss症候群で生じる裂創は，粘膜下層までである。
- 特発性食道破裂は，急激な食道内圧の上昇により食道壁に裂創を生じる。
- 特発性食道破裂で生じる裂創は，食道壁全層におよぶ。

表1　Mallory-Weiss症候群と特発性食道破裂の比較

	Mallory-Weiss症候群	特発性食道破裂
成因	腹腔内圧の上昇 （飲酒の後の嘔吐後が多い）	急激な食道内圧の上昇 （飲酒の後の嘔吐後が多い）
病理	食道胃接合部付近の粘膜に裂創を生じる （裂創は粘膜下層にとどまる）	胸部下部食道壁全層におよぶ裂創を生じる （食道左側壁が多い）
症状, 理学所見	胸痛など痛みは生じない 嘔吐後の吐血（鮮血, 多量）	嘔吐後の激しい胸痛 吐血の量は少ない
内視鏡所見	食道胃接合部付近の粘膜に裂創	施行しないほうがよい
画像所見	異常なし	縦隔気腫, 皮下気腫, 気胸, 胸水 食道造影で造影剤の食道壁外への漏出
治療適応	保存的治療が基本 （75～90％は自然止血）	原則, 緊急手術
治療法	内視鏡的止血術 外科的に縫合止血（非常にまれ）	裂創の縫合閉鎖とドレナージを行う

❗ ココが大切！⇒ 知っていたかな？

1. Mallory-Weiss症候群の成因, 病理, 治療適応, 治療法

- ▶腹腔内圧の上昇により, 食道胃接合部付近の粘膜に裂創を生じる。
- ▶裂創は, 粘膜下層までである。
- ▶飲酒後の嘔吐の反復が原因になることが多い。
- ▶粘膜下の血管が破れて吐血をきたす（激しい嘔吐後の吐血が特徴的）。
- ▶胸痛など痛みは生じない。
- ▶保存的治療が基本である（75～90％が自然止血する）。
- ▶大量出血が続く場合には内視鏡的に治療をする（クリッピングや焼灼, 止血剤の注入など）。
- ▶内視鏡的に止血が困難な場合は, 外科的に胃切開を行い縫合止血する。

2. 特発性食道破裂の成因, 病理, 治療適応, 治療法

- ▶急激な食道内圧の上昇により食道壁に裂創を生じる。
- ▶裂創は食道壁全層におよぶ。
- ▶胸部下部食道の左側壁に生じやすい（周囲支持組織を欠いているため損傷されやすい）。
- ▶嘔吐が原因となることが多い。
- ▶激しい胸痛を生じる。
- ▶裂創の縦隔穿破により縦隔気腫, 皮下気腫, 胸水を生じる。
- ▶胸腔まで穿破すると気胸を認めることがある。
- ▶原則, 緊急手術による裂創の縫合閉鎖, ドレナージを行う。
- ▶穿破が縦隔にとどまる場合は, 保存的治療が可能なこともある。

できるかな！ 実践問題形式でチャレンジ！

問1. 60歳男性。10年来，逆流性食道炎に対して内服治療を受けている。食後のつかえ感を訴え受診した。上部消化管内視鏡検査にて胸部下部食道に腫瘤性病変（図3）を認めた。図4に病変部の生検組織のHE染色も示す。この疾患について正しいものを3つ選べ。

a. 腺癌を認める。
b. 扁平上皮癌を認める。
c. 円柱上皮を認める。
d. 扁平上皮を認める。
e. ルゴール染色で不染帯となる。

図3 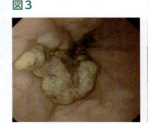　図4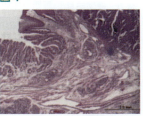

（消化器外科minimal requirements実践応用編，メジカルビュー社より引用）

問2. 50歳男性。飲酒後に嘔吐した直後から激しい胸痛を訴え呼吸困難となり救急搬送された。ショック状態であり，前胸部から頸部にかけて皮下気腫を認める。推奨されない検査を選べ。

a. 胸部X線検査
b. 超音波（FAST）検査
c. 上部消化管内視鏡検査
d. 上部消化管造影検査
e. 胸腹部造影CT検査

（※正解は下段）

知っておこう！　要点整理（チェックしよう！）

Ⅰ. 逆流性食道炎に対する手術適応と術式，治療成績について述べよ。
- ☐ 1. 生活習慣改善と薬物療法（PPI）が，治療の第一選択である。
- ☐ 2. 難治例やPPIの長期投与を要する症例は，手術を考慮する。
- ☐ 3. 手術は，Nissen法とToupet法が多く行われている。

Ⅱ. Barrett食道の発生とBarrett食道癌との関連，およびBarrett食道癌の治療方針について述べよ。
- ☐ 1. Barrett食道とは，慢性的な胃食道逆流により下部食道の扁平上皮が円柱上皮に置換された状態である（上皮化生）。
- ☐ 2. 粘膜（Barrett粘膜）は胃から連続しており，筋層は食道壁である。
- ☐ 3. 胃食道逆流症⇒逆流性食道炎⇒Barrett食道⇒食道dysplasia⇒食道腺癌という流れが考えられている。

Ⅲ. Mallory-Weiss症候群と特発性食道破裂について，成因，病理，治療適応，治療法について比較せよ。
- ☐ 1. Mallory-Weiss症候群は腹腔内圧の上昇により，食道胃接合部付近の粘膜に裂創を生じる。
- ☐ 2. 特発性食道破裂は急激な食道内圧の上昇により食道壁に裂創を生じる。
- ☐ 3. Mallory-Weiss症候群は保存的治療，特発性食道破裂は緊急手術が原則である。

（正解　問1：a, c, e　問2：c, d）

食道8 良性疾患②
食道胃静脈瘤

□□□

チャレンジしてみよう！（○か×をつけよ）

( ) 1. 食道胃静脈瘤は，門脈圧が上昇することにより，門脈から大循環への側副血行路が発達し形成されたものである。
( ) 2. 食道胃静脈瘤の原因となる基礎疾患は，肝硬変症が最多である。
( ) 3. 正常の門脈圧は，通常100〜150mmH$_2$Oである。
( ) 4. 門脈圧亢進症での門脈圧は，200mmH$_2$O以上と定義されている。
( ) 5. 食道胃静脈瘤から出血は，肝硬変症の3大死因の1つである。
( ) 6. 食道静脈瘤の内視鏡所見において，Red color（RC）sign陽性は出血のリスク因子である。
( ) 7. 食道静脈瘤の内視鏡所見において，CwはCbよりも出血しやすい。
( ) 8. MDCT検査を用いることにより，食道胃静脈瘤の側副血行路の発達状況や血行動態が把握できる。
( ) 9. 食道静脈瘤出血に対するSBチューブを用いたタンポナーデ法は有効である。
( ) 10. 食道静脈瘤出血に対する内視鏡的静脈瘤結紮術（EVL）は禁忌である。
( ) 11. 食道胃静脈瘤の待機的治療の適応は，F2以上の大きな静脈瘤あるいは，RC sign陰性の症例である。
( ) 12. 胃静脈瘤に対してはバルーン閉塞下逆行性経静脈的塞栓術（balloon-occluded retrograde transvenous obliteration；B-RTO）が有効である。
( ) 13. 食道胃静脈瘤に対する外科的治療としてHassab手術がある。
( ) 14. 食道胃静脈瘤に対するHassab手術は，脾臓を温存する術式である。
( ) 15. 食道胃静脈瘤に対するHassab手術は，左胃動静脈を温存する術式である。

（※正解は次ページ下段）

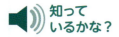 知っているかな？
- **Q1** 食道胃静脈瘤の原因，病態について述べよ。
- **Q2** 食道胃静脈瘤の診断について述べよ。
- **Q3** 食道胃静脈瘤の治療について述べよ。

Q1 食道胃静脈瘤の原因，病態について述べよ。

Key Card 　　　　　　　　　　　　　　　　知っているよね！

1. 食道胃静脈瘤の病態
- 門脈圧亢進による側副血行路の拡張形成に伴う静脈瘤。

2. 門脈圧亢進の原因疾患
- 門脈圧の正常値は150mmH$_2$O以下。門脈圧亢進は200mmH$_2$O以上。

- 門脈圧亢進の原因疾患としては，肝外門脈閉鎖症，特発性門脈圧亢進症，日本住血吸虫症，肝硬変症，Budd-Chiari症候群などがある。
- 肝硬変症による門脈圧亢進は，肝内肝静脈（類洞後性）閉塞による。

3. 側副血行路と症状

- 側副血行路とは，門脈－大循環系交通枝のことであり，主なものは5種類ある（図1）。
- 主な側副血行路と症状は，①奇静脈短絡，②腎静脈系短絡（食道胃静脈瘤，胃腎静脈シャント），③横隔膜静脈系短絡路，④腹壁静脈系短絡路（メズサの頭），⑤腸間膜静脈系短絡路（結腸静脈瘤，痔核）。
- 門脈圧亢進状態は，全身的な循環亢進状態を生じる［一酸化窒素（NO）などが関与］。

図1　門脈圧亢進時の側副血行路

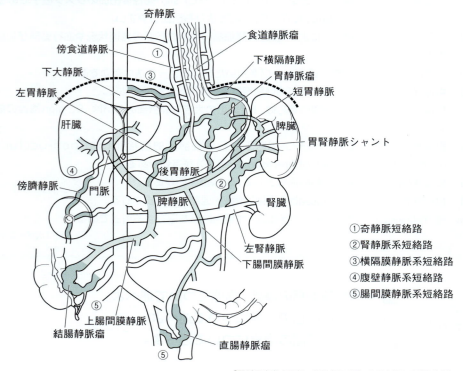

［門脈圧亢進症取扱い規約（第3版），金原出版より引用改変］

食道 8　良性疾患②●食道胃静脈瘤

❗ ココが大切！⇒ 知っていたかな？

1. 食道胃静脈瘤の病態と原因
- 門脈圧が上昇することで側副血行路が拡張し，食道胃静脈瘤が形成される。
- 主な側副血行路は5つ（図1）。

2. 門脈圧亢進症
- 門脈圧は正常では100～150 mmH₂Oであるが，門脈圧亢進症では200 mmH₂O以上となる。
- 門脈圧亢進症をきたす基礎疾患を表1に示す。
- 門脈圧亢進症の80％が肝硬変症である。
- 門脈圧亢進症の症状は，①食道胃静脈瘤，②異所性静脈瘤（食道と胃以外），③脾機能亢進症，④腹水，⑤肝性脳症，⑥門脈圧亢進性胃症，などである。
- 肝外門脈閉鎖症においては，肝門部を含めた肝外門脈閉鎖と海綿状血管増生が特徴的な所見である。
- 特発性門脈圧亢進症の特徴的な病理所見は，肝硬変の所見はなく，肝内門脈末梢枝のつぶれ像である。
- Budd-chiari症候群は，肝静脈主幹や肝部下大静脈の閉塞により生じる。

3. 食道胃静脈瘤の予後
- 食道胃静脈瘤の出血は肝硬変の3大死因の1つである（他は肝細胞癌，肝不全）。

表1　門脈圧亢進症の原因疾患

分類	基礎疾患
Ⅰ．肝外門脈閉塞	肝外門脈閉鎖症
Ⅱ．肝内門脈（類洞前）閉塞	特発性門脈圧亢進症 日本住血吸虫症
Ⅲ．肝内肝静脈（類洞後）閉塞	肝硬変症
Ⅳ．肝外肝静脈閉塞	Budd-Chiai症候群

Q2　食道胃静脈瘤の診断について述べよ。

🗝 Key Card　　　　　　　　　　　　　　　　知っているよね！

1. 食道胃静脈瘤の診断
- 食道胃静脈瘤の出血リスクの評価は，内視鏡検査で行う。
- 内視鏡所見は，①占拠部位（L），②形態（F），③色調（C），④出血所見，⑥粘膜所見，から判定する（表2）。
- 出血リスクの高い内視鏡所見は，①形態がF2以上，②青色静脈瘤（Cb），③発赤所見（RC sign），である（図2）。
- 食道胃静脈瘤の壁内外の血行動態の評価は，超音波内視鏡検査やMDCT検査，MRA検査などを用いる。

表2 食道胃静脈瘤内視鏡所見

	食道静脈瘤	胃静脈瘤
占拠部位（L）	Ls：上部食道まで Lm：中部食道まで Li：下部食道のみ	Lg-c：噴門部に限局する静脈瘤 Lg-cf：噴門部から穹隆部に連なる静脈瘤 Lg-f：穹隆部に限局する静脈瘤
形態（F）	F0：治療後認めななくなったもの F1：直線的で比較的細い静脈瘤 F2：連珠状の中等度静脈瘤 F3：結節状あるいは腫瘤状の太い静脈	食道静脈瘤の記載に準じる
色調（C）	Cw：白色静脈瘤 Cb：青色静脈瘤	食道静脈瘤の記載に準じる
発赤所見（RC）	RC0：発赤所見なし RC1：限局性に少数認める RC2：RC1とRC3の間 RC3：全周性に多数認める	RC0：発赤所見なし RC1：RWM, CRS, HCSのいずれかを認める
出血所見	出血所見 ・湧出性出血　・噴出性出血　・滲出性出血 止血後間もない時期 ・赤色栓　・白色栓	食道静脈瘤の記載に準じる
粘膜所見	びらん 潰瘍 瘢痕	食道静脈瘤の記載に準じる

［門脈圧亢進症取扱い規約（第3版），金原出版より引用改変］

図2 出血リスクの高い食道静脈瘤の内視鏡所見

（1）形態（F）

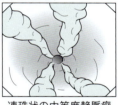

連珠状の中等度静脈瘤
（F2）以上

（2）色調（C）

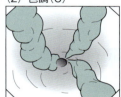

青色静脈瘤（Cb）

（3）発赤所見（RC sign）

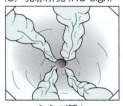

ミミズ腫れ
red wale marking：RWM

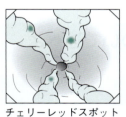

チェリーレッドスポット
cherry red spot：CRS

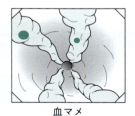

血マメ
hematocystic spot：HCS

❗ ココが大切！⇒ 知っていたかな？

▶食道胃静脈瘤を認めた際に必要な評価は，①静脈瘤の出血リスクの評価，②血行動態，③原因疾患と併存疾患（肝細胞癌，肝不全）である。

▶静脈瘤の出血リスクの評価には上部消化管内視鏡検査，血行動態や原因や併存疾患の評価には超音波内視鏡検査，MDCT検査，MRA検査などを用いる。

▶肝硬変の3大死因は，消化管出血(食道胃静脈瘤破裂)，肝細胞癌，肝不全である。

1. 上部消化管内視鏡検査
▶以下の6つの観点から評価する(**表2**)。
　①占拠部位(location：L)
　②形態(form：F)：F2以上は出血の危険がある
　③色調(color：C)：CbがCwに比べ出血しやすい
　④発赤所見(red color sign：RC)：出血のリスク評価に最も重要な所見
　⑤出血所見(bleeding sign)
　⑥粘膜所見(munosal findings)
▶発赤所見としては，①ミミズ腫れ，②チェリーレッドスポット，③血マメ，である(**図2**)。

2. 超音波内視鏡検査(Endoscopic Ultrasonography；EUS)
▶食道胃壁内外の血行路を非観血的に把握することができ有効である。

3. マルチスライスCT(multi-detector row CT；MDCT)検査，MRアンギオグラフィー(MRA)検査
▶食道胃静脈瘤の側副血行路の発達や血行動態が把握できる。
▶腹部血管造影検査に代わる非侵襲的な検査である。
▶原因疾患や併存疾患の評価ができる。

Q3 食道胃静脈瘤の治療について述べよ。

Key Card　　知っているよね！

1. 食道胃静脈瘤の治療適応
- 食道静脈瘤の治療適応は，内視鏡所見にて判断する(出血例，F2以上，発赤所見)。
- 胃静脈瘤の治療適応は，上記に加え，静脈瘤表面の潰瘍，急速増大，治療の既往，である。

2. 食道胃静脈瘤の治療

1. 内視鏡的治療

①内視鏡的硬化療法(EIS，図3)

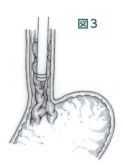

図3

②内視鏡的静脈瘤結紮術(EVL，図4)

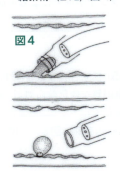

図4

2. IVR治療

バルーン閉塞下逆行性経静脈的塞栓術(B-RTO，図5)

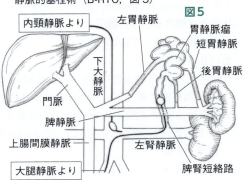

図5

3. 外科治療

下部食道・胃上部血行遮断および
脾臓摘出術（Hassab手術，図6）

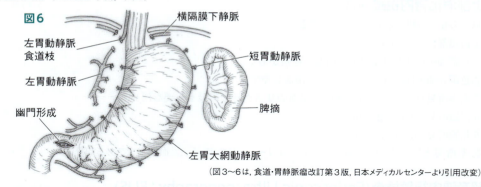

図6

（図3〜6は，食道・胃静脈瘤改訂第3版，日本メディカルセンターより引用改変）

❗ ココが大切！ ⇒ 知っていたかな？

1. 食道胃静脈瘤の治療適応
▶治療の適応は，内視鏡所見によって判断する。

①食道静脈瘤
1）出血例
2）出血既往例
3）予防例：F2以上あるいはF因子に関係なく発赤所見陽性

②胃静脈瘤
1）〜3）は上記と同様
4）静脈瘤上にびらん，潰瘍を認める
5）急速に増大するもの
6）食道静脈瘤治療後に残存，あるいは新たに出現したもの

2. 食道胃静脈瘤の治療

①出血例（緊急時）
1）内視鏡的治療
 ・内視鏡的硬化療法（EIS，図3）
 ・内視鏡的静脈瘤結紮術（EVL，図4）
2）Sengstaken-Blakemore（SB）チューブ：バルーンタンポナーデによる止血。

②出血既往例あるいは待機例
1）内視鏡的治療（EVL，EIS）
2）IVR治療
 ・バルーン閉塞下逆行性経静脈的塞栓術（B-RTO，図5）：孤立性胃静脈瘤に対して適応。
 ・経皮的肝内門脈静脈シャント術（TIPS）：IVRで止血困難な救急救命処置（先進的）。
3）外科的治療（内視鏡的治療，IVR治療困難症例に対して）
 ・下部食道・胃上部血行遮断および脾臓摘出術（Hassab手術，図6）：国内ではこの術式が主流。
 ・選択的シャント手術。

できるかな！ 実践問題形式でチャレンジ！

問1. 肝疾患を有する患者の上部消化管内視鏡写真を示した（図7）。内視鏡所見のなかで、治療の**適応とならない**ものをすべて選べ。
- a. F2以上
- b. RC signが陰性
- c. 出血既往例
- d. 病変がLsにまで及ぶ
- e. 色調がCwである

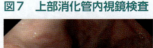

図7　上部消化管内視鏡検査

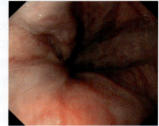

（自験例）

問2. 上記患者の腹部造影CT写真を示した（図8）。本疾患の3大死因を選べ。
- a. 難治性腹水
- b. 肝細胞癌
- c. 静脈瘤出血
- d. 脾機能亢進症
- e. 肝不全

図8　腹部造影CT検査

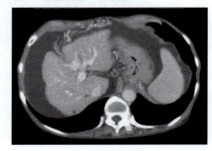

（自験例）
（※正解は下段）

知っておこう！ 要点整理（チェックしよう！）

I. 食道胃静脈瘤の原因、病態について述べよ。
- □ 1. 食道胃静脈瘤の成因は門脈圧亢進症であり、その原因の80％が肝硬変症である。
- □ 2. 肝硬変症の3大死因は、肝細胞癌、肝不全、静脈瘤出血である。
- □ 3. 門脈圧亢進症における門脈圧は、200 mmH$_2$O以上である。

II. 食道胃静脈瘤の診断について述べよ
- □ 1. 食道胃静脈瘤の内視鏡的検査において、発赤所見（red color sign）陽性は出血のリスクである。
- □ 2. 食道胃静脈瘤の内視鏡的検査においては、F因子が進むにつれて出血のリスクが高くなる。
- □ 3. 食道胃静脈瘤の内視鏡的検査においては、CbはCwに比べ出血しやすい。

III. 食道胃静脈瘤の治療について述べよ。
- □ 1. 予防的治療の適応はF2以上、あるいはF因子に関係なく発赤所見（RC sign）陽性である。
- □ 2. 食道胃静脈瘤の内視鏡的治療は EVLおよびEISである。
- □ 3. 内視鏡的治療およびIVR治療困難例に対しては外科的手術（Hassab手術）を行う。

（正解　問1：b, d, e　問2：b, c, e）

食道9　良性疾患③
食道憩室，食道狭窄

□□□

チャレンジしてみよう！（○か×をつけよ）

( )　1. 食道の第2狭窄部は大動脈弓と右主気管支による圧迫である。
( )　2. 上部食道括約筋は主に輪状咽頭筋からなる。
( )　3. 下部食道括約部は解剖学的な括約筋は存在しない。
( )　4. 食道ウェブの好発部位は食道入口部付近である。
( )　5. Plummer-Vinson症候群の原因は鉄の欠乏である。
( )　6. 内圧性憩室は真性憩室であることが多い。
( )　7. 食道憩室は症状がなくても外科的治療の適応となる。
( )　8. Rokitansky憩室とは気管分岐部に生じる牽引性憩室のことである。
( )　9. Zenker憩室は咽頭食道前壁に生じる内圧性憩室である。
( )　10. 食道憩室で最も頻度が高いのはRokitansky憩室である。
( )　11. 食道アカラシアでは上部食道括約筋の弛緩不全を認める。
( )　12. 食道アカラシアは女性に多い。
( )　13. 食道アカラシアと食道癌の発生に関連はない。
( )　14. 食道アカラシアでは，食道の一次蠕動波が消失する。
( )　15. Heller手術とは，食道アカラシアに対して行われる食道胃接合部の内輪筋の切開術である。

（※正解は次ページ下段）

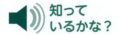
知っているかな？

Q1 食道の生理的狭窄，および食道ウェブについて述べよ。
Q2 食道憩室の好発部位，成因，治療について述べよ。
Q3 食道アカラシアの病態・診断・治療法について述べよ。

Q1　食道の生理的狭窄，および食道ウェブについて述べよ。

Key Card　　　　　　　　　　　　　　　　　　　　　　知っているよね！

1. 食道の生理的狭窄と食道ウェブ
- 食道の生理的狭窄部位は3カ所である（図1）。
- 食道の膜様構造物による狭窄を食道ウェブという（原因不明）。
- Plummer-Vinson症候群は，鉄欠乏性貧血と上部食道ウェブ（嚥下困難）を認める病態。

2. 上部・下部食道括約筋部（UES, LES）
- 上部食道括約筋は，輪状咽頭筋からなる。
- 下部食道括約部は，括約筋はない（機能的，図2）。
- なお，食道の筋層は口側1/3は横紋筋，胃側1/3は平滑筋。

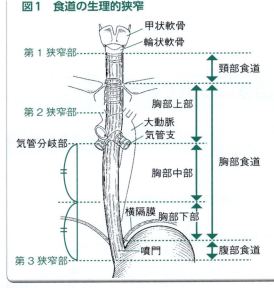

図1 食道の生理的狭窄

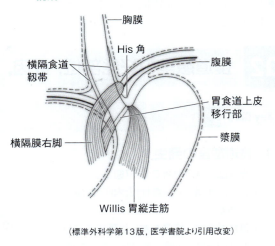

図2 下部食道括約部に存在する逆流防止装置の構成

（標準外科学第13版，医学書院より引用改変）

❗ ココが大切！⇒ 知っていたかな？

1. 食道の生理的狭窄は3ヵ所
① 第1狭窄（門歯より約15cm）：上部食道括約筋による狭窄
② 第2狭窄（門歯より約25cm）：大動脈弓と左主気管支の圧迫による狭窄
③ 第3狭窄（門歯より約40cm）：下部食道括約部による狭窄
▶ 内視鏡下で病変を観察する際に「第2狭窄部より肛門側」が胸部中部食道（Mt）のおおよその目安となる。

2. 上部食道括約筋（Upper esophageal sphincter；UES）
▶ 主に輪状咽頭筋（括約筋）からなる。
▶ 嚥下動作により一時的に弛緩する。
▶ 呼吸時の空気の流入を防ぎ，食道咽頭逆流による誤嚥を防止する。

3. 下部食道括約部（Lower esophageal sphincter；LES）
▶ 食道壁に括約筋はないが，いくつかの機能が合わさって逆流を防止している。
▶ 継続的な弛緩が，逆流性食道炎の原因となる。

4. 食道ウェブ
▶ 食道ウェブとは，食道の膜様構造物による狭窄であり，食道入口部付近に発生する。
▶ 成因としては，先天性や食道炎による炎症，外傷などが考えられているが詳細は不明である。
▶ 治療として内視鏡的バルーン拡張やブジーが行われる。

5. Plummer-Vinson症候群
▶ 鉄欠乏性貧血＋上部食道ウェブによる嚥下障害＝Plummer-Vinson症候群。
▶ 3大症状は，嚥下障害，口内炎・舌炎，口角炎である。
▶ 鉄欠乏性貧血の10～20％にみられる。

正解	1	2	3	4	5	6	7	8	9	10	11	12	13	14	15
	×	○	○	○	○	×	×	○	○	×	×	○	×	○	○

- 治療は，鉄剤投与。一般にウェブを含めた症状が改善する。
- Plummer-Vinson症候群におけるウェブが，下咽頭癌，頸部食道癌の発生母地となるという報告がある。

Q2 食道憩室の好発部位，成因，治療について述べよ。

Key Card 🔑　　　　　　　　　　　　　　　　　知っているよね！

1. 食道憩室の発生

- 好発部位は3カ所である(図3)。
- 発生には，牽引性(真性)と内圧性(仮性)がある。
- 真性憩室は，筋層を有した憩室であり，仮性憩室は，筋層を欠いた憩室である。
- 最も，頻度の高い食道憩室は，Rokitansky憩室であり，牽引性(真性)憩室である。
- 症状の出現しやすい憩室は，Zenker憩室(仮性)である(逆流や誤嚥性肺炎)。

2. 食道憩室の治療

- 食道憩室に対する手術適応は，症状を有する場合である。
- 手術は，憩室切除または憩室の吊り上げ固定術を行う。
- Zenker憩室の手術では，原因の食道入口部の内圧を低下させるために輪状咽頭筋切開術を付加する。

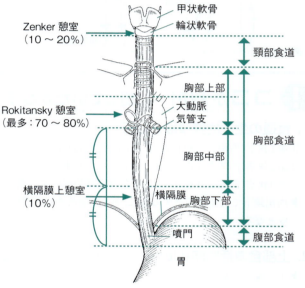

図3　食道憩室の発生部位

(消化器外科専門医へのminimal requirements, メジカルビュー社より引用)

❗ ココが大切！⇒ 知っていたかな？

1. 食道憩室の病態と分類

▶食道憩室とは食道壁の一部が囊状に突出した状態である。

(1) 組織学的な分類
① 真性憩室：筋層を有する。
② 仮性憩室：筋層を欠く。

(2) 成因による分類
① 牽引性憩室：周囲組織の瘢痕性収縮などにより外方に牽引される。
② 内圧性憩室：壁が弱い部分が内圧により突出する。
▶一般的に① 真性憩室≒牽引性憩室(外から牽引されて筋層とともに憩室になる)
　　　　② 仮性憩室≒内圧性憩室(壁の弱い部分が押されて憩室になる)

2. 代表的な食道憩室

① 咽頭食道憩室（Zenker憩室）
- 10〜20％。Kilian三角からの内圧による仮性憩室。
- Kilian三角：咽頭食道移行部後壁の下咽頭収縮筋と輪状咽筋の間にある抵抗脆弱部。

② 気管分岐部憩室（Rokitansky憩室）
- 70〜80％。多くは結核などによるリンパ節炎が瘢痕収縮を牽引性・真性憩室。
- 外科的治療の適応となることはまれである。

③ 横隔膜上憩室
- 10％。胸部食道の横隔膜上約10 cmに生じる。
- 食道蠕動運動とLESとの協調不全による内圧性憩室。

3. 治療

▶小さなものであれば無症状のため経過観察。
▶外科治療の適応　① 嚥下困難，嚥下痛を有する症例
　　　　　　　　　② 憩室炎や出血，誤嚥を繰り返す症例

Q3 食道アカラシアの病態・診断・治療法について述べよ。

Key Card 🔑　知っているよね！

1. 食道アカラシアの病態
- 下部食道の後天的なAuerbach神経叢の変性や神経細胞の変性・減少を認める。
- 下部食道括約部（LES）の弛緩不全（図4）を認める。
- 食道の蠕動不良⇒食道下部の平滑な狭窄（＝Beak sign）。

2. 食道アカラシアの診断
- 食道アカラシアの診断には，食道造影検査や内視鏡検査等の形態変化の診断と，食道内圧測定のような機能的検査がある。
- 食道造影検査における典型的な像は，Bird beak signである。
- 食道造影検査にて，①紡錘型，②フラスコ型，③S状型に分類される。
- 拡張度を径に応じてI度〜III度に分類する。
- 食道内圧測定では，同期性収縮 LESの弛緩不全を認める（図5）。

図4　食道アカラシアの病態

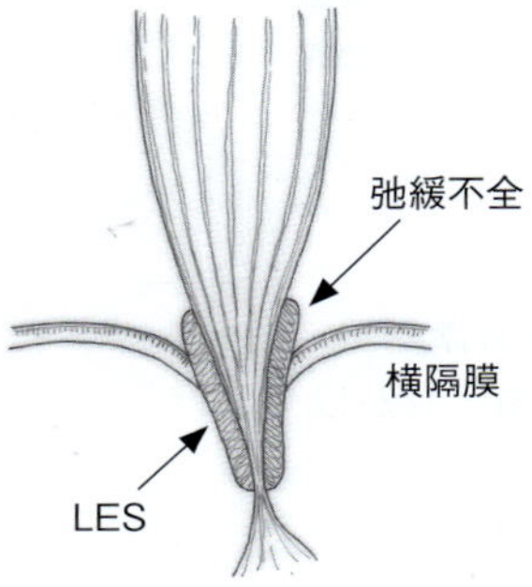

図5　正常な食道と食道アカラシアの食道内圧測定検査

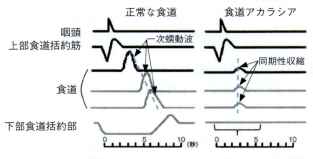

（消化器外科専門医へのminimal requirements, メジカルビュー社より引用）

3. 食道アカラシアに対する手術

- 食道アカラシアに対してはHeller-Dor法が主流である（図6 Heller筋切開術，Dor逆流防止手術）。

図6 食道アカラシアに対する手術

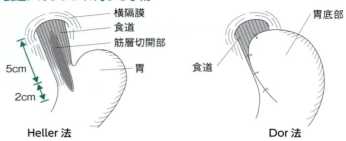

Heller法　　　　　　　　　　Dor法

（消化器外科専門医へのminimal requirements，メジカルビュー社より引用）

ココが大切！ ⇒ 知っていたかな？

1. 食道アカラシアの病態と疫学
- ▶定義：下部食道括約部の弛緩不全と，胸部食道の蠕動障害を認める運動機能障害。
- ▶症状：嚥下困難，口腔内逆流，胸痛，体重減少，夜間咳嗽など。
- ▶食物の通過障害や食道の異常拡張がみられる。
- ▶原因は不明であり，頻度は10万に対して0.4～1.2人で，やや女性に多い。
- ▶病態として後天的なAuerbach神経叢の変性や神経細胞の変性・減少が指摘されている。
- ▶アカラシア患者における食道癌の発生率は3～5％であり，一般人口と比較して7～33倍高くなる。

2. 食道アカラシアの診断
- ▶診断には，食道造影検査，内視鏡検査，食道内圧検査が行われる。
  - ①**食道造影検査**：①下部食道の拡張，②食道残渣やバリウムの食道内停滞，③食道胃接合部の平滑な狭小像（bird beak sign），④胃泡の消失あるいは減少，⑤食道の異常運動の出現
  - ②**内視鏡検査**：①食道内腔の拡張，②食物残渣や液体の貯留，③食道粘膜の白色化・肥厚，④食道胃接合部の機能的狭窄（送気で開大しないが，内視鏡は通過する），⑤食道の異常収縮波の出現
  - ③**食道内圧検査**：①下部食道括約部の嚥下性弛緩不全，②一次蠕動波の消失，③食道内静止圧の上昇，④下部食道括約部の内圧の上昇，⑤同期性異常収縮波の出現

3. 食道アカラシアの治療
- ▶治療はいずれも根治的でなく，食道胃接合部の通過障害を改善することが目標。
  - ①**薬物療法**：カルシウム拮抗薬または亜硝酸薬によりLES圧を低下させる。しかし，劇的な効果はない。
  - ②**ボツリヌス毒素注入**：内視鏡下に注入してLESの弛緩させる（保険適用外）。
  - ③**内視鏡的バルーン治療**：若年者において有効率が不良。5年後に33％以上が症状再

発する。
④POEM（per-oral endoscopic myotomy）：内視鏡下にLESを切開する（高度先進医療）。
⑤手術：LES切開（Heller法）＋噴門形成（Dor法またはToupet法）。

できるかな！　実践問題形式でチャレンジ！

問1. 食道の生理的狭窄・食道憩室について正しいものをすべて選べ。

a. 食道の生理的第2狭窄は，大動脈弓と左主気管支の圧迫による狭窄である。
b. 食道の生理的第3狭窄は，食道に付着する括約筋による狭窄である。
c. 食道の真性憩室は，筋層を有しない。
d. 食道憩室は，症状が強くなければ治療を必要としない。
e. Rokitansky憩室とは，気管分岐部に生じる牽引性憩室である。

問2. 35歳の女性。食後の頻回の嘔吐とつかえ感を主訴に来院した。膠原病や糖尿病などの基礎疾患はない。
この疾患について誤っているものを2つ選べ。

a. 女性に多い。
b. 後天的なAuerbach神経叢の変性や神経細胞の変性・減少が病態である。
c. 多くの場合，内視鏡でスコープ通過は困難である。
d. 治療として，食道亜全摘術が行われる。
e. 食道内圧検査では，下部食道括約部の内圧の上昇を認める。

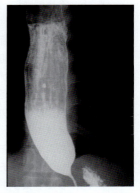

（自験例）
（消化器外科 minimal requirements 実践応用編, メジカルビュー社より引用）
（※正解は下段）

知っておこう！　要点整理（チェックしよう！）

Ⅰ. 食道の生理的狭窄および食道ウェブについて述べよ。
☐ 1. 食道の生理的狭窄は3カ所である。
☐ 2. 上部食道括約筋は主に輪状咽頭筋（括約筋）からなる。下部食道括約部には括約筋はない。
☐ 3. 食道ウェブとは成因不明の膜様構造物による狭窄であり，食道入口部付近に発生する。

Ⅱ. 食道憩室の好発部位，成因，治療について述べよ。
☐ 1. 真性憩室≒牽引性憩室［気管分岐部憩室（Rokitansky憩室）］。
☐ 2. 仮性憩室≒内圧性憩室［咽頭食道憩室（Zenker憩室），横隔膜上憩室］。
☐ 3. 最多は気管分岐部にできるRokitansky憩室（70〜80％）。

Ⅲ. 食道アカラシアの病態・診断・治療法について述べよ。
☐ 1. 下部食道括約部の弛緩不全と胸部食道の蠕動障害を認める運動機能障害である。
☐ 2. 診断には，食道造影検査・食道内視鏡検査・食道内圧検査が行われる。
☐ 3. 治療は，いずれも根治的でなく，食道胃接合部の通過障害を改善することが目的である。

（正解　問1：a, d, e　問2：c, d）

胃・小腸1
解剖・生理

□□□

チャレンジしてみよう！（○か×をつけよ）

( ) 1. 胃は胃横隔間膜，胃脾間膜，胃結腸間膜，肝胃間膜，肝十二指腸間膜，胃膵間膜に支持されている。
( ) 2. 胃結腸間膜が，小網を形成する。
( ) 3. 胃に直接流入する動脈は，左胃動脈，左胃大網動脈，右胃動脈，右胃大網動脈，短胃動脈，胃十二指腸動脈である。
( ) 4. 右胃大網静脈は，前下膵十二指腸静脈，副右結腸静脈と共通幹（Henleの胃結腸静脈幹）を形成する。
( ) 5. 右胃静脈は，胃冠状静脈（Coronary vein）とよばれる。
( ) 6. 胃の機能は，①食物の貯留，②食物と胃分泌液の混和，③胃内容の排出，である。
( ) 7. 食物が胃に流入すると胃壁の筋緊張が増す。
( ) 8. 胃内容の増加により，前庭部の蠕動が促進される。
( ) 9. 左迷走神経が食道裂孔の近傍で後幹として走行する。
( ) 10. 胃の迷走神経は，大彎に沿って走行する。
( ) 11. 胃酸は，胃の主細胞から分泌される。
( ) 12. ヒスタミン，ガストリン，セクレチンにより胃酸分泌が刺激される。
( ) 13. ガストリンを分泌するG細胞は，前庭部に多く存在する。
( ) 14. ソマトスタチンは，胃酸分泌を抑制する。
( ) 15. ソマトスタチンは，主に十二指腸・空腸のS細胞から分泌される。

（※正解は次ページ下段）

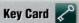 知っているかな？

- Q1 胃を支持する間膜と栄養血管（動静脈）の分岐形態について述べよ。
- Q2 胃の機能ならびに運動とその神経支配について述べよ。
- Q3 胃酸分泌の調整機構について述べよ。

Q1 胃を支持する間膜と栄養血管（動静脈）の分岐形態について述べよ。

Key Card 　　　　　　　　　　　　　　　　　知っているよね！

1. 胃を支持する間膜
- 胃は胃横隔間膜，胃脾間膜，胃結腸間膜，肝胃間膜（小網），肝十二指腸間膜，胃膵間膜の6つの間膜に支持されている（図1）。

2. 胃の動脈

- 胃に直接流入する動脈は，左胃動脈，左胃大網動脈，右胃動脈，右胃大網動脈，短胃動脈，後胃動脈の6つである(図2)。

3. 胃の静脈

- 胃の静脈は動脈と伴走する同名の静脈からなり，門脈系に流入する(図3)。
- 右胃大網静脈は，前下膵十二指腸静脈，副右結腸静脈と共通幹(Henleの胃結腸静脈幹)を形成する。
- 左胃静脈は，胃冠状静脈ともよばれ，門脈への流入部位に亜型がある。

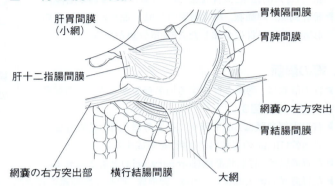

図1　胃を支持する間膜

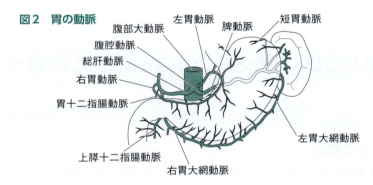

図2　胃の動脈

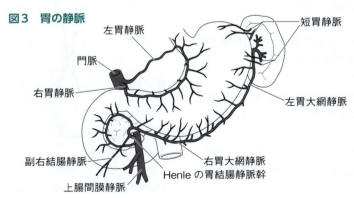

図3　胃の静脈

❗ ココが大切！⇒ 知っていたかな？

1. 胃を支持する間膜

▶ 胃は，胃横隔間膜，胃脾間膜，胃結腸間膜，肝胃間膜(小網)，肝十二指腸間膜，胃膵間膜の6つの間膜に支持されている(図1)。

正解	1	2	3	4	5	6	7	8	9	10	11	12	13	14	15
	○	×	×	○	×	○	×	○	×	×	×	×	○	○	×

2. 胃の動脈

- ▶ 胃に流入する動脈は，基本的には腹腔動脈系から栄養されている。
- ▶ 胃に直接流入する動脈は，左胃動脈，左胃大網動脈，右胃動脈，右胃大網動脈，短胃動脈，後胃動脈の6つである（図2）。
- ▶ 総肝動脈，脾動脈，左胃動脈の分岐は亜型が多く，その形態を6型28群に分類したAdachi分類がある。

3. 胃の静脈

- ▶ 胃の静脈は，動脈と伴走する同名静脈からなり，門脈系に流入する（図3）。
- ▶ 右胃大網静脈は，前下膵十二指腸静脈，副右結腸静脈と共通幹（Henleの胃結腸静脈幹）を形成する。
- ▶ 左胃静脈は，胃冠状静脈（coronary vein）ともよばれる。
- ▶ 左胃静脈の流入部位は，門脈，脾静脈，門脈と脾静脈の合流部など亜型がある（術前画像での確認が重要）。

> **Key holder**
>
> **十二指腸の発生，解剖**
>
> 十二指腸は，前腸（近位）と中腸（遠位）由来の25cmの管状臓器である。Vater乳頭からの胆汁や膵液の分泌のみならず，セクレチンやコレストキニンなどを分泌する。主な疾患として，①Brunner腺の過形成である球部のポリープ，②傍乳頭部憩室であるLemmel症候群，③十二指腸水平脚の上腸間膜動脈からの圧迫である上腸間膜動脈症候群がある。

Q2 胃の機能ならびに運動とその神経支配について述べよ。

Key Card 　知っているよね！

1. 胃の機能ならびに運動

- 胃の機能は，①食物の貯留，②食物と胃分泌液の混和，③胃内容の排出，に分けられる。
  - ①食物の貯留
    食物の流入⇒迷走神経刺激⇒胃壁の筋緊張減少⇒胃の拡張（適応性弛緩）
  - ②食物と胃分泌液の混和
    食物の流入⇒消化液の分泌⇒胃体部から前庭部への蠕動波⇒食物を混和し半液体状態となる
  - ③胃内容の排出
    胃前庭部の蠕動収縮（幽門枝による支配）と幽門括約筋の抵抗により排出を調整する

2. 胃の神経支配

- 副交感神経としての迷走神経と，交感神経としての腹腔神経叢（大内臓神経）からの神経枝により支配される。
- 図4に胃の迷走神経の分布を示す。

図4　胃の迷走神経の分布

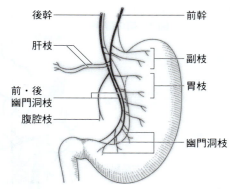

（消化器外科手術のための解剖学，メジカルビュー社より引用改変）

! ココが大切！ ⇒ 知っていたかな？

1. 胃の機能ならびに運動
▶胃の機能は，①食物の貯留，②食物と胃分泌液の混和，③胃内容の排出，に分けられる。
▶食物の貯留：食物が胃に流入すると，迷走神経を介して刺激が伝わり，胃壁の筋緊張が減少して胃拡張する（適応性弛緩）。
▶迷走神経胃体枝が切離されると，適応性弛緩が起こらなくなる。
▶食物と胃分泌液の混和：食物が胃に流入すると，消化液が分泌され，胃体部から前庭部に向かう蠕動波によって食物が混和され，半液体状態となる。
▶胃内容の排出：胃前庭部の蠕動収縮（幽門枝による支配）による排出促進と幽門括約筋の抵抗により調整される。
▶胃内容排出の速度は胃と十二指腸の両方で調節されている（十二指腸からのフィードバックによる調節のほうが強い）。

(1) 胃内容排出を促進する胃の因子
- 胃内容の増加により，胃壁が伸展され，前庭部の蠕動が促進される。
- 胃の伸展により，前庭部粘膜からのガストリンが分泌され，運動機能を亢進させる。

(2) 胃内容排出抑制に働く，十二指腸・小腸の因子
- 小腸胃反射：十二指腸の拡張，食塊の酸度，浸透圧などにより刺激され，胃壁内の神経，交感神経，迷走神経の3つのルートを介して胃排出を抑制する。
- 十二指腸からのホルモン：十二指腸に脂質が入るとコレシストキニンが分泌され，胃蠕動を抑制し，幽門括約筋収縮を促進させる。また，セクレチン，GIP（gastric inhibitory peptide）なども胃内容排出を抑制する。

▶一方，胃上部から，食欲中枢に作用するグレリンというホルモンが分泌される。
▶グレリンは下垂体に働き食欲を増進させる（胃のX/A-like細胞とよばれる内分泌細胞から分泌される）。

2. 胃の神経支配
▶副交感神経としての迷走神経と，交感神経としての腹腔神経叢（大内臓神経）からの神経枝により支配される。
▶図4に胃の迷走神経の分布を示す。
▶迷走神経は，食道裂孔の近傍で前幹（←左迷走神経）と後幹（←右迷走神経）に分かれる。
▶前幹は，副枝，肝枝，胃枝を出しながら小彎側を下行し，前幽門洞枝に分かれる。
▶後幹は，胃枝と腹腔枝を出しながら小彎側を下行し，後幽門洞枝に分かれる。

Q3 胃酸分泌の調整機構について述べよ。

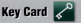 Key Card 　　　　　　　　　　　　　　　　　　　　　知っているよね！

1. 胃酸分泌領域
- 胃酸は，胃の壁細胞から分泌される。
- 図5に酸分泌領域を示す。

2. 胃酸分泌刺激

- ①ヒスタミン，②ガストリン，③アセチルコリンにより壁細胞が刺激され，胃酸が分泌される。
- アセチルコリン，ガストリンによりECL細胞が刺激され，ヒスタミンが分泌される。
- 食物の流入，胃の伸展刺激によりG細胞からガストリンが分泌される。
- 摂食の刺激が副交感神経を伝わり，アセチルコリンが分泌される。

3. 胃酸分泌抑制

- ①ソマトスタチン，②セクレチンにより胃酸分泌が抑制される。
- ソマトスタチンは，胃（前庭部）・腸・膵島・視床下部のD細胞から分泌される。
- セクレチンは，十二指腸・空腸のS細胞から分泌される。

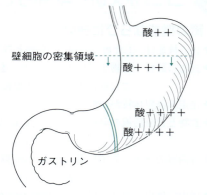

図5　胃酸分泌領域

（消化器外科手術のための解剖学，メジカルビュー社より引用改変）

！ ココが大切！ ⇒ 知っていたかな？

1. 胃酸分泌領域

- ▶胃酸は，胃の壁細胞から分泌される。
- ▶<u>口側から順に噴門腺領域，胃底腺領域，幽門腺領域に分けられ，壁細胞は胃底腺領域に多く存在する。</u>
- ▶すなわち，壁細胞の密集領域は左胃動脈下行枝が小彎に入る位置と，左胃大網動脈最終前枝が大彎側に分布する線を結んだ線よりも遠位側に存在する。

2. 胃酸分泌刺激

- ▶①ヒスタミン，②ガストリン，③アセチルコリンにより，壁細胞が刺激され胃酸が分泌される。
- ▶摂食の刺激が副交感神経を伝わり，アセチルコリンが分泌される（ムスカリン受容体に結合）。
- ▶食物の流入，胃の伸展刺激によりG細胞からガストリンが分泌される（ガストリン受容体に結合）。
- ▶G細胞は，主に胃前庭部に存在する（十二指腸にも存在）。
- ▶アセチルコリン，ガストリンにより腸クロム親和様細胞（ECL細胞：enterochromaffin-like cell）が刺激され，ヒスタミンが分泌される（H_2受容体に結合）。

3. 胃酸分泌抑制

- ▶①ソマトスタチン，②セクレチンにより胃酸分泌が抑制される。
- ▶ソマトスタチンは胃（前庭部）・腸・膵島・視床下部のD細胞から分泌される。
- ▶セクレチンは十二指腸・空腸のS細胞から分泌される。
- ▶表1に胃酸分泌を抑制する消化管ホルモンの特徴を示す。

表1　胃酸分泌を抑制する消化管ホルモン

ホルモン	分泌細胞	分泌場所	分泌刺激因子	分泌抑制因子
ソマトスタチン	D細胞	胃（前庭部），腸（十二指腸〜直腸），膵島，視床下部	ガストリン，セクレチン，コレシストキニン，VIP，モチリン	迷走神経刺激
セクレチン	S細胞	十二指腸，空腸	アミノ酸，胃酸，コレシストキニン	アルカリ

（消化器外科医へのminimal requirements，メジカルビュー社より引用改変）

できるかな！　実践問題形式でチャレンジ！

問1. 胃癌に対する幽門側胃切除術において，通常切離が必須ではない間膜をすべて選べ。

- a. 胃横隔間膜
- b. 胃脾間膜
- c. 胃結腸間膜
- d. 横行結腸間膜
- e. 胃膵間膜

問2. 胃酸分泌を促進する因子をすべて選べ。

- a. ヒスタミン
- b. ガストリン
- c. アセチルコリン
- d. ソマトスタチン
- e. セクレチン

（※正解は下段）

知っておこう！　✓ 要点整理（チェックしよう！）

I. 胃を支持する間膜と栄養血管（動静脈）の分岐形態について述べよ。
- □ 1. 胃は，胃横隔間膜，胃脾間膜，胃結腸間膜，肝胃間膜（小網），肝十二指腸間膜，胃膵間膜の6つの間膜に支持されている。
- □ 2. 胃に直接流入する動脈は，左胃動脈，左胃大網動脈，右胃動脈，右胃大網動脈，短胃動脈，後胃動脈の6つである。
- □ 3. 右胃大網静脈は，前下膵十二指腸静脈，副右結腸静脈と共通幹（Henleの胃結腸静脈幹）を形成する。

II. 胃の機能ならびに運動とその神経支配について述べよ。
- □ 1. 胃の機能は，①食物の貯留，②食物と胃分泌液の混和，③胃内容の排出，に分けられる。
- □ 2. 胃の伸展により，前庭部粘膜からのガストリンが分泌され，運動機能を亢進させる。
- □ 3. 迷走神経は，食道裂孔の近傍で前幹（←左迷走神経）と後幹（←右迷走神経）に分かれる。

III. 胃酸分泌の調整機構について述べよ。
- □ 1. 胃酸は胃の壁細胞から分泌される。
- □ 2. ①ヒスタミン，②ガストリン，③アセチルコリンにより壁細胞が刺激され胃酸が分泌される。
- □ 3. ①ソマトスタチン，②セクレチンにより胃酸分泌が抑制される。

（正解　問1：a，b，d　問2：a，b，c）

Ⅱ 消化管

胃・小腸 2
特殊検査（内視鏡検査，EUS の所見）

□ □ □

チャレンジしてみよう！（○か×をつけよ）

( )　1. 早期胃癌の定義は，リンパ節転移のない，深達度が粘膜下層までの胃癌である。
( )　2. 肉眼的分類 0-Ⅲ型は，早期の胃癌である。
( )　3. 早期胃癌は，EUS にて第3層までにとどまる所見を呈する。
( )　4. 胃癌は，日本人男性の死因第3位である。
( )　5. regular arrangement of collecting venules（RAC）は，ピロリ菌感染を伴う胃内に認められる。
( )　6. ひだの腫大は，ピロリ菌感染を伴う胃内には認めない。
( )　7. ピロリ菌の除菌判定には，迅速ウレアーゼ試験が最も推奨される。
( )　8. ピロリ菌除菌治療後の適切な除菌判定時期は，1カ月後以降である。
( )　9. 便中のピロリ菌抗原測定法は，ピロリ菌除菌判定に信頼性が高い。
( )　10. ペプシノゲン法は，慢性萎縮性胃炎の診断に有用である。
( )　11. ペプシノゲンⅠは，噴門腺から分泌される。
( )　12. ペプシノゲンⅡは，胃底腺，噴門腺，幽門腺，十二指腸腺より分泌される。
( )　13. 胃癌の発生母地である慢性萎縮性胃炎のスクリーニングにペプシノゲン法が用いられる。
( )　14. ABC 分類は胃癌発症の危険度予測に用いられる。
( )　15. ABC 分類検査でピロリ菌陰性，ペプシノゲン陽性患者は胃癌発症の危険度が最も高い。

（※正解は次ページ下段）

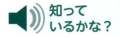
知っているかな？

Q1 早期胃癌に対する内視鏡所見（粘膜内癌 vs 粘膜下層癌）について述べよ。
Q2 ピロリ菌感染の内視鏡所見と特殊検査について述べよ。
Q3 胃癌スクリーニングのための胃液検査について述べよ。

Q1 早期胃癌に対する内視鏡所見（粘膜内癌 vs 粘膜下層癌）について述べよ。

Key Card 🗝　　　　　　　　　　　　　　　　　　　　知っているよね！

1. 早期胃癌の定義と肉眼的分類
- 早期胃癌の定義は，「リンパ節転移の有無にかかわらず，深達度が粘膜下層までの胃癌」である。
- 早期胃癌は，胃癌の肉眼的分類において 0 型（表在型）に分類される。

- 0型は病変の肉眼形態が軽度な隆起や陥凹にとどまるもので，亜分類として0-Ⅰ型（隆起型），0-Ⅱ型（表面型），0-Ⅲ型（陥凹型）に分類される（表1）。
- 0-Ⅰ型と0-Ⅱa型は，隆起の高さが正常粘膜の2倍以内のものを0-Ⅱa型とし，それをこえるものをⅠ型として区別される。
- 0-Ⅲ型は粘膜筋板をこえる深い陥凹を示す潰瘍の辺縁に癌巣を認める。

表1　早期胃癌の肉眼的分類

肉眼的分類		模式図	定義
0-Ⅰ型			明らかな隆起状の腫瘍が認められるもの
0-Ⅱ型	0-Ⅱa型		明らかな隆起，陥凹とも認められないもの
	0-Ⅱb型		
	0-Ⅱc型		
0-Ⅲ型			明らかに深い陥凹を認めるもの

── は癌が存在する

（Gastroenterogical Endosc, 1962より引用改変）

2. 早期胃癌の内視鏡所見

- 超音波内視鏡（EUS）では，胃壁は5層すなわち，第1層（粘膜固有層表層），第2層（粘膜固有層深層＋粘膜筋板），第3層（粘膜下層），第4層（筋層），第5層（漿膜下層＋漿膜）の構造よりなる。よって早期胃癌は第3層までにとどまる腫瘍となる。
- 粘膜内癌の内視鏡所見（表2）
  隆起型では20mm以下で胃小区が保たれたもの，有茎性のもの。
  陥凹型では，顆粒状変化を伴い，なめらかなひだ集中を示すもの。
- 粘膜下層癌の内視鏡所見（表2）
  隆起型では20mm以上の無茎性，表面陥凹や潰瘍を伴うもの。
  陥凹型では深い陥凹と陥凹内粗大隆起，粘膜構造消失，台形状隆起，辺縁の粘膜下腫瘍隆起，ひだの太まり，癒合を伴うもの。

表2　早期胃癌の内視鏡所見の特徴

深達度	隆起型早期癌の内視鏡所見	陥凹型早期癌の内視鏡所見
粘膜内	Ⅰ型　20mm以下，有茎 Ⅱa型　20mm以下胃小区保たれる	浅い陥凹，顆粒状変化，なめらかなひだ集中
粘膜下層	Ⅰ型　20mm以上，無茎性，表面陥凹や潰瘍を伴うもの Ⅱa型　40mm以上，表面陥凹	深い陥凹と粗大隆起，粘膜構造消失，台形状隆起，辺縁の粘膜下腫瘍隆起，ひだの太まり・癒合

［藤崎順子ほか：胃と腸44(4), 2009より引用改変］

❗ ココが大切！⇒ 知っていたかな？

1. 胃癌の疫学
▶ 60～70歳代に好発。
▶ 男性に多く，男性の死亡率は女性の約2倍。
▶ 日本人の死因において胃癌は男性2位，女性3位。

2. 早期胃癌の肉眼的分類と深達度，頻度の関係
▶ 0-Ⅱcを伴う陥凹性病変の頻度が高い。隆起型は0-Ⅱa型が0-Ⅰ型に比し頻度が高く，腸上皮化

正解	1	2	3	4	5		6	7	8	9	10		11	12	13	14	15
	×	○	○	×	×		×	×	○	○	○		×	○	○	○	○

生を伴う萎縮性胃粘膜に発生しやすく，分化型の腺癌が多い。

Q2 ピロリ菌感染の内視鏡所見と特殊検査について述べよ。

Key Card 　　　　　　　　　　　　　　　　　　　　　　　　知っているよね！

1. **ピロリ菌感染に伴う慢性胃炎の内視鏡所見**（図1）
   - びまん性発赤，粘液付着，ひだの腫大・蛇行，点状発赤，鳥の足様微細血管所見（regular arrangement of collecting venules；RAC）の消失を特徴とする。

2. **ピロリ菌感染診断のための検査方法**（表3）
   - ピロリ菌感染診断法として，表3に示す6つの方法が保険適用である。
   - ヘリコバクターピロリ学会ガイドラインでは，除菌判定には尿素呼気試験，便中抗原測定を推奨している。

図1　ピロリ菌感染患者の胃内視鏡所見（自験例）

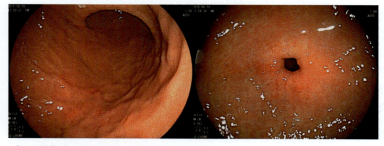

びまん性発赤，粘液付着，点状発赤，regular arrangement of collecting venules（RAC）の消失を認める。

表3　ヘリコバクターピロリ感染判定の試験方法とその特徴

試験方法	内視鏡採取組織	特徴
迅速ウレアーゼ試験	要	迅速で簡便。除菌後，感度61〜100%，特異度91〜100%と除菌後感度はばらつきが大きい
鏡検法	要	ピロリ菌の感染診断と胃粘膜の組織診断が同時に可能だがcoccoid form（球状を呈するピロリ菌）のギムザ染色などの特殊染色が診断精度を高めるために必要
培養法	要	特異性に優れる。菌の保存が可能で，薬剤感受性試験が施行される。判定まで5日から7日と時間を要する。除菌判定にも有用。幼少児でも可能
便中ピロリ菌抗原測定法	なし	除菌後，感度95%，特異度97%
抗ピロリ菌抗体測定法	なし	簡便。除菌成功後，抗体価の低下に時間を要する（6〜12カ月）。除菌後抗体が陰性化，または，6カ月後，抗体価が前値の半分以下に低下した場合に除菌成功と判断する。10歳以下は不確実
尿素呼気試験法（UBT）	なし	簡便。感度，特異度が高い。除菌判定に有用。除菌後，感度95%，特異度95%

ココが大切！⇒ 知っていたかな？

1. regular arrangement of collecting venules（RAC）とは？

- 胃体部全体に鳥の足様微細発赤点が規則的に配列している像であり微細発赤点は集合細静脈であることが拡大内視鏡で判明している。これを regular arrangement of collecting venules（RAC）とよぶ（図2）。
- 胃粘膜が破壊されると内視鏡検査でRACが消失する。
- 胃粘膜萎縮でもRACの消失が観察されるため，胃粘膜の萎縮性変化の有無の判定に利用される。

図2　鳥の足様微細発赤点

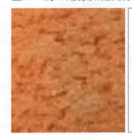 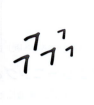

（自験例）

2. ピロリ菌除菌治療後の判定方法

- 胃内視鏡検査による生検材料に基づく①迅速ウレアーゼ法，②鏡検法，③培養法と，生検材料を必要としない，④血清や尿中の抗体測定，⑤便中抗原，⑥尿素呼気試験法（UBT）により判定する。

3. ピロリ菌除菌治療後の適切な除菌判定時期

- ヘリコバクター学会のガイドラインによると，除菌治療後4週間以降に実施することが推奨されている。除菌判定を早期に行った場合，除菌判定の偽陰性を認め，その後ピロリ菌が再陽性化（再燃）することがある。偽陰性の原因は①除菌治療による菌数減少が検査感度以下とさせること，②生存しているにもかかわらずウレアーゼ活性を示さず，培養不能な形態変化（coccoid form）を示すため。
- ピロリ菌除菌療法後の再陽性化例は5.5%で，全例2ヵ月以内に除菌判定をした症例であったため，除菌治療終了3ヵ月目以降に行うことが望ましいとの報告もある。また，プロトンポンプ阻害薬（PPI）内服者では偽陰性が生じやすく，これを防ぐために2週間の休薬後に判定を行う。

Q3　胃癌スクリーニングのための胃液検査について述べよ。

Key Card　　　知っているよね！

1. ペプシノゲン法

- 胃液中に含まれる蛋白分解酵素ペプシンの前駆体であるペプシノゲンⅠとペプシノゲンⅡの血清中の濃度比を用いて，慢性萎縮性胃炎の診断に用いられる。慢性萎縮性胃炎が胃癌の発生母地であることから，胃癌高危険群を拾い上げて精査を勧める目的で用いられる。
- ペプシノゲンⅠは胃底腺の主細胞，ペプシノゲンⅡは胃底腺，噴門腺，幽門腺，十二指腸腺より分泌されるが，血液中にも存在する。胃粘膜の萎縮に伴う胃底腺領域の縮小によりペプシノゲンⅠ量が減少し，ペプシノゲンⅠ/ペプシノゲンⅡが減少するため，慢性萎縮性胃炎と血清ペプシノゲンⅠおよびペプシノゲンⅠ/Ⅱ比は高い相関を示し，慢性萎縮性胃炎はペプシノゲンⅠおよびⅠ/Ⅱ比の低下を生じる。

- 表4に結果判定基準を示す。陽性者は胃癌の高危険群として2, 3年ごとの定期的な内視鏡検査を, 陰性者は, 年1度の間接X線スクリーニングを継続する。
- プロトンポンプ阻害薬内服者はペプシノゲンが高値となるため, 検査に適さない。

表4 ペプシノゲン法の結果判定

判定	結果
陰性	I値70 ng/mL以上かつI/II比が3以上
陽性	I値70 ng/mL未満かつI/II比が3未満
中等度陽性	I値50 ng/mL未満かつI/II比が3未満
強陽性	I値30 ng/mL未満かつI/II比が2未満

（がん情報サービスより引用）

2. 胃癌スクリーニングとしてのABC分類検査（表5, 6）

- 上記ペプシノゲン検査にピロリ菌抗体検査を組み合わせた血液検査であり, 胃癌危険度を診断し, 異常のある人に効率的に精密検査（胃内視鏡検査）を勧奨する検診である。
- ペプシノゲン陰性症例においては, ピロリ菌陰性者は胃癌発生リスクが低く, ピロリ菌陽性者では胃癌発生リスクが高くなる。

表5 ピロリ菌抗体とペプシノゲン検査によるABC分類

判定	区分	ピロリ菌	ペプシノゲン
正常	A	陰性	陰性
異常	B	陽性	陰性
異常	C	陽性	陽性
異常	D	陰性	陽性

［胃がんリスク検診（ABC検診）マニュアル改訂第2版より引用改変］

表6 ABCD分類の結果解釈

A群	胃は正常, 胃癌発症の可能性はきわめて低い
B群	胃癌発症のリスクあり。胃潰瘍にも注意 最低3年に1回の胃内視鏡検査が必要
C群	胃癌発症のリスク高い 最低2年に1回の胃内視鏡検査が必要
D群	胃癌発症のリスクきわめて高い 毎年胃内視鏡検査が必要

❗ ココが大切！ ⇒ 知っていたかな？

1. 胃癌のリスクにはどのようなものがあるのか？

▶喫煙, 食塩および高塩分食品の摂取, ヘリコバクターピロリの持続感染などが胃癌のリスクとされている。

2. 胃癌検診の検査方法にはどのようなものがあるのか？

▶上部消化管造影検査, 上部消化管内視鏡検査, ペプシノゲン法, ヘリコバクターピロリ抗体, および各種検査の併用（上部消化管造影検査とペプシノゲン法, ペプシノゲン法とヘリコバクターピロリ抗体, ペプシノゲン法と上部消化管内視鏡検査あるいは上部消化管造影検査）などがある。

3. 胃癌検診の検査はどの方法が最もよいのか？

▶検診の上部消化管造影検査は胃癌の死亡率減少効果（男性61％, 女性50％）が示されているが, 内視鏡検査では死亡率減少に関わる研究がなされていない。しかしながら上部消化管内視鏡検査は上部消化管造影検査と比較し, 胃癌発見率が高く, 発見される早期癌の割合が高いことから, X線検査と同等以上の効果が期待される。ヘリコバクターピロリ抗体やペプシノゲンなど, そのほかの検査については胃癌のハイリスク群のピックアップに有用であるが, その評価のための研究が不十分である。

できるかな！ 実践問題形式でチャレンジ！

問1. 粘膜下層胃癌の内視鏡所見として<u>関連のない</u>ものはどれか。2つ選べ。
  a. ひだ集中
  b. 陥凹内隆起
  c. 台形状隆起
  d. 粘膜無構造化
  e. 陥凹内顆粒状

問2. ピロリ菌の除菌治療判定について，正しいものをすべて選べ。
  a. 除菌判定時期は，治療終了後2週間が適切である。
  b. 最も除菌判定に適した方法は，迅速ウレアーゼ試験である。
  c. 検鏡法において偽陰性は存在しない。
  d. 便中ヘリコバクターピロリ抗原検査は，尿素呼気試験法と同等の優れた除菌判定方法である。
  e. PPI内服患者では，除菌判定において偽陰性が生じやすい。

（※正解は下段）

知っておこう！ 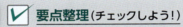 要点整理（チェックしよう！）

I. 早期胃癌に対する内視鏡所見（粘膜内癌 vs 粘膜下層癌）について述べよ。
- ☐ 1. 隆起型の早期胃癌における粘膜下層癌の内視鏡所見は，20mm以上の無茎性，表面陥凹や潰瘍を伴うものである。
- ☐ 2. 陥凹型早期胃癌では深い陥凹と陥凹内粗大隆起，粘膜構造消失，台形状隆起，辺縁の粘膜下腫瘍隆起，ひだの太まり，癒合を伴うものである。
- ☐ 3. 超音波内視鏡検査（EUS）において早期胃癌は第3層までにとどまる腫瘍である。

II. ピロリ菌感染の内視鏡所見と特殊検査について述べよ。
- ☐ 1. ピロリ菌感染に伴う慢性胃炎の内視鏡所見は，びまん性発赤，粘液付着，ひだの腫大・蛇行，点状発赤，regular arrangement of collecting venules (RAC) 消失である。
- ☐ 2. regular arrangement of collecting venules (RAC) とは，胃体部全体に微細発赤点が規則的に配列している像であり，その微細発赤点は集合細静脈であることが拡大内視鏡で判明している。
- ☐ 3. ヘリコバクターピロリ学会ガイドラインでは，除菌判定には尿素呼気試験法と便中抗原測定を推奨している。

III. 胃癌スクリーニングのための胃液検査について述べよ。
- ☐ 1. ペプシノゲン法が，胃癌高危険群を拾い上げ，精査を勧める目的の検診で用いられる。
- ☐ 2. ペプシノゲン検査にピロリ菌抗体検査を組み合わせた血液検査（ABC法）は，胃癌危険度を診断し，異常のある人に効率的に精密検査（胃内視鏡検査）を勧奨する。
- ☐ 3. 胃癌のリスクには，喫煙，食塩および高塩分食品の摂取，ヘリコバクターピロリの持続感染が胃癌のリスクとされている。

（正解　問1：a, e　問2：d, e）

II 消化管

胃・小腸 3
手術（再建法・術後合併症，胃切除後後遺症）

□□□

チャレンジしてみよう！ （○か×をつけよ）

( )　1.　噴門側胃切除術後の再建に Roux en-Y 法が用いられる。
( )　2.　Billroth Ⅰ 法に比べ，Billroth Ⅱ 法では胆汁が残胃内に逆流しやすい。
( )　3.　Billroth Ⅰ 法では食物が十二指腸を通らない。
( )　4.　空腸間置法での吻合箇所は 2 カ所である。
( )　5.　幽門保存胃切除術での再建は胃胃吻合で行われる。
( )　6.　ダンピング症状は，空腹時に起こる。
( )　7.　いわゆるダンピング症状は，自律神経症状や低血糖症状からなる。
( )　8.　低血糖症状は，早期ダンピングの症状である。
( )　9.　ダンピング症状は，食事療法のみでほとんどが軽快する。
( )　10.　ダンピング症状に対する薬物療法として，抗コリン薬，抗ヒスタミン薬，αグルコシダーゼ阻害薬が用いられる。
( )　11.　胃切除後の貧血では，鉄欠乏性貧血と巨赤芽球性貧血の頻度が高い。
( )　12.　胃全摘術よりも幽門側胃切除術後のほうが，貧血になりやすい。
( )　13.　巨赤芽球性貧血は，術直後から認められる。
( )　14.　胃切除後は，胃酸の減少によりカルシウムの吸収障害が起こる。
( )　15.　胃切除後の骨障害は，血清カルシウム値が指標となる。

（※正解は次ページ下段）

知っているかな？

- **Q1** 胃切除後の再建法とそれぞれの術式の特徴を比較せよ。
- **Q2** 胃切除後のダンピング症状について，成因と治療法について述べよ。
- **Q3** 胃切除後の遠隔合併症（貧血，骨粗鬆症）について述べよ。

Q1 胃切除後の再建法とそれぞれの術式の特徴を比較せよ。

Key Card　　　　　　　　　　　　　　　　　　知っているよね！

1. 胃切除後には術式により以下ような再建法が用いられる（図1）
- 噴門側胃切除後：食道残胃吻合法，空腸間置法など
- 幽門側胃切除術後：Billroth Ⅰ法，Billroth Ⅱ法，Roux en-Y 法 空腸間置法など
- 胃全摘術後：Roux en-Y 法，空腸間置法，double tract 法など
- 幽門保存胃切除術後：胃胃吻合法など

図1　胃切除後の再建術式（a〜c）

a. 噴門側胃切除術後

a-1. 食道残胃吻合法

a-2. 空腸間置法

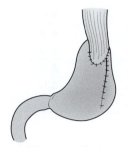
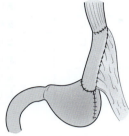

b. 幽門側胃切除術後

b-1. Billroth Ⅰ法　　b-2. Billroth Ⅱ法　　b-3. Roux en-Y 法　　b-4. 空腸間置法

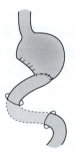
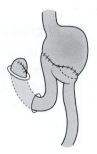
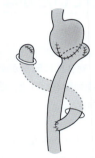
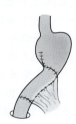

c. 胃全摘術後

c-1. Roux en-Y 法　　c-2. double tract 法

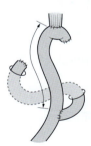
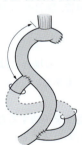

2. 胃切除後の再建術式を比較する（表1）

- 食物が十二指腸を通過する再建法は，Billroth Ⅰ法，空腸間置法，double tract 法，食道残胃吻合法，胃胃吻合法である．

正解	1	2	3	4	5	6	7	8	9	10	11	12	13	14	15
	×	○	×	×	○	×	○	×	○	○	○	×	×	○	×

表1　胃切除後の再建術式の比較

	吻合箇所	吻合部の緊張	残胃・食道炎	ダンピング症候群	輸入脚症候群
Billroth Ⅰ法	1	あり	あり	あり	なし
Billroth Ⅱ法	1〜2*	なし	あり	あり	あり
Roux en-Y法	2	なし	なし	あり	あり
空腸間置法	3	なし	なし	なし	なし
double tract法	3	なし	なし	あり	あり
食道残胃吻合法	1	あり	あり	なし	なし
胃胃吻合法	1	なし	なし	なし	なし

＊Braun吻合付加時

❗ ココが大切！⇒ 知っていたかな？　　　　　　　　　　　　　　　　　Key holder

1. 再建術式による特徴

(1) Billroth Ⅰ法（幽門側胃切除術）
　生理的であり，吻合箇所も少ないが，吻合部に緊張がかかる。緊張を緩和するために Kocher授動術を行うと，逆流性食道炎（アルカリ性）が起こりやすくなる。

(2) Billroth Ⅱ法（幽門側胃切除術）
　吻合部の緊張が少なく，縫合不全のリスクが少ないが，胆汁逆流による残胃炎や残胃癌の発生が問題となる。胆汁逆流や輸入脚症候群を予防するため，Braun吻合が付加されることがある。

(3) Roux en-Y法（胃全摘術，幽門側胃切除術）
　吻合箇所は2カ所となるが，胆汁の逆流は起こりにくい。胆管，膵管への内視鏡的アプローチが困難となる。

(4) 空腸間置法（幽門側胃切除術，噴門側胃切除術）
　吻合部は3カ所となるが，逆流は起こりにくい。幽門が残っている場合には幽門形成が必要。代用胃の機能をもたせるためにパウチが作られることもある。

(5) 食道残胃吻合法（胃全摘術）
　吻合箇所が少なく，簡便であるが，逆流が起こりやすい。逆流を予防するため，細径の胃管を作成したり，逆流防止機構の付加（穹隆部の形成）が行われることがある。

(6) double tract法（胃全摘術，噴門側胃切除術）
　十二指腸と空腸を吻合することにより，生理的な食物の流れが確保できる。

2. 主な再建法と遠隔合併症の対策

▶幽門側胃切除術（Billroth Ⅰ法再建）の術後の逆流性食道炎に対しては，Roux en-Y再建術への変更が有効である。

▶幽門側胃切除術（Billroth Ⅱ法再建）において生じることのある輸入脚症候群に対しては，Roux en-Y法への再建法変更が行われ，有効である。

▶Roux en-Y再建で生じる盲係蹄症候群は，腸内細菌が異常増殖した結果，腹部膨満・腹痛・下痢・貧血・脂肪吸収障害を生じる。

胃全摘後縫合不全に対する対応

胃全摘（Roux en-Y吻合）後の縫合不全としては，十二指腸断端と食道空腸吻合部がある。縫合不全の治療原則は，①全身状態の改善，②腹膜炎の限局化，③縫合不全部の創傷治癒が挙げられる。近年，経腸栄養が創傷治癒促進ということで評価されている。

Q2 胃切除後のダンピング症状について、成因と治療法について述べよ。

Key Card 🔑 　　　　　　　　　　　　　　　　　　　　　　　　知っているよね！

1. 胃切除後のダンピング症状
- 食後30分前後で起こる早期症状と、食後2〜3時間で起こる後期症状に分けられる。
- 早期症状には血管運動性症状（全身倦怠感，めまい，頻脈，発汗，動悸）と腹部症状（腸蠕動更新，腹部膨満，腹痛，悪心，嘔吐，下痢）がある。
- 後期症状には、発汗、頻脈、痙攣などの低血糖症状がある。

2. ダンピング症状に対する治療法
- 早期症状、後期症状ともに食事療法（低糖質食，高蛋白，高脂肪，少量頻回摂食）で軽快する。
- 食事療法で軽快しないのは1％。
- 薬物療法として、抗コリン薬、ヒスタミン拮抗薬、αグルコシダーゼ阻害薬などが用いられる。

❗ ココが大切！⇒ 知っていたかな？

1. 胃切除後のダンピング症状
▶ 早期ダンピング症状は、①高張な内容物の小腸流入に伴う高張性脱水、②急激な小腸拡張刺激による血管運動神経反射、③腸管拡張刺激による消化管ホルモンの過剰分泌、④腸管粘膜の血流増加と脳血流低下、により起こる。
▶ 胃切除患者の10〜20％に発生する。幽門輪温存手術や空腸間置法では発生率が低い。
▶ 後期ダンピング症状は、経口摂取後の急激な糖吸収により、高血糖状態となり、それに対するインスリンの過剰分泌により低血糖となることで生じる。
▶ インスリンに加えて、GLP-1（glucagon-like peptide-1：消化管に入った炭水化物を認識して消化管粘膜上皮から分泌される消化管ホルモンで、インスリン分泌を促進する）も過剰分泌されることにより、低血糖となる。
▶ 後期ダンピング症状は胃切除患者の1〜5％に発生する。

2. ダンピング症状に対する治療法
▶ 早期症状、後期症状ともに食事療法（低糖質食，高蛋白，高脂肪，少量頻回摂食）で軽快する。
▶ 食事中の飲水は、食物の早期の小腸流入を促進し、小腸をより拡張させるため、制限したほうがよい。
▶ 難治例に対しては、ソマトスタチンアナログであるオクトレオチド（Octreotide）の投与が有効。

表2 早期ダンピングと後期ダンピングの比較

	早期ダンピング	後期ダンピング
発生頻度	10〜20%	1〜5%
症状発現時間	食後30分前後	食後2〜4時間
症状	腹痛・嘔吐・頻脈・めまい （自律神経症状）	発汗・頻脈・痙攣 （低血糖症状）
症状持続時間	1〜2時間	30〜40分
機序	上部小腸の高張脱水，血管運動反射	インスリン，GLP-1の過剰分泌による低血糖
関連する生理物質	セロトニン，ブラジキニン，ヒスタミン，GLP-1などの消化管ホルモン	インスリン，GLP-1
治療	食事療法（高蛋白・脂肪，低糖質食） 少量頻回摂食 抗コリン薬，ヒスタミン拮抗薬など	食事療法（高蛋白・脂肪，低糖質食） 少量頻回摂食 αグルコシダーゼ阻害薬
手術	吻合口の縮小，B-Ⅱ→B-Ⅰへの変更術	―

（消化器外科専門医へのminimal requirements, メジカルビュー社より引用）

Q3 胃切除後の遠隔合併症（貧血，骨粗鬆症）について述べよ。

Key Card　　　　　　　　　　　　　　　　　　　　　　　　知っているよね！

1. 胃切除後の貧血

- 原因として，鉄欠乏性貧血と巨赤芽球性貧血（ビタミンB_{12}欠乏による）がある。
- 胃部分切除術の35%，胃全摘術の70%に生じる。
- 鉄欠乏性貧血の随伴症状は，舌炎・口内炎・舌の萎縮・食道狭窄感・さじ状爪である。
- 巨赤芽球性貧血の随伴症状は，舌の疼痛・味覚鈍麻・四肢のしびれ・末梢神経障害である。
- 胃部分切除術後の巨赤芽球性貧血の頻度は1〜2%であり，術後，B_{12}の補充は必須ではない。

2. 胃切除後の骨代謝異常

- 発生頻度は30〜40%。
- 胃酸の減少や，小腸の細菌異常により，カルシウムやビタミンDの吸収障害が起こる。
- Billroth Ⅰ法よりもBillroth Ⅱ法，Roux en-Y法の術後に多い（食物が十二指腸を通過しないため）。
- 胃切除後は小腸粘膜の乳糖分解酵素が欠乏するため，牛乳不耐症となり，カルシウム不足となる。
- カルシウム吸収障害が起こると，二次性に副甲状腺機能が亢進し，骨吸収が促進され，骨障害が起こる。
- アルカリホスファターゼは，骨吸収の促進に伴い上昇する。
- 血清カルシウム値は，骨代謝障害が高度になるまで低下しない。

❗ ココが大切！⇒ 知っていたかな？

1. 鉄代謝と胃切除後の変化
▶ 成人男性に必要な鉄量は，1mg/日。
▶ 空腸に存在する2価金属イオントランスポーターのDMT-1(Nramp2)により吸収される。
▶ 吸収のためには胃酸により3価鉄→2価鉄に還元される必要があるため，胃切除後では吸収量が低下する。

2. ビタミンB_{12}代謝と胃切除後の変化
▶ 通常ビタミンB_{12}は，肝臓に5mg貯蔵されている。
▶ 胃体部・胃底部の壁細胞から分泌されるCastle内因子と結合して回腸末端で吸収される。
▶ 術後150pg/mL以下で貧血が発症する。枯渇に4年かかる。

表3 鉄欠乏性貧血，巨赤芽球性貧血の比較

	鉄欠乏性貧血	巨赤芽球性貧血
発生までの期間	3年以降(術後数カ月のこともある)	4〜10年(5年以降) (ビタミンB_{12}の貯蔵量は数年分)
貧血のパターン	小球性低色素性貧血	大球性高色素性貧血
機序	鉄の吸収障害 (胃酸分泌低下⇒Fe^{3+}還元低下のため)	内因子(Castle因子，胃体・底部)の欠落によるビタミンB_{12}欠乏
治療	腸管内徐放鉄剤の経口投与 (ビタミンCが吸収促進)	鉄剤とビタミンB_{12}(非経口投与)

(消化器外科専門医へのminimal requirements，メジカルビュー社より引用)

3. カルシウム代謝と胃切除後の変化
▶ カルシウムが能動輸送により吸収されるのは，主に十二指腸や上部空腸であり，この部位を食物が通過しない術式であると，吸収量の低下を招く(Billroth Ⅱ法，Roux en-Y法)。
▶ 胃切除後は胃酸の分泌量が減少し，腸管内のpHが変化するため，カルシウムが難溶性となり，吸収量が低下する。
▶ 腸管内細菌叢や，腸管粘膜の絨毛にも形態的，機能的な変化が生じ，腸管側の吸収能も低下する。
▶ 骨障害の発生頻度は，男性よりも女性のほうが多い(女性ホルモンの影響もある)。

できるかな！ 実践問題形式でチャレンジ！

問1. 胃切除後の患者の上部消化管造影検査(図2)を示す。この消化管再建法(本邦で最も頻用されている再建法)について正しいものを2つ選べ。

a. Roux en-Y法で再建されている。
b. 食物が十二指腸を通る再建方法である。
c. この再建方法での吻合箇所は3カ所である。
d. 残胃炎や逆流性食道炎が起こりやすい。
e. 輸入脚症候群を起こすことがある。

図2　上部消化管造影検査

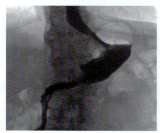

(自験例)

問2. 正しいものを2つ選べ。

a. 食後30分後に発汗, 動悸を認める患者にαグルコシダーゼ阻害薬を処方した。
b. 幽門保存胃切除術の術後には, ダンピング症状は起こりにくい。
c. 巨赤芽球貧血を認める患者に経口ビタミンB_{12}製剤を通常量処方した。
d. 胃切除後の骨障害が進行すると, 血清ALPは低値となる。
e. 胃切除後の貧血の原因の1つに鉄の吸収障害がある。

(※正解は下段)

知っておこう！ ✓要点整理(チェックしよう！)

I. 胃切除後の再建法とそれぞれの術式の特徴を比較せよ。
- □ 1. 胃切除後の再建法にはBillroth I, II法, Roux en-Y法, 空腸間置法, double tract法などがある。
- □ 2. Roux en-Y法, 食道間置法は術後の逆流による残胃炎, 食道炎が少ない。
- □ 3. 空腸間置法, 残胃食道吻合法, 胃胃吻合では術後のダンピング症状が少ない。

II. 胃切除後のダンピング症状について, 成因と治療法について述べよ。
- □ 1. 症状の発現時期により, 早期ダンピング, 後期ダンピングに分けられる。
- □ 2. 早期ダンピングでは自律神経症状, 後期ダンピングでは低血糖症状が発現する。
- □ 3. 大部分が食事療法(高脂肪, 高蛋白, 低糖質食, 少量頻回摂食)で軽快する。

III. 胃切除後の遠隔合併症(貧血, 骨粗鬆症)について述べよ。
- □ 1. 鉄欠乏性貧血とビタミンB_{12}欠乏による巨赤芽球性貧血が認められる。
- □ 2. 巨赤芽球性貧血は術後5年経過してから起こる。
- □ 3. 胃酸の減少や小腸の細菌異常により, カルシウムやビタミンDの吸収障害が起こり, 骨障害をきたす。

(正解　問1：b, d　問2：b, e)

胃・小腸 4
早期胃癌と内視鏡的治療

チャレンジしてみよう！（○か×をつけよ）

( )　1.　壁深達度T1は粘膜内癌である。
( )　2.　領域リンパ節に3個の転移を認めた場合，N2と評価する。
( )　3.　肝臓への直接浸潤はH1と記載する。
( )　4.　腹部大動脈周囲リンパ節転移はN3と評価する。
( )　5.　壁深達度がT1でもリンパ節転移を認めた場合，早期胃癌とはいえない。
( )　6.　M1であれば病期分類はStage Ⅳである。
( )　7.　標準治療として，SM浸潤までの早期胃癌に内視鏡的切除が行われる。
( )　8.　2cm以下でUL（−）のM癌は，リンパ節転移の可能性がきわめて低い。
( )　9.　未分化型のSM浸潤癌では，リンパ節転移の頻度は1割を超える。
( )　10.　未分化型のM癌は内視鏡的切除の絶対適応病変である。
( )　11.　内視鏡的切除標本において，脈管侵襲陽性の場合には追加治療の必要はない。
( )　12.　分化型のM癌に対するESD後に，水平断端陽性が判明した場合は再ESDも可能である。
( )　13.　胃癌に対する標準術式は胃切除＋D3郭清である。
( )　14.　T1aN0の病変に対する手術療法において，リンパ節郭清範囲はD1である。
( )　15.　N1でも，早期胃癌であればD1＋郭清で十分である。

（※正解は次ページ下段）

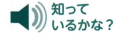

Q1 胃癌のTNM表記，ならびに病期について説明し，早期胃癌について述べよ。

Q2 早期胃癌のリンパ節転移頻度と内視鏡的治療の適応，追加切除の適応について述べよ。

Q3 手術適応と考えられる早期胃癌に対するリンパ節郭清範囲について述べよ。

Q1　胃癌のTNM表記，ならびに病期について説明し，早期胃癌について述べよ。

Key Card 　　　　　　　　　　　　　　　　　知っているよね！

1．TNM分類と早期胃癌の定義
- 2010年に胃癌取扱い規約第14版が発行され，癌の進行度別の表記が規定されている。
- T，N因子が大きく変更され，リンパ節転移は，従来の「領域による分類」から「個数による分類」に変更された。
- 早期胃癌の定義は，T1（粘膜下層SM浸潤まで）にとどまる癌をとし，リンパ節転移の有無

は問わない。
- 表1にT因子(壁深達度)，表2にN因子(リンパ節転移)を示す。

表1　T因子(壁深達度)

TX：癌の浸潤の深さが不明なもの
T0：癌がない
T1：癌の居在が粘膜(M)または粘膜下組織(SM)にとどまるもの
　T1a：癌が粘膜にとどまるもの(M)
　T1b：癌の浸潤が粘膜下組織にとどまるもの(SM)
T2：癌の浸潤が粘膜下組織を越えているが，固有筋層にとどまるもの(MP)
T3：癌の浸潤が固有筋層を越えているが，漿膜下組織にとどまるもの(SS)
T4：癌の浸潤が漿膜表面に接しているかまたは露出，あるいは他臓器に及ぶもの
　T4a：癌の浸潤が漿膜表面に近接しているか，またはこれを破って遊離し腹腔に露出しているもの(SE)
　T4b：癌の浸潤が直接他臓器まで及ぶもの(SI)

表2　N因子(リンパ節転移)

NX：領域リンパ節転移の有無が不明である
N0：領域リンパ節に転移を認めない
N1：領域リンパ節に1〜2個の転移を認める
N2：領域リンパ節に3〜6個の転移を認める
N3：領域リンパ節に7個以上の転移を認める
　N3a：7〜15個の転移を認める
　N3b：16個以上の転移を認める

(胃癌取扱い規約第14版より引用)

2. M：領域リンパ節転移以外のその他の転移

- 領域リンパ節転移以外のその他の遠隔転移を認めれば，M1と表記する。
- 表3にM分類および腹膜播種，腹腔洗浄細胞診，肝転移の表記を示す。

表3　M因子(遠隔転移)

その他の転移の有無と部位(M)
MX：領域リンパ節以外の転移の有無が不明である
M0：領域リンパ節以外の転移を認めない
M1：領域リンパ節以外の転移を認める

※M1のうち，特に腹膜転移と肝転移は，以下のように記載する

▶腹膜転移(P)
PX：腹膜転移の有無が不明
P0：腹膜転移なし
P1：腹膜転移あり

▶腹腔洗浄細胞診(CY)
CYX：腹腔細胞診を行っていない
CY0：腹腔細胞診で癌細胞なし
CY1：腹腔細胞診で癌細胞あり

▶肝転移(H)
HX：肝転移の有無が不明
H0：肝転移なし
H1：肝転移あり

(胃癌取扱い規約第14版より引用)

3. 進行度(Stage分類)

- 表4に進行度分類を示す。
- StageⅣは遠隔転移を認めるものである。

表4　進行度(Stage)分類

	N0	N1	N2	N3	T/NにかかわらずM1
T1a(M), T1b(SM)	ⅠA	ⅠB	ⅡA	ⅡB	Ⅳ
T2(MP)	ⅠB	ⅡA	ⅡB	ⅢA	
T3(SS)	ⅡA	ⅡB	ⅢA	ⅢB	
T4a(SE)	ⅡB	ⅢA	ⅢB	ⅢC	
T4b(SI)	ⅢB	ⅢB	ⅢC	ⅢC	
T/NにかかわらずM1					

(胃癌取扱い規約第14版より引用)

胃・小腸 4 ● 早期胃癌と内視鏡的治療

❗ ココが大切！⇒ 知っていたかな？

1．胃癌のTNM表記

(1) T：壁深達度
- ▶ T1を粘膜にとどまるものをT1a，粘膜下層にとどまるものをT1bと細分化する。
- ▶ T1（粘膜下層SMまで）にとどまる癌を早期胃癌とし，リンパ節転移の有無は問わない。
- ▶ T2（固有筋層MP）以深は進行癌である。

(2) N：リンパ節転移
- ▶ N分類はリンパ節転移の個数による。領域リンパ節の部位は問わない。
  ※第13版では領域（第1〜3群リンパ節がそれぞれN1〜N3に相当）による分類であった。
- ▶ 領域外リンパ節の転移はM1とする。腹部大動脈周囲リンパ節（No.16）は領域外リンパ節である（領域リンパ節：No.1〜12，14v）。※食道胃接合部癌ではNo.19，20，110，111も領域リンパ節である）。

(3) M：領域リンパ節以外のその他の転移
- ▶ いずれかの遠隔転移を認めれば，M1と表記する。
- ▶ 特にP，CY，Hについては上記の**表3**のごとく記載される。
- ▶ 肝臓への直接浸潤はT4bである（H1ではない）。

(4) 進行度（Stage）分類
- ▶ M1であればT，NにかかわらずStage Ⅳである。

Q2 早期胃癌のリンパ節転移頻度と内視鏡的治療の適応，追加外科切除の適応について述べよ。

Key Card 🔑   知っているよね！

1．早期胃癌のリンパ節転移頻度
- 2cm以下，UL（−）のM癌ではリンパ節転移の可能性はきわめて低い（内視鏡的切除絶対適応の根拠）。
- 表5に早期胃癌のリンパ節転移頻度を示す。

表5 外科切除例からみた早期胃癌のリンパ節転移頻度（国立がん研究センター中央病院）

深達度	潰瘍	分化型		未分化型		脈管侵襲
		≦2cm	>2cm	≦2cm	>2cm	
M	UL(−)	0%(0/437)	0%(0/493)	0%(0/310)	2.8%(6/214)	ly0, v0
		0〜0.7%	0〜0.6%	0〜0.96%	1.0〜6.0%	
		≦3cm	>3cm	≦2cm	>2cm	
	UL(+)	0%(0/488)	3.0%(7/230)	2.9%(8/271)	5.9%(44/743)	
		0〜0.6%	1.2〜6.2%	1.2〜5.7%	4.3〜7.9%	
		≦3cm	>3cm			
SM1		0%(0/145)	2.6%(2/78)	10.6%(9/85)		
		0〜2.6%	0.3〜9.0%	5.0〜19.2%		

各セルの中段はリンパ節転移率，下段は95％信頼区間　　（胃癌治療ガイドライン第3版，日本胃癌学会より引用改変）

分化型：tub1, tub2, pap
未分化型：por1, por2, sig, muc
UL：潰瘍病変
ly：リンパ管侵襲
v：血管侵襲

1. 早期胃癌のリンパ節転移頻度

- 絶対適応は2cm以下，UL(−)，分化型のM癌。肉眼型は問わない。
- 脈管侵襲(+)，垂直断端VM(+)もしくは水平断端HM(+)が追加外科切除の適応である。
  ただし，分化型の水平断端(+)は再ESDも考慮される。
- **表6**に内視鏡的切除の適応，**図1**にESD後の治療アルゴリズムを示す。

表6　内視鏡的切除の適応病変

絶対適応病変（EMR or ESD）
＊2cm以下，UL(−)，分化型，cT1a
適応拡大病変（臨床研究としてESDを推奨）
①2cmを超える，UL(−)，分化型，cT1a ②3cm以下，UL(+)，分化型，cT1a ③2cm以下，UL(−)，未分化型，cT1a

EMR：endoscopic mucosal resection
ESD：endoscopic submucosal dissection

（胃癌取扱い規約第14版より引用）

図1　ESD後の治療アルゴリズム

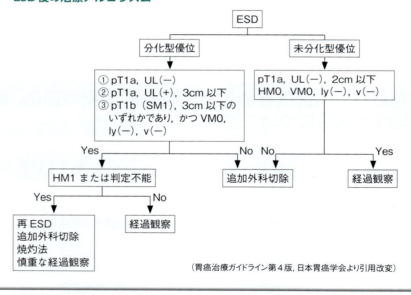

（胃癌治療ガイドライン第4版，日本胃癌学会より引用改変）

！ ココが大切！ ⇒ 知っていたかな？

1. 早期胃癌のリンパ節転移頻度

- ▶UL［潰瘍（瘢痕）］を認めない分化型の粘膜内癌（M癌）は，リンパ節転移の可能性がきわめて低い。
- ▶SM1（粘膜下層500μmまでの浅層）の未分化型癌では，約1割にリンパ節転移を認める。
- ▶未分化型のM癌において，UL(−)，2cm以下では，リンパ節転移はほとんど認めない。

2. 内視鏡的治療の適応

- ▶絶対適応は，「2cm以下，UL(−)，分化型のM癌。肉眼型は問わない」。

- ▶その他リンパ節転移の可能性のきわめて低い症例に対しては，適応拡大病変として表記されている。
- ▶分化型のM癌において，2cmを超える病変でもUL(-)であれば適応拡大病変。UL(+)なら3cmまで。
- ▶未分化型のM癌では，2cm以下かつUL(-)が拡大適応病変である。

3. 追加外科切除の適応
- ▶遺残再発や摘出標本の検討によりリンパ節転移の可能性の残る病変に対して追加切除が行われる。
- ▶切除標本において，適応病変を超える病変（大きさ，UL，分化度），脈管侵襲陽性，垂直・水平断端陽性が，追加外科切除の適応である。ただし，分化型の水平断端陽性は再ESDも可能である。

Q3 手術適応と考えられる早期胃癌に対するリンパ節郭清範囲について述べよ。

Key Card　知っているよね！

1. 胃癌に対する定型手術
- 胃癌に対する定型的な手術は，胃切除＋リンパ節郭清である。
- 胃癌に対する定型的なリンパ節郭清の範囲はD2郭清である。

2. 胃癌に対する縮小手術
- 内視鏡的切除の対象にならない早期胃癌に対して，D1あるいはD1＋リンパ節郭清が行われる。
- ただし，臨床的にN0が原則であり，N(+)では定型手術であるD2リンパ節郭清を行う。
  *D1リンパ節郭清の適応：T1a，および1.5cm以下の大きさの分化型T1b。
- 図2, 3に幽門側胃切除術および胃全摘術のリンパ節郭清範囲について以下に示す。
- 胃全摘術では，幽門側胃切除術の①D1にNo.2が加わる，②No.11pがD1＋に加わる，③D2にNo.10, No.11dが加わる。

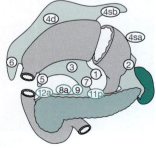

図2　幽門側胃切除術

D1：No.1, 3, 4sb, 4d, 5, 6, 7
D1＋：D1＋No.8a, 9
D2：D1＋No.8a, 9, 11p, 12a

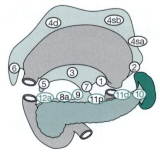

図3　胃全摘術

D1：No.1～7
D1＋：D1＋No.8a, 9, 11p
D2：D1＋No.8a, 9, 10, 11p, 11d, 12a

（胃癌治療ガイドライン第4版，日本胃癌学会より引用）

❗ ココが大切！⇒ 知っていたかな？

1. 胃癌に対する定型手術
- 胃癌に対する定型手術は，胃切除術＋D2リンパ節郭清である(定型手術：胃の2/3以上切除とD2リンパ節郭清を行う手術，図2, 3)。

2. 胃癌に対する縮小手術
- 縮小手術は，非定型的手術の1つであり，切除範囲やリンパ節郭清程度が定型手術に満たないもの(D1, D1＋など)である(逆に拡大手術も非定型的手術の1つ)。
- 胃上部の早期癌で，遠位側の胃を1/2以上残せるものには，噴門側胃切除術を考慮する。
- 臨床的にリンパ節転移を認めない早期胃癌で，内視鏡的切除の対象にならない症例に対しては，胃切除＋D1あるいはD1＋郭清が行われる。
- T1腫瘍では，肉眼的に2cm以上の切離断端距離を確保するよう努める(T2以深の場合，限局型の腫瘍では3cm以上，浸潤型では5cm以上の近位側断端距離を確保するよう努める)。
- リンパ節郭清範囲は
  D1郭清：内視鏡的切除の対象とならないT1aおよび1.5cm以下の大きさの分化型T1b
  D1＋郭清：上記以外のT1腫瘍

できるかな！ 実践問題形式でチャレンジ！

問1. 以下の胃癌病変のなかでESD適応病変(適応拡大病変を含む)として<u>不適切な</u>ものを選べ。
   a. 長径6.3cm，UL(－)，分化型，T1a, N0
   b. 長径1.6cm，UL(＋)，未分化型，T1a, N0
   c. 長径2.4cm，UL(＋)，分化型，T1b, N0
   d. 長径2.8cm，UL(－)，未分化型，T1a, N1
   e. 長径2.9cm，UL(＋)，分化型，T1a, N0

問2. 46歳男性。上部消化管内視鏡写真(図4)を示す。生検において印鑑細胞癌の診断であった。CT検査ではリンパ節転移や遠隔転移を認めなかった。治療法として最も適切なものを選べ。
   a. EMR
   b. ESD
   c. 幽門側胃切除術＋D1＋の郭清
   d. S-1＋シスプラチン療法
   e. カペシタビン＋シスプラチン＋トラスツズマブ療法

図4 上部消化管内視鏡検査

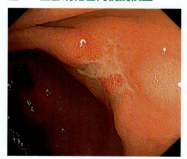

(自験例)

(※正解は次ページ下段)

知っておこう！ ✅ 要点整理（チェックしよう！）

I. 胃癌のTNM表記，ならびに病期について説明し，早期胃癌について述べよ。
- ☐ 1. 粘膜下層浸潤（SM/T1b）までの胃癌を早期胃癌と定義し，リンパ節転移の有無は問わない。
- ☐ 2. N因子の表記は，リンパ節転移個数により規定されている。
- ☐ 3. Stage Ⅳは遠隔転移を認めるものである。

II. 早期胃癌のリンパ節転移頻度と内視鏡的治療の適応，追加切除の適応について述べよ。
- ☐ 1. 潰瘍（瘢痕）所見のない分化型のM癌は，リンパ節転移の可能性はきわめて低い。
- ☐ 2. 分化型M癌においては，UL（−）なら大きな病変でもESD可能，UL（＋）なら3cmまで。未分化型M癌においては，UL（−）で2cm以下まで。
- ☐ 3. 切除標本で脈管侵襲陽性，垂直断端陽性，水平断端陽性においては，原則的に追加外科切除を行う。

III. 手術適応と考えられる早期胃癌に対するリンパ節郭清範囲について述べよ。
- ☐ 1. 標準手術は胃切除術＋D2リンパ節郭清である。
- ☐ 2. N0の早期胃癌で，内視鏡的切除の対象にならない症例には，胃切除術＋D1/D1＋郭清が行われる。
- ☐ 3. 術前診断が，N1であれば，早期胃癌でもD2郭清が標準治療。

（正解　問1：b，c，d　問2：c）

胃・小腸 5
胃癌のリンパ節郭清

□□□

チャレンジしてみよう！（○か×をつけよ）

( ) 1. 胃癌に対する幽門側胃切除術では，リンパ節郭清のため，左胃動脈の根部で切離する。
( ) 2. 胃癌に対する幽門側胃切除術では，リンパ節郭清のため，左胃大網動脈の根部で切離する。
( ) 3. 胃癌に対する幽門側胃切除術では，リンパ節郭清のため，短胃動脈の根部で切離する。
( ) 4. 胃幽門部に存在する進行胃癌に対する定型手術は，胃2/3以上切除＋D2リンパ節郭清である。
( ) 5. 胃幽門部に存在する進行胃癌に対する幽門側胃切除術においては，予防的な大動脈周囲リンパ節郭清を付加する。
( ) 6. 胃癌に対する胃全摘術では，リンパ節郭清のため，右胃動脈の根部で切離する。
( ) 7. 胃癌に対する胃全摘術では，リンパ節郭清のため，胃十二指腸動脈の根部で切離する。
( ) 8. 治癒切除可能な固有筋層以深の胃癌に対しては，D2リンパ節郭清を行う。
( ) 9. 治癒切除可能な所属リンパ節に転移を認める胃癌に対しては，D3郭清を行う。
( ) 10. 胃上部大彎に浸潤する進行胃癌に対しては，リンパ節郭清のため，脾摘が望ましい。
( ) 11. 幽門保存胃切除術は胃上部の胃癌に適応となる。
( ) 12. 幽門保存胃切除術の適応病変は，腫瘍の遠位側縁が幽門から4cm以上離れている胃癌である。
( ) 13. 幽門保存胃切除術は，胃上部1/3と幽門および幽門前庭部の一部を残した胃切除術である。
( ) 14. 幽門保存胃切除術においては，幽門上リンパ節を郭清する。
( ) 15. 幽門保存胃切除術においては，幽門下リンパ節を郭清する。

（※正解は次ページ下段）

知っているかな？

Q1 胃癌に対する幽門側胃切除術における処理血管，郭清リンパ節について述べよ。
Q2 胃癌に対する胃全摘術における処理血管，郭清リンパ節について述べよ。
Q3 胃癌に対する幽門保存胃切除術の適応，郭清リンパ節について述べよ。

Q1 胃癌に対する幽門側胃切除術における処理血管，郭清リンパ節について述べよ。

Key Card   知っているよね！

1. 幽門側胃切除術における処理血管
- 胃の肛門側2/3を切除する術式である。
- 4本の栄養血管（左胃動脈，右胃動脈，左胃大網動脈，右胃大網動脈）を切離する（図1）。

図1　幽門側胃切除術で処理する血管（色文字）

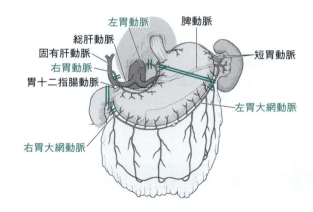

2. 幽門側胃切除術の郭清リンパ節

- 対象となるリンパ節は，左右胃動脈周囲，左胃大網動脈周囲，幽門下リンパ節，膵上縁リンパ節である（図2）。

図2　幽門側胃切除術におけるリンパ節郭清

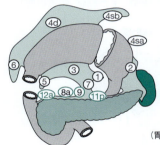

D0：D1に満たない郭清
D1：No.1, 3, 4sb, 4d, 5, 6, 7
D1＋：D1 ＋ No.8a, 9
D2：D1 ＋ No.8a, 9, 11p, 12a

（胃癌治療ガイドライン第4版，日本胃癌学会より引用改変）

❗ ココが大切！ ⇒ 知っていたかな？

1. 胃癌に対する幽門側胃切除術における処理血管
- ▶栄養血管は，リンパ節郭清の観点から，血管根部で切離する。
- ▶動脈は，左胃動脈・右胃動脈・右胃大網動脈・左胃大網動脈の根部で結紮切離する（短胃動脈，後胃動脈は温存する）。
- ▶幽門下領域のリンパ節郭清においては，前上膵十二指腸静脈の合流部直上で右胃大網静脈を切離する。

2. 幽門側胃切除術の郭清リンパ節
- ▶胃の領域リンパ節は，No.1～12, 14vである（胃癌取り扱い規約第14版）。
- ▶癌の深達度・大きさ・潰瘍瘢痕の有無により，リンパ節転移範囲や頻度が異なる。
- ▶進行癌に対する標準的なリンパ節郭清は，D2郭清である。

正解	1	2	3	4	5	6	7	8	9	10	11	12	13	14	15
	○	○	×	○	×	○	×	○	○	○	×	○	○	×	○

▶早期癌に対しては
　①内視鏡的治療の対象とならない T1a(粘膜内癌)，および 1.5 cm 以下の大きさの分化型 T1b(粘膜下層癌)でcN0腫瘍⇒D1リンパ節郭清。
　②①以外のcN0でT1腫瘍⇒D1＋のリンパ節郭清。
　③ cN(＋)の T1 腫瘍⇒D2リンパ節郭清。
▶D2を超える拡大リンパ節郭清は，非定型手術に分類される。
▶予防的大動脈周囲リンパ節(No.16)郭清の意義は，本邦の無作為化比較試験(RCT)(JCOG9501試験)で否定された。

Q2 胃癌に対する胃全摘術における処理血管，郭清リンパ節について述べよ。

Key Card　知っているよね！

1. 胃全摘術における処理血管
- 食道下部〜十二指腸球部の切除。
- 6本の栄養血管(左胃動脈，右胃動脈，左胃大網動脈，右胃大網動脈，後胃動脈，短胃動脈)を切離する(図3)。

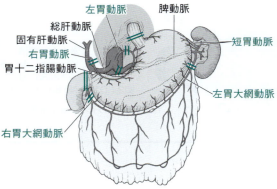

図3　胃全摘術で処理する血管(色文字は切離する血管，また切離する後胃動脈は示されていない)

2. 胃全摘術の郭清リンパ節
- 対象となるリンパ節は，胃周囲リンパ節，膵上縁リンパ節，脾門部リンパ節である(図4)。

図4　胃全摘術におけるリンパ節郭清

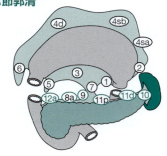

D0：D1 に満たない郭清
D1：No.1 〜 7
D1＋：D1 ＋ No.8a, 9, 11p
D2：D1 ＋ No.8a, 9, 10, 11p, 11d, 12a
ただし食道胃接合部癌ではD1＋に No.110 を，D2 には No.19, 20, 110, 111 を追加する。

(胃癌治療ガイドライン第4版，日本胃癌学会より引用改変)

! ココが大切！⇒ 知っていたかな？

1. 胃全摘術における処理血管
- リンパ節郭清の観点から，胃の栄養血管6本の動静脈を根部で切離する（左胃動脈・右胃動脈・左胃大網動脈・右胃大網動脈・後胃動脈・短胃動脈）。
- 左下横隔膜動脈の枝である噴門胃底枝も切離する。
- 摘脾を行う場合には，脾動静脈の処理を行う。

2. 胃全摘術の郭清リンパ節
- 進行癌に対する標準的なリンパ節郭清は，D2郭清である。
- 食道胃接合部癌におけるD2リンパ節郭清には，No.19, 20, 110, 111リンパ節郭清を含む。
- 食道浸潤が3cm以内の場合，開腹・経横隔膜アプローチ法が標準となる（JCOG 9502）。3cm以上の食道浸潤があり，かつ治癒手術が可能な場合は，開胸アプローチを考慮する。
- 大彎浸潤のない上部進行胃癌に対して，リンパ節郭清のための脾合併切除は行うべきではないことが示された（JCOG 0110試験）。
- 膵尾部浸潤癌：R0可能な場合は胃全摘術＋膵尾部切除術＋脾臓摘出術を考慮する。
- また，進行胃癌に対するPET検査は保険適用となった。平成22年4月から早期胃癌を除くすべての悪性腫瘍に保険適用となった。

> **Key holder**
> **進行胃癌に対する化学療法**
> 術後補助化学療法の対象は進行胃癌[T3(SS)N0を除くStage II/III]であり，S-1の1年間の内服が推奨されている。一方，切除不能・再発胃癌の初回治療にはS-1＋CDDPが推奨されている。いまだ術前化学療法の一定の評価は得られていない。

Q3 胃癌に対する幽門保存胃切除術の適応，郭清リンパ節について述べよ。

Key Card 　　　　　　　　　　　　　　知っているよね！

1. 幽門保存胃切除術の適応
- cT1N0病変に対して幽門輪の機能を温存する手術。
- 病変の位置（幽門輪から腫瘍までの距離，腫瘍から口側切除ラインからの距離，図5）。

図5　幽門保存胃切除術の適応

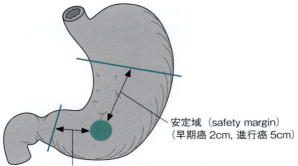

安定域（safety margin）
（早期癌2cm, 進行癌5cm）

腫瘍遠位側縁から幽門輪まで4cm以上
（幽門輪から3cm残すため）

（胃癌治療ガイドライン第4版，日本胃癌学会より引用改変）

2. 幽門保存胃切除術の郭清リンパ節
- 幽門上リンパ節郭清は行わない(図6)。

図6　幽門保存胃切除術におけるリンパ節郭清

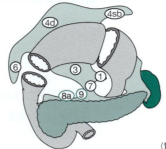

D0：D1 に満たない郭清
D1：No.1, 3, 4sb, 4d, 6, 7
D1＋：D1 ＋ No.8a, 9

（胃癌治療ガイドライン第4版, 日本胃癌学会より引用改変）

！ココが大切！⇒ 知っていたかな？

1. 幽門保存胃切除術（Pylorus-preserving gastrectomy；PPG）
▶胃上部 1/3 と幽門および幽門前庭部の一部を残した胃切除術とされている［幽門輪（部）機能の温存］。

2. 幽門保存胃切除術の適応
▶胃中部の早期胃癌（cN0T1）で，遠位側縁が幽門から 4cm 以上離れているもの。
＊参考
・噴門側胃切除術：胃上部の早期胃癌で，1/2 以上の胃を温存できるもの。
・胃局所切除術および胃分節切除術は，いまだ研究的な手術法とみなされている。

3. 幽門保存胃切除術の郭清リンパ節
▶幽門保存胃切除術のリンパ節郭清の幽門側胃切除のリンパ節郭清との違いは，①幽門上リンパ節（No.5）の郭清を省略すること，と②D2郭清について言及されていないことである。

表1　胃切除術式における郭清リンパ節（表示はリンパ番号）

	D1	D1＋	D2
胃全摘術	1～7	8a, 9, 11p	10, 11d, 12a
幽門側胃切除術	1, 3, 4sb, 4d, 5, 6, 7	8a, 9	11p, 12a
幽門保存胃切除術	1, 3, 4sb, 4d, 6, 7	8a, 9	—

（胃癌治療ガイドライン第4版, 日本胃癌学会より引用改変）

できるかな！ 実践問題形式でチャレンジ！

図7　上部消化管内視鏡検査

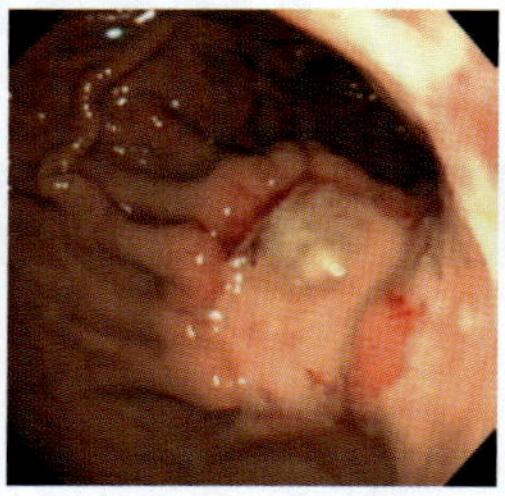

問1. 図7に胃癌患者の上部消化管内視鏡画像を示す。本疾患に対する術式について正しいものをすべて選べ。

　　a. 胃切除術に際し，右胃大網動脈は根部で結紮切離する。
　　b. 術前診断において，cN（＋）またはT2以深の胃癌と判断したら，D2郭清を行う。
　　c. 術前診断において，cT1N0の早期胃癌と判断したら，D1またはD1＋郭清を行う。
　　d. MDCT検査にて，リンパ節転移が疑わしい胃癌には，原則D2郭清を行う。
　　e. 本症例には，予防的に大動脈周囲リンパ節（No.16）の郭清を付加する。

（自験例）

問2. 胃癌の治療について正しいものをすべて選べ。

　　a. 胃上部大彎に浸潤する進行胃癌に対する治癒切除術においては，脾摘による完全郭清を行うことが望ましい。
　　b. 治癒切除可能な所属リンパ節に転移を認める進行胃癌には，D2郭清を行う。
　　c. 幽門保存胃切除術においては，通常，幽門上リンパ節（No.5）を郭清する。
　　d. 幽門保存胃切除術は，胃上部の胃癌に適応となる。
　　e. 幽門保存胃切除術の適応は，胃中部に主座をおく胃癌を対象とし，遠位側縁が幽門から4cm以上離れているものである。

（※正解は下段）

知っておこう！　要点整理（チェックしよう！）

I. 胃癌に対する幽門側胃切除術における処理血管，郭清リンパ節について述べよ。
　□ 1. リンパ節郭清のため，左胃動脈・左胃大網動脈・右胃動脈・右胃大網動脈の根部で結紮切離する。
　□ 2. 原則として，cN（＋）またはT2以深の胃癌に対してはD2郭清を，cT1N0の早期胃癌に対してはD1またはD1＋郭清を行う。
　□ 3. リンパ節転移が疑わしい胃癌（早期胃癌を含む）に対しては，原則D2郭清を行う。

II. 胃癌に対する胃全摘術における処理血管，郭清リンパ節について述べよ。
　□ 1. リンパ節郭清のため，左胃動脈・右胃動脈・左胃大網動脈・右胃大網動脈・後胃動脈・脾動脈の根部で結紮切離する。
　□ 2. 大彎浸潤のない上部進行胃癌に対して，リンパ節郭清のための脾合併切除は行うべきではない。
　□ 3. 大彎に浸潤する上部進行胃癌に対する治癒切除術では，脾摘による完全郭清が行われている。

III. 胃癌に対する幽門保存胃切除術の適応，郭清リンパ節について述べよ。
　□ 1. 幽門保存胃切除術は，胃上部1/3と幽門および幽門前庭部の一部を残した胃切除をいう。
　□ 2. 幽門保存胃切除術の適応は，胃中部の腫瘍で，遠位側縁が幽門から4cm以上離れているものである。
　□ 3. 幽門保存胃切除術では，幽門上リンパ節（No.5）は郭清しない。

（正解　問1：a, b, c, d　問2：a, b, e）

胃・小腸 6
特殊な胃癌（AFP産生腫瘍，ウイルス関連腫瘍など）

チャレンジしてみよう！（○か×をつけよ）

( )　1. ヘリコバクター・ピロリ菌の感染は，胃癌の発生に関与する。
( )　2. ヘリコバクター・ピロリ菌の発見者は，ノーベル医学・生理学賞を受賞した。
( )　3. ヘリコバクター・ピロリ菌の一次除菌には，クラリスロマイシンが用いられる。
( )　4. ヘリコバクター・ピロリ菌関連胃炎は，除菌治療の適応疾患である。
( )　5. ヘリコバクター・ピロリ菌の感染率は，若年者で高い。
( )　6. 分化型胃癌は，ヘリコバクター・ピロリ菌の感染と関係がある。
( )　7. 未分化型胃癌は，ヘリコバクター・ピロリ菌の感染と関係がある。
( )　8. 未分化型胃癌は，分化型胃癌と比較して早期からリンパ節転移をきたしやすい。
( )　9. 分化型胃癌は，未分化型胃癌と比較して腹膜播種が起こりやすい。
( )　10. 多発胃癌は，胃癌全体の1～2％のみに認められる。
( )　11. AFP産生胃癌は，前庭部に好発する。
( )　12. AFP産生胃癌は，肺転移が多い。
( )　13. EBV関連胃癌は，胃癌のなかで比較的予後不良である。
( )　14. EBV関連胃癌は，分化型が多い。
( )　15. EBV関連胃癌は，高齢者に多い。

（※正解は次ページ下段）

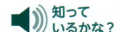
知っているかな？

Q1 ヘリコバクター・ピロリ菌とその関連疾患について述べよ。
Q2 胃癌の発生と進展についての組織型別の特徴を述べよ。
Q3 特殊な胃癌（AFP産生胃癌，EBV関連胃癌）について述べよ。

Q1 ヘリコバクター・ピロリ菌とその関連疾患について述べよ。

Key Card　　　　　　　　　　　知っているよね！

1. ヘリコバクター・ピロリ菌
- ヘリコバクター・ピロリ菌は，らせん型のグラム陰性桿菌で鞭毛によって移動する（図1）。
- ウレアーゼ酵素活性により胃酸を中和する。
- ピロリ菌の除菌治療を必要とするピロリ菌関連疾患を表1に示す。

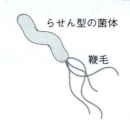

図1　ヘリコバクター・ピロリの菌体

らせん型の菌体
鞭毛

表1　ヘリコバクター・ピロリ菌の関連疾患（除菌治療の適応疾患）

①ピロリ感染萎縮性胃炎（内視鏡検査における確定診断が必要）
②胃潰瘍または十二指腸潰瘍
③胃MALTリンパ腫
④特発性血小板減少性紫斑病
⑤胃癌（早期胃癌に対する内視鏡的治療後の胃癌発生予防）

！ ココが大切！⇒ 知っていたかな？

1. ヘリコバクター・ピロリ菌の発見

▶ 1983年にオーストラリアのロビン・ウォレン（John Robin Warren）とバリー・マーシャル（Barry James Marshall）により発見された。
▶ 両者はヘリコバクター・ピロリ菌の発見により，2005年にノーベル医学・生理学賞を受賞した。
▶ ヘリコバクター・ピロリ菌は，らせん型のグラム陰性桿菌で，鞭毛によって移動する。
▶ ウレアーゼによりアンモニアを産生し，胃液を中和することで定着可能な環境を作る。
▶ 幼少期の経口感染が感染の原因といわれている。
▶ 50歳以上の感染率が高く，若年者では低い。

2. ヘリコバクター・ピロリ菌の除菌治療の適応である感染関連疾患

▶ ピロリ感染萎縮性胃炎，胃十二指腸潰瘍，胃MALTリンパ腫，特発性血小板減少性紫斑病（ITP），胃癌（早期胃癌に対する内視鏡治療後の胃癌発生予防のために除菌治療を行う）。

3. ヘリコバクター・ピロリ菌の検査

①迅速ウレアーゼ試験：アンモニアによる反応液の変化を見る（⇐内視鏡下の組織採取）
②鏡検法（⇐内視鏡下の組織採取）
③培養法：感度が低いが薬剤感受性が得られる（⇐内視鏡下の組織採取）
④尿素呼気法（⇐呼気）
⑤血清学的検査（ELISA-IgG, IgA）（⇐採血）
⑥便中抗原（⇐便）
▶ 尿素呼気法は非侵襲的で簡便だが，PPI内服中では偽陰性になりうる。

4. ヘリコバクター・ピロリ菌の除菌治療

▶ 一次除菌：PPI（プロトンポンプ阻害薬）＋AMPC（アモキシシリン）＋CAM（クラリスロマイシン）…成功率70％程度
▶ 二次除菌：PPI＋AMPC＋MNZ（メトロニダゾール）
▶ 近年，クラリスロマイシン耐性菌が増加している。
▶ 除菌後3年間の胃癌発生率が約1/3に低下すると考えられている（除菌後にも胃癌が発生することがある）。

正解	1	2	3	4	5	6	7	8	9	10	11	12	13	14	15
	○	○	○	○	×	○	○	○	×	×	○	×	×	×	×

Q2 胃癌の発生と進展についての組織型別の特徴を述べよ。

Key Card 🗝 知っているよね！

1. 胃癌の発生
- 胃癌の発生に，ヘリコバクター・ピロリ菌感染が関与している(胃癌発生の危険因子の1つ)。
- 特に，分化型胃癌は，ヘリコバクター・ピロリ菌感染による胃粘膜萎縮とそれに伴う腸上皮化生粘膜を発生母地とする。
- 未分化型胃癌は，ヘリコバクター・ピロリ菌感染に関係するが，腸上皮化生や胃粘膜萎縮とは関係ないといわれている。
- 胃癌の進展に関する分化型胃癌と未分化型胃癌の比較を**表2**に示す。

2. 多発胃癌
- 60歳以上の男性に好発する。
- 分化型の早期胃癌の発見時に注意する。
- 胃癌の約15～20%に存在する。

表2 分化型胃癌と未分化型胃癌の特徴

	分化型	未分化型
発生母地 (萎縮粘膜, 腸上皮化生)	あり	なし
発育形式	正常腺組織と置換	正常腺組織の間に浸潤
肉眼型 (早期癌)	隆起型はほぼ分化型 陥凹型のものもある	陥凹型
(進行癌)	Borrmann 2, 1, 3型	Borrmann 4, 3型
リンパ節転移	早期癌では少ない	早期癌でも転移が多い
腹膜播種	ほとんどなし	比較的多い

(中村恭一ほか，胃癌の構造第3版，医学書院より引用改変)

❗ ココが大切！⇒ 知っていたかな？ ......Key holder

1. 分化型胃癌
▶ ヘリコバクター・ピロリ菌感染による胃粘膜萎縮とそれに伴う腸上皮化生粘膜を発生母地とする。
▶ 早期癌では，隆起型のものが多い(陥凹型のものもある)。
▶ 進行癌ではBorrmann 2型や1型といった限局型の腫瘍を形成しやすい。
▶ <u>血行性転移が多く</u>，腹膜播種をきたすことはまれである。

2. 未分化型胃癌
▶ ヘリコバクター・ピロリ菌感染に関係するものの，腸上

HER2検査，HER2陽性胃癌
胃癌の約20%は，ヒト上皮増殖受容体(EGFR)ファミリーのHER2が過剰発現している。腫瘍組織の免疫染色法にて診断する。未分化型腺癌に比べ分化型腺癌に発現が多い。HER2に対する分子標的薬は，切除不能胃癌に対する多剤療法レジメンの1剤として用いられる。

皮化生や胃粘膜萎縮とは関係ない。
- 早期癌では，ほぼ全例で陥凹型を呈する。
- 進行癌では，Borrmann 4型や3型といった浸潤型の腫瘍を形成しやすい。
- 早期からリンパ節転移を生じる。
- 腹膜播種をきたすことが比較的多い。

3. 多発胃癌
- 早期癌としての発見が多く，組織型は分化型が多い。
- 60歳以上の男性に好発する。
- 頻度は胃癌の15〜20％程度とされる。
- 多発胃癌における予防的胃全摘は推奨されていない。

Q3 特殊な胃癌（AFP産生胃癌，EBV関連胃癌）について述べよ。

Key Card　　知っているよね！

1. AFP産生胃癌
- 胃癌全体の2〜5％を占める。
- 癌細胞でAFP産生が確認される。
- 幽門前庭部に好発する。
- 図2にAFP産生胃癌の組織像を示す。

2. EBV（Epstein-Barr ウイルス）関連胃癌
- 胃癌全体の10％程度を占める。
- 噴門部から体部に好発する。
- 図3にEBV関連胃癌の組織像を示す。
- 表3にAFP産生胃癌とEBV関連胃癌の特徴を示す。

図2　AFP産生胃癌

 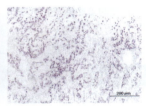

a（HE染色，×100）　　b（HE染色，×100）

a：明るい空胞状の細胞質と多形成に富む核をもつ腫瘍細胞が不規則な管腔構造を形成している。
b：細胞の胞体内にAFPの産生が認められる。

図3　EBV関連胃癌

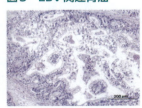 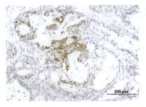

a（HE染色，×100）　　b（ISH法，×100）

a：低分化・中分化型の組織像がみられ，リンパ球浸潤を伴う。
b：ISH法。EBV感染細胞の核内に存在する低分子RNAを同定。

（図2, 3：消化器外科専門医へのminimal requirements，メジカルビュー社より引用）

表3　AFP産生胃癌とEBV関連胃癌の特徴

	AFP産生胃癌	EBV関連胃癌
頻度	約2〜5％	約10％
好発部位	前庭部	噴門部-体部
肉眼型	Borrmann 2型 or 3型	0-Ⅱc型
分化度	分化型	未分化型
リンパ節転移	多い	少ない
脈管侵襲	多い	少ない
肝転移	多い	ほとんどなし
予後	不良（20〜30％）	比較的良好

❗ ココが大切！⇒ 知っていたかな？

1. AFP産生胃癌
- 胃癌全体の2〜5％を占める。
- 幽門前庭部に好発する。
- 進行癌で発見されることが多い。
- 分化型が多く，2型と3型を示す。
- 癌細胞は不規則な管腔構造を示し，AFP産生が確認される（病理組織像で肝様腺癌の像を呈する）。
- 脈管浸潤傾向が強い。
- 発見時に肝転移を有することが多い。
- 予後不良である。

2. EBV（Epstein-Barrウイルス）関連胃癌
- 胃癌全体の10％程度を占める。
- 若年者に多い傾向がある。
- 噴門部から体部に好発する。
- 未分化型が多く0-Ⅱc型が多い。
- 間質にリンパ球浸潤を伴い，リンパ節転移や脈管浸潤は少ない。
- 比較的予後良好である。

できるかな！　実践問題形式でチャレンジ！

問1. ヘリコバクター・ピロリ菌陽性患者について正しいものをすべて選べ。
　　a. 幼少期の経口感染が感染の原因と考えられている。
　　b. 水平感染予防のために，他者との隔離が必要である。
　　c. 未分化癌になる可能性はない。
　　d. 一次除菌の成功率は70％程度。
　　e. 除菌が完了すれば，胃癌になるリスクはない。

問2. 胃癌について誤っているものを1つ選べ。
　　a. 腸上皮化生と関連がいわれているのは分化型胃癌である。
　　b. 未分化型胃癌は早期癌ではほとんどの場合，陥凹型病変として認められる。
　　c. AFP産生胃癌，はEBV関連胃癌と比較して予後良好である。
　　d. AFP産生胃癌，は分化型であることが多い。
　　e. EBV関連胃癌，は未分化型であることが多い。

（※正解は次ページ下段）

知っておこう！ 要点整理（チェックしよう！）

Ⅰ. ヘリコバクター・ピロリ菌とその関連疾患について述べよ。
- □ 1. グラム陰性桿菌で鞭毛によって移動し，ウレアーゼにより胃液を中和する。
- □ 2. 除菌治療の適応は萎縮性胃炎，胃および十二指腸潰瘍，胃MALTリンパ腫，特発性血小板減少性紫斑病（ITP），早期胃癌内視鏡治療後（胃癌発生予防）。
- □ 3. ①一次除菌：PPI ＋ AMPC ＋ CAM
      ②二次除菌：PPI ＋ AMPC ＋ MNZ

Ⅱ. 胃癌の発生と進展についての組織型別の特徴を述べよ。
- □ 1. 分化型も未分化型も，ヘリコバクターピロリ菌との関連がある。
- □ 2. 分化型胃癌は，早期癌では隆起型のものが多い。
- □ 3. 未分化型胃癌は，早期にリンパ節転移を認め，進行癌では腹膜播種が多い。

Ⅲ. 特殊な胃癌（AFP産生胃癌，EBV関連胃癌）について述べよ。
- □ 1. AFP産生胃癌は，前庭部に2型腫瘍（分化型）として認められることが多い。
- □ 2. EBV関連胃癌は，噴門部に0-Ⅱc病変（未分化型）として認められることが多い。
- □ 3. AFP産生胃癌は，肝転移が多く予後不良である。EBV関連胃癌は比較的予後良好である。

（正解　問1：a, d　問2：c）

胃・小腸 7
胃GIST・胃カルチノイド・MALTリンパ腫

チャレンジしてみよう！（○か×をつけよ）

( )　1. 胃GISTは，消化管間葉系腫瘍の80%を占める。
( )　2. 胃GISTは，リンパ節転移をきたしやすい。
( )　3. 胃GISTの診断としての穿刺生検や切開生検は，播種を生じる危険があり禁忌である。
( )　4. 胃GISTの診断において免疫染色によるc-kit陽性が重要な所見である。
( )　5. 胃GISTの手術にはリンパ節郭清が必要である。
( )　6. 胃GISTの分子標的薬として，イマチニブが有用である。
( )　7. 胃カルチノイドは，上皮細胞由来である。
( )　8. 胃カルチノイドの発生に高ガストリン血症が関与することがある。
( )　9. 胃カルチノイドはリンパ節転移をきたしにくい。
( )　10. 胃カルチノイドの治療にヘリコバクター・ピロリ菌の除菌が有効である。
( )　11. 胃カルチノイドの治療に内視鏡的切除は行われない。
( )　12. MALTリンパ腫は，胃悪性リンパ腫の80%を占める。
( )　13. MALTリンパ腫の多くは，ヘリコバクター・ピロリ菌感染が関与している。
( )　14. MALTリンパ腫の治療にヘリコバクター・ピロリ菌の除菌が有効である。
( )　15. MALTリンパ腫治療であるヘリコバクター・ピロリ菌の除菌治療に対する抵抗例には，原則，手術が選択される。

（※正解は次ページ下段）

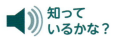
知っているかな？

- Q1 胃GISTの診断・治療について述べよ。
- Q2 胃カルチノイド腫瘍の診断・治療について述べよ。
- Q3 MALTリンパ腫の診断と治療について述べよ。

Q1 胃GISTの診断・治療について述べよ。

Key Card　知っているよね！

1. **胃GISTとは？（図1）**
   - 筋層に存在するカハール介在細胞から発生した腫瘍。

2. **胃GISTの診断**
   - (1) 質的診断
     - ① 粘膜下腫瘍の形態を示す（上部消化管内視鏡検査，上部消化管造影検査）
     - ② 生検：錯綜配列を示す紡錘形細胞や充実性に増生する円形細胞

③ 免疫染色：消化管間葉系マーカー
（c-kit, CD 34, デスミン, S-100蛋白）
(2) 悪性度診断：Flecher分類
大きさと核分裂像数で悪性度を分類している。

図1　胃GISTの検査所見

内視鏡検査所見

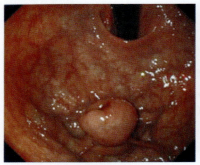

胃穹窿部に粘膜下腫瘍を認める。

病理組織像（HE染色）

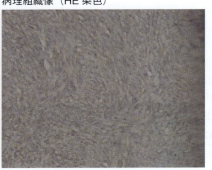

錯綜配列を示す紡錘形細胞を認める。
（消化器外科専門医へのminimal requirements, メジカルビュー社より引用）

3. 胃GISTの治療方針（図2）

- 図2に粘膜下腫瘍（GISTを含む）に対する治療方針を示した。

図2　胃粘膜下腫瘍（SMT）の治療方針

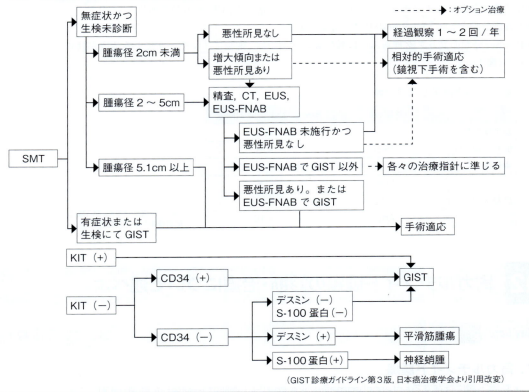

（GIST診療ガイドライン第3版, 日本癌治療学会より引用改変）

正解	1	2	3	4	5	6	7	8	9	10	11	12	13	14	15
	○	×	×	○	×	○	×	○	×	×	×	×	○	○	×

❗ ココが大切！⇒ 知っていたかな？

1. 胃GISTの発生・病理と疫学
- ▶ 平滑筋層または粘膜筋板に存在するカハール介在細胞を起源とした間葉系腫瘍⇒粘膜下腫瘍（健常粘膜で覆われており，粘膜の生検では診断がつきにくい）。
- ▶ 消化管全体の間葉系腫瘍の80％を占める。
- ▶ 胃・小腸に多い。

2. 胃GISTの診断
- ▶ 穿刺生検や切開生検，あるいは診断的治療として腫瘍切除が行われる。
- ▶ 組織像で錯綜配列を示す紡錘形細胞や充実性に増生する円形細胞よりなる。
- ▶ 免疫染色でc-kit（GISTで陽性），CD34（GISTまたはSolitary fibrous tumorで陽性），デスミン（平滑筋腫瘍で陽性），S-100蛋白（神経性腫瘍で陽性）を染色する（腫瘍の起源を類推）。
- ▶ 免疫染色でc-kit陽性は有力な診断材料である。

3. 胃GISTの治療
- ▶ 生検でGISTの診断がつけば，原則的に手術適応となる。
- ▶ 日本では，5cm以下の腫瘍では腹腔鏡手術が行われることが多い。
- ▶ リンパ節転移はまれであるので，原則としてリンパ節郭清は必要ない（胃局所切除）。
- ▶ ただし，核出術は推奨されていない（被膜の損傷の危険のため）。
- ▶ 播種転移することがあるので被膜損傷に注意が必要。
- ▶ 分子標的薬として<u>イマチニブ(kitチロシンキナーゼ活性の阻害)</u>が有効である。
- ▶ 悪性度分類として，Flecherのリスク分類がある。
- ▶ Flecher分類の高リスク群あるいは腫瘍破裂症例では，術後にイマチニブによる治療が勧められる（表1）。

表1　Flecherのリスク分類

	大きさ(cm)	核分裂像数(/50HPFs)
超低リスク	＜2	＜5
低リスク	2〜5	＜5
中リスク	＜5　　5〜10	6〜10　　＜5
高リスク	＞5	＞5
	＞10	Any
	Any	＞10

（GIST診療ガイドライン第3版，日本癌治療学会より引用改変）

Q2 胃カルチノイド腫瘍の診断・治療について述べよ。

Key Card 🗝 　　　　　　　　　　　　知っているよね！

1. 胃カルチノイド腫瘍
- 粘膜下層に存在するenterochromaffin-like cell(ECL)細胞から発生した腫瘍（図3）。

- 近年のWHO分類において，カルチノイドは高分化型の神経内分泌腫瘍(NET G1)と位置づけられている(本書ではカルチノイドと掲載)。

2. 胃カルチノイド腫瘍の診断

(1) 質的診断
① 黄白色調の粘膜下腫瘍の形態を示す(上部消化管内視鏡検査，上部消化管造影検査)
② 生検：核異型の乏しい小型の均一な細胞で構成される
③ 免疫染色：神経内分泌細胞マーカーが有用である
　(クロモグラニンA，CD56)

(2) 病型診断(3型に分類)
① typeⅠ(A型萎縮性胃炎に伴うもの)
② typeⅡ(MEN-1型やZollinger-Ellison症候群に合併するもの)
③ typeⅢ(高ガストリン血症を背景としない特発性)

図3　胃カルチノイド所見

内視鏡検査所見

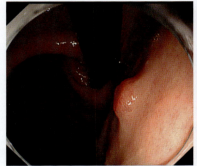

1cm弱の黄白色調の粘膜下腫瘍。

病理組織像 (HE染色)

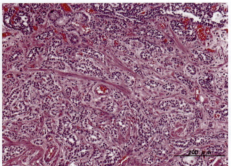

核異型の乏しい小型の均一な細胞。

(消化器外科専門医へのminimal requirements, メジカルビュー社より引用)

3. 胃カルチノイド腫瘍の鑑別診断(表2)

- 胃カルチノイドと胃GISTの鑑別点を**表2**に示した。

表2　胃カルチノイドの鑑別診断

	胃カルチノイド	胃GIST
発生	粘膜下層	筋層
部位	胃体部が多い	胃上部〜体中部
内視鏡像	1cm以下の半球状隆起が多い	大きさはさまざま
超音波内視鏡像	第2,3層の低エコー腫瘤	第4層の不均一エコー腫瘤
背景胃粘膜の特徴	萎縮性胃炎が比較的多い	特になし
リンパ節転移	比較的多い	少ない

(消化器外科専門医へのminimal requirements, メジカルビュー社より引用)

4. 胃カルチノイド腫瘍の治療(病型別)

① typeⅠ，Ⅱの場合
　⇒腫瘍径1cm未満で総個数が3〜5個以下

```
          →内視鏡的切除
       ⇒腫瘍径1cm以上あるいは総個数が3〜5個以上
          →手術による切除（幽門側胃切除や部分切除）
    ②typeⅢの場合
       ⇒リンパ節郭清を伴う胃切除
```

❗ ココが大切！⇒ 知っていたかな？

1. 胃カルチノイド腫瘍の発生・病理と疫学
- 神経内分泌腫瘍である［胃体部に広く分布するenterochromaffin-like cell（ECL）に由来する］。
- 高ガストリン血症を生じることから、粘膜下層に存在するECL細胞の腫瘍化に関与すると考えられている。
- 直腸が最も多く、胃が2番目に多い。

2. 胃カルチノイド腫瘍の診断
- 肉眼型は1cm以下のポリープ状あるいは粘膜下腫瘍様隆起が多い。
- 生検
  ①組織像では核異型の乏しい小型の均一な細胞で構成される（神経内分泌細胞様）。
  ②細胞は髄様に増殖することが多いが、管状や策状、リボン状配列を示すこともある。
- 病型分類
  typeⅠ［A型（胃体部中心の胃炎）萎縮性胃炎に伴うもの］、typeⅡ（MEN-1型やZollinger-Ellison症候群に合併するもの）、typeⅢ（高ガストリン血症を背景としない特発性）の3タイプに分類される。
- typeⅠの発症機序は、背景に胃体部胃炎⇒胃酸分泌低下⇒ネガティブフィードバック⇒高ガストリン血症が考えられる。

3. 胃カルチノイド腫瘍の治療
- 治療は完全切除が原則である。
- リンパ節転移率が比較的高いのは、①1cmを超えるtypeⅠ、Ⅱ型と②typeⅢ型である。
- 高ガストリン血症を背景としたtypeⅠ、Ⅱの場合
  ・腫瘍径1cm未満で総個数が3〜5個以下⇒内視鏡的切除
  ・腫瘍径1cm以上あるいは総個数が3〜5個以上⇒手術による切除（幽門側胃切除や部分切除）
- 特発性のtypeⅢの場合⇒リンパ節郭清を伴う胃切除を行う。
- typeⅠは予後良好であり、typeⅢは予後不良である。

Q3 MALTリンパ腫の診断と治療について述べよ。

Key Card 知っているよね！

1. MALTリンパ腫とは？
- 粘膜関連リンパ組織型で，リンパ節外性B細胞性リンパ腫である（図4）。

図4　MALTリンパ腫所見

内視鏡検査所見　　　　　　　　　　病理組織所見（HE染色）

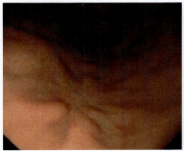 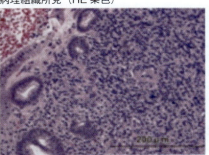

ひだの集中を伴うO-Ⅱc様陥凹病変を認める。　　上皮内へのリンパ球浸潤を認める（lymphoepithelial lesion）。

（消化器外科専門医へのminimal requirements, メジカルビュー社より引用）

2. MALTリンパ腫の診断
(1) 質的診断
① 多彩な形態（上部消化管内視鏡検査，上部消化管造影検査）
② ピロリ菌による胃炎
③ 生検：リンパ上皮病変
④ 免疫染色：B細胞マーカー陽性　（CD20, CD39a）

(2) 病期診断
- Lugano分類にて評価する（表3）。

表3　Lugano分類

Stage Ⅰ	消化管に限局した腫瘍で漿膜浸潤なし 単発・多発（非連続性）
Stage Ⅱ	原発巣から腹腔へ進展 リンパ節浸潤 　Ⅱ1：限局性（胃または所属リンパ節にとどまる） 　Ⅱ2：遠隔性（大動脈周囲，下大静脈周囲，骨盤内あるいは腸間膜リンパ節）
Stage ⅡE	漿膜から隣接臓器やリンパ節以外の周辺臓器に浸潤 穿孔や腹膜炎を合併
Stage Ⅳ	播種 病変が横隔膜を超えて認められる

（胃癌治療ガイドライン第4版，日本胃癌学会より引用改変）

3. MALTリンパ腫の治療
- 病期に準じ，治療選択される（図5）。

図5 MALTリンパ腫の治療

```
生検組織            MALTリンパ腫
                    ↙        ↘
臨床病期        Ⅰ,Ⅱ1          Ⅱ2＜
                  ↓              ↓
              ピロリ菌除菌     ピロリ菌除菌
              ↙  ↓  ↘             ↓
            CR  NC  PD            ↓
            ↓   ↓   ↓             ↓
          経過観察 経過観察 放射線療法  化学療法
                        手術
```

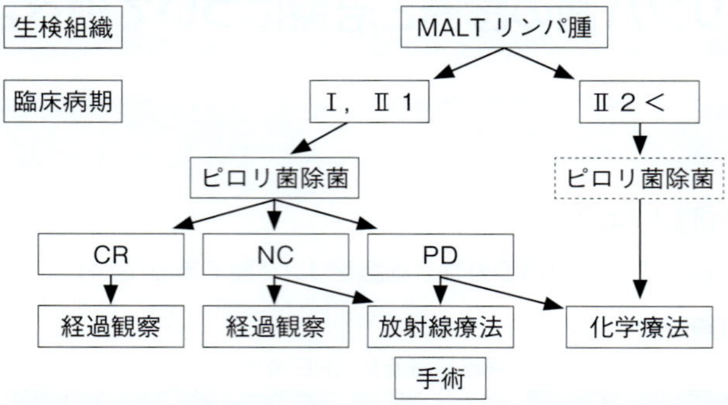

(胃癌治療ガイドライン第4版,日本胃癌学会より引用改変)

❗ ココが大切！⇒ 知っていたかな？

1. 胃悪性リンパ腫とは？
▶胃悪性リンパ腫は，胃悪性疾患の約1％を占める。
▶胃悪性リンパ腫の多くは，①MALTリンパ腫と②びまん性大細胞B細胞性リンパ腫である。

2. MALTリンパ腫の発生・病理と疫学
▶粘膜に存在するリンパ濾胞辺縁帯のB細胞に由来した腫瘍である。

3. MALTリンパ腫の診断
▶MALTリンパ腫の内視鏡像は，潰瘍，退色調粘膜，早期胃癌類似様，皺壁肥厚など多彩。
▶MALTリンパ腫にはピロリ菌感染が関与している。
▶MALTリンパ腫の組織像・免疫染色
　①反応性濾胞の辺縁帯から濾胞間領域に増殖しリンパ上皮病変(lymphoepithelial lesion)を形成。
　②B細胞マーカー陽性(CD20, CD39a)。

4. MALTリンパ腫の治療
▶限局期MALTリンパ腫(Stage Ⅰ)で，ピロリ菌陽性例は除菌治療(PPI, アモキシシリン，クラリスロマイシン)が第一選択(除菌の奏効率70〜80％である)。
▶限局期に対するピロリ菌除菌治療の抵抗例には，二次治療として放射線治療もしくは手術を行う(主流ではない)。
▶限局期のピロリ菌除菌治療抵抗例
　①肉眼型：粘膜下成分を含む隆起型，②深達度：筋層以深，
　③組織型：diffuse large cell lymphomaの成分を有する，④Stage：StageⅡ以上，
　⑤ピロリ菌：陰性，⑥遺伝子：(t11;18)(q21;q21)染色体転座など
▶進行期のピロリ菌除菌治療抵抗例に対しては化学療法(リツキシマブ, CHOPなど)を行う。

胃・小腸7 ● 胃GIST・胃カルチノイド・MALTリンパ腫

できるかな！ 実践問題形式でチャレンジ！

問1. 胃GISTついて正しいものを2つ選べ。
- a. 上皮由来の腫瘍である。
- b. 免疫染色でc-kit陽性は有力な診断材料である。
- c. リンパ節転移しやすい。
- d. 5cm以下は内視鏡治療の適応である。
- e. 分子標的薬のイマチニブが有用である。

問2. 正しいものを2つ選べ。
- a. カルチノイド腫瘍は神経内分泌腫瘍である。
- b. カルチノイド腫瘍の発生は胃に最も多い。
- c. type Ⅲ の胃カルチノイド腫瘍の発生にガストリンが関与する。
- d. MALTリンパ腫の発生にピロリ菌の感染が関与する。
- e. MALTリンパ腫の治療は切除が原則である。

（※正解は下段）

知っておこう！ 要点整理（チェックしよう！）

Ⅰ. 胃GISTの診断・治療について述べよ。
- □ 1. 消化管間葉系由来の粘膜下腫瘍であり，c-kit陽性が診断に重要である。
- □ 2. リンパ節転移はまれなため，リンパ節郭清は原則的に必要なく，胃局所切除を行う。
- □ 3. 分子標的薬が奏効する。

Ⅱ. 胃カルチノイド腫瘍の診断・治療について述べよ。
- □ 1. type Ⅰ（A型萎縮性胃炎に伴うもの），type Ⅱ（MEN-1型やZollinger-Ellison症候群に合併するもの），type Ⅲ（高ガストリン血症を背景としない特発性）の3タイプに分類される。
- □ 2. 肉眼型は1cm以下のポリープ状あるいは粘膜下腫瘍様隆起が多く，組織像では核異型の乏しい小型の均一な細胞で構成される。
- □ 3. 治療は完全切除が原則で，タイプや大きさ，個数によって内視鏡的切除か手術かが選択される。

Ⅲ. MALTリンパ腫の診断と治療について述べよ。
- □ 1. 限局期MALTリンパ腫（Stage Ⅰ）に対しては，ピロリ菌陽性例は除菌治療（PPI，アモキシシリン，クラリスロマイシン）が第一選択で，除菌の奏効率は70〜80%である。
- □ 2. 限局期のピロリ菌除菌治療抵抗例に対しては二次治療として放射線治療もしくは手術（主流ではない）を行う。
- □ 3. 進行期のピロリ菌除菌治療抵抗例に対しては化学療法（リツキシマブ，CHOPなど）を行う。

（正解　問1：b, e　問2：a, d）

II 消化管

胃・小腸 8
胃十二指腸潰瘍に対する手術（出血, 穿孔, 狭窄）

チャレンジしてみよう！（○か×をつけよ）

( ) 1. 胃十二指腸潰瘍の原因としては, NSAIDs 潰瘍が最も頻度が高い。
( ) 2. 胃十二指腸潰瘍におけるピロリ菌感染率は50％前後である。
( ) 3. ピロリ菌感染症の除菌療法に成功しても, 胃十二指腸潰瘍の再発は生じる。
( ) 4. 胃十二指腸潰瘍の薬物療法では, プロトンポンプ阻害薬（PPI）よりもH₂受容体拮抗薬のほうが有効である。
( ) 5. 胃十二指腸潰瘍の合併症のうち, 最も多いのは穿孔である。
( ) 6. 胃十二指腸潰瘍穿孔では, 手術困難な全身状態のときにのみ, 保存的治療の適応となる。
( ) 7. 胃十二指腸潰瘍穿孔で保存的治療を選択した場合は, 経過により手術移行することがある。
( ) 8. 胃十二指腸潰瘍穿孔で上腹部に限局した腹膜炎は保存的治療の適応になる。
( ) 9. 胃十二指腸潰瘍穿孔で手術（穿孔部閉鎖と大網被覆術）した場合には, PPIによる同時薬物療法は必要ない。
( ) 10. 胃十二指腸潰瘍出血に対して, 現在は内視鏡的止血術が第一選択である。
( ) 11. 胃十二指腸潰瘍狭窄は, 胃噴門部付近の潰瘍で生じやすい。
( ) 12. 胃十二指腸潰瘍穿孔の手術では, 腹腔内洗浄ドレナージは不要である。
( ) 13. 胃十二指腸潰瘍穿孔の手術術式では, 穿孔部閉鎖＋大網被覆が一般的である。
( ) 14. 胃十二指腸潰瘍の合併症手術で広範胃切除が選択されることはない。
( ) 15. 胃十二指腸潰瘍狭窄に対して胃十二指腸側側吻合が選択されることがある。

（※正解は次ページ下段）

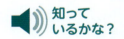

Q1 胃十二指腸潰瘍の成因, 治療について述べよ。
Q2 胃十二指腸潰瘍穿孔の保存的治療の適応について述べよ。
Q3 胃十二指腸潰瘍穿孔の手術について述べよ。

Q1 胃十二指腸潰瘍の成因，治療について述べよ。

Key Card 　知っているよね！

1. 胃十二指腸潰瘍の成因
攻撃因子＞防御因子のバランス乱れにより発症する．その成因として，ピロリ菌感染症とNSAIDsの長期服用が多い．

2. 胃十二指腸潰瘍の症状
①心窩部痛（食後・空腹時）　②黒色便　③悪心・嘔吐などがある．

3. 胃十二指腸潰瘍の診断
①上部消化管内視鏡検査　②ピロリ菌感染の診断（図1）

4. 胃十二指腸潰瘍の合併症（頻度）
①出血：73%　②穿孔・穿通：9%　③狭窄：3%

5. 胃十二指腸潰瘍の治療（図2）
- ピロリ菌除菌のほか，胃酸分泌抑制が重要であり，PPIやH_2阻害薬・防御因子増強薬を使用する．

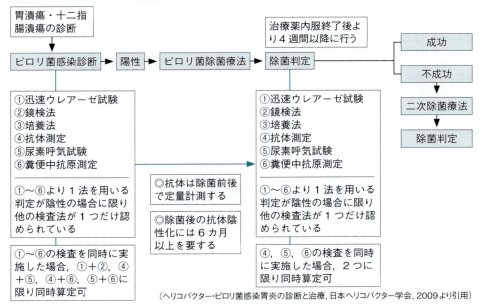

図1　ピロリ菌感染の診断と治療

（ヘリコバクター・ピロリ菌感染胃炎の診断と治療，日本ヘリコバクター学会，2009より引用）

正解	1	2	3	4	5	6	7	8	9	10	11	12	13	14	15
	×	×	○	×	×	×	○	○	○	×	×	×	○	×	○

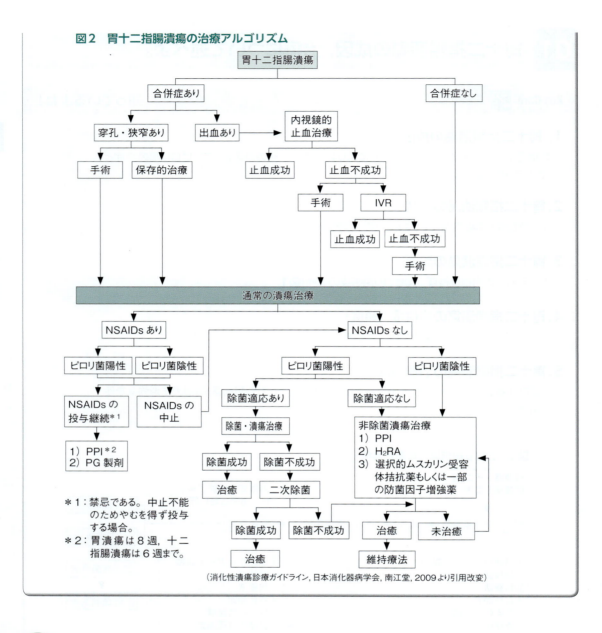

図2 胃十二指腸潰瘍の治療アルゴリズム

(消化性潰瘍診療ガイドライン，日本消化器病学会，南江堂，2009より引用改変)

❗ ココが大切！ ⇒ 知っていたかな？

1. 胃十二指腸潰瘍の成因

- ▶攻撃因子には，胃酸・NSAIDs・ピロリ菌感染・飲酒・喫煙などがある。
- ▶防御因子には，粘液・血流・重炭酸イオン・プロスタグランジンなどがある。
- ▶成因のほとんどは，ピロリ菌感染とNSAIDs内服であり，他の原因による頻度は2％にすぎないという報告もある(ステロイドも原因の1つ)。
- ▶潰瘍発症リスクはピロリ菌感染単独で18.1倍，NSAIDs服用単独で19.4倍，ピロリ菌感染かつNSAIDs服用で61.1倍に増加する。
- ▶ピロリ菌感染は，胃潰瘍患者の70〜90％，十二指腸潰瘍患者の80〜90％に認められる。

▶前庭部の消化性潰瘍は胃上部の潰瘍に比べて高酸の症例が多い。

2. 胃十二指腸潰瘍の症状
- ▶胃潰瘍では食後の心窩部痛，十二指腸潰瘍では空腹時の心窩部痛が特徴的である。
- ▶黒色便(タール便)は，上部消化管出血由来の症状であり，60％が胃十二指腸潰瘍が原因。
- ▶胃潰瘍では吐血(大量出血時)，十二指腸では下血となることが多い。
- ▶なかには，悪心・嘔吐や胸焼け症状のみを呈することがある。
- ▶高齢者のNSAIDsによる潰瘍は無痛性のことが多い。

3. 胃十二指腸潰瘍の診断
- ▶上部消化管内視鏡検査では，潰瘍を確認する。胃角部および十二指腸球部前壁が好発部位である。
- ▶潰瘍底や周辺粘膜の状態(周堤の有無やヒダ集中の様子)にて胃癌と鑑別し，生検を考慮する。
- ▶ピロリ菌感染の診断には，侵襲的検査(迅速ウレアーゼ試験・鏡検法・培養法・PCR法)と非侵襲的検査[尿素呼気試験(UBT)・抗体検査法・糞便中抗原測定法]がある。

4. 胃十二指腸潰瘍の治療
- ▶ピロリ菌除菌のほか，胃酸分泌抑制が重要であり，PPIやH_2阻害薬・防御因子増強薬を使用する。
- ▶ピロリ菌除菌療法では，一次除菌(PPI＋アモキシシリン＋クラリスロマイシン)は70％，二次除菌(PPI＋アモキシシリン＋メトロニダゾール)は90％前後の除菌率。
- ▶除菌判定には特異度の高い尿素呼気試験(UBT)および糞便中ピロリ菌抗原測定法を用いる。
- ▶ピロリ菌除菌成功例においては10％未満，除菌不成功例では60％に潰瘍が再発する。

Q2 胃十二指腸潰瘍穿孔の保存的治療の適応について述べよ。

Key Card　知っているよね！

1. 胃十二指腸潰瘍穿孔の治療の変遷
- 胃十二指腸潰瘍穿孔は出血に次ぐ重要な合併症の1つ。
- 以前は，手術が主な治療法であったが，ドレナージ技術および治療薬剤の進歩により，現在は保存的治療を選択することが多い。

2. 胃十二指腸潰瘍穿孔の診断
- CT検査や単純X線写真で遊離ガス(free air)(図3)を確認。
- 腹水(図4)の有無を評価。

3. 胃十二指腸潰瘍穿孔の手術適応
以下の場合，早期手術を考慮。

①発症後時間経過が長い場合(24時間以上)
②腹膜炎が上腹部に限局しない場合
③腹水が多量存在する場合
④胃内容物が多量にある場合
⑤年齢が70歳以上である場合
⑥重篤な併存疾患がある場合
⑦血行動態が安定しない場合

(消化性潰瘍診療ガイドライン,日本消化器病学会,南江堂,2009より引用改変)

4. 胃十二指腸潰瘍穿孔の保存的治療
①絶食,補液,全身管理
②制酸薬投与(PPIが第一選択)
③経鼻胃管留置(胃内容物のドレナージ)
④経皮的腹腔内ドレナージ,抗菌薬
⇒CT検査で経時的変化を確認し,評価が必要。

5. 自験例(60歳男性)
胃十二指腸潰瘍穿孔に対し,保存的治療を開始し,発症24時間後に腹水増量,胃内容物多量,汎発性腹膜炎となり,手術施行。

図3 腹部CT検査

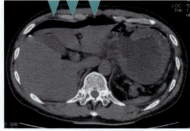

(▶腹腔内遊離ガス)

図4 骨盤CT検査

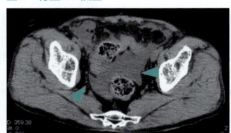

(▶腹水)

⚠ ココが大切! ⇒ 知っていたかな?

1. 胃十二指腸潰瘍穿孔に対する保存的治療の適応
▶「胃十二指腸潰瘍穿孔の手術vs保存的治療」の治療成績を比較した臨床研究(RCT)は存在しない。
▶後ろ向きに検討した報告では,手術移行に関連した因子は,以下の9点のいずれかを認めた場合とされている。
①血行動態が安定しない,②発症後経過時間が長い(6・12・24時間以上),③腹膜炎が上腹部に限局しない,④腹水が多量,⑤重篤な併存疾患がある,⑥経時的なCT検査で腹腔内遊離ガスや腹水の増量,⑦70歳以上の高齢者,⑧胃内容物が大量,⑨腹部筋性防御が24時間以内に軽快しない

2. 胃十二指腸潰瘍穿孔に対する保存的治療
- H₂阻害薬およびPPIの登場により，穿孔に対する手術頻度は激減した．しかし，穿孔の発生頻度は変化ない．
- 穿孔を発症した場合の保存的治療は，絶食・薬物治療とドレナージが主流である．
- 薬物療法の第一選択は，PPIである．その他，H₂阻害薬やピロリ菌感染がある場合には除菌療法を行う．
- 保存的治療を選択しても，臨床所見やCT検査による経時的経過を確認することが重要である．

3. 胃十二指腸潰瘍の穿孔以外の合併症に対する治療
- 胃十二指腸潰瘍の合併症には，穿孔のほか，出血と狭窄がある．
- 出血の治療の第一選択は内視鏡的止血術である．止血不成功例にはIVR治療か，手術を選択する．
- 出血に対する内視鏡的止血術には，レーザー法，純エタノール局注法，血管収縮薬局注法，硬化薬局注法，高周波凝固法，ヒータープローブ法，フィブリン糊局注法，クリップ法がある．
- 出血に対するIVR治療は，内視鏡的止血が困難な症例で，血行動態が安定している場合に適応となる．
- 出血に対する手術療法は，十二指腸潰瘍出血に対しては，潰瘍縫縮＋迷走神経切離術，胃潰瘍に対しては広範胃切除術などの術式があるが，現在頻度は激減している．
- 狭窄は繰り返す胃幽門輪付近および十二指腸球部潰瘍に起こりやすい合併症である．
- 狭窄に対する手術療法に対して，推奨されるのは，胃十二指腸側側吻合である．

Q3 胃十二指腸潰瘍穿孔の手術について述べよ．

Key Card　知っているよね！

1. 手術術式
胃十二指腸潰瘍穿孔手術では以下の3点がポイント．
①腹腔内洗浄ドレナージ術　②穿孔部閉鎖　③大網被覆
⇒開腹手術または腹腔鏡下手術が選択される．
⇒以前施行されていた広範胃切除術は推奨されていない．

2. 穿孔部閉鎖＋大網被覆術（大網充填術も含む）
- 手術術式として「腹腔内洗浄ドレナージ術＋穿孔部閉鎖（図5）＋大網被覆術（図6，大網充填を含む）」が推奨されている．

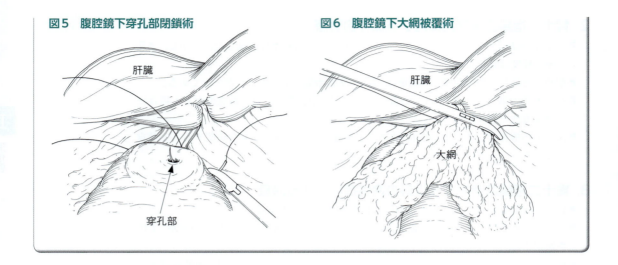

図5 腹腔鏡下穿孔部閉鎖術
図6 腹腔鏡下大網被覆術

❗ ココが大切！⇒ 知っていたかな？

1. 胃十二指腸潰瘍穿孔に対する手術術式
- ▶手術術式として現在推奨されているのは，腹腔内洗浄ドレナージ術＋穿孔部閉鎖＋大網被覆術（大網充填を含む）である。
- ▶上記術式に関しては，「開腹 vs 腹腔鏡下」でわが国のメタ分析で同等の成績であった。
- ▶胃十二指腸潰瘍穿孔に対する腹腔鏡下手術は，1990年に海外で初めて報告され，徐々にわが国でも増加している。
- ▶胃十二指腸潰瘍穿孔手術の利点は，穿孔部閉鎖に加え，腹腔内洗浄ドレナージを併用できる点である。
- ▶以前施行されていた広範囲胃切除術に関しては，PPIの登場と除菌療法により，現在は推奨されていない。
- ▶以前には広範囲胃切除＋迷走神経切離術などが行われていた歴史がある。

2. 穿孔部閉鎖＋大網被覆術
- ▶穿孔部の単純閉鎖＋大網被覆が困難な症例に対しては，穿孔部への大網充填が選択される。
- ▶被覆または充填には大網を用いるのが一般的であるが，肝円索を使用した症例も報告されている。
- ▶大網が使用される理由として，大網が血流豊富であること，大網自身の血管新生作用・吸収作用・免疫作用がいわれている（炎症抑制効果と細胞増殖因子を介した治癒促進作用）。
- ▶大網被覆または充填のポイントは以下の4つ。
  ①緊張がかからない部位の大網を選ぶ，②穿孔部を超えて肝下面・小弯側まで大網を被覆する，③被覆，充填に用いた部分の末梢の大網を十分量（3〜5cm）残す，④大網を固定するための糸針は脆弱な壁の部分を避けて通す

胃・小腸 8 ● 胃十二指腸潰瘍に対する手術（出血，穿孔，狭窄）

できるかな！ 実践問題形式でチャレンジ！

問1. 43歳男性。2週間前に歯科治療（抜歯）を行い，鎮痛薬を内服していた。数日前から空腹時の心窩部痛を自覚し受診。上部消化管内視鏡検査で十二指腸球部の潰瘍が認められた。この患者に対する診断・治療で正しいものを選べ。

　a. 鎮痛薬の内容を確認し，内服中止してPPI投与を開始する。
　b. 薬剤性の可能性が高いため，ピロリ菌検査は施行しない。
　c. 十二指腸病変のため，良悪性の鑑別のための生検は必要ない。
　d. 1週間のPPI投与で潰瘍が改善した場合には，その後の内服治療はしなくてもよい。
　e. ピロリ菌の除菌が成功すれば，潰瘍は再発しない。

問2. 上記患者が潰瘍治療を開始し，3日後に増悪する上腹部痛を自覚し，救急外来を受診した。腹部所見として腹膜刺激症状を認め，血液検査で白血球の著明な上昇を認めた。この場合の対応として**誤っている**ものを選べ。

　a. 診察で腹膜刺激症状の範囲を確認する。
　b. 上部消化管穿孔の可能性があるため，CT検査を行う。
　c. PPIを増量し，経過をみるように十分に説明して後日再受診させる。
　d. 穿孔を認めたら，経鼻胃管を挿入し，絶食点滴管理する。
　e. CT検査で穿孔を認めた場合，腹水少量で，全身状態も良好なら保存的治療を選択する。

（※正解は下段）

知っておこう！ 要点整理（チェックしよう！）

I. 胃十二指腸潰瘍の成因，治療について述べよ。
　□ 1. 成因としては，ピロリ菌感染症とNSAIDs長期服用が大半を占める。
　□ 2. 治療としては，ピロリ菌除菌療法を含めた薬物治療（特にPPI）が第一選択である。
　□ 3. 合併症としては，頻度の高い順に出血，穿孔，狭窄がある。

II. 胃十二指腸潰瘍穿孔の保存的治療の適応について述べよ。
　□ 1. 多量腹水，汎発性腹膜炎，高齢者，経過時間が長い，全身状態不良の場合には，手術を選択する。
　□ 2. 保存的治療を選択した場合においても，臨床所見やCT検査による経時的観察が必要。
　□ 3. 保存的治療のポイントは，絶食・ドレナージ・薬物治療である。

III. 胃十二指腸潰瘍穿孔の手術について述べよ。
　□ 1. 手術では，「穿孔部閉鎖＋大網被覆」のほか，「腹腔内洗浄ドレナージ」が重要である。
　□ 2. トレーニングを積んだ施設では，開腹と同等の安全性にて腹腔鏡下手術が可能。
　□ 3. 他の術式として「広範囲切除＋迷走神経切離術」が以前には施行されていた。現在では，推奨されていない。

（正解　問1：a　問2：c）

胃・小腸 9

小腸疾患（上腸間膜動脈症候群，上腸間膜動脈塞栓症，小腸腫瘍）

チャレンジしてみよう！（○か×をつけよ）

( ) 1. 上腸間膜動脈症候群は，急性腸間膜虚血の1つである。
( ) 2. 上腸間膜動脈症候群では，X線造影検査にて十二指腸のcut off signを呈する。
( ) 3. 上腸間膜動脈症候群では，右側臥位で症状が軽減し，背臥位では増悪する。
( ) 4. 急激な体重減少は，上腸間膜動脈症候群の原因となる。
( ) 5. 上腸間膜動脈症候群の治療の第一選択は，栄養管理（保存的治療）である。
( ) 6. 動脈硬化や心房細動は，上腸間膜動脈塞栓症の原因となる。
( ) 7. エストロゲンの服用は，上腸間膜静脈血栓症の原因となる。
( ) 8. 非閉塞性腸間膜虚血（NOMI）の成因は，上腸間膜動脈または上腸間膜静脈の物理的な閉塞による血流障害である。
( ) 9. ジギタリスの服用は，NOMIの原因になると考えられている。
( ) 10. 上腸間膜静脈血栓症では，早期から急激な腹痛を認める。
( ) 11. 小腸腫瘍のなかで，頻度の最も高いものは悪性リンパ腫である。
( ) 12. 小腸腫瘍のなかで，症状を呈するものの約半数をGISTが占めている。
( ) 13. 小腸腫瘍を内視鏡的に観察するのは困難である。
( ) 14. 小腸カルチノイドに対しては，リンパ節郭清を必要としない。
( ) 15. 小腸GISTに対しては，リンパ節郭清を必要とする。

（※正解は次ページ下段）

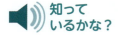 知っているかな？

Q1 上腸間膜動脈症候群の診断と治療について述べよ。
Q2 上腸間膜動脈塞栓症，上腸間膜静脈血栓症，NOMIについて述べよ。
Q3 小腸腫瘍の頻度，分類について述べよ。

Q1 上腸間膜動脈症候群の診断と治療について述べよ。

Key Card　　　知っているよね！

1. 上腸間膜動脈症候群の病因・症状

- 十二指腸水平脚が，腹側の上腸間膜動脈と背側の大動脈や脊柱に挟まれて圧迫されることにより，十二指腸閉塞症状を呈する。
- 成因は，上腸間膜動脈の分岐角の鋭角化である（図1）。

2. 上腸間膜動脈症候群の診断
①X線造影検査：十二指腸水平脚での縦方向の造影剤の断裂像(cut off sign)を認める。胃泡と十二指腸球部のガス貯留像(double bubble sign)。
②CT, MRI(MRA)検査：十二指腸水平脚の圧排, 上腸間膜動脈分岐角の狭小化を認める。

3. 上腸間膜動脈症候群の治療
- まずは保存的治療(栄養状態の改善)を行い, 改善しない場合は手術を行う。
- 外科的治療として, 十二指腸空腸バイパス術, 十二指腸彎曲授動術, Treiz靭帯切離術, 十二指腸転位術などがある。

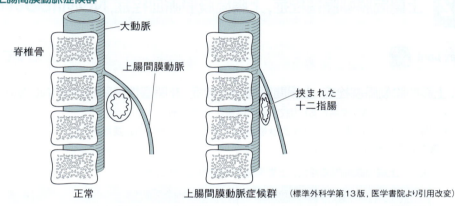

図1 上腸間膜動脈症候群 (標準外科学第13版, 医学書院より引用改変)

❗ ココが大切！⇒ 知っていたかな？

1. 上腸間膜動脈症候群の病因・症状
▶ 十二指腸水平脚が, 腹側の上腸間膜動脈と背側の大動脈や脊柱に挟まれて圧迫されることにより, 十二指腸閉塞症状を呈する。
▶ 成因は, 上腸間膜動脈の分岐角の鋭角化である(正常38〜56°, 本症では6〜25°と報告はさまざま)。その原因として次のようなことが考えられている。
　①先天的な腸間膜の固定異常
　②やせ型, 内臓下垂, 脊椎の前彎
　③急激なやせによる上腸間膜動脈根部周囲の脂肪組織の減少, などが挙げられる。
▶ 主な症状は, 腹部膨満, 食欲不振, 嘔気, 胆汁性嘔吐, 腹痛である。
▶ これらの症状は, 左側臥位や腹臥位にをとると軽減し, 背臥位をとると増悪する。

2. 上腸間膜動脈症候群の診断
①X線造影検査：口側十二指腸の拡張と十二指腸水平脚での縦方向の造影剤の断裂像(cut off sign)を認める。胃泡と十二指腸球部のガス貯留像(double bubble sign)。
②CT, MRI(MRA)検査：十二指腸水平脚の圧排, 上腸間膜動脈分岐角の狭小化を認める。

正解	1	2	3	4	5	6	7	8	9	10	11	12	13	14	15
	×	○	×	○	×	○	○	○	×	○	×	○	×	×	×

3. 上腸間膜動脈症候群の治療
- ▶ まずは，保存的治療を行う（栄養状態の改善）。
- ▶ 中心静脈栄養や狭窄部を越えて留置した栄養チューブを用いて栄養状態，脱水・電解質の改善を図る。
- ▶ 症状が軽い場合は，経口摂取での治療も可能である（少量・頻回の摂取）。
- ▶ 保存的治療で改善しない場合は手術を行う。
- ▶ 手術には，十二指腸空腸バイパス術，十二指腸彎曲授動術，Treiz靭帯切離術，十二指腸転位術などがある。

Q2 上腸間膜動脈塞栓症，上腸間膜静脈血栓症，NOMIについて述べよ。

Key Card 知っているよね！

1. 上腸間膜動脈塞栓症，上腸間膜静脈血栓症，非閉塞性腸間膜虚血（NOMI）
- いずれも腸管壊死を生じる疾患であり，注意が必要である。
- 早期診断し，腸管壊死による全身状態が悪化する前に治療する必要がある。
- 表1にそれぞれの比較を示す。

表1　上腸間膜動脈塞栓症，上腸間膜静脈血栓症，NOMI

	上腸間膜動脈塞栓症	上腸間膜静脈血栓症	NOMI
成因	動脈硬化，心房細動・心筋梗塞に伴う塞栓や血栓，解離性動脈瘤	血液凝固亢進，血流低下，炎症性腸炎，外傷，エストロゲンの服用	腸間膜の動脈あるいは静脈の攣縮
症状	急激で持続性の激しい腹痛，嘔吐，下痢，下血	腹痛を認めることが多いが非特異的	早期は軽度の腹痛（理学所見に乏しい）。後に激しい腹痛となる
診断	エコー，CT，血管造影上腸間膜動脈血流障害の確認	造影CTにて上腸間膜静脈の造影不良	血管造影にて攣縮血管，辺縁動脈の造影不良
治療	早期ならば血管造影下に血栓溶解療法 腸管壊死を伴えば腸管切除	保存的治療 腸管壊死を伴えば腸管切除	腸管切除

！ ココが大切！ ⇒ 知っていたかな？

1. 上腸間膜動脈塞栓症
- ▶ 上腸間膜動脈領域に閉塞を生じ，急激な腸管の阻血性変化をきたす疾患である。
- ▶ 閉塞の原因は動脈硬化，心房細動・心筋梗塞に伴う塞栓や血栓，解離性動脈瘤などがある。
- ▶ 急激で持続性の激しい腹痛，嘔吐，下痢，下血を認める。
- ▶ 上腸間膜動脈閉塞症において腸管壊死をきたした場合，代謝性アシドーシスを生じる。
- ▶ 腹部X線写真では，麻痺性イレウス像を呈する。
- ▶ 腹部エコーやCT検査において，上腸間膜動脈の血流障害の確認が診断の手がかりとなる。
- ▶ 確定診断は，血管造影検査での動脈閉塞の確認である。
- ▶ 発症早期であれば，血管造影下に血栓溶解薬などを投与して治療可能である。

- ▶時間が経過し，腸管壊死を疑う場合は緊急手術，腸管切除の適応である。
- ▶予後不良であり，大量腸管切除を要した場合は短腸症候群の原因となる。

2. 上腸間膜静脈血栓症
- ▶血液凝固亢進，血流低下，炎症性腸炎，外傷，エストロゲンの服用などが原因となる。
- ▶腹痛を認めることが多いが，症状は非特異的である（動脈閉塞より症状は軽い）。
- ▶腸管壊死は，動脈閉塞では数時間で生じるのに対し，静脈血栓では3〜4日かかると考えられている。
- ▶造影CT検査にて上腸間膜静脈の造影不良を確認する。
- ▶基礎疾患の治療が第一だが，腸管壊死を伴う場合は腸管切除を行う。

3. NOMI（non occlusive mesenteric ischemia）：非閉塞性腸間膜虚血
- ▶腸間膜の動脈あるいは静脈の攣縮により生じる急性血行障害で，予後不良な疾患である。
- ▶体外循環の使用，ショック状態，血管作用薬（ジギタリスなど）が発症と関連があるといわれている。
- ▶発症早期は腹痛を生じるが，腹部は軟らかく筋性防御などの理学所見に乏しく，腹部X線写真でも異常を認めないか，小腸ガスを少量認める程度である。
- ▶腸管壊死を伴うようになると，激しい腹痛となり，筋性防御を認めるようになる。
- ▶造影CT検査で同レベルでの上腸間膜静脈（SMV）と上腸間膜動脈（SMA）の口径差を認める（SMVのほうが細い：SMV/SMA＜1）。
- ▶血管造影検査にて攣縮血管，辺縁動脈の造影不良を確認する。
- ▶治療は，緊急手術による腸管切除である。
- ▶壊死腸管が非連続的に分節状に拡大することが多い（second look operationが必要になることもなる）。

Q3 小腸腫瘍の頻度，分類について述べよ。

Key Card 🔑 知っているよね！

1. 小腸腫瘍の頻度
- 小腸腫瘍の頻度は，全消化管腫瘍の3〜6％と低く，小腸腫瘍の60〜70％が良性腫瘍である。
- 小腸悪性腫瘍は，全消化管悪性腫瘍の1〜2％にすぎない。

2. 小腸腫瘍の分類（表2）
- 腺腫，GIST，脂肪腫などさまざまである。
- 頻度は，腺腫が最も多い。
- 症状を呈するものの約半数は，GISTが占めている。

3. 小腸腫瘍の症状
- 出血，腹痛，腹部膨満，イレウス，嘔吐，貧血，腫瘤触知などさまざまである。
- 腸重積を生じ，繰り返すイレウス症状を呈することもある。

表2 小腸腫瘍の分類

1. 良性上皮性腫瘍 　腺腫, 家族性大腸腺腫症	4. 非上皮性腫瘍 　GIST, 脂肪腫, 平滑筋腫瘍, 　神経性腫瘍, 血管腫, リンパ管腫	7. 腫瘍性病変 　過誤腫, Brunner腺過形成 　炎症性線維性ポリープ 　Cronkhite-Canadaポリポーシス 　良性リンパ性ポリープ 　異所性子宮内膜症 　異所性膵, 異所性胃粘膜
2. 悪性上皮性腫瘍 　腺癌, 内分泌細胞癌	5. 悪性リンパ腫	
3. カルチノイド腫瘍	6. 転移性腫瘍	

(消化器外科専門医へのminimal requirements, メジカルビュー社より引用)

! ココが大切! ⇒ 知っていたかな?

1. 小腸腫瘍の頻度
- ▶小腸腫瘍の頻度は, 全消化管腫瘍の3～6％と低い。
- ▶小腸腫瘍の60～70％が, 良性腫瘍である。
- ▶小腸悪性腫瘍は, 全消化管悪性腫瘍の1～2％にすぎない。

2. 小腸腫瘍の分類
- ▶①良性腫瘍(上皮性):腺腫
- ▶②良性腫瘍(非上皮性):(GIST), 脂肪腫, 血管腫, 平滑筋腫瘍
- ▶③悪性腫瘍:GIST, 腺癌, 悪性リンパ腫, 平滑筋肉腫
- ▶④カルチノイド腫瘍
- ▶頻度は腺腫が最も多い。症状を呈するものの約半数はGISTが占めている。

3. 小腸腫瘍の症状
- ▶出血, 腹痛, 腹部膨満, イレウス, 嘔吐, 貧血, 腫瘤触知などさまざまである。
- ▶腸重積を生じ, 繰り返すイレウス症状を呈することもある。

4. 小腸腫瘍の検査
- ▶イレウス症状を呈する場合は, 腹部X線検査にて鏡面像(niveau)を認める。
- ▶小腸造影検査では充盈法, 二重造影にて腫瘍が描出される。
- ▶腹部CT検査では, 腫瘍の大きさ, 性状, 転移や周囲臓器浸潤, 重積の有無などを確認する。
- ▶バルーン内視鏡検査やカプセル内視鏡検査で管腔内からの観察も可能である。
- ▶バルーン内視鏡検査では, 組織診や細胞診も可能である。

5. 小腸腫瘍の治療
- ▶症状があれば, 良性でも手術が第一選択となる(分節腸管切除や楔状切除)。
- ▶悪性腫瘍やカルチノイドでは, リンパ節郭清を伴う手術を行う。
- ▶小腸GISTでは, リンパ節郭清を必要としない(リンパ節転移の頻度が低い)。
- ▶悪性リンパ腫では, 化学療法, 放射線療法を行う(限局していれば切除も可能)。

できるかな！ 実践問題形式でチャレンジ！

問1. 20歳女性。失恋を契機に食欲不振となり，3カ月で急激な体重減少（52 kg→38 kg）を認めた。食欲不振，嘔気，胆汁性嘔吐が持続するため来院した。腹部X線写真では十二指腸球部の拡張と胃泡を認めた。この疾患について誤っているものをすべて選べ。

a. 上腸間膜動脈が，十二指腸下行脚を圧排することで生じる。
b. 右側臥位で症状が軽快する。
c. 診断には，上腸間膜動脈の血管造影検査が必要である。
d. X線造影検査にて大腸の cut off sign を認める。
e. 内視鏡的バルーン拡張術が有効である。

問2. NOMI について誤っているものを2つ選べ。

a. 腸間膜血管の物理的な閉塞により生じる。
b. 体外循環の使用，血管作用薬が発症と関連があると考えられている。
c. 発症早期は，腹部理学所見に乏しいことが多い。
d. 発症早期から腹部X線にて腸管ガスの貯留像を認める。
e. 造影CT検査において，上腸間膜動脈 (SMA) と上腸間膜静脈 (SMV) の口径差を認める (SMV/SMA＜1)。

（※正解は下段）

知っておこう！ 要点整理（チェックしよう！）

I. 上腸間膜動脈症候群の診断と治療について述べよ。
- □ 1. X線造影検査で十二指腸水平脚に cut off sign を認める。
- □ 2. CT, MRI (MRA) 検査にて十二指腸水平脚の圧排と，上腸間膜動脈分岐角の狭小化を認める。
- □ 3. 保存的治療で改善しない場合は，手術（十二指腸バイパス術など）を行う。

II. 上腸間膜動脈塞栓症，上腸間膜静脈血栓症，NOMI について述べよ。
- □ 1. 上腸間膜動脈塞栓症は，急激な腸管の阻血性変化をきたす疾患である。
- □ 2. 上腸間膜静脈血栓症の原因として，血液凝固亢進，血流低下，炎症性腸炎，外傷，エストロゲンの服用などが考えられている。
- □ 3. NOMIは，腸間膜の動脈あるいは静脈の攣縮により生じる急性血行障害で，予後不良な疾患である。

III. 小腸腫瘍の頻度，分類について述べよ。
- □ 1. 小腸腫瘍の頻度は，全消化管腫瘍の3〜6％と低く，60〜70％が良性腫瘍である。
- □ 2. 小腸悪性腫瘍は，全消化管悪性腫瘍の1〜2％にすぎない。
- □ 3. 頻度は腺腫が最も多い。症状を呈するものの約半数はGISTが占めている。

（正解　問1：a〜eのすべて　問2：a, d）

大腸 1
解剖（膜構造，脈管・神経，肛門）

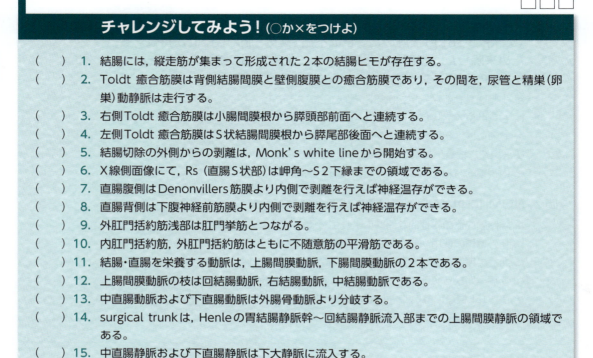

チャレンジしてみよう！（○か×をつけよ）

( ) 1. 結腸には，縦走筋が集まって形成された2本の結腸ヒモが存在する。
( ) 2. Toldt癒合筋膜は背側結腸間膜と壁側腹膜との癒合筋膜であり，その間を，尿管と精巣（卵巣）動静脈は走行する。
( ) 3. 右側Toldt癒合筋膜は小腸間膜根から膵頭部前面へと連続する。
( ) 4. 左側Toldt癒合筋膜はS状結腸間膜根から膵尾部後面へと連続する。
( ) 5. 結腸切除の外側からの剥離は，Monk's white lineから開始する。
( ) 6. X線側面像にて，Rs（直腸S状部）は岬角～S2下縁までの領域である。
( ) 7. 直腸腹側はDenonvillers筋膜より内側で剥離を行えば神経温存ができる。
( ) 8. 直腸背側は下腹神経前筋膜より内側で剥離を行えば神経温存ができる。
( ) 9. 外肛門括約筋浅部は肛門挙筋とつながる。
( ) 10. 内肛門括約筋，外肛門括約筋はともに不随意筋の平滑筋である。
( ) 11. 結腸・直腸を栄養する動脈は，上腸間膜動脈，下腸間膜動脈の2本である。
( ) 12. 上腸間膜動脈の枝は回結腸動脈，右結腸動脈，中結腸動脈である。
( ) 13. 中直腸動脈および下直腸動脈は外腸骨動脈より分岐する。
( ) 14. surgical trunkは，Henleの胃結腸静脈幹～回結腸静脈流入部までの上腸間膜静脈の領域である。
( ) 15. 中直腸静脈および下直腸静脈は下大静脈に流入する。

（※正解は次ページ下段）

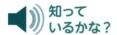 知っているかな？

Q1 結腸壁の構造と生理的癒合について述べよ。
Q2 直腸，肛門の解剖（区分・膜構造・神経）について述べよ。
Q3 結腸・直腸の支配血管について述べよ。

Q1 結腸壁の構造と生理的癒合について述べよ。

Key Card 🔑　　　　　　　　　　　　　　　　　　　　　　　知っているよね！

1. 結腸壁の構造（図1）
- 結腸壁は，内側から，粘膜・粘膜下層・筋層・漿膜（直腸は外膜）からなる。
- 筋層は，内側の輪状筋，外側の縦走筋からなる。
- 大腸では，縦走筋の密度が不均等であり結腸ヒモを形成する[①自由ヒモ，②大網ヒモ（横行結腸で大網付着），間膜ヒモ（腸間膜に連なる）がある]。
- 筋層部にアウエルバッハ神経叢やマイスナー神経叢などの自律神経叢が存在する。

2. 結腸の癒合(図2)

- 上行結腸および下行結腸は後腹膜と癒合し，固定されている。
- 背側結腸間膜と壁側腹膜との癒合をToldt癒合筋膜とよぶ。
- 右側のToldt癒合筋膜は，小腸間膜根部下端から膵頭部前面に抜ける(①, ②)。
- 左側のToldt癒合筋膜はS状結腸間膜根から脾彎曲を抜け膵背部に抜ける(③)。
- Toldt癒合筋膜は脈管の連絡がなく，外科手術の際に血管，尿管の損傷なく剥離可能である。
- 外側からの剥離においては，壁側腹膜と腸管漿膜との境界であるMonk's white lineより剥離を行う。

図1 結腸ヒモ

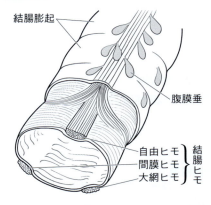

図2 結腸の癒合(Toldt癒合筋膜)

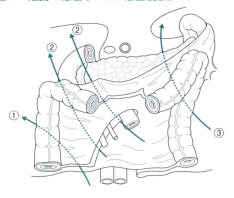

❗ ココが大切！ ⇒ 知っていたかな？

1. 結腸壁の構造(図1)

▶ 結腸は，S状結腸，下行結腸，横行結腸，上行結腸，盲腸，虫垂よりなる。
▶ 結腸壁は，内側から，粘膜・粘膜下層・筋層・漿膜(直腸は外膜)からなる。
▶ 消化管の筋層は，内側の輪状筋，外側の縦走筋からなるが，結腸においては，縦走筋の密度が不均等で結腸ヒモを形成する[①自由ヒモ，②大網ヒモ(横行結腸で大網付着)，間膜ヒモ(腸間膜に連なる)がある]。
▶ 結腸ヒモのために結腸隆起を生じている。
▶ 筋層部にアウエルバッハ神経叢やマイスナー神経叢などの自律神経叢が存在する。

2. 結腸と後腹膜の生理的癒合(図2)

▶ 上行結腸，下行結腸は間膜を失い後腹膜と癒合している。
▶ Toldt癒合筋膜は背側結腸間膜と壁側腹膜との癒合筋膜である。
▶ 右側のToldt癒合筋膜は，小腸間膜根部下端から膵頭部前面に抜ける。
▶ 左側のToldt癒合筋膜はS状結腸間膜根から脾彎曲を抜け膵尾部の背面に抜ける。
▶ Toldt癒合筋膜は脈管の連絡がなく，外科手術の際には血管や尿管の損傷を生じることなく剥離が可能な層である。
▶ 外側からの剥離では壁側腹膜と腸管漿膜との境界のMonk's white lineより剥離を行う。

正解	1	2	3	4	5	6	7	8	9	10	11	12	13	14	15
	×	×	○	○	○	○	○	○	×	×	×	○	×	○	○

Q2 直腸，肛門の解剖（区分・膜構造・神経）について述べよ。

Key Card　　　知っているよね！

1. 直腸の解剖
(1) 直腸区分
- 岬角，S2下縁，腹膜反転部を境にして，直腸S状部，上部直腸，下部直腸に分ける（図3）。

(2) 直腸の膜構造（図4）
- 手術の際に剥離する構造物は次の3つである。
    ① 直腸固有筋膜：直腸癌手術の際はこれを直腸側につける
    ② Denonvilliers筋膜：直腸癌手術の際は前立腺側につける（神経温存）
    ③ 下腹神経前筋膜：直腸癌の際は骨盤側につける

(3) 骨盤内神経（図5：色文字）
    ① 上下腹神経叢（交感神経）
    ② 下腹神経（交感神経）：（交感）射精・内尿道口閉鎖・内肛門括約筋収縮
    ③ 骨盤神経叢（交感＋副交感神経）：（副交感）勃起・膀胱や直腸の収縮作用

2. 肛門の解剖
- 図6に肛門管の解剖を示した。

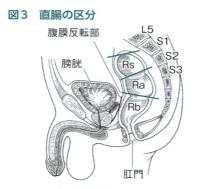

図3　直腸の区分

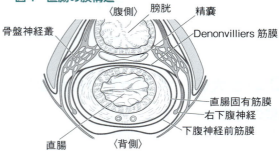

図4　直腸の膜構造

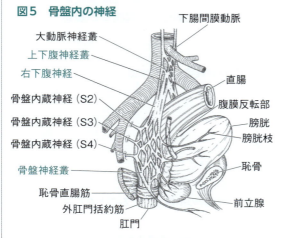

図5　骨盤内の神経

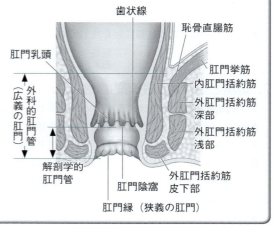

図6　肛門管の解剖

! ココが大切！⇒ 知っていたかな？

1. 直腸の解剖
(1) 直腸の区分(図3)
- Rs(直腸S状部)：岬角～S2下縁⇒高位前方切除術
- Ra(上部直腸)：S2下縁～腹膜反転部⇒低位前方切除術
- Rb(下部直腸)：腹膜反転部～恥骨直腸筋付着部上縁⇒腹会陰式直腸切断術(Miles手術)

(2) 直腸癌手術に重要な直腸周囲の膜構造(図4)
- 直腸固有筋膜：直腸間膜の脂肪をリンパ管，血管とともに包んでいる膜。
- Denonvilliers筋膜：精嚢，前立腺と直腸との間に介在する筋膜。
- 下腹神経前筋膜：下腹神経と直腸固有筋膜との間に存在する筋膜。

(3) 直腸癌手術に重要な神経(図5)
- 上下腹神経叢：腹部大動脈神経叢に左右の腰内臓神経が加わり，大動脈分岐部から岬角前面へ分布する。
- 下腹神経：上下腹神経叢から左右に分岐し，直腸後面を通り骨盤内臓神経と仙骨内臓神経に合流する。
- 骨盤神経叢：直腸両側面で形成する。これらを包む側方靱帯の中を中直腸動脈が貫通する。

2. 肛門管の構成筋(図6)
- 解剖学的肛門管は肛門縁～歯状線，外科的肛門管は肛門縁～恥骨直腸筋上縁(Herrmann線)。
- 上皮：肛門縁～歯状線は重層扁平上皮。歯状線～Herrmann線は移行上皮。
- 筋肉：内肛門括約筋(平滑筋であり不随意筋)，外肛門括約筋(骨格筋であり随意筋)，連合縦走筋が肛門管を形成。
  肛門挙筋は恥骨直腸筋，恥骨尾骨筋，腸骨尾骨筋よりなる(骨盤臓器を支持する随意筋)。
- 内肛門括約筋は直腸の固有筋層と連続している。

Q3 結腸・直腸の支配血管について述べよ。

Key Card 🔑 　　　　　　　　　　　　　　　　　　　知っているよね！

1. 結腸・直腸の動脈支配：以下の3つの動脈について確認する(図7, 8)
① 上腸間膜動脈
　A：回結腸動脈　　B：右結腸動脈　　C：中結腸動脈
② 下腸間膜動脈
　a：左結腸動脈　　b：S状結腸動脈　　c：上直腸動脈
③ 内腸骨動脈
　：中直腸動脈　　β：下直腸動脈

図7 結腸の動脈支配

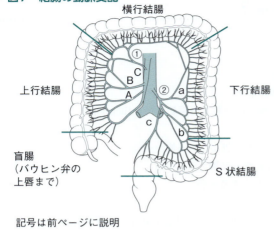

図8 直腸の動脈支配

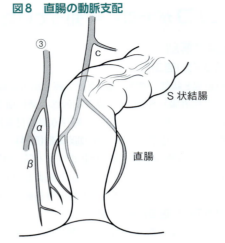

記号は前ページに説明

2. 結腸・直腸の静脈支配

- 動脈と同名の名前の静脈により血液を環流する。

❗ ココが大切！⇒ 知っていたかな？

1. 結腸・直腸の動脈支配（図7, 8）

(1) 上腸間膜動脈
- ▶回結腸動脈，右結腸動脈，中結腸動脈に分岐する。
- ▶回結腸動脈は必ず存在する（右結腸動脈は3割程度で存在する）。
- ▶右結腸動脈は，中結腸動脈と共通幹を形成していることが多い。
- ▶中結腸動脈は分岐形態に富んでいる。

(2) 下腸間膜動脈
- ▶左結腸動脈，S状結腸動脈，上直腸動脈に分岐する。

(3) 内腸骨動脈
- ▶中直腸動脈，下直腸動脈に分岐する。

2. 結腸・直腸の静脈支配

(1) 上腸間膜静脈
- ▶回結腸静脈，右結腸静脈，中結腸静脈が流入する。
- ▶脾静脈と合流し，門脈に流入する。
- ▶surgical trunkとは，Henleの胃結腸静脈幹から回結腸静脈流入部の上腸間膜静脈領域。
- ▶右結腸静脈は欠損することが多い。

(2) 下腸間膜静脈
- ▶左結腸静脈，S状結腸静脈，上直腸静脈が合流し，下腸間膜静脈を形成する。
- ▶門脈系に流入する。

(3) 内腸骨静脈
- ▶中直腸静脈，下直腸静脈が流入した後，下大静脈に流入する。

大腸 1 ● 解剖（膜構造，脈管・神経，肛門）

できるかな！ 実践問題形式でチャレンジ！

問1. 直腸癌症例の注腸X線検査画像を示す（図9）。
正しいものをすべて選べ。

a. 病変の主座はRaである。
b. 低位前方切除術を行う。
c. 上直腸動脈は温存する。
d. Denonvillers筋膜を直腸側につけて切除する。
e. 直腸固有筋膜を直腸側につけ切除する。

図9 注腸X線検査
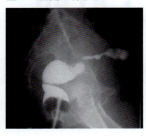

問2. 結腸癌症例の下部消化管内視鏡像（図10）
とCT-colonography（図11）を示す。
誤っているものをすべて選べ。

a. 病変は下行結腸に認める。
b. 手術では回結腸静脈の根部を処理する。
c. 右結腸動脈が存在すれば，その根部を処理する。
d. 中結腸動脈を根部で処理する。
e. 右Toldt癒合筋膜の層で剥離を行う。

図10 下部消化管内視鏡検査
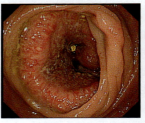

図11 CT-colonography
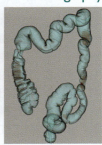

（自験例）

（※正解は下段）

知っておこう！ ✓ 要点整理（チェックしよう！）

Ⅰ. 結腸壁の構造と生理的癒合について述べよ。
- □ 1. 大腸では，縦走筋が不均等で結腸ヒモを形成する［①自由ヒモ，②大網ヒモ（横行結腸で大網付着），③間膜ヒモ（腸間膜に連なる）がある］。
- □ 2. 背側結腸間膜と壁側腹膜との癒合筋膜であるToldt癒合筋膜には，脈管の連絡がなく，外科手術の際には血管，尿管の損傷の危険が低く剥離可能である。
- □ 3. 上行結腸，下行結腸は間膜構造を失い後腹膜と癒合している。

Ⅱ. 直腸，肛門の解剖（区分・膜構造・神経）について述べよ。
- □ 1. 直腸は，岬角，S2下縁，腹膜反転部を境にして，3区分（Rs, Ra, Rb）に分類される。
- □ 2. 直腸癌手術の際，Denonvilliers筋膜，下腹神経前筋膜の内側で剥離を行うと神経温存できる。
- □ 3. 肛門管は内肛門括約筋（平滑筋，不随筋），外肛門括約筋（骨格筋，随意筋），連合縦走筋（骨格筋，随意筋）より形成される。

Ⅲ. 結腸・直腸の支配血管について述べよ。
- □ 1. 上腸間膜動脈は回結腸動脈，右結腸動脈，中結腸動脈に分岐する。
- □ 2. 下腸間膜動脈は，左結腸動脈，S状結腸動脈，上直腸動脈に分岐する。
- □ 3. 中直腸動脈および下直腸動脈は内腸骨動脈から分岐する。

（正解　問1：e　問2：a, d）

大腸 2
内視鏡的治療，機能温存手術，人工肛門

チャレンジしてみよう！（○か×をつけよ）

( ) 1. 長径2cmを超える大腸腫瘍は，内視鏡的治療の適応ではない。
( ) 2. 深達度がSM軽度浸潤癌は，内視鏡的切除の適応である。
( ) 3. 形態によらず，5mm以下の腫瘍では担癌率は低く，経過観察を行う。
( ) 4. 側方発育型腫瘍（LST）は内視鏡的切除の適応外である。
( ) 5. 内視鏡的切除による摘出標本において，SM浸潤1,000μm以上を認めれば，追加切除が勧められる。
( ) 6. 直腸間膜全切除（TME）の層で剥離することにより，骨盤内自律神経の温存を行う。
( ) 7. 下腹神経の損傷により，勃起機能不全が生じる。
( ) 8. 骨盤内臓神経の損傷により，排尿機能障害が生じる。
( ) 9. 内肛門括約筋切除術（ISR）は，肛門機能温存のため，外肛門括約筋を温存する術式である。
( ) 10. 肛門機能温存手術では，しばしば一時的回腸人工肛門が造設される。
( ) 11. 人工肛門に使用される腸管は，上行結腸や下行結腸が多い。
( ) 12. 人工肛門に使用する腸管は，可能な限り傍腹直筋経路で挙上する。
( ) 13. 人工肛門の造設部位は，臥位で決定する。
( ) 14. ストマ狭窄では再造設が治療の第一選択である。
( ) 15. 回腸人工肛門は，結腸人工肛門と比べストマ周囲の皮膚障害を生じやすい。

（※正解は次ページ下段）

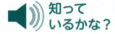
知っているかな？

Q1 大腸腫瘍の内視鏡的治療について述べよ。
Q2 直腸手術における神経温存ならびに肛門機能温存手術について述べよ。
Q3 人工肛門について述べよ。

Q1 大腸腫瘍の内視鏡的治療について述べよ。

Key Card 🔑   知っているよね！

1. 内視鏡的治療の適応および方法（図1）
- 大腸腫瘍の内視鏡的治療の適応は，①腺腫，②M癌，③SM軽度浸潤癌である。大きさや肉眼型は問わない。
- 6mm以上の腺腫は内視鏡的治療の適応。5mm以下でも表面陥凹型は内視鏡的治療の適応。

- 癌の存在が疑われる病変に対する内視鏡的治療では，一括切除が原則。
- 明らかなSM浸潤癌（1,000μm以深）は，外科的切除の適応。
- 内視鏡的治療の主な偶発症は，出血と穿孔である。

図1　M癌またはSM癌の治療方針

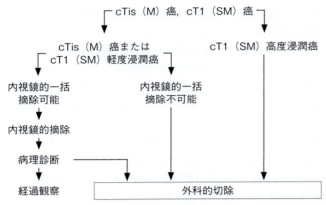

（大腸ESD/EMRガイドライン．日本消化器内視鏡学会雑誌，2014より引用改変）

2. 内視鏡的治療後の追加切除の適応（表1，図2）

- SM癌では，病理所見に従って外科的追加切除について検討する。
- 追加切除を考慮すべき場合として，
  ①SM浸潤1,000μm以上，②脈管侵襲陽性，
  ③低分化腺癌・印環細胞癌・粘液癌，④簇出(budding) Grade 2/3以上。

表1　外科的追加切除の基準

①垂直断端陽性の場合は外科的手術を追加することが望ましい（推奨度・エビデンスレベル 1C）
②摘除標本の組織学的検索で以下の一因でも認めれば，追加治療としてリンパ節郭清を伴う腸切除を考慮する（エビデンスレベル B）
　(1) SM浸潤度 1,000μm以上
　(2) 脈管侵襲陽性
　(3) 低分化腺癌，印環細胞癌，粘液癌
　(4) 浸潤先進部の簇出（budding）Grade 2/3

図2　内視鏡的切除後のSM癌の治療方針

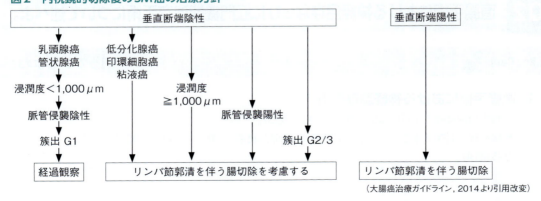

（大腸癌治療ガイドライン，2014より引用改変）

正解	1	2	3	4	5	6	7	8	9	10	11	12	13	14	15
	×	○	×	○	×	○	×	○	○	○	×	×	×	×	○

❗ ココが大切！ ⇒ 知っていたかな？

1. 内視鏡的治療の適応，方法

- 早期大腸癌とは粘膜下層まで（リンパ節転移の有無は問わない）である。内視鏡的治療の適応は次のように考えられている。
- 一般に，内視鏡的粘膜切除術（EMR）の一括切除可能な限界は2cmとされ，それ以上の病変では予定分割切除によるEMRや内視鏡的粘膜下層剝離術（ESD）を行う。
- 大腸腫瘍に対する内視鏡的切除の適応は，①腺腫，②M（粘膜）癌，③SM（粘膜下層）軽度浸潤癌であり，明らかなSM高度浸潤癌（1,000μm以深）は外科的切除の適応となる。
- SM高度浸潤を疑う内視鏡所見は，緊満感，びらん，潰瘍，ヒダ集中，変形・硬化像である。X線造影検査（大きさ，壁硬化像），色素内視鏡検査，拡大内視鏡検査（pit pattern），超音波内視鏡検査（深達度）などの所見を参考にして，適応・切除方法を決定する。
- 5mm以下の隆起型や表面隆起型腺腫では担癌率が低いため，原則的に経過観察。一方，表面陥凹型病変では，5mm以下でも一定の担癌率を有するため，切除が必要である。
- 癌の存在が疑われれば，浸潤距離や脈管浸潤などの病理診断を正確に評価するため，原則的に一括切除を行う（確実にM癌であれば計画的分割切除も容認される）。
- LST（側方発育型腫瘍：laterally spreading tumor）に対するESDも行われる。
- LSTの肉眼型分類には，①顆粒均一型LST-G（Homo），②結節混在型LST-G（Mix），③扁平隆起型LST-NG（F），④偽陥凹型LST-NG（PD）がある。
  ※偽陥凹型では他に比べSM浸潤を呈する確率が高く，注意を要する。

2. 内視鏡的治療後の追加切除

- M癌であれば「治癒切除」と判定する。SM癌では，リンパ節転移を一定の確率で認めるため，病理所見に従って外科的追加切除の必要性を検討する。
- 切除標本の病理診断において，垂直断端陽性の場合には，リンパ節郭清を伴う腸切除を行うことが望ましい。
- 追加切除を考慮すべき場合として，①SM浸潤1,000μm以上，②脈管侵襲陽性，③低分化腺癌（por）・印環細胞癌（sig）・粘液癌（muc），④簇出（budding）Grade2/3以上である。患者背景等を考慮し追加切除を行うかを決定する。

Q2 直腸手術における神経温存ならびに肛門機能温存手術について述べよ。

Key Card 🔑　　　知っているよね！

1. 直腸手術における神経温存手術

- 骨盤内自律神経の走行について理解しておく（図3）。
- 自律神経を温存することにより，①射精機能，②勃起機能，③排尿・排便機能の温存につながる（図4）。

図3 骨盤内自律神経の走行

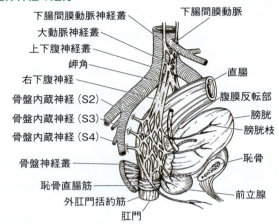

2. 直腸手術における肛門機能温存手術

- 肛門機能温存手術には，超低位前方切除術と内肛門括約筋切除術（intersphincteric resection；ISR）がある。
- これらの手術においては，肛門側の切離ラインが異なる（図4）。

図4 肛門機能温存手術

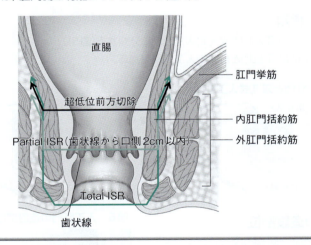

⚠ ココが大切！ ⇒ 知っていたかな？

1. 直腸手術における神経温存手術

▶ 直腸間膜全切除（total mesorectal excision；TME）の層で剥離することにより，直腸間膜を腫瘍含め en block に切除することができ，骨盤内自律神経の温存が可能となる。
▶ 左右の腰内臓神経のレベルで下腸間膜動脈が大動脈より分岐している（図3）。
▶ 腹大動脈神経叢と腰内臓神経で上下腹神経叢が形成され，さらに尾側で左右の下腹神経に分岐する。
▶ S2-4 からは，骨盤内臓神経が分岐する。
▶ 下腹神経と骨盤内臓神経が合わさり骨盤神経叢が形成される。
▶ 直腸切除で問題となる機能の神経支配は，①射精機能→下腹神経，②勃起機能，③排尿・排便機能→骨盤内臓神経である。

2. 直腸手術における肛門機能温存手術
▶病変が肛門に近い症例に対し，肛門機能温存（永久人工肛門を避ける）目的に行われる手術。
▶肛門機能温存手術には，肛門管直上で切除可能な病変に対する超低位前方切除術や，内外肛門括約筋間で剥離し切除する内肛門括約筋切除術（ISR）がある。
▶ISRの手術適応は施設により異なるが，深達度MPまでの病変で，腫瘍下縁が肛門縁から5cm以内の病変や，歯状線から2cm以上の病変などとされていることが多い。
▶基本的に超低位前方切除術では，DST（double stapling technique）による器械吻合，ISRでは手縫い吻合が行われ，縫合不全予防目的にて，しばしば回腸人工肛門が造設される。

Q3 人工肛門について述べよ。

Key Card　知っているよね！

1. 人工肛門に使用される腸管
- 回腸および結腸。
- 結腸では横行結腸やS状結腸が使用されることが多い。

2. 人工肛門の種類
- 形態により単孔式人工肛門と双孔式人工肛門に分類する（図5）。
- 目的により一時的人工肛門と永久的人工肛門がある。

図5　単孔式人工肛門と双孔式人工肛門

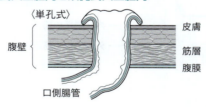 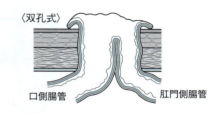

3. 人工肛門の造設部位
- 可能な限り術前に部位を決める（ストマサイトマーキング）。
- ①経腹直筋，②体位によりシワがよらない，③自己管理可能な位置を選択する（図6）。
- 患者背景を考慮し決定する（職業，ADL等）。

図6　人工肛門の造設部位

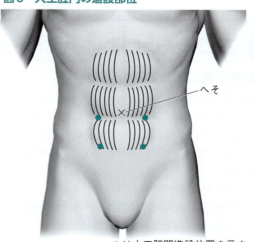

●は人工肛門造設位置を示す

4. 人工肛門の合併症
①傍ストマヘルニア
②ストマ脱
③内ヘルニア
④ストマ周囲皮膚障害(びらん, 潰瘍, 膿皮症)
⑤ストマ狭窄
⑥ストマ陥没

❗ ココが大切！⇒ 知っていたかな？

1. 使用される腸管
▶結腸では, 後腹膜に固定されていない横行結腸やS状結腸が使用されることが多い。

2. 人工肛門の種類
▶単孔式(終末式)人工肛門の多くは, 永久人工肛門となる。
▶双孔式の多くは一時的人工肛門となる。

3. 人工肛門の造設部位
▶<u>人工肛門造設は, 自己管理可能な位置を選択する(腹壁の頂部)。</u>
▶前後屈, 立位・臥位などの<u>体位によりシワがよらない部位。</u>
▶肋骨弓や骨棘などに面板があたらない部位。
▶下着やベルトにかからない部位。

4. 人工肛門の合併症
①傍ストマヘルニア
　ストマ周囲に発生した腹壁瘢痕ヘルニア。腸管の嵌頓や装具固定不良があれば手術を行う。
②ストマ脱
　腸管が異常に突出した状態。挙上腸管近くの固定されていない腸管が, 反転して脱出する。30cm近く突出することもある。徒手整復可能だが, 脱出した腸管の嵌頓があれば手術を行う。
③内ヘルニア
　挙上腸管周囲の間隙に腸管が嵌入し, イレウスを呈する。保存的治療で改善しなければ手術を行う。
④ストマ周囲皮膚障害
　排泄物(特に排泄物が液状の回腸ストマ), 装具自体などが原因で生じる。
　基本的にスキンケアや装具の工夫で保存的治療。コントロール困難例では手術を行う。
⑤ストマ狭窄
　ストマ孔が狭小化し排便困難をきたした状態。緩下薬等でコントロール困難な場合には手術適応となる。
⑥ストマ陥没
　ストマが皮膚面よりも低い位置になった状態。縫合不全, 術後の体型の変化, 傍ストマヘルニア等が原因でなる。装具装着困難やストマ周囲皮膚障害を生じやすくなる。

できるかな！ 実践問題形式でチャレンジ！

問1. 早期大腸癌に対して内視鏡的切除適応病変と判断しESD行った。切除標本による病理組織検査結果のなかで, 経過観察可能な症例をすべて選べ。

　　a. Muc, SM(1,600μm), ly(−), v(1+), budding Grade 1
　　b. por 1, SM(200μm), ly(−), v(−), budding Grade 2
　　c. pap, SM(900μm), ly(−), v(−), budding Grade 1
　　d. sig, SM(2,000μm), ly(2+), v(1+), budding Grade 3
　　e. tub 2, SM(600μm), ly(−), v(−), budding Grade 1

問2. 直腸癌手術時に起こりうる神経障害と主な支配神経の組み合わせのなかで正しいものをすべて選べ。

　　a. 射精機能障害 ──── 腰内臓神経
　　b. 逆行性射精 ──── 骨盤神経叢膀胱枝
　　c. 排尿障害 ──── 仙骨内臓神経
　　d. 勃起障害 ──── 下腹神経
　　e. 排便障害 ──── 骨盤内臓神経

（※正解は下段）

知っておこう！ 要点整理（チェックしよう！）

Ⅰ. 大腸腫瘍の内視鏡的治療について述べよ。
- □ 1. ①腺腫, ②M癌, ③SM軽度浸潤癌が, 内視鏡的切除の適応である。
- □ 2. 表面陥凹型病変では5mm以下でも一定の担癌率を有するため, 切除が必要である。
- □ 3. 追加切除を考慮すべき場合として, ①SM浸潤1,000μm以上, ②脈管侵襲陽性, ③低分化腺癌・印環細胞癌・粘液癌, ④蔟出(budding)Grade 2/3 が挙げられる。

Ⅱ. 直腸手術における神経温存ならびに肛門機能温存手術について述べよ。
- □ 1. 射精機能は下腹神経, 勃起機能・排尿/排便機能は骨盤内臓神経が支配神経である。
- □ 2. 肛門機能温存手術には, 肛門管直上で切除可能な病変に対する超低位前方切除術と, 内外肛門括約筋間で剥離し切除する内肛門括約筋切除術(ISR)がある。
- □ 3. 縫合不全予防目的にて, 回腸人工肛門を造設する。

Ⅲ. 人工肛門について述べよ。
- □ 1. 術前にあらかじめストマサイトマーキングを行っておく。
- □ 2. 可能な限り経腹直筋経路で挙上する。
- □ 3. 合併症の多くは, 保存的治療で対応可能だが, 装具管理困難や血流障害などにより, 手術療法が必要となることがある。

（正解　問1：c, e　問2：b, e）

大腸 3
大腸手術の前処置（機械的・化学的腸管処置，大腸ステント，経肛門イレウス管）

□ □ □

チャレンジしてみよう！（○か×をつけよ）

( )　1. 米国疾患対策センター（CDC）ガイドラインにおいて，機械的腸管処置と化学的腸管処置の両方を行うことが推奨されている。
( )　2. 機械的・化学的腸管処置の主な目的は，SSIの発生予防である。
( )　3. 腸閉塞患者の下部消化管手術において，機械的腸管処置が有効である。
( )　4. 化学的腸管処置として，術前に経口抗菌薬を内服する。
( )　5. 化学的腸管処置で用いられる経口抗菌薬で主に標的にするのは，表皮ブドウ球菌などのグラム陽性球菌である。
( )　6. 大腸癌に対する大腸ステントは，保険外診療である。
( )　7. 大腸癌に対する大腸ステントは，待機的手術への橋渡しとして，一時的留置のみに適応がある。
( )　8. 大腸癌による狭窄が強い場合，バルーン拡張を行ったうえでステントを留置する。
( )　9. 大腸癌に対する大腸ステントは，肛門管にも留置可能である。
( ) 10. 大腸癌の全周性病変に対して，予防的に大腸ステントが留置される。
( ) 11. 大腸癌に対する経肛門イレウス管挿入後は，多くは速やかに閉塞症状が改善される。
( ) 12. 大腸癌に対する経肛門イレウス管は，主に左側結腸に対して用いられ，右側結腸では経鼻イレウス管で減圧を図ることが多い。
( ) 13. 大腸癌に対する経肛門イレウス管挿入による減圧後，口側腸管の評価が可能となる。
( ) 14. 大腸癌に対する経肛門イレウス管は，長期留置に適している。
( ) 15. 経肛門イレウス管による大腸癌の閉塞症状改善後においても，原発巣に対する手術を行うまで経口摂取は不可能である。

（※正解は次ページ下段）

知っているかな？
Q1 大腸手術の前処置について述べよ。
Q2 大腸ステントの適応について述べよ。
Q3 経肛門イレウス管の適応と効果について述べよ。

Q1 大腸手術の前処置について述べよ。

Key Card　　知っているよね！

1. 腸管の前処置（表1）
- 前処置には腸内容を除去する①機械的腸管処置と，抗菌薬内服による②化学的腸管処置がある。

表1　腸管の前処置

機械的腸管処置	化学的腸管処置
・ポリエチレングリコール液 　（ニフレック®，ムーベン®など） ・クエン酸マグネシウム液 　（マグコロールP®）	・抗菌薬内服 　カナマイシン＋メトロニダゾール

2. 機械的腸管処置

- ポリエチレングリコール液やクエン酸マグネシウム液が用いられる。
- 米国の疾患対策センター（CDC）の手術部位感染（SSI）防止ガイドラインでは機械的腸管処置を推奨している。一方，欧州のERAS（Enhanced Recovery After Surgery）プロトコールではルーチンの使用を行うべきではないとしている。
- わが国ではルーチンで行われることが多い。

3. 化学的腸管処置

- 腸内細菌の減少を目的に，カナマイシン＋メトロニダゾールなどが使用される。
- CDCガイドラインでは機械的腸管処置と合わせて，化学的腸管処置を行うことが推奨されている。

❗ ココが大切！ ⇒ 知っていたかな？

1. 腸管の前処置

▶下部消化管手術では，術後合併症，特に手術部位感染（SSI）予防を主な目的として，腸管に対する前処置が行われる。
▶下部消化管手術の前処置には①機械的腸管処置，②化学的腸管処置がある。

2. 機械的腸管処置

▶腸管内容物を物理的に除去することで，術中の腸内容物による汚染を減少させる。
▶用いられる薬剤は，ポリエチレングリコール液やクエン酸マグネシウム液である。
▶米国のCDCが発表したSSI防止ガイドラインでは機械的腸管処置を推奨している。一方，ESPEN（欧州静脈経腸栄養学会）のERASプロトコールではルーチンの使用をすべきではないとしている。
▶わが国では，イレウスなどの禁忌症例を除いて，ルーチンで行われることが多い。

3. 化学的腸管処置

▶経口抗菌薬を術前投与し，腸内細菌を減少させる。
▶腸内細菌（大腸菌などのグラム陰性桿菌や嫌気性菌）に対する抗菌スペクトルを考慮し，カナマイシン＋メトロニダゾールが使用されることが多い。
▶米国のCDCガイドラインでは，機械的腸管処置と合わせて化学的腸管処置を行うことが推奨されている。また最近の報告においても，化学的腸管処置の併用は，処置なしや機械的処置のみと比べて有意にSSIを低下させるという報告もある（Morrisら，Ann Surg, 2015）。

正解	1	2	3	4	5	6	7	8	9	10	11	12	13	14	15
	○	○	×	○	×	×	×	×	×	×	×	○	○	×	×

Q2 大腸ステントの適応について述べよ。

Key Card　知っているよね！

1. 大腸ステント(図1)
- 大腸の悪性狭窄性病変に対する自己拡張型ステントの使用が，2012年より保険診療に収載された。

図1　S状結腸癌に対する大腸ステント

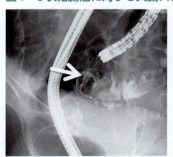
留置中

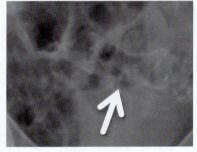
留置後
（自験例）

2. 大腸ステントの適応
- 適応は，①緩和治療目的の大腸悪性狭窄に伴う腸閉塞解除，または②手術を目的とした大腸癌の狭窄解除。
- 禁忌は，①長大または複雑な狭窄・出血，②炎症・瘻孔を伴っているもの，③肛門縁に近い下部直腸の狭窄。

3. ステント留置手技
- 透視下に大腸内視鏡下で行う。
- 原則，狭窄部位のブジーやバルーン拡張は行わない。
- 合併症には，①穿孔，②逸脱，③再閉塞がある。

❗ ココが大切！⇒ 知っていたかな？

1. 大腸ステント
▶ 大腸の悪性狭窄性病変に対して，金属製のステントを留置し，内腔を確保する。
▶ 2012年に保険収載され，保険診療での使用が可能となった。

2. 大腸ステントの適応
(1) 適応
　緩和治療目的の大腸悪性狭窄に伴う腸閉塞解除，または手術を目的とした大腸癌の狭窄解除。
　①緩和治療適応：大腸癌による狭窄，他臓器癌や腹膜播種などによる壁外からの狭窄，大腸癌術

後の吻合部再発などの狭窄症状緩和を目的に行う。
②術前一時的適応：腸閉塞症状を併発する大腸癌の緊急手術を回避するために行う。
(2) 禁忌
①長大または複雑な狭窄・出血や炎症・瘻孔を伴っているもの。
②肛門縁に近い下部直腸の狭窄。
(3) 適応時期
▶腸閉塞発症早期に導入する（便塊の多量貯留による閉塞解除困難や閉塞性腸炎が懸念されるとき）。
▶予防的な措置は行わない。

3. ステント留置手技
▶透視下に大腸内視鏡下で行う（図1）。
▶狭窄部位のブジーやバルーン拡張は行わない（腫瘍が硬く，穿孔をきたす可能性がある）。
▶留置時の合併症に穿孔や逸脱がある。留置後では穿孔，逸脱，再閉塞である。

Q3 経肛門イレウス管の適応と効果について述べよ。

Key Card 　知っているよね！

1. **経肛門イレウス管**（図2）
   - 癌救急（oncologic emergency）である大腸癌イレウスに対する減圧処置の1つとして，経肛門イレウス管が挿入される。

2. **経肛門イレウス管の適応**
   - 主に左側結腸や直腸の狭窄に対して用いられ，虚血所見がないものや軽度の閉塞性腸炎を併存する病変までが適応となる（腸管穿孔防止）。

3. **経肛門イレウス管の長所**
   - 緊急手術を回避し，一期的手術が可能となる。
   - 全身状態の改善や，全身検索を行う時間が稼げる。

4. **経肛門イレウス管の合併症**
   - チューブ先端による腸管壁の圧迫による出血，潰瘍，腸管穿孔。
   - 不穏患者による自己/事故抜去。
   - 減圧不成功な場合がある（緊急手術を要する）。

図2　S状結腸癌によるイレウスに対する経肛門イレウス管

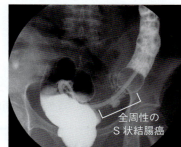

（自験例）

⚠️ ココが大切！ ⇒ 知っていたかな？

1. 経肛門イレウス管
- 全大腸癌の1割前後が腸閉塞症状を伴っており，緊急減圧処置を要するoncologic emergencyの状態である。
- 大腸癌イレウスなどの大腸狭窄に対して，経肛門的にチューブを挿入して症状の改善を図るものである。
- 挿入後はチューブを通して頻回に腸管洗浄を行う必要がある。

2. 経肛門イレウス管の適応
- 主に左側結腸，直腸の狭窄に対して用いられる。右側結腸では経鼻イレウス管で減圧を図る場合が多い。
- 医原性の穿孔を避けるため，虚血所見がないものや閉塞性腸炎の軽度なものまでが適応。

3. 経肛門イレウス管の長所
- 減圧が効くことにより，緊急手術を回避し，一期的手術が可能となる（ストマ造設を回避できる）。
- 待機手術が可能となることで，栄養状態や閉塞性腸炎など全身状態の改善を図ることができる。
- 次のような全身的な検索が可能となる。
  - ①イレウス管造影による閉塞部位より口側腸管の精査
  - ②遠隔転移の有無の検索
  - ③重複癌（他臓器癌の合併）の有無の検索
  - ④耐術能評価

4. 経肛門イレウス管の合併症
- チューブ先端の腸管壁の圧迫による出血，潰瘍，腸管穿孔が起こりうる。
- 不穏患者による自己／事故抜去。
- 減圧不成功例では緊急手術が必要となる。

5. 大腸癌イレウスに対する大腸ステントと経肛門イレウス管の使い分け
- 大腸ステントのほうが留置後の管理が容易（経肛門イレウス管では管およびバッグの管理が必要）であるが，腫瘍を圧排するためやや侵襲的である。またステント自体が高価である。
- 症例ごとに危険性と利便性を考慮し，適応を検討する必要がある。

できるかな！ 実践問題形式でチャレンジ！

問1． 下部消化管手術の術前に行われる腸管処置として，不適切なものを選べ。

 a．閉塞症状のない全周性の上行結腸癌患者に対し，クエン酸マグネシウム高張液を慎重に投与した．
 b．右半結腸切除術予定の患者に対し，術前日にカナマイシン＋メトロニダゾールを経口投与した．
 c．半周性病変の下行結腸癌患者に対し，術前日にポリエチレングリコール液を使用した．
 d．腸閉塞患者の腸管内容を除去するため，術前日にポリエチレングリコール液を使用した．
 e．横行結腸癌患者で，化学的腸管処置目的に，術前日に第一世代セフェムを経口内服した．

問2． 67歳女性，腹痛と嘔吐を主訴に受診した．CT検査にて図3のようにS状結腸の壁肥厚と口側結腸の拡張を認めた．いずれの腸管も造影効果は良好であった．まず行われる治療として考えられるものをすべて選べ．

 a．大腸ステント留置術
 b．経鼻イレウス管挿入
 c．経肛門イレウス管挿入
 d．人工肛門造設術
 e．全身化学療法

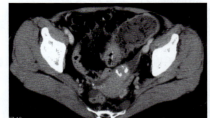

図3　腹部CT検査

（自験例）

（※正解は下段）

知っておこう！　✓ 要点整理（チェックしよう！）

Ⅰ．大腸手術の前処置について述べよ．
 □ 1．SSI予防を主目的とした術前処置として，機械的腸管処置と化学的腸管処置がある．
 □ 2．機械的腸管処置は，ポリエチレングリコール液やクエン酸マグネシウム液により腸内容を除去する方法である．
 □ 3．化学的腸管処置は，グラム陰性桿菌や嫌気性菌を標的とした経口抗菌薬の投与である．

Ⅱ．大腸ステントの適応について述べよ．
 □ 1．大腸ステントの適応は，①緩和治療目的の大腸悪性狭窄に伴う腸閉塞解除，②手術を目的とした大腸癌の狭窄解除，である．
 □ 2．禁忌は，①長大または複雑な狭窄・出血や炎症・瘻孔を伴っているもの，②肛門縁に近い下部直腸の狭窄，である．
 □ 3．合併症には穿孔，逸脱，再閉塞がある．

Ⅲ．経肛門イレウス管の適応と効果について述べよ．
 □ 1．主に左側結腸，直腸に対して用いられ，虚血所見がないものや軽い閉塞性腸炎までが適応（穿孔回避）．
 □ 2．待機手術が可能となることにより，口側腸管の評価や全身評価が可能となる．
 □ 3．合併症として，チューブ先端の腸管壁の圧迫による潰瘍や腸管穿孔が起こりうる．

（正解　問1：d, e　問2：a, c, d）

大腸 4
進行大腸癌の腸管切離長とリンパ節郭清（結腸，直腸）

チャレンジしてみよう！（○か×をつけよ）

( )　1. 結腸癌の腸管切離長において，支配動脈が腫瘍直下にある場合は，腫瘍辺縁から口側，肛門側ともに5cmまでの範囲を切除する。

( )　2. 結腸癌の腸管切離長において，支配動脈が腫瘍辺縁から10cm以内に1本ある場合は，支配動脈側は動脈流入部を越えて5cmまで，反対側は腫瘍辺縁から10cmまでの範囲を切離する。

( )　3. 結腸癌の腸管切離長において，支配動脈が腫瘍の両側にそれぞれ辺縁から10cm以内に1本ずつある場合は，口側・肛門側ともに支配動脈流入部を越えて5cmまでの範囲を切離する。

( )　4. 結腸癌の腸管切離長において，支配動脈が腫瘍辺縁から10cm以内にない場合は，腫瘍辺縁から最も近い動脈を越えて5cmまで，反対側は腫瘍辺縁から10cmまでの範囲を切離する。

( )　5. 腫瘍辺縁から10cm以上離れた腸管傍リンパ節への転移はまれである。

( )　6. 中結腸動脈左枝は下腸間膜動脈系の主血管である。

( )　7. S状結腸動脈根部周囲リンパは主リンパ節である。

( )　8. Tis（M）癌にはリンパ節転移を認めない。

( )　9. T1（SM）癌に対してはD1郭清が推奨されている。

( )　10. T1（SM）癌には10％程度リンパ節転移を認める。

( )　11. Rs癌において，肛門側の腸管切離線は腫瘍縁から5cm以上離す必要がある。

( )　12. Ra癌において，肛門側の腸管切離線は腫瘍縁から3cm以上離す必要がある。

( )　13. Rb癌において，肛門側の腸管切離線は腫瘍縁から3cm以上離す必要がある。

( )　14. 側方郭清の適応は，腫瘍下縁が腹膜反転部より肛門側にあり，かつ粘膜下層に達している症例である。

( )　15. 側方郭清を行った場合，自律神経系を全温存すれば排尿機能障害や男性性器機能障害が出現することはない。

（※正解は次ページ下段）

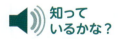 知っているかな？

Q1 大腸癌のリンパ節郭清について述べよ。
Q2 結腸癌の腸管切離長について述べよ。
Q3 直腸癌の腸管切離長とリンパ節郭清について述べよ。

Q1 大腸癌のリンパ節郭清について述べよ。

Key Card　　　　　　　　　　　　　　　　　　　　　　　　　知っているよね！

1. 大腸癌のリンパ節の分類
- 大腸癌に対する手術は，大腸切除と領域リンパ節郭清からなる。
- 大腸癌に対する領域リンパ節は，図1のように定義されている。

図1　大腸癌の領域リンパ節

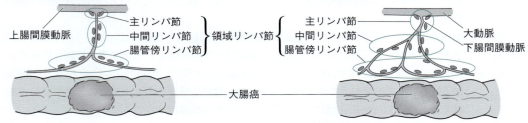

（大腸癌取り扱い規約第8版より引用改変）

2. Stage 0〜Ⅲ大腸癌のリンパ節郭清度の選択（図2）
- リンパ節郭清度は，術前の臨床所見（c）あるいは術中所見（s）によるリンパ節転移度の有無と腫瘍の壁深達度から決定する（図2）。
  - (1) D1郭清：腸管傍リンパ節を郭清。
  - (2) D2郭清：腸管傍リンパ節と中間リンパ節を郭清。
  - (3) D3郭清：主リンパ節も含めて領域リンパ節を郭清。

図2　大腸癌に対するリンパ節郭清

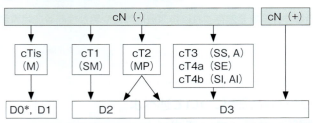

＊直腸癌では直腸局所切除を含む。　　　（大腸癌治療ガイドライン2014年版より引用改変）

！ ココが大切！ ⇒ 知っていたかな？

1. 大腸癌に対するリンパ節郭清
▶ 大腸癌の領域リンパ節には，「腸管傍リンパ節」，「中間リンパ節」，「主リンパ節（側方リンパ節）」がある（図1）。
▶ 郭清すべき領域リンパ節は，病変の占拠部位と主幹動脈の位置関係に従って規定される。

正解	1	2	3	4	5	6	7	8	9	10	11	12	13	14	15
	×	○	○	○	○	×	×	○	×	○	×	○	×	×	×

大腸4 ● 進行大腸癌の腸管切離長とリンパ節郭清（結腸，直腸）

▶ 結腸の主幹動脈には，上腸間膜動脈と下腸間膜動脈がある（図1）。
  ① 上腸間膜動脈系：回結腸動脈，右結腸動脈，中結腸動脈（右枝・左枝）
  ② 下腸間膜動脈系：左結腸動脈，S状結腸動脈
▶ 腸管傍リンパ節の範囲は，腫瘍と支配動脈の位置関係により決定される（腸管切離長の項を参照）。
▶ cTis（M）癌にはリンパ節転移はないので，リンパ節郭清の必要はないが（D0），術前深達度診断の精度の問題もあり，D1郭清を行ってもよい。
▶ cT1（SM）癌には，D2郭清が必要である（約10％のリンパ節転移があることと，中間リンパ節転移も少なくないため）。

Q2 結腸癌の腸管切離長について述べよ。

Key Card 知っているよね！

1. 結腸癌に対する結腸切除の際の腸管傍リンパ節と腸管切離長

- 腫瘍と支配動脈の位置関係から，図3のように腸管傍リンパ節の範囲を決定する（4つのパターン）。
- 腫瘍からの場合は10cm離し，支配動脈からの場合は5cm離すことが基本。
- 腸管切離長は，腸管傍リンパ節を郭清するための長さとして決められている。

図3 結腸癌に対する結腸切除の際の腸管切離長

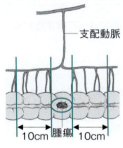
a. 支配動脈が1本で，腫瘍の直下に存在

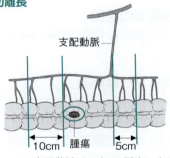
b. 支配動脈が1本で，腫瘍の直下にはないが，腫瘍辺縁より10cm以内に存在

c. 支配動脈が腫瘍辺縁から10cm以内に2本存在

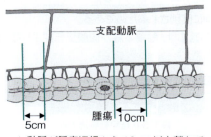
d. 動脈が腫瘍辺縁から10cm以上離れている場合はより近い動脈を支配動脈とする

（大腸癌取り扱い規約第8版より引用改変）

❗ ココが大切！⇒ 知っていたかな？

1. 結腸癌に対する腸管切離長

▶ D1, D2, D3リンパ節郭清においては，「大腸癌取扱い規約」に定める腸管傍リンパ節が郭清されるよう，切離腸管長を決定する。

▶ 結腸癌における腸管傍リンパ節の範囲は，腫瘍と支配動脈の位置関係から決定する（図3）。

a. 支配動脈が腫瘍直下にある場合は，腫瘍辺縁から口側，肛門側ともに10cmまでの範囲（図3a）。

b. 支配動脈が腫瘍辺縁から10cm以内に1本ある場合は，支配動脈は動脈流入部を越えて5cmまで，反対側は腫瘍辺縁から10cmまでの範囲（図3b）。

c. 支配動脈が腫瘍辺縁から10cm以内に2本ある場合は，口側・肛門側ともに支配動脈流入部を越えて5cmまでの範囲（図3c）。

d. 支配動脈が腫瘍辺縁から10cm以内にない場合は，腫瘍辺縁から最も近い動脈を越えて5cmまで，反対側は腫瘍辺縁から10cmまでの範囲（図3d）。

▶ 実際には，腫瘍辺縁から10cm以上の腸管切離長が必要なことは少ない（腫瘍辺縁から10cm以上離れた腸管傍リンパ節の転移はまれである）。

Q3 直腸癌の腸管切離長とリンパ節郭清について述べよ。

Key Card 🔑　知っているよね！

1. 直腸癌に対する腸管切離長

- 直腸癌に対する腸管切離長は，間膜内浸潤と腸管傍リンパ節郭清範囲によって規定される（表1，図4）。

2. 直腸癌に対するリンパ節郭清

- 直腸癌に対するリンパ節郭清は，必要に応じて，上方の郭清，側方の郭清，下方の郭清（主に下部直腸癌に対して）からなる。
- それは，直腸・肛門管のリンパの流れる経路（図5）は
  - ①上直腸動脈（→下腸間膜動脈）に沿う上方向路
  - ②中直腸動脈（→内腸骨動脈）に沿う側方向路
  - ③肛門管から会陰部皮下を通って浅鼠径リンパ節に向かう下方向路

  の3方向に区別されるためである。
- 側方郭清の適応は，腫瘍下縁が腹膜反転部より肛門側にあり，かつ固有筋層を越えて浸潤する直腸癌。

表1　直腸癌に対する腸管切離長

		腸管傍リンパ節の範囲
口側		最下S状結腸動脈流入点
肛門側	Rs / Ra	腫瘍辺縁から3cm
	Rb	腫瘍辺縁から2cm

図4　直腸癌に対する肛門側切離断端

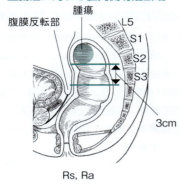
Rs, Ra

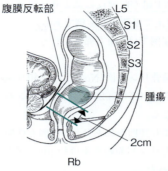
Rb

（大腸癌取り扱い規約第8版より引用改変）

図5　直腸のリンパ流

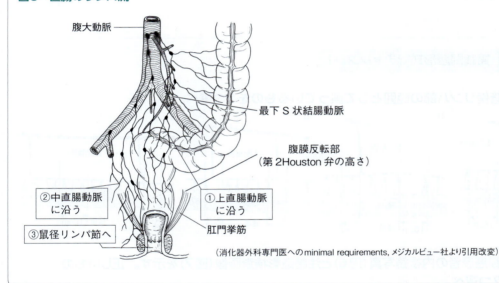

（消化器外科専門医へのminimal requirements, メジカルビュー社より引用改変）

ココが大切！⇒ 知っていたかな？

1. 直腸癌における腸管切離長

- D1, D2, D3リンパ節郭清では,「大腸癌取扱い規約」に定める腸管傍リンパ節が郭清されるよう, 腸管切離長を決定する.
- 直腸癌における腸管傍リンパ節の範囲は,
  - ・口側　　…最下S状結腸動脈流入点までの範囲
  - ・肛門側　…Rs癌およびRa癌：腫瘍辺縁から3cmまでの範囲
  - 　　　　　　Rb癌：2cmまでの範囲

（Rs癌およびRa癌で3cm以上, Rb癌で2cm以上の直腸間膜内肛門側進展はまれである）

2. リンパ節郭清

- リンパ節郭清は, 主に下腸間膜動脈系のリンパ節郭清が主体となるが, 症例に応じて, 腸骨動

脈系のリンパ節郭清（側方郭清）を行うことがある。
▶側方郭清の適応は，腫瘍下縁が腹膜反転部より肛門側に あり，かつ固有筋層を超えて浸潤する症例である。
▶側方リンパ節郭清適応症例では，側方郭清を行うことにより，D3郭清となる。
▶側方リンパ節郭清は総腸骨リンパ節（No.273），閉鎖リンパ節（No.283），内腸骨リンパ節（No.263），外腸骨リンパ節（No.293）の郭清からなる。
▶腫瘍下縁が腹膜反転部より肛門側にあり，かつ固有筋層を貫通している癌の側方リンパ節転移率は約20％（側方郭清例からの報告）であった。
▶側方郭清を行った場合，自律神経系を全温存しても排尿機能障害や男性性器機能障害が出現することがある。

> **Key holder**
>
> **直腸癌術後縫合不全に対する対応**
>
> 直腸前方切除後の縫合不全の発生頻度は高い。縫合不全の確定診断は，水溶性造影剤による注腸造影検査で行い，ひろがり診断は腹部CT検査で行う。治療の目的は，①全身状態の改善，②縫合不全部の安静（人工肛門），③腹膜炎の局在化（腹腔内洗浄，ドレナージ），である。

できるかな！ 実践問題形式でチャレンジ！

問1. 腸管傍リンパ節の範囲として誤っているものを1つ選べ。

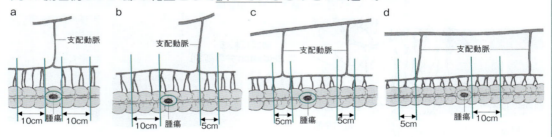

問2. 直腸癌患者の内視鏡写真（図6）と注腸造影検査画像（図7）を示す。正しいものを2つ選べ。

　　a. 腫瘍は上部直腸に限局している。
　　b. 腫瘍は下部直腸に限局している。
　　c. 腫瘍の深達度はSM浸潤なので，下腸間膜動脈根部周囲リンパ節の郭清まで行う。
　　d. 口側の切離線は，腫瘍上縁から10cm離した部位とする。
　　e. 肛門側の切離線は，腫瘍下縁から2cm離した部位とする。

図6　下部消化管内視鏡検査

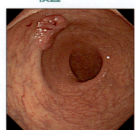

図7　注腸造影検査

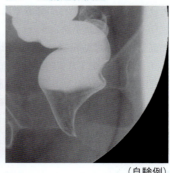

（自験例）

（※正解は次ページ下段）

知っておこう！　✓ 要点整理（チェックしよう！）

Ⅰ．大腸癌のリンパ節郭清について述べよ。
- □ 1．腸管傍リンパ節，中間リンパ節，主リンパ節，(側方リンパ節)を総じて領域リンパ節とよぶ。
- □ 2．上腸間膜動脈系は支配動脈根部周囲が主リンパ節。
- □ 3．下腸間膜動脈系は下腸間膜動脈根部周囲が主リンパ節。

Ⅱ．結腸癌の腸管切離長について述べよ。
- □ 1．腸管傍リンパ節を郭清するように腸管切離長を決定する。
- □ 2．腫瘍と支配動脈の位置関係から腸管傍リンパ節の範囲を決定する(図3)。
- □ 3．実際には，腫瘍辺縁から10cm以上の腸管切離長が必要なことは少ない。

Ⅲ．直腸癌の腸管切離長とリンパ節郭清について述べよ。
- □ 1．Rs癌およびRa癌に対する肛門側の直腸切離線は，腫瘍辺縁から3cm以上離す。
- □ 2．Rb癌に対する肛門側の直腸切離線は，腫瘍辺縁から2cm以上離す。
- □ 3．側方郭清の適応は，腫瘍下縁が腹膜反転部より肛門側にあり，かつ固有筋層を越えて浸潤する症例。

（正解　問1：c　問2：b, e）

大腸 5
大腸癌に対する化学療法

□□□

チャレンジしてみよう！（○か×をつけよ）

( ) 1. 大腸癌に対するR1手術（切離端または切離面陽性）となった症例には，再発抑制目的に術後補助化学療法を行う。
( ) 2. 大腸癌に対する術後補助化学療法の目的は，再発を抑制し予後を改善することである。
( ) 3. 術後補助化学療法の適応は，R0手術が行われたStage II大腸癌である。
( ) 4. 術後補助化学療法の適応は，R0手術が行われたStage III大腸癌である。
( ) 5. performance status（PS）2は，術後補助化学療法の適応となる。
( ) 6. 切除不能進行再発大腸癌に対する化学療法の目的は，腫瘍増大を遷延させて延命と症状のコントロールを行うことである。
( ) 7. PS 2は，切除不能進行再発大腸癌に対する化学療法の適応となる。
( ) 8. 化学療法を行った場合，切除不能進行再発大腸癌の生存期間中央値は約2年である。
( ) 9. FOLFIRIで頻度の高い有害事象は，末梢神経障害である。
( ) 10. FOLFOXで頻度の高い有害事象は，脱毛である。
( ) 11. bevacitumabは，抗EGFR抗体である。
( ) 12. cetuximabは，抗EGFR抗体である。
( ) 13. panitumumabは，抗EGFR抗体である。
( ) 14. regorafenibは，抗EGFR抗体である。
( ) 15. cetuximabは，k-ras遺伝子変異型に有効である。

（※正解は次ページ下段）

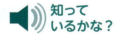
知っているかな？

Q1 大腸癌に対する術後補助化学療法について述べよ。
Q2 切除不能および再発大腸癌の化学療法について述べよ。
Q3 大腸癌治療に用いられる分子標的薬について述べよ。

Q1 大腸癌に対する術後補助化学療法について述べよ。

Key Card 🔑 　　　知っているよね！

1. 大腸癌に対する術後補助化学療法
（概念）R0切除が行われた症例に対して，再発を抑制し予後を改善する目的で，術後に実施される全身化学療法。
（目的）再発を抑制し予後を改善する。
（適応）・R0手術が行われたStage III症例。
・海外のガイドラインではStage II症例のなかに再発リスクが高い群を設定し，十分なイン

フォームド・コンセントのもとに術後補助化学療法を行う方針を示すものもある(**表1**)。
(**使用薬剤**) 推奨される化学療法(**表2**)と使用される薬剤の種類と名称(**表3**)を以下に示す。

表1 Stage II 大腸癌の再発高リスク因子(海外のガイドライン)

ASCO 2004 ガイドライン	郭清リンパ節個数12個未満, T4症例, 穿孔例, 低分化腺癌・印鑑細胞癌・粘液癌症例
ESMO ガイドライン	郭清リンパ節個数が12個未満, T4症例, 初発症状が腸閉塞または腸穿孔, 低分化腺癌・未分化癌, 脈管侵襲, リンパ管侵襲, 傍神経浸潤

(大腸癌治療ガイドライン2014より引用改変)

表2 推奨される化学療法

5-FU + LV (*l*-leucovorin)
UFT + LV
Cape (capecitabine)
FOLFOX4 または mFOLFOX6 [FOLFOX ; 5-FU + LV + OX (oxaliplatin)]
CapeOX (capecitabine + oxaliplatin)

(大腸癌治療ガイドライン2014より引用改変)

表3 推奨される化学療法に使用される薬剤の種類と名称

種類	一般名	商品名(略称)
代謝拮抗薬 (フッ化ピリミジン系)	フルオロウラシル	5-FU (5-FU)
	テガフール・ウラシル	ユーエフティー (UFT)
	カペシタビン	ゼローダ (Cape, Xeloda)
白金製剤	オキサリプラチン	エルプラット (OX, L-OHP)
葉酸誘導体	ホリナートカルシウム	ロイコボリン (LV)

❗ ココが大切！⇒ 知っていたかな？

1. 大腸癌術後補助化学療法とは？
▶ R0切除が行われた症例に対して, 再発を抑制し予後を改善する目的で, 術後に実施される全身化学療法である。

2. 術後補助化学療法の適応
①R0手術が行われたStage III大腸癌(結腸癌・直腸癌)。
②主要臓器機能が保たれている(骨髄機能, 肝機能, 腎機能の障害がない)。
③performance status (PS)が0〜1。
④術後合併症から回復している。
▶ 再発リスクが高いStage II大腸癌(**表1**)には適切なインフォームド・コンセントのもとに, 補助化学療法の適応を考慮する。

3. 投与開始時期と投与期間
▶ 術後4〜8週頃までに開始することが望ましい(9週以降の開始では効果が減弱するとの報告あり)。
▶ 投与期間は6カ月を原則とする。

正解	1	2	3	4	5	6	7	8	9	10	11	12	13	14	15
	×	○	×	○	×	○	○	○	×	×	×	○	○	×	×

Q2 切除不能および再発大腸癌の化学療法について述べよ。

Key Card 🔑　　　　　　　　　　　　　　　　　　　　知っているよね！

1. 切除不能および再発大腸癌の化学療法

（目的）腫瘍増大を遅延させて延命と症状コントロールを行う。
（適応）
　①臨床診断または病理組織診断が確認されている。
　②転移・再発巣が画像にて確認可能である。
　③PSが0～2である。
　④主要臓器機能が保たれている（骨髄機能, 肝機能, 腎機能の障害がない）。
- 最近の化学療法の進歩によって 生存期間の中央値は約2年まで延長した。
- 表4に大腸癌に使用が認められている主な抗癌剤を示す。
- 治療の効果に応じて「一次治療」→「二次治療」とレジメンの変更を行っていく。
- 大腸癌治療ガイドラインに推奨されるレジメンが示されている。ここでは, 一次治療として用いられるレジメンのみを表5に示す。

表4　保険診療として使用が認められている主な抗癌剤

経口薬	5-FU, tegafur, doxifluridine（5'-DFUR）, carmofur（HCFU）, S-1（S）, UFT-LV, capecitabine（Cape）, regorafenib など
射薬	5-FU, mitomycin C, irinotecan（IRI）, 5-FU+LV（l-leucovorin）, oxaliplatin（OX）, bevacitumab（Bmab）, panitumumab（Pmab）, cetuximab（Cmab）　など

（大腸癌治療ガイドライン2014より引用改変）

表5　切除不能進行再発大腸癌に使用可能なレジメン

```
FOLFOX[1]  ┐
FOLFILI[2] │ +Bmab or Cmab or Pmab
CapeOX+Bmab
FOLFOXIRI[3]
5-FU+LV+Bmab
Cape+Bmab
UFT+LV
    注）
    1) FOLFOX；5-FU + LV + OX
    2) FOLFILI；5-FU + LV + IRI
    3) FOLFOXIRI；5-FU + LV + IRI + OX
```

❗ ココが大切！⇒ 知っていたかな？

1. 切除不能および再発進行大腸癌に対する化学療法の現状

- ▶目的は腫瘍増大を遅延させて延命と症状コントロールである。
- ▶5-FU, ロイコボリン（LV）, イリノテカン（IRI）, オキザリプラチン（OX）, を中心にレジメンを組むことが多い。
- ▶化学療法を実施しない場合, 切除不能と判断された再発進行大腸癌の生存期間の中央値（MST；median survival time）は約8カ月と報告されている。
- ▶最近の化学療法の進歩によって MSTは約2年まで延長した。
- ▶切除不能および再発進行大腸癌に対する化学療法が奏効して切除可能になることがある。
- ▶分子標的薬（**Q3の項参照**）の適応がある症例には化学療法との併用が推奨される。

2. 適応
①臨床診断または病理組織診断が確認されている。
②転移・再発巣が画像にて確認可能である。
③PSが0～2である。
④主要臓器機能が保たれている（骨髄機能，肝機能，腎機能の障害がない）。

3. 副作用
▶ FOLFOXでは，オキサリプラチン（OX）による末梢神経障害（しびれ）が多くみられる（約9割）。
▶ FOLFILIでは，イリノテカン（IRI）による脱毛（半数以上），下痢（4割程度）の頻度が高い。

Q3 大腸癌治療に用いられる分子標的薬について述べよ。

Key Card　知っているよね！

1. 大腸癌に対する分子標的薬
- 現在，大腸癌に用いられている分子標的薬を**表6**に示す（4剤）。
- 分子標的薬の適応は切除不能および再発進行大腸癌である。
- **表7**に適応と主な副作用を示す。
- CmabとPmabはk-ras遺伝子に変異のない野生型に有効である。

表6　大腸癌に使用される分子標的薬

分類	名称	商品名	分子標的
抗体（～mab）	bevacizumab（Bmab）	アバスチン	VEGFヒトモノクローナル抗体
	cetuximab（Cmab）	アービタックス	キメラ型抗EGFRモノクローナル抗体
	panitumumab（Pmab）	ベクティビックス	抗EGFRヒトモノクローナル抗体
阻害薬（～nib）	regorafenib	スチバーガ	マルチキナーゼ阻害薬

表7　分子標的薬の適応と副作用

名称	適応	有害事象
bevacitumab（Bmab）	大腸癌	少ない（消化管穿孔，動脈血栓）
cetuximab（Cmab）	EGF陽性大腸癌（野生型k-ras）	infusion reaction，皮疹
panitumumab（Pmab）	EGF陽性大腸癌（野生型k-ras）	infusion reaction，皮疹
regorafenib	大腸癌	手足症候群，下痢，皮疹

❗ ココが大切！⇒ 知っていたかな？

1. 大腸癌治療に用いられる分子標的薬
- ▶ 適応は，いずれも切除不能および再発進行大腸癌である．
- ▶ 化学療法との併用薬として用いられるのが主である．
- ▶ 複数の試験において，術後補助化学療法における分子標的薬併用の上乗せ効果は示されなかった．

2. それぞれの薬剤の特徴
- ▶ bevacizumab（Bmab）は，VEGF（血管内皮細胞増殖因子）ヒトモノクローナル抗体である．
- ▶ Bmabは，一次治療，二次治療で用いられる．
- ▶ Bmabの有害事象は，消化管穿孔や動脈血栓である（血管新生因子阻害のため）．
- ▶ cetuximab（Cmab），panitumumab（Pmab）は，抗EGFR（上皮成長因子受容体）抗体である．
- ▶ Cmab，Pmabは，k-ras遺伝子に変異のない野生型に有効である．
- ▶ Cmab，Pmabは，一次〜三次治療で用いられる．
- ▶ Cmabは，ざ瘡様皮疹が強いほど効果がある．
- ▶ Cmab，Pmabの有害事象は，アレルギー反応（infusion reaction）と皮疹などの皮膚障害である（皮膚のEGFに反応するため）．
- ▶ regorafenibは，複数の受容体型チロシンキナーゼを阻害するマルチキナーゼ阻害薬である．
- ▶ regorafenibは，三次治療，四次治療で用いられる．
- ▶ regorafenibの有害事象は，手足症候群が主である（約半数に生じる）．

できるかな！ 実践問題形式でチャレンジ！

問1． S状結腸癌患者の切除標本の病理結果を示す．再発リスク判定のための因子の組み合わせを選べ．

Sigma, Type 2, 30×30mm, tub2, T3(ss), INFb, ly1, v1, n0(0/8) [n241
　　　　　　　　　　　　　① 　②　　 ③　 ④ ⑤ 　⑥

(0/3), n242(0/3), n253(0/2)], PM0, DM0, RM0, Stage Ⅱ, R0, CurA．

a. ①，②，③
b. ②，③，④
c. ③，④，⑤
d. ④，⑤，⑥
e. すべて

問2. 切除不能再発進行大腸癌の化学療法の一次治療に適切でないものを1つ選べ。

a. UFT + LV
b. FOLFIRI + panitumumab
c. FOLFIRI + regorafenib
d. FOLFIRI + bevacitumab
e. FOLFOX + cetuximab

（※正解は下段）

知っておこう！ 要点整理（チェックしよう！）

Ⅰ. 大腸癌に対する術後補助化学療法について述べよ。
- □ 1. R0切除が行われた症例に対して，再発を抑制し予後を改善する目的で行われる。
- □ 2. 適応は，R0手術が行われたStage Ⅲ大腸癌である。
- □ 3. 再発リスクが高いStage Ⅱ大腸癌も補助化学療法の対象となることがある。

Ⅱ. 切除不能および再発進行大腸癌の化学療法について述べよ。
- □ 1. 目的は，腫瘍増大を遅延させて延命と症状コントロールを行うことである。
- □ 2. 切除不能および再発進行大腸癌の生存期間の中央値は，化学療法の進歩によって約2年まで延長してきた。
- □ 3. FOLFOXでは末梢神経障害，FOLFIRIでは脱毛，下痢が主な副作用である。

Ⅲ. 大腸癌治療に用いられる分子標的薬について述べよ。
- □ 1. Bmabは，VEGF（血管内皮細胞増殖因子）に対するヒトモノクローナル抗体である。
- □ 2. Cmab, Pmabは，抗EGFR（上皮成長因子受容体）に対する抗体である。
- □ 3. Cmab, Pmabは，k-ras遺伝子に変異のない野生型に有効である。

（正解　問1：d　問2：c）

II 消化管

大腸 6
潰瘍性大腸炎，クローン病，家族性大腸腺腫症

□□□

チャレンジしてみよう！（○か×をつけよ）

( ) 1. 潰瘍性大腸炎は，腸管全層を炎症の主座とする。
( ) 2. 潰瘍性大腸炎は，男性に多い。
( ) 3. 潰瘍性大腸炎においては，腺腫の多発が認められる。
( ) 4. 潰瘍性大腸炎で長期の経過をたどる症例では，大腸癌の発生率が通常より高くなる。
( ) 5. 潰瘍性大腸炎に対する手術療法では，大腸全摘・回腸人工肛門造設術が一般的である。
( ) 6. クローン病は，非連続性病変（skip lesion）がみられるのが特徴である。
( ) 7. クローン病は，女性に多い。
( ) 8. クローン病の病理所見として，非乾酪性類上皮細胞肉芽腫がみられる。
( ) 9. クローン病では，関節炎や結節性紅斑などの腸管外合併症がみられる。
( ) 10. クローン病に対する手術療法として，狭窄部を含めた広範な小腸切除が標準手術である。
( ) 11. 家族性大腸腺腫症は，APC遺伝子変異が原因である。
( ) 12. 家族性大腸腺腫症は，伴性劣性遺伝である。
( ) 13. 家族性大腸腺腫症では，自然経過で約半数に大腸癌の発生がみられる。
( ) 14. Turcot症候群とは，大腸腺腫症に甲状腺癌を合併するものをいう。
( ) 15. 家族性大腸腺腫症には，予防的大腸全摘術が行われる。

（※正解は次ページ下段）

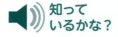知っているかな？

Q1 潰瘍性大腸炎の病態，臨床像，治療について述べよ。
Q2 クローン病の病態，臨床像，治療について述べよ。
Q3 家族性大腸腺腫症について述べよ。

Q1 潰瘍性大腸炎の病態，臨床像，治療について述べよ。

Key Card 🔑 知っているよね！

1. 潰瘍性大腸炎の病態
- 大腸粘膜と粘膜下層を主座とした原因不明の非特異性炎症性腸疾患。

2. 潰瘍性大腸炎の臨床所見
- 直腸からの連続性・広範囲な炎症，易出血（粘血・血便）⇒重症度判定が重要（表1）。
- 【内視鏡検査】①びまん性多発性びらん・潰瘍，②細顆粒状，③偽ポリポーシス（図1）。
- 【注腸造影検査】①ハウストラの消失，②（炎症性）ポリポーシス，③鉛管状。
- 【生検組織検査】①粘膜固有層への炎症細胞浸潤，②杯細胞消失，③陰窩膿瘍。

- 【癌化】10年以上経過した全大腸炎型に多い，若年発症，多発，低分化型，びまん浸潤。

3. 潰瘍性大腸炎の治療

- 原則，薬物治療。手術適応は，①重症・劇症（内科治療無効），②出血，③穿孔，④中毒性巨大結腸症，⑤癌。
- 内科的治療：アミノサリチル酸製剤（サラゾピリン®，ペンタサ®），ステロイド療法，血球成分除去療法。
- 外科的治療（図2）：大腸全摘・回腸囊肛門管吻合術（IACA），大腸全摘・回腸囊肛門吻合術（IAA）。

表1 潰瘍性大腸炎の重症度判定基準

	重症	中等症	軽症
1）排便回数	6回以上	重症と軽症の中間	4回以下
2）顕血便	（＋＋＋）		（＋）〜（−）
3）発熱	37.5℃以上		（−）
4）頻脈	90/分以上		（−）
5）貧血	Hb 10g/dL以下		（−）
6）赤沈	30mm/時以上		正常

（潰瘍性大腸炎診断基準，難治性炎症性腸管障害に関する調査研究より引用改変）

図1 潰瘍性大腸炎の内視鏡検査所見（偽ポリポーシス）

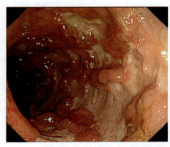

（自験例）

図2 潰瘍性大腸炎の手術術式

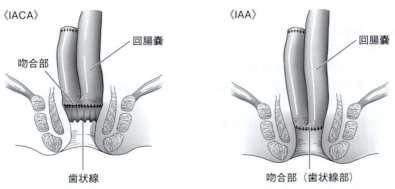

❗ ココが大切！ ⇒ 知っていたかな？

1. 潰瘍性大腸炎の病態

▶ 直腸から連続し，大腸粘膜，粘膜下層を炎症の主体としてびらんや潰瘍を形成する原因不明の非特異性炎症性腸疾患である。国の難治性疾患に指定されている。

▶ 男女比に差はなく，発症のピークは20歳代。近年増加傾向にある。

2. 潰瘍性大腸炎の分類と臨床所見

▶ 病状のひろがりによる病型分類：①全大腸炎型，②左側大腸炎型（脾彎曲部まで），③直腸炎型，

正解	1	2	3	4	5	6	7	8	9	10	11	12	13	14	15
	×	×	×	○	×	○	×	×	×	×	○	×	×	×	○

- ④右側あるいは区域性大腸炎型（まれ，クローン病との鑑別が必要）。
▶ 重症度判定基準(**表1**)　＊**表1**の中で1），2）を満たし，4項目以上陽性で重症。
　劇症の判定基準（すべて満たすものを劇症）
　　　①重症の判定基準を満たす，②15回/日の血性下痢，③38℃以上の持続する発熱，
　　　④白血球数1万/mm³以上，⑤強い腹痛
▶ 臨床症状：粘血・血便，下痢，腹痛，発熱，体重減少，低栄養が主な症状である（炎症・出血などによる症状）。
▶ 内視鏡所見：びまん性多発性びらん・潰瘍，粘膜の粗雑・細顆粒状所見，血管透見像の消失，偽ポリポーシス。
▶ 注腸造影検査：ハウストラの消失，(炎症性)ポリポーシス，鉛管状を呈する。
▶ 生検組織検査：粘膜全層の炎症細胞浸潤，高度な杯細胞減少，陰窩膿瘍。
▶ 合併症：①中毒性巨大結腸症；腸管が急速に拡張し，結腸穿孔や敗血症へ進展しうる緊急状態である。注腸造影検査や大腸内視鏡検査，抗コリン薬の投与は禁忌！
　　　　　②腸管外合併症；原発性硬化性胆管炎，壊疽性膿皮症，結節性紅斑，虹彩炎など（自己免疫性疾患？）。
▶ 癌化：長期的な経過で大腸癌の発生がみられる（⇐慢性炎症）。寛解維持と定期的なスクリーニングが必要。

3. 潰瘍性大腸炎の治療

▶ 原則的に，内科的治療。
▶ 内科的治療：軽症・中等症例でアミノサリチル酸製剤（サラゾピリン®，ペンタサ®），無効例でステロイド内服が用いられる。劇症例ではシクロスポリン，タクロリムスも使用される。難治例には血球成分除去療法も行われる。
▶ 外科的治療：内科的治療に抵抗性の重症・劇症例，難治例が適応。
　　　　　　　中毒性巨大結腸症，穿孔，大量出血では緊急手術が行われる。
　術式①大腸全摘・回腸囊肛門管吻合術：パウチ状に形成した回腸を肛門管と吻合する。
　　　②大腸全摘・回腸囊肛門吻合術：直腸粘膜（歯状線まで）を全切除し，回腸囊と吻合する。
　①は②に比べ肛門機能が保たれるが，残存粘膜での炎症の再燃や癌化の可能性がある。

Q2 クローン病の病態，臨床像，治療について述べよ。

Key Card　知っているよね！

1. クローン病の病態
- 非連続性に分布する全層性肉芽腫性炎症を生じる慢性疾患。
- 潰瘍と線維化を生じる（全消化管に生じる。回盲部が好発。難治性複雑痔瘻）。

2. クローン病の分類と臨床所見
- 診断基準を**表2**に示す。
- 【画像所見】①区域性病変(skip lesion)，②縦走潰瘍，③裂溝，敷石像。

- 【生検組織検査】①全層性炎症，②非乾酪性類上皮細胞肉芽腫。

3. クローン病の治療

- 原則的に，栄養療法⇒薬物療法。手術適応は狭窄や膿瘍および穿孔。
- 内科的治療：サラゾピリン®（大腸病変にのみ効果），ペンタサ®などのアミノサリチル酸製剤。免疫抑制薬，抗TNFα製剤。
- 外科的治療：狭窄に対する狭窄形成術や最小範囲の腸切除，痔瘻に対するseton法（肛門温存，図3）。

表2　クローン病診断基準

(1)主要所見
A. 縦走潰瘍 B. 敷石像 C. 非乾酪性類上皮細胞肉芽腫
(2)副所見
a. 消化管の広範囲に認める不整形〜類円形潰瘍またはアフタ b. 特徴的な肛門病変 c. 特徴的な胃・十二指腸病変
確診例
1. 主要所見のAまたはBを有するもの 2. 主要所見のCと副所見のaまたはbを有するもの 3. 副所見のa, b, cすべてを有するもの
疑診例
1. 主要所見のCと副所見のcを有するもの 2. 主要所見AまたはBを有するが虚血性腸病変や潰瘍性大腸炎と鑑別ができないもの 3. 主要所見Cのみを有するもの 4. 副所見のいずれか2つまたは1つのみを有するもの

（難治性炎症性腸管障害に関する調査研究班：クローン病診療ガイドライン，2011より引用改変）

図3　seton法

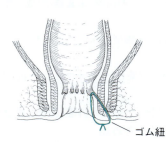

ゴム紐

❗ ココが大切！⇒ 知っていたかな？

1. クローン病の病態
- 全消化管に非連続性に分布する全層性肉芽腫性炎症を生じる慢性疾患である。特に回盲部に好発する。
- 寛解，再燃を繰り返し，慢性の経過をたどる（潰瘍と線維化）。
- 男女比はおよそ2：1，10歳代後半から30歳代前半に好発。家族内集積がみられる。
- 原因不明。国の難治性疾患に指定されている。

2. クローン病の分類と臨床所見
- 病変部位により，①小腸型，②大腸型，③小腸・大腸型に分類。
- 【診断基準】(表2)
  その他の重症度の判断にはIOIBD (international organization for the study of inflamatory bowel disease) スコアやCDAI (Crohn's disease activity index) がある。
- 【臨床症状】下痢(80%)，腹痛(70%)，血便(30%)，痔瘻(15%)などがみられる（血便の頻度は低い）。
- 【画像所見】下部消化管内視鏡検査，注腸造影検査，小腸X線造影検査にて，
  ①区域性病変 (skip lesion)，②裂溝・縦走潰瘍・敷石像 (cobblestone appearance)，③狭窄や瘻孔を認める (⇐ 全層病変)。
- 【生検組織検査】全層性炎症，非乾酪性類上皮細胞肉芽種が特徴的所見。
- 【腸管外合併症】関節炎，皮膚病変（結節性紅斑，Sweet病，壊疽性膿皮症），眼病変（虹彩炎，上強膜炎），原発性硬化性胆管炎（潰瘍性大腸炎よりは合併する頻度が少ない）。
- 【癌化】大腸癌や肛門管癌，小腸癌（潰瘍性大腸炎ほど大腸癌の発生頻度は高くない。小腸癌の発生頻度がやや高いことが特徴）。

3. クローン病の治療
- 治療原則は，寛解導入および寛解維持を目標に内科的治療［栄養療法（成分栄養剤を用いた経腸栄養）⇒薬物療法］。
- 内科的治療（薬物療法）：サラゾピリン®(5-ASA)（大腸型のみ），ペンタサ®などのアミノサリチル酸製剤が使用される。
- 中等症以上，難治例ではステロイド内服。免疫抑制薬（アザチオプリン），抗TNFα製剤も使用される。血球成分除去療法が有効な場合がある。
- 外科的治療：難治例，狭窄，内瘻（腸管同士，膀胱への瘻孔）・外瘻（腸管皮膚瘻），肛門病変などに対して行う。可能な限り腸管温存に努める。
  - 狭窄：狭窄形成術 (Finney法やHeineke-Mikulicz法) や最小範囲の切除
  - 痔瘻：seton法

Q3 家族性大腸腺腫症について述べよ。

Key Card 知っているよね！

1. 家族性大腸腺腫症（familial adenomatous polyposis；FAP）の概要
- 大腸ポリポーシスの1つ。大腸ポリポーシスにおいては，①遺伝形態，②組織型，③大腸外病変が重要。
- APC（adenomatous polyposis coli）遺伝子変異により発生する。
- 組織型は腺腫であり，大腸全域に無数に発生する（密生型，非密生型，散発型に分類）。
- 癌化の危険性あり。
- 常染色体性優性遺伝である。
- 自然経過でほぼ100％に大腸癌が発生する（40歳で半数以上の患者に進行癌）。

2. FAPの診断と臨床所見
- 100個以上の腺腫，100個未満でもFAPの家族歴を有する場合，臨床的にFAPと診断する。
- 大腸ポリポーシスとして鑑別すべき疾患
  ① Peutz-Jeghers症候群：常染色体優性遺伝，組織型は過誤腫，口唇・口腔粘膜・四肢の色素斑
  ② Cronkhite-Canada症候群：遺伝なし，炎症性ポリポーシス，蛋白漏出性胃腸症，爪甲萎縮，脱毛

3. FAPの大腸外病変
- 十二指腸ポリポーシス（最多），胃底腺ポリポーシス，デスモイド腫瘍（腹部），骨腫（顎骨）。
- 特殊型としてTurcot症候群とGardner症候群がある（**表3**）。

表3 大腸外随伴病変のみられるもの

Turcot症候群	大腸腺腫症＋脳腫瘍
Gardner症候群	大腸腺腫症＋軟部腫瘍，骨腫，デスモイド腫瘍，歯牙異常

4. FAPの治療
- 予防的大腸全摘術が行われる：大腸全摘・回腸嚢肛門（管）吻合術。
- 遺伝カウンセリング。

> [参考] polyposisの形態を示さない遺伝性大腸癌
> **HNPCC（遺伝性非ポリポーシス大腸癌）/Lynch症候群**
> - ミスマッチ修復遺伝子変異による常染色体優性遺伝。
> - 大腸癌，子宮内膜癌，卵巣癌，胃癌，小腸癌，腎盂・尿管癌などさまざまな悪性腫瘍が発生する。

❗ ココが大切！⇒ 知っていたかな？

1. 家族性大腸腺腫症（familial adenomatous polyposis；FAP）
- ▶がん抑制遺伝子であるAPC遺伝子（5番染色体）の変異により，大腸に100個以上の腺腫を生じる。
- ▶常染色体性優性遺伝（7割，残りは孤発性）である。
- ▶自然経過でほぼ100％の症例に大腸癌が発生する。

2. FAPの診断と臨床所見
- ▶診断は，①大腸に100個以上の腺腫を有する場合，②100個に満たないが，FAPの家族歴を有する場合，③APC遺伝子検査にて変異を認めた場合にFAPと診断する。
- ▶腺腫密度の高いもの（密生型）ほど，癌化が早い。
- ▶大腸腺腫のみではほとんど症状はないが，ときに下痢や粘血便を認める。

3. FAPの大腸外病変
- ▶十二指腸ポリポーシス，胃底腺ポリポーシス，デスモイド腫瘍，骨腫が補助診断となる。
- ▶その他，甲状腺癌，副腎腫瘍，肝芽腫など。
- ▶FAPの特殊型として
  - ①Turcot症候群：大腸腺腫症に中枢神経系腫瘍（小脳の髄芽腫など）を併発する。
  - ②Gardner症候群：大腸腺腫症に皮下軟部腫瘍，骨腫，デスモイド腫瘍，歯牙異常を伴う
    - ⇒もともと別疾患とされていたが，FAPと同一疾患であることがわかった。

4. FAPの治療
- ▶<u>20歳代での予防的大腸全摘術が推奨される。</u>
  - 術式：①大腸全摘術・回腸嚢肛門吻合，②大腸全摘術・回腸嚢肛門管吻合，③大腸全摘術・回腸人工肛門造設術
- ▶遺伝カウンセリング：本人，家族に遺伝子診断についての説明を十分に行い，カウンセリング，サポートが必要。

できるかな！ 実践問題形式でチャレンジ！

問1. 23歳男性。潰瘍性大腸炎にて治療中、強い腹痛を主訴に救急外来を受診した。血圧164/76mmHg、脈拍124/分、体温38.5℃、SpO_2 97%。腹部単純X線写真にて横行結腸の著明な拡張を認めた。検査、治療として適切なものをすべて選べ。

a. 腹部造影CT検査による腸管の評価
b. 大腸内視鏡検査による病状の評価
c. 抗コリン剤投与による鎮痛
d. ステロイド大量静注療法
e. 緊急手術

問2. 24歳男性。慢性下痢を主訴に受診し、大腸内視鏡検査を施行したところ、全大腸にわたって約200個以上の腺腫を認めた。この患者について、誤っているものをすべて選べ。

a. ミスマッチ修復遺伝子変異による大腸腺腫症である。
b. 上部消化管検査も定期的に行う必要がある。
c. 頭部MRI検査を行う。
d. 慎重にフォローアップを行い、大腸癌を認めた時点で、通常の大腸癌に準じて切除を行う。
e. 遺伝子カウンセリングが必要である。

（※正解は下段）

知っておこう！ 要点整理（チェックしよう！）

Ⅰ. 潰瘍性大腸炎の病態、臨床像、治療について述べよ。
- □ 1. 直腸から連続する炎症性腸疾患であり、大腸粘膜、粘膜下層の炎症を主体とする。
- □ 2. 検査所見として、陰窩膿瘍、偽ポリポーシス、ハウストラの消失、鉛管状腸管が認められる。
- □ 3. 外科的治療では、大腸全摘術・回腸肛門(管)吻合術が標準的治療である。

Ⅱ. クローン病の病態、臨床像、治療について述べよ。
- □ 1. 全消化管に非連続性に分布する全層性の炎症性腸疾患である。
- □ 2. 検査所見として、区域性病変、縦走潰瘍、敷石状変化、非乾酪性類上皮細胞肉芽腫が認められる。
- □ 3. 手術療法では可能な限り腸管温存に勤め、狭窄形成術や最小範囲での切除が行われる。

Ⅲ. 家族性大腸腺腫症について述べよ。
- □ 1. APC遺伝子変異により多発大腸腺腫を生じる疾患で、常染色体優性遺伝である。
- □ 2. 大腸外病変として、胃底腺ポリポーシス、十二指腸ポリポーシス、デスモイド腫瘍、骨腫などがある。
- □ 3. 自然経過で大腸癌発症率はほぼ100%であり、予防的大腸全摘術が行われる。

（正解　問1：a, d, e　問2：a, d）

大腸 7
その他の大腸の炎症性疾患
（大腸憩室症，虚血性腸炎，偽膜性大腸炎）

□□□

チャレンジしてみよう！（○か×をつけよ）

( ) 1. 大腸憩室とは，大腸腸管壁の一部が腸管外に囊状突出した状態で，ほとんどが筋層を欠如した仮性憩室である。
( ) 2. 大腸憩室症は，食生活の欧米化に伴い，本邦では増加傾向である。
( ) 3. 大腸憩室症は，日本人では左側結腸に多い。
( ) 4. 大腸憩室症は，大半の症例が無症状である。
( ) 5. 大腸憩室症の症状は，腹痛，発熱，圧痛，腫瘤触知である。
( ) 6. 虚血性腸炎は，腸管壁内の微小循環障害によって生じる。
( ) 7. 虚血性腸炎の注腸所見は，拇指圧痕像が特徴的である。
( ) 8. 虚血性腸炎の主症状は，腹痛，下痢，下血である。
( ) 9. 虚血性腸炎は，高齢者に多く，脾彎曲部～下行結腸に好発する。
( ) 10. 虚血性腸炎は，保存的治療にて軽快することが多い。
( ) 11. 偽膜性腸炎は，*Clostridium difficile* の毒素に起因する。
( ) 12. 偽膜性腸炎は，基礎疾患を有する高齢者に発生しやすい。
( ) 13. 偽膜性腸炎の主症状は，血性下痢である。
( ) 14. 偽膜性腸炎は，大腸内視鏡検査が診断に有用である。
( ) 15. 偽膜性腸炎の治療には，バンコマイシンまたはメトロニダゾールを内服する。

（※正解は次ページ下段）

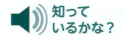
知っているかな？

Q1 大腸憩室症の構造，症状について述べよ。
Q2 虚血性腸炎の臨床像，治療について述べよ。
Q3 偽膜性大腸炎の臨床像，治療について述べよ。

Q1 大腸憩室症の構造，症状について述べよ。

Key Card 🔑　　　　　　　　　　　　　　　　　　　知っているよね！

1. **大腸憩室症の発生機序**（図1）
   - 大腸憩室は，大腸腸管壁の一部が腸管外に囊状突出した状態。
   - 直動脈が壁を貫通する腹膜垂付近に好発する。

2. **大腸憩室症の診断**
   - 注腸造影検査：円形，囊状の腸管からの突出（図2）。
   - 大腸内視鏡検査：円形，楕円形の陥凹（図3）。

3. 大腸憩室症の治療方針
- 大半の症例が無症状で治療不要。
- 大腸憩室症を発症した場合には，絶食，抗菌薬にて保存的に軽快することが多い。
- 穿孔，腹膜炎，膿瘍形成，狭窄，瘻孔形成の場合には外科的治療が必要。
- 憩室出血の場合，内視鏡的止血術やIVR(interventional radiology)によって止血する必要がある。

図1　大腸憩室の発生機序

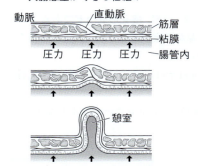

図2　大腸憩室症の注腸造影検査

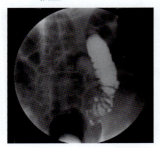

（自験例）

図3　大腸憩室症の内視鏡検査

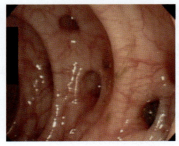

（自験例）

❗ココが大切！⇒ 知っていたかな？

1. 大腸憩室症の概要
▶ 大腸壁の一部が腸管外に嚢状突出した状態。ほとんどが筋層を欠如した仮性憩室である。
▶ 直動脈が壁を貫通する部位に発生しやすい。
▶ 本邦では右側結腸に多く，欧米ではS状結腸に多い
　（近年は食生活の欧米化により，日本でもS状結腸憩室が増加している）。
▶ 大腸憩室症は大半の症例が無症状である。
▶ 憩室炎，狭窄，出血，穿孔，穿通（瘻孔形成）などの合併症を生じることがある。
▶ 大腸憩室炎の症状は腹痛，発熱，圧痛，腫瘤触知である。

正解	1	2	3	4	5	6	7	8	9	10	11	12	13	14	15
	○	○	×	○	○	○	○	○	○	○	○	○	×	○	○

2. 大腸憩室症の診断
- ▶注腸造影検査：憩室の存在と部位診断に優れる。円形，嚢状の腸管からの突出として認める。
- ▶大腸内視鏡検査：円形，楕円形の陥凹として観察される。
- ▶腹部CT検査：存在診断のみならず，腸管外変化（炎症波及像，遊離ガス像など）も観察できるため，有用である。

3. 大腸憩室症の治療
- ▶大半の症例が無症状であり，治療を要しない。
- ▶大腸憩室炎の治療は，絶食，抗菌薬の投与である。
- ▶外科的治療の適応は，憩室炎反復例，穿孔，腹膜炎，膿瘍形成，狭窄，瘻孔形成などである。
- ▶憩室出血の場合は，検索目的に内視鏡検査を施行し，出血源が同定できれば内視鏡的止血術を行う。不明な場合も多くは保存的に止血できることが多い。
- ▶大量出血で内視鏡的に止血困難な場合はIVR（interventional radiology）による塞栓術が施行されることもある。
- ▶緊急手術の適応は，①腸管穿孔に伴う腹膜炎，②膿瘍形成があり，ドレナージが不良な場合，③コントロール不良な出血の場合，である。

Q2 虚血性腸炎の臨床像，治療について述べよ。

Key Card 　知っているよね！

1. 虚血性腸炎の概念
- 主幹動脈の明らかな閉塞を伴わず，腸間膜動脈の血流減少や腸管壁内の微小循環障害によって生じる（可逆性腸疾患）。

2. 虚血性腸炎の分類
- 広義の虚血性腸炎は図4のように分類される。
- 狭義の虚血性腸炎は，一過性型と狭窄型に分けられる。

図4　虚血性腸炎の分類

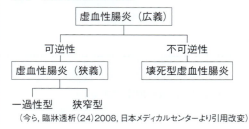

（今ら，臨牀透析（24）2008，日本メディカルセンターより引用改変）

図5　下部消化管内視鏡検査

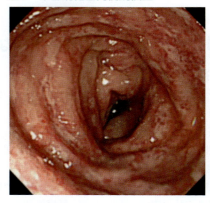

（消化器外科minimal requirements 実践応用編，メジカルビュー社より引用改変）

3. 虚血性腸炎の診断
- 主症状は腹痛，下痢，下血である。
- 高齢者に多く，左側結腸に好発する。
- 注腸造影検査で特徴的な拇指圧痕像を示す（粘膜の浮腫を反映）。
- 内視鏡検査所見は発赤・浮腫・縦走潰瘍を示す（まず粘膜傷害を生じる）（図5）。

4. 虚血性腸炎の治療
- 通常，絶食・点滴による保存的治療にて軽快する。
- 高度の狭窄を認める場合には，狭窄部を切除することもある。

! ココが大切！ ⇒ 知っていたかな？

1. 虚血性腸炎の概念
▶ 主幹動脈の明らかな閉塞を伴わず，腸間膜動脈の血流減少や腸管壁内の微小循環障害によって生じる可逆的な限局性病変である。

2. 虚血性腸炎の分類
▶ 以前は，①一過性型，②狭窄型，③壊死型に分類されていたが，現在は一過性型と狭窄型を狭義の虚血性腸炎としている。
▶ 不可逆性で重篤な経過をとる壊死型を壊死型虚血性腸炎と称する。

3. 虚血性腸炎の診断
▶ 主症状は腹痛，下痢，下血である。
▶ 高齢者に多く，脾彎曲部〜下行結腸などの左側結腸に好発する。
▶ 糖尿病や膠原病，血管炎などの基礎疾患を有する患者に多い。
▶ <u>注腸造影検査では拇指圧痕像が特徴的とされている。</u>

4. 虚血性腸炎の治療
▶ 狭義の虚血性腸炎は，絶食・点滴による保存的治療で1〜2週間で軽快する。
▶ 狭窄型において，高度の狭窄を認める場合には外科的に切除することもある。
▶ 壊死型は早期診断後に緊急手術を行う。
▶ 壊死型は，全身状態が不良なことが多く，予後不良である。

Q3 偽膜性大腸炎の臨床像，治療について述べよ。

Key Card 🔑   知っているよね！

1. 偽膜性大腸炎の病態
- 抗菌薬により菌交代現象が生じ，増殖した*Clostridium difficile*による毒素によって腸粘膜が傷害された病態。

2. 偽膜性大腸炎の診断
- 便中CD毒素の検出。
- 下部消化管内視鏡検査による偽膜の証明（図6）。

3. 偽膜性大腸炎の治療方針
- 原因薬剤中止。
- バンコマイシンまたはメトロニダゾールの内服。
- 止痢薬投与は禁忌（毒素の排泄遅延）。

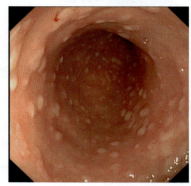

図6　下部消化管内視鏡所見

（消化器外科専門医へのminimal requirements, メジカルビュー社より引用）

❗ ココが大切！⇒ 知っていたかな？

1. 偽膜性大腸炎の概念
- ▶偽膜性大腸炎は*Clostridium difficile*（*C. difficile*）感染による病態であり，院内感染が大多数を占める。
- ▶*C. difficile* は嫌気性菌で芽胞を有し，院内感染はこの芽胞を介して経口感染により生じる。
- ▶危険因子は，高齢者，他の重篤な疾患の合併，長期間の入院，経管栄養中やH_2受容体拮抗薬投与中などが挙げられている。
- ▶原因としては，ほとんどすべての抗菌薬の投与が原因となりうる。
- ▶広域ペニシリン，第二，第三世代セファロスポリンをはじめとする広域抗菌薬や複数の抗菌薬を使用している場合に偽膜性大腸炎発症の危険が高くなる。

2. 偽膜性大腸炎の症状
- ▶下痢，炎症症状などを認める。
- ▶重症例では血性下痢，腹痛，腹膜刺激症状や発熱を伴うこともある。
- ▶最も重篤な例では中毒性巨大結腸症（toxic megacolon）を呈し，致死的な病態にもなりうる。

3. 偽膜性大腸炎の診断
- ▶抗菌薬投与後の偽膜性大腸炎では，CD毒素が90〜95％に検出される。
- ▶一般検査では，末梢血，電解質，CRP，赤沈，血清蛋白，アルブミン，免疫グロブリンを含めて検査する。

4. 偽膜性大腸炎の治療
- ▶第一に原因抗菌薬の投与を可能な限り中止する。同時に，合併症を含めた患者の全身管理も重要である。
- ▶止痢薬や，コデイン，モルヒネといった腸管運動抑制薬は使用しない（毒素の排出遅延，腸管粘膜傷害の促進）。
- ▶バンコマイシンまたはメトロニダゾールの内服が有効である。

できるかな！ 実践問題形式でチャレンジ！

問1. 左側腹部痛を主訴に来院した症例の注腸造影検査(図7)を示す。
本疾患について正しいものを2つ選べ。

a. ほとんどが筋層を欠如した真性憩室である。
b. 日本では右側結腸に多く，欧米ではS状結腸に多い。
c. 大腸内視鏡検査では，存在診断に加えて，腸管外変化も観察できる。
d. 治療は絶食，抗菌薬の投与である。
e. 出血を伴うの際は第一に緊急開腹手術を行う。

問2. 正しい記述を2つ選べ。

a. 虚血性腸炎は，注腸造影検査での拇指圧痕像が特徴的とされている。
b. 虚血性腸炎は，高齢者に多く，右側結腸に好発する。
c. 偽膜性腸炎の危険因子として，経管栄養中やH_2受容体拮抗薬投与中などが挙げられている。
d. 偽膜性腸炎による腹痛に対しては，モルヒネを使用する。
e. 偽膜性腸炎の治療は，バンコマイシンの点滴を行う。

図7 注腸造影検査
(自験例)

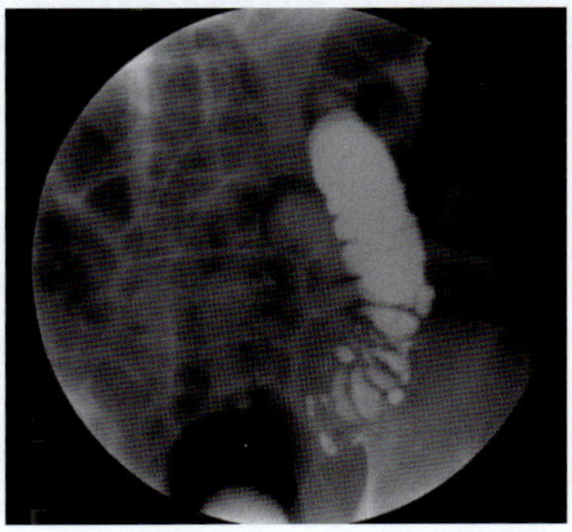

(※正解は下段)

知っておこう！ 要点整理(チェックしよう！)

Ⅰ. 大腸憩室症の構造，症状について述べよ。

☐ 1. 大腸憩室は，大腸腸管壁の一部が腸管外に嚢状突出した状態であり，ほとんどが筋層を欠如した仮性憩室である。
☐ 2. 大腸憩室症は，大半の症例が無症状であり，治療を要しない。
☐ 3. 大腸憩室炎の症状は，腹痛，発熱，圧痛，腫瘤触知である。大腸憩室炎の治療は絶食，抗菌薬の投与である。

Ⅱ. 虚血性腸炎の臨床像，治療について述べよ。

☐ 1. 主幹動脈の明らかな閉塞を伴わず，腸間膜動脈の血流減少や腸管壁内の微小循環障害によって生じる可逆的な限局性病変である。
☐ 2. 主症状は腹痛，下痢，下血である。高齢者に多く，脾彎曲部〜下行結腸などの左側結腸に好発する。注腸造影検査では拇指圧痕像が特徴的とされている。
☐ 3. 絶食・点滴による保存的治療で1〜2週間で軽快する。

Ⅲ. 偽膜性大腸炎の臨床像，治療について述べよ。

☐ 1. 偽膜性大腸炎は，*Clostridium difficile* 感染による病態であり，院内感染が大多数を占める。
☐ 2. 症状は下痢，炎症症状などを認める。重症例では血性下痢，腹痛，腹膜刺激症状や発熱を伴うこともある。最も重篤な例では中毒性巨大結腸症(toxic megacolon)を呈し，致命的となる。
☐ 3. 治療は原因抗菌薬を中止する。バンコマイシンまたはメトロニダゾールの内服を開始する。止痢薬や，コデイン，モルヒネといった腸管運動抑制薬は使用しない。

(正解 問1：b, d 問2：a, c)

大腸 8
痔核・痔瘻・Fournier症候群

チャレンジしてみよう！(○か×をつけよ)

( ) 1. 「3時の方向にある内痔核」とは，患者の右側にある内痔核である。
( ) 2. 便潜血陽性患者において，内痔核が確認できた場合，大腸内視鏡検査は省略してよい。
( ) 3. 内痔核の最も多い主訴は，疼痛である。
( ) 4. 歯状線より口側にある痔核を内痔核とよぶ。
( ) 5. 内痔核は3，7，11時方向に好発する。
( ) 6. クローン病では，痔瘻の合併が多い。
( ) 7. 痔瘻のほとんどは自然治癒するため，積極的な治療は必要ない。
( ) 8. 痔瘻は繰り返すと癌化することがある。
( ) 9. 肛門周囲膿瘍を放置すると痔瘻に移行することがある。
( ) 10. 乳幼児の痔瘻は女児に多い。
( ) 11. 肛門周囲膿瘍の治療の原則は，切開排膿とドレナージである。
( ) 12. 肛門周囲膿瘍の80％以上は，治療後に痔瘻に移行する。
( ) 13. Fournier症候群は，Compromised hostに生じることが多い。
( ) 14. Fournier症候群では，会陰部に握雪感を認めることがある。
( ) 15. Fournier症候群の治療の主体は，広域抗菌薬による保存的治療である。

(※正解は次ページ下段)

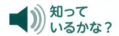知っているかな？

Q1 痔核の成因，好発部位，治療について述べよ。
Q2 痔瘻の構造と分類について述べよ。
Q3 Fournier症候群の成因，治療について述べよ。

Q1 痔核の成因，好発部位，治療について述べよ。

Key Card 知っているよね！

1. 内痔核と外痔核
- 痔核は，直腸・肛門管領域の静脈叢に発生する静脈瘤。
- 痔核は，歯状線を境にして①外痔核(肛門側)と②内痔核(口側)に分けられる(図1)。
- 内痔核は，3，7，11時の位置(上直腸動脈の終末部)に好発する。
- 内痔核は脱出の程度により，Grade Ⅰ～Ⅳに分類される(表1)。
- 治療には
  ① 硬化療法：ジオン®など
  ② 輪ゴム結紮療法
  ③ 手術療法(結紮切除法，PPH法など)がある。

大腸 8 ● 痔核・痔瘻・Fournier 症候群

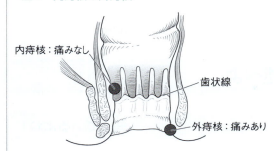

図1　内痔核と外痔核

表1　内痔核の脱出に関する分類（Goligher分類）

Grade	
I	脱出なし
II	排便時に脱出するが自然に還納
III	排便時に脱出し，用手的還納が必要
IV	常時肛門外に脱出し，還納が不可能

（肛門疾患（痔核）・痔瘻・裂肛診療ガイドライン2014年版より引用）

❗ ココが大切！ ⇒ 知っていたかな？
....Key holder

1. 内痔核と外痔核
- ▶痔核は，直腸，肛門管領域の静脈叢に発生する静脈瘤である。
- ▶原因は，血管起源説・支持組織減弱説がいわれているが明らかではない。
- ▶痔核は，歯状線を境にして①外痔核と②内痔核に分けられる（図1）。
- ▶外痔核は，疼痛を伴う。
- ▶内痔核の症状は，排便時の出血や脱出による違和感が多い。
- ▶内痔核は，嵌頓を伴わない場合は疼痛を有しないことが多い。
- ▶内痔核は，3，7，11時の位置（上直腸動脈の終末部）に好発する。
- ▶内痔核は，脱出の程度によりGrade I～IVに分類される（Goligher分類）。

> **直腸脱**
>
> 直腸脱は，肛門から直腸が翻転脱出した状態。完全直腸脱（5cm以上）と不完全直腸脱（粘膜脱，5cm以内）がある。長期化により，脱出腸管が長く頻回（排便時のみならず腹圧上昇時）になる。治療は原則的に手術（肛門の狭小化，直腸の挙上固定）。

2. 肛門診察
- ▶通常は，左側臥位（Sims体位）で行う。
- ▶腹側を12時，背側を6時として時計版と同様にして位置づけをする。
- ▶問診→視診→指診→肛門鏡診察の順に行う。
- ▶血便・下血がある場合には，痔核を認めても他疾患鑑別のため大腸内視鏡検査を行ったほうがよい。

3. 痔核の治療
- ▶まずは保存的治療（生活指導と薬物療法）を行う。
- ▶肛門部を清潔に保ち，便秘には緩下剤を投与し，規則正しい排便習慣を身につけるように指導する。
- ▶症状が強い場合や嵌頓症例は，以下の治療を行う。
  - ① 硬化療法：ジオン®など
  - ② 輪ゴム結紮療法
  - ③ 手術療法

正解	1	2	3	4	5	6	7	8	9	10	11	12	13	14	15
	×	×	×	○	○	○	○	○	○	×	○	×	○	○	×

- 結紮切除法（≒ Milligan-Morgan 手術）
- PPH 法（Procedure for Prolapse and Hemorrhoids）など

Q2 痔瘻の構造と分類について述べよ。

Key Card　　　知っているよね！

1. 痔瘻の概念

- 痔瘻とは，肛門周囲膿瘍が自壊して直腸内もしくは肛門周囲に交通を形成したもの。
- この自壊した際にできた瘻孔の出口を二次口という（二次口から一次口の位置推測：Goodsallの法則）（図2）。
- 自壊により症状は改善することが多いが，放置すると再度膿瘍形成を繰り返し複雑化していく。
- 本邦では，痔瘻の分類に隅越分類が用いられる（図3）。

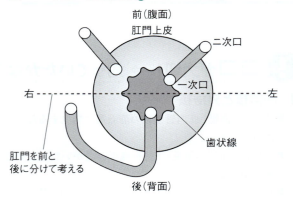

図2　一次口の位置推測（goodsallの法則）

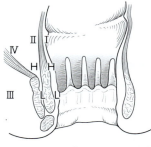

図3　隅越分類

Ⅰ：粘膜または皮膚と内括約筋との間の腔
　L：皮下痔瘻
　H：粘膜下痔瘻
Ⅱ：内外括約筋の間の腔
　L：低位筋間痔瘻
　H：高位筋間痔瘻
Ⅲ：肛門挙筋下腔
　U：片側のもの
　B：両側のもの
Ⅳ：肛門挙筋上腔

Ⅰ・Ⅲでは
　S：単純なもの
　C：複雑なもの
　　を記載

［肛門疾患（痔核・痔瘻・裂肛）診療ガイドライン2014年版より引用］

！ ココが大切！ ⇒ 知っていたかな？

1. 痔瘻の概念

▶痔瘻とは，肛門周囲膿瘍が自壊して直腸内もしくは肛門周囲に交通を形成したもの。
▶この自壊した際にできた瘻孔の出口を二次口という。
▶二次口から一次口の位置の推測（Goodsallの法則）：二次口が腹側では，肛門中心と結ぶ線上に

一次口がある。二次口が背側では，6時の方向に一次口がある（図2）。
- 自壊により症状は改善することが多いが，放置すると再度膿瘍形成を繰り返し複雑化していく。
- 痔瘻をきたしやすい基礎疾患として，クローン病，結核，HIV感染症，膿皮症などがある。
- クローン病に生じる痔瘻は難治性のものが多い。
- 単純型痔瘻とは瘻管が1本のものをいい，複雑型痔瘻とは瘻管が2本以上のものをいう。
- 図3のⅢ型を坐骨直腸窩痔瘻といい，Ⅳ型を骨盤直腸窩痔瘻という。
- MRI検査は瘻管の走行診断に有用である。
- 長期の痔瘻の存在は，まれに悪性化（痔瘻癌）を引き起こすことになる。
- 痔瘻癌の組織型は，粘液癌である。
  （⇔（注意）Paget病は肛門会陰部に生じるアポクリン汗腺由来の腫瘍。）

2. 痔瘻の治療

- 痔瘻の自然治癒はまれなため，基本的には外科的治療の適応である（小児期を除く）。
- 外科治療の原則は
  ①原発口の確実な切開開放もしくは切除
  ②瘻管壁の壊死組織や瘢痕組織の除去
  ③適切なドレナージ創の作成
  - 切開開放術（lay open法）
  - 痔瘻結紮療法（seton法）
  - 痔瘻切除法（coring out くりぬき法）
  - Hanley手術（瘻孔内の不良肉芽の除去とドレナージ）など

3. 乳幼児痔瘻

- 乳幼児の痔瘻は，成人のそれと異なり以下の特徴がある。
  ① 男児に多く，女児ではほとんどみられない。
  ② 生後6カ月以内に多く発症する。
  ③ 自然に治癒するものが多い。

Q3 Fournier症候群の成因，治療について述べよ。

Key Card　　　知っているよね！

1. Fournier症候群
- Fournier症候群とは，肛門周囲膿瘍や痔瘻を契機として外陰部・会陰部の皮下組織に生じる壊死性筋膜炎である。
- 肛門周囲膿瘍とは，肛門腺に細菌が感染し膿瘍形成するものである。
- 図4に肛門腺の解剖と肛門腺への感染経路を示す。
- 表2にFournier症候群の診断・治療・予後を示す。

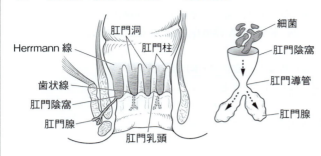

図4 肛門腺の解剖と肛門腺への感染経路

表2 Fournier症候群の診断・治療・予後

<診断>
特有の悪臭
臀部の握雪感
compromised host に多い
<治療>
迅速なデブリドマンと洗浄
広域抗菌薬
人工肛門や膀胱瘻造設
<予後>
非常に不良（致死率：15〜20％）

！ ココが大切！ ⇒ 知っていたかな？

1. Fournier症候群
▶肛門周囲膿瘍や痔瘻を契機として生じる外陰部・会陰部の皮下組織の壊死性筋膜炎。
▶糖尿病や肝硬変，悪性腫瘍，ステロイド投与などのCompromised hostに生じることが多い。
▶広範囲の例では，背部，大腿部，後腹膜などに進展する。
▶急激に拡大進行するため，早期に適切な治療を施さないと予後不良（致死率15〜20％程度）。
▶治療は徹底的なデブリドマンと洗浄。
▶広域抗菌薬に加えて，全身管理を伴う集学的治療が必要になる。
▶人工肛門や膀胱瘻が必要になることがある（創部の汚染予防）。
▶診察所見として特有の悪臭と会陰部の握雪感がある。

2. 肛門周囲膿瘍
▶肛門周囲膿瘍は，肛門腺に細菌が感染し膿瘍形成したもの。
▶症状は，痛みを伴う腫脹，発熱，発赤。
▶治療後に50％以上が自然治癒し，10％が再度膿瘍形成，痔瘻に移行するものは35％程度。
▶治療の原則は，切開排膿とドレナージ（基礎疾患・抗血栓薬など服用の有無にかかわらず）。
▶抗菌薬の投与は全例に必要ではない（広範な蜂窩織炎を合併している場合や全身的な合併症を有している場合などに用いる）。

できるかな！ 実践問題形式でチャレンジ！

問1. 肛門疾患について正しいものをすべて選べ
a. 肛門疾患において「12時の方向」とは，患者の腹側のことである。
b. 内痔核の好発部位は，3，7，11時方向である。
c. 成人の痔瘻は自然治癒することが少ない。
d. 肛門周囲膿瘍が，Compromised host以外で生じることはまれである。
e. Fournier症候群は，処置が遅れると死に至ることもまれではない。

問2. 発熱・肛門痛を主訴に来院した男性の画像を示す(図5)。
この疾患について**誤っている**ものを2つ選べ。

a. すでに自壊しており症状が改善していれば経過観察でよい。
b. 基礎疾患の検索が必須である。
c. 繰り返す場合,癌化する可能性がある。
d. 乳幼児に発症する場合,致死率が高い。
e. 隅越分類が用いられることが多い。

図5 肛門所見

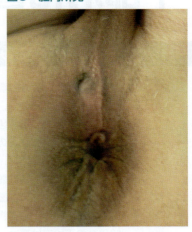

(消化器外科専門医へのminimal requirements, メジカルビュー社より引用)

(※正解は下段)

知っておこう! 要点整理(チェックしよう!)

I. 痔核の成因,好発部位,治療について述べよ。
- □ 1. 痔核は,直腸,肛門管領域の静脈叢に発生する静脈瘤である。
- □ 2. 痔核は,歯状線を境として,①外痔核と②内痔核に分けられる。
- □ 3. まずは保存的治療(生活指導と薬物療法)。症状が強い場合や嵌頓症例は積極的な外科的治療を行う。

II. 痔瘻の構造と分類について述べよ。
- □ 1. 痔瘻とは,肛門周囲膿瘍が自壊して直腸内もしくは肛門周囲に交通を形成したもの(隅越分類)。
- □ 2. 基礎疾患としてクローン病,結核,HIV感染症,膿皮症などがある。
- □ 3. 痔瘻の自然治癒はまれなため,基本的には外科的治療の適応(小児期を除く)。

III. Fournier症候群の成因,治療について述べよ。
- □ 1. 肛門周囲膿瘍や痔瘻を契機として,外陰部・会陰部の皮下組織に生じる壊死性筋膜炎。
- □ 2. 早期に適切な治療を施さないと予後不良(致死率15〜20%程度)。
- □ 3. 治療は徹底的なデブリドマン,洗浄+広域抗菌薬+全身管理を伴う集学的治療。

(正解 問1:a, b, c, e 問2:a, d)

大腸 9

緊急外科的処置を要する下部消化管・肛門疾患

チャレンジしてみよう！（○か×をつけよ）

( )　1. 大腸穿孔は，上部消化管穿孔よりも頻度が高い。
( )　2. 大腸穿孔の好発部位は，S状結腸である。
( )　3. 大腸穿孔の最も多い原因は，大腸癌によるものである。
( )　4. 大腸癌による大腸穿孔の多くは，大腸癌部の穿孔による。
( )　5. 大腸癌穿孔においては，腹腔内遊離ガスを認めることが多く，診断の重要な所見となる。
( )　6. S状結腸捻転症は，機械的イレウスの原因疾患として頻度の高い疾患である。
( )　7. S状結腸捻転症は，70歳以上の高齢者に多い。
( )　8. S状結腸捻転症の腹部単純X線検査所見としてcoffee bean signは有用であり，腹部単純X線検査の正診率は高い。
( )　9. S状結腸捻転症の治療の第一選択は，S状結腸切除である。
( )　10. S状結腸捻転症に対するファイバースコープ捻転解除術の適応は，腹膜炎なし，腸管壊死なし，麻痺イレウスのない場合である。
( )　11. 肛門周囲膿瘍は，緊急外科的処置を要する疾患である。
( )　12. 血栓性外痔核は，大きさにかかわらず，緊急外科的処置を要する疾患である。
( )　13. 嵌頓痔核に対する治療の第一選択は，緊急手術である。
( )　14. 肛門周囲膿瘍に対する外科的処置後の抗菌薬投与は，治癒期間を短縮させる。
( )　15. 肛門周囲膿瘍に対する外科的処置後の抗菌薬投与は，再発率を減少させる。

（※正解は次ページ下段）

知っているかな？

Q1 大腸穿孔の原因・診断・治療について述べよ。
Q2 大腸捻転（特にS状結腸捻転症）の原因・診断・治療について述べよ。
Q3 緊急外科的処置を要する肛門疾患の原因・診断・治療について述べよ。

Q1　大腸穿孔の原因・診断・治療について述べよ。

Key Card　　　　　　　　　　　　　　　　知っているよね！

1. 緊急処置を要する下部消化管疾患
- 下部消化管の疾患で，救急処置を要するものは，全身状態を悪化させる病態であり，①穿孔，②閉塞（絞扼性），③出血，④感染，である。

2. 大腸穿孔

(1) 概要
- 原因は，大腸癌，特発性，憩室炎，宿便性，医原性の順に多い。
- 穿孔部位は，S状結腸が多い(硬便の通過，内圧上昇，過伸展のため)。
- 上部消化管穿孔と比べ頻度が低く，発症初期には，自覚症状・腹部所見に乏しい。
- 腹腔内遊離ガス(図1)を認めることが少ない(25〜50％)⇒診断が遅れることが多い。
- 細菌性腹膜炎から敗血症，DIC，MOFへ移行しやすい(死亡率は17〜32％)。
- 治療は，①腹腔内洗浄とドレナージ，②一期的手術(縫合閉鎖か腸切除，covering stoma)か，二期的手術(人工肛門か，Hartmann手術)を選択する。
- 予後不良因子としては，①70歳以上，②汎発性腹膜炎，③術前ショック状態，④敗血症やDICの合併，⑤手術までの時間が24時間以上，など。

(2) 原因別特徴

①大腸癌による結腸穿孔
- 大腸癌の口側穿孔が多い(閉塞性大腸炎による)。

②特発性結腸穿孔
- 他の原因がなく，穿孔部の腸管壁に肉眼的・組織学的に異常を認めない(原因不明の穿孔)。
- 誘因として排便時のいきみが挙げられている。
- 短時間に敗血症性ショックとなり，予後不良。

③憩室性結腸穿孔
- 穿孔は，憩室症の合併症(憩室炎，穿孔，狭窄，出血等)の1つであり，合併症の1/4を占める。
- 穿孔による，膿瘍形成が多い。
- 手術術式は，①憩室のひろがり，②合併症の有無，③全身状態，で決める。

④宿便性結腸穿孔
- 糞石・硬便による圧迫壊死による。
- 硬便の存在(図1)，類円形・楕円形の穿孔部位，潰瘍周囲の圧迫壊死。

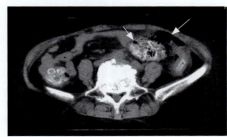

図1　腹部CT検査

矢印(→)は，腹腔内遊離ガスと硬便を示す。　　　(自験例)

❗ ココが大切！⇒ 知っていたかな？ ……… Key holder

1. 大腸穿孔の特徴
- ▶大腸穿孔は，緊急処置を必要とする下部消化管疾患の1つである。
- ▶大腸穿孔は，S状結腸に多い。
- ▶大腸穿孔による腹膜炎は，発症初期の段階で敗血症，DIC，MOFに移行しやすく，予後不良である。

2. 大腸穿孔の原因
- ▶大腸穿孔の原因は，大腸癌（閉塞性大腸炎による），特発性，憩室性，宿便性，医原性の順に多い。
- ▶特発性大腸穿孔は原因不明なものをいい，排便時のいきみが誘因と考えられている。

3. 大腸穿孔の診断
- ▶自覚症状・腹部所見に乏しく，腹腔内遊離ガスを認めることも少ない（25〜50％）ため，診断が遅れることが多い（予後不良）。
- ▶診断においては，①穿孔の有無，②汎発性腹膜炎の有無，③全身状態，について評価する。
- ▶大腸癌による大腸穿孔は，大腸癌に併存した閉塞性大腸炎部に生じることが多く，穿孔部の肛門側の観察が重要である。

4. 大腸穿孔の治療
- ▶腹膜炎の治療は，腹腔内洗浄とドレナージ（炎症の局在化），全身管理（血液浄化法なども含む）である。
- ▶穿孔部の処置は，予後不良因子を評価し，①一期的手術か，二期的手術か，②人工肛門造設か，切除・再建か，③covering stoma作成するか否か，を決定し治療する。

5. 大腸穿孔の予後
- ▶大腸穿孔は，発症早期から細菌性腹膜炎，敗血症，DIC，MOFへ移行しやすく，予後不良（死亡率は17〜32％）である。
- ▶予後不良因子としては，①70歳以上，②汎発性腹膜炎，③術前ショック状態，④敗血症やDICの合併，⑤手術までの時間が24時間以上，⑥白血球4,000/μL以下，⑦BE−5以下，などの報告がある。

> **鑑別すべき疾患：虫垂炎**
> 虫垂炎の症状は，初期では上腹部不快感や悪心，6時間ほど経過すると右下腹部痛や発熱へと移行し腹膜炎を発症する。症状や経過は，①発症年齢（好発はリンパ節が腫大する小児期），②虫垂の位置，③炎症の程度（カタル⇒蜂窩織炎⇒壊死⇒穿孔），④薬歴などに影響される。

Q2 大腸捻転（特にS状結腸捻転症）の発生・診断・治療について述べよ。

Key Card 🗝 知っているよね！

1. 大腸捻転の概要
- S状結腸捻転症が多い（ほかに盲腸捻転，横行結腸捻転あり）。

- 高齢者に多い（腸間膜の脂肪減少，腸管の緊張低下が関与）。

2. S状結腸捻転症

(1) 原因
- 発生にS状結腸過長症，精神神経疾患の合併，常習性便秘，開腹既往，長期臥床などが関与。

(2) 病態
- 可動性大きく，基部の狭いS状結腸が捻転（図2）
  ⇒絞扼性イレウスを呈することもある。

(3) 診断
- 腹部単純X線検査の正診率は低い（図3, coffee bean sign）。
- 注腸造影X線検査では，鳥のくちばし状所見（bird peak sign）を示す。

(4) 治療
- ファイバースコープによる捻転解除が第一選択（図4）。
- ファイバースコープによる捻転解除の適応は，①腹膜刺激症状なし，②麻痺性イレウスなし，③直腸鏡にて血液を認めない，④直腸鏡にて粘膜が壊死状態にないことである。
- ファイバースコープによる整復率は高率である（78〜100％）。

(5) 予後
- 保存的治療後の再発率は高い（40〜90％）。

図2　S状結腸捻転症

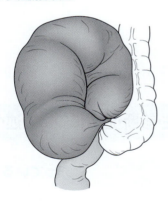

図3　S状結腸捻転症の腹部単純X線写真

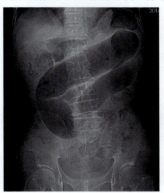

（自験例）

図4　S状結腸捻転症の治療方針

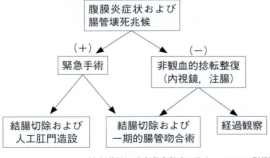

（中村菊洋ら，腹部救急診療の進歩，1987より引用）

❗ ココが大切！ ⇒ 知っていたかな？

1．S状結腸捻転症の発生
- ▶ S状結腸捻転症は，緊急処置を必要とする下部消化管疾患の1つである．
- ▶ S状結腸捻転症は，機械的イレウスの3.7～8.7％と比較的まれである．
- ▶ 70歳以上の高齢者に多い（30～46％，腸間膜の脂肪減少，腸管の緊張低下が関与）．
- ▶ 発生には，S状結腸過長症，精神神経疾患の合併，常習性便秘，開腹既往，長期臥床，などが関与している．

2．S状結腸捻転症の病態
- ▶ 可動性が大きく，基部の狭いS状結腸が捻転し，絞扼性イレウスを生じる（図2）．

3．S状結腸捻転症の診断
- ▶ 腹部単純X線検査の特徴的所見は coffee bean sign であるが，正診率は低い．
- ▶ 注腸造影X線検査では，鳥のくちばし状所見（bird peak sign）を示す．
- ▶ 腹部CT検査所見では，血管の怒張，腸間膜の浮腫など絞扼の所見を示す．

4．S状結腸捻転症の治療
- ▶ ファイバースコープによる捻転解除が第一選択であり，その適応は，①腹膜刺激症状なし，②麻痺性イレウスなし，③直腸鏡にて血液を認めない，④直腸鏡にて粘膜が壊死状態にないことである（図4）．
- ▶ ファイバースコープによる整復率は高率である（78～100％）．
- ▶ 整復後の待機手術については，議論がある．
- ▶ 手術は，結腸切除（人工肛門造設か，一時的吻合）を行う．

Q3　緊急外科的処置を要する肛門疾患の発生・診断・治療について述べよ．

Key Card 🔑　　　　知っているよね！

1．肛門疾患
- 主な肛門疾患は，痔核（60％），裂肛（15％），肛門周囲膿瘍と痔瘻（10％）である．
- 緊急外科的処置を要する肛門疾患は，肛門周囲膿瘍と一部の血栓性外痔核である．

2．肛門周囲膿瘍
(1) 病態
- 肛門陰窩感染⇒肛門腺管⇒肛門腺に炎症⇒肛門腺隣接組織へ炎症が波及⇒肛門周囲膿瘍．
- 切開・排膿後，治癒せず，瘻管形成したものを痔瘻という．
- 起因菌は，大腸菌，ブドウ球菌，連鎖球菌．

(2) 症状
- 突然の痛み，腫脹，発赤．
- 痔瘻では，持続的排膿，間欠的肛門周囲の腫脹と圧痛．

(3) 膿瘍の局在(図5)
- 膿瘍の局在により，①皮下膿瘍(IL)，②粘膜下膿瘍(IH)，③筋間膿瘍(ⅡL/H)，④坐骨直腸窩膿瘍(Ⅲ)，⑤骨盤直腸窩膿瘍(Ⅳ)，に分類する。

(4) 診断
- 肛門指診で圧痛のある硬結(波動の触知)。
- 画像診断は，膿瘍の局在に有用。

(5) 治療
- 治療原則は，切開排膿(ドレナージ)。
- 切開に際し，肛門挙筋の損傷に注意する。

3. その他，緊急処置が必要な場合
- 血栓性外痔核の一部。
  - 大きい血栓
  - 激しい疼痛
  - 血栓穿破(出血)

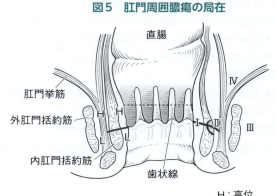

図5 肛門周囲膿瘍の局在

H：高位
L：低位

(肛門疾患診療ガイドラインより引用改変)

❗ ココが大切！⇒ 知っていたかな？

1. 緊急外科的処置を有する肛門疾患
▶緊急外科的処置を要する肛門疾患は，肛門周囲膿瘍と血栓性外痔核(特殊な場合のみ)である。

2. 肛門周囲膿瘍
(1) 病態
▶肛門陰窩感染から生じ，肛門腺管⇒肛門腺⇒肛門腺隣接組織へ炎症が波及して肛門周囲膿瘍を形成する。
▶肛門周囲膿瘍の起因菌は，大腸菌，ブドウ球菌，連鎖球菌である。

(2) 症状
▶いわゆる炎症所見(痛み，腫脹，発赤)。

(3) 膿瘍の局在
▶粘膜・皮膚と内括約筋と外括約筋の間，坐骨直腸窩，骨盤直腸窩に膿瘍が形成される(図5)。
▶歯状線にて上位と下位で分類する。

(4) 診断
▶肛門指診断にて圧痛のある硬結(波動の触知。画像診断は，膿瘍の局在診断のために用いられる)。

(5) 治療
▶治療原則は，切開・排膿である(抗生剤投与で治癒期間の短縮や再発率の改善を認めない)。
▶切開時に肛門挙筋の損傷に注意⇒肛門機能の低下を招く。
▶痔瘻を形成したものは，原則的に手術。

3. その他の肛門疾患の治療方針
(1) 血栓性外痔核（外痔静脈叢のうっ血による血栓形成）
- ▶治療の第一選択は，保存的治療（痔疾患軟膏，温浴）⇒2〜4週間で症状改善。
- ▶緊急外科的処置の適応は，①大きい血栓，②激しい痛み，③血栓穿破による出血の場合のみ。

(2) 嵌頓痔核
- ▶整復・還納し急性期の改善後，再評価（炎症時の手術は，術後痛み強く，狭窄の発生，内肛門括約筋損傷の危険があるため）。

(3) 裂肛（好発部位は後方正中部と前方正中部）
- ▶治療の第一選択は保存的治療（保存的治療が無効な際に手術適応）。

できるかな！ 実践問題形式でチャレンジ！

問1. 72歳女性。常習性便秘で悩んでいたが，突然の腹痛と腹部膨満感が出現し，救急車にて受診となった。図6に救急外来で撮影した腹部造影CT検査結果を示す。正しい所見をすべて選べ。

　a. 盲腸部の拡張が著明である。
　b. 小腸の著明な拡張を認める。
　c. 拡張した腸管には造影効果を認める。
　d. 左側結腸間膜の血管の怒張を認める。
　e. 左側結腸間膜の浮腫を認める。

図6　腹部造影CT検査

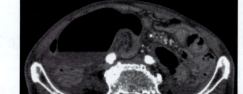

（自験例）

問2. 緊急外科的処置を必要とする病態をすべて選べ。

　a. 肛門周囲膿瘍
　b. 小さな血栓外痔核
　c. 穿破した血栓性外痔核
　d. 嵌頓痔核
　e. 裂肛

（※正解は次ページ下段）

知っておこう！　✓ 要点整理（チェックしよう！）

Ⅰ．大腸穿孔の原因・診断・治療について述べよ。
- □ 1．大腸穿孔の原因は，大腸癌（閉塞性大腸炎による），特発性，憩室性，宿便性，医原性の順に多い。
- □ 2．自覚症状・腹部所見に乏しく，腹腔内遊離ガスを認めることも少ない（25〜50％）ため，診断が遅れることが多い。
- □ 3．大腸穿孔は，発症早期から細菌性腹膜炎，敗血症，DIC，MOFへ移行しやすく，予後不良（死亡率は17〜32％）である。

Ⅱ．大腸捻転（特にS状結腸捻転症）の発生・診断・治療について述べよ。
- □ 1．S状結腸捻転症は，70歳以上の高齢者に多く（30〜46％），その発生には，S状結腸過長症，精神神経疾患の合併，常習性便秘，開腹既往，長期臥床，などが関与している。
- □ 2．腹部単純X線検査の特徴的所見はcoffee bean signであるが，正診率は低い。注腸造影X線検査では，鳥のくちばし状所見（bird peak sign）を示す。
- □ 3．治療は，ファイバースコープによる捻転解除が第一選択であり，その適応は，①腹膜刺激症状なし，②麻痺性イレウスなし，③直腸鏡にて血液を認めない，④直腸鏡にて粘膜が壊死状態にないことである。

Ⅲ．緊急外科的処置を要する肛門疾患の発生・診断・治療について述べよ。
- □ 1．肛門疾患である痔核，裂肛，肛門周囲膿瘍と痔瘻のなかで，緊急外科的処置を要する疾患は，肛門周囲膿瘍と一部の血栓性外痔核である。
- □ 2．肛門周囲膿瘍は，肛門陰窩感染から生じ，肛門腺管⇒肛門腺⇒肛門腺隣接組織へと炎症が波及し，膿瘍を形成したものである。
- □ 3．肛門周囲膿瘍に対する治療の第一選択は，切開・排膿である。切開時に肛門括約筋の損傷に注意する（肛門機能の低下を招く）。

（正解　問1：d, e　問2：a, c）

第Ⅱ章　章末復習問題（消化管）

問題で本章の基礎知識を確実なものにしよう！

▶検査や治療が高度になっているものの，基礎知識の重要性は変わらない。
▶本項は，本書で扱ってきたテーマの中で，知っておきたい基礎知識を復習するためのものである。

できるかな？ 気軽に挑戦してみよう（すべて創作問題）！
（　）は正解の数。

1. 解剖と症状に関する問題

(1)食道

Q1. 次の胸部食道癌の所属リンパ節の中で，患者が嗄声を誘発する可能性のあるリンパ節転移を選べ(2)。

a. 胸部上部食道傍リンパ節転移
b. 反回神経リンパ節転移
c. 気管分岐部リンパ節転移
d. 主気管支下リンパ節転移
e. 胸部下部食道傍リンパ節転移

 食道1参照（p170）。反回神経の近傍にあるリンパ節は？

Q2. 食道癌取扱い規約の食道区分において「胸骨上縁から気管分岐部下縁」までを何とよぶか(1)。

a. 頸部食道
b. 胸部上部食道
c. 胸部中部食道
d. 胸部下部食道
e. 腹部食道

 食道1参照（p170）。食道病変の局在を示すために重要である！

(2)胃・小腸

Q3. 胃底腺においてペプシノゲンを分泌する細胞を選べ(1)。

a. 主細胞
b. 壁細胞
c. 副細胞
d. G細胞
e. ECL細胞

 胃・小腸1参照（p228）。ペプシノゲンは胃癌のスクリーニングにおいても利用されている。

Q4. リンパ節郭清を伴う幽門側胃切除術において，切離する血管を選べ(4)。

a. 右胃動脈
b. 左胃動脈
c. 右胃大網動脈
d. 左胃大網動脈
e. 胃十二指腸動脈

 胃・小腸1参照（p228）。胃切除術において血管切離はリンパ節郭清という観点から重要である！

(3)大腸

Q5. 交感神経の作用について選べ(3)。

a. 射精
b. 勃起
c. 内尿道口閉鎖
d. 内肛門括約筋収縮
e. 膀胱収縮作用

1の正解 ▶ Q1 a, b　Q2 b　Q3 a　Q4 a, b, c, d　Q5 a, c, d　Q6 a, b, c

ヒント　大腸1参照(p228)。直腸切除術においては自律神経温存が重要であり，自律神経機能は重要！

Q6. 下腸間膜動脈の分枝を選べ(3)。

a. 左結腸動脈
b. S状結腸動脈
c. 上直腸動脈
d. 中直腸動脈
e. 下直腸動脈

ヒント　大腸1参照(p288)。大腸の血行支配について復習しておこう！

2. 病因や病態に関する問題

(1)食道

Q1. 次の食道疾患の中で，病因が牽引によるものを選べ(1)。

a. Zenker憩室
b. Rokitansky憩室
c. 横隔膜上憩室
d. 食道裂孔ヘルニア
e. 食道ウェブ

ヒント　食道7参照(p209)。食道憩室には，牽引性と内圧性のものがある。

Q2. 食道癌(扁平上皮癌)の発生危険因子を選べ(3)。

a. GERD
b. 肥満
c. 飲酒
d. 喫煙
e. アルデヒド脱水素酵素の遺伝子欠損

ヒント　食道4参照(p189)。扁平上皮癌の危険因子と腺癌の危険因子の相違に注意しよう！

(2)胃・小腸

Q3. ヘリコバクター・ピロリ菌関連疾患を選べ(4)。

a. 萎縮性胃炎
b. 胃MALTリンパ腫
c. 胃悪性リンパ腫
d. 特発性血小板減少性紫斑病
e. 難治性胃十二指腸潰瘍

ヒント　胃・小腸6参照(p260)。ヘリコバクター・ピロリ菌の除菌が効果的な疾患を確認しよう！

Q4. 胃AFP産生腫瘍の特徴を選べ(2)。

a. EBウイルスの関与
b. 好発部位は胃上部
c. 肝転移が高頻度
d. リンパ球の腫瘍内浸潤が著明
e. 明るい空胞状の細胞質と多形成な核からなる癌細胞

ヒント　胃・小腸6参照(p260)。特殊な胃癌の特徴を確認しよう！

Q5. 上腸間膜動脈閉塞症の原因疾患と考えられるものを選べ(4)。

a. 血管作動薬(ジギタリスなど)
b. 動脈硬化
c. 心房細動
d. 心筋梗塞
e. 解離性大動脈瘤

ヒント　胃・小腸9参照(p282)。腸間膜動脈閉塞症と非閉塞性腸間膜虚血(NOMI)の相違を確認しよう！

Q6. 非閉塞性腸間膜虚血(NOMI)の原因を選べ(3)。

a. 体外循環
b. ショック状態
c. 解離性大動脈瘤
d. エストロゲンの服用
e. 血管作動薬(ジギタリス)

ヒント　胃・小腸9参照(p282)。小腸の血行性障害病変の鑑別診断ができるようになろう！

2の正解　Q1 b　Q2 c, d, e　Q3 a, b, d, e　Q4 c, e　Q5 b, c, d, e　Q6 a, b, e　Q7 e　Q8 a, b, c, d　Q9 c, d, e　Q10 c, d　Q11 a

Q7. 上腸間膜動脈症候群の成因と考えられないものを選べ（1）。

a. 先天性の腸間膜固定異常
b. やせ型
c. 内臓下垂
d. 脊椎の前彎
e. 総胆管結石

 胃・小腸9参照（p282）。上腸間膜動脈症候群の病態を知ろう！

(3)大腸

Q8. 潰瘍性大腸炎と関連のある病態を選べ（4）。

a. 中毒性巨大結腸症
b. 原発性硬化性胆管炎
c. 壊疽性膿皮症
d. 結節性紅斑
e. 難治性痔瘻

 大腸6参照（p320）。潰瘍性大腸炎と関連のある病態を知っておこう！

Q9. 潰瘍性大腸炎の重症度判定基準で，重症と判断されるものを選べ（3）。

a. 排便回数1日4回
b. 顕血便（＋）
c. 発熱38℃
d. 貧血（Hb 9g/dL以下）
e. 赤沈30mm/時

 大腸6参照（p320）。潰瘍性大腸炎の重症度判定ができるようになろう！

Q10. 次の組み合わせの中で，誤っているものを選べ（2）。

a. Peutz-Jeghers症候群 … 過誤腫性ポリープ
b. Cronkhite-Canada症候群 ………………………… 炎症性ポリポーシス
c. Turcot症候群 ………… デスモイド腫瘍
d. Gardner症候群 ………… 脳腫瘍
e. 遺伝性非ポリポーシス大腸癌（HNPCC）
  ………………………… 卵巣癌

 大腸6参照（p320）。家族性大腸腺腫症（FAP）の特殊型と鑑別すべき疾患を確認しておこう！

Q11. 大腸穿孔の原因の中で最も頻度の高いものは何か（1）。

a. 大腸癌
b. 憩室
c. 宿便
d. 医原性
e. 特発性

 大腸9参照（p340）。大腸穿孔の原因別特徴を知っておこう！

3. 検査や診断に関する問題

(1)食道

Q1. 超音波内視鏡検査にて第3層は何を示すか（1）。

a. 粘膜層
b. 粘膜筋板
c. 粘膜下層
d. 固有筋層
e. 外膜

 食道2参照（p176）。食道表在癌と早期食道癌の違いを理解しておこう！

Q2. 食道の内視鏡検査において，ヨード染色で染まらないものを選べ（3）。

a. 食道癌
b. Barrett食道
c. glycogenic acanthosis
d. 食道平滑筋腫
e. 食道異所性胃粘膜

 食道2参照（p176）。ヨードは，正常の扁平上皮細胞表面のグリコーゲンと反応する。

3の正解 Q1 b　Q2 a, b, e　Q3 a, c, d, e　Q4 a, b, c, d　Q5 c　Q6 a, b　Q7 a　Q8 a, b, e
Q9 a, c, d　Q10 c　Q11 a

Q3. 食道静脈瘤に対する内視鏡検査において出血の危険な所見を選べ（4）。

a. 連珠状静脈瘤
b. 白色静脈瘤
c. ミミズ腫れ様所見
d. チェリーレッドスポット
e. 血豆様所見

 食道8参照（p215）。危険な静脈瘤は，形態・色調・red color signで判断する。

(2) 胃・小腸

Q4. 早期胃癌の中でSM浸潤を示唆する内視鏡所見を選べ（4）。

a. 辺縁隆起を伴う陥凹型病変
b. 無構造な陥凹底を有する陥凹型病変
c. ひだの太まり・癒合を有する陥凹型病変
d. 中心陥凹を伴う隆起型病変
e. 1.5cmの隆起性病変

 胃・小腸2参照（p234）。早期胃癌に対する深達度診断はSM浸潤所見の有無で判定する。

Q5. 早期胃癌に対する超音波内視鏡検査において粘膜下層は第何層か（1）。

a. 第1層
b. 第2層
c. 第3層
d. 第4層
e. 第5層

 胃・小腸2参照（p234）。早期胃癌に対する超音波内視鏡検査は内視鏡的治療の適応判断に利用される。

Q6. 胃GISTにおいて，陽性となるマーカーを選べ（2）。

a. c-Kit
b. CD34
c. デスミン
d. S-100蛋白
e. CD56

 胃・小腸7参照（p266）。胃粘膜下腫瘍の鑑別に有用なマーカーを確認しよう！

Q7. 小腸腫瘍の中で最も発生頻度の高い腫瘍を1つ選べ（1）。

a. 腺腫
b. 腺癌
c. GIST
d. 悪性リンパ腫
e. カルチノイド

 胃・小腸9参照（p282）。小腸腫瘍の発生頻度と好発部位（上部小腸と下部回腸）を復習しよう！

(3) 大腸

Q8. 大腸クローン病の内視鏡検査所見を選べ（3）。

a. 縦走潰瘍
b. 敷石像
c. 地図状びらん
d. 偽ポリポーシス
e. 狭窄

 大腸6参照（p320）。クローン病の内視鏡所見，診断基準を確認しておこう！

Q9. 家族性大腸腺腫症（FAP）と診断されるものを選べ（3）。

a. 大腸に100個以上のポリープを認める
b. 大腸に50個のポリープを認めたが，FAPの家族歴はない
c. 大腸に50個のポリープを認め，FAPの家族歴がある
d. APC遺伝子変異を認めた
e. P53遺伝子変異を認めた

 大腸6参照（p320）。FAPの診断基準を確認しておこう！

Q10. 排便時に脱出し，用手還納を必要とする内痔核は，Goligher分類のGrade分類の何と判断できるか(1)。

a. Grade Ⅰ
b. Grade Ⅱ
c. Grade Ⅲ
d. Grade Ⅳ
e. Grade Ⅴ

 大腸8参照(p334)。内痔核の脱出に関する分類によって手術適応が判断される！

Q11. Goodsallの法則に従うと8時の方向に二次口を有する痔瘻は何時の方向に一次口を有するか(1)。

a. 6時
b. 7時
c. 8時
d. 9時
e. 12時

 大腸8参照(p334)。痔瘻の二次口の開口位置を推測は痔瘻の走行を推測する際重要である！

4. 治療に関する問題

(1)食道

Q1. 右開胸下に観察できる臓器をすべて選べ。

a. 右迷走神経
b. 左迷走神経
c. 右反回神経
d. 左反回神経
e. 横隔神経

 食道3参照(p182)。食道癌のリンパ節郭清，神経損傷という観点から重要！

Q2. 食道癌に対する内視鏡的治療の絶対適応となる深達度を選べ(2)。

a. 上皮内癌
b. 粘膜固有層癌
c. 粘膜筋板癌
d. 粘膜下層浅層癌
e. 粘膜下層深層癌

 食道4参照(p189)。食道癌のリンパ節転移頻度を理解しておこう！

Q3. 食道癌において根治手術の適応にならないものを選べ(4)。

a. 大動脈浸潤を伴う食道癌
b. 胃噴門小彎のリンパ節に転移を認める食道癌
c. 大動脈周囲リンパ節に転移を認める食道癌
d. 肝転移を有する食道癌
e. 胸膜播種を有する食道癌

 食道4参照(p189)。食道癌の手術適応を知っておく必要がある。

Q4. 食道アカラシアの治療に用いられる術式を選べ(1)。

a. Heller-Dor手術
b. Toupet手術
c. 食道抜去術
d. 食道亜全摘出術
e. Nissen手術

 食道7参照(p209)。食道アカラシアに対する主な術式を理解しておこう！

(2)胃・小腸

Q5. 早期胃癌に対する内視鏡的治療の絶対適応にあてはまらないものを選べ(1)。

a. 2cm以下の病変
b. UL(−)
c. 分化型
d. cT1a
e. cT1b

 胃・小腸4参照(p247)。早期胃癌に対する内視鏡的治療の絶対適応を復習しておこう！

4の正解 Q1 a, b, c, d, e Q2 a, b Q3 c, d, e Q4 a Q5 e Q6 a, d, e Q7 a, b, c
Q8 b, c Q9 b Q10 b, c, e Q11 b, c, d Q12 b, c, d Q13 b, d, e Q14 e Q15 d
Q16 a, c, d, e Q17 a, d, e Q18 a, c

Q6. 早期胃癌に対する内視鏡的治療の適応拡大病変を選べ（3）。

a. 2cmを超える，UL（−），分化型，cT1a
b. 2cmを超える，UL（−），未分化型，cT1a
c. 2cmを超える，UL（+），未分化型，cT1a
d. 2cm以下，UL（−），未分化型，cT1a
e. 3cm以下，UL（+），分化型，cT1a

 胃・小腸4参照（p247）。早期胃癌に対する内視鏡的治療の適応拡大病変を復習しておこう！

Q7. 幽門側胃切除後の再建法においてダンピング症状を生じる可能性のある再建法（吻合法）を選べ（3）。

a. Billroth Ⅰ法
b. Billroth Ⅱ法
c. Roux-en Y法
d. 空腸間置法

 胃・小腸3参照（p240）。再建法は術後患者のQOLに影響する。

Q8. 胃切除後の再建法において輸入脚症候群を生じる可能性のある再建法（吻合法）を選べ（2）。

a. Billroth Ⅰ法
b. Billroth Ⅱ法
c. Roux-en Y法
d. 空腸間置法

 胃・小腸3参照（p240）。輸入脚の有無が判断のポイント！

Q9. 胃切除後（遠隔）合併症に関する組み合わせの中で正しいものを選べ（1）。

a. 早期ダンピング症状の治療
　　　　　　　　　　　……… 高糖質食
b. 後期ダンピング症状の治療
　　　　　　　　　　　……… αグルコシダーゼ阻害薬
c. 鉄欠乏性貧血の治療
　　　　　　　　　　　……… 鉄剤とビタミンB_{12}
d. 副甲状腺機能亢進症の病因
　　　　　　　　　　　……… Castle内因子の欠乏
e. 幽門側胃切除後の残胃炎
　　　　　　　　　　　……… Roux-en Y再建

 胃・小腸3参照（p240）。胃切除後の遠隔合併症の病因と治療法について理解しておこう！

Q10. 進行胃癌に対する幽門側胃切除術においてD2リンパ節郭清に含まれD1リンパ節郭清に含まれ<u>ない</u>リンパ節を選べ（3）。

a. No.7リンパ節
b. No.8aリンパ節
c. No.9リンパ節
d. No.11dリンパ節
e. No.12aリンパ節

 胃・小腸5参照（p254）。胃の所属リンパ節と郭清範囲を復習しておこう！

Q11. 胃十二指腸潰瘍穿孔に対して穿刺ドレナージではなく早期手術を選択する病態を選べ（3）。

a. 腹膜炎が上腹部に限局しているとき
b. 腹水が腹腔内に多量存在するとき
c. 年齢が70歳以上であるとき
d. 胃内容物が大量に存在するとき
e. 発症後早期（24時間以内）のとき

胃・小腸8参照（p274）。胃十二指腸潰瘍穿孔時の手術適応の判断は重要である。

（3）大腸

Q12. 早期大腸癌に対する内視鏡的治療後に追加外科手術を必要とする病変を選べ（3）。

a. SM浸潤500μm
b. 脈管侵襲陽性
c. 低分化腺癌
d. 粘液癌
e. 蔟出（budding）GradeⅠ

大腸2参照（p294）。早期大腸癌に対する手術適応もおさえておこう。

Q13. 直腸癌に対する超低位前方切除術において温存する筋肉を選べ（3）。

a. 内肛門括約筋の一部
b. 内肛門括約筋全体
c. 外肛門括約筋の一部
d. 外肛門括約筋全体
e. 肛門挙筋

 大腸2参照（p294）。肛門管を構成する組織を確認しておこう！

Q14. 人工肛門造設部位として適切なものを選べ（1）。

a. 傍腹直筋
b. 体位によって皺のよる部位
c. バンドに一致する高さ
d. 手術創近傍
e. 自己管理可能な部位

 大腸2参照（p294）。患者QOLと人工肛門の管理の点から人工肛門造設部位を決定しよう！

Q15. 大腸癌取扱い規約による漿膜浸潤を有する大腸癌の深達度表記を選べ（1）。

a. T1
b. T2
c. T3
d. T4a
e. T4b

 大腸4参照（p307）。大腸癌の進行度の表記法を確認しておこう！

Q16. 大腸癌StageⅢの再発高リスク因子を選べ（4）。

a. 郭清リンパ節個数12個未満
b. T3症例
c. T4症例
d. 低分化腺癌
e. 穿孔例

 大腸5参照（p314）。StageⅡ大腸癌において術後化学療法の適応という意味で重要である。

Q17. 切除不能進行再発大腸癌の一次化学療法のレジメンであるFOLFOXを構成する制癌薬を選べ（3）。

a. 5-FU
b. イリノテカン
c. セツキシマブ
d. ロイコボリン
e. オキサリプラチン

 大腸5参照（p314）。切除不能進行再発大腸癌の一次治療レジメンを確認しよう！

Q18. 緊急外科的処置を要する肛門疾患を選べ（2）。

a. 肛門周囲膿瘍
b. 血栓性外痔核（小さな血栓）
c. 血栓性外痔核（大きな血栓）
d. 嵌頓痔核
e. 裂肛

 大腸9参照（p340）。比較的頻度の高い肛門疾患の中で緊急外科的処置を要するものを知ろう！

5. 専門用語に関する問題

(1)食道

Q1. 食道癌のヨード染色において，ヨードが褪せてくると血管の集簇した癌部が呈する状態を何というか（1）。

a. pink color sign
b. brownish area
c. cherry red spot
d. bird beak sign
e. coffee bean sign

 食道2参照（p176）。食道癌の内視鏡検査における色素法を理解しておこう！

Q2. 食道静脈瘤に対する内視鏡的硬化療法の略語を選べ（1）。

a. EVL

5の正解 Q1 a　Q2 b　Q3 a, b, c, d　Q4 b, c　Q5 a, e　Q6 c　Q7 d　Q8 a

b. EIS
c. ESD
d. EMR
e. B-RTO

 食道8参照（p215）。食道静脈瘤の内視鏡的治療を理解しておこう！

Q3. 門脈圧亢進症と関係するものを選べ（4）。

a. 痔核
b. 肝吸虫
c. Budd-Chiari症候群
d. メズサの頭
e. 痔瘻

 食道8参照（p215）。門脈圧亢進症の原因と側副血行路を理解しておこう！

(2)胃・小腸

Q4. 正しい組み合わせを選べ（2）。

a. 巨赤芽球性貧血 … カルチノイド
b. Zollinger-Ellison症候群
　　……………… ガストリノーマ
c. Cajar介在細胞 … GIST
d. c-kit …………… EBウイルス関連胃癌
e. lymphoepithelial lesion
　　……………… AFP産生胃癌

 胃・小腸3, 6, 7参照（p240, 260, 266）。胃病変にかかわる専門用語を理解しておこう！

Q5. 急性腸間膜虚血に含まれないものを選べ（2）。

a. 上腸間膜動脈症候群
b. 上腸間膜動脈塞栓症
c. 上腸間膜静脈血栓症
d. NOMI
e. ダンピング症候群

 胃・小腸9参照（p282）。急性腸間膜虚血を理解しておこう！

(3)大腸

Q6. 正しい組み合わせを選べ（1）。

a. 偽ポリポーシス ……… クローン病
b. 敷石像 ………………… 潰瘍性大腸炎
c. Fournier症候群 ……… 痔瘻
d. coffee bean sign …… S状結腸憩室
e. bird beak sign ……… 虚血性腸炎

 大腸4, 5, 6参照（p307, 314, 320）。大腸良性疾患にかかわる専門用語を理解しておこう！

Q7. VEGFヒトモノクローナル抗体として大腸癌に用いられる分子標的薬を選べ（1）。

a. セツキシマブ
b. スニチニブ
c. イマチニブ
d. ベバシズマブ
e. パニツムマブ

 大腸5参照（p314）。大腸癌に使用される分子標的薬を理解しておこう！

Q8. 直腸・肛門の解剖について誤っている組み合わせを選べ（1）。

a. 解剖学的肛門管 … 肛門縁～Herrmann線
b. 外科的肛門管 …… 肛門縁～恥骨直腸筋上縁
c. 歯状線
　　……………… 肛門上皮と直腸粘膜の移行帯
d. 内肛門括約筋 …… 平滑筋
e. 外肛門括約筋 …… 骨格筋

 大腸1参照（p288）。直腸・肛門の解剖を理解しておこう！

第Ⅱ章　章末整理（1）：知っておきたい専門用語

消化管の専門用語を総復習しよう！

1. 食道

知っておきたい キーワードと 専門用語	関連疾患 関連用語	確認しよう！
アルデヒドデヒドロゲナーゼ2（ALDH2）	食道癌	アルコール代謝酵素の遺伝子。ALDH2遺伝子のヘテロ欠損によるアルコール代謝酵素の欠損が食道扁平上皮癌の危険因子となる
106recリンパ節	食道癌	反回神経周囲リンパ節。食道癌が比較的早期から転移をきたしやすい
Picus角	食道癌	癌腫と大動脈の脂肪層消失を伴う接触角（90°以上あれば大動脈浸潤を疑う）
NBI	食道癌	内視鏡検査時に特殊光を用いて病変をより明確に観察する方法（狭帯域光観察 narrow band imaging；NBI）
pink color sign	食道癌	ヨード染色において，ヨードが褪せてくると血管の集簇した癌部がほんのりピンク色を呈する徴候
brownish area	食道癌	食道癌のNBI観察において，腫瘍部が褐色帯（brownish area）として描出される
サルベージ手術	食道癌	根治的（化学）放射線療法後の癌遺残または再発に対する手術
食道ウェブ	食道狭窄	食道の膜様構造物による狭窄であり，食道入口部付近に発生する
Plummer-Vinson症候群	食道狭窄	鉄欠乏性貧血＋上部食道ウェブによる嚥下障害
Zenker憩室 （咽頭食道憩室）	食道憩室	咽頭食道移行部後壁の下咽頭収縮筋と輪状咽頭筋の間にある抵抗脆弱部から圧出される仮性憩室
Rokitansky憩室 （気管分岐部憩室）	食道憩室	瘢痕収縮による牽引性・真性憩室。多くは結核などによるリンパ節炎が原因
食道アカラシア	食道アカラシア	下部食道括約部の弛緩不全と胸部食道の蠕動障害を認める運動機能障害
EIS	食道静脈瘤	内視鏡的硬化療法
EVL	食道静脈瘤	内視鏡的静脈瘤結紮術
チェリーレッドスポット	食道静脈瘤	静脈瘤に赤色斑を認める状態
Budd-Chiari症候群	門脈圧亢進症	門脈圧亢進症の原因の1つ。肝静脈主幹や肝部下大静脈の閉塞による
メズサの頭	門脈圧亢進症	門脈圧亢進症の際の側副血行路として腹壁静脈系短絡路が拡張した状態
LES圧	食道内圧検査	下部食道括約筋部圧（lower esophageal sphincter pressure；LESP）
Nissen法	逆流性食道炎	胃穹窿部を用いて食道を全周覆うことで下部食道括約筋圧（LES圧）を上昇させる術式
Toupet法	逆流性食道炎	胃穹窿部を用いて食道後壁を中心に270°覆う術式
バレット食道	バレット食道	慢性的な食道胃逆流により下部食道の扁平上皮が円柱上皮に置換された状態
マロリーワイス	上部消化管出血	腹腔内圧の上昇により，食道胃接合部付近の粘膜に裂傷を生じた病態

2. 胃・小腸

知っておきたい キーワードと 専門用語	関連疾患 関連用語	確認しよう！
Henleの胃結腸静脈幹	解剖	右胃大網静脈と前下膵十二指腸静脈，副右結腸静脈が合流して形成する静脈幹。上腸間膜静脈に流入する
ロビン・ウォレン （John Robin Warren） バリー・マーシャル （Barry James Marshall）	ピロリ菌	ヘリコバクターピロリ菌の発見者（オーストラリア人）
regular arrangement of collecting venules（RAC）	ピロリ菌	胃体部全体に鳥の足様微細発赤点（集合細静脈）が規則的に配列している像。RACの消失はピロリ菌感染時にみられる所見
endoscopic mucosal resection（EMR）	早期胃癌	内視鏡的粘膜切除術
endoscopic submucosal dissection（ESD）	早期胃癌	内視鏡的粘膜下層剥離術
巨赤芽球性貧血	胃切除後合併症	内因子の欠落によるVitB12欠乏が原因。胃切後4～10年経過して生じる
Zollinger-Ellison症候群	ガストリノーマ	異所性ガストリン産生腫瘍（ガストリノーマ）による高ガストリン血症がカルチノイドの原因の1つと考えられている
Cajar介在細胞	GIST	消化管の平滑筋層または粘膜筋板に存在する。GISTの起源となる細胞
c-kit	GIST	GISTの免疫染色で陽性となる，消化管間葉系のマーカー
イマチニブ	GIST分子標的薬	KITチロシンキナーゼ活性を阻害してGISTに対する抗腫瘍効果を発揮する
lymphoepithelial lesion	悪性リンパ腫	腫瘍細胞が粘膜～粘膜下層内に浸潤し，粘膜上皮腺管を破壊性に浸潤する像
上腸間膜動脈症候群	十二指腸疾患	十二指腸水平脚が，腹側の上腸間膜動脈と背側の大動脈や脊柱に挟まれて圧迫されることにより，十二指腸閉塞症状を呈する疾患
上腸間膜動脈塞栓症	小腸疾患	上腸間膜動脈領域に閉塞を生じ，急激な腸管の阻血性変化をきたす疾患
上腸間膜静脈血栓症	小腸疾患	上腸間膜静脈領域の閉塞により腸間膜の鬱血が生じ，腸管壊死をきたす疾患
NOMI	小腸疾患	非閉塞性腸間膜虚血（non occlusive mesentric ischemia）。腸間膜の動脈あるいは静脈の攣縮により生じる急性血行障害

3. 大腸

知っておきたい キーワードと 専門用語	関連疾患 関連用語	確認しよう！
アウエルバッハ神経叢	解剖	筋層間神経叢の1つで，交感神経と副交感神経の両神経線維よりなる
マイスナー神経叢	解剖	筋層間神経叢の1つで，副交感神経線維のみからなり，粘膜下層へ線維を伸ばす（粘膜下神経叢ともよばれる）
surgical trunk	解剖	Henleの胃結腸静脈幹から回結腸静脈流入部までの上腸間膜静脈領域
Toldt癒合筋膜	解剖	背側結腸間膜と壁側腹膜との癒合
Monk's white line	解剖	結腸外側の壁側腹膜と腸管漿膜との境界
Huston弁	解剖	直腸を横走する襞。上中下の3本存在し，中央のMiddle（第2）Huston弁は腹膜翻転部の高さとほぼ一致する
肛門管	解剖	外科的肛門管は肛門縁〜恥骨直腸筋上縁（Herrmann線），解剖学的肛門管は肛門縁〜歯状線
歯状線	解剖	肛門上皮と直腸粘膜の移行帯
偽ポリポーシス	潰瘍性大腸炎	正常粘膜が脱落し，残存粘膜がポリープ様にみえる状態
敷石像	クローン病	縦走潰瘍と周囲残存粘膜の炎症により，小さな石を敷き詰めた歩道の様な像を呈する状態
Turcot症候群	家族性大腸腺腫症	家族性大腸腺腫症の特殊型。大腸腺腫症に中枢神経系腫瘍（小脳の髄芽腫など）を併発する疾患
Gardner症候群	家族性大腸腺腫症	家族性大腸腺腫症の特殊型。大腸腺腫症に皮下軟部腫瘍，骨腫，デスモイド腫瘍，歯牙異常を伴う疾患
bird beak sign	大腸捻転	大腸捻転時の注腸造影検査において，狭窄部が鳥の嘴状（bird beak）に描出されること（CT検査でも確認される所見）
coffee bean sign	大腸捻転	大腸捻転時の腹部X線検査にて拡張腸管ガスがコーヒー豆（coffee bean）のように描出されること
bevacitumab（Bmab）	大腸癌分子標的薬	VEGFヒトモノクローナル抗体。大腸癌などに適応あり
cetuximab（Cmab）	大腸癌分子標的薬	キメラ型抗EGFRモノクローナル抗体。EGFR陽性大腸癌（野生型RAS）に適応あり
panitumumab（Pmab）	大腸癌分子標的薬	抗EGFRヒトモノクローナル抗体。EGFR陽性大腸癌（野生型RAS）に適応あり
Total Mesorectal Excision（TME）	直腸癌手術	直腸間膜全切除の層で剥離し直腸間膜を腫瘍含めen blocに切除する手法（骨盤内自律神経の温存が可能となる）
Intersphincteric Resection（ISR）	直腸癌手術	内肛門括約筋切除術。肛門管上の病変など，低位の病変に対して施行される肛門機能温存が可能な術式（施設により適応は異なる）
Goodsallの法則	痔瘻	痔瘻の二次口と一次口の位置関係を示す法則。二次口が腹側では，肛門中心と結ぶ線上に一次口がある。二次口が背側では，6時の方向に一次口がある
Fournier症候群	痔瘻	肛門周囲膿瘍や痔瘻を契機として生じる外陰部・会陰部の皮下組織の壊死性筋膜炎

第Ⅱ章 章末整理（2）：知っておきたい術式

消化管手術の術式を総復習しよう！

1. 食道

術式	手術イメージ	確認しておこう！	参照
Nissen法		・逆流性食道炎に対する手術 ・胃穹窿部を用いて食道を全周覆うことにより下部食道括約筋圧（LES圧）を上昇させる	p210
Toupet法		・逆流性食道炎に対する手術 ・Nissen法が食道を全周覆うのに対して，食道後壁を中心に270°覆う方法	p210

2. 胃・小腸

術式	手術イメージ	確認しておこう！	参照
胃全摘術		・胃のすべてを切除（切離動脈：右胃動脈，左胃動脈，右胃大網動脈，左胃大網動脈，後胃動脈，短胃動脈） ・D2リンパ節郭清（胃周囲リンパ節，膵上縁リンパ節，脾門部リンパ節） ・再建は，Roux-en Y法や空腸間置法などが用いられる	p243
幽門側胃切除術		・胃の幽門側2/3切除（切離動脈：右胃動脈，左胃動脈，右胃大網動脈，左胃大網動脈） ・D2リンパ節郭清（胃周囲リンパ節，膵上縁リンパ節） ・再建は，Billroth-Ⅰ，Billroth-Ⅱ，Roux-en Y法などが用いられる	p243
幽門輪温存胃切除術		・胃上部1/3と幽門および幽門前庭部の一部を残して切除［幽門輪（部）機能の温存］（切離動脈：右胃大網動脈，左胃大網動脈） ・幽門上リンパ節はリンパ節郭清に含まれない ・再建は，胃胃吻合が用いられる	p243
噴門側胃切除術		・胃の噴門側1/3を切除（切離動脈：左胃動脈，左胃大網動脈，後胃動脈・短胃動脈） ・D2リンパ節郭清（胃周囲リンパ節，膵上縁リンパ節） ・再建は，食道残胃（胃管）吻合や空腸間置法などが用いられる	p243

3. 大腸

術式	手術イメージ	確認しておこう！	参照
低位前方切除術	切離ライン／直腸／腹膜／Ra／Rb／肛門挙筋／外肛門括約筋／内肛門括約筋／P	・切離・吻合が腹膜翻転部より肛門側（Rb）になる場合の術式（腹膜翻転部より口側の場合は高位前方切除術） ・再建は、直腸結腸吻合を行う（器械吻合がほとんど）	p294
内肛門括約筋切除術（ISR）		・肛門管にかかる病変に対して、肛門温存を可能にする術式 ・適応は施設により異なるが、深達度MPまでの病変で、腫瘍下縁が肛門縁から5cm以内や、歯状線から2cm以上の病変などとされていることが多い ・内外肛門括約筋間で剥離し、内肛門括約筋（一部またはすべて）を切除する ・再建は、直腸結腸吻合を経肛門的に行う（手縫い吻合）	p294
腹会陰式直腸切断術（マイルズ手術）		・肛門の温存が不可能な下部直腸病変に対して行う ・肛門を含めて病変を切除し、口側腸管を用いて永久人工肛門を造設する	p294

肝・胆・膵 III

肝臓 1
解剖

チャレンジしてみよう！（○か×をつけよ）

( ) 1. 肝臓の右葉と左葉は，門脈の右枝と左枝を指標に分ける。
( ) 2. 肝臓には，5つの区域と尾状葉を含めた8つの亜区域がある。
( ) 3. Rex-Cantlie 線とは，肝門部と下大静脈を結ぶ線である。
( ) 4. 尾状葉は，左門脈および左胆管からのみ脈管支配を受ける。
( ) 5. Couinaud は，肝亜区域分類を提唱し，肝臓を左葉と右葉に分けた。
( ) 6. 肝門部とは，門脈左右枝が分岐し，肝実質に入る部分を指す。
( ) 7. 肝門部において，肝動脈は胆管に伴走して走行するのが一般的である。
( ) 8. 肝十二指腸間膜内の肝動脈の走行には解剖学的破格が多い。
( ) 9. 門脈右枝と右肝管は，左と比較して長い。
( ) 10. 胆道癌手術の際に肝門板への浸潤の有無は，肝切除術の適応決定の指標となる。
( ) 11. 肝周囲の間膜は，肝鎌状間膜，冠状間膜，肝十二指腸間膜の3つである。
( ) 12. 肝周囲の間膜には無漿膜野が存在する。
( ) 13. 右三角間膜にはグリソン鞘が存在する。
( ) 14. 肝円索は胎生期の臍動脈の遺残が索状物として含まれる。
( ) 15. 肝周囲間膜の解剖は，肝切除術を中心とした上腹部手術の際に重要となる。

（※正解は次ページ下段）

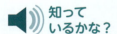 知っているかな？

Q1 肝区域分類について述べよ。
Q2 肝門部の解剖について述べよ。
Q3 肝臓周囲の間膜について述べよ。

Q1 肝区域分類について述べよ。

Key Card 　　　　　　　　　　　　　　　　　　　　　知っているよね！

1. 解剖学的指標
- 胆管ドレナージや門脈支配により，以下2，3のように区域分類されている。
- その際の指標は，
  ① Rex-Cantlie 線（胆嚢窩と肝上縁の下大静脈を結ぶ線）
  ② 肝鎌状間膜
  ③ 門脈［右枝，左枝，臍部；UP (Umbilical portion)］
  ④ 肝静脈（左右肝静脈，中肝静脈，右下肝静脈）
  ⑤ Anterior fissure vein (AFV), Umbilical fissure vein (UFV)

2. Healeyの肝区域分類
- 胆管ドレナージにより肝区域に分類した。
- すなわち，肝鎌状間膜と肝静脈を指標に右葉と左葉に分け，さらに ①前区域，②後区域，③内側区域，④外側区域に分類した。

3. Couinaudの肝区域分類
- 門脈支配により，肝区域に分類した。
- Rex-Cantlie線を指標に右肝と左肝に分け，8区域（segment：S1〜S8）に分類。

4. 原発性肝癌取扱い規約の分類（図1）
- 肝臓を4区域（Healey分類）に分類し，さらに尾状葉を含めた8つの亜区域（Couinaud分類）に分類する（縦は肝静脈，上下は門脈によって区分される）。

図1　肝区域分類

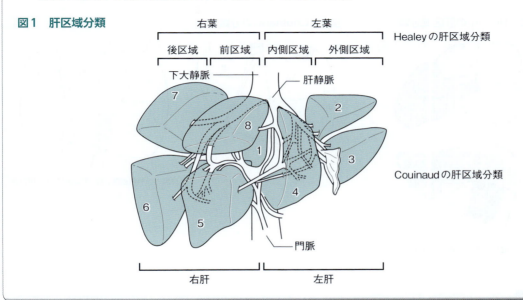

❗ ココが大切！⇒ 知っていたかな？

1. Healeyの肝区域分類（図2）
▶1952年Healeyは胆管ドレナージ領域の検討から肝区域分類を提唱した。
▶日本肝癌取扱い規約の肝区域の原点である。
▶肝鎌状間膜を境に肝を右葉と左葉に分ける。
▶肝右葉を右区域裂（right segmental fissure）で前区域と後区域に，左葉を左区域裂（left segmental fissure）で内側区域と外側区域に分ける。
▶左葉は門脈支配による区域に沿っていない。

正解	1	2	3	4	5	6	7	8	9	10	11	12	13	14	15
	×	×	×	×	○	×	×	○	×	○	×	○	×	×	○

2. Couinaudの肝区域分類(図3)

▶ 1954年Couinaudは，血行支配により肝亜区域分類を提唱した。
▶ これは現在の肝臓外科の標準的な分類である。
▶ 門脈支配に沿って，右肝と左肝，さらには8つの亜区域に分ける。
▶ ただし，右肝の亜区域は門脈支配に沿っていない。
▶ 結果的には，縦は肝静脈，上下は門脈によって区分されている。

3. 尾状葉

▶ 1つの区域として扱う(segment1：S1)。
▶ 分布する胆管は通常3本，左右肝管に流入。
▶ 分布する門脈は門脈左右枝から流入。

図2 Healeyの肝区域分類

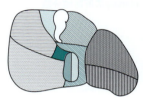
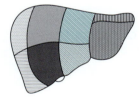

図3 Couinaudの分類

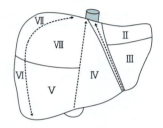
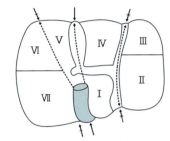

(肝臓の外科解剖第2版，医学書院より引用改変)

(肝臓の外科解剖第2版，医学書院より引用改変)

Q2 肝門部の解剖について述べよ。

Key Card 知っているよね！

1. 肝門部の解剖

- 肝門部の明確な定義はない。
- 肝門部領域の胆管(Bp)は，「門脈臍部右縁〜門脈前後枝分岐点〜胆嚢管合流部まで」と定義されている(胆道癌取扱い規約第6版)。

2. 肝十二指腸間膜の脈管(図4)

- 肝十二指腸間膜には以下の脈管が走行。
  ①肝動脈(固有肝動脈・左中右肝動脈)・胆嚢動脈
  ②総胆管・総肝管・左右肝管
  ③門脈(右枝，左枝，臍部)

- 解剖学的破格が多い部分である。
- 左右への分枝は，膵臓側から，肝動脈，門脈，胆管の順に生じる。

3. 肝門板
- 肝門部胆管（左右肝管）を覆う強固な線維性の膜様構造物。
- 肝門板は，グリソン鞘へ移行するため，手術時の指標となる。

図4 肝十二指腸間膜解剖

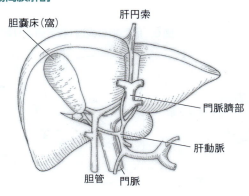

⚠️ ココが大切！ ⇒ 知っていたかな？

1. 肝門部の解剖
▶ Couinaudは，肝門部を「尾状葉と方形葉の間にはさまれたくぼみ」と説明している。
▶ 胆道癌取扱い規約第6版では，肝門部領域の胆管（Bp）を「門脈臍部右縁～門脈前後枝分岐点～胆嚢管合流部まで」と定義している。

2. 肝十二指腸間膜の脈管走行
▶ 固有肝動脈から左右肝動脈，さらに中肝動脈が分岐する（ただし肝動脈の分岐には破格が多い）。
▶ 胆嚢・胆管と肝動脈や門脈の位置関係は，胆道系の悪性腫瘍の進展診断の際に重要である。
▶ 通常，右肝動脈は門脈前面および総胆管背側を走行し，その後胆嚢動脈を分岐する。
▶ 門脈は左右枝に分岐し，左枝は門脈臍部に連続する。
▶ 総胆管は肝門部で総肝管となり，門脈，肝動脈の右側を走行する。
▶ 左右肝管分岐部は門脈右枝の頭側に位置する。
▶ 右肝管および門脈右枝は，左に比較して短い。
▶ アランチウス管は尾状葉の背側を通り下大静脈に流入する。
▶ 肝動脈は肝門部では胆管に伴走しない。

3. 肝門板の概念（図5, 6）
▶ 肝門板とは，肝門部胆管（左右肝管）を覆う強固な線維性の膜様構造物をいう（総肝管

は観察できるが，左右肝管は肝門板のため観察できない)。
- 左側はRex窩(門脈臍部)に連続し，さらに左頭側では，アランチウス管を覆うように進展する。
- アランチウス管は尾状葉の背側を通り下大静脈に流入する。
- 右側は短く，門脈前後区域枝の分岐でグリソン鞘に移行する。さらに右前方では，胆嚢板へと移行する。
- 肝門板は，グリソン鞘へと移行するので，胆管および胆嚢手術の際の指標となる。また，肝門部胆管癌の際の肝切除の適応の判定に重要である。

図5　肝門板の構造

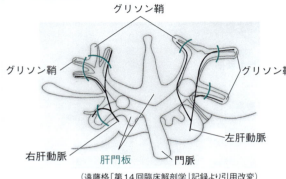

(遠藤格「第14回臨床解剖学」記録より引用改変)

図6　肝門板の構造(肝下面より観察)

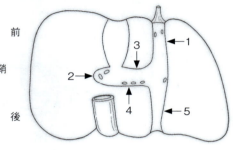

1：臍静脈板　2：右肝の区域茎　3：肝門板
4：尾状葉茎　5：Arantius板

Q3 肝臓周囲の間膜について述べよ。

Key Card　知っているよね！

1. **肝臓の固定(肝周囲間膜)**
   - 肝臓は横隔膜・胃・後腹膜に囲まれた領域に存在。
   - 以下の5つの間膜(左右含めると7つ)で固定(図7)。
     ①肝鎌状間膜
     ②冠状間膜(左右)
     ③三角間膜(左右)
     ④肝胃間膜
     ⑤肝十二指腸間膜

2. **他の肝周囲の解剖**
     ⑥肝円索
     ⑦ウインスロー孔

図7　肝周囲間膜

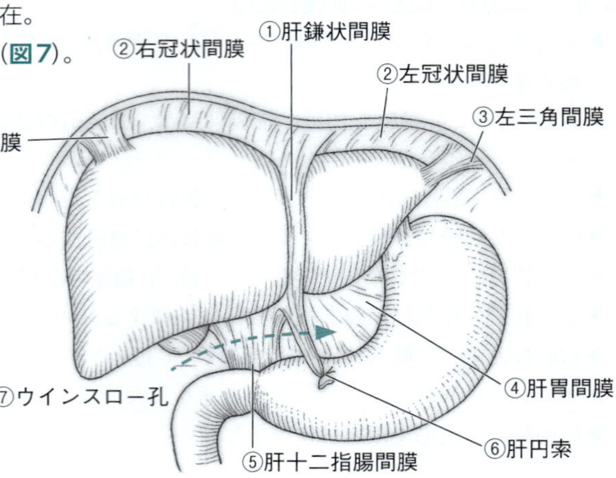

! ココが大切！ ⇒ 知っていたかな？

1. 肝臓の固定（肝周囲間膜）
▶肝臓は横隔膜・胃・後腹膜に囲まれた領域に存在し，以下の5つの間膜（左右含めると7つ）で固定されている。
　①肝鎌状間膜：肝円索から連続し，左右の冠状間膜に移行。横隔膜と前腹壁腹膜に付着。
　②冠状間膜（左右）：肝臓上方の間膜で，左右の三角間膜に移行。横隔膜と腹膜に付着。
　③三角間膜（左右）：肝冠状間膜の左右で，肝外縁から横隔膜に付着。
　④肝胃間膜：胃小彎部から左肝に付着する小網。
　⑤肝十二指腸間膜：肝門部と十二指腸をつなぐ間膜。

2. 肝周囲間膜の処理における注意点
▶左三角間膜にはグリソン鞘が存在⇒左肝脱転の際，胆汁漏防止の結紮切離が必要。
▶肝胃間膜には左胃動脈より分岐する左副肝動脈が走行していることがある。
　⇒小彎切開の際，左副肝動脈損傷に注意。
▶横隔膜と肝臓の間には無漿膜野が存在⇒右葉脱転の際，解剖学的メルクマールとなる。
▶肝十二指腸間膜には肝動脈・門脈・胆管が走行⇒肝門部血流遮断（Pringle法）の際に，テーピングする。

3. 他の肝周囲の解剖
▶肝円索：臍と肝鎌状間膜に付着。内部には胎生期の臍静脈の遺残があり，索状となっている⇒肝切除の際に臍部で結紮切離し，肝の牽引に使用する。門脈臍部につながっている。
▶ウインスロー孔：間膜右縁と下大静脈の間にできる孔⇒小網切開により，肝十二指腸間膜のテーピング（Pringle法）が可能。上腹部手術の際の重要なドレーン留置部の1つとなる。

できるかな！　実践問題形式でチャレンジ！

問1. 肝臓の解剖および肝区域について正しいものを選べ。
　　a. 肝臓は，Rex-Cantlie線を境に左右肝に分かれる。
　　b. 肝臓は，S1～S8の8つの亜区域に分かれ，尾状葉はS8に属する。
　　c. 肝臓を固定する肝周囲膜には肝円索が含まれる。
　　d. 肝内側区域は，肝右葉に含まれる。
　　e. 肝臓の亜区域は，肝動脈の還流領域に一致して分類されている。

問2. 肝門部の解剖について誤っているものを選べ。
    a. 肝十二指腸間膜内に肝動脈・門脈・胆管が走行する。
    b. 肝動脈は，肝門部では胆管に伴走しないのが一般的である。
    c. 右肝動脈は，総胆管の前面を走行するのが一般的である。
    d. 肝門部の脈管には，解剖学的破格が多い。
    e. 肝門部胆管と総胆管の境界は，胆嚢管分岐部である。

問3. 肝細胞癌のCT検査結果を図8に示した。肝細胞癌の主座について正しいものを選べ。
    a. S2
    b. S3
    c. S4
    d. S5
    e. S6

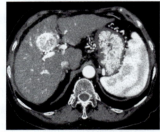

図8　腹部造影CT検査（動脈相）
（自験例）
（※正解は下段）

知っておこう！　✓ 要点整理（チェックしよう！）

Ⅰ. 肝臓の区域分類について述べよ。
- □ 1. 原発性肝癌取扱い規約では，Healey分類とCouinaud分類を肝区域分類として用いている。
- □ 2. Healey分類では，肝臓を右葉，左葉に分け，前区域・後区域・内側区域・外側区域に分類している。
- □ 3. Couinaud分類では，肝臓を右葉，左葉に分け，8つの亜区域（Segment：S1〜S8）に分類している。

Ⅱ. 肝門部の解剖について述べよ。
- □ 1. 肝十二指腸間膜内を肝動脈・門脈・胆管が走行し，肝実質に入るまでにそれぞれ左右に分岐する。
- □ 2. 肝門部の胆管や動脈の分岐形態や走行異常など解剖学的破格が多いため，胆管手術の際には，術中に十分注意して手術操作を行う。
- □ 3. 肝門部胆管（左右肝管）を覆う強固な線維性の膜様構造物を肝門板といい，胆道系腫瘍に対する手術の際の指標となる。

Ⅲ. 肝臓周囲の間膜について述べよ。
- □ 1. 肝臓は，横隔膜・胃・後腹膜との間で固定されている。
- □ 2. 肝周囲間膜として，肝鎌状間膜，冠状間膜，三角間膜，肝胃間膜，肝十二指腸間膜の5つ（左右で7つ）が存在する。
- □ 3. 横隔膜と肝臓の間には無漿膜野（bare area）が存在する。

（正解　問1：a　問2：c　問3：c）

肝臓 2
特殊検査
（腹部超音波検査, CT検査, MRI検査）

チャレンジしてみよう！（○か×をつけよ）

( )　1. 腹部超音波検査では横隔膜下領域が死角となりやすい。
( )　2. 造影超音波検査は, 腎機能低下患者でも注意しながら行うことができる。
( )　3. bull's eye patternは, 肝細胞癌にみられる特徴的な腫瘍辺縁低エコー帯である。
( )　4. 比較的大きな肝細胞癌では, モザイク状の陰影を呈する。
( )　5. chameleon signは, 限局性結節性過形成にみられる体位変換による超音波検査所見の変化である。
( )　6. PET-CTでは肝細胞癌の原発巣に集積がみられることが多い。
( )　7. 典型的な肝細胞癌では, dynamic CT検査で動脈相～平衡相にかけて造影効果が遷延する。
( )　8. CTAPにおいて, 肝細胞癌は低吸収域として描出される。
( )　9. 胃癌肝転移では, 乏血管性腫瘤の像を呈する。
( )　10. 肝血管腫は動脈相で造影され, 平衡相でwash outされる。
( )　11. Gd-EOB-DTPAは, 網内系に取り込まれる造影剤である。
( )　12. Gd-EOB-DTPA造影MRI検査では, dynamic studyに加え肝細胞相の評価を行うことで質的診断を高められる。
( )　13. 典型的な肝細胞癌では, Gd-EOB-DTPA造影MRI検査で低信号を呈する。
( )　14. 典型的な肝細胞癌では, SPIO造影MRI検査で高信号を呈する。
( )　15. 肝血管腫では, T2強調画像で低信号を呈することが多い。

（※正解は次ページ下段）

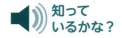
知っているかな？

Q1 肝腫瘍の超音波検査所見について述べよ。
Q2 肝腫瘍のCT検査所見について述べよ。
Q3 肝腫瘍のMRI検査所見について述べよ。

Q1　肝腫瘍の超音波検査所見について述べよ。

Key Card 　　　　　　　　　　　　　　　知っているよね！

1. 肝腫瘍の超音波検査
- 各肝腫瘍の超音波検査所見を**表1**に示す。

表1 主な肝腫瘍の超音波検査所見

	形状	辺縁エコー	内部エコー	その他
肝細胞癌	結節型：円形～類円形 塊状型：不整形	低エコー帯（halo）	mosaic pattern nodule in nodule	外則エコーの増強
肝内胆管癌	不整形，境界不明瞭	—	—	末梢胆管の拡張
転移性肝腫瘍	円形（小さいもの） ～不整形	厚い低エコー帯 （bull's eye pattern, target pattern）	中心部の無エコー域， 石灰化	cluster sign
肝血管腫	円形～類円形 辺縁明瞭	—	高エコー型， 辺縁高エコー型， 混在型，低エコー型	chameleon sign
限局性結節性 過形成（FNH）	不整形	—	中心部高エコー	

（日本超音波医学会：肝腫瘍の超音波診断基準より引用改変）

 ココが大切！⇒ 知っていたかな？

……………………………………………………………………………………………………*Key holder*

1. 肝腫瘍の超音波検査
- ▶主に存在診断に用いられる。
- ▶CT検査やMRI検査よりも低コスト，低侵襲で繰り返し行える。
- ▶外側区域や横隔膜下が死角となりやすい。
- ▶皮下，腹腔内脂肪の多い症例では観察が不良となる。
- ▶カラードプラ法により血流，血管走行の評価が可能。
- ▶造影剤（ソナゾイド）を用い，動脈優位相，門脈優位相，後血管相（Kupffer相）を観察することで質的診断を高められる。
- ▶造影超音波検査で用いる薬剤は，造影CT検査よりも少量で，ヨードアレルギーや腎機能低下患者にも使用できる。

> **ソナゾイド造影超音波検査**
>
> 肝腫瘍に対するソナゾイド造影剤は，微小気泡（リン脂質膜に覆われたペンフルブタンガス）を利用した造影剤である。静注後の数分間はblood pool agentとして血管のイメージを描出し，その後は網内系のマクロファージに貪食されKupfferイメージとして造影される。呼気から排泄される。

2. 各腫瘍の超音波検査所見
(1) 肝細胞癌
- ▶結節型では円形～類円形腫瘤。
- ▶塊状型（境界不明瞭で大型）では不整形腫瘤。
- ▶辺縁低エコー帯（halo）を認めることがある。
- ▶内部エコーはnodule in nodule やmosaic pattern を認めることがある。
  分化度の異なる部位が混在することで結節内結節やモザイク状の陰影を呈する。
- ▶造影超音波検査：Kupffer相で集積低下を認める。

(2) 肝内胆管癌
- ▶不整形で辺縁不明瞭な腫瘤。
- ▶末梢胆管が拡張することがある。

(3) 転移性肝腫瘍
- ▶境界明瞭なことが多い。

正解	1	2	3	4	5	6	7	8	9	10	11	12	13	14	15
	○	○	×	○	×	×	×	○	○	×	×	○	○	○	×

- ▶腫瘍辺縁は厚い低エコー帯を認める（厚いhalo⇒bull's eye patternやtarget pattern）。
- ▶内部の石灰化(特に大腸癌)，内部壊死を認める。

(4) 肝血管腫
- ▶円形～類円形で高エコー腫瘤として認めることが多い。
- ▶chameleon sign：体位変換によるエコー所見の変化がみられる。

(5) 限局性結節性過形成(FNH)
- ▶カラードプラで中心から辺縁に広がる血流を認める(spoke-wheel pattern)。

Q2 肝腫瘍のCT検査所見について述べよ。

Key Card 🔑 知っているよね！

1. 肝腫瘍のCT検査
- 造影CT検査，CTAP，CTHA，PET-CT検査などが行われる。
- 主な肝腫瘍の造影CT検査所見を表2に示す。

表2 主な肝腫瘍のCT検査所見

	CT検査所見
肝細胞癌	単純相：low，動脈相：早期濃染，平衡相：wash out CTAP：造影欠損，CTHA：濃染
肝内胆管癌	単純相：low，動脈相：リング状に造影されることがある 平衡相：内部が索状，斑状に造影
転移性肝腫瘍	原発巣の造影効果に準じる 　乏血管性：胃癌，大腸癌，膵癌，胆嚢癌 　富血管性：腎癌，乳癌
肝血管腫	動脈相：辺縁より徐々に造影，平衡相：造影効果が遷延
FNH*	動脈相：均一な造影効果

*限局性結節性過形成　　(消化器外科専門医へのminimal requirements，メジカルビュー社より引用改変)

❗ ココが大切！ ⇒ 知っていたかな？

1. 肝腫瘍のCT検査
- ▶造影CT検査で肝動脈優位の動脈相，肝実質が最も造影される門脈相，血管内と実質の造影剤が平衡状態となる平衡相を経時的撮像するdynamic studyが行われる。
- ▶CTAP(CT during arterial portography)：上腸間膜動脈より造影剤を注入し，門脈血流を受ける領域を造影する。
- ▶CTHA(CT during hepatic arteriography)：肝動脈より造影剤を注入し，肝動脈血流を受ける領域を造影する。
- ▶PET-CT検査：肝細胞癌の原発巣に対する有用性は高くないが，骨転移を含めた肝外病変の検索目的に行われる。肝内胆管癌では原発巣での集積がみられる。

2. 各腫瘍のCT検査所見
(1) 肝細胞癌
- ▶典型的には単純CT検査で低〜等吸収，動脈相で早期濃染，門脈相〜平衡相で中心から造影剤がwash outされる。
- ▶肝動脈支配優位を反映し，CTAPで造影されず，CTHAで濃染する。

(2) 肝内胆管癌
- ▶動脈相で辺縁がリング状に造影，平衡相では内部が索状，斑状に造影される。

(3) 転移性肝腫瘍
- ▶原発巣の造影パターンに準じる。
- ▶乏血管性：胃癌，大腸癌，膵癌，胆嚢癌。富血管性：腎癌，乳癌。
- ▶中心壊死，石灰化を認めることがある。

(4) 肝血管腫
- ▶動脈相で辺縁から徐々に造影され，中心部に広がり平衡相以降も造影効果が遷延する。

(5) 限局性結節性過形成(FNH)
- ▶動脈相より均一な造影効果を認める。

Q3 肝腫瘍のMRI検査所見について述べよ。

Key Card 🔑 知っているよね！

1. 主な肝腫瘍のMRI所見
- 造影剤としてGd-DTPA, SPIO, Gd-EOB-DTPA(EOB)(現在の主流)が用いられる。
- 主な肝腫瘍の造影MRI検査所見を**表3**に示す。

表3 主な肝腫瘍のMRI検査所見

	MRI検査所見
肝細胞癌	T1：低信号（多彩），T2：高信号 SPIO：高信号，EOB：高信号
肝内胆管癌	T1：低〜等信号，T2：高信号 SPIO：高信号，EOB：低信号 MRCP：胆管狭窄・閉塞，末梢胆管拡張
転移性肝腫瘍	T1：低信号，T2：軽度高信号 SPIO：高信号，EOB：低信号
肝血管腫	T1：低信号，T2：著明な高信号
FNH*	T1, T2ともに肝と等信号，動脈相で強く造影 SPIO：低信号，EOB：高信号

＊限局性結節性過形成　　（消化器外科専門医へのminimal requirements, メジカルビュー社より一部引用改変）

❗ ココが大切！⇒ 知っていたかな？

1. 肝腫瘍のMRI検査
- ▶Gd-DTPAを用いた造影MRI検査(dynamic MRI)が行われる。
- ▶CT検査のほうが短時間で他臓器の検索も同時に行えるが，MRI検査では被曝を避けることができる。
- ▶T1強調画像，T2強調画像，拡散強調画像，さまざまな造影剤を用いた検査によって質的診断が

可能である。
- ▶ SPIO造影MRI検査：超磁性体酸化鉄コロイド製剤。網内系（Kupffer細胞）に取り込まれる造影剤で，取り込まれた肝実質の信号強度を低下させる。進行した肝硬変では鉄の取り込みが低下することに注意。
- ▶ Gd-EOB-DTPA造影MRI検査：Gd-DTPAに脂溶基（EOB；ethoxybenzyl）を付加し，肝細胞に取り込まれる造影剤で，現在の造影MRI検査の主流。通常のガドリニウム（Gd）造影剤による血流評価に加え，投与15～20分後の肝細胞相で造影剤を取り込んだ正常部と腫瘍部の鑑別ができる。肝細胞に取り込まれた造影剤は胆道排出される（投与量の40％）。肝硬変が進行し肝細胞機能が低下すると造影剤の取り込みも低下する。

2. 各腫瘍のMRI検査所見

(1) 肝細胞癌
- ▶ 主にT1低信号，T2高信号。ただし高分化型肝細胞癌ではT1高信号，T2低信号のこともある。造影パターンはCT検査同様。
- ▶ SPIO造影MRI検査では，肝細胞癌では取り込み低下により高信号を呈する。分化度と相関。高分化型肝細胞癌の一部ではKupffer細胞の存在により信号低下が起こり，異型結節と過小評価する可能性がある。
- ▶ Gd-EOB-DTPA造影MRI検査では，低信号を呈する。ただし，胆汁産生性を伴う場合など，一部の腫瘍では取り込みが上昇し高信号を呈することがある。

(2) 肝内胆管癌
- ▶ T1低～等信号，T2高信号（内部が低信号のこともある）。SPIO造影MRI検査では高信号（腫瘍内Kupffer細胞混在）。Gd-EOB-DTPA造影MRI検査では低信号。
- ▶ MRCP検査により非侵襲的に胆管拡張，狭窄，不整の評価が可能。

(3) 転移性肝腫瘍
- ▶ T1低信号，T2高信号，SPIO造影MRI検査で高信号，Gd-EOB-DTPA造影MRI検査で低信号を呈する。

(4) 肝血管腫
- ▶ T1低信号，T2で著明な高信号を呈する。

(5) 限局性結節性過形成（FNH）
- ▶ T1，T2ともに肝実質と等信号，動脈相で強く造影される。
- ▶ SPIO造影MRI検査で低信号，Gd-EOB-DTPA造影MRI検査で高信号（肝実質と同程度）。

（日本肝臓学会：肝癌診療マニュアル第3版, 2015参考）

できるかな！ 実践問題形式でチャレンジ！

問1. 肝細胞癌の画像所見について，一般的な所見として<u>誤っている</u>ものを選べ。
 a. 超音波検査においてnodule in noduleを認める。
 b. 造影超音波検査では，Kupffer相で集積上昇を認める。
 c. dynamic CT検査で，動脈相で早期濃染，門脈相でwash outされる造影パター

ンをとる。
　d. 単純MRI検査でT1低信号，T2高信号を呈することが多い。
　e. Gd-EOB-DTPA造影MRI検査で取り込み低下を反映し，低信号を呈する。

問2. 68歳男性。腹部超音波検査で異常を指摘され，造影CT検査を行った（図1）。診断として可能性の高いものを選べ。

　a. 肝血管腫
　b. 肝囊胞
　c. 肝細胞癌
　d. 肝内胆管癌
　e. 大腸癌肝転移

図1　腹部造影CT検査　　　　　　　　　（自験例）

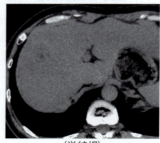
〈単純相〉

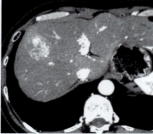
〈動脈相〉

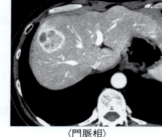
〈門脈相〉　　　　　　　　　〈平衡相〉

（※正解は下段）

知っておこう！　✓ 要点整理（チェックしよう！）

I. 肝腫瘍の超音波検査所見について述べよ。
- □ 1. 造影超音波検査は，ヨードアレルギー患者や腎機能低下患者にも使用できる。
- □ 2. 肝細胞癌では，nodule in nodule や mosaic pattern を認める。
- □ 3. 転移性肝腫瘍では，bull's eye pattern や target pattern を認める。

II. 肝腫瘍のCT検査所見について述べよ。
- □ 1. 肝細胞癌は，動脈相で濃染，門脈相〜平衡相で wash out される造影パターンをとる。
- □ 2. 肝血管腫では，辺縁から徐々に造影され，平衡相まで遷延する。
- □ 3. PET-CTで，肝細胞癌の原発巣は集積を認めないことが多い。

III. 肝腫瘍のMRI検査所見について述べよ。
- □ 1. dynamic study と肝細胞相の評価ができる Gd-EOB-DTPA 造影MRI検査が現在の主流である。
- □ 2. 典型的な肝細胞癌では，T1低信号，T2高信号，SPIO造影MRI検査で高信号，Gd-EOB-DTPA造影MRI検査で低信号を呈する。
- □ 3. 肝血管腫では，T2強調画像で著明な高信号を呈する。

（正解　問1：b　問2：c）

肝臓3
肝機能検査

□ □ □

チャレンジしてみよう！（○か×をつけよ）

( ) 1. AST, ALTは，胆汁うっ滞を反映するものである。
( ) 2. 血清アルブミン値，凝固因子は，肝臓の合成機能障害を反映するものである。
( ) 3. AST, ALTは，肝細胞壊死を反映するものであるである。
( ) 4. ICGは，肝細胞に取り込まれ，胆汁中に排泄される。
( ) 5. ICG-R15は，ICG静注後15分の血液残留量を測定したものである。
( ) 6. Child分類には，栄養状態の項目が含まれている。
( ) 7. Child-Pugh分類では，ICG-R15の項目が含まれている。
( ) 8. Child-Pugh分類では，脳症の項目が含まれている。
( ) 9. 肝障害度には，ICG-R15の項目が含まれている。
( ) 10. 肝障害度には，脳症の項目が含まれている。
( ) 11. 肝障害度Cの肝細胞癌は，肝移植の適応となりうる。
( ) 12. 肝障害度A, Bの肝細胞癌は，腫瘍数，腫瘍径により治療方針が決定される。
( ) 13. 幕内基準では，腹水，T-Bil，ICG-R15で肝切除範囲が決まる。
( ) 14. 幕内基準では，腹水コントロール不良は肝切除の適応にならない。
( ) 15. 幕内基準では，T-Bil値が2mg/dLの場合肝切除の適応にならない。

（※正解は次ページ下段）

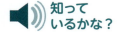
知っているかな？

Q1 肝機能検査について述べよ。
Q2 Child分類，Child-Pugh分類，肝障害度（liver damage）について述べよ。
Q3 肝機能からみた肝細胞癌の治療選択について述べよ。

Q1 肝機能検査について述べよ。

Key Card　　　　　　　　　　　　　　　　　　知っているよね！

1. 肝機能検査の意義
- 肝機能評価は，①肝臓疾患による病態把握，②手術（肝切除術等）に対する予備能の評価，③肝不全の発症や経過の評価，などに有用である。
- 一般的に，肝臓の炎症性疾患では，主に肝細胞壊死や合成機能障害などの肝細胞障害が生じる。一方，慢性炎症や肝硬変では，線維化などの間質の変化が生じる。

2. 肝機能検査
- 肝機能障害を生じている病態として，①肝細胞壊死，②肝細胞の合成機能障害，③間質の

線維化，④胆汁のうっ滞，などがある。
- これらの肝機能を評価する検査項目の主なものを**表1**に示す。

表1 肝機能検査

肝機能	機能を反映する検査項目
1. 肝細胞壊死	AST, ALT, LDH, 直接ビリルビン，血清鉄，血清銅，胆汁酸
2. 肝細胞の合成機能障害	アルブミン，プレアルブミン，コリンエステラーゼ，コレステロール 凝固因子（PT），LCAT，ヘパプラスチンテスト（HPT）
3. 線維化，間葉系反応	ZTT, TTT, γグロブリン，ヒアルロン酸，血清I.V.型コラーゲン，血小板数
4. 胆汁うっ滞	ALP, LAP, γGTP
5. その他	フィブリノゲン，腫瘍マーカー（AFP, PIVKA-II, CA19-9）， 色素排泄試験（ICG負荷試験），アシアロシンチグラムなど

❗ ココが大切！⇒ 知っていたかな？

1. 肝機能検査の意義
▶肝機能評価は，①肝臓疾患による病態把握，②手術（肝切除術等）に対する予備能の術前評価，③周術期管理の指標，などに有用である。

2. 肝機能検査
(1) 肝細胞壊死の評価：肝細胞からの逸脱酵素など
   ▶ AST, ALT, LDH, 直接ビリルビン，血清鉄，血清銅，胆汁酸
(2) 肝細胞の合成機能障害の評価：肝細胞で合成される代謝の早い物質
   ▶ アルブミン，コリンエステラーゼ，凝固因子，LCAT，プレアルブミン，コレステロール，ヘパプラスチンテスト（HPT）
(3) 線維化，間葉系反応の評価
   ▶ ZTT・TTT, γグロブリン，ヒアルロン酸，血清IV型コラーゲン，血小板数
(4) 胆汁うっ滞の評価
   ▶ ALP, LAP, γGTP
(5) その他
①色素排泄試験（ICG負荷試験）
   ▶インドシアニングリーン（ICG）は肝臓で吸収され，胆汁中に排泄されるため，肝機能評価として使用される（血中から胆汁への移行量は，主に肝有効血流量と，肝細胞の色素摂取量に影響される）。
   ▶ICG注射後15分に採血し，血液中残留量を測定した数値がICG-R15（ICG15分値）である。
   ▶肝機能評価や肝切除の適応の判断に必要な検査である（後述）。
   ▶ICGの肝細胞への取り込みはビリルビンと競合が生じる（肝細胞内輸送過程でビリルビンと共通のキャリアーと結合して輸送されるため）。
   ▶ICGの体質性の排泄異常者がいることを念頭に置く必要がある。
②アシアロシンチグラム
   ▶核種が，肝細胞に存在するアシアロ糖蛋白受容体に結合し，細胞内に取り込まれる。
   ▶肝疾患の病態により，アシアロ糖蛋白受容体が減少することが知られている（肝機能と形態の観察）。

正解	1	2	3	4	5	6	7	8	9	10	11	12	13	14	15
	×	○	○	○	○	○	×	○	○	×	○	○	○	○	○

Q2 Child分類, Child-Pugh分類, 肝障害度(liver damage)について述べよ。

Key Card 🔑 知っているよね!

1. 肝予備能の評価
- 治療(肝切除など)を行う際の肝機能の予備能を総合的に評価するものであり, 次の2つがある。

(1) Child-Pugh分類(Child分類)(表2, 3)
- 耐術能の評価に用いられる。
- Grade AまたはBならば, 耐術可能である。

(2) 肝障害度(表4)
- ICG付加試験が加えられている。
- 施行可能な術式選択の指標に用いられる。

表2 (参考)Childの分類

	A	B	C
脳症	ない	軽度	重症〜昏睡
腹水	ない	コントロール容易	コントロール困難
血清T-Bil(mg/dL)	2.0未満	2.0〜3.0	3.0超
血清Alb(mg/dL)	3.5超	3.0〜3.5	3.0未満
栄養状態	大変よい	よい	悪い〜消耗

表3 Child-Pugh分類

	1点	2点	3点
脳症	ない	軽度	ときどき昏睡
腹水	ない	少量	中等量以上
血清T-Bil(mg/dL)	2.0未満	2.0〜3.0	3.0超
血清Alb(g/dL)	3.5超	2.8〜3.5	2.8未満
PT(%)	70超	40〜70	40未満

Child-Pugh分類　A:5〜6点, B:7〜9点, C:10〜15点
(原発性肝癌取扱い規約より引用改変)

表4 肝障害度(liver damage)

	A	B	C
腹水	なし	治療効果あり	治療効果少ない
血清T-Bil(mg/dL)	2.0未満	2.0〜3.0	3.0超
血清Alb(g/dL)	3.5超	3.0〜3.5	3.0未満
ICG-R15(%)	15未満	15〜40	40超
PT(%)	80超	50〜80	50未満

- 各項目別に重症度を求め, そのうち2項目以上が該当した肝障害度をとる。
- 2項目以上の項目に該当した肝障害度が2カ所に生じる場合には高いほうの肝障害度をとる。

(原発性肝癌取扱い規約より引用改変)

❗ ココが大切！⇒ 知っていたかな？

1. 肝予備能の評価
▶ 耐術能（手術に耐えることができるか）や肝切除の術式選択（残肝機能の評価）の判定に用いられる評価法として，主に次の2つがある。

(1) Child-Pugh分類（Child分類）について
▶ 評価項目は以下の5つでA, B, Cの3段階評価となる。
①脳症
②腹水
③血清ビリルビン（Bil）
④血清アルブミン（Alb）
⑤プロトロンビン時間（PT）
▶ Child分類では，栄養状態を評価項目に加味していた（プロトロンビン時間は含まなかった）。
▶ Grade AまたはBならば，耐術可能と判断できる。

(2) 肝障害度（liver damage）について
▶ 評価項目は，以下の5つであり，A, B, Cの3段階評価とする。
①腹水
②血清ビリルビン（Bil）
③血清アルブミン（Alb）
④ICG-R 15
⑤プロトロンビン時間（PT）
▶ <u>肝障害度は，Child-Pugh分類の「脳症」の項目が「ICG-R 15」の項目になったもの。</u>
▶ 肝障害度により，残肝機能を評価できる⇒術式選択の指標となる。

Q3 肝機能からみた肝細胞癌の治療選択について述べよ。

Key Card 🔑 　　　知っているよね！

1. 肝機能からみた肝細胞癌の治療選択
- 肝障害度と肝細胞癌の性状からみた治療方針を図1に示した。
- 肝障害度Cにおいては，耐術不能である（肝移植か，緩和ケア）。
- 肝障害度A, Bにおいては，肝細胞癌の数と腫瘍径により，治療方針が決まる。

2. 肝機能と肝切除の術式選択（幕内基準）
- 肝切除の術式選択は，残肝機能を考慮し決定する（図2）。
- その指標として，①腹水，②総ビリルビン（T-Bil），③ICG-R 15，である（幕内基準）が用いられる。
- 肝切除術式としては，葉切除，区域切除，亜区域切除，部分切除，核出術，がある。

図1　肝外病変のない肝細胞癌に対する治療方針

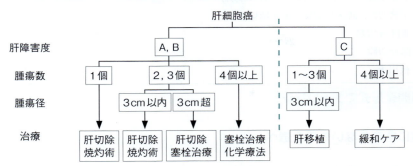

（肝癌診療ガイドライン2013年度版より引用改変）

図2　肝機能からみた術式選択（幕内基準）

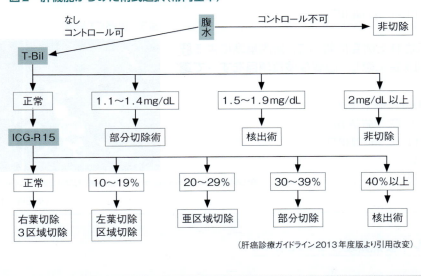

（肝癌診療ガイドライン2013年度版より引用改変）

❗ ココが大切！ ⇒ 知っていたかな？

1. 肝機能からみた肝細胞癌の治療選択
▶肝障害度により治療方針が以下のように大別される。
　(1) 肝障害度A, B⇒肝切除, 焼灼術, 塞栓術, 化学療法
　(2) 肝障害度C⇒肝移植, 緩和ケア

2. 肝機能と肝切除の術式選択
▶肝切除範囲は，①腹水，②T-Bil，③ICG-R15の肝機能で適応が決まる。
　(1) 腹水のコントロールできない症例は非切除
　(2) T-Bil≧2.0mg/dLは非切除，1.5〜1.9mg/dLは核出術，1.0〜1.4mg/dLは部分切除術
　(3) T-Bilが正常な症例は，ICG-R15の数値で切除範囲が決まる

①10％以下：右葉切除，右3区域切除，左3区域切除
②10〜19％：左葉切除，前区域切除，後区域切除
③20〜29％：亜区域切除
④30〜39％：部分切除
⑤40％以上：核出術

> **できるかな！** 実践問題形式でチャレンジ！
>
> **問1．肝障害度に含まれないものを選べ。**
>   a．脳症
>   b．腹水
>   c．総ビリルビン値 (T-Bil)
>   d．血清アルブミン値 (Alb)
>   e．プロトロンビン時間 (PT)
>
> **問2．図3で示された病変に対して，幕内基準による肝切除範囲決定に際し，必要な検査項目をすべて選べ。**
>   a．総ビリルビン値 (T-Bil)
>   b．血清アルブミン値 (Alb)
>   c．プロトロンビン時間 (PT)
>   d．血小板数
>   e．ICG-R15
>
> 図3　腹部CT検査
>
>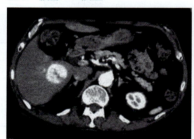
>
> （消化器外科 minimal requirements 実践応用編，メジカルビュー社より引用改変）
>
> （※正解は下段）

> **知っておこう！**　**✓ 要点整理** (チェックしよう！)
>
> Ⅰ．**肝機能検査について述べよ。**
>   □ 1．肝細胞壊死を反映するものとして，AST，ALTなどがある。
>   □ 2．肝細胞の合成機能障害を反映するものとして，アルブミン，コリンエステラーゼ，凝固因子などがある。
>   □ 3．色素負荷試験としてICGが使われる。
>
> Ⅱ．**Child分類，Child-Pugh分類，肝障害度 (liver damage)，について述べよ。**
>   □ 1．Child分類は，脳症，腹水，血清T-Bil，血清Alb，栄養状態の5項目からなる。
>   □ 2．Child-Pugh分類では，Child分類の評価項目の栄養状態がPTに変更したものである。
>   □ 3．肝障害度 (liver damage) においては，ICG-R15が評価項目に含まれる。
>
> Ⅲ．**肝機能からみた肝細胞癌の治療選択について述べよ。**
>   □ 1．肝障害度Cの肝細胞癌は，肝移植あるいは緩和治療の適応となる。
>   □ 2．肝障害度A，Bの肝細胞癌は，肝切除，焼灼術，塞栓術，化学療法などの治療の適応となる
>   □ 3．幕内基準では，腹水，T-Bil，ICG-R15で肝切除範囲が規定されている。

（正解　問1：a　問2：a, e）

肝臓 4
手術（術式と処理する脈管）

チャレンジしてみよう！（○か×をつけよ）

( )　1. 右肝切除術では，中肝静脈を切除する。
( )　2. 後区域切除術では，右下肝静脈が存在する場合には切離する。
( )　3. 拡大右肝切除術とは，別名「右三区域切除術」といわれる。
( )　4. 中央二区域切除術では，前区域と内側区域を切除する。
( )　5. 多くの区域肝切除術では，肝離断面に肝静脈が露出する。
( )　6. 肝切除術後の特殊な合併症として，胆汁漏と肝不全がある。
( )　7. 肝硬変症例の肝切除術では，術後に難治性腹水となる症例がある。
( )　8. 肝切除術においては，輸血を行った場合のほうが肝不全のリスクは少なくなる。
( )　9. 肝切除術において，術後輸液はなるべく高ナトリウム・高カリウム補充を行う。
( )　10. 肝切除術における術後ドレーンの観察では，出血や胆汁の有無などの性状に注意する。
( )　11. 本邦では生体肝移植のみで，脳死肝移植は行われていない。
( )　12. 本邦では，小児肝移植よりも成人肝移植のほうが多い。
( )　13. 小児肝移植の適応疾患は，肝内胆汁うっ滞症の症例が大部分を占める。
( )　14. 成人肝移植では，肝細胞癌は適応にはならない。
( )　15. 本邦の肝移植の1年生存率は80％を超えている。

（※正解は次ページ下段）

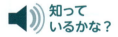 知っているかな？

Q1 右肝切除術，後区域切除術時に処理する脈管について述べよ。また拡大右肝切除術，中央二区域切除術時に処理する脈管について述べよ。
Q2 肝切除術後の術後管理の特殊性について述べよ。
Q3 肝移植の適応について述べよ。

Q1　右肝切除術，後区域切除術時に処理する脈管について述べよ。また拡大右肝切除術，中央二区域切除術時に処理する脈管について述べよ。

Key Card　　　　　　　　　　知っているよね！

1. 各術式において処理する脈管を以下に記載する（各術式の切除後の肝離断面は図1～3を参照）

(1) 右肝切除術（図1）
　①前区域・後区域グリソン
　②中肝静脈への分枝［V5v・V8v・anterior fissure vein（AFV）］
　③右肝静脈本幹

(2) 後区域切除術（図2）
　①後区域グリソン
　②右肝静脈への分枝（V6・V7）
　③右下肝静脈（存在する場合）
(3) 拡大右肝切除術
　①前区域・後区域グリソン
　②中肝静脈本幹
　③右肝静脈本幹
(4) 中央二区域切除術（図3）
　①前区域グリソン
　②内側枝グリソン（G4）
　③右肝静脈への分枝（V8d）
　④中肝静脈本幹

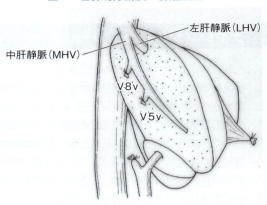

図1　右肝切除術後の肝離断面

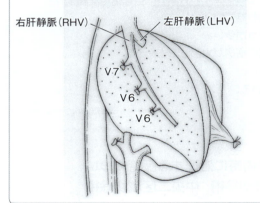

図2　後区域切除術後の肝離断面

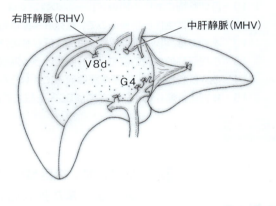

図3　中央二区域切除術後の肝離断面

❗ ココが大切！⇒ 知っていたかな？

1. 右肝切除術
- ▶ Rex-Cantlie線に沿った切離であり，「右葉切除術」ともいわれる。
- ▶ 門脈右枝切離により阻血域（demarcation line）を確認する。
- ▶ 切除範囲は，前区域と後区域，右側尾状葉，胆嚢であり，切離ラインの目印は中肝静脈本幹（温存）と下大静脈（温存）である。

2. 後区域切除術
- ▶ 後区域グリソン一括Pringle法にて阻血域（demarcation line）を確認する。
- ▶ 切除範囲はS6およびS7，胆嚢であり，切離ラインの目印は右肝静脈本幹（温存）である。

3. 拡大右肝切除術
- ▶ 基本的には右肝切除術と同じように実質切離を行うが，中肝静脈を切除するラインとなる。したがって切除側の肝離断面に中肝静脈が付着する。
- ▶ 切離ラインの目印は，中肝静脈本幹（切除）である。

正解	1	2	3	4	5	6	7	8	9	10	11	12	13	14	15
	×	○	×	○	○	○	○	×	×	○	×	○	×	×	○

4. 中央二区域切除術

▶ 右側は前区域グリソン一括Pringle法にて阻血域(demarcation line)を確認，左側は門脈臍部から分岐する内側枝グリソンを処理する。

▶ 切除範囲は内側区域と前区域および胆嚢であり，切離ラインの目印は，右は右肝静脈本幹，左はumbilical fissure vein(UFV)または左肝静脈で，目印のすべてを温存する。

Q2 肝切除術後の術後管理の特殊性について述べよ。

Key Card 🔑 知っているよね！

1. 肝切除術後の特殊な合併症
① 出血(術後出血，消化管出血など)
② 胆汁漏
③ 肝不全
④ 多臓器不全(MOF)

- 肝硬変症例・閉塞性黄疸症例では合併症が起こりやすく，重篤になりやすい。
- 肝硬変症例では難治性腹水，低ナトリウム血症，低アルブミン血症などがあがる。

2. 肝切除術後の術後管理

(1) 輸液
- 基本的にはdry sideで管理(腹水の予防)。
- ただし門脈血流を維持(肝不全の予防)。
- 無輸血が基本。
- 電解質バランス(ナトリウム負荷は避ける)。
- 肝硬変症例では術前から利尿薬を併用。

(2) 肝離断面のドレーン
- 出血および胆汁漏の情報ドレーン(性状やビリルビン値の確認)。
- 胆汁漏のドレナージ(入れ替えや穿刺が必要になることもある)。

(3) 血液生化学検査
- 肝不全の評価(T-Bil, Alb, PT, AST, ALTなど)。
- 腎不全の評価(BUN, Crなど)。
- DICの評価(Plt, PT, FDP, FIB, D-dimerなど)。

(4) 臨床症状
- 発熱：肝膿瘍や胆汁漏の合併。
- 意識障害：肝性脳症(羽ばたき振戦や失見当識)の有無を評価。
- 黄疸：肝不全の進行。
- 消化管出血：MOFやDICなどの臓器障害。

❗ ココが大切！⇒ 知っていたかな？

1. 肝切除術後の特殊合併症

▶ 肝切除術後の合併症において，一般的には胆汁漏は2.6～12.0％(5％前後が多い)，肝不全は3％

- 前後との報告が多い。肝硬変症例・閉塞性黄疸症例では合併症の頻度が高くなる。
- ▶輸血，感染，消化管出血は肝不全の危険因子である。
- ▶肝硬変症例では，もともと出血傾向があるため，術中出血のリスクが高い。
- ▶肝不全は残肝容量35%を下回ると起こりやすく，障害肝（肝硬変や黄疸肝）併存の場合は40%とされる。
- ▶肝不全を発症すると致死率が高い。
- ▶肝切除術後の胆汁漏には，術直後に発症するものと遅発性がある。遅発性の胆汁漏は，術後2週間以降に生じることが多い。

2. 肝切除術後の術後管理
- ▶肝切除術後のドレーン留置の意味は，あくまでも情報ドレーンの目的であり，合併症予防目的ではない。
- ▶輸液管理は門脈血流を維持しつつ，輸液負荷や電解質負荷は避けて，dry sideで管理する。
- ▶肝硬変症例では，術前より腹水コントロール目的に利尿薬を使用することが多い。
- ▶無輸血が基本であるが，必要に応じて新鮮凍結血漿（FFP）や赤血球輸血（RCC-LR）を行う。
- ▶肝切除術後は，低ナトリウム血症・高カリウム血症・低アルブミン血症になりやすいため，輸液・電解質管理を慎重に行う。
- ▶肝不全の治療として，血漿交換が行われるが対症療法にすぎない。

Q3 肝移植の適応について述べよ。

Key Card 知っているよね！

1. 肝移植の疫学（本邦）
- 年間約8,000件の肝移植が行われている。
- 生体肝移植が主であり，脳死移植は300件に満たない。
- 小児（18歳未満）で約3,000件の生体肝移植。
- 成人（18歳以上）では40〜69歳の移植が多い。

2. レシピエントの適応基準
①適応疾患（具体的な疾患名は3, 4参照）
- 肝移植治療が他の治療よりも有効であるとき。
- 制御不能の活動性感染症や悪性腫瘍（ともに肝胆道系以外）を伴わない。
- 肝移植治療が安全に施行できない他臓器疾患を伴わない。

②原則はABO式血液型適合の症例
（日本移植学会：生体肝移植ガイドラインより引用改変）

3. 小児（18歳未満）の肝移植の適応
- 先天性胆道閉鎖症が最も多く，全体の7割を占める。
- 主な適応疾患
  ①先天性胆道閉鎖症
  ②肝内胆汁うっ滞症（Byler's病・Alagille症候群など）

③先天性代謝性肝疾患(Wilson病など)
④肝芽腫
⑤Calori病
⑥劇症肝炎

4. 成人(18歳以上)の肝移植の適応
- 肝細胞癌・肝硬変症が多く, 全体の半数以上を占める。
- 主な適応疾患
  ①肝細胞癌
  ②肝硬変症
  ③劇症肝不全
  ④肝内胆汁うっ滞症(原発性胆汁性肝硬変(PBC)や原発性硬化性胆管炎(PSC)など)
- 上記①〜③の原因としては, B型・C型肝炎や自己免疫性肝炎, NASHなどがある。

❗ ココが大切！⇒ 知っていたかな？

1. 肝移植の疫学(本邦)
- ▶肝移植総数7,937件, うち生体移植は7,673件(2014年時点)。
- ▶本邦での肝移植は1964年に始まり, 初の生体肝移植は1989年。
- ▶本邦では欧米と異なり, 脳死肝移植の割合が非常に少ない。
- ▶肝移植の成績は, 1年生存率85%, 5年生存率79%, 10年生存率74%(2014年時点)。
- ▶移植肝臓の臓器保存液や免疫抑制薬の開発が成功率向上に寄与している。
- ▶肝移植の臓器保存にはUniversity of Wisconcin液(UV液)などの臓器灌流保存液が用いられる。
- ▶免疫抑制薬を一生服用する必要がある。
- ▶C型肝硬変症に対する肝移植後は, ほぼ100%の確率でC型肝炎が再発する。

2. レシピエントの適応
- ▶肝移植はその必要性, 安全性, および効果において他の治療よりも有効であると判断される場合や肝移植の他に治療法がない場合が適応となる。
- ▶ABO式血液型は一致および適合を原則とするが, やむを得ず不適合となる場合には, 潜在的な危険と利益についての十分な情報提供の下に同意を得ることとする。

3. 小児(18歳未満)の肝移植の適応
- ▶原因疾患は, 先天性胆道閉鎖症が最も多く, 約7割を占める。続いて代謝性疾患・劇症肝不全・肝芽腫などがある。

4. 成人(18歳以上)の肝移植の適応
- ▶近年, 肝細胞癌が増えて約25%を占める。次いで, 肝硬変症や肝内胆汁うっ滞症[原発性胆汁性肝硬変(PBC)]や原発性硬化性胆管炎(PSC)および劇症肝炎などが挙げられる。
- ▶肝細胞癌における肝移植の適応は, 大きさや数により検討される。

できるかな！ 実践問題形式でチャレンジ！

問1-(A)． 肝細胞癌の治療にて肝切除を行った場合の肝離断面を図4に示す。この手術において正しいものを選べ。

a. 術式は中央二区域切除術である。
b. 肝S7とS8にまたがる肝細胞癌に対して適応となる。
c. 中肝静脈は温存される。
d. 左グリソンの分枝は切除しない。
e. 切離において阻血域の確認はできない術式である。

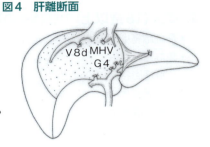

図4　肝離断面

問1-(B)． この術後管理について誤っているものを選べ。

a. 熱が持続する場合は，胆汁漏の有無を評価する。
b. 採血にて肝不全の評価を行う。
c. 門脈血流維持のために直ちに輸血を行う。
d. 意識レベルが変化する場合には肝性脳症の有無を評価する。
e. 術後ドレーン排液の性状を確認し，胆汁漏や出血の有無を評価する。

問2． 肝移植について正しいものを選べ。

a. 肝細胞癌は，レシピエントの適応疾患とならない。
b. 小児の生体肝移植の適応疾患としては，先天性胆道拡張症が最も多い。
c. 本邦では，生体肝移植が脳死肝移植よりも多く行われる。
d. 本邦における肝移植件数(総数)は，年間5,000件に満たない。
e. 肝移植の適応基準では，ABO式血液型の適合は考慮しなくてよい。

（※正解は下段）

知っておこう！　✅ 要点整理（チェックしよう！）

I. 右肝切除術，後区域切除術時に処理する脈管について述べよ。また拡大右肝切除術，中央二区域切除術時に処理する脈管について述べよ。

- ☐ 1. 右肝切除術では，中肝静脈の本幹は温存されるが，拡大右肝切除では切除される。
- ☐ 2. 後区域切除術では右肝静脈本幹は温存されるが，下右肝静脈が存在する場合には切除される。
- ☐ 3. 中央二区域切除術では，内側区域切除と前区域切除を行った場合の肝離断面となる。

II. 肝切除術後の術後管理の特殊性について述べよ。

- ☐ 1. 特殊合併症として胆汁漏や肝不全があり，多臓器不全(MOF)など重症化しやすい。
- ☐ 2. 術前に肝硬変や閉塞性黄疸を合併している場合，術後合併症のリスクが高く，重篤化しやすい。
- ☐ 3. 術後ドレーンの性状観察や肝不全の評価をこまめに行う必要がある。

III. 肝移植の適応について述べよ。

- ☐ 1. 本邦での肝移植は生体＞脳死，成人＞小児の件数である。
- ☐ 2. 肝移植のレシピエントには適応疾患以外にABO式血液型適合が考慮される。
- ☐ 3. 小児では先天性胆道閉鎖症，成人では肝細胞癌・肝硬変が適応疾患として多い。

（正解　問1-(A)：a　問1-(B)：c　問2：c）

肝臓 5　悪性腫瘍①
肝細胞癌に対する治療

□□□

チャレンジしてみよう！（○か×をつけよ）

（　）1. 肝細胞癌患者において，肝障害度A，Bで腫瘍が1個の場合，腫瘍径にかかわらず第一選択として肝切除術が推奨される。
（　）2. 肝細胞癌患者において，肝障害度A，Bで腫瘍数が2個または3個で腫瘍径が3cm以内の場合，肝切除術またはRFAが推奨される。
（　）3. 肝細胞癌患者において，肝障害度A，Bで腫瘍数が2個または3個で腫瘍径が3cm超の場合，第一選択として肝動脈塞栓療法が推奨される。
（　）4. 肝細胞癌患者において，肝障害度A，Bで腫瘍数が4個以上の場合，第一選択として全身化学療法が推奨される。
（　）5. 肝細胞癌患者において，肝障害度Cで腫瘍数が4個以上の場合，緩和ケアが推奨される。
（　）6. 肝細胞癌に対する治療として，肝切除術は病変部を確実に治療できる唯一の方法である。
（　）7. 肝硬変のない肝臓では，非癌肝の80％まで肝機能にほとんど影響を与えずに切除できる。
（　）8. 大量肝切除が予定されている場合には，切除部分の萎縮と残存予定肝の再生肥大を図る目的で術前肝内門脈塞栓術を考慮する。
（　）9. 右肝切除術では，中肝静脈を切除する。
（　）10. 肝細胞癌破裂時は塞栓術などの止血が優先され，肝切除術の適応はない。
（　）11. エタノール注入療法は局所壊死療法に含まれない。
（　）12. 局所壊死療法の一般的な適応は，腫瘍径3cm以下，3病変以内である。
（　）13. 2cm以下の病変では，手術よりも局所壊死療法のほうが成績がよい。
（　）14. 肝動脈化学塞栓療法（TACE）は，肝細胞が主に肝動脈より栄養されるのに対し，肝胆胞癌は門脈から栄養される性質を利用した治療法である。
（　）15. 肝動脈化学塞栓療法（TACE）の塞栓物質としては，ゼラチンスポンジ，ゼルフォーム，リピオドールなどが用いられる。

（※正解は次ページ下段）

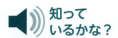
知っているかな？

Q1 肝細胞癌に対する治療選択について述べよ。
Q2 肝細胞癌に対する術式選択について述べよ。
Q3 局所壊死療法およびTACEについて述べよ。

Q1　肝細胞癌に対する治療選択について述べよ。

Key Card　　　　　　　　　　　　　　　　　　　　　　　知っているよね！

1. 肝細胞癌に対する治療選択
- 治療選択基準として日本肝臓学会より「エビデンスに基づく肝細胞癌治療アルゴリズム」が報告されている（図1）。

- そのアルゴリズムは，肝障害度・腫瘍数・腫瘍径の3因子をもとに設定されている。

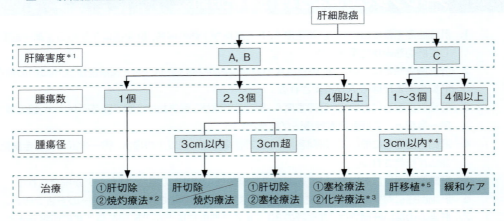

図1　肝細胞癌治療アルゴリズム

追記
- 脈管侵襲を有する肝障害度Aの症例では肝切除・化学療法・塞栓療法が選択される場合がある。
- 肝外転移を有する Child-Pugh 分類Aの症例では化学療法が推奨される。

＊1：内科的治療を考慮するときは Child-Pugh 分類の使用も可。
＊2：腫瘍径3cm以内では選択可。
＊3：経口投与や肝動注などがある。
＊4：腫瘍が1個では5cm以内。
＊5：患者年齢は65歳以下。

（肝癌診療ガイドライン2013より引用）

ココが大切！⇒ 知っていたかな？

1. 肝細胞癌に対する治療選択
▶治療選択基準として日本肝臓学会より「エビデンスに基づく肝細胞癌治療アルゴリズム」が報告されている。
▶そのアルゴリズムは，<u>肝障害度・腫瘍数・腫瘍径の3因子をもとに設定されている</u>。

2. 肝障害度A，Bに対する治療選択
①腫瘍が1個の場合，腫瘍径にかかわらず第一選択として肝切除術が推奨される。
　ただし，腫瘍径が3cm以内の場合はラジオ波焼灼療法（RFA）も選択される。
②腫瘍数が2個または3個で腫瘍径が3cm以内の場合，肝切除術またはRFAが推奨される。
③腫瘍数が2個または3個で腫瘍径が3cm超の場合，第一選択として肝切除術，第二選択として肝動脈塞栓療法が推奨される。
④腫瘍数が4個以上の場合，第一選択として肝動脈塞栓療

Key holder

肝内胆管癌

原発性肝癌の3～5％を占める。肝細胞癌と比べ，肝硬変の合併は少なく（ウイルス性肝炎との関連は指摘），他臓器浸潤やリンパ節転移を生じやすい。CT画像では，造影効果を有する胆管壁の肥厚や末梢胆管の拡張が特徴。治療は，肝切除術と所属リンパ節郭清。標準的な化学療法は，ゲムシタビンとシスプラチン。

法, 第二選択として全身化学療法(肝動注療法や経口投与法がある)が推奨される。

3. 肝障害度Cに対する治療選択
①腫瘍数が3個以下で腫瘍径が3cm以内(腫瘍が1個ならば腫瘍径が5cm以内)の場合, 患者年齢が65歳以下ならば肝移植が推奨される。
②腫瘍数が4個以上の場合, 緩和ケアが推奨される。

Q2 肝細胞癌に対する術式選択について述べよ。

Key Card　　知っているよね！

1. 肝細胞癌に対する術式選択
- 肝切除術は, 病変部を確実に治療できる唯一の方法である。
- 肝予備能評価(残肝機能評価)を慎重に行い, 切除可能な範囲を判断することが重要である。
- 肝硬変のない肝臓において, 非癌肝の60%までは肝機能にほとんど影響を与えずに切除できる。
- 非癌肝の60%を超える切除では, 術前肝内門脈塞栓術を行い, 切除部分の萎縮と残存予定肝の再生肥大を図る。
- 術式選択の指標の1つとして幕内基準(図2)が広く用いられている。

図2　肝細胞癌に対する術式選択(幕内基準)

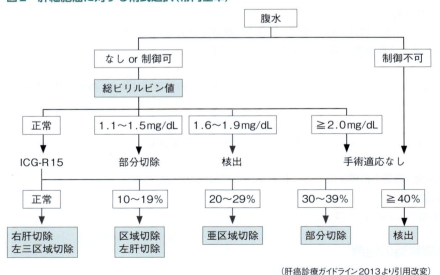

(肝癌診療ガイドライン2013より引用改変)

2. 肝切除術の種類
- 肝部分切除術，系統的亜区域切除術，区域切除術，葉切除術，三区域切除術，中央二区域切除術がある。

3. 肝細胞癌破裂時の治療
- 一期的根治切除術，部分切除術，破裂部縫縮術，肝動脈塞栓術(TAE)や肝動脈枝結紮術，止血後の二期的根治切除術など選択肢は多様である。

❗ ココが大切！ ⇒ 知っていたかな？

1. 肝細胞癌に対する術式選択
▶ 肝切除術は病変部を確実に治療できる唯一の方法であり，以前と比較して安全に行うことが可能となった。
▶ 肝予備能評価(残肝機能評価)を慎重に行い，切除可能な範囲を判断することが重要である。
▶ 肝硬変のない肝臓において，非癌肝の60％までは肝機能にほとんど影響を与えずに切除できる。
▶ 非癌肝の60％を超える切除では，術前肝内門脈塞栓術を行い，切除部分の萎縮と残存予定肝の再生肥大を図る。
▶ 術式選択は施設により異なるが，指標の1つとして幕内基準が広く用いられている。

2. 肝切除術の種類
(1) 肝部分切除術
▶ 主としてCouinaudの区域より小範囲の切除を指す。
(2) 系統的亜区域切除術
▶ Couinaudの一区域またはHealeyの1/3〜2/3の区域切除が主である。
▶ 門脈の分岐様式と支配領域によって切除領域が規定される。
(3) 区域切除術
▶ Healeyの一区域切除を指す(後区域切除術，前区域切除術，内側区域切除術，外側区域切除術がある)。
(4) 葉切除術
▶ 中肝静脈を境にした，右肝切除術と左肝切除術を指す(中肝静脈は温存する)。
(5) 三区域切除術
▶ 右三区域切除術(右葉と内側区域)，左三区域切除術(左葉と前区域)を指す。
(6) 中央二区域切除術
▶ 前区域と内側区域の切除を指す。

3. 肝細胞癌破裂時の治療
▶ 全身状態が保たれているのであれば，肝切除術を考慮する。
▶ 一期的根治切除術，部分切除術，破裂部縫縮術，肝動脈塞栓術(TAE)や肝動脈枝結紮術，止血後の二期的根治切除術など選択肢は多様である。

Q3 局所壊死療法およびTACEについて述べよ。

Key Card 知っているよね！

1. 局所壊死療法
- エタノール注入療法，マイクロ波凝固療法（MCT），ラジオ波焼灼療法（RFA，図3a）などがある。
- RFAが最も普及している。
- 腫瘍径3cm以下，3病変以内が一般的な適応である。
- 腫瘍径2cm以下の病変では切除と同等の成績が得られている。

2. 肝動脈化学塞栓療法（TACE，図3b）
- 腫瘍の栄養動脈を選択的に塞栓し，栄養障害により腫瘍細胞を変性・壊死させる動脈塞栓療法（TAE）において，塞栓物質に抗癌剤を加える治療法である。
- 目的とした血管内に挿入したカテーテルを通して塞栓物質を注入する。
- 適応は，切除や局所壊死療法が適応外の症例である。

図3　ラジオ波焼灼療法（RFA）と肝動脈化学塞栓療法

a. ラジオ波焼灼療法（RFA）

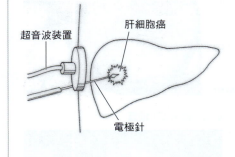

b. 肝動脈化学塞栓療法（TACE）

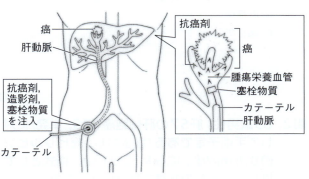

！ ココが大切！ ⇒ 知っていたかな？

1. 局所壊死療法
▶エタノール注入療法，マイクロ波凝固療法（MCT），ラジオ波焼灼療法（RFA）などがある。
▶RFAが最も普及している。
▶腫瘍へのアプローチとして，経皮的，腹腔鏡下，胸腔鏡下，開腹，開胸がある。
▶腫瘍径3cm以下，3病変以内が一般的な適応である。
▶腫瘍径2cm以下の病変では切除と同等の成績が得られている。

2. 肝動脈化学塞栓療法（TACE）

▶腫瘍の栄養動脈を選択的に塞栓し，栄養障害により腫瘍細胞を変性・壊死させる動脈塞栓療法（TAE）において，塞栓物質に抗癌剤を加える治療法である。
▶肝細胞は主に門脈血より栄養されるのに対し，肝細胞癌は動脈から栄養される性質を利用した治療法である。
▶塞栓物質として，ゼラチンスポンジ，ゼルフォーム，リピオドールなどが用いられる。
▶抗癌剤ではエピルビシンやシスプラチンを用いるのが一般的である。
▶目的とした血管内に挿入したカテーテルを通して塞栓物質を注入する。
▶適応は，切除，局所壊死療法が適応外の症例である。

できるかな！ 実践問題形式でチャレンジ！

問1. 65歳男性。慢性C型肝炎でfollow up中のCT検査で図4の所見を認めた。肝障害度はAと判断した。治療方針として推奨されるものを2つ選べ。

a. 肝切除術
b. ラジオ波焼灼療法（RFA）
c. 肝動脈化学塞栓療法（TACE）
d. 肝移植
e. 緩和ケア

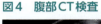

図4　腹部CT検査

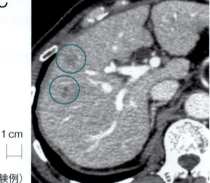

（自験例）

問2. 65歳男性。肝S7の肝細胞癌（図5，単発）に対して手術予定である（腹水なし，総ビリルビン値0.8 mg/dL，ICG-R15 21％）。術式として推奨されるものを幕内基準に従って選べ。

a. 右肝切除
b. 左肝切除
c. 亜区域切除
d. 部分切除
e. 核出

図5　腹部CT検査

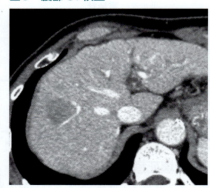

（自験例）

（※正解は次ページ下段）

知っておこう！ 要点整理（チェックしよう！）

I. 肝細胞癌に対する治療選択について述べよ。
- □ 1. 肝細胞癌治療アルゴリズムは，肝障害度・腫瘍数・腫瘍径の3因子をもとに設定されている。
- □ 2. 肝障害度A，Bの症例において，腫瘍が1個の場合，腫瘍径にかかわらず第一選択として肝切除術が推奨される。
- □ 3. 肝障害度Cの症例において，腫瘍数が4個以上の場合，緩和ケアが推奨される。

II. 肝細胞癌に対する術式選択について述べよ。
- □ 1. 肝切除術は病変部を確実に治療できる唯一の方法である。
- □ 2. 非癌肝の60％を超える切除では，術前肝内門脈塞栓術を行い，切除部分の萎縮と残存予定肝の再生肥大を図る。
- □ 3. 術式選択の指標の1つとして，幕内基準が広く用いられている。

III. 局所壊死療法およびTACEについて述べよ。
- □ 1. エタノール注入療法，マイクロ波凝固療法（MCT），ラジオ波焼灼療法（RFA）などがある。
- □ 2. 局所壊死療法の適応は，腫瘍径3cm以下，3病変以内が一般的である。
- □ 3. TACEの適応は，切除，局所壊死療法が適応外の症例である。

（正解　問1：a, b　問2：c）

Ⅲ 肝・胆・膵

肝臓6　悪性腫瘍②
転移性肝癌に対する治療

□□□

チャレンジしてみよう！（○か×をつけよ）

( )　1.　転移性肝癌は，経門脈性，経リンパ行性，経動脈性，経静脈性の経路により起こる。
( )　2.　転移性肝癌は，消化器癌からの経門脈性転移の頻度が最も高い。
( )　3.　胃癌肝転移は，臨床上，最も頻度の高い転移性肝癌であり，治療ガイドラインに治療のアルゴリズムが示されている。
( )　4.　大腸癌や神経内分泌腫瘍などは，悪性度が低く局所療法が奏効する場合が多い。
( )　5.　転移性肝癌に対する熱凝固療法には，マイクロ波凝固療法とラジオ波焼灼療法がある。
( )　6.　転移性肝癌に対する肝切除術の際，肝所属リンパ節郭清は施行しない。
( )　7.　大腸癌肝転移症例に対する肝切除術後の5年生存率は35〜58％と比較的良好である。
( )　8.　大腸癌の単発肝転移症例に対する肝切除術後の5年生存率は50％を超える。
( )　9.　胃癌肝転移に対する肝切除術後の5年生存率は0〜44％である。
( )　10.　GIST，神経内分泌腫瘍の肝転移は，切除後の再発率が高いため肝切除術は行わない。
( )　11.　転移性肝癌に対する薬物治療には全身化学療法，肝動注療法，マイクロ波凝固療法がある。
( )　12.　大腸癌肝転移に対するFOLFOX療法の奏効率は，50％以上と報告されている。
( )　13.　大腸癌肝転移に対する肝動注療法の奏効率は，50％以上と報告されている。
( )　14.　ホルモン受容体陽性の乳癌肝転移に対してホルモン療法の適応はない。
( )　15.　HER2陽性の乳癌肝転移に対してトラスツズマブの適応はない。

（※正解は次ページ下段）

知っているかな？

Q1 転移性肝癌（特に大腸癌）の治療決定因子について述べよ。
Q2 転移性肝癌の手術適応について述べよ。
Q3 転移性肝癌の薬物治療について述べよ。

Q1　転移性肝癌（特に大腸癌）の治療決定因子について述べよ。

Key Card　　　　　　　　　　　　　　　　　　　　　　　知っているよね！

1. 転移性肝癌の治療

- 転移性肝癌は，経門脈性（消化器癌），経リンパ行性（胆嚢など隣接臓器の癌），経動脈性（腎癌，乳癌などの消化器以外の癌）の経路により生じる。
- 一般的に，転移性肝癌は全身病と考えられる。しかしながら，大腸癌の場合には，肝臓のみに病巣が限局している場合，PS（performance status）に応じて，手術，ラジオ波による焼灼療法，肝動注などの局所療法の適応となる（図1）。
- 一方，肝臓以外の転移巣を伴う場合には，一般的に手術適応はなく，全身化学療法あるい

は対症療法が行なわれる。
- 大腸癌以外の転移性肝癌の局所治療の有用性は明らかになっていないものの，**表1**に示すような治療決定因子の観点から，その適応が検討されている。

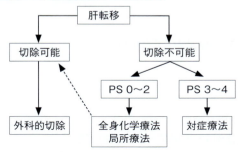

図1　大腸癌肝転移の治療方針

（大腸癌治療ガイドライン2014年版より引用改変）

表1　転移性肝癌の治療決定因子

原発巣
　①原発部位　②病期（リンパ節転移の有無など）
　③組織型
肝転移巣
　①個数，分布，大きさ　②同時性，異時性
肝外転移
　①部位　②切除の可否
患者因子
　①年齢　②Performance status（PS）

（インターネットサイト：Cancer Therapy. jp より引用改変）

❗ ココが大切！⇒ 知っていたかな？

1. 転移性肝癌の概要
- ▶ 肝臓は転移を受けやすい臓器で，特に消化器癌からの経門脈性転移の頻度が高い。
- ▶ 転移性肝癌は，経門脈性（消化器癌），経リンパ行性（胆嚢など隣接臓器の癌），経動脈性（腎癌，乳癌などの消化器以外の癌）の経路により生じる。

2. 転移性肝癌の治療
- ▶ 経門脈性以外の転移性肝癌に対して肝切除術の適応となる例は少ない。
- ▶ 一般的に，転移性肝癌は全身病と判断される。例外的に大腸癌の肝転移において，肝臓にのみに病巣が限局している場合には，PSに応じて，手術や局所療法の適応となる。
- ▶ 肝臓以外の転移巣を伴う場合は，全身病と考えられ，一般的に全身化学療法あるいは対症療法の適応となる。
- ▶ 大腸癌肝転移は臨床上，最も頻度の高い転移性肝癌である。
- ▶ 大腸癌治療ガイドラインに治療のアルゴリズムが示されている（**図1**）。
- ▶ 大腸癌以外の転移性肝癌の局所治療の有用性は明らかになっていないものの，**表1**に示すような治療決定因子の観点から，その適応が検討されている。
- ▶ 重要なのは癌自体の生物学的悪性度であり，大腸癌や神経内分泌腫瘍などは悪性度が低く局所療法が奏効する場合がある。
- ▶ 膵癌，胃癌などは悪性度が高く，他の遠隔転移が併存している場合が多いため，全身化学療法の適応となることが多い。
- ▶ 局所療法には，手術，肝動注療法，熱凝固療法などがある。
- ▶ 熱凝固療法にはマイクロ波凝固療法（MCT；microwave coaglation therapy）とラジオ波焼灼療法（RFA；radiofrequency ablation）がある。

正解	1	2	3	4	5	6	7	8	9	10	11	12	13	14	15
	×	○	×	○	○	○	○	○	○	×	×	○	○	×	×

Q2 転移性肝癌の手術適応について述べよ。

Key Card　🔑　　　　　　　　　　　　　　　　　　　　　知っているよね！

1. 転移性肝癌の手術適応
- 転移性肝癌は，肝臓にのみ病巣が限局している場合に手術の適応となることがある。
- 大腸癌肝転移では，手術適応となることが多い。
- 表2に大腸癌肝転移の肝切除適応基準を示す。

2. 転移性肝癌の手術成績
- 大腸癌肝転移例の肝切除後の5年生存率は比較的良好（35〜58%）。
- 胃癌肝転移の肝切除症例の5年生存率は大腸癌肝転移症例より不良（0〜44%と幅がある）。
- GIST，神経内分泌腫瘍の肝転移巣に対しては，肝切除術を行うことにより予後や症状の改善が得られる可能性が示されている。

表2　大腸癌肝転移の肝切除適応基準

1. 耐術可能
2. 原発巣が制御されているか，制御が可能
3. 肝転移巣を遺残なく切除可能
4. 肝外転移がないか，制御が可能
5. 十分な残肝機能

（大腸癌治療ガイドライン2014年版より引用）

ココが大切！ ⇒ 知っていたかな？

1. 転移性肝癌の手術適応
▶転移性肝癌は，肝臓にのみ病巣が限局している場合に手術の適応となることがある。
▶大腸癌肝転移は手術適応となることが多く，治療ガイドラインに肝切除適応基準が示されている（表2）。

2. 転移性肝癌の手術成績
(1) 大腸癌
▶肝切除術は，可能であれば最も有効な治療である。
▶肝切除術の際，肝所属リンパ節郭清は施行しない（リンパ節転移が明らかな場合は予後不良）。
▶大腸癌肝転移症例に対する肝切除術後の5年生存率は，35〜58%と比較的良好である（単発性肝転移症例の5年生存率は50%以上）。
▶残肝再発に対する再肝切除においては，5年生存率は21〜48%と報告されている。
▶切除不能進行例に対して全身化学療法を施行し，切除可能となる例が報告されている（10〜25%が切除可能）。

(2) 胃癌
▶転移巣数や原発巣の条件（漿膜浸潤やリンパ節転移の有無）により，切除効果のある症

例を選択することが可能である。
- ▶胃癌肝転移に対する肝切除術の術後生存期間の中央値は12～21カ月と短い。
- ▶胃癌肝転移に対する肝切除症例の5年生存率は0～44％と幅があり，大腸癌肝転移症例より不良である。

(3) GIST，神経内分泌腫瘍
- ▶GIST，神経内分泌腫瘍は，腺癌に比べて発育の遅い腫瘍であり，肝転移巣に対して切除を行うことにより予後や症状の改善が得られる（しかし，再発率は高率）。

(4) 非大腸癌，非神経内分泌腫瘍
- ▶切除可能であれば切除適応とするべきである（欧米からの報告において全体での5年生存率は26～45％と報告されている）。

Q3 転移性肝癌の薬物治療について述べよ。

Key Card 知っているよね！

1. 転移性肝癌の薬物治療
- 転移性肝癌に対する薬物治療には，全身化学療法と肝動注療法がある。
- 転移性肝癌に対する抗癌剤治療は，原発臓器により選択する薬剤が異なる。
- 表3に大腸癌における転移性肝癌の薬物療法を示す。

表3　大腸癌肝転移に対する薬物治療

- ・全身化学療法が第一選択
- ・FOLFOX療法やFOLFIRI療法などに分子標的薬（Bmab, Cmab, Pmab）を加えた切除不能進行大腸癌のレジメンに従う
- ・全身状態や病巣の状態に応じて肝動注療法も選択される
- ・全身化学療法，肝動注療法とも奏効率50％を超える成績が報告されている

！ココが大切！⇒ 知っていたかな？

1. 転移性肝癌の薬物治療
- ▶転移性肝癌に対する薬物治療には，全身化学療法と肝動注療法がある。
- ▶転移性肝癌に対する抗癌剤治療は，原発臓器により選択する薬剤が異なる。

2. 大腸癌肝転移における薬物治療
- ▶FOLFOX療法やFOLFIRI療法などの切除不能進行大腸癌のレジメンに従う。
- ▶全身状態や病巣の状態に応じて肝動注療法も選択される。
- ▶FOLFOX療法の大腸癌肝転移への奏効率は54.4％と報告されている。
- ▶肝動注療法の奏効率は52％と報告されている。

3. 大腸癌以外の転移性肝癌における薬物療法

(1) 胃癌
- ▶全身化学療法が基本。
- ▶肝転移に特異的に有効性を示すレジメンは存在しない。
- ▶本邦ではS-1 + CDDPが切除不能再発進行胃癌に対する標準治療と位置付けられている。

(2) 乳癌
- ▶全身化学療法を行う。
- ▶異時性肝転移において肝転移診断がなされるまでに使用された薬物により治療選択は異なる。
- ▶ホルモン受容体，HER2発現によって，ホルモン剤，トラスツズマブ，抗癌剤を使い分ける。
- ▶使用中に増悪を認めた抗癌剤は再使用しない。
- ▶ホルモン受容体陽性であっても，再発後に行われたホルモン療法が奏効しなかった場合には，二次治療でホルモン療法は選択しない。
- ▶HER2陽性であってもトラスツズマブ使用中に増悪した場合は，トラスツズマブ単独療法は行わない。

(3) その他
- ▶肺癌の肝転移に対しては，基本的に全身化学療法だが，手術や動注療法の適応となることもある。
- ▶膵内分泌腫瘍の肝転移に対しては，肝動脈塞栓術の効果が高い。

できるかな！ 実践問題形式でチャレンジ！

問1. 生来健康な60歳男性。S状結腸癌による腸閉塞をきたし来院。来院時の腹部CT画像を示す（図2）。S状結腸と肝臓以外には病変を認めなかった。<u>推奨されない治療法</u>を2つ選べ。

a. 術前全身化学療法を行う。
b. S状結腸切除術＋ラジオ波焼灼療法を行う。
c. S状結腸切除術＋マイクロ波凝固療法を行う。
d. S状結腸切除術＋肝切除術を行う。
e. S状結腸切除術＋肝移植を行う。

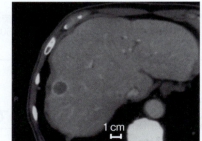

図2　腹部CT検査

（消化器外科専門医へのminimal requirements，メジカルビュー社より引用）

問2. 転移性肝癌について正しいものを選べ。

a. 大腸癌肝転移は，経動脈性に生じる。
b. 乳癌肝転移は経動脈性に生じる。
c. 転移性肝癌の肝切除術の際，肝所属リンパ節を郭清することで予後の延長が得られる。
d. 胃癌肝転移症例の肝切除術後の5年生存率は，50％を超えている。
e. 残肝再発病変に対する肝切除術の適応はない。

（※正解は次ページ下段）

知っておこう！　要点整理（チェックしよう！）

Ⅰ. 転移性肝癌の治療決定因子について述べよ。
- □ 1. 肝転移は，経門脈性，経リンパ行性，経動脈性の経路により起こる。
- □ 2. 肝臓にのみ病巣が限局している場合は手術や局所療法の適応となる。
- □ 3. 肝臓以外の転移巣を伴う全身病の場合は，一般的に全身化学療法あるいは対症療法の適応となる。

Ⅱ. 転移性肝癌の手術適応について述べよ。
- □ 1. 大腸癌肝転移は手術適応となることが多い。
- □ 2. 大腸癌肝転移例の肝切除後の5年生存率は35〜58％と比較的良好である。
- □ 3. 切除不能進行大腸癌に全身化学療法を施行し，切除可能となる例が報告されている。

Ⅲ. 転移性肝癌の薬物治療について述べよ。
- □ 1. 転移性肝癌に対する薬物治療には，全身化学療法と肝動注療法がある。
- □ 2. 大腸癌肝転移に対するFOLFOX療法の奏効率は，54.4％と報告されている。
- □ 3. 大腸癌肝転移に対する肝動注療法の奏効率は，52％と報告されている。

（正解　問1：a, e　問2：b）

肝臓 7
良性疾患（肝血管腫, 肝嚢胞, 肝膿瘍）

チャレンジしてみよう！（○か×をつけよ）

( )　1. 肝血管腫は肝臓の良性腫瘍のうち最も頻度が高い。
( )　2. 肝血管腫の大部分は毛細血管性血管腫である。
( )　3. 肝血管腫の確定診断のためには，穿刺生検が必須である。
( )　4. 肝血管腫は自然破裂の危険性が高いため，確定診断が得られれば原則手術適応である。
( )　5. Kasabach-Merritt症候群は，巨大肝血管腫内で凝固亢進をきたす疾患である。
( )　6. 多発性肝嚢胞は他臓器の嚢胞性病変を合併することが多い。
( )　7. 巨大肝嚢胞では肝機能異常は必発である。
( )　8. 肝嚢胞は無症状であれば治療の必要はない。
( )　9. 肝嚢胞に対する腹腔鏡下手術は禁忌である。
( )　10. 多発性肝嚢胞では家族歴の聴取が重要である。
( )　11. 本邦では，肝膿瘍の5割はアメーバ性肝膿瘍である。
( )　12. 化膿性細菌性肝膿瘍では胆管炎性が最も多い。
( )　13. 化膿性細菌性肝膿瘍では多発性が多く，肝機能障害はまれである。
( )　14. 化膿性細菌性肝膿瘍の治療は，原因に関係なく肝膿瘍のドレナージのみでよい。
( )　15. 化膿性細菌性肝膿瘍の治療において，抗菌薬の全身投与は不要である。

（※正解は次ページ下段）

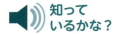　知っているかな？
- **Q1** 肝血管腫の概念と治療について述べよ。
- **Q2** 肝嚢胞の概念と治療について述べよ。
- **Q3** 肝膿瘍の概念と治療について述べよ。

Q1　肝血管腫の概念と治療について述べよ。

Key Card　　　知っているよね！

- 肝臓の主な良性腫瘍は，肝血管腫，限局性結節性過形成（FNH），腺腫である（**表1**）。
- 肝臓の良性腫瘍のうち，最も頻度が高いのは肝血管腫である（肝良性腫瘍の約80％）。

1. 肝血管腫について

- 肝臓の良性腫瘍のなかで最多。
- 大部分が，海綿状血管腫である。
- 多発例を10％に認める。
- 自然破裂はまれである。
- 血栓症によるDICを併発する巨大なものもある（＝Kasabach-Merritt症候群）。

2. 肝血管腫の治療

- 大部分の血管腫は，経過観察でよい。
- 手術の適応は，①有症状，②有合併症(血液凝固障害など)，③悪性の可能性が否定できない，④腫瘍の増大傾向を有するもの，などである。

表1 肝臓の主な良性腫瘍の特徴

肝良性腫瘍	特徴	頻度	画像上の特徴
肝血管腫	・海綿状と毛細血管性に分類 ・主として4cm以下の単発，10%は多発 ・自然破裂はない	良性腫瘍の80%	エコー：高エコー CT：単純相は low，早期相にて濃染・辺縁造影効果，平衡相にて high MRI：T1にて low，T2にて著明に high
FNH	・局所動脈血流異常➡過形成変化 ・20〜40歳代の女性に多い ・肝被膜下に好発	肝腫瘍の8%	エコー：車軸様血流パターン CT：単純相にて iso，早期相にて high（中心は low）
腺腫	・経口避妊薬使用，糖原病Ⅰ型，門脈閉塞に合併しやすい ・腫瘍内出血を生じやすい	肝腫瘍の0.6% （若年女性に多い）	エコー：低〜高エコーとさまざま CT：単純相にて low，早期相にて high と low の混在

❗ ココが大切！ ⇒ 知っていたかな？

1. 肝臓の良性腫瘍(表1)

▶ 肝臓の主な良性腫瘍には，①血管腫，②限局性結節性過形成(focal nodular hyperplasia；FNH)，③腺腫などがある。
▶ FNH：肝臓の血行動態異常に伴う肝細胞の過形成。中心部の瘢痕および瘢痕内部の偽胆管の増生，血管の新生が特徴。
▶ 腺腫：グリコーゲン顆粒に富む肝細胞の著明な増生が特徴。腫瘍の濃染像は肝細胞癌よりも薄く，造影されにくい。

2. 肝血管腫

(1) 疫学
▶ 中年女性に多く(男：女＝1：5〜6)，ホルモン環境に左右されることあり。

(2) 病理学的特徴
▶ 海綿状血管腫と毛細血管性血管腫(小児に好発)に大別される。
▶ 肝血管腫の血流は肝動脈から供給。
▶ 通常は5cm以下だが，20cm以上のものもある。
▶ 悪性変化はない。

(3) 症状
▶ 大部分の血管腫は無症候性である(⇒画像検査にて偶然発見されることが多い)。
▶ 5cmを超える血管腫の場合，上腹部膨満感や腹痛などの非特異的腹部症状を訴えることがある。

(4) 診断
▶ 穿刺生検は大出血の恐れがあることから禁忌。画像検査

Key holder

Kasabach-Merritt 症候群

巨大肝血管腫内で凝固亢進をきたし，血小板減少や出血傾向・紫斑を伴う病態。本症候群が巨大血管腫に合併する頻度は10%程度とされる。ほとんどが乳児期である。治療は血管腫切除術であり，残存なく切除すれば再発はほとんどない。

にて行う。
- ▶画像検査(表1)のうち，MRI検査が最も診断に有用である。

(5) 治療
- ▶外科的切除：脈管のコントロール下での核出術が可能。
- ▶少量放射線照射療法や塞栓療法は，切除不能な病変や外科的治療の困難な症例のみに行われる。

Q2 肝囊胞の概念と治療について述べよ。

Key Card 🔑 　知っているよね！

1. 肝囊胞について
- 表2のごとく分類される。
- 単発性：薄い壁に覆われ，内容は透明な液体であり，比較的大きいものが多い。
- 多発性：他臓器の囊胞性病変を合併すること多い（遺伝性疾患の合併）。
- 症状は，無痛性の右上腹部腫瘤触知が多い。
- 診断には超音波検査やCT検査が有用。

2. 肝囊胞の治療
- 無症状であれば治療は必要ない⇒腹痛などの症状や胆管圧迫による黄疸などがあれば治療適応となる。
- 囊胞の壁(腹腔側)の切除(unroofing)を行う。
- 近年，腹腔鏡下手術が行われている。

表2　肝囊胞の分類
| ①血液・退行性囊胞 |
| ②皮様囊胞 |
| ③リンパ性囊胞 |
| ④内皮性囊胞 |
| ⑤貯留囊胞 |
| ⑥囊腺腫 |

❗ココが大切！⇒ 知っていたかな？

1. 肝囊胞の概念
- ▶内壁が1層の円柱・立方上皮細胞に覆われ，内部に漿液性内容液を含んだ囊状病変。

2. 肝囊胞の症状
- ▶女性に多く，通常は無症状である。
- ▶大きくなると，圧迫感をきたすことがある。また，胆管圧迫による黄疸を生じることもある。
- ▶巨大例には，感染や出血を認めることもある。ごくまれに破裂や悪性化(囊胞腺癌)の報告もある。

3. 肝囊胞の診断
- ▶通常，肝機能には異常を認めない。
- ▶腹部超音波検査：円形の境界明瞭・辺縁平滑な無エコー像を呈する。
- ▶腹部CT検査：造影されない円形の境界明瞭な低吸収域を呈す。

4. 肝囊胞の治療
- ▶症状がある場合のみ，治療を考慮する(大きさは関係ない)。
- ▶外科的治療：開窓術，肝切除術(特に囊胞腺腫などの新生物に対して行う)。

▶ その他の治療：エコー下に穿刺吸引し，エタノールやミノマイシン注入を行う。

5. 多発性肝嚢胞
▶ 他臓器の嚢胞性病変を合併することが多い（嚢胞腎など）⇒常染色体優性遺伝性多発性嚢胞腎などの遺伝性嚢胞性疾患の合併もあることから，家族歴の聴取が重要である。
▶ 多数・大量の嚢胞腔により肝実質の大きな偏位を認めても，肝機能障害はまれである。
▶ 破裂例を除き，緊急に切除する必要はない。

6. 寄生虫性嚢胞について
▶ エキノコックス（包虫）症の約80％は，単発で右葉に生じる。
▶ 試験穿刺は禁忌である（アナフィラキシーや寄生虫の流出などにより）。
▶ 肝切除術が根治的治療法である。

Q3 肝膿瘍の概念と治療について述べよ。

Key Card 知っているよね！

1. 肝膿瘍について
- 肝膿瘍は，①化膿性細菌性と②赤痢アメーバ性に大別され，症状・治療法ともにまったく異なる（表3）。
  ①化膿性細菌性肝膿瘍（本邦では95％）：
  ・胆管炎性肝膿瘍が最も多い。
  ・多発性のことが多く，肝機能障害や黄疸はまれである。
  ②赤痢アメーバ性肝膿瘍（本邦ではまれ）：
  ・熱帯地域への渡航にて感染。
  ・大きな単一性の膿瘍であり，チョコレート状の膿汁が特徴。

表3 肝膿瘍の特徴

	化膿性細菌性	アメーバ性
原因	グラム陰性桿菌（E.coliが多い）	赤痢アメーバが多い
感染経路	胆道〜血行性	腸管→経門脈性
特徴	単発・多発 黄色の膿内容 （腐敗臭を伴う）	単発が多い 右葉に多い チョコレート様の膿内容
治療	経皮的ドレナージ 抗菌薬投与	メトロニダゾール投与 ドレナージ

2. 肝膿瘍の治療
- 化膿性細菌性膿瘍の治療は，①感染原因の除去，②抗菌薬投与，③全身管理である（原因の除去には，ドレナージや手術も含まれ，特に孤立性膿瘍にはドレナージが有効である）。
- アメーバ性肝膿瘍は，抗アメーバ薬の投与が有効である（混合感染の場合は，ドレナージも必要である）。

❗ ココが大切！⇒ 知っていたかな？

1. 化膿性細菌性肝膿瘍について
(1) 感染経路について
▶ 右の6つに分類される（表4）。胆管炎性肝膿瘍が最も多い。

(2) 特徴
- わが国での肝膿瘍の95%を占める。
- 孤立性より多発性が多い。
- 胆管性膿瘍は，多発性で右葉に好発する。
- 周囲に炎症が波及することがある（横隔膜下膿瘍，胸膜炎など）。

(3) 症状
- 発熱（高い弛張熱・間欠熱），右季肋部痛（鈍痛，背部・右肩への放散痛も），脱力感，嘔吐，圧痛を伴う肝腫大。
- 原因疾患の症状と重複することもある。
- 黄疸は少ない。

(4) 診断
- 血液生化学検査上，白血球増多，CRP上昇，貧血，低Alb血症などを認める。肝機能障害は軽微である。
- 局在診断には，腹部CT検査（造影CT早期相でのdouble-target sign）・腹部超音波検査が有用。

(5) 治療
- 原因の除去（胆道ドレナージ，感染巣の（外科的）除去，排膿など），抗菌薬投与，全身管理（経静脈栄養など）。
- 排膿は孤立性膿瘍に特に有効であり，エコー下経皮的ドレナージや手術的ドレナージが行われる。
- 特発性肝膿瘍は，抗菌薬のみでも治癒することがある。

表4　細菌性肝膿瘍の感染経路

分類	原因疾患
①胆管炎性	胆汁うっ滞
②経門脈性	消化管化膿性疾患
③経動脈性	敗血症
④直接感染	胆嚢炎，横隔膜下膿瘍など
⑤外傷性	―
⑥特発性	感染源不明

2. アメーバ性肝膿瘍について

(1) 感染経路について
- 赤痢アメーバの嚢子の経口摂取により感染⇒腸管から栄養型赤痢アメーバが門脈を介して肝へ⇒膿瘍形成。
- 熱帯・亜熱帯地域への渡航にて感染（問診が重要。渡航後4カ月程度で発現する）。
- HIV感染に併発することもある。

(2) 特徴
- 本邦ではまれである。
- 大きな単一性膿瘍を生じる。
- 赤褐色のチョコレート状の液体を含有することが多い。

(3) 症状
- 発熱（弛張熱），右季肋部痛，肝腫大。下痢は変動的である。
- 治療が遅れると，腹腔・胸膜腔に穿破したり，隣接臓器への穿通を認める。

(4) 診断
- 血清学的検査陽性率は90％以上である。また，糞便中のアメーバの検出も有用（約50％の正診率）。
- 穿刺によるチョコレート状の液体も確定診断につながる（吸引物中のアメーバの検出率は20％と低い）。

(5) 治療
- 抗アメーバ薬（メトロニダゾール）の投与。
- 破裂の危険や細菌感染を合併した場合のみ，穿刺吸引ドレナージを行う。

できるかな！ 実践問題形式でチャレンジ！

問1. 肝血管腫の治療について，正しいものはどれか。2つ選べ。
- a. 無症状であれば，経過観察でもよい。
- b. 腫瘍径が急速に増大しても，手術は考慮する必要がない。
- c. 肝血管腫があれば，手術を行う。
- d. 少量放射線照射療法や塞栓療法は無効である。
- e. Kasabach-Merritt症候群に対する根治的治療は，外科的切除術である。

問2. 肝嚢胞について，正しいものを2つ選べ。
- a. 男性に圧倒的に多い。
- b. 症状がある場合にのみ，外科的治療を考慮する。
- c. 腹腔鏡下手術の適応はない。
- d. 寄生虫性嚢胞は，試験穿刺は禁忌である。
- e. 多発性肝嚢胞において，家族歴は重要ではない。

（※正解は下段）

知っておこう！ 要点整理（チェックしよう！）

Ⅰ. 肝血管腫の概念と治療について述べよ。
- □ 1. 大部分の肝血管腫は，経過観察でよい。
- □ 2. 肝血管腫の手術適応は，①有症状，②有合併症（血液凝固障害など），③悪性の可能性が否定できない，④腫瘍の増大傾向を有するもの，である。
- □ 3. Kasabach-Merritt症候群の根治的治療は，外科的切除術である。

Ⅱ. 肝嚢胞の概念と治療について述べよ。
- □ 1. 多発性肝嚢胞は，多発性嚢胞腎などの遺伝性疾患を合併することがあり，家族歴の聴取が重要である。
- □ 2. 肝嚢胞は，大きさを問わず，無症状であれば治療の必要はない。
- □ 3. 肝嚢胞の治療には，外科的治療（開窓術，肝切除術）の他に，エコー下穿刺吸引術もある。

Ⅲ. 肝膿瘍の概念と治療について述べよ。
- □ 1. 肝膿瘍は，①化膿性細菌性と②赤痢アメーバ性に大別され，症状・治療法ともにまったく異なる。
- □ 2. 化膿性細菌性肝膿瘍の治療は，①原因の除去（胆道ドレナージ，感染巣の（外科的）除去，排膿など），②抗菌薬投与，③全身管理（経静脈栄養など）である。
- □ 3. アメーバ性肝膿瘍の治療は，抗アメーバ薬（メトロニダゾール）の投与であり，破裂の危険や細菌感染を合併した場合のみ，穿刺吸引ドレナージを行う。

（正解　問1：a, e　問2：b, d）

Ⅲ 肝・胆・膵

膵臓・脾臓 1
解剖

□□□

チャレンジしてみよう！（○か×をつけよ）

( ) 1. 膵臓は頭部・体部・尾部に区分され，門脈左縁より右側を頭部とよぶ。
( ) 2. 膵頭部が上腸間膜動脈背側へ回り込む部分を鉤状突起とよぶ。
( ) 3. 発生学的にWirsung管は腹側膵，Santorini管は背側膵の導管である。
( ) 4. 膵臓には外分泌腺からなるランゲルハンス島が散在している。
( ) 5. 膵β細胞はインスリンを分泌する。
( ) 6. 膵頭部に分布する前後上膵十二指腸動脈は胃十二指腸動脈の分枝である。
( ) 7. 大膵動脈は膵頭部に分布する。
( ) 8. 膵頭部の静脈はすべて門脈系に流入する。
( ) 9. 前上膵十二指腸静脈は右胃大網静脈と中結腸静脈とともにHenleの胃結腸静脈幹を形成することが多い。
( ) 10. 膵体尾部の静脈は背側膵静脈と横行膵静脈に流入する。
( ) 11. 白脾髄は静脈とリンパ組織から構成される。
( ) 12. 脾臓は血液濾過機能，免疫学的機能，血液貯蔵能，造血機能を有する。
( ) 13. 白脾髄は被膜側に存在する。
( ) 14. 脾摘後の免疫力低下による敗血症をoverwhelming postsplenectomy infection (OPSI) とよぶ。
( ) 15. 脾臓は乳児期まで造血の主役をなす。

（※正解は次ページ下段）

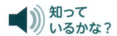知っているかな？

Q1 膵臓の解剖，組織について述べよ。
Q2 膵臓に分布する血管について述べよ。
Q3 脾臓の解剖・機能について述べよ。

Q1 膵臓の解剖，組織について述べよ。

Key Card 🔑 知っているよね！

1. 膵臓の解剖（図1）
- 第1～2腰椎の高さの後腹膜腔に横たわる。
- 門脈左縁から右側を膵頭部，門脈左縁より左側を膵体尾部とする。さらに膵体尾部の境界を大動脈左縁としている。
- 発生学的に主膵管（Wirsung管）は腹側膵，副膵管（Santorini管）は背側膵の導管である。
- 下部胆管は膵頭部背側を貫いて下行し，主膵管と合流して共通管となる。

2. 膵臓の組織
- 大部分を外分泌腺が占め，内分泌腺からなるランゲルハンス島が膵臓全体に散在する。

- 外分泌腺は腺房細胞と腺房中心細胞で形成される腺房が集合した小葉からなる。
- **表1**にランゲルハンス島の主な内分泌細胞を示す。

図1　膵臓の解剖

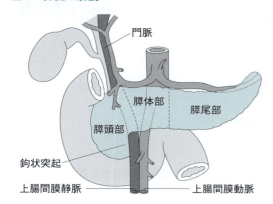

表1　膵臓の内分泌細胞

内分泌細胞	染色	分泌ホルモン
α(A)細胞	好酸性	グルカゴン
β(B)細胞	好塩基性	インスリン
δ(D)細胞	好銀性	ソマトスタチン

ココが大切！ ⇒ 知っていたかな？

1. 膵臓の解剖
- ▶膵臓は，第1～2腰椎の高さの後腹膜腔に横たわる細長い淡黄色の実質臓器である。
- ▶膵前面は，横行結腸間膜前葉と胃結腸間膜後葉に覆われた網嚢の後側に位置している。
- ▶門脈右縁から右側を膵頭部，門脈左縁より左側を膵体尾部とする。さらに膵体尾部の境界を大動脈左縁としている。
- ▶膵頭部が上腸間膜静脈背側へ回り込む部分は鉤状突起とよばれ，頭部に含まれる。
- ▶上腸間膜静脈・門脈前面に当たる薄い部分は，頸部とよばれ，頭部に含まれる。
- ▶発生学的に主膵管（Wirsung管）は腹側膵，副膵管（Santorini管）は背側膵の導管である。
- ▶下部胆管は膵頭部背側を貫いて下行し，主膵管と合流して共通管となる。
- ▶膵頭部では，腹腔神経叢および上腸間膜動脈神経叢からの豊富な神経束が膵頭神経叢を形成している。

2. 膵臓の組織
- ▶大部分を外分泌腺が占め，内分泌腺からなるランゲルハンス島が膵臓全体に散在する。
- ▶外分泌腺は，腺房細胞と腺房中心細胞から形成される腺房が集合した小葉からなる。
- ▶腺房から出た膵液は，膵毛細管，小葉間膵管，膵管分枝を流れ，主膵管，一部副膵管に注ぐ。
- ▶<u>膵液中の重炭酸イオンは血清より高値である（胃酸の中和に役立つ）。</u>
- ▶ランゲルハンス島の内分泌細胞にはα(A)細胞，β(B)細胞，δ(D)細胞などがある。
- ▶α(A)細胞は好酸性で，グルカゴンを分泌する。
- ▶β(B)細胞は好塩基性で，インスリンを分泌する。
- ▶δ(D)細胞は好銀性で，ソマトスタチンを分泌する。

正解	1	2	3	4	5	6	7	8	9	10	11	12	13	14	15
	○	×	○	×	○	○	×	○	×	○	×	○	×	○	×

Q2 膵臓に分布する血管について述べよ。

Key Card 🔑 知っているよね！

1. 膵臓に分布する動脈（図2）
- 腹腔動脈系と上腸間膜動脈系の2系から分枝している。
- 膵頭部では，腹腔動脈系の前後上膵十二指腸動脈と上腸間膜動脈系の前後下膵十二指腸動脈がアーケードを作っている。
- 膵体尾部には腹腔動脈系の背側膵動脈，大膵動脈，膵尾動脈が分布している。

2. 膵臓に分布する静脈（図3）
- 前上膵十二指腸静脈は，右胃大網静脈，副右結腸静脈とともにHenleの胃結腸静脈幹を形成し上腸間膜静脈に注ぐ。
- 膵体尾部には背側膵静脈と横行膵静脈が分布し，それぞれ脾静脈と下腸間膜静脈に流入している。

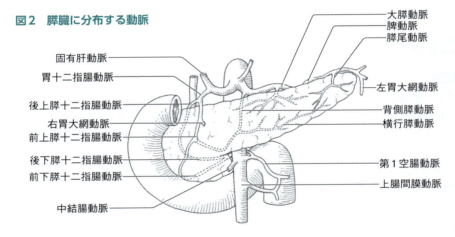

図2　膵臓に分布する動脈

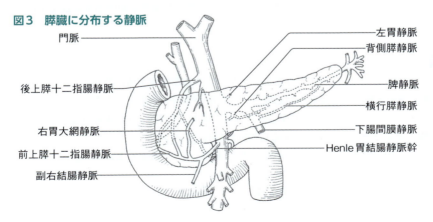

図3　膵臓に分布する静脈

（消化器外科手術のための解剖学，メジカルビュー社より引用）

ココが大切！⇒ 知っていたかな？

1. 膵臓に分布する動脈
- 腹腔動脈系と上腸間膜動脈系の2系から分枝している。
- 膵頭部では，腹腔動脈系の前上膵十二指腸動脈・後上膵十二指腸動脈と上腸間膜動脈系の前下膵十二指腸動脈・後下膵十二指腸動脈がそれぞれ膵頭部で合流してアーケードを作っている。
- 腹腔動脈⇒総肝動脈⇒胃十二指腸動脈⇒前・後上膵十二指腸動脈と分岐する。
- 上腸間膜動脈⇒下膵十二指腸動脈⇒前・後下膵十二指腸動脈と分岐する。
- 膵体尾部では，腹腔動脈系の背側膵動脈，大膵動脈，膵尾動脈が分布している。

2. 膵臓に分布する静脈
- 膵頭部の静脈は，動脈にほぼ随伴して同名静脈があり，すべて門脈系に注ぐ。
- 前上膵十二指腸静脈は十二指腸第Ⅰ部・Ⅱ部の静脈血を集めた後，右胃大網静脈，副右結腸静脈とともにHenleの胃結腸静脈幹を形成して上腸間膜静脈に注ぐ。
- 膵体尾部では，背側膵静脈と横行膵静脈が分布し，それぞれ脾静脈と下腸間膜静脈に流入している。

Q3 脾臓の解剖・機能について述べよ。

Key Card  知っているよね！

1. 脾臓の解剖
- 直径10〜12cm，幅6〜8cm，重量80〜120gの手拳大の臓器。
- 胃，横隔膜，肝外側区域，左腎，横行結腸に囲まれ，支持組織で固定されている（図4）。
- 胃脾間膜，脾結腸間膜，脾腎襞，横隔脾襞で支持される。
- 脾臓の動静脈が，脾臓実質に流入出する部分を脾門部とよぶ。
- 腹腔動脈から分岐した脾動脈が，分枝しながら膵上縁を走行して，脾門部に至る（図5）。
- 脾動脈は基本的に上下2本に分かれて脾臓実質に流入する。
- 脾静脈は2本ないし3本の静脈が脾門部で合流して形成される。
- 脾静脈は上腸間膜静脈と合流して門脈になる。
- 脾臓の実質は脾髄と結合組織の脾柱からなる。
- 脾髄は赤脾髄と白脾髄で構成される（図6）。

2. 脾臓の機能
- 血液濾過機能，免疫学的機能，血液貯蔵機能，造血機能などがある。
- 赤脾髄では，老廃細胞や血中の異物を捕捉，除去する。
- 白脾髄には，リンパ球が多数存在し，免疫反応に深く関与している。
- 脾臓は赤血球に対する貯蔵能は低いが，血小板に対しては全血液中の約1/3の量を貯蔵する能力をもつ。
- 脾臓は胎生5カ月までは肝臓とともに造血の主役をなす。

図4 脾臓と周辺臓器の位置関係

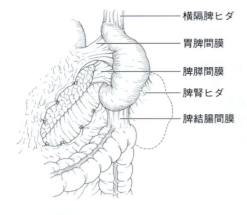

図5 脾動脈の分岐

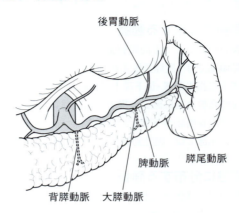

図6 脾臓の構造

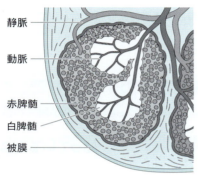

❗ ココが大切！⇒ 知っていたかな？

1. 脾臓の解剖

- ▶直径10〜12cm，幅6〜8cm，重量80〜120gの手拳大の臓器。
- ▶脾臓は被膜を有する。
- ▶胃脾間膜，脾結腸間膜，脾腎襞，横隔脾襞で支持され固定されている。
- ▶脾動脈は基本的に上下2本に分かれて脾臓実質に流入する。
- ▶脾静脈は2本ないし3本の静脈が脾門部で合流して形成される。
- ▶脾静脈は，上腸間膜静脈と合流して門脈になる。
- ▶脾臓の実質は，脾髄と結合組織の脾柱からなる。
- ▶脾髄は，赤脾髄（被膜側）と白脾髄（髄質側）で構成される（図6）。
- ▶赤脾髄は，静脈域であり，毛細血管腔である脾洞とその間の細網組織である脾索からなる。
- ▶白脾髄は，動脈とリンパ組織からなる，T細胞とB細胞が集合している。

2. 脾臓の機能

- ▶脾臓の機能には，血液濾過機能，免疫学的機能，血液貯蔵機能，造血機能などがある。
- ▶赤脾髄は，その構造とマクロファージによって生体内のフィルターとして働く。

- 赤脾髄では，老廃細胞や血中の異物が捕捉，除去される。
- 白脾髄には，リンパ球が多数存在し，免疫反応に深く関与している。
- 脾摘後には免疫力低下による敗血症（overwhelming postsplenectomy infection；OPSI）が問題となる。
- OPSIの起因菌は50〜80％が肺炎球菌であり，予防目的に肺炎球菌ワクチンの接種が勧められている。
- 一般に5歳未満の脾摘は避けるべきとされている（OPSIは小児では重篤化する率が高いため）。
- 脾臓は，赤血球に対する貯蔵能は低いが，血小板に対しては全血液中の約1/3の量を貯蔵する能力をもつ。
- 脾臓は胎生5カ月までは肝臓とともに造血の主役をなす（生後はリンパ球や単球の一部を産生する以外は，一般的な造血を行わない）。

できるかな！ 実践問題形式でチャレンジ！

問1. 腹痛と黄疸を主訴に来院した患者の腹部造影CT検査（図7）を示す。正しいものをすべて選べ。

a. 膵頭部に腫瘍を認める。
b. 膵体部に腫瘍を認める。
c. 膵尾部に腫瘍を認める。
d. 上腸間膜動脈に閉塞を認める。
e. 脾動脈の閉塞を認める。

図7 腹部造影CT検査

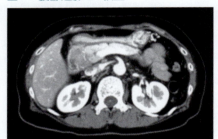

（消化器外科のminimal requirements実践応用編，メジカルビュー社より引用）

問2. 腹痛を主訴に来院した患者の腹部造影CT検査（図8）を示す。正しいものをすべて選べ。

a. 膵体部に病変を認める。
b. 膵尾部に病変を認める。
c. 門脈に閉塞を認める。
d. 主膵管の拡張を認める。
e. 術後インフルエンザワクチンの接種を勧める。

図8 腹部造影CT検査

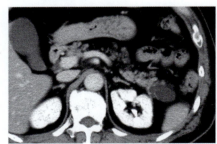

（消化器外科のminimal requirements実践応用編，メジカルビュー社より引用）

（※正解は次ページ下段）

> **知っておこう！** ✓ **要点整理**（チェックしよう！）

Ⅰ．膵臓の解剖，組織について述べよ。
- □ 1．膵臓は，頭部・体部・尾部に区分される。
- □ 2．発生学的に主膵管（Wirsung管）は腹側膵，副膵管（Santorini管）は背側膵の導管である。
- □ 3．ランゲルハンス島の内分泌細胞にはα（A）細胞，β（B）細胞，δ（D）細胞などがある。

Ⅱ．膵臓に分布する血管について述べよ。
- □ 1．膵臓に分布する動脈は，腹腔動脈系と上腸間膜動脈系の2系からなる。
- □ 2．膵体尾部には，腹腔動脈系の背側膵動脈，大膵動脈，膵尾動脈が分布している。
- □ 3．前上膵十二指腸静脈は，右胃大網静脈，副右結腸静脈とともにHenleの胃結腸静脈幹を形成し上腸間膜静脈に注ぐ。

Ⅲ．脾臓の解剖・機能について述べよ。
- □ 1．脾臓は，胃脾間膜，脾結腸間膜，脾腎襞，横隔脾襞で支持される。
- □ 2．脾臓の機能には，血液濾過機能，免疫学的機能，血液貯蔵機能，造血機能などがある。
- □ 3．脾摘後には免疫力低下による敗血症（overwhelming postsplenectomy infection；OPSI）が問題となる。

（正解　問1：a　問2：b）

III 肝・胆・膵

膵臓・脾臓 2
画像検査と膵内分泌負荷試験

チャレンジしてみよう！（○か×をつけよ）

( )   1. 膵癌は乏血性腫瘍であり，造影CT検査では腫瘍間質が遷延性に造影される。
( )   2. 膵癌のERCP所見において主膵管に変化（狭窄・不整）を認めるものは90％程度である。
( )   3. 膵癌は，浸潤性発育をするので境界が不明瞭である。
( )   4. 膵内分泌腫瘍（インスリノーマ）は多血性であり，造影CT検査で早期濃染を示す。
( )   5. 膵内分泌腫瘍（インスリノーマ）は，浸潤性発育をするので境界が不明瞭である。
( )   6. 漿液性嚢胞腺腫の形状はスポンジまたは蜂巣状と表現される。
( )   7. 卵巣様間質は，漿液性嚢胞腫瘍に特徴的である。
( )   8. オレンジ状嚢胞は，漿液性嚢胞腫瘍に特徴的である。
( )   9. 粘液性嚢胞腺腫は体尾部に好発する。
( ) 10. 分枝型IPMNの形状はブドウの実や房状と表現される。
( ) 11. セクレチン負荷試験はセクレチン静注後のインスリンの増加をみる試験である。
( ) 12. カルシウム負荷試験はカルシウム静注後のガストリンの増加をみる試験である。
( ) 13. 選択的動脈内刺激薬注入法（selective arterial secretin injection test；SASI test）は刺激薬を選択的に膵臓の栄養動脈に動注して肝静脈から採血し，腫瘍の局在部位を推定する検査である。
( ) 14. インスリノーマの診断には絶食試験が有用である。
( ) 15. 選択的動脈内カルシウム注入試験（selective arterial calcium injection test；SACI test）はグルコン酸カルシウムを選択的に膵臓の栄養動脈に動注して肝静脈から採血し，腫瘍の局在部位を推定する検査である。

（※正解は次ページ下段）

知っているかな？

Q1 主な膵腫瘍（嚢胞性腫瘍を除く）を挙げ，その画像所見について比較せよ。
Q2 主な嚢胞性膵腫瘍を挙げ，その画像所見について比較せよ。
Q3 膵内分泌負荷試験について述べよ。

Q1 主な膵腫瘍（嚢胞性腫瘍を除く）を挙げ，その画像所見について比較せよ。

Key Card　知っているよね！

1. 主な膵腫瘍と特徴
- 主な膵腫瘍として，膵癌と膵内分泌腫瘍が挙げられる。
- 膵癌は膵管上皮由来，乏血性，浸潤性発育が特徴である。
- 膵内分泌腫瘍で頻度の高い腫瘍は，インスリノーマである。
- インスリノーマは，ランゲルハンス島のβ細胞由来，多血性，限局性発育が特徴である。

2. 膵腫瘍の画像診断

- 画像所見の比較を**表1**に示した。

表1 主な膵腫瘍の画像診断

	膵癌（図1, 2）	膵内分泌腫瘍（インスリノーマ）
好発部位	膵頭部（2倍）＞膵体尾部	膵体尾部
単発／多発	単発	多発（10％）
多血性（造影効果）	乏血性	多血性
超音波検査	内部低エコー or 不均一な斑状エコー尾側膵管の拡張，胆管拡張	境界明瞭な球形の低エコー
CT検査	低吸収性腫瘍 造影で低吸収増強（正常膵が染まるため） 腫瘍間質の遅延性造影 前方・後方浸潤／リンパ節転移	低吸収性腫瘍 造影で早期濃染 境界明瞭
MRI/MRCP検査	胆管や膵管の拡張や狭窄	T1で低信号，T2で高信号
その他	ERCPで胆管・膵管の狭窄と末梢の拡張	血管造影で濃染

図1 膵尾部癌の造影CT画像 （自験例）
腫瘍は造影効果を認めない

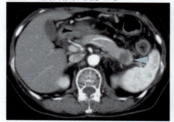
CT検査（早期相）

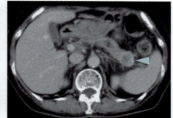
CT検査（遅延相）

図2 膵癌のERCP画像
尾部主膵管の狭窄を認める

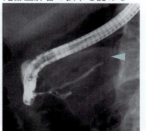
（消化器外科専門医へのminimal requirements，メジカルビュー社より引用）

❗ ココが大切！⇒ 知っていたかな？

1. 主な膵腫瘍と特徴
- 主な膵腫瘍として，膵癌と膵内分泌腫瘍（特にインスリノーマ）が挙げられる。
- 膵癌の特徴は，①膵管上皮からの発生（尾側膵管の拡張），②乏血性，③浸潤性，である。
- インスリノーマの特徴は，①ランゲルハンス島のβ細胞由来，②多血性，③限局性発育，である。

2. 膵腫瘍の画像診断
(1) 膵癌の画像診断
- CT検査で低吸収（乏血性）。
- 造影CT検査でもさらなる低吸収（正常膵が造影されることによる），腫瘍内間質の遷延性造影効果（間質の線維化）。
- CT検査にて周囲臓器，脈管への浸潤像（浸潤発育）。
- ERCPにて，膵管の不整狭窄，硬直化，閉塞，拡張部への急峻な移行，分枝欠損（膵管からの発生）。
- 主膵管に変化（閉塞・狭窄）を認めるものは90％と高率である。

(2) インスリノーマの画像診断
- CT検査にて，限局性の球状低吸収性腫瘍（限局性発育）。

▶ 造影CT検査にて濃染像（多血性）。
▶ 主膵管の変化を認めないことが多い（島のβ細胞由来）。

Q2 主な囊胞性膵腫瘍を挙げ，その画像所見について比較せよ。

Key Card 知っているよね！

1. 主な囊胞性膵腫瘍
- 膵囊胞には，真性囊胞（内部表面に上皮を有する）と仮性囊胞がある。
- 囊胞性膵腫瘍（囊胞を形成しながら発育する腫瘍）は真性囊胞であり，粘液性囊胞腫瘍，膵管内乳頭粘液性腫瘍，漿液性囊胞腫瘍，などがある。
- その他，充実性偽乳頭腫瘍などがある。

2. 囊胞性膵腫瘍の鑑別診断
- 表2に囊胞性膵腫瘍の画像診断についてまとめた。
- 囊胞性膵腫瘍は，①男女差，②年齢，③好発部位に特徴がある。
- 発育形式により，①共通被膜の有無と石灰化，②内部構造と肉眼所見，③主膵管の所見，に特徴がある。

表2 囊胞性膵腫瘍の画像診断

特徴	粘液性囊胞腫瘍（MCN）	膵管内乳頭粘液性腫瘍分枝型（BD-IPMN）	漿液性囊胞腫瘍（SCN）
性別（女性の割合）	＞95％	～55％	～70％
年齢	40～50歳代	60～70歳代	60～70歳代
局在（体尾部の割合）	95％	30％	50％
共通被膜	あり	なし	あり
石灰化	まれにあり　被膜に曲線状	なし	30～40％　中央部
肉眼的形状	オレンジ状	ブドウの実・房状	スポンジまたは蜂巣状
多発性	なし	あり	なし
内部構造	cyst in cyst	cyst by cyst	microcystic まれにmacrocystic
主膵管との交通	まれ	あり	なし
主膵管の所見	正常または偏位あり	正常または拡張あり ＞5mmは混合型	正常または偏位あり
CT画像	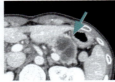	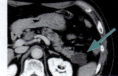	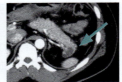

（消化器専門医へのminimal requirements，メジカルビュー社より引用改変）

❗ ココが大切！ ⇒ 知っていたかな？

1. 主な囊胞性膵腫瘍
▶ 膵囊胞には，真性囊胞（内部表面に上皮を有する）と仮性囊胞（内部表面に上皮を認めない，単

胞性不整囊胞)がある。
▶囊胞性膵腫瘍(囊胞を形成しながら発育するため多房性が多い)は，真性囊胞であり，粘液性囊胞腫瘍，膵管内乳頭粘液性腫瘍，漿液性囊胞腫瘍，などがある。
▶その他，若年女性の充実性偽乳頭腫瘍などがある(まれ)。

2. 囊胞性膵腫瘍の鑑別診断
(1) 粘液性囊胞腫瘍 (MCN ; mucinous cystic neoplasm)
▶閉経前後の女性の膵体尾部に生じる。悪性化することがある。
▶上皮下に卵巣様間質を有しており，粘液を含む数個の囊胞性腫瘍(オレンジ状囊胞)。
▶共通の被膜に被われ，隔壁構造を有する(cyst in cyst)。
▶主膵管との交通はない。

(2) 膵管内乳頭粘液性腫瘍 (IPMN ; intraductal papillary mucinous neoplasm)
▶膵管内に発生した乳頭状に増殖する粘液産生腫瘍(場所により，主膵管型，分枝型，混合型に分ける)。
▶主膵管型には悪性が多く(70%)，分枝型には良性が多い(ただし，3～4cmを超えたもので，充実性の部分を認めた場合には癌が多くなる)。
▶共通被膜なく，分枝型ではブドウの房状の囊胞性病変を示す。
▶主膵管との交通を認め，尾側の膵管の拡張を認める。

(3) 漿液性囊胞腫瘍 (SCN ; serous cystic neoplasm)
▶比較的高齢の女性に多く，膵のどこにでも発生する。悪性化しない。
▶漿液を含む多数の小囊胞(蜂巣状，スポンジ状)の形態を示し，上皮の細胞質にグリコーゲンを含む。
▶星芒状中心瘢痕や石灰化を有する(多血性)。
▶主膵管との交通はない。

Q3 膵内分泌負荷試験について述べよ。

Key Card 　知っているよね！

1. 膵内分泌負荷試験の目的
- 膵内分泌負荷試験の目的は，①内分泌腫瘍の存在診断，②内分泌腫瘍の局在診断，である。

2. インスリノーマに対する代表的な負荷試験
(1) 絶食試験
- 低血糖状態でも抑制されないインスリン分泌を確認する(存在診断)。
- 絶食とし，6時間ごとに血中グルコース，インスリン，C-ペプチド濃度を72時間まで測定する。

(2) 選択的動脈内カルシウム注入試験
(selective arterial calcium injection test ; SACI test)
- インスリノーマの局在部位を推定する(局在診断)。
- グルコン酸カルシウムを選択的に膵臓の栄養動脈に動注して，肝静脈から採血し，インスリン濃度を測定する。

3. ガストリノーマに対する代表的な負荷試験

(1) セクレチン(カルシウム)負荷試験
- ガストリノーマの存在診断。
- セクレチン(カルシウム)静注後のガストリンの増加をみる。

(2) 選択的動脈内セクレチン注入試験
(selective arterial secretin injection test;SASI test)
- ガストリノーマの局在部位を推定する(局在診断)。
- セクレチンを選択的に膵臓の栄養動脈に動注し,肝静脈から採血し,ガストリンを測定する。

！ ココが大切！⇒ 知っていたかな？

1. 膵内分泌負荷試験の目的と原理
▶膵内分泌負荷試験の目的は,①内分泌腫瘍の存在診断,②内分泌腫瘍の局在診断,である。
▶存在診断検査では,刺激(薬)の負荷(除去)による内分泌ホルモンの分泌亢進(抑制)を観察する。
▶局在診断検査では,刺激(薬)を選択的に栄養血管(動脈)に注入し,内分泌ホルモンの分泌亢進を観察する。

2. インスリノーマに対する負荷試験
(1) 絶食試験
▶インスリノーマの存在診断に用いられる検査。
▶絶食(低血糖)時のインスリンの不適合な分泌の有無を評価する。
▶絶食後,血糖値が60mg/dL以下になったときの血糖値,血中インスリン,C-ペプチド,プロインスリンの濃度を経時的測定し,低血糖発作を誘発する。
▶インスリノーマ患者の約60％が24時間以内に低血糖発作を生じる。72時間以内には100％の患者に低血糖発作を生じる。

(2) 選択的動脈内カルシウム注入試験(selective arterial calcium injection test;SACI test)
▶インスリノーマの局在診断に用いる。
▶膵の栄養血管(脾動脈,胃十二指腸動脈,上腸間膜動脈)にグルコン酸カルシウムを注入し,肝静脈血中のインスリン濃度を測定する。
▶血管の支配領域にインスリノーマが存在すると,静脈血中インスリン値の上昇が生じる。

3. ガストリノーマに関わる試験
(1) セクレチン(カルシウム)負荷試験
▶ガストリノーマの存在診断。
▶セクレチン(カルシウム)を静注し,血清ガストリン値の上昇を確認する。

(2) 選択的動脈内セクレチン注入試験(selective arterial secretin injection test;SASI test)
▶ガストリノーマの局在診断に用いる。
▶膵の栄養血管(脾動脈,胃十二指腸動脈,上腸間膜動脈)にセクレチンを注入し,肝静脈血中のガストリン濃度を測定する。
▶血管の支配領域にガストリノーマが存在すると,静脈血中ガストリン値の上昇が生じる。

できるかな！ 実践問題形式でチャレンジ！

問1. 78歳男性，背部痛を主訴に来院。図3に造影CT画像を示す。腫瘍により浸潤を受けている臓器を2つ選べ。

　a. 脾臓
　b. 上腸間膜動脈
　c. 下大静脈
　d. 胃幽門部
　e. 肝臓

図3

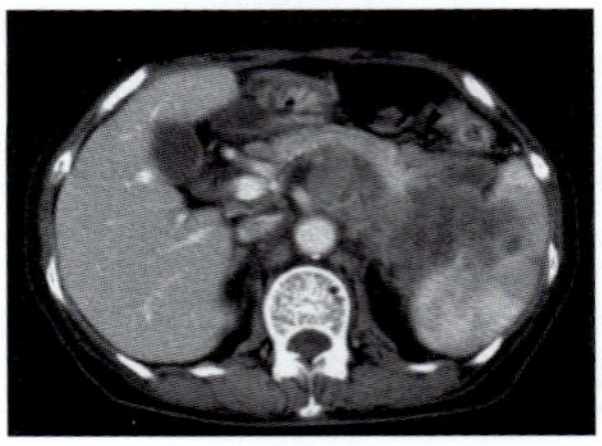

（自験例）

問2. 嚢胞性膵疾患について正しいものをすべて選べ。

　a. 卵巣様間質は粘液性嚢胞腫瘍に特徴的である。
　b. オレンジ状嚢胞は粘液性嚢胞腫瘍に特徴的である。
　c. 漿液性嚢胞腫瘍の形状はブドウの実や房状と表現される。
　d. 粘液性嚢胞腺腫は膵頭部に好発する。
　e. 仮性嚢胞は膵炎に伴うことが多く，不整形の単房性嚢胞である。

（※正解は下段）

知っておこう！ ✓ 要点整理（チェックしよう！）

Ⅰ. 主な膵腫瘍（嚢胞性腫瘍を除く）を挙げ，その画像所見について比較せよ。

- ☐ 1. 主な膵腫瘍として，膵癌と膵内分泌腫瘍（特にインスリノーマ）が挙げられる。
- ☐ 2. 膵癌の特徴は，膵管由来，乏血性，浸潤発育である⇒CT検査にて低吸収域，主膵管の変化，浸潤像。
- ☐ 3. インスリノーマの特徴は，①ランゲルハンス島のβ細胞由来，②多血性，③限局性発育である⇒造影CT検査にて濃染，境界明瞭な球型，主膵管への影響なし。

Ⅱ. 主な嚢胞性膵腫瘍を挙げ，その画像所見について比較せよ。

- ☐ 1. 粘液性嚢胞腫瘍（MCN）は，閉経前後の女性の膵体尾部に生じる。画像上の特徴は，①粘液を含む数個の嚢胞（オレンジ嚢胞），②隔壁を有する（cyst in cyst），③主膵管と交通なし。
- ☐ 2. 膵管内乳頭粘液性腫瘍分枝型（分枝型IPMN）の画像上の特徴は，①共通被膜のないブドウの房状の嚢胞，②主膵管との交通あり，③主膵管の拡張。
- ☐ 3. 漿液性嚢胞腫瘍（SCN）は，比較的高齢の女性に多く，膵のどこにでも発生する。画像上の特徴は，①小さな多数の嚢胞（スポンジ状，蜂巣状），②星芒状中心瘢痕や石灰化，③主膵管と交通なし。

Ⅲ. 膵内分泌負荷試験について述べよ。

- ☐ 1. 膵内分泌負荷試験の目的は，①内分泌腫瘍の存在診断，②内分泌腫瘍の局在診断，である。
- ☐ 2. インスリノーマの存在診断には絶食試験などが，ガストリノーマの存在診断には，セクレチン（カルシウム）負荷試験などがある。
- ☐ 3. 内分泌腫瘍の局在診断としては，選択的動脈内刺激薬注入法（selective arterial secretin injection test：SASI test）がある。刺激薬を選択的に膵臓の栄養動脈に動注し，肝静脈から採血し，腫瘍の局在部位を推定する検査である。

（正解　問1：a, b　問2：a, b, e）

膵臓・脾臓 3
膵臓の手術（術式と処理する脈管および合併症）

チャレンジしてみよう！（○か×をつけよ）

( ) 1. 膵頭十二指腸切除術では，左胃動脈を切離する。
( ) 2. 膵頭十二指腸切除術では，胃十二指腸動脈を切離する。
( ) 3. 膵頭十二指腸切除術では，Henleの胃結腸静脈幹を切離する。
( ) 4. Kocher授動術とは，十二指腸を後腹膜から授動する操作である。
( ) 5. 膵頭十二指腸切除術後におけるChild法再建では，空腸盲端より胆管→膵臓→胃の順に吻合する。
( ) 6. 膵体部癌に対する標準術式は，脾温存膵体尾部切除である。
( ) 7. 標準的な膵体尾部切除では，脾動脈を切離する。
( ) 8. 膵体尾部切除術後では糖尿病が生じることがある。
( ) 9. 膵体尾部切除において胃十二指腸動脈の切離が必須である。
( ) 10. 脾臓を摘出することで細菌に対する免疫能が低下する。
( ) 11. ISGPF(International study group of pancreatic fistula)における膵液瘻の定義は，術後3日目以降のドレーン排液中のアミラーゼ濃度で評価する。
( ) 12. 膵切離後のドレーンの排液が急に減少した場合は，ドレーンの位置を確認する。
( ) 13. 膵切離後のドレーンの排液が暗赤色になった場合は，排液中のアミラーゼ値を測定する。
( ) 14. 膵液は脂肪を融解する作用が主であるので，皮膚障害を起こしにくい。
( ) 15. 抗菌薬などによる治療を必要とした膵液瘻は，ISGPFによる膵液瘻の重症度分類ではGrade Cと判断する。

（※正解は次ページ下段）

知っているかな？
- Q1 膵頭十二指腸切除術時の処理血管，再建法，合併症について述べよ。
- Q2 膵体尾部切除術について述べよ。
- Q3 膵切除後の膵液瘻について述べよ。

Q1 膵頭十二指腸切除術時の処理血管，再建法，合併症について述べよ。

Key Card　　　　　　　　　　　　　　　　　　知っているよね！

1. 膵頭十二指腸切除術（幽門輪温存膵頭十二指腸切除術）図1
(1) **適応**：膵頭部領域の腫瘍（膵癌，胆管癌，十二指腸乳頭部癌，腫瘤形成性膵炎など）。
(2) **処理動脈**：右胃動脈，右胃大網動脈，胃十二指腸動脈，胆嚢動脈，下膵十二指腸動脈。
(3) **再建法**：Whipple法，Child法，Cattle法（図2），今永法。
(4) **合併症**：腹腔内出血，縫合不全，膵液瘻，胆汁瘻，腹腔内膿瘍，吻合部狭窄，術後胆管炎，糖尿病，慢性下痢など。

図1　膵頭十二指腸切除術における切除範囲

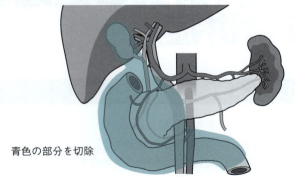

青色の部分を切除

図2　幽門輪温存膵頭十二指腸切除術における再建法

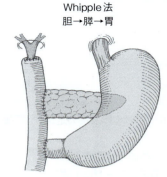
Whipple法
胆→膵→胃

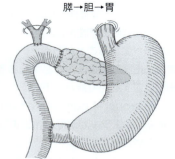
Child法
膵→胆→胃

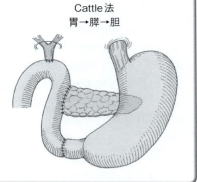
Cattle法
胃→膵→胆

❗ ココが大切！⇒ 知っていたかな？

1. 膵頭十二指腸切除術（PD）の適応
一般に膵頭部領域（門脈左縁より右側）の腫瘍が適応となる。

2. 膵頭十二指腸切除術（PD）の手順と処理血管

＜手順＞
①Kocher授動術：十二指腸の授動　②肝門部の処理（胆嚢摘出，胆管切離）
③膵切離　　　　　　　　　　　　④口側腸管および肛門側腸管切離
⑤再建：Child法の場合は膵空腸吻合，胆管空腸吻合，胃空腸吻合（Braun吻合）

＜処理血管＞
動脈：右胃動脈，右胃大網動脈，胃十二指腸動脈，胆嚢動脈，下膵十二指腸動脈。
静脈：Henle胃結腸静脈幹，右胃静脈，右胃大網静脈，副右結腸静脈。
　　　前下膵十二指腸静脈，後上膵十二指腸静脈，後下膵十二指腸静脈。
＊上腸間膜動脈周囲神経叢の全周郭清は術後の難治性下痢の原因となるので，右側半周郭清
　を行うことが多い。

3. 膵頭十二指腸切除術（PD）の再建法
①Whipple法（PD-Ⅰ）：胆管⇒膵臓⇒胃　②Child法（PD-Ⅱ）：膵臓⇒胆管⇒胃
③Cattle法（PD-Ⅲ）：胃⇒膵臓⇒胆　　　④今永法：胃⇒膵臓⇒胆管（CattleのBraun吻合なし）

正解	1	2	3	4	5	6	7	8	9	10	11	12	13	14	15
	×	○	○	○	×	×	○	○	×	○	○	○	○	×	×

4. 膵頭十二指腸切除術（PD）の合併症

①腹腔内出血：術後早期出血（血管シーリング不良）と後期出血（縫合不全⇒腹腔内膿瘍⇒動脈瘤）がある。
　＊膵液瘻による動脈性出血は胃十二指腸動脈断端に多い。
　＊PD後の仮性動脈瘤では予兆出血を認めることが多い。
②縫合不全：膵空腸吻合部の縫合不全が多い。
　＊PD後の膵液瘻は正常膵のほうが硬化膵よりも生じやすい。
③膵液瘻：ドレーン排液中のアミラーゼ濃度が血清濃度の3倍以上であれば膵液瘻と判断する。
④胆汁漏：ドレーン排液中の総ビリルビン濃度が血清濃度の3倍以上であれば胆汁漏と判断する。
⑤腹腔内膿瘍：腹腔内膿瘍の診断時には，縫合不全を疑う。
⑥吻合部狭窄：吻合部の血流障害や腸液の逆流による。
⑦術後胆管炎：胆管空腸吻合部の狭窄や腸液の逆流による。
⑧糖尿病：切除に伴うランゲルハンス島の減少による。
⑨慢性下痢：消化酵素の不足による。

Q2　膵体尾部切除術について述べよ。

Key Card　　知っているよね！

膵体尾部切除術（図3）

1. **適応**：膵体尾部領域の腫瘍
   - 膵体尾部は門脈左縁より左側領域，さらに膵尾部は門脈左縁より左側をいう。
   - 標準術式では脾臓を合併切除する。
   - リンパ節郭清が必要ない場合は脾温存膵体尾部切除術を考慮する。
2. **処理動脈**：左胃大網動脈，短胃動脈，脾動脈
3. **合併症**：膵液瘻，脾臓摘出後重症感染症，糖尿病
   ＊脾臓摘出後重症感染症（OPSI）
   　脾臓摘出により免疫低下⇒肺炎球菌などの感染によりショックやDICを生じる。

図3　膵体尾部切除の手順と切除範囲

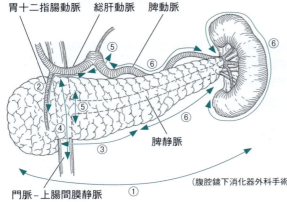

〈手順〉
①網嚢開放：
　胃結腸間膜，胃脾間膜，左胃大網動静脈，短胃動静脈の切離
②膵上縁の剥離：総肝動脈，胃十二指腸動脈の同定
③膵下縁の剥離
④門脈-上腸間膜静脈のトンネリング→膵実質の切離
⑤脾動脈の切離→脾静脈の切離
⑥膵尾部および脾臓の周囲の剥離→摘出

（腹腔鏡下消化器外科手術標準手技シリーズ3 胆道・膵臓，メジカルビュー社より引用改変）

❗ ココが大切！ ⇒ 知っていたかな？

1. 膵体尾部切除術の適応
▶ 膵体部・膵尾部領域（門脈左縁より左側）の腫瘍が適応。
▶ 基本は脾臓合併切除だが，郭清を必要としない場合には脾温存手術を行う。

2. 膵体尾部切除術の手順と処理血管
＜手順（図3）＞
①網嚢開放　　②膵上縁の剥離　　③膵下縁の剥離
④門脈-上腸間膜静脈のトンネリング⇒膵実質の切離　　⑤脾動脈⇒脾静脈の切離
⑥膵尾部および脾臓の周囲の剥離⇒摘出

＜処理血管＞
動脈：左胃大網動脈，短胃動脈，脾動脈
静脈：左胃大網静脈，短胃静脈，脾静脈

3. 膵体尾部切除術の合併症
①膵液瘻：切離断端からの膵液瘻。
②糖尿病：周術期はインスリンによるコントロールを行う。
③脾臓摘出後重症感染症（OPSI）：
・本来，脾臓にはリンパ球が多数存在し種々の免疫反応に深く関与している。
・脾臓を失うことで免疫力低下をきたし，肺炎球菌などの感染でショックやDICが起こりやすくなる。
・このためリンパ節郭清を必要としない膵体尾部切除においては脾温存が考慮される。
・脾臓摘出を行う場合は術前または術後の肺炎球菌ワクチン投与を考慮する。

Q3 膵切除後の膵液瘻について述べよ。

Key Card 🔑　　　　　　　　　　　　　　　　　　　知っているよね！

1. 膵切除後の膵液瘻について
・膵切除後に最も注意すべき合併症。
・膵液瘻の原因としては，膵頭十二指腸切除術では縫合不全，膵体尾部切除術では切離断端からの膵液瘻，その他に機械的膵損傷，熱損傷などがある。
・膵液瘻の定義は「術後3日目以降ドレーンのアミラーゼ値が血清アミラーゼの3倍以上」。
・治療は，重症度評価に応じて，①全身管理，②適切なドレナージによる局在化，③感染対策を行う（表1）。

表1 ISGPFによる膵液瘻の重症度分類

Grade A	特別な処置を必要としない
Grade B	症状あり 処置が必要なもの ・抗菌薬投与 ・ドレーン交換　　など
Grade C	再手術や集中治療が必要なもの

(Bassi C, et al: Surgery 2005より引用改変)

❗ ココが大切！⇒ 知っていたかな？

1. ISGPF(International Study Group of Pancreatic Fistula)による膵液瘻の定義
▶術後3日目以降のドレーン排液中のアミラーゼ濃度が血清アミラーゼ濃度値の3倍以上。
▶重症度分類
　Grade A：特別な処置を必要としない。
　Grade B：症状を有し，抗菌薬投与やドレーン交換などの処置を必要とするもの。
　Grade C：敗血症や多臓器不全などを有し，再手術や集中治療が必要となるもの。

2. 膵液瘻について
▶感染のない膵液は無色透明で無臭である。
▶膵液瘻を合併すると蛋白融解酵素であるトリプシノーゲンがエンテロキナーゼ活性を有する腸液や胆汁の存在下で活性型のトリプシンとなり，他の蛋白融解酵素を活性化し，さらに自己消化により周囲組織障害を引き起こす。
▶これにより組織融解による血管破綻からの腹腔内出血を起こしたり，感染性膵液が膿瘍を形成して敗血症の原因となる。
▶膵頭十二指腸切除術後の膵液瘻の頻度は5〜20％程度である。
▶膵液は皮膚においてびらんの原因となる。

3. 膵切離後のドレーン観察のポイント
▶ドレーンの位置・排液量・色・性状・匂いをチェックする。
▶急に排液量が減少した場合，ドレーン異常(位置・閉塞)をチェックする。
▶暗赤色(＝Wine red)の排液は膵液瘻の可能性を考慮する。

4. 治療
▶Grade A：基本的には経過観察。
▶Grade B or C：適切なドレナージ，絶食，栄養管理，抗菌薬投与。

できるかな！ 実践問題形式でチャレンジ！

問1. 膵頭十二指腸切除術において切離しない血管をすべて選べ。
- a. 脾動脈
- b. 胃十二指腸動脈
- c. Henleの胃結腸静脈幹
- d. 胆嚢動脈
- e. 左胃動脈

問2. 膵頭十二指腸切除術の術後3日目にドレーンが暗赤色に変化し，膵液瘻を疑った。次のうち，適切な対応をすべて選べ。
- a. 腹部X線写真でドレーンの位置を確認した。
- b. 腹部超音波検査/造影CT検査で液体貯留と動脈瘤の有無を確認した。
- c. ドレーン排液中ののアミラーゼ値を測定した。
- d. 血液中のアミラーゼ値を測定した。
- e. 血液中のカルシウム値を測定した。

（※正解は下段）

知っておこう！ 要点整理（チェックしよう！）

Ⅰ．膵頭十二指腸切除術時の処理血管，再建法，合併症について述べよ。
- ☐ 1. 膵頭十二指腸切除術の適応は，膵頭部領域（門脈左縁より右側）の腫瘍である。
- ☐ 2. 膵頭十二指腸切除術後の再建法は，Whipple法，Child法，Cattle法，今永法などがある。
- ☐ 3. 膵頭十二指腸切除術の術後合併症として，腹腔内出血，膵液瘻，胆汁漏，腹腔内膿瘍，術後胆道感染症，糖尿病，慢性下痢などがある。

Ⅱ．膵体尾部切除術について述べよ。
- ☐ 1. 膵体尾部切除術の適応は，膵体部・膵尾部（門脈左縁より右側）の腫瘍である。
- ☐ 2. 膵体尾部切除術の術後合併症には，膵液瘻，脾摘後重症感染症，糖尿病などがある。
- ☐ 3. リンパ節郭清を必要としない腫瘍に対しては，脾摘後重症感染症を回避するため，脾温存膵体尾部切除術を行うことを考慮する。

Ⅲ．膵切除後の膵液瘻について述べよ。
- ☐ 1. 膵液瘻の定義は，「術後3日目以降におけるドレーン排液中のアミラーゼ濃度が血清アミラーゼ濃度の3倍以上」である。
- ☐ 2. 膵液瘻の早期発見のために，ドレーンの位置・排液量・色・性状・匂いをチェックする。
- ☐ 3. 膵液瘻の管理は，重症度に応じた①全身管理，②適切なドレナージによる限局化，③感染対策である。

（正解　問1：a, e　問2：a, b, c, d）

膵臓・脾臓 4
膵癌に対する治療

チャレンジしてみよう！（○か×をつけよ）

( )　1.　膵癌の危険因子の1つとして，糖尿病治療薬の服薬が挙げられる。
( )　2.　膵癌の危険因子として，肥満・喫煙・糖尿病などの生活習慣因子が含まれる。
( )　3.　膵癌の危険因子には，遺伝性疾患は含まれない。
( )　4.　膵癌は多血性のため，神経内分泌腫瘍との鑑別が画像上は困難なことが多い。
( )　5.　膵癌では背部痛や閉塞性黄疸，体重減少などの症状があるが，無症状のこともある。
( )　6.　膵癌の手術適応決定は，リンパ節転移や遠隔転移のほか，局所進展の評価が重要である。
( )　7.　膵癌の治療では，動脈浸潤があっても切除可能であれば手術適応となる。
( )　8.　膵癌の手術術式には，幽門輪を温存する膵頭十二指腸切除がある。
( )　9.　膵頭十二指腸切除術の再建に用いる臓器は空腸のみである。
( )　10.　膵癌の手術において，腹膜播種の可能性のある症例に対して審査腹腔鏡を行うことがある。
( )　11.　膵癌の化学療法は，術前化学療法が一般的であり，術後補助化学療法は確立していない。
( )　12.　膵癌の化学療法は，術前・術後・切除不能膵癌のそれぞれに対するレジメンが存在する。
( )　13.　膵癌の術後補助化学療法としては，gemcitabine（GEM）のみが確立したレジメンである。
( )　14.　膵癌の遠隔転移症例に対しては，一次治療として分子標的治療薬を用いるのが一般的である。
( )　15.　膵癌の局所進行切除不能症例では，S-1またはGEMの単剤治療が行われる。

（※正解は次ページ下段）

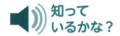

Q1 膵癌発生の危険因子，ならびに膵神経内分泌腫瘍との鑑別診断について述べよ。
Q2 膵癌の進展様式と手術適応，ならびに術式（再建術式含む）について述べよ。
Q3 膵癌に対する化学療法の適応とレジメンについて述べよ。

Q1 膵癌発生の危険因子，ならびに膵神経内分泌腫瘍との鑑別診断について述べよ。

Key Card 　　　　知っているよね！

1．膵癌の危険因子
①嗜好：喫煙，大量飲酒。
②家族歴：膵癌の家族歴，遺伝性膵癌症候群。
③合併疾患：糖尿病，慢性膵炎，遺伝性膵炎，膵管内乳頭粘液性腫瘍（IPMN），膵嚢胞，肥満。

2. 膵癌と膵神経内分泌腫瘍の鑑別診断

(1) 症状
   ① 膵癌
   - 閉塞性黄疸・疼痛（腹痛や背部痛）・体重減少。
   ② 膵神経内分泌腫瘍
   - 非機能性腫瘍では無症状が多い。
   - 機能性腫瘍では各種ホルモン症状を呈する。
     低血糖（インスリノーマ），消化性多発潰瘍（ガストリノーマ），下痢（VIPoma），壊疽性遊走性紅斑（グルカゴノーマ）

(2) 画像（造影CT検査が有用：図1）
   ① 膵癌⇒乏血性の境界不明瞭な腫瘤。
   ② 膵神経内分泌腫瘍⇒多血性の境界明瞭な腫瘤。

図1　造影CT画像（自験例）

a. 膵癌　　　　　　　　　　　　b. 膵神経内分泌腫瘍

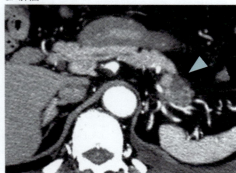
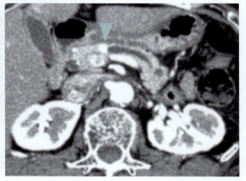

❗ココが大切！⇒ 知っていたかな？

1. 膵癌の危険因子

▶ 危険因子は，嗜好，家族歴，合併疾患に分類される。
▶ 嗜好のなかで，喫煙は独立した危険因子で，非喫煙者と比較し約2倍の膵癌発症危険率となる。
▶ 家族歴で膵癌がある場合には13倍，遺伝性膵癌症候群がある場合には4.46倍の膵癌発症危険率となる。
▶ 合併疾患に糖尿病がある場合に2.21倍，慢性膵炎で4〜8倍，遺伝性膵炎で53倍の膵癌発症危険率となる。
▶ 複数の危険因子を有する場合は，膵癌の高リスク群として検査を行う。
▶ 急激な糖尿病発症時や既存の糖尿病の悪化時には膵癌の合併を疑う。
▶ 遺伝性膵癌症候群には，家族性大腸腺腫ポリポーシス・Peutz-Jegher症候群・家族性多発性黒色腫・家族性乳癌・遺伝性膵炎などが含まれる。
▶ 膵管内乳頭粘液性腫瘍（IPMN），膵嚢胞は膵癌の前癌病変として，慎重な経過観察が必要である。

正解	1	2	3	4	5		6	7	8	9	10		11	12	13	14	15
	×	○	×	×	○		○	×	○	×	○		×	○	×	×	○

2. 膵癌と膵神経内分泌腫瘍の鑑別診断

▶ 膵癌は，無症状で発見される症例は15.4％，2cm以下の腫瘍では18.1％である。
▶ 膵神経内分泌腫瘍のうち，機能性のものはホルモン分泌腫瘍であり，ホルモン過剰症状をきたす。
▶ 鑑別診断には，腫瘍への血流の程度がわかる造影CT検査が有用であり，腹部超音波検査やMRI検査では鑑別困難である。

Q2 膵癌の進展様式と手術適応，ならびに術式（再建術式含む）について述べよ。

Key Card 知っているよね！

1. 膵癌の進展様式
①主膵管内進展（膵管上皮から発生後に進展）
②局所進展（門脈浸潤，動脈浸潤，神経叢浸潤，他臓器浸潤）
③リンパ節転移　④遠隔転移　⑤腹膜播種

2. 膵癌の手術適応
①動脈浸潤がなく，かつ遠隔転移のない症例（膵癌取扱い規約第7版）
②boderline resectable 症例（NCCNガイドライン）

3. 手術術式（代表的なもの）
①膵頭十二指腸切除術：PD
　（亜全胃温存膵頭十二指腸切除術：SSPPD）
　（幽門輪温存膵頭十二指腸切除術：PPPD）
②膵体尾部切除術：DP
③膵全摘術：TP
④膵中央切除：MP

4. 再建方法（膵頭十二指腸切除術）
①吻合順による分類（図2）
　膵・胆管・胃（Child法）／胆管・膵・胃（Whipple法）／胃・膵・胆管（Cattle法）
②膵臓の吻合臓器による分類
　膵空腸吻合／胃膵吻合／膵十二指腸吻合
③膵臓の吻合様式による分類
　膵管・粘膜吻合法／陥入法

図2　幽門輪温存膵頭十二指腸切除術の再建方法（PPPD症例/膵空腸吻合）

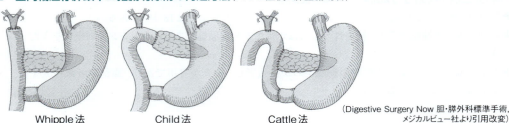

Whipple法　　Child法　　Cattle法

（Digestive Surgery Now 胆・膵外科標準手術,
メジカルビュー社より引用改変）

❗ ココが大切！⇒ 知っていたかな？

1. 膵癌の進展様式
- ▶ T（局所進展）N（リンパ節転移）M（遠隔転移・播種）およびMPD（主膵管内進展）の進展様式がある。
- ▶ 主膵管内進展の評価は，ERCP検査やMRCP検査また超音波内視鏡検査や膵管鏡で行い，膵切離ラインの決定に必要である。
- ▶ 各種検査における進展度評価の感度・特異度を**表1**に，術前CT検査の正診率を**表2**に示す。
- ▶ 神経叢浸潤および動脈浸潤の術前評価は手術適応を決めるうえで最も重要である。
- ▶ 遠隔転移の評価では最近はPET検査が用いられる。

2. 膵癌の手術適応
- ▶ boderline resectable 膵癌とは『膵癌の局所浸潤により外科的切除を施行しても高率に癌が遺残し，切除による生存期間延長効果を得ることができない可能性があるもの』と定義され，以下の4つ（NCCNガイドライン）。
  ①遠隔転移なし②PV1 A0で門脈再建可能③上腸間膜動脈（SMA）に180°以下で接する
  ④胃十二指腸動脈（GDA）浸潤あり，総肝動脈（CHA）・固有肝動脈（PHA）への浸潤は短い（腹腔動脈幹への進展は除く）
  　⇒上記は膵癌取扱い規約では，PV1・膵外神経浸潤PL1・A0のStage ⅡBに一致（NCCNでは切除か術前療法を推奨）。

3. 手術術式
- ▶ 腫瘍位置と膵切離ライン（門脈直上または左右側）との関係で術式が決定。
- ▶ 門脈浸潤例やborderline resectable症例では審査腹腔鏡による播種の有無の評価が望ましい。
- ▶ PDよりも，出血量減少および手術時間短縮の効果があるPPPDを選択する施設が多い。

表1　進展度評価の検査

検査	感度	特異度
EUS	100	75
MDCT	90〜100	65〜71
MRI	90〜100	41〜89

（単位：%）

（膵癌診察ガイドライン2013年版，金原出版より引用改変）

表2　術前CT検査の正診率

局所因子	正診率
S（+）：前方浸潤	65
RP（+）：後方浸潤	84
PV（+）：門脈浸潤	86

（単位：%）

（膵癌診察ガイドライン2013年版，金原出版より引用改変）

▶門脈合併切除例と非切除例では生存期間中央値と5年生存率は同等，合併症や死亡率も同等と評価されている。

4．再建方法
▶図2のほかに，Child変法（膵・胆・胃の順で膵空腸吻合を端側吻合）などがある。

Q3 膵癌に対する化学療法の適応とレジメンについて述べよ。

Key Card 🔑 　　　　　　　　　　　　　　　　　　　　　　知っているよね！

1．膵癌に対する化学療法の適応
(1) **術前化学療法**：Down stagingによる切除率の向上が目的。
放射線治療を併用する場合が多く，borderline resectable症例に有用性あり。
(2) **術後補助化学療法**：無再発生存期間および全生存期間が延長する。厳密な適応基準はない。
(3) **切除不能膵癌に対する化学療法**：局所進行例と遠隔転移例に分けられ，動脈浸潤のあるStage Ⅲ および Stage Ⅳ。

2．化学療法のレジメン（表3）
・本邦で推奨されている薬剤と適応を**表3**に示す（◎は第一選択薬，〇は第二選択薬）。

表3 化学療法のレジメン

	S-1単独	GEM単独	GEM＋CDDP	GEM＋Erlotinib	FOLFIRINOX	GEM＋nab-PTX
術前化学療法		〇	◎			
術後補助化学療法	◎	〇				
遠隔転移例	〇	〇		〇	◎	◎
局所進行例	◎	◎				

GEM：gemcitabine
nab-PTX：nab-paclitaxel

（◎は第一選択薬，〇は第二選択薬）
（膵癌診察ガイドライン2013年版，金原出版を参考に作成）

❗ ココが大切！ ⇒ 知っていたかな？

1．膵癌に対する化学療法の適応
▶術前化学放射線療法により，局所再発率を4％（手術単独では44％）に下げるが，肝転移再発が多い。
▶術前化学放射線療法をborderline resectable症例に行うと，20％の症例で動脈浸潤が消失する。
▶手術単独群と比較して，GEMによる術後補助化学療法施行した群では無再発生存期間および全生存期間が延長するとの報告があり，膵癌に対する術後補助化学療法が定着している。

2. 化学療法のレジメン

- ▶ 術前化学療法を行った場合の切除率は，GEM + CDDPで70%，GEM単独で38%と報告されている。
- ▶ 現在，術前補助療法として，GEM + S-1とS-1 + 放射線療法の無作為比較試験が行われている。
- ▶ 2013年に術後補助化学療法としてのS-1とGEMと比較し，S-1が全生存率(OS)を有意に高めると報告された。そのため，現在はS-1による術後補助化学療法が本邦では第一選択(S-1の2年生存率70%，無再発生存期間23.2カ月)。
- ▶ 遠隔転移を有する膵癌の化学療法については2013年からFOLFIRINOXとGEM + nab-PTXが推奨される。
- ▶ FOLFIRINOXはオキサリプラチン・イリノテカン・フルオロウラシル・ホリナートカルシウムを併用したものである。
  - GEM単独と比較し，生存期間の中央値11.1カ月(GEM単独では6.8カ月)と有意な生存期間の延長を示した。
  - 本邦の報告では，生存期間の中央値10.7カ月，無増悪生存期間5.6カ月，奏効率38.9%であった。
  - 副作用は，血液毒性(好中球減少，血小板減少)・下痢・末梢神経障害がGEM単独と比較し，高頻度となる。
- ▶ nab-PTXは，アルブミンにパクリタキセルを結合させナノ粒子化した製剤。
  - GEM + nab-PTXの生存期間の中央値は8.5カ月で，遠隔転移症例の治療において，FOLFIRINOXと同等の位置づけである。
  - 本邦の報告では，生存期間の中央値が13.5カ月，無増悪生存期間5.6カ月，奏効率44.1%であった。副作用は好中球減少・疲労・下痢・末梢神経障害であるが，FOLFIRINOXより忍容性は優る。
- ▶ Erlotinibは，上皮成長因子受容体(EGFR)のチロシンキナーゼ選択阻害薬であり，発疹の副作用が強い。
- ▶ 遠隔転移のある遺伝性膵癌に対してGEM + CDDPが有用との報告がある(NCCNガイドラインで推奨)。

できるかな！ 実践問題形式でチャレンジ！

問1. 65歳女性。背部痛を主訴に受診し，精査のCT検査(図3)を施行された。この患者の診断について誤っているものを選べ。

    a. 腫瘍は膵頭部に認められる。
    b. 採血で各種ホルモン検査を行う必要がある。
    c. ERCPやMRCP検査を行い，主膵管評価が必要である。
    d. 門脈浸潤している可能性がある。
    e. PET検査で遠隔転移や播種の有無を確認する。

図3 腹部造影CT検査

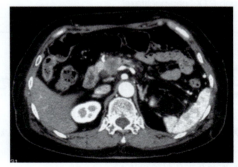

(自験例)

問2. この患者の治療について誤っているものを選べ。
a. 門脈浸潤があれば手術適応外である。
b. 膵頭十二指腸切除術（PPPDも含む）の適応である。
c. 審査腹腔鏡で播種の有無を評価して手術を行う。
d. 術後補助化学療法を行う。
e. 術後補助化学療法のレジメンとしてS-1単独を用いる。

（※正解は下段）

知っておこう！　要点整理（チェックしよう！）

Ⅰ. 膵癌発生の危険因子，ならびに膵神経内分泌腫瘍との鑑別診断について述べよ。

- □ 1. 膵癌の危険因子には，喫煙，家族歴，糖尿病，肥満などのほか，IPMNや膵嚢胞の前癌病変がある。
- □ 2. 膵神経内分泌腫瘍と膵癌の鑑別には造影CT検査が有用である。
- □ 3. 特徴的な症状を伴う膵腫瘍では，機能性膵内分泌腫瘍を疑い，ホルモン値の測定を行う。

Ⅱ. 膵癌の進展様式と手術適応，ならびに術式（再建術式含む）について述べよ。

- □ 1. 膵癌の局所進展の評価のためには，EUS・ERCP・CT・MRI・PET検査などの各種画像検査が有用である。
- □ 2. 動脈浸潤のないStage ⅡB症例までが手術適応となり，腫瘍の局在により術式を選択する。
- □ 3. 再建法は膵・胆管・胃を空腸（膵は胃のこともあり）と吻合する順序によって分類される。

Ⅲ. 膵癌に対する化学療法の適応とレジメンについて述べよ。

- □ 1. 術後補助化学療法としては，S-1が第一選択である。
- □ 2. 遠隔転移を有する膵癌に対する化学療法としては，FOLFIRINOXとGEM＋nab-PTXが推奨される。
- □ 3. 術前化学療法および術前化学放射線療法の有用性は明らかになっておらず，RCTが施行されている。

（正解　問1：b　問2：a）

膵臓・脾臓 5
膵腫瘍（IPMN, MCN, SCN, 膵嚢胞）

□□□

チャレンジしてみよう！（○か×をつけよ）

( ) 1. 真性嚢胞は嚢胞壁に上皮を有する嚢胞である。
( ) 2. 仮性嚢胞は炎症性（膵炎）や外傷性が原因となる。
( ) 3. 粘液性嚢胞腫瘍（MCN）は画像上オレンジ状の多房性嚢胞を特徴とする。
( ) 4. 漿液性嚢胞腫瘍（SCN）は悪性化の可能性があり手術の適応である。
( ) 5. 卵巣様間質は膵管内乳頭粘液性腫瘍（IPMN）の特徴的な病理所見である。
( ) 6. MCNは悪性化する可能性が高く，手術の適応である。
( ) 7. 仮性嚢胞は全例経過観察でよい。
( ) 8. SCNはスポンジ状または蜂巣状小嚢胞（microcystic）の集簇からなる多房性嚢胞である。
( ) 9. MCNはほとんどが男性に発生する。
( ) 10. IPMNの主膵管型とは，主膵管径が10mm以上のものである。
( ) 11. IPMNの分枝型は，主膵管と交通する5mmを超える分枝の拡張を伴うものである。
( ) 12. IPMNの主膵管型は，分枝型に比べ悪性の頻度は低い。
( ) 13. IPMNにおいて主膵管径が10mm以上の場合には，手術の適応である。
( ) 14. IPMNにおいて造影効果のある充実成分を認めた場合には，経過観察でよい。
( ) 15. IPMNにおいて嚢胞径が30mm以上の場合には，手術の絶対適応である。

（※正解は次ページ下段）

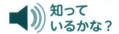知っているかな？

- **Q1** 膵嚢胞性疾患の分類について述べよ。
- **Q2** IPMNの鑑別診断（主膵管型と分枝型）について述べよ。
- **Q3** IPMNの悪性度分類と治療方針について述べよ。

Q1 膵嚢胞性疾患の分類について述べよ。

Key Card 🔑 　　　　　　　　　　　　　　　　　　　知っているよね！

1. 膵嚢胞性疾患の分類
 (1) 仮性嚢胞
 (2) 真性嚢胞
  ①非腫瘍性：単純性，貯留性，先天性嚢胞線維症
  ②腫瘍性：漿液性嚢胞腫瘍（SCN），粘液性嚢胞腫瘍（MCN），膵管内乳頭粘液性腫瘍
     （IPMN）分枝型
 (3) その他（固形腫瘍の嚢胞状変化）：solid-pseudopapillary tumor, 内分泌腫瘍など

2. 代表的な膵嚢胞性疾患の特徴

(1) 仮性嚢胞
- 急性膵炎や外傷による漏出した膵液，滲出液，出血が被覆された急性仮性嚢胞と，慢性膵炎による膵管の破綻がもとで形成されたり，貯留嚢胞の上皮が脱落したものなどの慢性仮性嚢胞がある。
- 感染，閉塞，出血，破裂などをきたす可能性がある。
- 急性仮性嚢胞は合併症が起きなければ自然に消失する可能性があるため，6週間ほど経過観察する。
- 合併症があるものや6週間以上経過しても改善しないものは，内視鏡的もしくは外科的ドレナージが必要。

(2) 漿液性嚢胞腫瘍 (serous cystic neoplasm; SCN)
- 漿液を含む嚢胞性腫瘍で，中年の女性に多く，膵体尾部に好発する。
- 2cm以下の多くは数mmのスポンジ状または蜂巣状小嚢胞(microcystic)の集簇からなる多房性嚢胞が特徴。
- ほとんどが良性であり，診断が確実で症状がなければ経過観察。

(3) 粘液性嚢胞腫瘍 (mucinous cystic neoplasm; MCN)
- 粘液を含む嚢胞性腫瘍で，ほとんどが中年女性に発症し，膵体尾部に好発する。
- 薄い隔壁で形成された大きな嚢胞腔の集まりからなるオレンジ状の多房性嚢胞で，組織学的に嚢胞壁に卵巣様間質をもつことが特徴。
- 腺腫から腺癌まで悪性化する可能性が高く，また画像上良悪性の鑑別が困難であり全例手術の適応となる。

(4) 膵管内乳頭粘液性腫瘍 (Intraductal papillary mucinous neoplasm; IPMN)
- 膵管内に乳頭状に発育進展し，通常豊富な粘液産生と膵管拡張像を特徴とする。
  *詳細はQ2, 3を参照。

❗ ココが大切！⇒ 知っていたかな？

1. 膵嚢胞の分類
▶ 膵嚢胞は，内面に上皮をもつ真性嚢胞と上皮をもたない仮性嚢胞に分けられる。
▶ 仮性嚢胞には，炎症性や外傷性がある。
▶ 真性嚢胞は，腫瘍性と非腫瘍性に分けられる。
▶ 非腫瘍性には，単純性，貯留性，先天性嚢胞線維症などがある。
▶ 腫瘍性には，漿液性嚢胞腫瘍(SCN)，粘液性嚢胞腫瘍(MCM)，膵管内乳頭粘液性腫瘍(IPMN)分枝型がある。

2. 膵嚢胞の特徴
▶ 膵仮性嚢胞は，感染，閉塞，出血，破裂などをきたす可能性があり，①6週間で消失しない②有症状(腹痛，感染，イレウス，閉塞性黄疸など)である場合は，内視鏡的，または外科的ドレナージの適応となる。
▶ MCNは，中年の女性の膵体尾部に好発し，オレンジ状の多房性嚢胞病変であり，嚢胞壁に卵巣様間質をもつことが特徴。悪性転化する可能性があり，全例手術の適応である。
▶ SCNはスポンジ状または蜂巣状小嚢胞の集簇からなる多房性嚢胞で，ほとんどが良性である。診断が確実ならば治療は必要とならず原則的には経過観察である。

正解	1	2	3	4	5	6	7	8	9	10	11	12	13	14	15
	○	○	○	×	×	○	×	○	○	×	○	×	○	×	×

Q2 IPMNの鑑別診断（主膵管型と分枝型）について述べよ。

Key Card 知っているよね！

1. 膵管内乳頭粘液性腫瘍（IPMN）の分類（図1）

- IPMNは画像診断または病理学的に主膵管型，分枝型，混合型に分類される。
  ① 主膵管型：ほかに原因がなく6mm以上の部分的あるいはびまん性の主膵管拡張を伴うもの。
  ② 分枝型：主膵管と交通する5mmを超える分枝の拡張を伴うもの。
  ③ 混合型：主膵管型と分枝型の双方の基準に合致したもの。

2. IPMNとほかの膵嚢胞性疾患の臨床および画像上の鑑別診断（表1）

- IPMNの鑑別診断としては，前項の膵嚢胞性疾患との鑑別が必要である。

図1　IPMNの分類

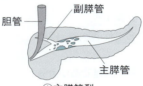
① 主膵管型

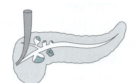
② 分枝膵管型

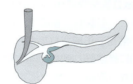
③ 混合型

（IPMN/MCN 国際診療ガイドライン日本語版2006, 医学書院より引用改変）

表1　IPMNと他の膵嚢胞性疾患の臨床的および画像上の鑑別

	IPMN	MCN	SCN	仮性嚢胞
性別（女性の割合）	～55%	＞95%	～70%	＜25%
年齢	60～70代	40～50代	60～70代	40～50代
無症状例の割合	小嚢胞はほとんど	～50%	～50%	ほぼ0
局在（体尾部の割合）	30%	95%	50%	65%
共通被膜	なし	あり	あり	該当せず
石灰化	なし	まれ	30～40%	なし
肉眼的形状	ブドウの実・房状	オレンジ状	スポンジまたは蜂巣状	一定の形状なし
多発性	あり	なし	なし	まれ
内部構造	cyst by cyst	cyst in cyst	microcystic	単房性
主膵管との交通	あり	まれ	なし	通常あり
主膵管の構造	正常または拡張	正常または偏位あり	正常または偏位あり	正常または不整拡張膵石ありうる
CT画像（自験例）	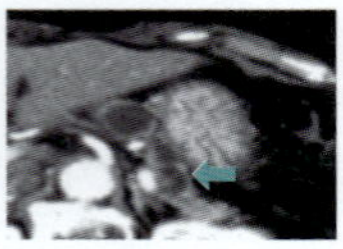	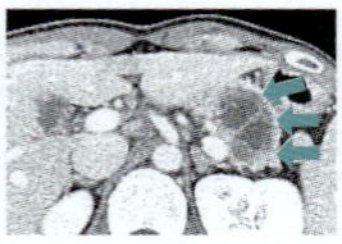	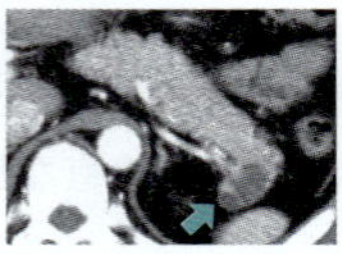	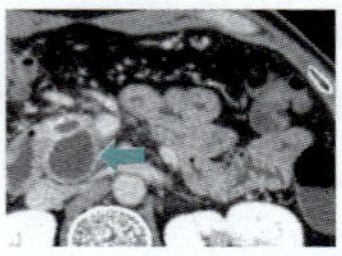

（消化器外科専門医へのminimal requirements, メジカルビュー社より引用改変）

ココが大切！ ⇒ 知っていたかな？

1. IPMNの分類
▶ IPMNは，画像診断または病理学的に主膵管型，分枝型，混合型に分類される。
　①主膵管型：ほかに原因がないのに6mm以上の部分的あるいはびまん性の主膵管拡張を伴うもの。
　②分枝型：主膵管と交通する5mmを超える分枝の拡張を伴うもの。
　③混合型：主膵管型と分枝型の双方の基準に合致したもの。

2. 膵嚢胞性疾患の臨床および画像上の鑑別
▶ 表1を参照。

Q3　IPMNの悪性度分類と治療方針について述べよ。

Key Card　知っているよね！

1. 膵管内乳頭粘液性腫瘍（IPMN）分類による悪性の頻度（表2）
- IPMNの分類では主膵管拡張を伴う主膵管型および混合型が，主膵管拡張のない分枝型より悪性および浸潤癌の頻度が高い。

表2　IPMN分類による悪性の頻度

	主膵管型	分枝型	混合型
悪性（％）	62.2	24.4	57.6
浸潤癌（％）	43.6	16.6	45.3

（IPMN／MCN国際診療ガイドライン2012，医学書院より引用改変）

2. IPMNの悪性度分類（表3）
- 画像診断によりhigh-risk stigmata（悪性を強く示す所見），worrisome feature（悪性を疑う所見）に分類し，治療決定を行うことが勧められている。

表3　IPMNの悪性度分類

	High-risk stigmata（悪性を強く示す所見）	Worrisome feature（悪性を疑う所見）
所見	①造影される充実成分 ②閉塞性黄疸を伴う膵頭部の囊胞性病変 ③主膵管径≧10mm	①囊胞径≧30mm ②造影される壁肥厚 ③主膵管径：5〜9mm ④造影効果のない壁在結節 ⑤尾側に閉塞性膵炎を伴う主膵管狭窄およびリンパ節腫大
方針	切除	検査のうえ治療方針を決定

（IPMN/MCN国際診療ガイドライン2012，医学書院より引用改変）

3. IPMNの治療方針
- 主膵管拡張を伴う主膵管型および混合型は，悪性および浸潤癌の頻度が高いため手術の適応となる。

- 分枝型は悪性の頻度が24%であり，また悪性化の頻度が年率2〜3%程度であるので，手術適応を十分に考慮する必要がある。
- 分枝型では，悪性度分類に応じて治療方針を決定することが勧められる。

❗ ココが大切！ ⇒ 知っていたかな？

1. IPMN分類による悪性の頻度
▶ IPMNの分類では主膵管拡張を伴う主膵管型および混合型が，主膵管拡張のない分枝型より悪性および浸潤癌の頻度が高い。

2. IPMNの悪性度分類
▶ 画像診断により high-risk stigmata（悪性を強く示す所見），worrisome feature（悪性を疑う所見）に分類し，治療決定を行うことが勧められている。

3. IPMNの治療方針
▶ 主膵管拡張を伴う主膵管型および混合型は，悪性および浸潤癌の頻度が高いため手術の適応となる。
▶ 分枝型は悪性度の頻度が24%であり，また悪性化の頻度が年率2〜3%程度であるので，手術適応を十分に考慮する必要がある。
▶ 分枝型では悪性度分類に応じて治療方針を決定することが勧められる。

できるかな！ 実践問題形式でチャレンジ！

問1. 粘液を含む嚢胞性疾患はどれか？ 2つ選べ。
- a. 仮性嚢胞
- b. SCN
- c. MCN
- d. IPMN
- e. Solid pseudo-papillary tumor

問2. 膵管内乳頭粘液性腫瘍（IPMN）の悪性を強く示す（high risk stigmata）所見はどれか？ 2つ選べ。
- a. 主膵管≧10mm
- b. 主膵管≧5mm
- c. 造影効果のある充実成分
- d. 嚢胞≧30mm
- e. 造影効果のある壁肥厚

（※正解は次ページ下段）

知っておこう！　要点整理（チェックしよう！）

Ⅰ．膵嚢胞性疾患の分類について述べよ。

- □ 1. 膵嚢胞は，内面に上皮をもつ真性嚢胞と上皮をもたない仮性嚢胞に分けられる。
- □ 2. MCNは，中年の女性の膵体尾部に好発し，オレンジ状の多房性嚢胞病変であり，嚢胞壁に卵巣様間質をもつことが特徴。悪性転化する可能性があり，全例手術の適応である。
- □ 3. SCNは，スポンジ状または蜂巣状小嚢胞の集簇からなる多房性嚢胞で，ほとんどが良性であり，診断が確実ならば原則的には治療は必要とせず経過観察である。

Ⅱ．IPMNの鑑別診断（主膵管型と分枝型）について述べよ。

- □ 1. 主膵管型は，ほかに原因がなく6mm以上の部分的あるいはびまん性の主膵管拡張を伴うものである。
- □ 2. 分枝型は，主膵管と交通する5mmを超える分枝の拡張を伴うものである。
- □ 3. 混合型は，主膵管型と分枝型の双方の基準に合致したものである。

Ⅲ．IPMNの悪性度分類と治療方針について述べよ。

- □ 1. 主膵管拡張を伴う主膵管型および混合型が，主膵管拡張のない分枝型より，悪性および浸潤癌の頻度が高いため，手術の適応となる。
- □ 2. IPMNの悪性を強く示す所見（high-risk stigmata）は，①造影される充実成分，②閉塞性黄疸を伴う膵頭部の嚢胞性病変，③主膵管径≧10mmである。
- □ 3. IPMNの悪性を疑う所見（worrisome feature）は，①嚢胞径≧30mm，②造影される壁肥厚，③主膵管径：5〜9mm，④造影効果のない壁在結節，⑤尾側に閉塞性膵炎を伴う主膵管狭窄およびリンパ節腫大である。

（正解　問1：c, d　問2：a, c）

膵臓・脾臓 6

膵炎

チャレンジしてみよう！（○か×をつけよ）

( ) 1. 急性膵炎の成因は，アルコール多飲，胆石によるものが多い。
( ) 2. 急性膵炎の診断基準には，血中膵酵素上昇が含まれる。
( ) 3. 急性膵炎の重症度判定は，①9つの予後因子と②造影CT検査のGradeにより判定される。
( ) 4. 血中膵酵素の上昇は，診断基準だけでなく，重症度判定にも有効である。
( ) 5. 造影CT検査のGradeは，炎症の膵外進展度，膵の造影不領域にて判定される。
( ) 6. 急性膵炎の基本的治療は，①絶食，②輸液，③鎮痛である。
( ) 7. 急性膵炎の治療には，緊急ERCPが必須である。
( ) 8. 重症膵炎は，厳重な全身管理が必要である。
( ) 9. 急性膵炎は初診時軽症でも経過中に重症化することがある。
( ) 10. 急性膵炎の壊死性貯留のうち，感染したものを感染性膵壊死といい，インターベンション治療の適応である。
( ) 11. 慢性膵炎は，特発性が最も多い。
( ) 12. 慢性膵炎は，非代償期に腹痛が出現する。
( ) 13. 慢性膵炎の特徴的な画像所見として，①膵管内結石，②膵全体に分布する石灰化，③主膵管の不整な拡張像がある。
( ) 14. 慢性膵炎による膵石症に対してESWL＋ESTが行われる。
( ) 15. 慢性膵炎に対する外科手術としてFreyの手術がある。

（※正解は次ページ下段）

知っているかな？

- Q1 急性膵炎の成因，診断基準，重症度判定について述べよ。
- Q2 急性膵炎の治療方針について述べよ。
- Q3 慢性膵炎について述べよ。

Q1 急性膵炎の成因，診断，重症度判定について述べよ。

Key Card　　　　　　　　　　　　　　知っているよね！

1. 急性膵炎の成因

- 急性膵炎の原因には
  ①アルコール多飲，②胆石，③特発性，④医原性（ERCP）・薬剤性，⑤高脂血症などがある。
  病態は自己消化。

2. 急性膵炎の診断

- 次の3項目中2項目以上を満たし，他の膵疾患や急性腹症を除外したものを急性膵炎と

診断する。
①上腹部に急性腹痛発作と圧痛がある。
②血中，尿中に膵酵素の上昇がある。
③腹部超音波検査，CT検査，MRI検査にて急性膵炎の所見がある。

3. 急性膵炎の重症度判定基準(表1)

- 治療選択や予後判定に重症度診断は有用である。
- 急性膵炎の重症度判定基準は9つの予後因子と造影CT検査gradeにて判定される。
- 血清アミラーゼの値は重症度判定の指標に含まれない。

表1 急性膵炎の重症度判定基準

A. 予後因子（各1点）→9中中3点以上は重症	B. 造影CT検査Grade →2点以上は重症
①Base Excess≦3mEq/Lまたはショック（収縮期血≦80mmHg） ②PaO₂≦60mmHg，または呼吸不全（人工呼吸器管理が必要） ③BUN≧40mg/dL（Cr≧2mg/dL）または乏尿 ④LDH≧基準値上限の2倍 ⑤血小板≦10万/μL ⑥総Ca≦7.5mg/dL ⑦CRP≧15mg/dL ⑧SIRS診断基準における陽性項目数≧3 ⑨年齢≧70歳	①炎症の膵外進展度 　前腎臓腔　　　　0点 　結腸間膜根部　　1点 　腎下極以遠　　　2点 ②膵の造影不領域 　各区域のみ　　　0点 　2つの区域　　　1点 　2つの区域以上　2点 ①+② 1点以下　Grade 1 　　　2点　　　　Grade 2 　　　3点以上　　Grade 3

（急性膵炎診療ガイドライン2015, 金原出版より引用改変）

！ ココが大切！⇒ 知っていたかな？

1. 急性膵炎の成因

▶急性膵炎の原因は，①アルコール多飲（男性で最多），②胆石（女性で最多），③特発性が多く，その病態は自己消化である。
▶ERCP後，1%程度の頻度で急性膵炎を生じる。

2. 急性膵炎の診断

▶診断基準では，①膵炎に特徴的な上腹部痛，②血中，尿中膵酵素（リパーゼ，アミラーゼ）上昇，③特徴的な画像所見のうち2項目以上を満たすものである。
▶急性膵炎の画像所見は，①膵腫大，②膵周囲脂肪織濃度上昇，液体貯留，③膵仮性囊胞，④膵実質の不均一化と造影不良，⑤後腹膜腔・腸間膜の脂肪壊死などである。

3. 急性膵炎の重症度判定基準について

▶急性膵炎の重症度判定基準は，①9つの予後因子，②造影CT検査のGradeにて判定される。
▶9つの予後因子のうち，3項目以上（3点以上）で重症と判断される。
▶造影CT検査のGradeは，①炎症の膵外進展度，②膵造影不良域（虚血・壊死）の2項目で判定される。
▶造影CT検査のGrade2以上（①+②が2点以上）は，重症と判定される。
▶初診時に軽症と診断されたが，次第に重症化することがあるため，経時的な重症度判定が必要である。

正解	1	2	3	4	5	6	7	8	9	10	11	12	13	14	15
	○	○	○	×	○	○	×	○	○	○	×	×	○	○	○

Q2 急性膵炎の治療方針について述べよ。

Key Card　知っているよね！

1. 急性膵炎の診療方針（図1）
- 急性膵炎の基本的治療は，①絶食，②輸液，③除痛である。
- 重症度判定を行い，重症度に応じた管理を行う。

2. 胆石性急性膵炎の診療方針（図2）
- 胆石性膵炎の場合，胆管炎や胆道通過障害を伴う症例には緊急の内視鏡的逆行性胆管膵管造影（ERCP）/内視鏡的乳頭括約筋切開術（ES）が必要になる。

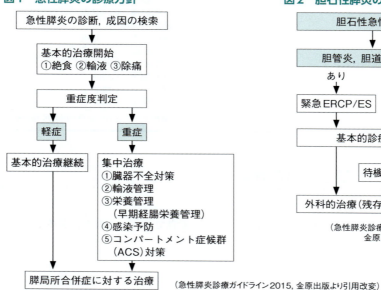

図1　急性膵炎の診療方針

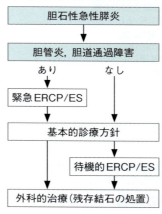

図2　胆石性膵炎の治療方針

（急性膵炎診療ガイドライン2015，金原出版より引用改変）

3. 膵局所合併症に対する治療（図3）
- 組織壊死を伴う液体貯留を壊死性貯留とよぶ。

図3　膵局所合併症に対する治療

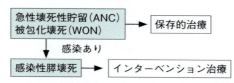

（急性膵炎診療ガイドライン2015，金原出版より引用改変）

ココが大切！⇒ 知っていたかな？

1. 急性膵炎の治療方針
- ▶急性膵炎の診断後，基本的治療は，①絶食，②輸液，③除痛である。
- ▶初診時に重症度判定を行い，軽症であれば基本的治療を継続，重症では厳重な全身管理が必要となる。また，初診時に軽症でも，重症化することがあるため，重症度判定は経時的に行う必要がある。

2. 胆石性急性膵炎の治療方針
- ▶胆石性膵炎の場合は，胆管炎や胆道通過障害を伴う症例には緊急のERCP/ESが必要になる。
- ▶膵炎が鎮静化した後に，再発予防のため遺残した結石に対する処置が行われる。

3. 膵局所合併症（壊死と感染）に対する治療
- ▶急性膵炎後の膵あるいは膵周囲の液体貯留のうち，組織壊死を伴うものを壊死性貯留という。
- ▶壊死性貯留のうち，4週以内のものが急性壊死性貯留（ANC），4週以上のものが被包化壊死（WON）という。
- ▶壊死性貯留のうち，感染したものを感染性膵壊死といい，インターベンション治療の適応となる。
- ▶インターベンション治療として，ドレナージ，ネクセクトミーが行われる（CT，エコーガイド下での経皮的ドレナージ，内視鏡的治療，外科的治療など）。

Q3 慢性膵炎について述べよ。

Key Card　　　　　知っているよね！

1. 慢性膵炎の概念
- 膵臓の内部に不規則な線維化，細胞浸潤，実質の脱落，肉芽組織などの慢性変化が生じ，さらに進行すると膵外分泌・内分泌機能低下を伴う病態。

2. 慢性膵炎の分類
- 成因による分類では，アルコール性と非アルコール性に分類される。

3. 慢性膵炎の診断
- 特徴的な画像所見：①膵管内結石，②膵全体に分布する石灰化，③主膵管の不整な拡張像など。
- 特徴的な組織所見：膵実質の脱落と線維化。
- 血中，尿中の膵酵素の上昇。
- 膵外分泌機能障害：BT-PABA（ベンゾイルチロシル・パラアミノ安息香酸）試験でのPABP排泄率の明らかな低下。

4. 慢性膵炎の臨床経過
- 代償期：腹痛が主症状。内外分泌機能は保たれている。
- 移行期：腹痛が軽減，膵内外分泌機能が徐々に障害される。

- 非代償期：疼痛が消失し，糖尿病や脂肪便など膵内外分泌機能障害が主体。

5. 慢性膵炎の治療
- 疼痛改善と膵内外分泌機能の温存あるいは補充が治療の目的となる。
- 保存的治療：禁酒，脂肪制限，禁煙，消化酵素補充，鎮痛薬。
- 内視鏡的治療：ESWL＋EST（膵石に対して），膵管ステント（膵管狭窄に対して）。
- 外科的治療：膵管減圧手術（Freyの手術），膵切除術。

（慢性膵炎診療ガイドライン2015より一部引用改変）

! ココが大切！ ⇒ 知っていたかな？

1. 慢性膵炎の概念
▶ 膵臓の内部に不規則な線維化，細胞浸潤，実質の脱落，肉芽組織などの慢性変化が生じ，さらに進行すると膵外分泌・内分泌機能低下を伴う病態。

2. 慢性膵炎の分類
▶ アルコール性と非アルコール性に分類される。アルコール性が多く，非アルコール性では特発性が多い。

3. 慢性膵炎の診断
▶ 診断項目として，①特徴的な画像所見，②特徴的な組織所見，③血中，尿中膵酵素の上昇，④膵外分泌機能障害がある。

4. 慢性膵炎の臨床経過
▶ 代償期，移行期，非代償期に分類される。
▶ 代償期は腹痛が主症状であり，膵内外分泌機能は保たれる。
▶ 移行期にて腹痛が徐々に軽快し，非代償期には腹痛が消失し，膵内外分泌機能低下による下痢，糖尿病などの症状が主体となる。

5. 慢性膵炎の治療
▶ 疼痛改善および膵内外分泌機能の温存および補充が目的となる。
▶ 保存的治療として，禁酒，脂肪制限，禁煙，消化酵素補充，鎮痛薬など。
▶ 内視鏡的治療として，膵石に対してESWL＋EST，膵管狭窄に対してステント留置。
▶ 内視鏡的治療にて効果不十分，症状を繰り返す症例に対して外科的治療（膵管減圧手術）を考慮する。

できるかな！ 実践問題形式でチャレンジ！

問1. 52歳男性。アルコール多飲後に上腹部痛にて来院。来院時の腹部CT検査結果を示す（図4）。本疾患の重症度判定に必要な検査をすべて選べ。

a. 血清アミラーゼ
b. BUN
c. 造影CT検査
d. 血小板数
e. プロトロンビン時間（PT）

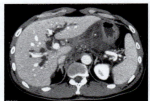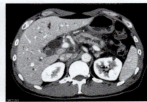

（消化器外科minimal requirements 実践応用編，メジカルビュー社より引用）

問2. 48歳男性。慢性的な下痢を主訴に来院。腹部CT検査を示す（図5）。治療法として正しいのはどれか？

a. 禁酒
b. 抗菌薬投与
c. ESWL+EST
d. Freyの手術
e. PpPD

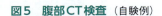
図5 腹部CT検査（自験例）
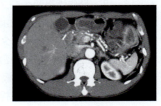

（※正解は下段）

知っておこう！ 要点整理（チェックしよう！）

Ⅰ．急性膵炎の成因，診断基準，重症度判定について述べよ。
- □ 1．急性膵炎の成因として，①アルコール多飲，②胆石性，③特発性が多い。
- □ 2．急性膵炎の診断基準は，①上腹部に急性腹痛発作と圧痛，②血中，尿中に膵酵素の上昇がある，③超音波，CT，MRI検査で急性膵炎の所見がある，のうち2つ満たすものである。
- □ 3．急性膵炎の重症度判定は，9つの予後因子あるいは造影CT検査のGradeによって決まる。

Ⅱ．急性膵炎の治療方針について述べよ。
- □ 1．急性膵炎の基本的治療は，①絶食，②輸液，③鎮痛である。
- □ 2．重症の急性膵炎は，厳密な全身管理が必要である。
- □ 3．胆管炎あるいは胆道通過障害を伴う胆石性膵炎に対しては，緊急ERCP/ESの適応となる。

Ⅲ．慢性膵炎について述べよ。
- □ 1．慢性膵炎の特徴的画像所見は，①膵管内結石，②膵全体に分布する石灰化，③主膵管の不整な拡張像である。
- □ 2．慢性膵炎代償期は腹痛が主症状であり，非代償期になると内外分泌機能障害が主体となる。
- □ 3．慢性膵炎に対する外科的治療として減圧手術（Freyの手術）がある。

（正解　問1：b, c, d　問2：a, c, d）

脾疾患に対する治療（脾摘の適応）

膵臓・脾臓 7

チャレンジしてみよう！（○か×をつけよ）

( ) 1. 脾腫の原因として，伝染性単核球症などの感染症がある。
( ) 2. 脾腫の原因として，血液疾患（白血病，悪性リンパ腫，溶血性貧血）がある。
( ) 3. 門脈圧亢進症のため，脾静脈還流障害が生じ脾腫となる。
( ) 4. 脾機能亢進症のため，汎血球減少症が起きる。
( ) 5. 関節リウマチや全身性エリテマトーデス（SLE）などの自己免疫性疾患は，脾腫の原因にはならない。
( ) 6. 特発性血小板減少性紫斑病は脾摘の適応である。
( ) 7. 遺伝性球状赤血球症，自己免疫性溶血性貧血は血管内溶血であり，脾摘の適応にならない。
( ) 8. 発作性夜間ヘモグロビン尿症は，血管内溶血であり脾摘の適応である。
( ) 9. 脾機能亢進症による汎血球減少症は，脾摘の適応である。
( ) 10. C型肝炎のインターフェロン導入目的で脾摘が行われる。
( ) 11. 脾摘後の早期の合併症として膵液瘻がある。
( ) 12. 脾摘後は，血小板が減少するため，遠隔合併症として出血性疾患の発症に注意する。
( ) 13. 脾摘後の門脈血栓予防のため，抗血小板薬が使用されることがある。
( ) 14. 脾摘後重症感染症の死亡率は高率であり，予防が重要である。
( ) 15. 脾摘後重症感染症の予防のため，肺炎球菌ワクチンの予防接種が勧められる。

（※正解は次ページ下段）

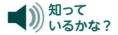

Q1 脾腫の原因疾患を挙げ，その機序について述べよ。
Q2 脾摘の適応疾患を挙げ，その理由について述べよ。
Q3 脾摘後の合併症について述べよ。

Q1 脾腫の原因疾患を挙げ，その機序について述べよ。

Key Card　　　　　　　　　　　　　　　　　　　　　　　知っているよね！

1. 脾腫をきたす機序

- 脾腫をきたす原因として次のようなものがある。
  ①脾臓は全身免疫に関わる臓器であり，炎症性疾患発症（感染症，自己免疫疾患など）時に免疫が活性化し，脾臓が腫大する。
  ②代謝異常により，脾臓へ代謝物が沈着して腫大する。
  ③心機能障害や肝硬変による脾静脈の還流障害（門脈圧亢進症）により腫大する。
  ④血液疾患などで骨髄での造血に異常がある場合，脾臓が造血の場となり腫大する（髄外造血）。
- 脾腫になると，汎血球減少症となる。

2. 脾腫をきたす疾患

- 脾腫をきたす疾患例を表1に示した。

表1 脾腫をきたす疾患

	疾患
炎症（感染性）	ウイルス（伝染性単核球症） 細菌（腸チフス，敗血症） 原虫（マラリア） 寄生虫（日本住血吸虫）
炎症（非感染性）	全身性エリテマトーデス（SLE） 関節リウマチ（Felty症候群）
代謝異常	アミロイドーシス Gauher病
門脈圧亢進症	肝硬変症 特発性門脈圧亢進症 肝外門脈閉塞症 心不全
血液疾患	白血病 悪性リンパ腫 溶血性貧血 骨髄線維症 真性赤血球増加症

❗ ココが大切！ ⇒ 知っていたかな？

1. 脾腫をきたす機序
①脾臓は全身免疫に関わる臓器であり，炎症性疾患（感染症，自己免疫疾患など）で免疫が活性化し脾腫が生じる。
②代謝異常によって生じた代謝物が脾臓に沈着して脾腫が生じる。
③心機能障害や肝硬変による脾静脈の還流障害（門脈圧亢進症）により脾腫が生じる。
④血液疾患などで骨髄での造血に異常がある場合，脾臓が造血の場になり腫大する（髄外造血）。

2. 脾腫をきたす原因疾患
①感染性疾患
　ウイルス感染症（伝染性単核球症），細菌感染症（腸チフス，敗血症），原虫感染症（マラリア），寄生虫感染症（日本住血吸虫）。
②自己免疫性疾患
　SLE，関節リウマチ（Felty症候群）など。
③代謝異常症
　アミロイドーシス，Gauher病など。
④門脈圧亢進症
　肝硬変症，特発性門脈圧亢進症，肝外門脈閉塞症，心不全など。
⑤血液疾患
　白血病，悪性リンパ腫，溶血性貧血，骨髄線維症，真性赤血球増加症など。

正解	1	2	3	4	5	6	7	8	9	10	11	12	13	14	15
	○	○	○	○	×	○	×	×	○	○	○	×	○	○	○

Q2 脾摘の適応疾患を挙げ，その理由について述べよ．

Key Card 🔑 　　　　　　　　　　　　　　　　　　　　　　　　　　知っているよね！

- 脾摘の適応疾患，適応理由について**表2, 3**に示した．

1. 脾摘の適応となる血液疾患
- 特発性血小板減少性紫斑病は，内科的治療においても奏効せず，血小板2万/μL以下で出血傾向があるものが脾摘の適応となる．
- 遺伝性球状赤血球症や自己免疫性溶血性貧血は，脾臓での溶血による貧血を改善する目的にて脾摘を行う．
- ただし，血管内溶血性貧血は，脾摘を行っても貧血の改善を認めないため，脾摘適応にはならない(**表4**)．

2. 脾摘の適応となる脾機能亢進症
- 脾機能亢進症による汎血球減少症は，脾摘の適応となる．
- 肝硬変症，肝外門脈閉塞症，特発性門脈圧亢進症は，脾摘の適応疾患である．

3. 脾摘の適応となる脾原発性疾患
- 腫瘍，損傷，動脈瘤，感染(膿瘍)が，脾摘の適応疾患である．

4. 脾摘の適応となるその他の疾患
- C型肝炎において，脾機能亢進による汎血球減少症のため，インターフェロン(IFN)治療が困難な症例に対して脾摘が行われる．

表2　脾摘の適応疾患

	疾患
血液疾患	特発性血小板減少性紫斑病 遺伝性球状赤血球症 自己免疫性溶血性貧血
脾機能亢進症	肝硬変症 肝外門脈閉塞症 特発性門脈圧亢進症
脾原発性疾患	脾腫瘍，脾損傷，脾動脈瘤，脾膿瘍
その他	C型肝炎のインターフェロン導入目的 他疾患(胃癌，膵癌)による合併切除 生体肝移植の急性拒絶反応予防

表3　脾摘の適応理由

1. 脾臓による赤血球減少⇒高度貧血
2. 脾臓による白血球減少⇒感染の危険
3. 脾臓による血小板減少⇒出血傾向
4. 脾原発性疾患
5. 脾臓の出血，壊死を伴うもの

表4　脾摘の禁忌(血管内溶血性貧血)

1. 発作性夜間ヘモグロビン尿症
2. 発作性寒冷ヘモグロビン尿症
3. G6PD欠損症

※上記疾患は血管内性溶血を起こすため，脾摘をしても効果がない

(消化器外科専門医へのminimal requirements, メジカルビュー社より引用改変)

！ ココが大切！ ⇒ 知っていたかな？

1. 脾摘の適応となる血液疾患
- ▶特発性血小板減少性紫斑病は，血小板に対する自己抗体により脾臓での血小板破壊が亢進し，血小板減少が起きる。ステロイドなどの内科的治療を行っても，血小板2万/μL以下と治療効果を認めず，出血傾向があるものは脾摘の適応となる。
- ▶血管外溶血性貧血である遺伝性球状赤血球症や自己免疫性溶血性貧血は，脾臓による溶血が亢進して貧血が生じる。そのため，脾摘による貧血の改善を認める。
- ▶血管内溶血性貧血は，脾摘を行っても貧血の改善を認めないため，脾摘の適応にはならない。

2. 脾摘の適応となる脾機能亢進症
- ▶脾機能亢進症による汎血球減少症は，脾摘の適応となる。
- ▶肝硬変症，肝外門脈閉塞症，特発性門脈圧亢進症は脾摘の適応疾患である。

3. 脾摘の適応となる脾原発性疾患
- ▶脾摘となる脾原発性疾患としては，腫瘍，損傷，動脈瘤，感染（膿瘍）が脾摘の適応疾患である。

4. 脾摘の適応となるその他の疾患
- ▶C型肝炎に対して，脾機能亢進による汎血球減少症のため，インターフェロン（IFN）治療が困難な場合には脾摘が行われる。

Q3 脾摘後の合併症について述べよ。

Key Card 🗝 知っているよね！

1. 脾摘後の合併症（表5）
- 術後早期の合併症には，出血，膵液瘻，左横隔膜下膿瘍がある。
- 術後遠隔期の合併症には，門脈血栓症や脾摘後重症感染症（OPSI）などがある。

表5 脾摘後の合併症

	脾臓摘出後の合併症
術後早期	出血，膵液瘻，左横隔膜下膿瘍，門脈血栓症
術後遠隔期	門脈血栓症，脾摘後重症感染症（OPSI）

2. 門脈血栓症
- 脾摘後の血小板上昇に伴い，門脈血栓を形成する。
- 血小板が100～150万/μLを超えるようであれば，予防的に抗血小板薬の投与を行う。
- 診断には，造影CT検査，腹部超音波検査，血液検査ではFDP，D-dimerの上昇が特徴的である。
- 門脈血栓に対する治療として，抗凝固療法を行う。

3. 脾摘後重症感染症（overwhelming postsplenectomy infection；OPSI）

- 脾摘後に生じる劇症型感染症であり，発症後，敗血症，DICに陥り，死亡率は50〜75%と高い。
- 原因菌は，肺炎球菌が最も多く，肺炎球菌ワクチンの接種が勧められる。

❗ ココが大切！ ⇒ 知っていたかな？

1. 脾摘後の合併症
▶ 術後早期：出血，膵液瘻，左横隔膜下膿瘍
▶ 術後遠隔期：①門脈血栓症（血小板上昇による）
　　　　　　　②脾摘後重症感染症（脾摘による免疫機能低下による）

2. 門脈血栓症
▶ 脾摘後の血小板上昇や，脾静脈内の血流停滞のため門脈血栓を生じやすい。
▶ 血小板上昇の際には，門脈血栓予防のため抗血小板薬の投与を行う。
▶ 門脈血栓の診断には，画像診断（腹部超音波検査，造影CT検査），血液検査（FDP，D-dimer）が有用である。
▶ 門脈血栓の治療として，抗凝固薬の投与を行う。

3. 脾摘後重症感染症（overwhelming postsplenectomy infection；OPSI）
▶ 脾摘後には，脾臓の生理機能である食菌・浄化，特異的免疫応答，オプソニン産生機能が失われるため，重篤な感染症を引き起こす。
▶ OPSIの発症後は，敗血症，DICなどを併発し重篤化しやすいため，死亡率は50〜75%と高い。
▶ OPSIの予防として，ワクチンの予防接種，抗菌薬の予防投与，患者教育が挙げられる。
▶ 原因菌は肺炎球菌が最も多く，肺炎球菌ワクチンの接種が勧められる。

膵疾患に対する治療（脾摘の適応）

できるかな！ 実践問題形式でチャレンジ！

問1．脾摘の適応と<u>ならない</u>のはどれか？
- a. 肝硬変症
- b. 脾損傷
- c. 発作性夜間ヘモグロビン尿症
- d. 自己免疫性溶血性貧血
- e. 特発性血小板減少性紫斑病

問2．C型肝炎に対してインターフェロン導入目的で，図1のように腹腔鏡下脾摘術を行った．術後合併症として可能性の<u>低い</u>ものを選べ．
- a. 膵液瘻
- b. 門脈血栓
- c. 脾摘後重症感染症
- d. 出血傾向
- e. 腹腔内膿瘍

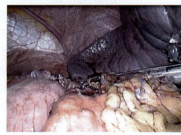

図1　腹腔鏡下脾臓摘出術

（自験例）

（※正解は下段）

知っておこう！ 要点整理（チェックしよう！）

I．脾腫の原因疾患を挙げ，その機序について述べよ．
- □ 1．脾腫の原因として①感染性疾患，②自己免疫性疾患，③代謝性疾患，④門脈圧亢進症，⑤血液疾患がある．
- □ 2．門脈圧亢進症による脾腫は，脾静脈還流障害のために生じる．
- □ 3．白血病，骨髄線維症，真性赤血球増加症などは，髄外造血のため脾腫を生じる．

II．脾摘の適応疾患を挙げ，その理由について述べよ．
- □ 1．脾摘の主な適応理由は，脾機能亢進による汎血球減少症である．
- □ 2．血液疾患のなかで脾摘の適応となるものは，特発性血小板減少性紫斑病，遺伝性球状赤血球症，自己免疫性溶血性貧血である．
- □ 3．血管内溶血性貧血を起こす発作性夜間ヘモグロビン尿症，発作性寒冷ヘモグロビン尿症，G6PD欠損症は，脾摘の効果がなく適応にはならない．

III．脾摘後の合併症について述べよ．
- □ 1．術後早期合併症は，出血，膵液瘻，左横隔膜下膿瘍，門脈血栓症である．
- □ 2．脾摘後には，血小板が上昇するため門脈血栓症を生じやすい．
- □ 3．免疫機能に関わる脾臓を摘出することにより，死亡率の高い脾摘後重症感染症を生じるので注意が必要である．

（正解　問1：c　問2：d）

胆道 1

解剖

□□□

チャレンジしてみよう！（○か×をつけよ）

( ) 1. 膵臓は，胎生期に腹側原基と背側原基が前腸を軸として回転・癒合して形成される。
( ) 2. 背側原基は，膵頭部の副膵管領域を含む前方の部分および膵体尾部を形成する。
( ) 3. 背側原基の導管は主膵管（Wirsung管），腹側原基の導管は副膵管（Santorini管）である。
( ) 4. 膵胆管合流異常は，東洋人に多く女性に多い。
( ) 5. 膵胆管合流異常は，胆道癌の発生因子となる。
( ) 6. 左右肝管から十二指腸までの胆汁の流れる経路を胆道とよぶ。
( ) 7. 左右肝管と総胆管の合流部を三管合流部とよぶ。
( ) 8. 胆嚢管合流部より上流を上部胆管（Bs）とよぶ。
( ) 9. 総肝管は右腹側，固有肝動脈は左腹側にあり，両者の背側に門脈本幹が走行する。
( ) 10. 肝門部脈管のうち，肝動脈が最も早く左右に分岐する。
( ) 11. 胆嚢壁には粘膜筋版，粘膜下層が存在しない。
( ) 12. 胆嚢は，漿膜下層に血管やリンパ管が豊富である。
( ) 13. 早期胆嚢癌は，浸潤が粘膜層までのもので，リンパ節転移の有無は問わない。
( ) 14. Rokitansky-Aschoff sinus（ロキタンスキー・アショフ洞，RAS）は，粘膜上皮が筋層に侵入した構造物であり，細菌の温床になりやすい。
( ) 15. Luschka（ルシュカ）管は，肝実質から胆嚢内に直接流入する微小な胆管構造であり，胆嚢摘出術の際に分断されると胆汁漏の原因となる。

（※正解は次ページ下段）

知っているかな？

- **Q1** 胆管・膵臓の発生および胆道形成異常について述べよ。
- **Q2** 胆道の解剖学的区分と走行（ほかの脈管との位置関係）について述べよ。
- **Q3** 胆嚢の解剖学的特徴と臨床的意義について述べよ。

Q1 胆管・膵臓の発生および胆道形成異常について述べよ。

Key Card 知っているよね！

1．膵臓の発生
- 膵臓は胎生期に腹側原基と背側原基が，前腸を軸として回転・癒合して形成される。
- 図1に膵臓の発生の模式図を示す。

2. 胆道・膵臓の形成異常

- 膵臓の発生の過程において①膵胆管合流異常，②膵管癒合不全，③輪状膵，④迷入膵などの形成異常を生じることがある。
- 膵胆管合流異常は，胆道癌のリスクが上昇するので特に重要。

図1　膵臓の発生

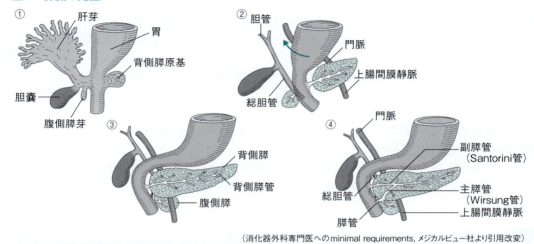

（消化器外科専門医へのminimal requirements，メジカルビュー社より引用改変）

！ ココが大切！⇒ 知っていたかな？

1. 膵臓の発生

- ▶膵臓は胎生期に腹側原基と背側原基が，前腸を軸として回転・癒合して形成される。
- ▶すなわち，①原基形成，②総胆管および腹側膵の回転開始，③回転終了，④癒合の順に進む。
- ▶腹側原基は，膵頭部の後方の胆管を含む一部分を形成する。
- ▶背側原基は，膵頭部の副膵管領域を含む前方の部分と膵体尾部を形成する。
- ▶背側原基の導管は副膵管（Santorini管），腹側原基の導管は主膵管（Wirsung管）である。

2. 胆道・膵臓の形成異常

- ▶膵臓の発生の過程において①膵胆管合流異常，②膵管癒合不全，③輪状膵，④迷入膵などの形成異常を生じることがある。
- ▶膵胆管合流異常は，胆道癌のリスクが上昇するので特に重要。

(1) 膵胆管合流異常（詳細はp.482参照）

- ▶膵管と胆管がOddi括約筋よりも高位で合流する奇形である。膵液・胆汁が相互流入してしまう状態。
- ▶東洋人に多く，女性が男性の2.6〜3.0倍多い。
- ▶先天性胆道拡張症を伴うことが多い。胆道非拡張例もある。
- ▶膵液・胆汁の相互流入により，胆管炎・膵炎や胆道癌の発生因子となる。
- ▶膵胆管合流異常の診断には胆汁中のアミラーゼ測定が有用である。

正解	1	2	3	4	5	6	7	8	9	10	11	12	13	14	15
	○	○	×	○	○	×	×	×	○	○	○	○	○	×	×

(2) 膵管癒合不全
- ▶背側原基の導管と腹側原基の導管が癒合せず，膵体尾部の膵液が副膵管を通じて小乳頭に流れる形成異常。一部交通する不完全型と交通しない完全型がある。
- ▶多くは無症状だが，通過障害の影響により慢性膵炎を生じる確率が高くなる。
- ▶治療には小(副)乳頭形成術，内視鏡的小(副)乳頭切除術，膵管ステント留置がある。

(3) 輪状膵
- ▶腹側膵原基の一部が発生過程で回転せずに元の位置に残って十二指腸を取り巻く形成異常。
- ▶十二指腸を全周性に完全に取り囲む完全癒合型と間隙のある不完全癒合型がある。
- ▶新生児，小児期に十二指腸狭窄として発見される(無症状のまま成人となる例も半数近くある)。
- ▶治療は十二指腸・十二指腸吻合術，胃空腸吻合術，十二指腸空腸吻合術が行われる(輪状膵の切除は膵液瘻を生じやすいため)。

(4) 迷入膵
- ▶本来の膵臓と異なる位置に脈管との連絡もなく存在する膵組織のこと(異所性膵ともよぶ)。
- ▶80％が胃〜上部空腸に存在する。
- ▶多くは良性だが，インスリノーマ，ガストリノーマ，膵癌などが発生することもまれにある。
- ▶機能性の腫瘍や膵癌と診断された場合は，それに準じた手術を行う。

Q2 胆道の解剖学的区分と走行(ほかの脈管との位置関係)について述べよ。

Key Card　知っているよね！

1. 胆道の解剖学的区分
- 肝細胞から分泌された胆汁が十二指腸に流出するまでの経路を胆道とよぶ。
- 図2に胆道の区分を示す。
- 毛細肝管が合流して左右肝管となり，肝門部で総肝管になる。
- さらに胆嚢管と合流して総胆管となり(三管合流部)，膵頭部背側を下行して，膵管と合流し，Vater乳頭から十二指腸下行脚に開口する。
- 肝外胆道系は左右肝管(Br, Bl)以下の部分を指し，肝門部胆管(Bp)，上部胆管(Bs)，中部胆管(Bm)，下部胆管(Bi)，乳頭部(A)，胆嚢に分けられる。

2. 胆道の走行の典型例(ほかの脈管との位置関係)
- 図3に肝門部の典型的脈管の走行を示す。
- 肝十二指腸間膜内において，総胆管は右腹側，固有肝動脈は左腹側にあり，両者の背側に門脈本幹が走行する。
- 固有肝動脈が最も早く左右に分岐する。
- 右肝動脈は総肝管と門脈の間を走行し，胆嚢動脈を分岐した後に肝内へと上行する。

3. 脈管の走行の変異
- 胆管や肝動脈の分枝形態にはさまざまな変異があるので注意が必要である。
- 例えば，胆管の後区域枝が左肝管に流入することなどがある。

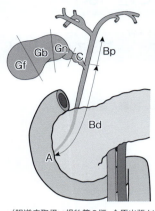

図2 胆道の区分

胆嚢体部（Gb）
胆嚢底部（Gf）
胆嚢頸部（Gn）
胆嚢管（C）
乳頭部（A）
肝門部領域胆管（Bp）
遠位胆管（Bd）

（胆道癌取扱い規約第6版，金原出版より引用改変）

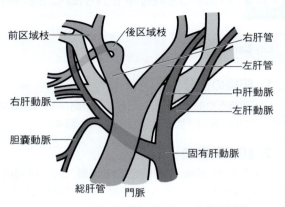

図3 肝門部脈管の走行（典型例）

（消化器外科手術のための解剖学，メジカルビュー社より引用改変）

❗ ココが大切！ ⇒ 知っていたかな？

1. 胆道の解剖学的区分
- 肝細胞から分泌された胆汁が十二指腸に流出するまでの経路を胆道とよぶ。
- 毛細肝管が合流して左右肝管となり，肝門部で総肝管になる。
- 総肝管，胆嚢管，総胆管の合流部を三管合流部とよぶ。
- 肝外胆管は肝門部領域胆管（Bp）と遠位胆管（Bd）に区分する。
- 肝門部領域胆管（Bp）は，肝側の左側は門脈臍部（U point）の右側から，右側は門脈前後枝の分岐点の左縁（P point）までの範囲とする。またBpの十二指腸側は，左右肝管合流部下縁から十二指腸壁に貫入するまでを2等分した部位までとする。一方，遠位胆管（Bd）は，同部位より十二指腸壁に貫入するまでとする。
- 下部胆管は膵頭部背側を下行して，膵管と合流し，Vater乳頭から十二指腸下行脚に開口する。

2. 胆道の走行の典型例（ほかの脈管との位置関係）
- <u>総肝管は右腹側，固有肝動脈は左腹側にあり，両者の背側に門脈本幹が走行する。</u>
- 固有肝動脈が最も早く左右に分岐する（胆管・門脈に比べて下位で分岐する）。
- 右肝動脈は総肝管と門脈の間を走行し，胆嚢動脈を分岐した後に肝内へと上行する（腹側から胆管，肝動脈，門脈の順）。

3. 脈管の走行の変異
- 胆管や肝動脈の分枝形態にはさまざまな変異があるので注意が必要。以下，例を列記する。
  - 後区域枝が左肝管に流入することがある（28％）。
  - 胆嚢管が右肝管に合流することがある。
  - 右肝動脈が上腸間膜動脈から分岐することがある（17％）。
  - 右肝動脈が門脈の背側を走行することがある。
  - 左肝動脈が左胃動脈から分岐することがある（16％）。

Q3 胆嚢の解剖学的特徴と臨床的意義について述べよ。

Key Card 🔑　　　　　　　　　　　　　　　　　知っているよね！

1. 胆嚢の区分
- 胆嚢を直軸方向に3等分して，底部（Gf），体部（Gb），頸部（Gn）に区分し，胆嚢と胆管をつなぐ部分を胆嚢管（C）としている（図4）。

2. 胆嚢壁構造
- 胆嚢は粘膜層，固有筋層，漿膜下層，漿膜の4層構造をとる（図5）。
- 胃壁や腸壁で認められる粘膜下層と粘膜筋板は存在しない。
- 肝臓付着面には漿膜が存在しない。

図4　胆嚢の区分

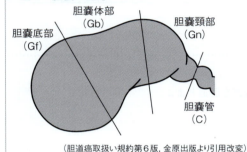

（胆道癌取扱い規約第6版，金原出版より引用改変）

図5　胆嚢と腸管の壁構造の比較

〈胆嚢〉	〈腸管〉
粘膜層（m）	粘膜層（m）
固有筋層（mp）	粘膜筋（pm）
漿膜下層（ss）	粘膜下層（sm）
漿膜（s）	固有筋層（mp）
	漿膜下層（ss）
	漿膜（s）

❗ ココが大切！ ⇒ 知っていたかな？

1. 胆嚢の区分
▶胆道癌取り扱い規約では胆嚢を直軸方向に3等分して，底部（Gf），体部（Gb），頸部（Gn）に区分し，胆嚢と胆管をつなぐ部分を胆嚢管（C）としている。

2. 胆嚢壁の構造
▶胆嚢は粘膜層（m），固有筋層（mp），漿膜下層（ss），漿膜（s）の4層構造をとる（図5）。
▶胃や腸で認められる粘膜下層と粘膜筋板は存在しない（炎症や癌が壁外へ波及しやすい）。
▶肝臓付着面には漿膜が存在していない（肝臓側へのバリアーが弱い）。
▶早期胆嚢癌は浸潤が固有筋層までのもので，リンパ節転移の有無は問わない。
▶漿膜下層（ss）には血管やリンパ管が豊富（癌が粘膜下層まで浸潤するとリンパ節転移しやすくなる）。
▶Rokitansky-Aschoff sinus（ロキタンスキー・アショフ洞，RAS）は粘膜上皮が筋層に侵入した構造物であり，細菌の温床になりやすい。
▶胆嚢腺筋症ではRASの増生を認める。
▶Luschka（ルシュカ）管は，肝実質から胆嚢壁に直接流入する微小な胆管構造であり（胆嚢内には直接流入しない），胆嚢摘出術の際に分断されると胆汁漏の原因となる。

できるかな！ 実践問題形式でチャレンジ！

問1. 上腹部痛，発熱を訴えて来院した患者のERCP画像を示す（図6）。正しいものを1つ選べ。

　a. 肝内胆管の拡張を認める。
　b. 上部胆管に陰影欠損を認める。
　c. 胆嚢の腫大を認める。
　d. 膵胆管合流異常を認める。
　e. 下部胆管に陰影欠損を認める。

図6　内視鏡的逆行性胆管膵管造影（ERCP）

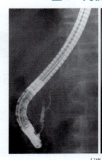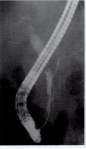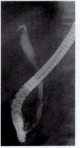

（消化器外科minimal requirements実践応用編，メジカルビュー社より引用）

問2. 正しいものを1つ選べ。

　a. 肝門部の脈管のうち，最も背側を走行するのは門脈である。
　b. 後区域枝は，左肝管から分岐することが最も多い。
　c. 右肝動脈は，上腸間膜動脈から分岐することが最も多い。
　d. 胆嚢動脈は，固有肝動脈から分岐することが最も多い。
　e. 胆嚢壁は，粘膜層，粘膜下層，固有筋層，漿膜下層，漿膜の5層構造をとる。

（※正解は下段）

知っておこう！　要点整理（チェックしよう！）

Ⅰ. 胆管・膵臓の発生および胆道形成異常について述べよ。
- □ 1. 膵臓は，胎生期に腹側原基と背側原基が，前腸を軸として回転・癒合して形成される。
- □ 2. 背側原基は，膵頭部の副膵管領域を含む前方の部分と膵体尾部を形成する。
- □ 3. 背側原基の導管は副膵管（Santorini管），腹側原基の導管は主膵管（Wirsung管）である。

Ⅱ. 胆道の解剖学的区分と走行（ほかの脈管との位置関係）について述べよ。
- □ 1. 総肝管，胆嚢管，総胆管の合流部を三管合流部とよぶ。
- □ 2. 総肝管は右腹側，固有肝動脈は左腹側にあり，両者の背側に門脈本幹が走行する。
- □ 3. 右肝動脈は総肝管と門脈の間を走行し，胆嚢動脈を分岐した後に肝内へと上行する（腹側から胆管，肝動脈，門脈の順）。

Ⅲ. 胆嚢の解剖学的特徴と臨床的意義について述べよ。
- □ 1. 胆嚢は粘膜層（m），固有筋層（mp），漿膜下層（ss），漿膜（s）の4層構造をとる。
- □ 2. 胃や腸で認められる粘膜下層と粘膜筋板は存在しない（炎症や癌が壁外へ波及しやすい）。
- □ 3. 漿膜下層（ss）に血管やリンパ管が豊富（癌が粘膜下層まで浸潤するとリンパ節転移しやすくなる）。

（正解　問1：d　問2：a）

胆道 2
特殊検査（腹部超音波検査, CT検査, ERCP）

チャレンジしてみよう！（○か×をつけよ）

( )　1. 胆嚢結石症の腹部超音波検査像は結石の低エコー像と音響陰影（acoustic shadow）を呈するのが特徴である。
( )　2. 胆嚢腺筋症のCT像では，数珠状の壁肥厚，病変部の漿膜下脂肪増殖，内腔およびRAS内の結石が特徴的である。
( )　3. コレステロールポリープは単純CT検査で高吸収性の腫瘤として描出される。
( )　4. 腺腫様ポリープは，血流に乏しいのが特徴である。
( )　5. 広基性のポリープは，悪性を疑う所見である。
( )　6. 先天性胆道拡張症の内視鏡的逆行性胆管膵管造影（ERCP）像では，拡張胆管を認めることが確定診断となる。
( )　7. 原発性硬化性胆管炎（PSC）のERCP像の特徴の1つに，胆管の多発狭窄像がある。
( )　8. biliobiliary fistula（胆嚢胆管瘻）のERCP像は総胆管と胆嚢の交通を認めることである。
( )　9. 慢性膵炎が胆管狭窄の原因となることがある。
( ) 10. 胆管癌のERCP像では癌部に一致して不整な糸状の狭窄像と末梢側胆管の拡張を認める。
( ) 11. 胆道の超音波内視鏡検査は，胃または十二指腸内から行う。
( ) 12. 超音波内視鏡検査では胆管の評価は可能だが，胆嚢の評価は困難である。
( ) 13. 膵仮性嚢胞に対して，胃内からの超音波内視鏡検査を通じて穿刺ドレナージを行うことができる。
( ) 14. 管腔内超音波検査（IDUS）は，胆嚢癌のひろがりは評価できるが深達度診断は困難である。
( ) 15. 経皮経肝胆道ドレナージ（PTBD）ルートからIDUSを行うことができる。

（※正解は次ページ下段）

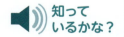

- **Q1** 良性胆嚢疾患の画像検査（超音波検査，CT検査）による鑑別診断について述べよ。
- **Q2** 総胆管狭窄に対するERCP検査による鑑別診断について述べよ。
- **Q3** 膵胆道疾患に対する超音波内視鏡検査と管腔内超音波検査の適応と所見について述べよ。

Q1 良性胆嚢疾患の画像検査（超音波検査，CT検査）による鑑別診断について述べよ。

Key Card 知っているよね！

1. 胆嚢良性疾患の画像検査
- 良性疾患と悪性疾患の鑑別が重要であり，腹部超音波検査，CT検査を中心に画像診断し，悪性が疑われる場合は手術を考慮する。

(1) 胆嚢結石症
- 腹部超音波検査にて結石の高エコー像と音響陰影（acoustic shadow）を呈するのが特徴である。
- 石灰化を有する結石はCT検査でも描出される。

(2) 胆嚢腺筋症
- 腹部超音波検査で，Rokitanski-Aschoff sinus（RAS）を反映した無エコー域やRAS内の結石を反映したコメット様エコーが認められる。
- CT検査では数珠状の壁肥厚，病変部の漿膜下脂肪増殖，内腔およびRAS内の結石が特徴的である。

(3) 胆嚢ポリープ
- 多くはコレステロールポリープで，その他に腺腫，過形成，炎症性ポリープがある。
- コレステロールポリープは単純CT検査では描出されにくい（胆汁とほぼ同じ吸収値のため）。
- 1cm以上のものは胆嚢癌の可能性も考慮して手術適応となる（1cmを超えると20％以上が悪性）。
- 急速に増大傾向を示すものや，広基性のものは胆嚢癌の頻度が高く，手術適応となる。
- 表1に胆嚢ポリープと胆嚢癌の鑑別診断を示す。

表1　胆嚢ポリープと胆嚢癌の鑑別診断

種類	大きさ	個数	形態など
コレステロールポリープ	数mm以内	多発	桑実状または金平糖状
過形成，炎症性ポリープ	通常5mm以下	ー	無茎性・扁平隆起
腺腫様ポリープ	10mm前後が多い	単発	小結節状，血流あり
胆嚢癌	10mm以上が多い	単発	表面不整，血流あり

❗ココが大切！⇒ 知っていたかな？

1. 胆嚢結石症
▶腹部超音波検査にて結石の高エコー像と音響陰影（acoustic shadow）を呈するのが特徴である。
▶石灰化を有する結石はCT検査でも描出される。

正解	1	2	3	4	5	6	7	8	9	10	11	12	13	14	15
	×	○	×	×	○	×	○	○	○	○	○	×	○	×	○

- ▶胆囊内に結石が充満すると，胆囊壁病変（癌や腺腫）の描出が不良になるので注意が必要である。
- ▶胆囊結石症が胆囊癌の危険因子とする明らかなエビデンスはないが，一方で胆囊癌患者では胆囊結石症の合併が高率に認められる。

2. 胆囊腺筋症
- ▶胆囊壁の限局性あるいは全体の壁肥厚を伴う良性疾患である。
- ▶①底部・限局型，②分節型，③びまん・全体型に分類される（p.469参照）。
- ▶腹部超音波検査で，RASを反映した無エコー域やRAS内の結石を反映したコメット様エコーが認められる。
- ▶CT検査では，数珠状の壁肥厚，病変部の漿膜下脂肪増殖，内腔およびRAS内の結石が特徴的である。
- ▶底部型では，腫瘤状陰影が胆囊癌との鑑別を要することがある。
- ▶造影CT検査において，胆囊腺筋症では比較的均一に造影される。

3. 胆囊ポリープ
- ▶多くはコレステロールポリープで，その他に腺腫，過形成，炎症性ポリープがある。
- ▶コレステロールポリープは単純CT検査では描出されにくい（胆汁とほぼ同じ吸収値のため）。
- ▶1cm以上のものは胆囊癌の可能性も考慮して手術適応となる（1cmを超えると20％以上が悪性）。
- ▶急速に増大傾向を示すものや，広基性のものは胆囊癌の頻度が高く，手術適応となる。

4. その他
- ▶慢性胆囊炎のうち，石灰化胆囊（陶器様胆囊）や黄色肉芽腫性胆囊炎は癌との鑑別診断が困難である。
- ▶陶器様胆囊は，胆囊壁全体に石灰化を認めるものであり，慢性胆囊炎の末期の状態である。
- ▶黄色肉芽腫性胆囊炎では，胆囊壁のびまん性の壁肥厚と粘膜面の増強，高吸収を認める。

Q2 総胆管狭窄に対するERCP検査による鑑別診断について述べよ。

Key Card 　知っているよね！

1. 総胆管狭窄に対するERCP検査による鑑別診断
- 胆管癌，総胆管結石症，原発性硬化性胆管炎，先天性胆道拡張症，Mirizzi症候群，膵疾患，Lemmel症候群などが総胆管狭窄の原因となる。
- 表2に各疾患のERCP像を示す。

表2 胆管狭窄の鑑別疾患とERCP像

疾患	ERCP像
胆管癌	癌部に一致して不整な糸状の狭窄像と末梢側胆管の拡張を認める
総胆管結石症	結石による造影欠損，末梢胆管（肝内胆管）の拡張を認める
原発性硬化性胆管炎（PSC）	肝内・肝外の胆管に多発性狭窄，数珠状所見，短い狭窄，肝内胆管枝の減少や胆管壁の憩室様突出などを認める
先天性胆道拡張症	拡張胆管と膵液逆流による炎症で狭窄した胆管を認める膵胆管合流異常を認めることが確定診断となる
Mirizzi症候群 biliobiliary fistula（胆嚢胆管瘻）	総胆管と胆嚢の交通を認める
膵疾患（膵癌・慢性膵炎など）による胆管狭窄	膵癌や膵炎の波及部に一致した胆管の狭窄を認める
Lemmel症候群，乳頭部狭窄	内視鏡所見として傍十二指腸乳頭憩室，造影検査にて十二指腸乳頭部の狭窄を認める

❗ ココが大切！ ⇒ 知っていたかな？

1. 総胆管狭窄に対するERCP検査による鑑別診断
▶ 胆管癌，総胆管結石症，原発性硬化性胆管炎，先天性胆道拡張症，Mirizzi症候群，膵疾患，Lemmel症候群などが総胆管狭窄の原因となる。
▶ ERCP検査に引き続いて，胆汁細胞診や擦過細胞診，生検，胆道鏡検査などの精査を行う。
▶ さらに，乳頭部切開や採石，胆管拡張術・ステント留置などの治療も行う。

2. 総胆管結石症，肝内結石症
▶ 総胆管や肝内胆管に結石による造影欠損と末梢胆管の拡張を認める。

3. 原発性硬化性胆管炎（PSC）
▶ 肝内・肝外の胆管に多発性狭窄，数珠状所見，短い狭窄，肝内胆管枝の減少や胆管壁の憩室様突出などを認める。

4. 先天性胆道拡張症
▶ 拡張胆管と膵液逆流による炎症で狭窄した胆管を認める。
▶ 膵胆管合流異常を認めることが確定診断となる。

5. Mirizzi症候群，biliobiliary fistula（胆嚢胆管瘻）
▶ 胆嚢結石や胆嚢炎の影響による胆管炎症状，胆管狭窄を認める（Mirizzi症候群）。
▶ biliobiliary fistula（胆嚢胆管瘻）を生じると，ERCP検査時に総胆管と胆嚢の交通を認める。

6. 膵疾患（膵癌・慢性膵炎など）による胆管狭窄
▶ 膵癌や膵炎の波及部に一致した胆管の狭窄を認める。

7. Lemmel症候群，十二指腸乳頭部狭窄（十二指腸乳頭癌など）

▶内視鏡所見として傍十二指腸乳頭憩室を認める（Lemmel症候群）。
▶胆道造影検査にて十二指腸乳頭部の狭窄を認める。

8. 胆管癌

▶癌部に一致して不整な糸状の狭窄像と末梢側胆管の拡張を認める。

Q3 膵胆道疾患に対する超音波内視鏡検査と管腔内超音波検査の適応と所見について述べよ。

Key Card　知っているよね！

1. 超音波内視鏡検査（EUS）

- 内視鏡の先端に装着された超音波装置により，胃または十二指腸内から胆嚢や胆管および膵臓の病変を描出する。
- 胆嚢ポリープ，胆嚢癌，胆管癌，膵腫瘍，膵嚢胞性疾患の鑑別診断がよい適応である。
- 図1に胆嚢癌のEUS像を示す。

2. 管腔内超音波検査（IDUS）

- 超音波の深触子を胆管・膵管内に直接挿入することにより，高解像度の画像を得ることが可能である。
- 癌の壁進展の深さやひろがりを評価することができる。
- 胆管癌，膵腫瘍，膵嚢胞性疾患の鑑別診断がよい適応である。
- 図2に膵管内乳頭粘液性腫瘍（IPMN）のIDUS像を示す。

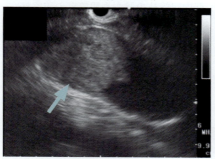

図1　胆嚢癌のEUS像（自験例）

胆嚢底部に壁在結節を認める
→乳頭浸潤癌 T2（SS）N0M0 Stage Ⅱ

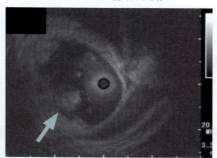

図2　IPMNのIDUS像（自験例）

膵管の嚢胞と不整な低エコー腫瘤を認める

！ ココが大切！ ⇒ 知っていたかな？

1. 超音波内視鏡検査（EUS）
- 内視鏡の先端に装着された超音波装置により，胃または十二指腸内から胆嚢や胆管および膵臓の病変を描出する。
- 体外からの超音波検査に比べて腸管ガスなどによる障害が少なく，より明瞭な描出が可能である。
- また，EUSガイド下穿刺生検（EUS-FNB）により，組織採取も可能である。
- 胆嚢ポリープ，胆嚢癌，胆管癌，膵腫瘍，膵嚢胞性疾患の鑑別診断がよい適応である。
- 膵仮性嚢胞ではEUS-FNBの手技を用いてドレナージを行うことがある。

2. 管腔内超音波検査（IDUS）
- 超音波の深触子を胆管・膵管内に直接挿入することにより，高解像度の画像を得ることが可能である。
- 癌の壁進展の深さやひろがりを評価することができる。
- 内視鏡的なアプローチとPTBDルートからのアプローチがある。
- 胆管癌，膵腫瘍，膵嚢胞性疾患の鑑別診断がよい適応である。

できるかな！ 実践問題形式でチャレンジ！

問1. 胆嚢CT像（図3）の所見について正しいものを選べ。
 a. 底部に胆嚢結石を認める。
 b. RAS内の結石を認める。
 c. 底部型の胆嚢腺筋症である。
 d. 底部に充実性腫瘤を認める。
 e. 広基性の胆嚢ポリープを認める。

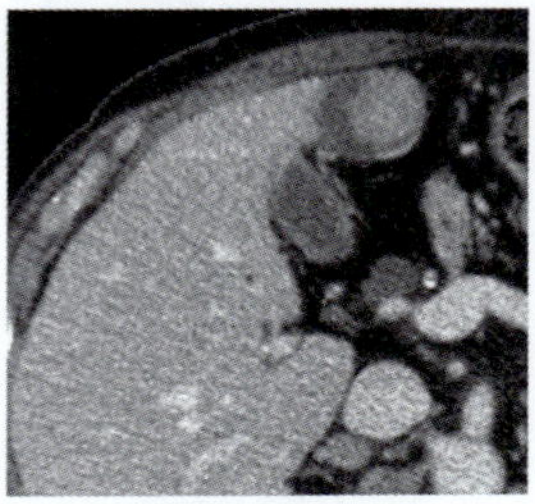

図3　腹部CT検査

（自験例）

問2. ERCP像（図4）の所見について正しいものを選べ。
 a. 中部胆管の狭窄を認める。
 b. 総胆管と胆嚢の交通を認める。
 c. 肝内胆管に多発性狭窄を認める。
 d. 下部胆管に結石による造影欠損を認める。
 e. 膵胆管合流異常を認める。

図4　ERCP検査

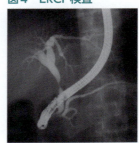

（消化器外科minimal requirements 実践応用編，メジカルビュー社より引用）

（※正解は次ページ下段）

> **知っておこう！** ✅ **要点整理**（チェックしよう！）
>
> Ⅰ．良性胆嚢疾患の画像検査（超音波検査，CT検査）による鑑別診断について述べよ。
> - ☐ 1．底部型の胆嚢腺筋症では，腫瘤状陰影が胆嚢癌との鑑別を要することがある。
> - ☐ 2．1cm以上の胆嚢ポリープは，胆嚢癌の可能性も考慮する必要がある。
> - ☐ 3．胆嚢ポリープのうち，急速に増大傾向を示すものや，広基性のものは悪性を疑う必要がある。
>
> Ⅱ．総胆管狭窄に対するERCP検査による鑑別診断について述べよ。
> - ☐ 1．胆管癌，総胆管結石症，原発性硬化性胆管炎，先天性胆道拡張症，Mirizzi症候群，膵疾患，Lemmel症候群などが，総胆管狭窄の原因となる。
> - ☐ 2．原発性硬化性胆管炎(PSC)では，肝内・肝外の胆管に多発性狭窄，数珠状所見，短い狭窄，肝内胆管枝の減少や胆管壁の憩室様突出などを認める。
> - ☐ 3．胆管癌では癌部に一致して不整な糸状の狭窄像と末梢側胆管の拡張を認める。
>
> Ⅲ．膵胆道疾患に対する超音波内視鏡検査と管腔内超音波検査の適応と所見について述べよ。
> - ☐ 1．EUSは，胆嚢ポリープ，胆嚢癌，胆管癌，膵腫瘍，膵嚢胞性疾患の鑑別診断がよい適応である。
> - ☐ 2．IDUSは，胆管癌，膵腫瘍，膵嚢胞性疾患の鑑別診断がよい適応である。
> - ☐ 3．IDUSは，癌の壁進展の深さやひろがりを評価することができる。

（正解　問1：d　問2：a）

胆道 3

手術（減黄処置と代表的な術式）

チャレンジしてみよう！（○か×をつけよ）

( ) 1. 胃切除後にRoux en-Y再建を受けた既往のある患者に対する減黄処置は，内視鏡的アプローチは禁忌である。
( ) 2. 黄疸を有する肝切除患者において，術前の減黄処置は必須である。
( ) 3. 肝門部胆管癌による閉塞性黄疸に対する術前の減黄処置として，内視鏡的胆道ステント留置術（EBS）は推奨されない。
( ) 4. 肝切除術を伴う術式を予定している場合，切除肝側の減黄処置に対するEBSは必須ではない。
( ) 5. 胆嚢炎に対する経皮経肝胆嚢ドレナージ（PTGBD）は，炎症の波及が懸念されるため禁忌である。
( ) 6. 胆汁は，1日に約100 mL分泌される。
( ) 7. 胆汁外瘻により脂溶性ビタミン（ビタミンK, D, A, E）の吸収障害が生じる。
( ) 8. 胆汁外瘻時は，活性化部分トロンボプラスチン時間（APTT）が延長する。
( ) 9. 長期間にわたる胆汁外瘻は，骨軟化症の原因となる。
( ) 10. 胆汁外瘻による出血傾向は，外瘻後早期（1〜2日）から生じる。
( ) 11. 総胆管結石症に対する治療法は，内視鏡的結石除去術が第一選択である。
( ) 12. 肝内結石症に対する唯一の根治的治療法は，肝切除術である。
( ) 13. 先天性胆道拡張症に対する治療法は，胆管切除（囊腫切除）＋胆道再建（できる限り胆嚢温存）である。
( ) 14. 急性胆管炎に対する経皮経肝ドレナージや内視鏡的胆道ドレナージは，炎症の波及が懸念されるため推奨されない。
( ) 15. 原発性硬化性胆管炎に対する根治的治療法は，肝移植である。

（※正解は次ページ下段）

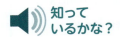知っているかな？

Q1 閉塞性黄疸に対する減黄処置を列記し，それぞれの適応と特徴を比較せよ。
Q2 胆汁外瘻術における栄養障害とその対策について述べよ。
Q3 胆道疾患に対する術式とその適応について述べよ。

Q1 閉塞性黄疸に対する減黄処置を列記し，それぞれの適応と特徴を比較せよ。

Key Card 🔑 　　　　　　　　　　　　　　　　　　　知っているよね！

1. 閉塞性黄疸
- 閉塞性黄疸は，胆管系の閉塞や狭窄により起こる黄疸。
- 胆管・胆嚢の炎症，胆石症，肝胆道系・膵頭部の悪性腫瘍や良性腫瘍などが原因となる。

2. 減黄処置
- 減黄処置として，①経皮経肝胆道ドレナージ（PTBD, PTCD），②内視鏡的経鼻胆道ドレナージ（ENBD），③内視鏡的胆道ステント留置術（EBS），④経皮経肝胆嚢ドレナージ（PTGBD）がある（図1）。
- 各減黄処置の長所・短所を理解し，疾患に適した処置を選択する。
- 表1に減黄処置の適応と長所・短所を示す。

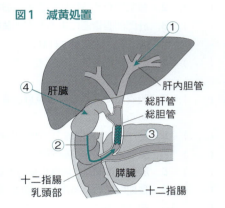

図1　減黄処置

表1　減黄処置の適応と長所・短所

	適応	長所	短所
PTBD（PTCD）	内視鏡的に胆道へのアプローチが困難な症例	画像評価時にドレナージチューブによる病変部への影響が少ない 胆道造影に利用できる	出血傾向，大量腹水貯留症例は穿刺不可能 チューブによる苦痛がある
ENBD	内視鏡的に胆道へのアプローチが可能な症例	穿刺に比べ低侵襲 胆道造影に利用できる	チューブによる苦痛がある チューブが病変部を通過するため画像評価に影響しやすい 膵炎を発症することがある
EBS	内視鏡的に胆道へのアプローチが可能な症例	チューブによる苦痛がない	ステントチューブが病変部を通過するため画像評価に影響しやすい 膵炎を発症することがある
PTGBD	胆嚢炎，胆嚢結石症など，胆嚢疾患が原因の閉塞性黄疸	胆道造影に利用できる	出血傾向，大量腹水貯留症例は穿刺不可能 チューブによる苦痛がある

❗ ココが大切！ ⇒ 知っていたかな？

1. 閉塞性黄疸
▶閉塞性黄疸は，胆管系の閉塞や狭窄により起こる黄疸。
▶胆道結石等の胆道結石症，胆管炎，胆嚢炎，胆管癌，胆嚢癌，膵頭部癌などの腫瘍性病変によることが多い。その他，先天性胆道疾患，膵炎，十二指腸憩室，外傷性胆管狭窄などが原因となる。

正解	1	2	3	4	5	6	7	8	9	10	11	12	13	14	15
	×	×	×	○	×	×	○	×	○	×	○	○	○	×	○

2. 減黄処置

- ▶ 胆道閉塞に伴う胆管炎(感染の制御)や肝機能障害の改善を目的として減黄処置を行う。
- ▶ 各減黄処置の長所・短所を理解し,疾患に適した処置を選択する。
- ▶ 病変により胆道が完全閉塞されている場合には,内視鏡による逆行性アプローチが不可能である。
- ▶ 十二指腸閉塞や胃切除後Roux en-Y再建などの症例では,内視鏡的アプローチが困難になりやすい(禁忌ではない)。
- ▶ 術前の胆管拡張は肝血流の低下による肝機能障害を生じやすいため,残存肝の減黄を行う(切除肝の減黄は必須ではない)。
- ▶ 肝門部胆管癌や肝外胆管癌などに対する減黄処置としては,ENBDやEBSが主流となり,PTBD(PTCD)は第二選択となった。
- ▶ 肝切除術を伴う胆道切除術を予定している場合には,ENBDやEBSは推奨されない(チューブやステントの狭窄あるいは逆行性感染により肝機能障害を生じることがあるため)。
- ▶ PTGBD施行時に穿刺部からの胆汁漏による胆汁性腹膜炎を生じることがあるので注意する。
- ▶ PTBD,ENBD,PTGBDは胆汁外瘻となるため胆汁成分の補充が必要となる(**Q2**参照)。

Q2 胆汁外瘻術における栄養障害とその対策について述べよ。

Key Card 🔑 知っているよね!

1. 胆汁の成分,働き

- 胆汁は,水分・電解質,胆汁酸,ビリルビン,コレステロールを含み,1日に500〜1,000mLが分泌されている。
- 表2に胆汁の組成,表3に胆汁の電解質を示す。
- 特に胆汁酸は,小腸下部(回腸)において脂質の消化・吸収にかかわっている。

表2 胆汁の組成

成分	割合
水分・電解質	約97%
胆汁酸	約0.7%
ビリルビン	約0.2%
コレステロール	約0.06%

(外科レジデントマニュアル第3版,医学書院より引用改変)

表3 胆汁の電解質

	Na^+ (mEq/L)	K^+ (mEq/L)	Cl^- (mEq/L)	HCO_3^- (mEq/L)
胆汁	148 (130〜160)	5 (3〜12)	100 (90〜120)	35 (30〜40)

(外科研修マニュアル第2版,南江堂より引用改変)

2. 閉塞性黄疸,胆汁外瘻時の栄養障害

- 胆汁外瘻時は,水分・電解質の喪失,プロトロンビン時間(PT)の延長が問題となる。
- <u>胆汁が腸管へ流出されないことにより,脂肪や脂溶性ビタミン(ビタミンK,D,A,E)の吸収障害が生じる。</u>
- ビタミンKの吸収障害によりプロトロンビン時間(PT)が延長する(ビタミンK依存性凝固因子であるⅡ,Ⅶ,Ⅸ,Ⅹ凝固因子が不足する)。

3. 胆汁外瘻術時の栄養障害対策
- 表4に胆汁外瘻時の栄養障害と対策を示す。

表4 胆汁外瘻による栄養障害

栄養障害	臨床像	対策
水分・電解質喪失	脱水・電解質異常	胆汁喪失量に応じて細胞外液の補充を行う
ビタミンK欠乏症	出血傾向，PT時間延長	プロトロンビン時間をモニタリングし，ビタミンK製剤を投与する
ビタミンD欠乏症	骨軟化症	ビタミンD製剤を投与する。実臨床で遭遇することは少ない

❗ ココが大切！ ⇒ 知っていたかな？

1. 胆汁の成分，働き
- ▶胆汁は，水分・電解質，胆汁酸，ビリルビン，コレステロールを含み，1日に500〜1,000 mLが分泌されている。
- ▶胆汁はアルカリ性である。
- ▶特に胆汁酸は，小腸下部（回腸）において脂質の消化・吸収にかかわっている。

2. 閉塞性黄疸，胆汁外瘻時の栄養障害
- ▶胆汁外瘻時は，水分・電解質の喪失，プロトロンビン時間（PT）の延長が問題となる。
- ▶胆汁の電解質は，細胞外液とほぼ同等である。
- ▶胆汁が腸管へ流出されないことにより，脂肪や脂溶性ビタミン（ビタミンK, D, A, E）の吸収障害が生じる。
- ▶ビタミンKの吸収障害により，プロトロンビン時間（PT）が延長する（ビタミンK依存性凝固因子であるⅡ, Ⅶ, Ⅸ, Ⅹ凝固因子が不足する）。
- ▶プロトロンビン時間（PT）の延長は，胆汁外瘻後3〜7日程度で顕性化してくる（ビタミンK依存性凝固因子の半減期が3〜7日）。
- ▶ビタミンD不足は，長期間の胆汁外瘻により生じる（外科領域での実臨床で遭遇することは少ない）。
- ▶ビタミンE欠乏は脂肪吸収障害の原因となり，ビタミンA欠乏は夜盲症の原因となる。

3. 胆汁外瘻術時の栄養障害対策
- ▶可能であれば，回収した胆汁の体内への返還を行う（経口服用または腸瘻などから投与する）。
- ▶可能でないときは，補充療法を行う（表4）。

Q3 胆道疾患に対する術式とその適応について述べよ。

Key Card 🔑　　　　　　　　　　　　　　知っているよね！

1. 胆道疾患に対する術式
- 胆道疾患に対する治療法はさまざまであり，主なものを抜粋して示す（表5）。

- 悪性疾患，胆嚢結石・胆嚢炎に関しては別項p.475を参照。

表5 胆道疾患に対する術式

疾患	術式	備考
総胆管結石症	内視鏡的結石除去（第一選択） 総胆管切開採石術（開腹 or 腹腔鏡下）	内視鏡的治療が困難な場合に手術を行う
肝内結石症	肝切除術（根治的治療法） 胆道鏡下採石術（経皮経肝 or 経胆管）	良性疾患のため胆道鏡による治療を行われることもある
先天性胆道拡張症	胆管切除術（嚢腫切除）＋胆嚢摘出術＋胆道再建術	高率に胆管癌を合併するため，積極的に手術が行われる
急性胆管炎	PTBD, ENBD	細菌の血中移行を防ぐため，胆道減圧を行う
原発性硬化性胆管炎（PSC）	肝移植（根治的治療法） 肝外胆管切除術＋肝管空腸吻合術 胆道内瘻化術	病変の局在により治療法を選択する
胆管良性腫瘍	胆管切除術	乳頭腫，神経腫，脂肪腫，腺腫などがある
良性胆管狭窄	胆管切除術＋胆道再建術 狭窄部拡張術（経皮経肝 or 内視鏡）	術後の狭窄と，疾患による狭窄がある

！ ココが大切！ ⇒ 知っていたかな？

1. 胆道疾患に対する術式

▶胆道疾患の治療法はさまざまである。
▶総胆管結石症には，内視鏡的結石除去が第一選択だが，内視鏡的治療が困難な場合は総胆管切開採石術を行う。
▶肝内結石症には肝切除術が根治手術である（結石除去と病的胆管を同時に摘出できる）。
▶ただし，肝内結石症は良性疾患のため胆道鏡下切石術などにより可及的に切石を行うこともある。
▶先天性胆道拡張症は，膵胆管合流異常の併存が多く，胆管癌や胆嚢癌の危険因子となる。
▶急性胆管炎においては，胆管内圧の上昇による細菌の血中移行を防ぐため，胆道ドレナージを行う。
▶原発性硬化性胆管炎（PSC）では，閉塞が高度な症例に対して姑息的に胆道内瘻術が行われる。
▶PSCにおいて肝外胆管に病変が限局している場合には，肝外胆管切除＋肝管空腸吻合術が行われる。
▶PSCの唯一の根治的治療法は肝移植である。
▶胆管良性腫瘍は非常にまれであり，乳頭腫，神経腫，脂肪腫，腺腫などがある。
▶良性胆管狭窄の原因としては，胆道結石症，胆管良性腫瘍，Mirizzi症候群，膵炎などが多いが，術中の胆管損傷に伴うものや，胆管空腸吻合部狭窄など医原性のものもある。

できるかな！ 実践問題形式でチャレンジ！

問1．黄疸を主訴に来院した患者の腹部CT検査（図2）とERCP画像（図3）を示す。腹水や出血傾向は認めない。最も適すると考えられる術前の減黄

処置はどれか。必須なものを1つ選べ。
a. 経皮経肝胆嚢ドレナージ(PTGBD)を行う。
b. 内視鏡的胆道ステント留置術(EBS)を行う。
c. 左肝管に経皮経肝胆道ドレナージ(PTBD)チューブを留置する。
d. 右肝管に経皮経肝胆道ドレナージ(PTBD)チューブを留置する。
e. 内視鏡的経鼻胆道ドレナージ(ENBD)チューブを留置する。

図2 腹部CT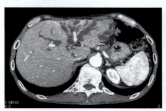

図3 ERCP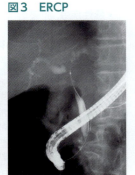

(消化器外科minimal requirements実践応用編，メジカルビュー社より引用)

問2. 誤っているものを2つ選べ。
a. 胆汁酸は主に空腸において脂質の消化・吸収にかかわっている。
b. ビタミンDの吸収障害は骨軟化症の原因となる。
c. 閉塞性黄疸ではプロトロンビン時間(PT)が延長する。
d. 閉塞性黄疸では第Ⅱ凝固因子が欠乏する。
e. 閉塞性黄疸では第Ⅺ凝固因子が欠乏する。

(※正解は下段)

知っておこう！ 要点整理(チェックしよう！)

Ⅰ. 閉塞性黄疸に対する減黄処置を列記し，それぞれの適応と特徴を比較せよ。
- ☐ 1. 減黄処置として，①PTBD(PTCD)，②ENBD，③EBS，④PTGBDがある。
- ☐ 2. PTBDやPTGBDは，出血傾向や大量腹水を認める症例には行わない。
- ☐ 3. 肝門部胆管癌や胆管癌などにおいて，肝切除術を伴う胆道切除術を予定している場合には，ENBDやEBSは推奨されない。

Ⅱ. 胆汁外瘻術における栄養障害とその対策について述べよ。
- ☐ 1. 胆汁には水分・電解質，胆汁酸，ビリルビン，コレステロールが含まれており，1日に500〜1,000 mLが分泌されている。
- ☐ 2. 胆汁外瘻時は水分・電解質の喪失，プロトロンビン時間(PT)の延長が問題となる。
- ☐ 3. 脂溶性ビタミンとはビタミンK, D, A, Eであり，ビタミンK依存性凝固因子とはⅡ, Ⅶ, Ⅸ, Ⅹ凝固因子である

Ⅲ. 胆道疾患に対する術式とその適応について述べよ。
- ☐ 1. 総胆管結石症に対しては，内視鏡的結石除去術が第一選択である。
- ☐ 2. 先天性胆道拡張症に対しては，胆管切除術(嚢腫切除)＋胆嚢摘出術＋胆道再建術を行う。
- ☐ 3. 急性胆管炎に対しては，胆管内圧の上昇による細菌の血中移行を防ぐため，胆道ドレナージを行う。

(正解 問1：d 問2：a, e)

胆道 4
胆嚢良性疾患（胆嚢結石症，胆嚢腺筋症，胆嚢ポリープ）

チャレンジしてみよう！（○か×をつけよ）

( ) 1. 胆嚢結石症は色素胆石が多い。
( ) 2. 胆嚢結石症は男性に多い。
( ) 3. 胆嚢腺筋症は悪性疾患に分類される。
( ) 4. 胆嚢腺筋症は腹部超音波検査でコメット様エコーを認めることがある。
( ) 5. 胆嚢ポリープの多くは，腺腫である。
( ) 6. 胆嚢結石症は無症状例でも手術が勧められる。
( ) 7. X線通過性のコレステロール結石では，経口溶解療法が選択されることがある。
( ) 8. 胆嚢結石症では胆嚢癌発生を考慮し，予防的胆嚢摘出術が行われる。
( ) 9. 胆嚢腺筋症は原則手術適応である。
( ) 10. 胆嚢の広基性ポリープは胆嚢癌の存在が疑われる。
( ) 11. 胆嚢摘出術の際，左肝静脈の末梢枝の損傷に注意が必要である。
( ) 12. 腹腔鏡下胆嚢摘出術後に肩痛をきたすことがある。
( ) 13. 腹腔鏡下胆嚢摘出術のトロッカー挿入操作により，下大静脈損傷が起こりうる。
( ) 14. 肝内胆管空腸吻合術後の縫合不全のリスク因子として，術中出血量がある。
( ) 15. 術後胆管炎を発症した症例では，胆管炎が再熱するリスクが高い。

（※正解は次ページ下段）

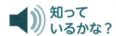
知っているかな？

Q1 胆嚢良性疾患の病因と病理学的特徴について述べよ。
Q2 胆嚢良性疾患に対する手術適応と術式について述べよ。
Q3 腹腔鏡下胆嚢摘出術や胆道再建術の術後合併症について述べよ。

Q1 胆嚢良性疾患の病因と病理学的特徴について述べよ。

Key Card 🔑 　　　　　　　　　　　　　　　　知っているよね！

1. 胆嚢結石症
- 胆嚢結石症の危険因子は，脂質異常症，減量ダイエット，完全経静脈栄養，迷走神経切離の術後，脊髄損傷，ホルモン療法，5F（Forty, Female, Fatty, Fair, Fecund，表1）である。
- 胆嚢結石症では約70％がコレステロール胆石である。

2. 胆嚢腺筋症(図1)
- RAS(Rokitansky-Aschoff洞)とその周囲の筋・線維組織の増生を認める疾患。
- ①底部・限局型,②分節型,③びまん・全体型に分類される。
- 腹部超音波検査にて無エコー域や,コメット様エコーが認められる。
- 分節型では胆嚢癌発生との関連が示唆されている。

3. 胆嚢ポリープ
- 多くはコレステロールポリープで,その他に腺腫,過形成性ポリープ,炎症性ポリープがある。

表1 胆嚢結石症の危険因子 5F

5F	
Forty	40歳以上
Female	女性
Fatty	肥満
Fair	白人
Fecund	多産

図1 胆嚢腺筋腫症の分類

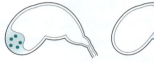
底部・限局型

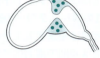
分節型

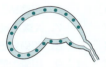
びまん・全体型

❗ ココが大切！ ⇒ 知っていたかな？

1. 胆嚢結石症
▶ 胆嚢結石症の成因として,胆嚢収縮能低下をきたす,脂質異常症,減量ダイエット,完全経静脈栄養,迷走神経切離の術後,脊髄損傷,ホルモン療法や腸管機能低下などが挙げられる。
▶ その他に,5F(Forty:40歳以上,Female, Fatty, Fair:白人, Fecund:多産)が危険因子である。
▶ 胆石は,その主成分によりコレステロール胆石と色素胆石に大きく分類される。
▶ 胆嚢結石症の約70％が,コレステロール胆石である。
▶ 胆嚢結石症が胆嚢癌の危険因子とする明らかなエビデンスはないが,一方で胆嚢癌患者では胆嚢結石症の合併が高率に認められる。

2. 胆嚢腺筋症
▶ 胆嚢壁の限局的あるいは全体の壁肥厚を伴う良性疾患である。
▶ 組織学的には,粘膜上皮が筋層まで嵌入したRASとその周囲の筋・線維組織の増生を認める。
▶ ①底部の隆起性病変として認める底部・限局型,②体部・頸部の全周性肥厚を認める分節型,③胆嚢全体に病変を認めるびまん・全体型に分類される。
▶ 胆嚢機能異常による内圧上昇によりRASの増生をきたすと考えられている。
▶ 腹部超音波検査で,RASを反映した無エコー域やRAS内の結石を反映したコメット様エコーが認められる。
▶ MRI検査ではT2強調画像でRASを反映したstring of beads signが特徴的である。
▶ 胆嚢癌との鑑別が重要で,特に分節型では胆嚢癌発生との関連が示唆されている。

正解	1	2	3	4	5	6	7	8	9	10	11	12	13	14	15
	×	×	×	○	×	×	○	×	×	○	×	○	○	○	○

3. 胆囊ポリープ

- 多くはコレステロールポリープで，その他に腺腫，炎症性ポリープがある。
- 胆嚢癌との鑑別を要する。腹部超音波検査，超音波内視鏡検査，造影CT検査にて鑑別する。

Q2 胆嚢良性疾患に対する手術適応と術式について述べよ。

Key Card 知っているよね！

1. 胆嚢結石症の手術適応（図2）
- 有症状例は手術適応。腹腔鏡下胆嚢摘出術が第一選択。
- 手術療法の他にも経口溶解療法や体外衝撃波結石破砕療法（ESWL）が行われる。
- 胆嚢癌予防目的の胆嚢摘出術は行わない。

2. 胆嚢腺筋症の手術適応
- 良性疾患であり，基本的には経過観察。
- 胆嚢癌との鑑別が困難な場合や，胆嚢癌の合併が疑われる場合には手術適応。

3. 胆嚢ポリープの手術適応
- 10 mm以上で，かつ画像上増大傾向を認める場合，または大きさにかかわらず広基性の場合に手術適応。

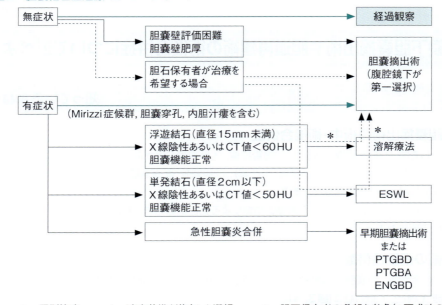

図2 胆嚢結石症治療のフローチャート

（日本消化器病学会：胆石症診療ガイドライン，2009より引用）

❗ ココが大切！⇒ 知っていたかな？

1. 胆嚢結石症の手術適応
- ▶ 有症状例が手術適応。
- ▶ 無症状例が有症状化する可能性は年2～4％。有症状化の危険因子として複数結石，胆嚢造影陰性，若年が挙げられる。
- ▶ 手術療法としては，腹腔鏡下胆嚢摘出術が第一選択。開腹手術への移行率は3.6～8％。
- ▶ 胆嚢機能が保たれている症例に対しては，手術療法のほかにも経口溶解療法やESWLが行われる。
- ▶ 経口溶解療法は，15mm未満のX線透過性コレステロール結石の場合に適応。
- ▶ ESWLは，2cm未満の石灰化のないコレステロール結石の場合に適応。
- ▶ 胆嚢癌予防目的の胆嚢摘出術は行わない。

2. 胆嚢腺筋症の手術適応
- ▶ 良性疾患であり，基本的には経過観察でよい。
- ▶ 胆石の合併を多くに認め，それによる症状があれば手術適応である。
- ▶ 胆石を認めない場合も，胆嚢機能不全による症状を認めることがあり，内科的治療抵抗例は手術適応。
- ▶ 胆嚢癌との鑑別が困難な場合や，胆嚢癌の合併が疑われる場合には手術適応。

3. 胆嚢ポリープの手術適応
- ▶ 10mm以上で，かつ画像上増大傾向を認める場合，または大きさにかかわらず広基性の場合，胆嚢癌の頻度が高く，胆嚢摘出術が推奨される。

Q3 腹腔鏡下胆嚢摘出術や胆道再建術の術後合併症について述べよ。

Key Card 🔑　知っているよね！

1. 腹腔鏡下胆嚢摘出術の術中・術後合併症
- 術中合併症としては，①胆管損傷，②出血，③腸管損傷，④肝損傷などがある。
- 術後合併症としては，①後出血，②胆管損傷（胆汁漏），③胆管狭窄，④創感染，⑤呼吸器合併症，⑥皮下気腫，⑦術後肩痛などがある。
- トロッカー挿入操作時の腹部大動脈や下大静脈損傷による死亡例の報告，また，肺塞栓症による死亡例の報告がある。

2. 胆道再建術の術後合併症
- 胆道再建術は，胆管癌，胆嚢癌，胆管狭窄，肝内結石症，膵・胆管合流異常症，生体肝移植時などの再建手術として行われる（図3, 4）。
- 術後合併症として，①縫合不全，②胆汁漏，③腹腔内膿瘍，④術後胆管炎，⑤吻合部狭窄，などが挙げられる。

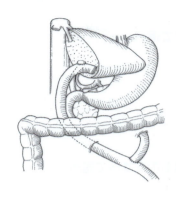
図3　肝内胆管空腸吻合（拡大右葉切除術後の再建）

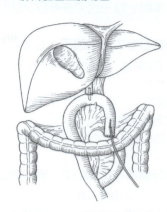
図4　肝外胆管空腸吻合

❗ ココが大切！ ⇒ 知っていたかな？

1. 腹腔鏡下胆嚢摘出術の術中・術後合併症

- ▶術中合併症としては，胆管損傷，出血，腸管損傷，肝損傷などがある。
- ▶胆管損傷は，胆嚢管の誤認による総胆管切開／切離や手術の誤操作による総胆管損傷が多い。高度癒着や炎症，解剖学的変異が誤認の主な原因である。
- ▶出血は，胆嚢動脈，胆嚢床（中間静脈の末梢枝），肝動脈からの出血が多い。
- ▶術後合併症としては，後出血，術後に判明した胆管損傷（胆汁漏），胆管狭窄，創感染，呼吸器合併症，皮下気腫，術後肩痛（横隔膜神経の過伸展）などがある。
- ▶後出血は，胆嚢動脈，胆嚢床からの出血が多い。
- ▶胆汁漏は，胆道損傷のほかに，胆嚢管のクリップの逸脱やLuschka管の存在が原因となる。
- ▶トロッカー挿入時の腹部大動脈や下大静脈の損傷，肺塞栓による死亡例の報告がある。
- ▶術中に胆管損傷が疑われた場合，胆道造影検査にて部位の同定を行い，修復後は何らかの胆道ドレナージを行う。

2. 胆道再建術の術後合併症

- ▶胆道再建術は，肝門部胆管癌，肝外胆管癌，胆嚢癌などの悪性疾患および慢性膵炎に伴う胆管狭窄，肝内結石症，膵・胆管合流異常症に対する分流手術といった良性疾患，また生体肝移植時の再建手術などに対して行われる。
- ▶大きく肝内胆管空腸吻合（図3）と肝外胆管空腸吻合（図4）に分けられる。
- ▶術後合併症としては，縫合不全，胆汁漏，腹腔内膿瘍，術後胆管炎，吻合部狭窄などが挙げられる。
- ▶縫合不全の危険因子として，術中出血量が多い場合と高齢者が挙げられる。
- ▶縫合不全治療のポイントは，ドレナージ（胆道外への漏出液のドレナージと，胆道内の胆汁ドレナージ）である。
- ▶術後胆管炎の発症率は約1割であり，一度発症した症例では胆管炎再燃のリスクが高い。

できるかな！ 実践問題形式でチャレンジ！

問1. 胆嚢結石症の危険因子として，正しいものをすべて選べ。
 a. 脂質異常症
 b. やせ型
 c. 未産婦
 d. 完全静脈栄養
 e. 急激な減量

問2. 良性胆嚢疾患において，手術適応として<u>不適切</u>なものをすべて選べ。
 a. 無症状の胆嚢結石症で，総胆管に落下結石を認めるもの。
 b. 胆嚢炎の既往はないが，胆石発作のみを繰り返す胆嚢結石症。
 c. びまん・全体型の明らかな胆嚢腺筋症。
 d. 胆嚢底部に認める8mm大の広基性ポリープ。
 e. 胆嚢頸部に認める5mm大の有茎性ポリープ。

（※正解は下段）

知っておこう！ 要点整理（チェックしよう！）

I. 胆嚢良性疾患の病因と病理学的特徴について述べよ。
 □ 1. 胆嚢結石症の危険因子には，5F（Forty, Female, Fatty, Fair, Fecund），脂質異常症，減量ダイエット，完全経静脈栄養，迷走神経切離術後，脊髄損傷，ホルモン療法がある。
 □ 2. 胆嚢腺筋症は，RA洞（RAS）の増生を特徴とし，限局的あるいは胆嚢全体の壁肥厚を伴う良性疾患である。
 □ 3. 胆嚢ポリープの多くは，コレステロールポリープである。

II. 胆嚢良性疾患に対する手術適応と術式について述べよ。
 □ 1. 胆嚢結石症では，有症状例が手術適応で，胆嚢機能の保たれている症例では，経口溶解療法やESWLも選択されることがある。
 □ 2. 胆嚢腺筋症は良性疾患であり，確定診断できれば経過観察でよいが，胆嚢癌との鑑別が困難な場合や，胆嚢癌の合併が疑われる場合には手術適応。
 □ 3. 胆嚢ポリープは10mm以上で，かつ画像上増大傾向を認める場合や広基性の場合，悪性が否定できないため手術適応である。

III. 腹腔鏡下胆嚢摘出術や胆道再建術の術後合併症について述べよ。
 □ 1. 腹腔鏡下胆嚢摘出術の術中合併症としては，胆管損傷，出血，腸管損傷，肝損傷などがある。
 □ 2. 腹腔鏡下胆嚢摘出術の術後合併症としては，後出血，胆管損傷（胆汁漏），胆管狭窄，創感染，呼吸器合併症，皮下気腫，術後肩痛などがある。
 □ 3. 胆道再建術の術後合併症としては，縫合不全，胆汁漏，腹腔内膿瘍，術後胆管炎，吻合部狭窄などがある。

（正解　問1：a, d, e　問2：c, e）

胆道 5
胆嚢炎（胆管炎）

チャレンジしてみよう！（○か×をつけよ）

( ) 1. 急性胆嚢炎の原因の約50％が胆嚢結石である。
( ) 2. 急性胆嚢炎の診断にはCharcot 3徴が有用である。
( ) 3. 急性胆嚢炎の特徴的な超音波検査所見は，RASの増殖とコメット様所見である。
( ) 4. 急性胆嚢炎症例において，72時間以上の症状の持続は「重症」と診断する。
( ) 5. 発症早期の急性胆嚢炎に対する治療の第一選択は，腹腔鏡下胆嚢摘出術である。
( ) 6. 心臓手術は急性無石胆嚢炎の危険因子である。
( ) 7. 急性無石胆嚢炎は理学所見が特徴的なため，早期診断率が高い。
( ) 8. 急性無石胆嚢炎は通常の胆嚢結石による胆嚢炎に比べ，胆嚢壊死や穿孔率が高い。
( ) 9. 急性胆管炎にみられるCharcot 3徴は，発熱・黄疸・意識障害である。
( ) 10. Mirizzi症候群は，十二指腸Vater乳頭近傍の憩室による胆管狭窄・閉塞が原因である。
( ) 11. 慢性胆嚢炎のなかには，急性胆嚢炎から続発するものがある。
( ) 12. 慢性胆嚢炎の特徴的な所見に萎縮胆嚢がある。
( ) 13. 慢性胆嚢炎では粘膜構造は保たれており，RASの増生を認めない。
( ) 14. 陶器様胆嚢は原則的に経過観察でよい。
( ) 15. 黄色肉芽腫性胆嚢炎は癌との鑑別が困難であり，胆嚢摘出術の適応となることが多い。

（※正解は次ページ下段）

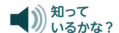
知っているかな？

Q1 急性胆嚢炎の診断と重症度評価および治療について述べよ。
Q2 特殊な急性胆道炎（無石胆嚢炎，急性胆管炎など）について述べよ。
Q3 慢性胆嚢炎の診断・治療ならびに特殊な慢性胆嚢炎について述べよ。

Q1 急性胆嚢炎の診断と重症度評価および治療について述べよ。

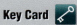
Key Card　　　　　　　　　　　　　　　　　　　　　知っているよね！

1．急性胆嚢炎の原因
- 約90％は，胆嚢結石の胆嚢頸部や胆嚢管への嵌頓⇒うっ滞胆汁に感染および血行障害が生じて発症（図1）。
- 無石胆嚢炎の原因は，胆嚢の収縮機能不全に伴う血行障害，感染など（Q2参照）。

2. 急性胆嚢炎の診断

- 診断基準では，①局所の臨床徴候，②全身の炎症所見（発熱・CRP上昇・白血球数増加），③急性胆嚢炎の特徴的画像所見，からなる（表1）。
- 理学所見として，Murphy徴候は有用。
- 画像診断には，超音波検査やCT検査を用い，①腫大胆嚢，②胆嚢壁の肥厚，③周囲の浮腫や液体貯留，④胆嚢内の胆泥，などの所見を認める。

3. 急性胆嚢炎の重症度評価

- 急性胆嚢炎は，「局所炎症⇒炎症の増強・局所周囲⇒全身」へと進展する。その段階評価は表2を参照。
- 急性胆嚢炎の重症度は，症状，検査所見，全身状態から判定し，軽症，中等症，重症の3つに分類する。

4. 急性胆嚢炎の治療

- 発症早期［軽症～（中等症）］⇒腹腔鏡下胆嚢摘出術と抗菌薬。
- 黄疸例や全身状態不良例（中等症～重症）⇒まず，経皮経肝胆嚢ドレナージ（PTGBD），全身管理⇒手術。

図1 腹部CT検査

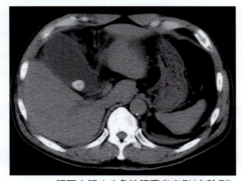

胆石を認める急性胆嚢炎症例（自験例）

! ココが大切！ ⇒ 知っていたかな？

1. 急性胆嚢炎の原因

- ▶急性胆嚢炎の原因の約90％は，胆嚢結石であり，「結石の胆嚢頚部や胆嚢管への嵌頓⇒うっ滞胆汁に感染（*E. coli*, *Enterococci*）および血行障害」にて発症。
- ▶一方，無石胆嚢炎の原因は，胆嚢の収縮機能不全による血行障害やうっ滞胆汁への感染などが考えられている。

2. 急性胆嚢炎の診断

- ▶急性胆嚢炎の診断基準を表1に示した。
- ▶診断基準では，①局所の臨床徴候，②全身の炎症所見，③急性胆嚢炎の特徴的画像所見，からなる。

正解	1	2	3	4	5	6	7	8	9	10	11	12	13	14	15
	×	×	×	×	○	○	×	○	×	×	○	○	×	×	○

- 局所の臨床徴候であるMurphy徴候は，右季肋部を圧迫しながら深呼吸をしたとき，疼痛のため動作が途中で停止すること．
- 画像診断には，超音波検査やCT検査を用い，①腫大胆囊，②胆囊壁の肥厚（3層構造），③周囲の浮腫や液体貯留，④胆囊内の胆泥，などが観察される（⇔RAS増殖やコメット様エコーは胆囊腺筋症）．

3. 急性胆嚢炎の重症度評価

- 重症度評価は，「局所炎症⇒炎症の増強・周囲への波及⇒全身へ波及」と段階的に評価することが重要である（表2）．
- 急性胆嚢炎の進展としては，①胆囊壊死（血行障害），②胆囊周囲膿瘍，③肝膿瘍（血行性），④腹膜炎，など．
- 全身的な炎症の波及としては，敗血症や多臓器不全など．

4. 急性胆嚢炎の治療

- 発症早期で局所に限局している場合には，腹腔鏡下胆囊摘出術（原因感染巣の除去）と抗菌薬の投与．
- 黄疸例や全身状態不良例などは，①炎症の限局化［経皮経肝胆囊ドレナージ（PTGBD）］と抗菌薬の投与，②全身管理，を行う．

表1　急性胆嚢炎の診断基準

A. 局所の臨床徴候：
　(1) Murphy's sign
　(2) 右上腹部の腫瘤触知・自発痛・圧痛
B. 全身の炎症所見：
　(1) 発熱
　(2) CRP値の上昇
　(3) 白血球数の上昇
C. 急性胆嚢炎の特徴的画像検査所見
確診：AのいずれかとBのいずれか＋Cのいずれかを認めるもの
疑診：AのいずれかとBのいずれかを認めるもの

注）ただし，急性肝炎や他の急性腹症，慢性胆嚢炎が除外できるものとする．

（急性胆管炎・胆嚢炎診察ガイドライン2013，医学図書出版より引用改変）

表2　急性胆嚢炎の重症度評価

- 重症急性胆嚢炎（Grade Ⅲ）
急性胆嚢炎のうち，以下のいずれかを伴う場合は「重症」である．
  1. 循環障害（ドーパミン≧5μg/kg/min，もしくはノルアドレナリンの使用）
  2. 中枢神経障害（意識障害）
  3. 呼吸機能障害（PaO_2/FiO_2比＜300）
  4. 腎機能障害（乏尿，もしくはCr＞2.0mg/dL）
  5. 肝機能障害（PT-INR＞1.5）
  6. 血液凝固異常（血小板＜10万/μL）
- 中等症急性胆嚢炎（Grade Ⅱ）
急性胆嚢炎のうち，以下のいずれかを伴う場合は「中等症」である．
  1. 白血球数＞18,000/mm³
  2. 右季肋部の有痛性腫瘤触知
  3. 症状出現後72時間以上の症状の持続
  4. 顕著な局所炎症所見（壊疽性胆嚢炎，胆嚢周囲膿瘍，肝膿瘍，胆汁性腹膜炎，気腫性胆嚢炎などを示唆する所見）
- 軽症急性胆嚢炎（Grade Ⅰ）
急性胆嚢炎のうち，「中等症」，「重症」の基準を満たさないものを「軽症」とする．

（急性胆管炎・胆嚢炎診療ガイドライン2013，医学図書出版より引用改変）

Q2　特殊な急性胆道炎（無石胆嚢炎，急性胆管炎など）について述べよ．

Key Card　　　　　知っているよね！

1. 無石胆嚢炎（図2）

- 無石胆嚢炎の原因は，胆囊の収縮機能不全による血行障害とうっ滞胆汁への感染などが考えられる．

- 急性無石胆嚢炎は，手術後・外傷・熱傷など重症疾患の治療中に発生しやすい（**表3**）。
- 本邦では，急性無石胆嚢炎は腹部手術後に多い。
- 急性無石胆嚢炎は理学所見に乏しい。
- 無石胆嚢炎の診断は，通常の急性胆嚢炎と同様，腹部超音波検査，CT検査が有用であるが，正診率は低い。
- 治療は全身状態の不良な際はPTGBD，全身状態の良好な場合には，早期の胆嚢摘出術。

2. 急性胆管炎

- 原因は，落下結石や胆道の悪性腫瘍による狭窄・閉塞⇒胆汁うっ滞⇒細菌感染。
- 特に急性閉塞性化膿性胆管炎は敗血症，DIC，多臓器不全に移行しやすく注意する（Charcot 3徴，Reynolds 5徴）。
- 治療は，胆管内ドレナージ（PTBD，ENBD），抗菌薬投与，全身管理。

3. その他の特殊な病態

(1) Mirizzi症候群
- 胆嚢頚部や胆嚢管に結石嵌頓⇒胆嚢腫大⇒総肝管の圧迫・狭窄・閉塞による胆管炎の併発した状態。

(2) Lemmel症候群
- 十二指腸Vater乳頭近傍の憩室⇒胆汁うっ滞に伴う閉塞性黄疸を発症した状態。

(3) 内胆汁瘻
- 胆嚢や胆管と十二指腸の間が最も生じやすい。
- 胆道内ガス像が特徴的である。

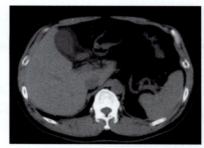

図2 腹部CT検査

胆嚢内に結石なし，壊疽性胆嚢炎症例（自験例）

ココが大切！⇒ 知っていたかな？

1. 無石胆嚢炎

▶急性胆嚢炎の2〜15％が無石胆嚢炎。
▶無石胆嚢炎の原因は，「胆嚢の収縮機能不全⇒胆汁のうっ滞・胆嚢拡張⇒血行障害や感染」により発症する。
▶無石胆嚢炎の危険因子を**表3**に示した。
▶本邦の急性無石胆嚢炎の報告は腹部手術後に多い。
▶無石胆嚢炎は，理学所見に乏しいことや腹部超音波検査，CT検査による診断の正診率が低いことにより，診断が遅れることが多い。
▶治療は，①全身状態の不良な場合には全身管理とPTGBDと抗菌薬，②全身状態の良好な場合には，血行障害による胆嚢壊死が多いので早期の胆嚢摘出術を行う。

2. 急性胆管炎

▶胆嚢結石の落下結石や胆道の悪性腫瘍による狭窄・閉塞⇒胆汁うっ滞⇒細菌感染により発症する。
▶なかでも，急性閉塞性化膿性胆管炎は，胆管内圧が上昇しやすく敗血症，DIC，多臓器不全に移行しやすい。

- ▶急性胆管炎において，Charcot3徴（腹痛・発熱・黄疸），Reynolds5徴（腹痛・発熱・黄疸・意識障害・ショック）の出現に注意する。
- ▶治療は，①全身管理，②胆管内ドレナージ（PTBD, ENBD）と抗菌薬投与。

3. その他の特殊な病態

（1）Mirizzi症候群
- ▶胆嚢頸部や胆嚢管に結石が嵌頓することにより胆嚢が腫大し，総肝管の圧迫・狭窄・閉塞を生じ，その結果，胆管炎を併発した病態。

（2）Lemmel症候群
- ▶十二指腸Vater乳頭近傍の憩室や憩室炎により，胆管閉塞を生じ，閉塞性黄疸や胆管炎を発症した病態。

表3　無石胆嚢炎の危険因子

手術	医原性
心臓手術・心臓移植・大動脈瘤手術	インターロイキン-2療法
腹部手術	リンフォカイン活性キラー細胞療法
外傷	経皮経肝胆道ドレナージ術
熱傷	骨髄移植術後
糖尿病	他部位の感染からの波及
腹部血管炎	カンジダ全身感染・レプトスピラ症・結核
悪性腫瘍の肝門部転移	AIDS
うっ血性心不全・出血性ショックによる低血圧	その他のまれな原因による肝外胆管の閉塞
心停止後	血性胆汁
	エキノコッカス囊胞

（急性胆管炎・胆嚢炎診療ガイドライン2013，医学図書出版より引用改変）

Q3　慢性胆嚢炎の診断・治療ならびに特殊な慢性胆嚢炎について述べよ。

Key Card　知っているよね！

1. 慢性胆嚢炎（図3）
- 胆嚢結石を有し長期間炎症が持続した状態。
- 慢性胆嚢炎においては，①胆嚢の形態変化（腫大か萎縮），②胆嚢壁の肥厚，③壁内石灰化・壁内結石・RASの増生を認める。
- 臨床的意義は，①胆嚢癌との鑑別，②胆嚢炎の急性増悪の危険である。
- 胆嚢粘膜の構造は保たれていることが多い（画像上，胆嚢癌との鑑別に有用）。
- 慢性胆嚢炎の治療は，原則的に胆嚢摘出術である。

2. 特殊な慢性胆嚢炎

（1）陶器様胆嚢（石灰化胆嚢）
- 胆嚢全体の石灰化。
- 腹部単純写真で，石灰化像を認める。
- 胆嚢癌との鑑別のため，胆嚢摘出術の適応となることが多い。

図3　腹部超音波検査

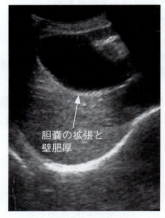

急性胆嚢炎後の慢性胆嚢炎（自験例）

(2) 黄色肉芽腫性胆嚢炎
- うっ滞胆汁の胆嚢壁内浸潤⇒胆汁を貪食した組織球を主体とした肉芽腫性炎症。
- 急性胆嚢炎の3〜4週目に形成される(ドレナージ不要なことが多い)。
- 胆嚢癌と鑑別が重要であり,胆嚢摘出術の適応となることが多い。

❗ ココが大切！⇒ 知っていたかな？

1. 慢性胆嚢炎
- ▶ 発症には,急性胆嚢炎後に慢性化したものと,最初からの慢性胆嚢炎として発症する場合がある。
- ▶ 有症状(右季肋部の不快感や微熱)の場合と無症状のまま経過する場合がある。
- ▶ 胆嚢結石を有し長期間,炎症が持続したために,胆嚢の形態や胆嚢壁に変化が生じた状態。
- ▶ 画像診断での特徴は,①胆嚢の形態変化(腫大か萎縮),②胆嚢壁の肥厚,③壁内石灰化・壁内結石・RASの増生。
- ▶ 臨床的意義は,①胆嚢癌との鑑別,②胆嚢炎の急性増悪の危険性。
- ▶ 胆嚢粘膜の構造は保たれていることが多く,胆嚢癌との鑑別に有用。
- ▶ 慢性胆嚢炎の治療は原則的に胆嚢摘出術である(ただし,無症状で悪性疾患の存在が否定的なときは経過観察)。

2. 特殊な慢性胆嚢炎
(1) 陶器様胆嚢(石灰化胆嚢)
- ▶ 胆嚢全体の石灰化であり,腹部単純X線写真で,右季肋部に胆嚢の形をした石灰化像を認める。
- ▶ 胆嚢癌との鑑別のため,胆嚢摘出術の適応となることが多い。

(2) 黄色肉芽腫性胆嚢炎
- ▶ うっ滞胆汁の胆嚢壁内浸潤⇒胆汁を貪食した組織球(foam cellあるいはxanthoma cell)からなる肉芽腫性炎症である。
- ▶ 急性胆嚢炎の3〜4週目に肉芽腫の形成が生じるため,その時点ではドレナージ(PTGBD)は不要なことが多い。
- ▶ 胆嚢癌と鑑別が重要であり,胆嚢摘出術の適応となることが多い。

できるかな！ 実践問題形式でチャレンジ！

問1. 腹痛患者のDIC-CT画像(図4)を示す。
画像所見について正しいものをすべて選べ。

a. 胆嚢は腫大している。
b. 胆嚢内に結石を認める。
c. 胆嚢癌を認める。
d. 胆嚢が部分的に造影されている。
e. 肝床部に水腫を認める。

図4 DIC-CT検査

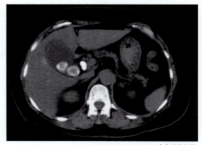

(自験例)

問2. 心臓手術後2週間目の患者。急性腹症とのことでコンサルトを受けた。患者の腹部単純CT画像（図5）を示す。診断はどれか？

a. 腹部大動脈瘤
b. 汎発性腹膜炎
c. 無石胆嚢炎
d. 胆石胆嚢炎
e. 腸閉塞症

図5　腹部単純CT検査

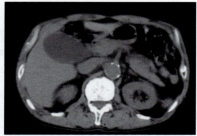

（自験例）

（※正解は下段）

知っておこう！　✅ 要点整理（チェックしよう！）

Ⅰ. 急性胆嚢炎の診断と重症度評価および治療について述べよ。

- □ 1. 急性胆嚢炎の理学所見として重要なものは，Murphy's sign，右上腹部の腫瘤触知・自発痛・圧痛である。
- □ 2. 急性胆嚢炎の全身の炎症所見として重要な所見は，発熱，CRP 値の上昇，白血球数の増加である。
- □ 3. 急性胆嚢炎重症度分類において，心・肺・肝・腎・中枢神経・凝固異常のいずれかに障害を認めた場合は，重症と診断する。

Ⅱ. 特殊な急性胆道炎（無石胆嚢炎，急性胆管炎など）について述べよ。

- □ 1. 無石胆嚢炎の一般的な危険因子は，手術・重症外傷・熱傷・経静脈栄養などである。無石胆嚢炎は，胆石胆嚢炎に比べ診断の正診率が低い。
- □ 2. 急性胆管炎は重症化しやすい。Charcot 3徴，Reynolds 5徴の出現に注意する。
- □ 3. 特殊な胆管炎に，Mirizzi 症候群や Lemmel 症候群がある。

Ⅲ. 慢性胆嚢炎の診療・治療ならびに特殊な慢性胆嚢炎について述べよ。

- □ 1. 慢性胆嚢炎は，①胆嚢癌との鑑別，②胆嚢炎の急性増悪が重要である。
- □ 2. 慢性胆嚢炎の画像上の特徴的な所見は，萎縮胆嚢，壁肥厚，石灰化（陶器様胆嚢），壁内結石，Rokitansky-Aschoff Sinus（RAS）の増生である（粘膜の構造は保たれていることが胆嚢癌との鑑別点）。
- □ 3. 慢性胆嚢炎の治療方針は，原則として胆嚢摘出術である。特に石灰化（陶器様胆嚢），黄色肉芽腫性胆嚢炎は癌との鑑別が困難であり，胆嚢摘出術の適応となることが多い。

（正解　問1：a, b, e　問2：c）

胆道6

胆道癌（膵胆管合流異常を含む）

□□□

チャレンジしてみよう！（○か×をつけよ）

( ) 1. 肝外胆管癌発生の危険因子の1つに胆管拡張型膵胆管合流異常がある。
( ) 2. 胆管非拡張型膵胆管合流異常に発生する胆道癌のほとんどが胆嚢癌である。
( ) 3. 十二指腸傍乳頭憩室は十二指腸乳頭部癌の危険因子である。
( ) 4. 胆嚢結石症を長期経過観察すると高率に胆嚢癌が発生する。
( ) 5. 5mm以下で増大傾向のない広基性胆嚢ポリープは，悪性である可能性は低い。
( ) 6. 胆嚢ポリープは10mm以上で明らかな増大傾向があれば手術を考慮する。
( ) 7. 胆管癌におけるBinf（+）とは肝臓側の直接浸潤を意味する。
( ) 8. 胆嚢床は漿膜が存在しない。
( ) 9. 胆嚢癌において深達度がmpであってもリンパ節転移はまれである。
( ) 10. 十二指腸乳頭部癌における深達度がOdとはOddi括約筋への浸潤を意味する。
( ) 11. 胆嚢癌に対しては，一般的に開腹胆嚢摘出術を行う。
( ) 12. 胆嚢癌で深達度がSSであった場合，リンパ節郭清は必要ない。
( ) 13. 胆管癌の肝側浸潤陽性症例では肝葉切除術が必要となることがある。
( ) 14. 胆管癌の十二指腸側浸潤陽性症例では，膵頭十二指腸切除術が必要となることがある。
( ) 15. 十二指腸乳頭部癌に対する標準術式は局所切除である。

（※正解は次ページ下段）

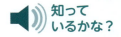
知っているかな？

Q1 胆道癌発生の危険因子について述べよ。
Q2 胆嚢癌，胆管癌，十二指腸乳頭部癌の進展様式について述べよ。
Q3 胆道癌の占拠部位別術式選択について述べよ。

Q1 胆道癌発生の危険因子について述べよ。

Key Card 🔑

知っているよね！

1. 胆道癌の疫学
- 胆道癌は，胆嚢癌，肝外胆管癌，十二指腸乳頭部癌に分類する。
- 胆道癌の疫学的特徴を**表1**にまとめた。
- 胆道癌の組織型は，管状腺癌が多い（60〜80%）ものの，乳頭腺癌（表層拡大進展）が比較的多い（20%）ことも特徴である。

2. 胆道癌発生の危険因子について
- 胆道癌は，早期においては無症状のことが多く，早期診断が重要である（疫学的知識や危険因子の知識が重要）。

- 胆道癌の危険因子や関連因子は，癌の局在により異なる（図1）。
- 胆嚢癌では，膵胆管合流異常（胆管拡張なし），胆嚢ポリープが危険因子である。
- 肝外胆管癌では，膵胆管合流異常（胆管拡張あり），原発性硬化性胆管炎が危険因子である。
- 十二指腸乳頭部癌の危険因子は，判明していない。

表1 胆道癌の疫学

	好発年齢	性差	特徴的な症状
胆嚢癌	70歳代	やや女性に多い	胆石症や胆嚢炎症状（併存疾患）
胆管癌	60歳代	男性に多い	無症状⇒胆道狭窄・閉塞症状
十二指腸乳頭部癌	60歳代	男女差なし	黄疸の出現と消退

図1 胆道癌発生の危険因子・関連因子

1. 胆嚢癌
   - (1) 胆嚢結石（60〜90％に併存）
   - (2) 膵胆管合流異常（胆管拡張なし＞胆管拡張あり）
   - (3) 胆嚢ポリープ
     - ① 10mm以上で増大傾向
     - ② 広基性
2. 胆管癌
   - (1) 膵胆管合流異常（胆管拡張あり）
   - (2) 原発性硬化性胆管炎
3. 十二指腸乳頭部癌
   - 危険因子は不明

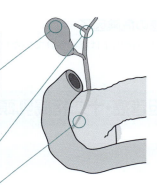

（胆道癌取扱い規約第6版，金原出版より引用改変）

! ココが大切！⇒ 知っていたかな？

1. 胆道癌の疫学
▶胆道癌は，胆嚢癌，肝外胆管癌，十二指腸乳頭部癌に分類する。
▶胆道癌の局在により，好発年齢，性差，特徴的な症状など異なっており，発生の危険因子も異なる（表1，図1）。

2. 胆道癌の危険因子
(1) 胆嚢癌の危険因子
①膵胆管合流異常（胆管拡張型と胆管非拡張型の両方）
  膵管と胆管が十二指腸壁外（Oddi括約筋より上位）で合流する先天性異常。
  a. 胆管拡張型膵胆管合流異常
   ・胆道癌の発生頻度：10.6％（約2/3が胆嚢癌，約1/3が胆管癌）。
   ・男女比1:3と女性に多い。欧米と比較してアジア（特に日本）に多い。
   ・腫瘤触知・腹痛・黄疸を3徴とする。拡張胆管は高率に癌化する。
   ・合流異常による膵液の逆流が原因と考えられている。

正解	1	2	3	4	5	6	7	8	9	10	11	12	13	14	15
	○	○	×	×	×	○	○	×	○	○	○	×	○	○	×

b. 胆管非拡張型膵胆管合流異常
　　・胆道癌の発生頻度：37.9％（ほとんどが胆嚢癌）。
② 胆嚢ポリープ（下記のいずれかを満たすものは胆嚢癌の危険が高い）
　a. 胆嚢ポリープが10 mm以上で，かつ増大傾向を認める場合。
　b. 大きさにかかわらず広基性病変。
【注】胆嚢癌に胆嚢結石が合併する頻度は40〜75 ％と高率だが，無症候性胆嚢結石の場合，長期間経過観察しても胆嚢癌が発生する危険は少ない⇒胆嚢結石が胆嚢癌のリスクとはいえない。

2．胆管癌の危険因子
① 膵胆管合流異常（胆管拡張型）
② 原発性硬化性胆管炎（primary sclerosing cholangitis；PSC）

3．十二指腸乳頭部癌の危険因子
▶現在のところ明らかな危険因子は認められていない。

Q2 胆嚢癌・胆管癌・十二指腸乳頭部癌の進展様式について述べよ。

Key Card　　　　　　　　　　　　　　　　知っているよね！

1．胆道癌の進展形式
- 胆道癌の進展は，直接浸潤（垂直浸潤，水平浸潤），管腔内進展（表層拡大進展），リンパ行性，血行性，神経行性がある。
- 胆道癌の進展様式の特徴を理解するには，①解剖学的特徴（他臓器や主要脈管が近接⇒浸潤），②組織学的特徴⇒浸潤に影響，③癌細胞の特徴（管状腺癌⇒浸潤，乳頭腺癌⇒表層拡大進展）を考慮する。

2．胆道癌の癌種別進展形式
- 胆道癌の癌種別進展形式を**表2**にまとめた。
- 胆嚢癌の局所進展では，胆嚢には粘膜下層や粘膜筋板がなく，胆嚢床部に漿膜がない⇒肝浸潤しやすいことに注意する。
- 胆管癌の局所進展には，垂直浸潤と水平浸潤がある。
- 十二指腸乳頭部癌の局所進展では，Oddi筋を越える浸潤か否かが重要である（**図2**）。

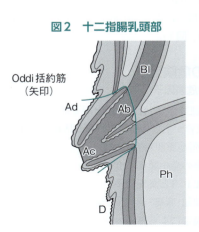

図2　十二指腸乳頭部

（胆道癌取扱い規約第6版，金原出版より引用改変）

表2 胆道癌の進展様式

	解剖学的/組織学的特徴	進展形式
胆嚢癌	①胆嚢壁には粘膜下層，粘膜筋板なし ②胆嚢床部には漿膜がない ③肝十二指腸間膜へ繋がる（近接）	①早い時期に筋層に達する（筋層までが早期癌） ②肝内直接浸潤（Hinf）しやすい ③肝十二指腸間膜内の肝動脈，門脈へ浸潤しやすい
胆管癌	①筋層を線維筋層という ②下部胆管に乳頭腺癌が多い ③肝・胆嚢・膵・十二指腸に連なる ④肝十二指腸間膜内を走行	①②下部胆管癌に表層拡大進展が多い 　（上部は浸潤型発育が多い） ③肝浸潤（Hinf），胆嚢側浸潤（Binf），膵臓浸潤（Panc），十二指腸浸潤（Du）がある ④肝十二指腸間膜内の肝動脈，門脈へ浸潤しやすい
乳頭部癌	①Oddi筋の存在	①Oddi筋を越えると膵浸潤（Panc），十二指腸浸潤（Du）あり

❗ ココが大切！⇒ 知っていたかな？

1. 胆嚢癌
- ▶ 胆嚢壁は粘膜下層と粘膜筋板を欠いている⇒筋層までの浸潤は早期胆嚢癌と定義される（**表2**）（早期胆嚢癌は，リンパ管浸潤およびリンパ節転移を認めることが少ない）。
- ▶ 深達度を粘膜内（M），漿膜下層に達する（SS），漿膜面に露出（SE），他臓器浸潤（SI）に分ける。
- ▶ 胆嚢床において漿膜を欠いている⇒肝内直接浸潤（Hinf）しやすい。
- ▶ 胆管側浸潤（Binf）がある場合には，肝十二指腸間膜内の肝動脈・門脈に浸潤することがある。
- ▶ リンパ行性，血行性（胆嚢静脈経由）に肝転移を認める。

2. 胆管癌
- ▶ 胆管癌は，局在により肝門部胆管癌（Bp）と遠位胆管癌（Bd, Bs, Bm, Bi）に分ける。
- ▶ 肉眼型は，粘膜面の形状から乳頭型，結節型，平坦型に分け，割面の浸潤様式で膨脹型，浸潤型に分ける（例：乳頭膨脹型）。
- ▶ 肝門部胆管癌は管状腺癌で浸潤型（垂直浸潤，水平浸潤）が多く，中下部胆管癌（Bm, Bi）は乳頭腺癌が多く表層拡大進展が多い（**表2**）。
- ▶ 深達度は粘膜内（M），線維筋層内（FM），漿膜下層に達する（SS），漿膜面に露出（SE），他臓器浸潤（SI）に分類する。
- ▶ 周囲臓器の浸潤には，肝臓側直接浸潤（Hinf），胆嚢側浸潤（Ginf），膵臓浸潤（Panc），十二指腸浸潤（Du）がある。

3. 十二指腸乳頭部癌
- ▶ 十二指腸乳頭部の上皮から発生する。
- ▶ 深達度は粘膜内癌（M），Oddi括約筋に達するもの（Od）に分類され，これを越えるものは膵臓や十二指腸への他臓器浸潤（Panc, Duなど）として規定する（**図2**）。

Q3 胆道癌の占拠部位別術式選択について述べよ。

Key Card　知っているよね！

1. 胆道癌に対する治療
- 胆道癌は，放射線の感受性が低く，効果的な化学療法がない⇒手術以外に根治療法なし。

2. 胆道癌の占拠部位別術式選択（表3）
(1) 胆嚢癌
- 早期癌（M, MP癌）ではリンパ節転移の可能性が低い⇒開腹下胆嚢摘出術（術中，播種に注意）。（胆嚢癌が強く疑われる場合には，開腹胆摘＋迅速病理診断を行う。原則腹腔鏡手術は行わない）
- 癌の進展状況に応じて，表3のような術式選択を行う［癌遺残のない（R0）を目指した手術］。
- 遠隔転移（特に肝転移）は非治癒切除因子である。

(2) 胆管癌
- 標準術式は，肝外胆管切除である［癌遺残のない（R0）を目指した手術］。
- 表層拡大進展の症例では癌の遺残がないように肝切除術や膵頭十二指腸切除術を組み合わせて行う。

(3) 十二指腸乳頭部癌
- 標準術式は膵頭十二指腸切除術［癌遺残のない（R0）を目指した手術］。
- M癌に対しては内視的鏡切除術を行うこともある。

表3　胆道癌に対する手術（癌遺残のないR0の手術選択）

		術式	補足
胆嚢癌	M-MP SS以深 脈管浸潤	胆嚢摘出術（M, MP） 肝床部合併切除, 肝中央二区域切除術＋リンパ節郭清（SS以深） 拡大肝右葉切除術＋胆管切除術（SS以深）	・遠隔転移は非切除因子 ・拡大肝右葉切除では，術前に経皮経肝門脈塞栓術（残肝機能）
胆管癌	上部胆管 下部胆管	肝外胆管切除術［＋肝切除（尾状葉切除＋肝区域切除）］（上部胆管） 膵頭十二指腸切除術（PD）（下部胆管）	・R0切除を目的に他臓器合併切除 ・切除不能例ではステント留置
十二指腸乳頭部癌	M癌 浸潤癌	内視鏡的治療（M） （幽門輪温存）膵頭十二指腸切除術（浸潤癌）	・切除不能例には，胆道ドレナージ術, 胆道バイパス手術, 消化管バイパス術

❗ ココが大切！⇒ 知っていたかな？

1. 胆道癌に対する治療
▶ 胆道癌は，放射線治療が効かず，有効な化学療法もないので手術が唯一の根治的治療。
▶ 手術においては，癌遺残のない（R0）手術を行う（表3）。

2. 胆道癌の占拠部位別術式選択

（1）胆嚢癌の根治手術
▶ 胆嚢癌が強く疑われる場合には，開腹胆嚢摘出術＋迅速病理診断（断端陰性の確認）を選択。
▶ 術中，胆汁漏出による腹膜播種の危険があるので原則として腹腔鏡下手術を行わない。
▶ SS以深の癌に対して胆嚢摘出術＋肝床部（もしくは肝S4a＋S5）の合併切除術＋リンパ節郭清を行う。
▶ 肝十二指腸間膜浸潤や広範囲に肝浸潤を認める症例では拡大右葉切除術や胆管切除術が必要となる。

（2）胆管癌の根治手術
▶ 標準術式は肝外胆管切除術である。
▶ 肝側浸潤症例では，尾状葉切除術＋主病巣側の肝区域もしくは肝葉切除の追加が必要となることがある。
▶ 十二指腸側断端陽性症例では膵頭十二指腸切除術の追加が必要となることがある。
▶ 切除不能例では閉塞性黄疸に対して経皮経肝胆道ドレナージ（PTBD）や内視鏡的経鼻胆管ドレナージ（ENBD），ステント留置なども考慮する。

（3）十二指腸乳頭部癌の根治手術
▶ 標準術式は，（幽門輪温存）膵頭十二指腸切除術である。
▶ 早期の十二指腸乳頭部癌に対しては内視鏡的乳頭切除術も行われる。

できるかな！ 実践問題形式でチャレンジ！

問1. 胆管拡張型膵胆管合流異常について正しいものをすべて選べ。

　　a. アジアと比較して欧米に多い疾患である。
　　b. 先天性胆道拡張症の別名である。
　　c. 胆管癌を合併しやすい。
　　d. 男性に多い。
　　e. 胆嚢摘出術を行えば胆道再建は必要ない。

問2. 74歳女性。症状なし。腹部超音波検査で胆嚢に20mm大の広基性ポリープを認めた(図3)。以下の対応で正しいものをすべて選べ。

a. 増大傾向がなければ経過観察でよい。
b. 第一選択は放射線治療である。
c. 腹部CT検査でリンパ節転移や遠隔転移の確認をする。
d. 肝床部には漿膜があるので肝臓への直接浸潤はまれであると説明した。
e. 早く腹腔鏡手術で取ってしまいましょうと説明した。

図3 腹部超音波検査

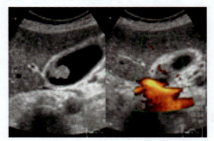

(消化器外科minimal requirements応用編，メジカルビュー社から引用)

(※正解は下段)

知っておこう！ ✅ 要点整理(チェックしよう！)

Ⅰ. 胆道癌発生の危険因子について述べよ。
- □ 1. 膵胆管合流異常は胆道癌の危険因子である(拡張型：2/3が胆嚢癌，1/3が胆管癌，非拡張型：ほとんど胆嚢癌)。
- □ 2. 胆嚢ポリープで以下の条件を認めるものは胆嚢癌を疑う。
   ① 胆嚢ポリープが10 mm以上で，かつ増大傾向を認める場合
   ② 大きさにかかわらず広基性病変
- □ 3. 十二指腸乳頭部癌の危険因子は明らかになっていない。

Ⅱ. 胆嚢癌，胆管癌，十二指腸乳頭部癌の進展形式について述べよ。
- □ 1. 胆嚢の解剖学的特徴は，胆嚢には粘膜下層と粘膜筋板がないことと胆嚢床には漿膜がないことであり，癌の進展に影響する(早期胆嚢癌は，m-mp癌。進行癌において肝臓浸潤しやすい)。
- □ 2. 上部胆管癌の局所進展は垂直浸潤と水平浸潤，下部胆管癌は表層拡大進展が多い。
- □ 3. 十二指腸乳頭部癌の深達度は粘膜内に留まるもの(M)，Oddi括約筋に浸潤するもの(Od)，それを越えて他臓器浸潤するものに分ける。

Ⅲ. 胆道癌の占拠部位別術式選択について述べよ。
- □ 1. 胆嚢癌が強く疑われる場合には開腹手術を行う(術中，胆汁漏出による播種防止のため)。
- □ 2. 胆管癌の手術は，癌の遺残がないように肝切除術や膵頭十二指腸切除術を加えて行う(R0手術)。
- □ 3. 十二指腸乳頭部癌の標準術式は，(幽門輪温存)膵頭十二指腸切除術である。

(正解　問1：c　問2：c)

第Ⅲ章　章末復習問題（肝・胆・膵）

問題で本章の基礎知識を確実なものにしよう！

▶検査や治療が高度になっているものの，基礎知識の重要性は変わらない。
▶本項は，本書で扱ってきたテーマの中で，知っておきたい基礎知識を復習するためのものである。

 気軽に挑戦してみよう（すべて創作問題）！
（　）は正解の数。

1. 解剖と症状に関する問題

(1) 肝臓

Q1. 肝右葉に属する肝区域を選べ（2）。

a. 尾状葉
b. 外側区域
c. 内側区域
d. 前区域
e. 後区域

 肝臓1参照（p362）。肝臓を胆管ドレナージにより肝区域に分類した！

Q2. 肝右葉に属する肝亜区域を選べ（2）。

a. S1
b. S2
c. S4
d. S6
e. S8

 肝臓1参照（p362）。肝臓を門脈支配により肝亜区域に分類した！

Q3. 胆道癌取扱い規約（第6版）に示されている肝門部領域の胆管（Bp）の範囲として正しいものを選べ（3）。

a. 左葉側は門脈臍部右縁
b. 左葉側は門脈臍部左縁
c. 右葉側は門脈前後分岐点
d. 膵臓側は胆嚢管合流部
e. 膵臓側は左右肝管分岐部

 肝臓1参照（p362）。肝門部胆管の範囲を確認しておこう！

Q4. 肝臓の固定に関与しないものを選べ（2）。

a. Calotの三角
b. 肝門板
c. 肝鎌状間膜
d. 肝三角間膜
e. 肝十二指腸間膜

肝臓1参照（p362）。肝臓固定に関与する間膜を確認しよう！

(2) 膵臓・脾臓

Q5. 膵臓の組織に関する組み合わせのうち，正しいものを選べ（2）。

a. 腺房細胞　………膵液分泌
b. α（A）細胞　……ソマトスタチン分泌
c. β（B）細胞　……インスリン分泌
d. γ（D）細胞　……グルカゴン分泌
e. α（A）細胞　……好銀性細胞

 膵臓・脾臓1参照（p406）。膵臓の外分泌細胞と内分泌細胞について復習しよう！

1の正解▶ Q1 d, e　Q2 d, e　Q3 a, c, d　Q4 a, b　Q5 a, c　Q6 b　Q7 d, e

(3) 胆道

Q6. 胆嚢壁（胆嚢床以外）の層構造で存在しない層を選べ(1)。

a. 粘膜層
b. 粘膜下層
c. 固有筋層
d. 漿膜下層
e. 漿膜

 胆道1参照(p450)。胆嚢壁の構造を確認しよう！

Q7. 胆汁に関する記載で誤っているものを選べ(2)。

a. 1日の胆汁の排出量は，500～1,000 mLである。
b. 電解質組成は，細胞外液に類似している。
c. 胆汁酸の含量は，コレステロール含量より多い。
d. 胆汁中のビリルビンの含量は，約20％である。
e. 胆汁酸は，小腸下部で蛋白質の吸収に関与する。

 胆道3参照(p463)。胆汁についての生理学的知見を確認しよう！

---

2. 病因や病態に関する問題

(1) 肝臓

Q1. 肝血管腫について誤っている記述を選べ(1)。

a. 肝臓良性腫瘍の中で最多
b. 海綿状血管腫が大部分
c. 多発例が多い
d. 自然破裂が多い
e. Kasabach‐Merrit症候群を生じることがある

 肝臓7参照(p400)。肝良性腫瘍について確認しよう！

Q2. 細菌性肝膿瘍について正しいものを選べ(2)。

a. わが国では細菌性肝膿瘍が多い（95％）
b. 細菌性肝膿瘍の感染経路は，経門脈性が多い
c. 起炎菌としてはグラム陰性桿菌が多い
d. 肝左葉に多い
e. メトロニダゾール投与を行う

 肝臓7参照(p400)。肝膿瘍について確認しよう！

Q3. 肝細胞癌の発癌と腫瘍マーカーに関して誤っている記述を選べ(1)。

a. 発癌の危険因子として，NASHがある
b. 発癌初期には，低分化型が大半を占める
c. 多中心性発癌である
d. 超音波検査にてnodule-in-nodule像を示す
e. 腫瘍マーカーとしてはAFPとPIVKA-Ⅱがある

 病理2，腫瘍1参照(p39, 43)。肝細胞癌の発癌と腫瘍マーカーについて確認しよう！

(2) 膵臓・脾臓

Q4. 膵臓の嚢胞性疾患を選べ(3)。

a. 膵ガストリノーマ
b. 膵インスリノーマ
c. 膵管内乳頭粘液性腫瘍
d. 漿液性嚢胞腫瘍
e. 粘液性嚢胞腫瘍

 膵臓・脾臓2参照(p413)。膵臓の嚢胞性腫瘍について発育形態を復習しておこう！

Q5. 膵癌の危険因子ではないものを選べ(1)。

a. 大量飲酒
b. 糖尿病
c. 慢性膵炎
d. 膵癌の家族歴
e. 高アミラーゼ血症

 膵臓・脾臓4参照(p425)。膵癌の早期発見に危険因子は重要！

Q6. 急性膵炎の成因の中で最も頻度の高いものを選べ(1)。

a. アルコール

2の正解 ▶ Q1 d　Q2 a, c　Q3 b　Q4 c, d, e　Q5 e　Q6 a　Q7 e　Q8 a, c　Q9 c　Q10 a, d, e　Q11 e　Q12 a, b　Q13 c, e

b. 胆石
c. 特発性
d. 医原性（ERCP 後）
e. 薬剤性

 膵臓・脾臓 6 参照（p 438）。急性膵炎の成因について確認しておこう！

Q7. 急性膵炎の予後因子ではないものを選べ（1）。

a. Base Excess
b. PaO$_2$
c. BUN
d. LDH
e. 血清アミラーゼ値

 膵臓・脾臓 6 参照（p 438）。急性膵炎の予後因子を確認しておこう！

Q8. 膵嚢胞性疾患の特徴の組み合わせの中で誤っているものを選べ（2）。

a. IPMN …… オレンジ状
b. IPMN …… 被膜なし
c. MCN……… ブドウの実・房状
d. MCN……… 被膜あり
e. SCN …… スポンジ状・蜂巣状

 膵臓・脾臓 5 参照（p 432）。膵嚢胞性疾患の形態の特徴を確認しよう！

Q9. 組織学的に嚢胞壁に卵巣様間質をもつ膵嚢胞性疾患を選べ（1）。

a. 仮性嚢胞
b. SCN
c. MCN
d. IPMN
e. Solid-pseudopapillary tumor

 膵臓 5 参照（p 432）。膵嚢胞性疾患の特徴を確認しよう！

（3）胆道

Q10. 胆汁外瘻により生じる栄養障害を選べ（3）。

a. ビタミンA欠乏症
b. ビタミンB$_{12}$欠乏症
c. ビタミンC欠乏症
d. ビタミンD欠乏症
e. ビタミンE欠乏症

 胆道 3 参照（p 463）。胆汁は，脂溶性ビタミンの吸収に影響することを確認しておこう！

Q11. 胆嚢結石症の危険因子ではないものを選べ（1）。

a. 肥満症
b. 減量ダイエット
c. 完全経静脈栄養
d. 迷走神経切離術後
e. 喫煙

 胆道 3 参照（p 463）。胆嚢結石症の危険因子を確認しておこう！

Q12. 特殊な胆道疾患の組み合わせで誤っているものを選べ（2）。

a. Mirizzi症候群 ………… Vater乳頭部近傍憩室
b. Lemmel症候群 ……… 胆嚢頸部に結石陥頓
c. 陶器様胆嚢 ………… 胆嚢の石灰化
d. 黄色肉芽腫性胆嚢炎 … 胆嚢壁内組織球浸潤
e. 内胆汁瘻 …………… 胆管十二指腸瘻

 胆道 3 参照（p 463）。胆嚢炎や胆管炎では，特殊な病態を生じることがある。確認しよう！

Q13. 胆道癌（胆嚢癌を含む）の危険因子ではないものを選べ（2）。

a. 膵胆管合流異常
b. 原発性硬化性胆管炎
c. 胆嚢結石症
d. 胆嚢ポリープ
e. 胆嚢腺筋症

 胆道 6 参照（p 482）。胆道癌の危険因子を確認しておこう！

3. 検査や診断に関する問題

(1)肝臓

Q1. 肝細胞壊死を反映しない検査項目を選べ(3)。

a. AST
b. LDH
c. TTT
d. コレステロール
e. フィブリノーゲン

 肝臓3参照(p375)。肝機能検査について確認しておこう！

Q2. Child-Pugh分類の項目ではないものを選べ(1)。

a. 脳症
b. 腹水
c. 血清ビリルビン値(BiL)
d. 血清アルブミン値(ALB)
e. 血清総タンパク値(TP)

 肝臓3参照(p375)。Child分類とChild-Pugh分類の違いについて確認しよう！

Q3. 肝障害度に含まれていない検査項目を選べ(1)。

a. 脳症
b. 腹水
c. 血清ビリルビン値(BiL)
d. 血清アルブミン値(ALB)
e. ICG-R15

 肝臓3参照(p375)。肝障害度を決めるための検査項目について確認しておこう！

Q4. 肝障害度Cの場合の治療方針を選べ(2)。

a. 肝切除術
b. 塞栓治療
c. 焼灼術
d. 肝移植
e. 緩和ケア

 肝臓3参照(p375)。肝障害度の評価からみた治療方針を確認しよう！

Q5. 肝腫瘍に対する超音波検査所見の組み合わせの中で誤っているものを選べ(2)。

a. 肝細胞癌 ………… mosaic pattern
b. 肝細胞癌 ………… nodule in nodule
c. 肝内胆管癌 ……… 末梢胆管拡張
d. 転移性肝腫瘍 …… chameleon sign
e. 肝血管腫 ………… target pattern

 肝臓2参照(p369)。肝腫瘍に対する超音波検査所見を確認しよう！

Q6. 造影CT検査にて，単純相-動脈相-平衡相の順にlow-high-lowを示すものを選べ(1)。

a. 肝細胞癌
b. 肝内胆管癌
c. 腎癌からの転移性肝腫瘍
d. 肝血管腫
e. 限局性結節性過形成(FNH)

 肝臓2参照(p369)。肝腫瘍のCT画像診断について確認しておこう！

Q7. SPIO造影MRI検査において高信号を示す肝腫瘍を選べ(3)。

a. 肝細胞癌
b. 肝内胆管癌
c. 転移性肝腫瘍
d. 肝血管腫
e. 限局性結節性過形成(FNH)

肝臓2参照(p369)。肝腫瘍に対するMRIの特殊造影検査所見について確認しよう！

3の正解 Q1 c, d, e Q2 e Q3 a Q4 d, e Q5 d, e Q6 a Q7 a, b, c Q8 a, d Q9 a, b Q10 b, e Q11 b

(2) 膵臓・脾臓

Q8. インスリノーマに対する負荷試験を選べ（2）。

a. 絶食試験
b. セクレチン負荷試験
c. 選択的動脈内セクレチン注入試験
d. 選択的動脈内カルシウム注入試験
e. ブドウ糖負荷試験

 膵臓・脾臓2参照（p456）。膵内分泌腫瘍に対する存在診断と局所診断のための負荷試験を確認しておこう！

Q9. 膵管内乳頭粘液性腫瘍（IPMN）において悪性を強く示す所見（high risk stigmata）を選べ（2）。

a. 造影される充実成分
b. 閉塞性黄疸を伴う膵頭部の囊胞性病変
c. 囊胞径30mm以上
d. 主膵管径5.9mm
e. 造影される壁肥厚

 膵臓・脾臓5参照（p432）。IPMNの悪性評価を確認しよう！

Q10. 膵管内乳頭粘液性腫瘍（IPMN）において悪性を疑う所見（Worrisome feature）を選べ（2）。

a. 囊胞径10mm以上
b. 造影効果のない壁在結節
c. 主膵管10mm以上
d. 閉塞性黄疸を伴う膵頭部の囊胞性病変
e. 尾側に閉塞性膵炎を伴う主膵管狭窄およびリンパ節腫大

 膵臓・脾臓5参照（p432）。IPMNの悪性評価を確認しよう！

(3) 胆道

Q11. 急性胆囊炎の診断基準に含まれないものを選べ（1）。

a. Murphy's sign
b. Blumberg's sign
c. 発熱
d. CRP値の上昇
e. 白血球数の上昇

 胆道5参照（p475）。急性胆囊炎の診断基準を確認しておこう！

4. 治療に関する問題

(1) 肝臓

Q1. 右肝切除術において処理するものを選べ（3）。

a. 前区域グリソン
b. 後区域グリソン
c. 内側区域グリソン
d. 右肝静脈本幹
e. 中肝静脈本幹

 肝臓4参照（p381）。肝切除術について確認しよう！

Q2. 拡大肝右葉切除術において処理するものを選べ（4）。

a. 前区域グリソン
b. 後区域グリソン
c. 内側区域グリソン
d. 右肝静脈本幹
e. 中肝静脈本幹

 肝臓4参照（p381）。肝切除術について確認しよう！

4の正解 Q1 a, b, d　Q2 a, b, d, e　Q3 a, b, e　Q4 c　Q5 e　Q6 c　Q7 a　Q8 d　Q9 c, e　Q10 c　Q11 a, e　Q12 d, e　Q13 a, c

Q3. 中央二区域切除術において処理するものを選べ（3）。

a. 前区域グリソン
b. 内側区域グリソン
c. 左区域グリソン
d. 右肝静脈本幹
e. 中肝静脈本幹

 肝臓4参照（p381）。肝切除術について確認しよう！

Q4. 肝硬変症例に対する肝切除術後に発生しにくい病態を選べ（1）。

a. 難治性腹水
b. 低Na血症
c. 低K血症
d. 低アルブミン血症
e. 凝固異常症

 肝臓4参照（p381）。肝切除術後の術後管理の注意点について確認しよう！

Q5. 肝移植の適応としてあてはまらないものを選べ（1）。

a. 先天性胆道閉鎖症
b. Wilson病
c. 肝芽腫
d. 劇症肝炎
e. ABO式血液型不適合

 肝臓4参照（p381）。肝移植について確認しよう！

(2) 膵臓・脾臓

Q6. 膵頭十二指腸切除術で切離しない血管を選べ（1）。

a. 胃十二指腸動脈
b. 右胃動脈
c. 左胃動脈
d. 右胃大網動脈
e. 下膵十二指腸動脈

 膵臓・脾臓3参照（p419）。膵頭部や胃幽門部を支配している血管を確認しよう！

Q7. 膵頭十二指腸切除術後の再建法ではないものを選べ（1）。

a. Roux-en Y法
b. Wipple法
c. Child法
d. Cattell法
e. 今永法

 膵臓・脾臓3参照（p419）。膵頭十二指腸切除術後の再建法について確認しておこう！

Q8. ISGPFによる膵切除後の膵液瘻の定義によると，術後何日目のドレーン排液中のアミラーゼ濃度が血清アミラーゼ濃度値の何倍か。組み合わせの正しいものを選べ（1）。

a. 術後1日目，2倍
b. 術後1日目，3倍
c. 術後3日目，2倍
d. 術後3日目，3倍
e. 術後4日目，2倍

 膵臓・脾臓3参照（p419）。膵切除後の頻度の高い合併症の診断と治療を理解しておこう！

Q9. 膵癌の中で手術適応のある病変を選べ（2）。

a. 肝転移を有する膵癌
b. 腹膜播種を有する膵癌
c. 1cmの門脈浸潤を有する膵癌
d. 180°以上の上腸間膜動脈を取り囲む膵癌
e. 膵外後方浸潤を有する膵癌

 膵臓・脾臓4参照（p425）。膵癌の手術適応について整理しておこう！

Q10. NCCDガイドラインで示されたborderline resectableの膵癌にあてはまらないものを選べ（1）。

a. 遠隔転移を有しない膵癌
b. 門脈浸潤あるが門脈再建可能な膵癌
c. 上腸間膜動脈に180°以上接している膵癌
d. 胃十二指腸動脈にのみ浸潤を認める膵癌

e. 総肝動脈末梢側に 5 mm 浸潤している膵癌

膵臓・脾臓 4 参照（p 425）。NCCD ガイドラインで示された borderline resectable 膵癌の意味を理解しよう！

Q11. 手術適応とならない膵嚢胞性疾患を選べ（2）。

a. SCN
b. MCN
c. IPMN（分枝型, high risk）
d. IPMN（主膵管型, high risk）
e. 急性膵炎による膵嚢胞（発症から 3 週間目）

膵臓・脾臓 5 参照（p 432）。膵嚢胞性疾患の治療方針を確認しよう！

Q12. 脾摘の適応にならない疾患を選べ（2）。

a. 特発性血小板減少性紫斑病
b. 遺伝性球状赤血球症
c. 自己免疫性溶血性貧血
d. 発作性夜間ヘモグロビン尿症
e. 発作性寒冷ヘモグロビン尿症

膵臓・脾臓 7 参照（p 444）。血管内溶血性貧血は脾摘の禁忌であることを確認しよう！

(3) 胆道

Q13. 胆嚢ポリープに対し, 手術適応となる場合を選べ（2）。

a. 増大傾向を示す 10 mm のポリープ
b. 有茎性の 7 mm のポリープ
c. 広基性の 7 mm のポリープ
d. 無症性胆石が併存している 7 mm のポリープ
e. 多発している 7 mm のポリープ

胆道 4 参照（p 469）。胆嚢ポリープの手術適応について確認しよう！

5. 専門用語に関する問題

(1) 肝臓

Q1. 肝区域の分類について正しい組み合わせを選べ（1）。

a. Healey 分類
 …… 胆管ドレナージにより, 肝区域に分類した（8 つの亜区域）
b. Healey 分類
 …… 門脈支配により, 肝区域に分類した（4 つの区域）
c. Couinaud 分類
 …… 門脈支配により, 肝区域に分類した（5 つの区域）
d. Couinaud 分類
 …… 門脈支配により, 肝区域に分類した（8 つの亜区域）
e. Couinaud 分類
 …… 胆管ドレナージにより, 肝区域に分類した（8 つの亜区域）

肝臓 1 参照（p 362）。肝臓の解剖について理解しよう！

Q2. Child-Pugh 分類に含まれない項目を選べ（2）。

a. 血小板
b. 血清アルブミン値（Alb）
c. ICG-R 15
d. 血清 Bil
e. プロトロンビン時間（PT%）

肝臓 3 参照（p 375）。肝機能検査について確認しよう！

5 の正解 ▶ Q1 d　Q2 a, c　Q3 b, d, e　Q4 d　Q5 e　Q6 a, b, e　Q7 a, b, c

Q3. 術式決定のための幕内基準に含まれない項目を選べ(3)。

a. 血清ビリルビン値(Bil)
b. 血清アルブミン値(Alb)
c. ICG-R15
d. 腫瘍個数
e. 腫瘍径

 肝臓5参照(p387)。肝細胞癌の治療選択について確認しよう！

(2) 膵臓・脾臓

Q4. 膵管内乳頭粘液性腫瘍(IPMN)に特徴的な所見を選べ(1)。

a. cyst in cyst
b. cyst with cyst
c. cyst to cyst
d. cyst by cyst
e. cyst on cyst

 膵臓・脾臓2参照(p413)。膵嚢胞性疾患の特徴的な所見について理解しよう！

Q5. 膵頭十二指腸切除後の再建法として正しいものを選べ(1)。

a. Child法
　……挙上腸管の末梢側から胆管・膵・胃の順に吻合する再建法
b. Child法
　……挙上腸管の末梢側から胃・膵管・胆管の順に吻合する再建法
c. Whipple法
　……挙上腸管の末梢側から胆管・胃・膵の順に吻合する再建法
d. Whipple法
　……挙上腸管の末梢側から膵管・胆管・胃の順に吻合する再建法
e. Cattell法
　……挙上腸管の末梢側から胃・膵・胆管の順に吻合する再建法

 膵臓・脾臓3参照(p419)。膵頭十二指腸切除後の再建法について確認しよう！

(3) 胆道

Q6. 三管合流部を構成するものを選べ(3)。

a. 胆嚢管
b. 総肝管
c. 主膵管
d. 副膵管
e. 総胆管

 胆道1参照(p450)。胆道の解剖ついて確認しよう！

Q7. Charcot3徴に含まれるものを選べ(3)。

a. 腹痛
b. 発熱
c. 黄疸
d. ショック
e. 意識障害

 胆道6参照(p482)。急性胆管炎の症状を確認しよう！

第Ⅲ章　章末整理（1）：知っておきたい専門用語

肝・胆・膵の専門用語を総復習しよう！

1. 肝臓

知っておきたい キーワードと 専門用語	関連疾患 関連用語	確認しよう！
Pringle法 (Pringle Maneuver)	肝切除	肝十二指腸間膜をテーピングし，肝臓に流入する血液を遮断する方法（間欠的肝流入血流遮断法）。出血コントロール目的として用いられる
Healey分類	肝臓解剖	胆管ドレナージにより肝区域に分類した（4区域）
Couinaud分類	肝臓解剖	門脈支配により，肝区域に分類した（8つの亜区域）
Rex-cantlie線	肝臓解剖，肝切除	胆囊窩と肝上縁の下大静脈を結ぶ線（Couinaud分類における右葉と左葉の境界：中肝静脈の走行に一致）
グリソン鞘	肝臓解剖	肝実質を小葉に分ける小葉間結合組織（小葉間動脈・小葉間静脈・小葉間胆管の3本を束ねている）
Child-Pugh分類	肝機能	耐術能の評価に用いられる（脳症，腹水，血清ビリルビン値，血清アルブミン値，プロトロンビン時間の項目を用いて評価する）
肝障害度	肝機能	肝切除の際，残肝機能を評価し術式選択の指標とする（腹水，血清ビリルビン値，血清アルブミン値，プロトロンビン時間，ICG-R15の項目を用いて評価する）
幕内基準	肝機能，肝切除	肝機能からみた術式選択の基準（腹水の有無，血清ビリルビン，ICG-R15の項目を評価する）
CTAP	検査	CT during arterial portogpraphy。上腸間膜動脈より造影剤を注入し，門脈血流を受ける領域を造影する
CTHA	検査	CT during hepatic arteriography。肝動脈より造影剤を注入し，肝動脈血流を受ける領域を造影する
RFA	局所療法	ラジオ波焼灼術（radiofrequency ablation）。肝局所壊死療法の1つ
MCT	局所療法	マイクロ波凝固療法（microwave coagulation therapy）。肝局所壊死療法の1つ
TACE	局所療法	肝動脈化学塞栓療法（transcatheter arterial chemoembolization）。肝局所壊死療法の1つ
Kasabach-Merritt症候群	肝血管腫	巨大血管腫内で凝固亢進をきたし，血小板減少や出血傾向・紫斑を伴う病態
nodule in noduleや mosaic pattern	肝細胞癌	肝細胞癌の超音波検査において，分化度の異なる部位が混在することで結節内結節やモザイク状の陰影を認める
chameleon sign	肝血管腫	肝血管腫の超音波検査において，体位変換によるエコー所見の変化を認める
bull's eye patternや target pattern	転移性肝腫瘍	転移性肝腫瘍の超音波検査において，腫瘍辺縁に厚い低エコー帯を認める

2. 膵臓・脾臓

知っておきたい キーワードと 専門用語	関連疾患 関連用語	確認しよう！
α (A) 細胞	膵ランゲルハンス島細胞	グルカゴンを分泌する。好酸性
β (B) 細胞	膵ランゲルハンス島細胞	インスリンを分泌する。好塩基性
δ (D) 細胞	膵ランゲルハンス島細胞	ソマトスタチンを分泌する。好銀性
cyst in cyst	粘液性囊胞腫瘍（MCN）	MCNに特徴的な画像所見。囊胞内部に大小のcystが独立して存在する像
cyst by cyst	膵管内乳頭粘液性腫瘍（IPMN）	IPMNに特徴的な画像所見。囊胞が接してブドウの房状に存在する像
SACI test	インスリノーマ	Selective Arterial Calcium Injection test：インスリノーマの局在診断に用いる。膵の栄養血管にグルコン酸カルシウムを注入し、肝静脈血中インスリン濃度を測定する
SASI test	ガストリノーマ	Selective Arterial Secretin Injection test：ガストリノーマの局在診断に用いる。膵の栄養血管にセクレチンを注入し、肝静脈血中ガストリン濃度を測定する
Child法	膵頭十二指腸切除術	挙上腸管の末梢側から膵・胆管・胃の順に吻合する再建法
Whipple法	膵頭十二指腸切除術	挙上腸管の末梢側から胆管・膵・胃の順に吻合する再建法
Cattell法	膵頭十二指腸切除術	挙上腸管の末梢側から胃・膵・胆管の順に吻合する再建法
OPSI	脾摘後	脾摘後の免疫力低下による敗血症（overwhelming postsplenectomy infection；OPSI）
SCN	膵囊胞性疾患	漿液性囊胞腫瘍（serous cystic neoplasm）。漿液を含む囊胞性腫瘍で、中年の女性に多く、膵体尾部に好発する
MCN	膵囊胞性疾患	粘液性囊胞腫瘍（mucinous cystic neoplasm）。粘液を含む囊胞性腫瘍で、ほとんどが女性に発症し中年に多く膵体尾部に好発する
IPMN	膵囊胞性疾患	膵管内乳頭粘液性腫瘍（intraductal papillary mucinous neoplasm）。膵管内に乳頭状に発育進展し、通常豊富な粘液産生と膵管拡張像を特徴とする

3. 胆道

知っておきたい キーワードと 専門用語	関連疾患 関連用語	確認しよう！
三管合流部	解剖	総肝管，胆嚢管，総胆管の合流部
ERCP	検査	内視鏡的逆行性胆道膵管造影（endoscopic retrograde cholangiopancreatography）
EUS	検査	超音波内視鏡検査（endoscopic ultrasonography）。胆道，膵管のほか，消化管の検査に用いられる
IDUS	検査	管腔内超音波検査（intraductal ultrasonography）
RAS； Rokitansky- Aschoff sinus	胆嚢	粘膜上皮が筋層に侵入した構造物であり，細菌の温床になりやすい
Luschka管	胆嚢	肝実質から胆嚢壁に直接流入する微小な胆管構造であり（胆嚢内には直接流入しない），胆嚢摘出術の際に分断されると胆汁漏の原因となる
脂溶性ビタミン	閉塞性黄疸	ビタミンK, D, A, E。胆汁の腸管へ分泌障害により，脂肪や脂溶性ビタミン（ビタミンK, D, A, E）の吸収障害を生じる
Murphy徴候	胆嚢炎	右季肋部を圧迫しながら深呼吸をしたとき，疼痛のため動作が途中で停止する徴候
コメット様エコー	胆嚢腺筋症	胆嚢壁内の小結石から彗星（comet）のように高エコーの尾を引く所見
Charcot 3徴	急性胆管炎	腹痛・発熱・黄疸
Reynolds 5徴	急性胆管炎	腹痛・発熱・黄疸・意識障害・ショック
Mirizzi症候群	胆嚢結石症	胆嚢頸部や胆嚢管に結石が嵌頓することにより胆嚢が腫大し，腫大した胆嚢が総胆管の圧迫・狭窄・閉塞を生じ，その結果，胆管炎を併発した病態
Lemmel症候群	傍十二指腸 乳頭憩室	十二指腸Vater乳頭近傍の憩室や憩室炎により，胆管閉塞を生じ，閉塞性黄疸や胆管炎を発症した病態

第Ⅲ章　章末整理(2)：知っておきたい術式

肝・胆・膵に対する術式を総復習しよう！

1. 肝臓

術式	手術イメージ	確認しておこう！	参照
右肝切除術	右肝静脈・中肝静脈・左肝静脈／総胆管／肝右葉／下大静脈	・Rex cantlie線に沿った切離であり、「肝右葉切除術」ともいわれる ・切除範囲は、前区域と後区域、右側尾状葉、胆嚢 ・中肝静脈右側に沿って肝右葉を切離する 　（切離脈管：右肝静脈，右グリソン）	p381
左肝切除術	肝左葉	・中肝静脈左側に沿って肝左葉を切離 　（切離脈管：左肝静脈，左グリソン）	p381
肝外側区域切除術	外側区域	・門脈臍部に沿って肝外側域を切離 　（切離脈管：左肝静脈，S2・S3グリソン）	p381
肝後区域切除術	RHV, LHV, V7, V6	・後区域グリソン一括Pringle法にて阻血域(demarcation line)を確認する ・切除範囲はS6およびS7, 胆嚢 ・右肝静脈の背側に沿って切離する 　[切離脈管：後区域グリソン, 右肝静脈の分枝(V6・V7), 右下肝静脈(存在する場合)]	p382
肝中央2区域切除術	RHV, V8d, MHV, G4	・右側は前区域グリソン一括Pringle法にて阻血域を確認，左側は門脈臍部から分岐する内側枝グリソンを結紮する ・切除範囲は内側区域と前区域および胆嚢 ・切離ラインは，右は右肝静脈本幹，左はumbilical fissure vein(UFV)または左肝静脈 　[切離脈管：前区域グリソン, 内側区域グリソン, 右肝静脈の分枝(V8d), 中肝静脈]	p382

2. 肝臓・脾臓

術式	手術イメージ	確認しておこう！	参照
膵頭十二指腸切除術		・膵頭部，十二指腸（胃幽門側の一部），胆嚢，肝外胆管を切除（切離動脈：右胃動脈，右胃大網動脈，胃十二指腸動脈，胆嚢動脈，下膵十二指腸動脈） ・再建は，Whipple法，Child法，Cattell法，今永法などが用いられる	p419
膵体尾部切除術		・膵体部，膵尾部，脾臓を切除（脾臓を温存することもある）（切離動脈：左胃大網動脈，短胃動脈，脾動脈）	p419

3. 胆道

術式	手術イメージ	確認しておこう！	参照
腹腔鏡下胆嚢摘出術		・胆嚢管，胆嚢動脈を切離し，肝床部から胆嚢を剥離して摘出する ・Calot三角を展開し，critical view of safety（胆嚢と連続する胆嚢管，胆嚢動脈を確認できる状態）を確保することが重要（総胆管の損傷を回避するため）	p463
肝外胆管切除術		・肝外胆管，胆嚢を切除する ・胆道再建は Roux en-Y 法を行う ・先天性胆道拡張症や肝外胆管癌に行われる	p463

乳腺・内分泌・小児外科 IV

乳腺 1
解剖

チャレンジしてみよう！（○か×をつけよ）

( ) 1. 成人女性の乳腺は，100個程度の腺葉から形成される。
( ) 2. 成人女性の乳腺では，15～20個程度の乳管の出口が乳頭に連続する。
( ) 3. 成人女性の乳頭は，第2～4肋骨の高さに位置する。
( ) 4. 乳癌がクーパー靱帯に浸潤すると，結合織索が短縮されて，えくぼ症状などの症候が生じる。
( ) 5. 乳房内局在の表示法においてC領域は外上部を表す。
( ) 6. 腋窩リンパ節の分類においてlevel Iは，小胸筋外縁より外側のリンパ節を表す。
( ) 7. 腋窩リンパ節の分類においてlevel IIは，小胸筋内縁より内側のリンパ節を表す。
( ) 8. 腋窩リンパ節は，胸筋リンパ節，外側リンパ節，肩甲下リンパ節，中心リンパ節，上リンパ節（鎖骨下リンパ節）の5群に大別される。
( ) 9. 胸骨傍リンパ節は，胸骨縁の外側1～3cmのところで内胸動脈に沿って存在し，上位の肋間隙にある。
( ) 10. 鎖骨上リンパ節は，腋窩リンパ路系と胸骨傍リンパ節経路の両方の上位リンパ節である。
( ) 11. 下胸筋神経の損傷により，大胸筋外下部の萎縮をきたす。
( ) 12. 肋間上腕神経の損傷により，上腕内側，後側の知覚麻痺による不快感，しびれ感をきたす。
( ) 13. 長胸神経は広背筋を支配する。
( ) 14. 胸背神経は前鋸筋を支配する。
( ) 15. 胸背動静脈は広背筋に分布する。

（※正解は次ページ下段）

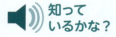知っているかな？

Q1 乳房の解剖について述べよ。
Q2 乳腺手術に関わるリンパ節について述べよ。
Q3 乳腺手術に関わる神経，脈管について述べよ。

Q1 乳房の解剖について述べよ。

Key Card　　　知っているよね！

1. 乳房の解剖
- 乳房は，皮膚，脂肪組織，乳腺組織とそれらを支える結合組織からなっている。
- 通常，成人女性の乳腺は，15～20個程度の腺葉から形成される。
- それぞれの腺葉はそれぞれの乳管をもち15～20個程度の乳管の出口が乳頭に連続する。
- 図1，2に乳房と腺葉の構造を示す。

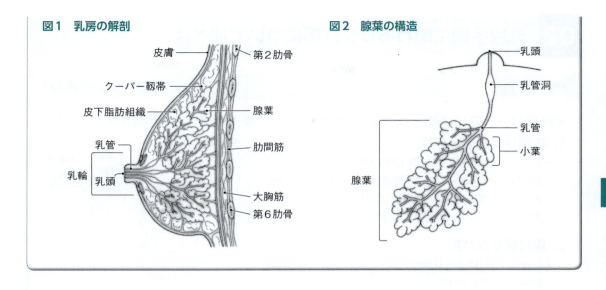

1. 乳房の解剖
- 成人女性の乳頭は，第4〜5肋骨の高さに位置する。
- 乳腺は全体では円盤状である。
- 上方は第2肋骨，下方は第6肋骨，内側は胸骨外縁，外側は前腋窩腺に及ぶ。
- 上外方の腋窩方向には舌状に組織が余分にはみ出している。
- 乳腺は，一側15〜20個の腺葉からなる。
- 各腺葉は，小葉の集合体で，小葉は腺房から構成される。
- 各乳管は，腺葉ごとに独立して乳頭に開口している。
- 腺葉間には，結合織のクーパー靱帯（乳房提靱帯）が入り込み，乳房を支えている。
- 乳癌がクーパー靱帯に浸潤すると結合織索が短縮されて，えくぼ症状，delle，peau d'orange などの症候が生じる。
- 腫瘍の乳房内局在を示す際には，図3のように区分される。
- 腫瘍が各領域内のみに存するものは相当する略号をもって表し，2つ以上の領域にわたるものは，より多く占める領域から順に記載する。

図3 乳房内病変の局在

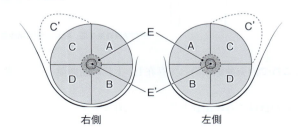

A 内上部　　E 乳輪部
B 内下部　　C' 腋窩部
C 外上部　　E' 乳頭部
D 外下部

正解	1	2	3	4	5	6	7	8	9	10	11	12	13	14	15
	×	○	×	○	○	○	○	○	○	○	○	○	×	×	○

Q2 乳腺手術に関わるリンパ節について述べよ。

Key Card 🔑　　　知っているよね！

＜所属リンパ節の名称とレベル（図4）＞

1. 腋窩リンパ節の分類
- levelⅠ：小胸筋外縁より外側のリンパ節。
- levelⅡ：小胸筋の背側および胸筋間（Rotter）のリンパ節。
- levelⅢ：小胸筋内縁より内側のリンパ節。
  注：乳房内リンパ節は腋窩リンパ節に分類される。

2. 胸骨傍リンパ節
- 胸骨傍リンパ節は胸骨縁の外側1〜3cmのところで内胸動脈に沿って存在する。

3. 鎖骨上リンパ節
- 鎖骨上リンパ節は腋窩リンパ路系と胸骨傍リンパ節経路の両方の上位リンパ節である。

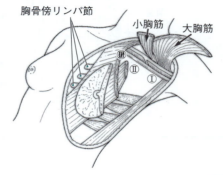

図4　腋窩リンパ節のレベル

（標準外科学第13版，医学書院より引用改変）

❗ ココが大切！⇒ 知っていたかな？

1. 腋窩リンパ節
▶腋窩リンパ節は，腋窩を満たす脂肪組織内にある20〜30個のリンパ節群。
▶上肢・肩甲部・胸壁および乳腺からのリンパ液を受ける。
▶次の5群に大別される（図5）。
　①胸筋リンパ節
　②外側リンパ節
　③肩甲下リンパ節
　④中心リンパ節
　⑤上リンパ節（鎖骨下リンパ節）

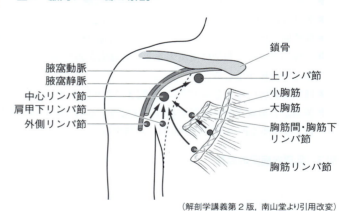

図5　腋窩リンパ節の解剖

（解剖学講義第2版，南山堂より引用改変）

2. 胸骨傍リンパ節
▶胸骨傍リンパ節は，胸骨縁の外側1〜3cmのところで内胸動脈に沿って存在し，上位の肋間隙に存在する。
▶主として乳腺の内側のリンパ液が流入する。リンパ液はさらに鎖骨上リンパ節に注ぐ。

3. 鎖骨上リンパ節
▶鎖骨上リンパ節は，腋窩リンパ路系と胸骨傍リンパ節経路の両方の上位リンパ節である。

Q3 乳腺手術に関わる神経，脈管について述べよ．

Key Card 🔑　　　知っているよね！

1. 神経（図6）
- ①上・中・下胸筋神経（図中記載なし）
- ②肋間上腕神経
- ③長胸神経
- ④胸背神経

2. 脈管（図6）
- ①胸肩峰動静脈
- ②外側胸動静脈
- ③胸背動静脈

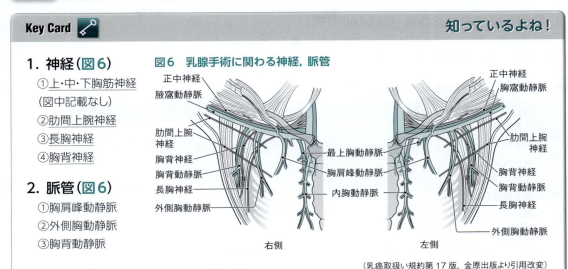

図6　乳腺手術に関わる神経，脈管

(乳癌取扱い規約第17版，金原出版より引用改変)

3. 乳腺手術における血管・神経の取り扱い
- 乳腺手術は，術後に筋肉の萎縮をきたさないよう筋肉支配の血管や神経を温存する．
- 皮膚の知覚低下，しびれ感などの不快感を防ぐための知覚神経の温存．
- 正常組織はできるだけ温存する．

❗ ココが大切！⇒ 知っていたかな？

1. 神経

(1) 胸筋神経
- a) 下胸筋神経：大胸筋の裏面からやや背側に向かい，小胸筋の外側を回り，腋窩静脈の前面を通り，腕神経叢に入る．神経損傷により大胸筋外下部の萎縮をきたす．
- b) 中胸筋神経：小胸筋のほぼ中央を貫いて大胸筋に入る．神経損傷により大胸筋中間部の萎縮をきたす．
- c) 上胸筋神経：小胸筋内縁で胸肩峰動静脈に伴走する．神経損傷により大胸筋内上部の萎縮をきたす．

(2) 肋間上腕神経：前腋窩腺で胸壁・前鋸筋を貫いて第2(3)肋間から出る．神経損傷により上腕内側，後側の知覚麻痺による不快感，しびれ感をきたす．

(3) 長胸神経：腋窩最深部を通り，肩甲下筋の前面，側胸壁寄りを下行し，前鋸筋を支配する．神経損傷により上肢の側方に向かって水平以上の挙上が困難となる．

(4) 胸背神経：腕神経叢後神経束から起こり広背筋に分布する．

2. 動静脈

(1) 胸肩峰動静脈：腋窩動静脈から分岐し，胸筋枝は鎖骨胸筋筋膜を貫いて大胸筋に入る．

(2) 外側胸動静脈：腋窩動静脈から下胸筋神経に伴走する動静脈を分岐し，尾側に向かう．腋窩郭清に際してどの術式でも切離する．

(3) 胸背動静脈：肩甲下筋の筋膜を外方に切離していくと胸背神経に次いで露出され，広背筋に分布する．

3. 乳腺手術における血管・神経の取り扱い

▶乳癌手術に際し，血管や神経の温存を考慮する（**表1**）．
▶ただし，外側胸動静脈は腋窩郭清に際してどの術式でも切離する．

表1　乳癌手術における血管，神経の扱い方

主要な血管・神経		胸筋合併乳房切除術	Patey 術	Auchincloss 術	乳房温存術
血管	胸肩峰動静脈（胸筋枝）	×	○	○	○
	外側胸動静脈	×	×	×	×
	胸背動静脈	○	○	○	○
神経	上・中・下胸筋神経	×	○	○	○
	肋間上腕神経	△	△	△	△
	長胸神経	○	○	○	○
	胸背神経	○	○	○	○

○：温存，△：なるべく温存，×：切離
（乳腺外科の要点と盲点第1版，文光堂より引用改変）

できるかな！　実践問題形式でチャレンジ！

問1. 乳腺の解剖について<u>間違っているもの</u>を選べ．

　　a. 乳腺は一側15～20個の腺葉からなり，各腺葉は小葉の集合体で，小葉は腺房から構成され，各乳管は腺葉ごとに独立して乳頭に開口している．
　　b. 乳腺は，上方は第2肋骨，下方は第6肋骨，内側は胸骨外縁，外側は前腋窩腺に及ぶ．
　　c. 乳房内局在において，E領域は乳頭部を表す．
　　d. 腋窩リンパ節の分類において，levelⅡは小胸筋より背側および胸筋間（Rotter）のリンパ節を表す．
　　e. 鎖骨上リンパ節は腋窩リンパ節に含まれる．

問2. 乳腺の解剖について<u>間違っているもの</u>を選べ．

　　a. 中胸筋神経の損傷により，大胸筋中間部の萎縮をきたす．
　　b. 上胸筋神経の損傷により，大胸筋内上部の萎縮をきたす．
　　c. 外側胸動静脈は，通常腋窩郭清の際に切離する．
　　d. 胸肩峰動静脈は，腋窩動静脈から分岐し，胸筋枝は鎖骨胸筋筋膜を貫いて大胸筋に入る．
　　e. 胸背動静脈は，前鋸筋に分布する．

（※正解は次ページ下段）

知っておこう！　✅ 要点整理（チェックしよう！）

I. 乳房の解剖について述べよ。
- ☐ 1. 成人女性の乳頭は第4～5肋骨の高さに位置し，乳腺の上方は第2肋骨，下方は第6肋骨，内側は胸骨外縁，外側は前腋窩腺に及ぶ。
- ☐ 2. 乳腺は一側15～20個の腺葉からなり，各腺葉は小葉の集合体で，小葉は腺房から構成され，各乳管は腺葉ごとに独立して乳頭に開口している。
- ☐ 3. 乳癌がクーパー靭帯に浸潤すると結合織索が短縮されて，えくぼ症状，delle，peau d'orangeなどの症状を示す。

II. 乳腺手術に関わるリンパ節について述べよ。
- ☐ 1. 乳癌取扱い規約上，所属リンパ節は腋窩リンパ節，胸骨傍リンパ節，鎖骨上リンパ節に分類される。
- ☐ 2. 乳癌取扱い規約上，腋窩リンパ節は小胸筋との位置関係によりlevel I～IIIに分けられる。
- ☐ 3. 腋窩リンパ節は，胸筋リンパ節，外側リンパ節，肩甲下リンパ節，中心リンパ節，上リンパ節（鎖骨下リンパ節）の5群に大別される。

III. 乳腺手術に関わる神経，脈管について述べよ。
- ☐ 1. 乳腺手術は筋肉の萎縮をきたさないよう筋肉支配の血管・神経を温存すること，さらに皮膚の知覚低下，しびれ感などの不快感を防ぐための知覚神経の温存など，正常組織をできるだけ温存する努力が必要となる。
- ☐ 2. 乳腺手術に関わる神経には，上・中・下胸筋神経，肋間上腕神経，長胸神経，胸背神経があり，胸筋温存乳房切除の際はすべて温存するように努める。
- ☐ 3. 乳腺手術に関わる脈管には，胸肩峰動静脈，外側胸動静脈，胸背動静脈があり，外側胸動静脈は腋窩郭清に際してどの術式でも切離する。

（正解　問1：e　問2：e）

乳腺 2
特殊検査（超音波検査, マンモグラフィなど）

□□□

チャレンジしてみよう！（○か×をつけよ）

( ) 1. マンモグラフィは石灰化を伴う病変の描出に優れている。
( ) 2. マンモグラフィは波長の短いX線を用いて撮影される。
( ) 3. 一次検診においてカテゴリー3と判断された場合, 二次検診をする必要はない。
( ) 4. マンモグラフィにおいて, スピキュラを有する高濃度腫瘤はカテゴリー5に分類される。
( ) 5. 皮膚の陥凹や乳腺実質縁の局所的引き込みをdistortionとよび, 癌を疑う所見である。
( ) 6. マンモグラフィにおける高濃度乳腺において超音波検査では, 病変の描出が困難になる。
( ) 7. 腫瘤の縦横比が0.7より高値は, 悪性を疑う所見である。
( ) 8. 単純性嚢胞の超音波像では, 後方エコーは減弱することが多い。
( ) 9. 乳癌の超音波検査では後方エコーは増強されることが多い。
( ) 10. 乳癌の超音波検査においての"halo"とは, 腫瘤と周辺部組織の境界部に認める高エコー像であり, 硬癌に認める所見である。
( ) 11. 穿刺吸引細胞診における評価結果は, classではなく, groupとして表記される。
( ) 12. 分泌液の細胞診は, 非触知乳癌の診断に有用である。
( ) 13. マンモグラフィにおいてカテゴリー3や4の非触知腫瘤は, マンモトーム®生検のよい適応である。
( ) 14. 針生検やマンモトーム®生検によって診断困難な場合は, 病変の一部を摘出生検して診断する。
( ) 15. HER2検査に用いられるFISH法は, 免疫染色法の1つである。

（※正解は次ページ下段）

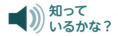 知っているかな？
- Q1 マンモグラフィのカテゴリー分類について述べよ。
- Q2 乳腺腫瘤の超音波像について述べよ。
- Q3 乳腺腫瘤の細胞診と組織診（生検）について述べよ。

Q1 マンモグラフィのカテゴリー分類について述べよ。

Key Card　　　知っているよね！

1. マンモグラフィ（MMG）
- 乳腺の全体像の把握に優れ, 触知しない乳癌を微細石灰化像から見つけ出せるという特徴がある。
- 低電圧で発生させた波長の長いX線を用いて撮影する（軟線撮影）。
- 図1にMMGにおける領域の取り決めを示す。
- 腫瘤, 石灰化, 局所的非対称陰影（FAD）, 乳腺構築

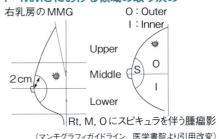

図1　MMGにおける領域の取り決め
（マンモグラフィガイドライン, 医学書院より引用改変）

の乱れなどからカテゴリー分類を行う。
- 図2に腫瘤のカテゴリー分類，図3に石灰化のカテゴリー分類を示す。

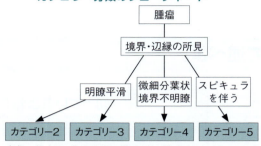

図2 マンモグラフィにおける腫瘤のカテゴリー分類のフローチャート

カテゴリー−1：異常なし
カテゴリー−2：良性
カテゴリー−3：良性，しかし悪性を否定できず
カテゴリー−4：悪性の疑い
カテゴリー−5：悪性

（マンモグラフィガイドライン第3版，医学書院より引用改変）

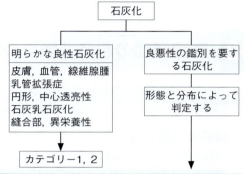

図3 マンモグラフィにおける石灰化のカテゴリー分類のフローチャート

（マンモグラフィガイドライン第3版，医学書院より引用改変）

❗ ココが大切！ ⇒ 知っていたかな？

1. マンモグラフィ（MMG）

- ▶乳腺全体像の把握に優れ，触知しない乳癌を微細石灰化像から見つけ出せるという特徴がある。
- ▶低電圧で発生させた波長の長いX線を用いて撮影する（軟線撮影）。
- ▶MMGの撮影の際に脳室腹腔シャントの既往に注意する（乳房圧迫によりシャントを損傷する危険があるため）。
- ▶乳癌の診断率は，80〜85％程度（触診，超音波検査，MMGの3種が診断に重要）。
- ▶内外斜位方向（MLO）と頭尾方向（CC）の2方向撮影を行う。
- ▶腫瘤，石灰化，局所的非対称陰影（FAD），乳腺構築の乱れなどからカテゴリー分類を行う（図2，3）。
- ▶一次検診において，カテゴリー3以上は要精査となり，二次検診を勧める。
- ▶乳腺実質の量と分布，脂肪の混在する程度に応じて，高濃度・不均一高濃度・乳腺散在・脂肪性に分類される（乳腺量が多く，脂肪が少ないものが高濃度，ほぼ完全に脂肪に置き換わると脂肪性）。
- ▶乳腺実質量が多いものほど高濃度となり，病変の検出が困難になる。
- ▶カテゴリー5は，ほぼ乳癌と考えられる病変であり，①スピキュラを有する高濃度腫瘤や②区域性分布を示す微細線状・微細分枝状石灰化などが含まれる。

正解	1	2	3	4	5	6	7	8	9	10	11	12	13	14	15
	○	×	×	○	×	×	○	×	×	○	×	○	○	×	×

- 乳頭や皮膚の陥凹（skin retraction）は、手術歴がなければ癌を疑う所見である。
- 乳腺実質縁の局所的引き込み（retraction）や歪み（distortion）は、手術歴がなければ癌を疑う所見である。
- <u>非浸潤性乳管癌では、マンモグラフィにおいて石灰化病変として発見されることが多い。</u>

Q2 乳腺腫瘍の超音波像について述べよ。

Key Card 知っているよね！

1. 超音波検査（US）
- 超音波検査（US）による乳癌の診断率はマンモグラフィ（MMG）とほぼ同等（80〜85%）。
- 腫瘤像自体の解析ではUSの方がMMGより優れている。
- 表1に乳癌の典型的なUS像を示す。
- 表2に代表的な乳腺腫瘍のUS像を示す。
- 図4に浸潤性乳管癌のUS所見を示す。

表1　乳癌の典型像（US）

① 形・辺縁が不整な低エコー像
② 不規則・不均一な内部エコー
③ 後方エコーの減弱ないし欠損
④ 縦横比が0.7以上

表2　乳腺腫瘍の超音波検査像

病変	形態	境界部	内部エコー	後方エコー	その他
単純性囊胞	楕円形〜円形 縦横比小さい	明瞭平滑	無エコー	増強	内容の濃度によって、内部エコー、後方エコーが変化
乳腺線維腺腫	楕円 縦横比小さい	明瞭平滑	均一、低エコー	減弱	経過とともに石灰化
乳管内乳頭腫	円形〜楕円	明瞭平滑	充実部は高エコー 液体部は無エコー	増強	嚢胞状になると嚢胞内乳頭腫
葉状腫瘍	円形または分葉形	明瞭平滑	不均一、低エコー	軽度増強	内部血流が豊富
乳癌	不整形、縦横比が高い	不整、不明瞭	不規則、不均一	減弱/欠損	縦横比0.7以上 haloを呈する

図4　超音波検査所見の1例（浸潤性乳管癌）

形態：不整形
境界部：明瞭塑造
縦横比：大
外側陰影：なし

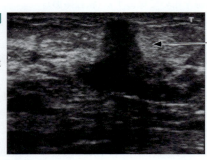

halo（境界部高エコー像）
内部エコー：不均一、低エコー
後方エコー：減弱

（御手洗病院　御手洗義信先生　ご提供）

❗ ココが大切！ ⇒ 知っていたかな？

1. 超音波検査（US）
- ▶ 超音波検査（US）による乳癌の診断率は，マンモグラフィ（MMG）とほぼ同等である（80〜85%）。
- ▶ USにおいては，高濃度乳腺でも病変の描出が可能である（MMGでは，高濃度乳腺では病変の描出が困難なことが多い）。
- ▶ 腫瘤像自体の解析では，USの方がMMGより優れている。
- ▶ USでは，形状，境界，内部エコー，後方エコーなどを評価する（**表1, 2**）。
- ▶ 形状は，円形／楕円形，分葉形，多角形，不整形と評価され，不整形のものほど悪性を疑う。
- ▶ 境界部は，境界明瞭（明瞭平滑，明瞭塑造）と境界不明瞭に分けられる。
- ▶ halo（ハロー：境界部高エコー像）とは，腫瘤と周辺部組織の境界で発生する変化であり，周囲脂肪織より高いエコー像のことをいう（硬癌において認める：境界部に腫瘍細胞や炎症細胞などが入り乱れるため）。
- ▶ 内部エコーは，無・低〜高として評価する。水に近いものは無エコーとなる（単純性嚢胞）。
- ▶ 後方エコーは，腫瘍が水分や細胞成分に富むものにおいて増強され，間質に富む悪性腫瘍や石灰化などにおいて減弱する（**図4**）。
- ▶ 外側陰影とは，腫瘍後方の外側に存在する音響陰影であり，被膜を有するような腫瘍において認める。
- ▶ 非浸潤性乳管癌は超音波検査上，腫瘤の判別が難しい。

Q3 乳腺腫瘍の細胞診と組織診（生検）について述べよ。

Key Card 🔑 　　　　　　　　　　　　　　　　　　　　　知っているよね！

1. 乳腺腫瘍の細胞診と組織診（生検）
- 視触診や画像診断にて悪性が疑われた場合には，細胞診あるいは組織診（生検）を行う。
- 細胞診には，穿刺吸引細胞診，分泌液・洗浄液の細胞診があり，組織診には針生検，マンモトーム®生検，摘出生検がある。
- 表3に各検査方法を示す。

表3 乳腺腫瘍の細胞診と生検

検査	適応
穿刺吸引細胞診	視触診あるいはUSにて，病変の確認が可能な場合に行う
分泌液・洗浄液の細胞診	乳頭からの異常分泌液あるいは乳管鏡下に乳管洗浄液を採取し，細胞診を行う
針生検	穿刺吸引細胞診で確定診断が得られなかった場合や術前に組織診断が必要な場合に行う
マンモトーム®生検	カテゴリー3・4の石灰化を対象として，マンモグラフィーガイド下に針生検を行う
摘出生検	上記検査にて確定診断が得られなかった場合に病変を摘出し組織診断を行う

❗ ココが大切！⇒ 知っていたかな？

1. 乳腺腫瘍の細胞診と組織診（生検）
- ▶視触診や画像診断にて悪性が疑われる場合は，細胞診あるいは組織診（生検）を行う（**表3**）。
- ▶特に，非浸潤性乳管癌の診断には針生検またはマンモトーム®生検が必要である。

(1) 穿刺吸引細胞診（fine needle aspiration biopsy；FNAB，またはaspiration biopsy cytology；ABC）
- ▶視触診あるいはUSにて病変が確認可能な場合に行う。
- ▶触診あるいはエコーガイド下に穿刺針（22Gか21G）を穿刺し注射器で吸引して細胞を採取する。
- ▶正常あるいは良性（class 1, 2），鑑別困難（class 3a, 3b），悪性の疑い（class 4），悪性（class 5）に区分することによって評価する。

(2) 分泌液・洗浄液の細胞診
- ▶乳頭からの異常分泌液あるいは乳管鏡下に乳管洗浄液を採取し細胞診を行う。
- ▶非触知乳癌やPaget病の診断に有用である（Paget病では検体中に泡沫状のPaget細胞を認める）。
- ▶分泌液中のCEAやHER蛋白の測定は，非浸潤性乳癌（non-invasive carcinoma）のスクリーニングに有用。

(3) 針生検（core needle biopsy；CNB）
- ▶穿刺吸引細胞診で確定診断が得られなかった場合や術前に組織診断が必要な場合に行う。
- ▶細胞診にてclass 3, 4では組織診断を行うことが望ましい。

(4) マンモトーム®生検（mammotome biopsy）
- ▶カテゴリー3・4の石灰化を示す腫瘍を対象として，マンモグラフィーガイド下に針生検を行う。
- ▶通常の細胞診・針生検にて診断が得難い場合や術前化学療法前の組織診に用いられることが多い。

(5) 摘出生検（excisional biopsy）
- ▶上記検査にて確定診断が得られなかった場合に，病変を摘出し組織診を行う。
- ▶生検技術の進歩に伴い，行われる頻度は減ってきた。
- ▶腫瘍の遺残がないように摘出することが大切。

2. ホルモン受容体，HER2蛋白（詳細はp.528参照）
- ▶治療方針を決定するために，術前に採取した検体からホルモン受容体（ER, PgR）やHER2蛋白の有無を検査する。
- ▶HER2検査には免疫染色（IHC；Immunohistochemistry）法と蛍光顕微鏡を用いるFISH（Fluorescence in situ hybridization）法がある。

できるかな！ 実践問題形式でチャレンジ！

問1．マンモグラフィのカテゴリー分類について**間違っているもの**を1つ選べ。
　　a. 境界が明瞭平滑で内部に粗大石灰化を有する腫瘤はカテゴリー2に分類される。

b. 内部に脂肪を含む，境界・辺縁が明瞭平滑な腫瘤はカテゴリー2に分類される。
　　c. 境界・辺縁にスピキュラを伴う高濃度腫瘤はカテゴリー5に分類される。
　　d. びまん性に分布する微小円形石灰化はカテゴリー4に分類される。
　　e. 微細線状・分枝状の石灰化はカテゴリー5に分類される。

問2．乳腺腫瘍の超音波検査像を示す（図5）。正しいものを1つ選べ。
　　a. halo（境界部高エコー）を認める。
　　b. 縦横比が大きい。
　　c. 内部エコーは低エコー，均一である。
　　d. 後方エコーが増強している。
　　e. 外側陰影を認める。

図5　乳腺腫瘍の超音波検査像

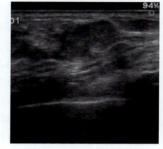

（御手洗病院　御手洗義信先生　ご提供）

知っておこう！　☑ 要点整理（チェックしよう！）

Ⅰ．マンモグラフィのカテゴリー分類について述べよ。
□ 1. 腫瘤，石灰化，局所的非対称陰影（FAD），乳腺構築の乱れなどからカテゴリー分類を行う。
□ 2. 一次検診において，カテゴリー3以上は要精査となり，二次検診を勧める。
□ 3. カテゴリー5は，ほぼ乳癌と考えられる病変であり，①スピキュラを有する高濃度腫瘤や②区域性分布を示す微細線状・微細分枝状石灰化などが含まれる。

Ⅱ．乳腺腫瘍の超音波像について述べよ。
□ 1. 内部エコーは，無，低〜高まであり，腫瘤内部が水に近いものは無エコーとなる（単純性嚢胞）。
□ 2. 後方エコーは，腫瘤内部が水分や細胞成分に富むものは増強され，間質に富む悪性腫瘍や石灰化などは減弱する。
□ 3. 外側陰影とは，腫瘤後方の外側に存在する音響陰影であり，被膜を有するような腫瘍において認める。

Ⅲ．乳腺腫瘍の細胞診と組織診（生検）について述べよ。
□ 1. 分泌液・洗浄液の細胞診は，非触知乳癌やPaget病の診断に有用である。
□ 2. カテゴリー3・4の石灰化を示す乳腺腫瘍には，マンモトーム®生検を行う。
□ 3. HER2検査には，免疫染色（IHC；Immunohistochemistry）法と蛍光顕微鏡を用いるFISH（Fluorescence in situ hybridization）法がある。

（正解　問1：d　問2：d）

乳腺 3
乳癌

チャレンジしてみよう！（○か×をつけよ）

( ) 1. 女性の乳癌は，2011年の部位別罹患数が胃癌に次いで第2位である。
( ) 2. 女性の乳癌は，2013年の部位別死亡者数第1位である。
( ) 3. 乳癌の罹患する年齢のピークは40歳代後半から50歳代前半である。
( ) 4. 乳癌の症状として，しこりを主訴とすることが最も多い。
( ) 5. 乳癌は疼痛を伴うことが多い。
( ) 6. 乳癌のリンパ節転移の主な転移部位は腋窩リンパ節である。
( ) 7. level Ⅰリンパ節は小胸筋腹側に位置する。
( ) 8. level Ⅱリンパ節は小胸筋背側に位置する。
( ) 9. level Ⅲリンパ節は小胸筋の内側に位置する。
( ) 10. 胸筋間リンパ節をRotterリンパ節，最中枢位の鎖骨下リンパ節をHalstedリンパ節とよぶ。
( ) 11. Paget病とは乳頭・乳輪部に限局した浸潤癌のことである。
( ) 12. Paget病では表皮基底層に明るい細胞質を有する大型のPaget細胞を認める。
( ) 13. 炎症性乳癌は乳房皮膚1/4以上の範囲に，皮下リンパ管の癌細胞塞栓により炎症所見を認めるものである。
( ) 14. 男性乳癌は外上部（C領域）に生じやすい。
( ) 15. 男性乳癌の組織型で最も多いのは小葉癌である。

（※正解は次ページ下段）

知っているかな？

- **Q1** 乳癌の疫学，症状，視触診所見について述べよ。
- **Q2** 乳癌の発生と発育形式，および進展経路について述べよ。
- **Q3** 乳癌の特殊型（Paget病，炎症性乳癌，男性乳癌）について述べよ。

Q1 乳癌の疫学，症状，視触診所見について述べよ。

Key Card　　　知っているよね！

1. 乳癌の疫学

- 2013年の女性の乳癌死亡者数は13,148人（大腸・肺・胃・膵臓についで第5位）（図1a）。
- 2011年の女性の乳癌罹患数は72,742人で第1位（図1b）。
- 罹患する年齢のピークは40歳代後半から

図1　女性の癌の死亡数（a）と部位別罹患数（b）

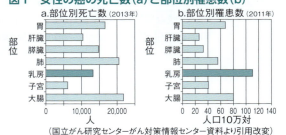

（国立がん研究センターがん対策情報センター資料より引用改変）

50歳代前半(図2)。
- 乳癌の罹患の危険因子は，①初潮年齢が早い，②出産数が少ない，③授乳期間が短い，④アルコール摂取量が多い，など。

2. 乳癌の症状(図3)
- しこり(腫瘤，結節，硬結など)を主訴とすることが多い(←浸潤癌)。
- まれに血性乳頭分泌や乳頭びらんを主訴とすることもある(←非浸潤癌)。

3. 乳癌の視触診所見(図3)
- 腫瘤の所見(硬い，表面不整，可動性不良など)や皮膚所見(皮膚陥凹や乳頭陥凹など)を視触診で確認する。
- 転移した腋窩リンパ節は固く触知される。

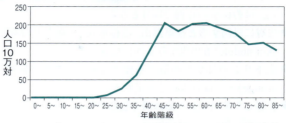

図2　乳癌の年齢階級別罹患率
(国立がん研究センターがん対策情報センター資料より引用改変)

図3　乳癌の症状および視触診の所見

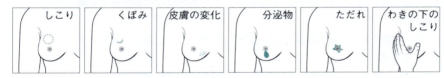

しこり／くぼみ／皮膚の変化／分泌物／ただれ／わきの下のしこり

！ ココが大切！ ⇒ 知っていたかな？

1. 乳癌の疫学
▶ 2011年の女性の乳癌罹患数は72,742人で，部位別罹患数の第1位。
▶ 2013年の女性の乳癌死亡者数は13,148人(大腸・肺・胃・膵臓についで第5位)。
▶ 乳癌全体に占める非浸潤性乳管癌の頻度が増加している。
▶ 罹患する年齢のピークは40歳代後半から50歳代前半。
▶ 乳癌の罹患の危険因子は，①初潮年齢が早い，②出産数が少ない，③授乳期間が短い，④アルコール摂取量が多いなどである。

2. 乳癌の症状
▶ しこり(腫瘤，結節，硬結など)を主訴とすることが多い(←浸潤癌)。
▶ まれに血性乳頭分泌や乳頭びらんを主訴とすることもある(←非浸潤癌)。

3. 乳癌の視触診所見
▶ 乳癌の腫瘤の特徴は，孤立性(単発性)，表面凹凸不整，境界やや不明瞭，可動性不良，弾力性なく硬固，無痛性・圧痛の欠如が特徴(例外も多い)。
▶ 進行すると，皮膚の引きつれ・陥凹(skin retraction)，乳頭の引きつれ・陥凹(nipple retraction)，乳房の変形，乳頭が病巣方向に向く(pointing)などの所見を呈するようになる。

正解	1	2	3	4	5	6	7	8	9	10	11	12	13	14	15
	×	×	○	○	×	×	×	○	○	○	○	○	×	×	×

- 視触診時に，腫瘍上を引き寄せる（プラトー試験）と，腫瘍部がえくぼ様に陥凹するdimpling signは約60％の症例で陽性となる。
- 皮膚に浸潤すると腫瘍露出，潰瘍形成，出血などの所見を呈し，周囲に衛星皮膚結節（satellite skin nodule）も出現するようになる。
- 皮下リンパ管が癌細胞で塞栓されると，皮膚に発赤，浮腫をきたし，橙皮様皮膚（peau d'orange）とよばれる状態を呈する。
- 転移した腋窩リンパ節は固く触知される。

Q2 乳癌の発生と発育形式，および進展経路について述べよ。

Key Card　　知っているよね！

1. 乳癌の発生と発育形式
- 乳癌は，乳管上皮（乳管癌）や小葉上皮（小葉癌）から発生する。
- 乳管癌の多くは，浸潤性乳管癌であり，周囲の乳腺組織を巻き込みながら浸潤性に発育増殖し，腫瘤を形成する。
- 一方，頻度は低いが，浸潤せずに乳管内進展する非浸潤性乳管癌もあり，腫瘤を形成せずに血性乳頭分泌などで発症する。
- 小葉癌は，非浸潤癌として発生して，比較的時間をかけて腺葉のなかで乳管に沿って広がることが多い。
- 図4に乳癌の発育様式を示す。

2. 乳癌の進展経路
- リンパ節転移の主経路は，腋窩リンパ節へのものである。
- 腋窩リンパ節は，小胸筋の外側，背側，内側によって，levelⅠ・Ⅱ・Ⅲに区分する。
- 図5に乳癌手術に関連するリンパ節を示す。
- 血行性転移は骨，肺，胸膜，肝，脳などに多い。

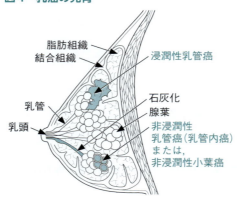

図4　乳癌の発育

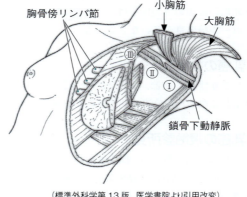

図5　乳癌手術に関連するリンパ節

（標準外科学第13版，医学書院より引用改変）

❗ ココが大切！⇒ 知っていたかな？

1. 乳癌の発生と発育
- 乳癌は，乳管上皮（乳管癌）や小葉上皮（小葉癌）から発生する。
- 乳管癌の多くは，浸潤性乳管癌であり，周囲の乳腺組織を巻き込みながら浸潤性に発育増殖し，腫瘤を形成する。
- 頻度は低いが，浸潤せずに乳管内進展する非浸潤性乳管癌もあり，腫瘤を形成せずに血性乳頭分泌などで発症する。
- 小葉癌は，非浸潤癌として発生して，比較的時間をかけて乳腺葉のなかで乳管に沿って広がることが多い。
- 乳癌の病期は原発巣の大きさ，リンパ節転移の有無，遠隔転移の有無により決定される。

2. 乳癌の進展経路
- 乳房内進展診断には乳房MRI検査が有用である。
- 浸潤性乳管癌はリンパ節転移を生じるが，非浸潤性乳管癌はリンパ節転移を生じないことが多い。
- リンパ節転移の主経路は腋窩リンパ節へのものである。
- 腋窩リンパ節はlevel Ⅰ・Ⅱ・Ⅲに区分される。
- level Ⅰは小胸筋の外側，level Ⅱは小胸筋背側，level Ⅲは小胸筋の内側に位置する。
- リンパ節転移は，進行すると鎖骨下リンパ節から鎖骨上リンパ節におよぶ。
- この経路の一部に胸筋間リンパ節（Rotterリンパ節）が介在し，最中枢位の鎖骨下リンパ節がHalstedリンパ節である。
- 副経路として，内胸動静脈に沿う胸骨傍リンパ節がある。
- 血行性転移は骨，肺，胸膜，肝，脳に多い。

Q3 乳癌の特殊型（Paget病，炎症性乳癌，男性乳癌）について述べよ。

Key Card 🗝 知っているよね！

1. 乳癌の特殊型（Paget病，炎症性乳癌，男性乳癌）
- 乳癌の特殊型を**表1**に示す。

表1 乳癌の特殊型

	臨床像	治療	予後
Paget病	乳頭に湿疹〜びらん様外観を呈する	局所切除術＋センチネルリンパ節生検＋術後放射線照射＋術後補助療法	良好
炎症性乳癌	乳房皮膚1/3以上の範囲に炎症所見を認める	術前化学療法，手術，術後照射，術後化学療法などの積極的なアプローチを行う	不良
男性乳癌	乳頭，乳輪直下に生じる	女性乳癌に準じる	女性乳癌と大差なし

❗ ココが大切！⇒ 知っていたかな？

1. Paget病
- 乳頭近傍の乳管上皮（乳管開口部）に発生した表皮内癌。
- 乳管内の病巣進展が非浸潤または微小浸潤の場合に，真のPaget病とよぶ（乳腺内の浸潤癌が乳頭表皮に浸潤したものはPagetoid癌とよぶ）。
- 乳管内進展により，乳頭に湿疹（湿疹様紅斑）〜びらん様外観を呈する（通常，腫瘤形成はない）。
- Paget病では腋窩リンパ節転移を伴うことはまれである。
- 痒みがなく，ステロイドに反応しない（湿疹との鑑別点）。
- 表皮基底層に明るい細胞質を有する大型のPaget細胞を認める（表皮内癌）。
- 治療は，局所切除術（乳房温存手術）＋センチネルリンパ節生検（望ましい）＋術後放射線照射＋術後補助療法（併存する乳管癌の程度に応じた治療を行う）。
- 予後は良好。

2. 炎症性乳癌
- 乳房皮膚1/3以上の範囲に，皮下リンパ管内の癌細胞塞栓による炎症所見を認めるもの。
- 橙皮様皮膚（peau d'orange）を呈する。
- 予後は不良。
- 術前化学療法，手術，術後照射，術後化学療法などの積極的なアプローチにより治療成績の向上が認められる。

3. 男性乳癌
- 全乳癌の約1%を占める。
- 好発年齢は，50〜60歳代（女性乳癌より高齢）。
- 乳頭・乳輪直下に生じる。
- 治療は，女性乳癌に準じるが，乳腺の量が少ないので乳房温存術は困難なことが多い。
- 正常の男性乳腺は，小葉を欠くため小葉癌はきわめて少ない。
- エストロゲン受容体陽性症例が，約90%を占める（ホルモン環境との関連が指摘されている）。
- クラインフェルター症候群（Klinefelter症候群：男性の性染色体であるX染色体を2つ以上有する症候群），女性化乳房，胸壁放射線照射が危険因子と考えられている。
- 予後は，女性の乳癌と比べて大きな差はないと考えられている。

できるかな！ 実践問題形式でチャレンジ！

問1． 乳癌取扱い規約上のlevel Ⅱリンパ節を選べ。
  a. ①
  b. ②
  c. ③
  d. ④
  e. ⑤

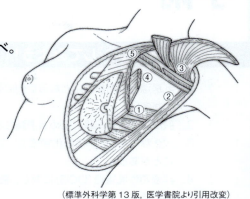

（標準外科学第13版，医学書院より引用改変）

問2． 正しいものを選べ。
  a. Paget病では，胸筋温存乳房切除術を行うことが多い。
  b. 炎症性乳癌では，peau d'orangeを呈する。
  c. 炎症性乳癌では，まず手術をすることが勧められている。
  d. 男性乳癌の頻度は，全乳癌の0.1％程度である。
  e. 男性乳癌のエストロゲン受容体陽性症例は，約50％である。

知っておこう！ 要点整理（チェックしよう！）

Ⅰ．乳癌の疫学，症状，視触診について述べよ。
  □ 1．2011年の女性の乳癌罹患数は72,742人で，部位別罹患数の第1位。
  □ 2．罹患する年齢のピークは，40歳代後半から50歳代前半。
  □ 3．症状はしこり（腫瘍，結節，硬結など）を主訴とする場合が多い。

Ⅱ．乳癌の発生と発育形式，および進展経路について述べよ。
  □ 1．乳管癌は，非浸潤癌として発生しても，ある時点で浸潤癌の性質を獲得して浸潤性に発育増殖することがある。
  □ 2．主なリンパ節転移は，腋窩リンパ節転移である
  □ 3．血行性転移は，骨，肺，胸膜，肝，脳に多い。

Ⅲ．乳癌の特殊型（Paget病，炎症性乳癌，男性乳癌）について述べよ。
  □ 1．Paget病は，乳頭近傍の乳管上皮（乳管開口部）に発生した表皮内癌である。乳管癌の上皮内進展により，乳頭に湿疹（湿疹様紅斑）～びらん様外観を呈する。
  □ 2．炎症性乳癌は，乳房皮膚1/3以上の範囲に炎症所見を認めるものである（皮下リンパ管内の癌細胞塞栓のために生じる）。
  □ 3．男性乳癌は，乳頭・乳輪直下に生じ，好発年齢は50～60歳代である。

（正解　問1：d　問2：b）

乳腺 4
手術

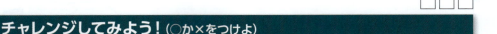

チャレンジしてみよう！（○か×をつけよ）

( ) 1. 乳房温存手術が適応となる症例は限られており，現在でも胸筋温存乳房切除術が行われる症例が多い。
( ) 2. 腋窩リンパ節転移を認める浸潤性乳癌では乳房温存手術の適応とならない。
( ) 3. 大きな腫瘍でも，術前化学療法にて腫瘍を縮小させることにより乳房温存手術が適応となることがある。
( ) 4. 非浸潤性乳管癌（DCIS）に対し，腋窩リンパ節郭清省略目的にセンチネルリンパ節生検が行われる。
( ) 5. センチネルリンパ節に微小転移を認めても，腋窩リンパ節郭清は省略できる。
( ) 6. 胸筋温存乳房切除術ではKodama法が最も多く行われている。
( ) 7. Patey法では大胸筋を温存し，小胸筋が切除される。
( ) 8. Halsted法はかつては標準術式であったが，現在ではほとんど行われなくなった。
( ) 9. Rotterのリンパ節は，levelⅢリンパ節である。
( ) 10. N1症例に対する腋窩リンパ節郭清は，levelⅢリンパ節郭清まで行うのが標準的である。
( ) 11. 乳房切除術後の漿液腫は，皮弁下や腋窩に形成されることが多い。
( ) 12. 漿液腫や術後出血を懸念し，術後早期からのリハビリは勧められない。
( ) 13. 胸背神経の障害により腋窩や上腕の知覚障害を生じる。
( ) 14. センチネルリンパ節生検により腋窩リンパ節郭清を省略することで，リンパ浮腫の発生が減少する。
( ) 15. 術後長期間経過してリンパ浮腫をきたすことがある。

（※正解は次ページ下段）

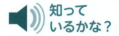 知っているかな？

- Q1 乳房温存手術の適応とセンチネルリンパ節生検について述べよ。
- Q2 胸筋温存乳房切除術の適応と術式および胸筋を合併切除する術式について述べよ。
- Q3 乳腺手術後合併症について述べよ。

Q1 乳房温存手術の適応とセンチネルリンパ節生検について述べよ。

Key Card 🔑 知っているよね！

1. 乳癌に対する手術の種類
- 乳癌に対する根治手術には，①乳房温存手術，②胸筋温存乳房切除術，③胸筋合併乳房切除術がある。
- また，乳房温存手術には乳房部分切除術と，乳房扇

図1 乳房部分切除術（左）と乳房扇状部分切除術（右）

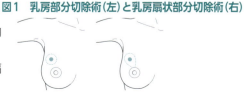

状部分切除術がある(図1)。
- 原則的に乳房温存手術後は術後放射線照射が行われる。

2. 乳房温存手術の適応(図2)

- 次の3つを満たすもの,①腫瘍が3cm以下で,②広範な乳管内進展を認めず,③切除後の整容性の保たれるもの,④単発性。
- stage 0(非浸潤癌),stage Ⅰ,Ⅱの浸潤性乳癌が適応。

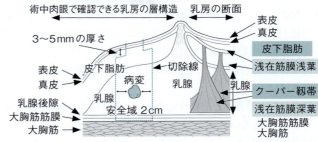

図2 乳房部分切除術の断面図

(福富隆志:乳癌ビジュアルテキスト,中外医学社より引用改変)

3. センチネルリンパ節生検(SLNB,図3)

- センチネルリンパ節に転移を認めなければ,腋窩リンパ節郭清を省略することができる。
- 同定法には色素法,ラジオアイソトープ(RI)法あるいはその併用法がある。

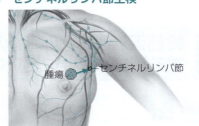

図3 センチネルリンパ節生検

！ココが大切！⇒ 知っていたかな？

1. 乳癌に対する手術の種類

▶乳癌に対する根治手術には,大きく①乳房温存手術,②胸筋温存乳房切除術(乳房全摘),③胸筋合併乳房切除術があり,現在では乳房温存手術が一般的で,最も多く行われている。

▶乳房温存手術には,腫瘍に一定(通常1~2cm)の安全域を加えて切除する乳房部分切除術と,腫瘍を含めて扇状に切除する乳房扇状部分切除術,腫瘍縁に沿って切除する腫瘤摘出術がある。実際は腫瘍の位置や乳管内進展を考慮して,乳房部分切除術か乳房扇状部分切除術を選択する。

▶乳房温存手術では,術後放射線照射を行うことにより,乳房切除術と同等の成績を得られる。

2. 乳房温存手術の適応

▶基本的には①腫瘍が3cm以下で,②広範な乳管内進展を認めず,③切除後の整容性の保たれるもので,④単発性が適応。最近では3cm以上であっても行われている。

▶腫瘍上の皮膚から大胸筋筋膜までを切除する。

▶病期進行度としてはstage 0(非浸潤癌),stage Ⅰ,Ⅱの浸潤性乳癌が適応[stage Ⅰは,2cm以下で腋窩リンパ節に転移を認めない(乳房内にとどまる場合),stage Ⅱaは,2cm以下で腋窩にリンパ節転移(可動性)を認める場合,stage Ⅱbは2~5cmで腋窩にリンパ節転移(可動性)を認める場合]。

▶可動性のある腋窩リンパ節転移であれば,腋窩郭清を同時に行うことで乳房温存手術は可能である。

▶大きな腫瘍であっても術前薬物療法(全身化学療法,ホルモン療法)によって縮小されれば,乳

正解	1	2	3	4	5	6	7	8	9	10	11	12	13	14	15
	×	×	○	×	○	×	○	○	×	×	○	×	×	○	○

房温存術が可能である。

3. センチネルリンパ節生検（SLNB, 図3）

- センチネルリンパ節は腫瘍からのリンパ流が最初にたどり着くリンパ節であり，「見張りリンパ節」ともよばれている．転移を認めなければ（リンパ節内に2mm以下の転移を認める微小転移の際も），腋窩リンパ節郭清を省略することができる．
- 術前診断で腋窩リンパ節転移陰性の浸潤性乳癌患者に対して行われる（非浸潤性乳管癌では腋窩郭清は不要）．
- 腋窩リンパ節郭清を省略することで，合併症を減少（術後出血，漿液腫，上肢リンパ浮腫，知覚障害）し，術後QOL改善に寄与する．
- 同定法には色素法，ラジオアイソトープ（RI）法あるいは両者の併用がある．併用法が勧められるが，RIが使用できない場合は色素法単独でも許容される．

Q2 胸筋温存乳房切除術の適応と術式および胸筋を合併切除する術式について述べよ．

Key Card 🔑 知っているよね！

1. 胸筋温存乳房切除術の適応と術式
- 乳房温存手術の適応外の症例が適応．
- 乳頭を含め皮切をデザインする（図4）．
- Auchincloss法が最も行われており，その他にPatey法，Kodama法がある．

2. 胸筋合併乳房切除術の術式
- Halsted法では，乳房・大胸筋・小胸筋を合併切除する．
- 現在では，ほとんど行われていない．

3. 腋窩リンパ節郭清（図5）
- 腋窩リンパ節は，小胸筋との位置関係をもとにlevel I, II, IIIに分類している．
- 一般的にlevel IIまでのリンパ節郭清が推奨される．
- 温存する神経・脈管：上・中間・下胸筋神経，胸肩峰動静脈，胸筋動静脈，胸背神経，長胸神経．
- 切除が許容される神経・脈管：肋間上腕神経．

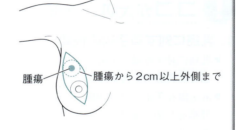

図4 乳房切除術の皮切デザイン

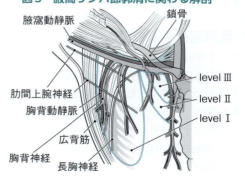

図5 腋窩リンパ節郭清に関わる解剖

（福富隆志：乳癌ビジュアルテキスト，中外医学社より引用改変）

❗ ココが大切！⇒ 知っていたかな？

1. 胸筋温存乳房切除術の適応と術式
▶ 乳房温存手術の適応外の症例（全身的な要因として①妊娠中，②胸壁への放射線照射歴がある，③活動性の膠原病，④体位保持困難も含む）に対して行われる。
▶ 乳頭を含め皮切をデザインする。
▶ 乳房全摘術＋腋窩リンパ節郭清を行うAuchincloss法が一般的（SLNBにより腋窩リンパ節郭清は省略されることもある）。
▶ その他に小胸筋を合併切除（大胸筋は温存）するPatey法や，可及的に小胸筋を切除するKodama法（児玉法）があり，これらではlevel IIIまで腋窩リンパ節郭清が行われる。施行される症例は限られる。

2. 胸筋合併切除の術式
▶ 1980年代の定型的乳房切除術であったHalsted法では，乳房全摘術に加え，大胸筋・小胸筋を合併切除する。
▶ 患側上肢の合併症により，術後QOLは決して良好ではない。施行される症例は胸筋浸潤例などに限られ，術前化学療法などの選択肢もある現在では，胸筋合併乳房切除術はほとんど行われていない。

3. 腋窩リンパ節郭清
▶ 腋窩リンパ節は，level I：小胸筋外縁より外側のリンパ節，level II：小胸筋より背側および胸筋間（Rotter）のリンパ節，level III：小胸筋内縁より内側のリンパ節に分類される（図5）。
▶ N0～1（可動性のある腋窩リンパ節転移）までの症例に対するlevel IIIリンパ節郭清は，level IIまでのリンパ節郭清と比較し予後改善に寄与しないことがわかっている。そのため，通常の腋窩リンパ節郭清としてはlevel IIまでのリンパ節郭清が推奨される。
▶ 腋窩リンパ節郭清においては，下胸筋神経，腋肩峰動静脈，胸背動静脈，胸背神経，長胸神経などを温存する。肋間上腕神経は切離可能だが，切離により上腕や腋窩の知覚障害をきたす。根治性を損なわない程度に温存することを考慮してもよい。

Q3 乳腺手術後合併症について述べよ。

Key Card 🔑 知っているよね！

・乳腺手術の合併症として次のようなものがある。

1. 漿液腫（seroma）
・術後に皮弁下や腋窩に浸出液貯留をきたす。
・量が多ければ穿刺ドレナージを行う。

2. 皮弁壊死
・皮弁の血流障害により壊死する。
・治療は壊死組織の切除が行われる。

3. 術後出血
・再手術が必要となることがある。

4. 上肢の運動障害
・術後早期のリハビリ介入が重要。

5. 腋窩，上腕の知覚障害
・腋窩リンパ節郭清の際に肋間上腕神経の障害により生じる。

6. リンパ浮腫
- リンパ節郭清や術後瘢痕，術後照射などによりリンパ流が阻害され，患側肢の浮腫をきたす。
- 治療には用手的リンパドレナージ，弾性包帯や弾性着衣による圧迫，圧迫下の運動，リンパ管細静脈吻合。

ココが大切！ ⇒ 知っていたかな？

1. 漿液腫（seroma）
▶ 術直後に皮弁下や腋窩に漿液の貯留を認める。
▶ 乳房切除術や腋窩リンパ節郭清を行った症例では，浸出液のドレナージ目的に，術中に皮弁下や腋窩に持続吸引ドレーンが留置される。
▶ ドレーン抜去後に浸出液貯留をきたす。量が多ければ穿刺ドレナージを行う。

2. 皮弁壊死
▶ 乳房切除時に作成された皮弁が血流障害をきたし壊死する。
▶ 治療は，壊死組織の切除。

3. 術後出血
▶ 圧迫止血が奏効せず，再手術が必要となることがある。

4. 上肢の運動障害
▶ 手術瘢痕，術後疼痛，知覚障害等により上肢の運動障害／可動域障害を生じる。
▶ 術後早期のリハビリ開始が重要である。

5. 腋窩，上腕の知覚障害
▶ 腋窩リンパ節郭清の際に切離される肋間上腕神経の障害によって生じる。
▶ 神経温存することで発生を減少させられるが，温存により根治性を損なわないことも重要である。

6. リンパ浮腫
▶ リンパ節郭清や術後瘢痕，術後放射線照射などによりリンパ流が阻害され，患側肢の浮腫をきたす。
▶ 合併症として蜂窩織炎やリンパ管炎がある。
▶ まずは予防が大事。スキンケア，患肢に負荷をかけない，傷をつけない。
▶ 発症したら早めに治療を開始する。用手的リンパドレナージ，弾性包帯や弾性着衣による圧迫，圧迫下の運動，手術療法（リンパ管細静脈吻合）。
▶ 多く（約7割）は1年以内に発症するが，術後長期経過していても突然発症することがある。

できるかな！ 実践問題形式でチャレンジ！

問1． 乳癌に対する手術療法として，不適切なものをすべて選べ。
　　a．非浸潤性乳管癌（DCIS）に対してセンチネルリンパ節生検を行い，陰性を確認し

腋窩リンパ節郭清を行わなかった。
b. 乳房温存手術の方針で切除を行い，術中迅速病理所見にて2度断端陽性であったため，胸筋温存乳房切除術を行った。
c. 活動性の強皮症のある患者に，術後放射線照射予定で乳房温存手術を施行した。
d. 術前CT検査にてlevel Ⅰリンパ節に15mm大の転移を疑う腫大を認めたため，level Ⅱまでの腋窩リンパ節郭清を行った。
e. 高度な大胸筋浸潤を認めた乳癌患者に対し，術前化学療法が困難であったため，Halsted手術を行った。

問2. 腋窩リンパ節郭清にて通常視認される組織として<u>誤っているもの</u>をすべて選べ。
a. 胸背神経
b. 肋間上腕神経
c. 長胸神経
d. 横隔神経
e. 下胸筋神経

（※正解は下段）

知っておこう！　✓要点整理（チェックしよう！）

Ⅰ. 乳房温存手術の適応とセンチネルリンパ節生検について述べよ。
☐ 1. 乳房温存手術としては，主に乳房部分切除術と乳房扇状切除術が行われ，通常術後放射線照射が行われる。
☐ 2. 乳房温存手術は非浸潤癌やstage Ⅱまでの浸潤性乳癌に行われるのが一般的である。
☐ 3. センチネルリンパ節生検には色素法とRI法があり，陰性であればAxを省略できる。

Ⅱ. 胸筋温存乳房切除術の適応と術式および胸筋を合併切除する術式について述べよ。
☐ 1. 乳房温存手術の適応外の乳癌に対して胸筋温存手術である①Auchincloss法，②Patey法，③Kodama法が行われる。
☐ 2. 胸筋浸潤例にはHalsted法が行われることがあるが，現在ではほとんど行われない。
☐ 3. 腋窩リンパ節は，小胸筋との位置関係を基準にlevel Ⅰ，Ⅱ，Ⅲに分類される。

Ⅲ. 乳腺手術後合併症について述べよ。
☐ 1. 主な合併症には漿液腫，皮弁壊死，術後出血，上肢の運動障害，腋窩・上腕の知覚障害，リンパ浮腫がある。
☐ 2. 腋窩・上腕の知覚障害は，主に肋間上腕神経の障害によって生じる。
☐ 3. リンパ浮腫は，腋窩リンパ節郭清や術後放射線照射などが主な原因で，予防と早期発見が重要である。

（正解　問1：a, c　問2：d）

乳腺 5

ホルモン療法，化学療法，放射線治療

チャレンジしてみよう！（○か×をつけよ）

( ) 1. estrogen receptor (ER) が陽性の乳癌に対しては，ホルモン療法を考慮する.
( ) 2. progesteron receptor (PgR) が陽性の乳癌に対しては，ホルモン療法を考慮する.
( ) 3. HER2蛋白の過剰発現は，予後が良好な因子の1つとされる.
( ) 4. HER2陽性乳癌では，抗HER2療法（トラスツズマブ）を検討する.
( ) 5. HER2遺伝子は，ヒトの12番染色体に存在する.
( ) 6. 再発抑制効果は，術前化学療法と術後化学療法で同等とされる.
( ) 7. 閉経前は，主に卵巣からエストロゲンが供給される.
( ) 8. 閉経後乳癌には，LH-RHアゴニストを検討する.
( ) 9. トリプルネガティブ乳癌には，化学療法は無効である.
( ) 10. SERM（タモキシフェン）は，閉経前後にかかわらず効果がある.
( ) 11. 乳房温存手術後の放射線療法により，局所再発が減少する.
( ) 12. 乳房温存手術後の放射線療法により，5年生存率が70％改善する.
( ) 13. 乳房温存手術後の放射線療法の照射野としては，全乳房照射が勧められる.
( ) 14. 放射線照射により，皮膚炎を起こすことがある.
( ) 15. 放射線照射により，白血球減少をきたすことがある.

（※正解は次ページ下段）

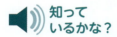
知っているかな？

- Q1 乳癌の薬物療法の適応について述べよ.
- Q2 乳癌の薬物療法の種類を述べよ.
- Q3 乳房温存手術後の放射線治療について述べよ.

Q1 乳癌の薬物療法の適応について述べよ.

Key Card 🔑
知っているよね！

1. 乳癌に対する薬物療法

- 乳癌に対する化学療法には，術前化学療法と術後補助化学療法がある.
- 化学療法の種類は，ホルモン療法，化学療法，抗HER2療法（分子標的療法）がある.
- 術前化学療法は，①手術不能例を手術可能例にすること，②手術可能例において乳房温存率が向上すること，③術前，完全奏効例の予後改善，などが示されている.
- 術後補助療法については，St. Gallenコンセンサス会議において，①病理学的腫瘍径，②組織学的悪性度，③脈管侵襲の有無，④HER2遺伝子増幅または過剰発現，⑤年齢，⑥ホルモン受容体の有無によって，再発危険の低・中・高リスクに分類し，治療方針を決める.

- すなわち，低リスクに対しては術後補助療法は不要，中リスクや高リスクでは術後補助療法を要する。
- WHOが定義する早期乳癌（非浸潤性乳癌とリンパ節転移なしの2cm以下の浸潤性乳癌）においても，同様に，①2cm以上，②組織学的悪性度2〜3，③脈管侵襲あり，④HER2陽性，⑤35歳より低年齢，⑥リンパ節転移あり，が再発リスクが高く，予後不良因子である。
- 術後補助化学療法のレジメンは，HER2の発現とホルモンレセプターの発現によるサブタイプによって決める（表1）。
  ① Luminal A：ホルモン療法（悪性度が高いものは化学療法を考慮）
  ② Luminal B（HER2陰性）：ホルモン療法＋化学療法
  ③ Luminal B（HER2陽性）：ホルモン療法＋化学療法＋抗HER2療法
  ④トリプルネガティブ：化学療法
  ⑤HER2陽性：化学療法＋抗HER2療法

表1 乳癌のサブタイプ別薬物療法（本文中番号に対応）

	ER/PgRいずれか陽性		ER/PgRいずれも陰性
	低増殖能	高増殖能	
HER2（−）	①	②	④
HER2（＋）	③		⑤

■＝化学療法の適応
■＝ハイリスクでは化学療法の適応

（Goldhirsh A, et al. Ann Oncol, 2013より引用改変）

❗ ココが大切！ ⇒ 知っていたかな？

1．乳癌に対する薬物療法
▶乳癌に対する化学療法には，術前化学療法と術後補助化学療法がある。

（1）術前化学療法
▶術前化学療法により，手術不能例を手術可能例にしたり，乳房温存率の向上目的にて行われる。
▶腫瘍の大きさなどにより乳房温存切除が困難な場合，術前化学療法を行うことで乳房温存手術が可能になることがある。
▶再発抑制効果は術前化学療法と術後補助化学療法で同等である。

（2）術後補助化学療法
▶再発予防の目的にて行うため，再発の危険性の判断が重要である。
▶再発リスク評価については，St. Gallenコンセンサス会議において，手術による摘出標本の評価により，①病理学的浸潤径，②組織学的悪性度，③脈管侵襲の有無，④HER2遺伝子増幅または過剰発現，⑤年齢，⑥ホルモン受容体の有無を評価し，リスクレベル（低・中・高リスク分類）を判断する。
▶低リスクに対しては，術後補助化学療法は不要，中リスクや高リスクでは術後補助療法を行う。
▶乳癌術後補助化学療法にはAC（ドキソルビシン＋シクロホスファミド），CMF（シクロホスファミド＋メソトレキセート＋フルオロウラシル），TC（ドセタキセル＋カルボプラチン），CAF（シクロホスファミド＋ドキソルビシン＋フルオロウラシル）療法などがある。
▶術後補助薬物療法のレジメンは，HER2の発現とホルモンレセプターの発現によるサブタイプによって決める（表1）。
▶すなわち，ER（Estrogen Receptor）およびPgR（Progesteron Receptor）のいずれかが陽性の乳

正解	1	2	3	4	5	6	7	8	9	10	11	12	13	14	15
	○	○	×	○	×	○	○	○	×	×	○	×	○	○	○

癌では，化学療法に加え，ホルモン療法を考慮する。
▶また，HER2陽性乳癌に対しては抗HER2療法（トラスツズマブ）の投与を検討する。
　＊HER2遺伝子
　　①HER2遺伝子はヒトの17番染色体に存在する。
　　②HER2蛋白の過剰発現は乳癌の25～30％に認められ，予後不良因子の1つとされる。

Q2 乳癌の薬物療法の種類について述べよ。

Key Card 🔑　　　　　　　　　　　　　　　　　　　　知っているよね！

- 乳癌の薬物療法には，ホルモン療法，抗HER2療法，化学療法がある。

1．ホルモン療法（図1）
- 適応は，ER陽性乳癌。
- 作用機序により3種類あり，閉経前後で使い分ける。
  - a）閉経前乳癌
    - ①SERM（タモキシフェン），②LH-RH阻害薬
  - b）閉経後乳癌
    - ①SERM（タモキシフェン），②アロマターゼ阻害薬

2．抗HER2抗体（分子標的薬）
- 適応は，HER2陽性乳癌。

3．化学療法（表2）
- 薬剤ごとの確立された効果予測因子が存在しないため，効果と副作用のバランスをよく吟味する。

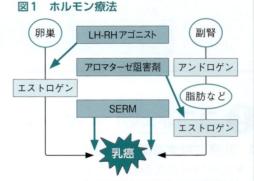

図1　ホルモン療法

（アストラゼネカ社：乳がん.jp，より引用改変）

（乳癌診療ガイドライン①治療編2015年版，金原出版）

❗ ココが大切！⇒ 知っていたかな？

1．ホルモン療法
▶閉経前は主に卵巣からエストロゲンが供給される。
▶このため閉経前乳癌には下記薬剤を用いる。
　①SERM；serective estrogen receptor modulator（タモキシフェン）
　②LH-RH阻害薬（ゴセレリン，リュープロリン）
▶閉経後は副腎で産生されたアンドロゲンが末梢組織などでアロマターゼによりエストロゲンに変換されて供給される。
▶このため閉経後乳癌には下記薬剤を用いる。
　①SERM；serective estrogen receptor modulator（タモキシフェン）
　②アロマターゼ阻害薬（アナストロゾール，レトロゾール，エキセメスタン）

2. 分子標的薬（抗HER2抗体）

- 抗HER2抗体は，原則的に化学療法と併用する（分子標的治療薬単独で投与するよりも再発抑制効果が高い）。
- 主な毒性は心毒性。

3. 化学療法（表2）

- 乳癌に使われる代表的抗癌剤を表2に示した。薬剤の組み合わせ（多剤）で用いることが多い。

表2 乳癌治療に用いられる代表的な化学療法薬

名称	略号	薬効分類	作用機序	主な副作用
シクロホスファミド	CPA	アルキル化薬	DNA合成阻害	骨髄抑制，出血性膀胱炎
メソトレキサート	MTX	葉酸代謝拮抗薬	核酸合成阻害	骨髄抑制，肝障害
フルオロウラシル	5-FU	代謝拮抗薬	DNA合成阻害	骨髄抑制
ドキソルビシン	ADM	抗腫瘍性抗生物質	DNA合成阻害	心毒性
エピルビシン	EPI	抗腫瘍性抗生物質	DNA合成阻害	心毒性
ドセタキセル	DTX	タキソイド系	細胞分裂阻害	骨髄抑制
パクリタキセル	PTX	タキソイド系	細胞分裂阻害	神経毒性

Q3 乳房温存手術後の放射線治療について述べよ。

Key Card　知っているよね！

1. 乳房温存手術後の放射線療法（図2）

- 早期乳癌に対する乳房温存手術後には，放射線治療を行うことが強く勧められる。
- 乳房部分切除術後の放射線療法により下記の効果が示されている。
    ① 局所再発リスクを1/3に減少できる。
    ② 15年目の原病死亡率が，3.8％減少する。

図2 乳房部分切除術後の再発率と放射線照射効果

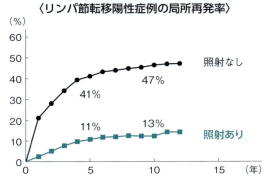
〈リンパ節転移陽性症例の局所再発率〉

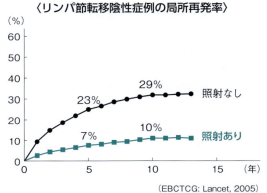
〈リンパ節転移陰性症例の局所再発率〉

（EBCTCG: Lancet, 2005）

2. 乳房温存手術後の所属リンパ節への放射線療法
- リンパ節転移4個以上⇒「照射が勧められる」
- リンパ節転移1〜3個⇒「照射を考慮してもよい」

❗ ココが大切！⇒ 知っていたかな？

1. 乳房温存手術後の残存乳房への放射線療法
▶ 海外のRCTでは，放射線療法併用群で有意な温存乳房内再発の減少を認めており，乳房温存手術後の乳房照射は必要と結論づけている。
▶ EBCTCG（= Early Breast Cancer Trialists' Collaborative Group）の行ったメタアナリシスでは乳房温存手術後に放射線療法を加えることで局所再発が70%減少すると報告されている。
▶ 照射野としては全乳房照射が勧められる。

2. 乳房温存手術後の所属リンパ節への放射線療法
▶ リンパ節転移4個以上⇒所属リンパ節に対する照射が勧められる。
▶ リンパ節転移1〜3個⇒所属リンパ節に対する照射を考慮してもよい。

3. 放射線療法による合併症
▶ 放射線性皮膚炎（照射部位の発赤，「ピリピリした」痛み，日焼け後のような落屑など）
▶ 倦怠感，食欲不振
▶ 白血球低下
▶ 放射性肺炎

できるかな！ 実践問題形式でチャレンジ！

問1. 70歳女性。乳癌の診断で右乳房全摘術を受けた。病理結果はER（−），PgR（−），HER2（−）であった。術後補助療法として考慮する薬剤をすべて挙げよ。
  a. SERM（タモキシフェン）
  b. 化学療法
  c. LH-RH阻害薬
  d. アロマターゼ阻害薬
  e. 抗HER2抗体（ハーセプチン）

問2. 抗癌剤と薬効分類の組み合わせで正しいものを選べ。
- a. シクロホスファミド ……… 抗腫瘍性抗生物質
- b. フルオロウラシル ……… 白金製材
- c. ドセタキセル ……… 代謝拮抗薬
- d. メソトレキサート ……… 葉酸代謝拮抗薬
- e. パクリタキセル ……… アルキル化薬

（※正解は下段）

知っておこう！　要点整理（チェックしよう！）

Ⅰ. 乳癌の薬物療法の適応について述べよ。
- □ 1. 再発の可能性が低い（低リスク）と考えられる乳癌には術後補助化学療法は不要。中または高リスクの乳癌には，化学療法を基本とし，ホルモン療法や抗HER2療法を付加する。
- □ 2. ER（estrogen receptor）およびPgR（progesteron receptor）のいずれかが陽性の乳癌ではホルモン療法を考慮する。
- □ 3. HER2陽性乳癌では抗HER2療法（トラスツズマブ）の投与を検討する。

Ⅱ. 乳癌の薬物療法の種類について述べよ。
- □ 1. 閉経前乳癌には，次のホルモン薬を用いて治療を行う。
  - ① SERM（タモキシフェン）
  - ② LH-RH阻害薬（ゴセレリン，リュープロリン）
- □ 2. 閉経後乳癌には，次のホルモン薬を用いて治療を行う。
  - ① SERM（タモキシフェン）
  - ② アロマターゼ阻害薬（アナストロゾール，レトロゾール，エキセメスタン）
- □ 3. 抗HER2抗体は化学療法と併用する。

Ⅲ. 乳房温存手術後の放射線治療について述べよ。
- □ 1. 照射野としては全乳房照射が勧められる。所属リンパ節の照射はリンパ節転移個数が4個以上の場合。
- □ 2. 局所再発率が1/3に改善し，15年原病死亡率は3.8％減少する。
- □ 3. 合併症には，皮膚炎，倦怠感，食欲不振，白血球低下，放射線性肺炎などがある。

（正解　問1：b　問2：d）

乳腺6
良性乳腺疾患

□□□

チャレンジしてみよう！（○か×をつけよ）

( )　1.　うっ滞性乳腺炎の主な原因は，陥没乳頭である
( )　2.　慢性乳腺炎の主な起炎菌は，緑膿菌である。
( )　3.　線維腺腫は中年女性に好発する。
( )　4.　女性化乳房は片側に認めることがある。
( )　5.　乳管内乳頭腫は血性乳頭分泌を認め，乳癌との鑑別を要する。
( )　6.　葉状腫瘍の好発年齢は，50～60歳である。
( )　7.　葉状腫瘍は数カ月単位での急速な増大傾向を示す。
( )　8.　葉状腫瘍は遠隔転移は極めてまれである。
( )　9.　小さい葉状腫瘍では，線維腺腫との鑑別が困難である。
( )　10.　葉状腫瘍の標準治療は，乳癌に準じて乳房温存手術＋センチネルリンパ節生検である。
( )　11.　乳腺嚢胞は基本的に経過観察でよい。
( )　12.　線維腺腫に対する標準治療は，腫瘍摘出術である。
( )　13.　線維腺腫は妊娠により増大することがある。
( )　14.　乳管内乳頭腫に対する確定診断のための検査には，乳管造影検査や乳管内視鏡検査がある。
( )　15.　乳頭部腺腫は，Paget病との鑑別を要することがある。

（※正解は次ページ下段）

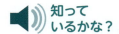
知っているかな？

Q1 乳腺の良性疾患と悪性腫瘍との鑑別診断について述べよ。
Q2 乳腺葉状腫瘍の診断と治療について述べよ。
Q3 乳腺良性腫瘍に対する治療方針について述べよ。

Q1　乳腺の良性疾患と悪性腫瘍との鑑別診断について述べよ。

Key Card 🔑　　　　　　　　　　　　　　　　知っているよね！

1．主な乳腺良性疾患
(1) **急性乳腺炎**：多くは産褥期に発生。
(2) **慢性乳腺炎**：慢性化膿性炎症。陥没乳頭を伴うことが多い。
(3) **Mondor病**：乳房の浅在性の血栓性静脈炎。
(4) **乳腺症**：相対的エストロゲン過剰によって生じる，乳腺の増殖，化生，退行性変化が混在した病態。
(5) **乳腺嚢胞**：乳管内に分泌物の貯留をきたした状態。
(6) **線維腺腫**：若年女性に多い，境界明瞭な弾性硬腫瘤。
(7) **乳管内乳頭腫**：乳管内に乳頭状増殖を示す腫瘍。血性乳頭分泌を伴う。
(8) **女性化乳房**：男性乳腺組織が二次的に増殖したもの。

2. 乳癌との鑑別診断

- 乳癌との鑑別を要するものとして, ①腫瘤を形成するもの(表1), ②炎症性疾患, ③乳頭の異常を認めるものに分類し, 整理しておく.

表1 乳癌と腫瘤形成性乳腺疾患の鑑別

		乳癌	乳腺症	線維腺腫
	好発年齢	40～60歳	30～50歳代	20～30歳代
触診	性状	単発の腫瘤	両側の多発結節, 硬結	単発の腫瘤
	表面	不整	不整	平滑
	境界	不明瞭	不明瞭	明瞭
	圧痛	まれ	多い	まれ
画像	マンモグラフィ	微細石灰化, spiculaを伴う腫瘤陰影	両側性, びまん性の高濃度陰影	境界明瞭な腫瘤陰影
	超音波検査	辺縁不整, 内部不均一な低エコー 境界部帯状高エコー 縦横比≧0.7	豹紋状陰影 囊胞	辺縁平滑, 内部均一 縦横比<0.7

(year note 2014 内科・外科編, メディックメディアより引用改変)

! ココが大切！ ⇒ 知っていたかな？

1. 主な乳腺良性疾患

(1) **急性乳腺炎**：多くは産褥期に発生する.
　①うっ帯性乳腺炎：乳汁うっ滞による非化膿性の乳腺炎. 初産で産褥期早期に多い.
　　　　　　　　　搾乳, マッサージを行い乳汁うっ滞を除去する.
　②急性化膿性乳腺炎：細菌感染による乳腺炎で, 高熱を伴う. 産後2～3週に多い.
　　　　　　　　　　起炎菌は黄色ブドウ球菌やレンサ球菌が主. 膿瘍を認めれば切開排膿を行う.

(2) **慢性乳腺炎(乳輪下膿瘍)**：乳腺炎を繰り返す慢性化膿性炎症. 乳管や乳頭の形成不全, 特に陥没乳頭を伴うことが多い.
　　　　　　　　　　　　　　腫瘤として触知され, 乳輪や周囲の皮膚に瘻孔を形成, 排膿する.
　　　　　　　　　　　　　　起炎菌は黄色ブドウ球菌が多い.
　　　　　　　　　　　　　　根治手術では病巣と瘻孔を切除する. 陥没乳頭を認めればそれに対する手術も必要.

(3) **Mondor病**：乳房およびその周囲に認める浅在性の血栓性静脈炎. 圧痛を伴う索状物として触れる. 原因不明なことが多く, 数週間で自然治癒する. まれではあるが乳癌が合併することがある.

(4) **乳腺症**：エストロゲンの相対的過剰により乳腺の増殖, 化生, 退行性変化の混在した状態. 30～50歳代に好発し, 閉経後には減少する. 境界不明瞭な硬結, 腫瘤として触れ, 多くは両側性. 月経周期による乳房の腫脹, 疼痛(月経前), 乳頭異常分泌も認める. 癌を否定することが重要.

(5) **乳腺囊胞**：乳管内に分泌物の貯留をきたし拡張した状態. 月経周期で変動する. 乳腺症の一症状.

正解	1	2	3	4	5	6	7	8	9	10	11	12	13	14	15
	×	×	×	○	○	×	○	×	○	×	○	×	○	○	○

(6) 線維腺腫：乳管上皮と結合織成分の増殖による混合良性腫瘍。境界明瞭で可動性良好な弾性硬腫瘤。20～30歳代に好発する。超音波検査で境界明瞭な腫瘤。閉経後は自然退縮する。
(7) 乳管内乳頭腫：乳管内に発生する乳頭状増殖を示す腫瘍。40歳代に好発。異常乳汁分泌（血性，漿液性）を伴う。癌との鑑別がしばしば難しい。
(8) 女性化乳房：エストロゲン過剰により男性の両側もしくは片側の乳腺組織が増殖したもの。薬剤や肝硬変，精巣腫瘍，副腎腫瘍などが原因となる。原因除去により改善する。男性乳癌との鑑別が必要。

2. 乳癌との鑑別診断

▶乳癌との鑑別を要するものとして，主なものを以下に挙げる。
①腫瘤を形成するもの：乳腺症，線維腺腫，葉状腫瘍，乳腺腺筋上皮腫，乳腺嚢胞，女性化乳房，副乳。特に頻度の高い乳腺症や線維腺腫との鑑別診断について，臨床所見の特徴を**表1**に示す。
②炎症性疾患：慢性乳腺炎。
③乳頭の異常を認めるもの：Paget病，乳管内乳頭腫（血性乳頭分泌），陥没乳頭。

Q2 乳腺葉状腫瘍の診断と治療について述べよ。

Key Card　知っているよね！

1. 乳腺葉状腫瘍とは
- 間質成分と上皮成分の混在した腫瘍で，線維腺腫との鑑別が困難なこともある。
- 良性，境界悪性，悪性に分類されるが，良性でも局所再発の可能性がある。リンパ節転移はまれ。

2. 乳腺葉状腫瘍の診断
- 針生検あるいは切除生検にて病理学的診断を行う。

3. 乳腺葉状腫瘍の治療（図1）
- 1cm以上の安全域を確保した乳房温存手術が第一選択。リンパ節郭清は必要ない。

図1　葉状腫瘍の治療アルゴリズム

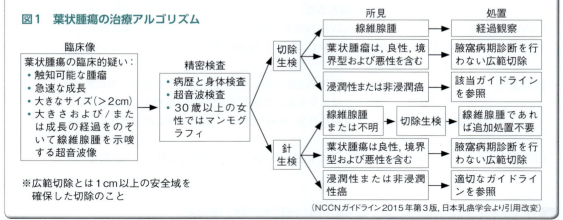

（NCCNガイドライン2015年第3版，日本乳癌学会より引用改変）

❗ ココが大切！⇒ 知っていたかな？

1. 乳腺葉状腫瘍とは
- ▶ 間質成分と上皮成分の混在した腫瘍。
- ▶ 間質細胞の細胞異型や核分裂像, 細胞密度, 浸潤傾向により良性, 境界悪性, 悪性に分類される。
- ▶ 全乳房腫瘍の1％未満と比較的まれな疾患。30〜40歳代に好発する。
- ▶ 初期の臨床所見(触診, マンモグラフィ, 乳腺超音波検査など)は線維腺腫に類似している。
- ▶ 数カ月単位で比較的急速に増大するのが特徴。
- ▶ 良性でも局所再発の可能性がある。全体の約2割に認める(局所再発率は, 良性＜境界悪性＜悪性)。
- ▶ 悪性腫瘍の2割が肺, 肝, 骨などに遠隔転移をきたす(血行性転移)。良性腫瘍の遠隔転移はまれ。
- ▶ リンパ節転移はまれ。

2. 乳腺葉状腫瘍の診断
- ▶ 病理組織検査で診断。針生検あるいは切除生検にて行う。
- ▶ 小さいものでは線維腺腫との鑑別が必要であり, 術前診断が難しいこともある(図1)。
- ▶ マンモグラフィ：境界明瞭な類円形腫瘤。増大すると分葉状〜八ツ頭状になる。石灰化を伴うこともある。
- ▶ 乳腺超音波検査：境界明瞭な類円形の低エコー腫瘤で増大すると八ツ頭状になる。内部エコーはモザイク状で一部, 嚢胞成分を伴うことがある。

3. 乳腺葉状腫瘍の治療
- ▶ 切除が第一選択。
- ▶ 1cm以上の安全域をとって切除することが, 局所再発率を下げるために重要。
- ▶ 悪性であっても, 切除安全域が確保されていれば, 乳房温存手術で十分である。
- ▶ 切除安全域が小さい場合は, 追加切除も考慮する。
- ▶ リンパ節転移はまれであり, リンパ節郭清は必要ない。

Q3 乳腺良性腫瘍に対する治療方針について述べよ。

Key Card 🔑 　　　　　　　　　　　　　　　　　　　　知っているよね！

1. 主な乳腺良性腫瘍の治療方針

(1) 乳腺嚢胞
- 嚢胞内乳癌との鑑別が必要。
- 穿刺吸引後も再発を繰り返す場合は切除する。

(2) 線維腺腫
- 確定診断がついていれば, 治療の必要はない。
- ホルモン療法や妊娠により増大。閉経後には消退する。
- 大きい場合, 急速な増大を示す場合は, 腫瘍摘出術を考慮する。

(3) 乳管内乳頭腫
- 血性乳頭分泌を伴うことが多く，癌（非浸潤癌）との鑑別が必要。
- 確定診断を得られないときで，①乳頭分泌が持続する場合や②増大傾向を認める場合には手術適応あり。

(4) 乳頭部腺腫
- 乳頭内，乳輪直下の乳管内に発生。
- 基本的には腫瘍切除術が行われる。
- Paget病との鑑別を要する。

! ココが大切！ ⇒ 知っていたかな？

1. 乳腺嚢胞の治療方針
▶ 乳腺嚢胞自体は腫瘍性病変ではないが，充実成分を有する場合（アポクリン嚢胞）があり，嚢胞内乳頭腫や嚢胞内乳癌との鑑別が必要である。
▶ 乳腺症の一症状であることが多く，超音波検査にて診断可能。基本的には経過観察。
▶ 大きく，有症状で，穿刺吸引後も再発を繰り返す場合は切除する。

2. 線維腺腫の治療方針
▶ 若年女性に好発する最も頻度の高い良性腫瘍。確定診断が得られていれば，治療の必要はない。
▶ エストロゲンの影響が示唆されており，ホルモン療法や妊娠により増大。閉経後には消退する。
▶ 典型例では，マンモグラフィ，乳腺超音波検査で診断可能である。
▶ 多くは3cm未満である。大きい場合，急速な増大を示す場合は，葉状腫瘍や乳癌の除外診断が必要であり，腫瘍摘出術を考慮する。

3. 乳管内乳頭腫の治療方針
▶ 乳管内に乳頭状増殖を示す腫瘍。嚢胞状に拡張したものを嚢胞内乳頭腫という。
▶ 血性乳頭分泌を伴うことが多く，癌（非浸潤性の乳管癌）との鑑別が必要。
▶ 乳腺超音波検査，乳管造影検査，乳管内視鏡検査，分泌物のCEA測定，細胞診により総合的に診断される。
　①乳腺超音波検査：拡張乳管内の高エコー（乳頭状腫瘤）として描出される。
　②乳管造影検査：拡張した乳管内の乳頭状陰影欠損。
　③乳管内視鏡検査：直接観察および細胞診を施行できる。
　④分泌物CEA：乳頭腫では低値であることが多い。
▶ 確定診断が得られないときには，①乳頭分泌が持続する場合，②増大傾向を示す場合に手術適応あり。
　⇒乳腺腺葉区域切除術：乳管に色素注入し，染まった腺葉を切除する。

4. 乳頭部腺腫の治療方針
▶ 乳頭内，乳輪直下の乳管内に発生する良性上皮性腫瘍。
▶ 乳癌（特に非浸潤性乳管癌）との鑑別が難しいこともあり，基本的には腫瘍切除術が行われる。
▶ 乳頭部びらんを伴い，Paget病との鑑別を要することがある。

できるかな！ 実践問題形式でチャレンジ！

問1. 乳癌と鑑別を要する乳腺良性疾患について，不適切なものをすべて選べ。
- a. 乳腺嚢胞内に点状の高エコー域を認める場合，良性のアポクリン嚢胞であることが多い。
- b. 乳腺嚢胞は，乳腺症の一症状として認めることが多い。
- c. 線維腺腫は，ホルモン療法により消退することが多い。
- d. 線維腺腫は，血性乳頭分泌を伴うことが多く，乳癌との鑑別が重要である。
- e. 乳管内乳頭腫では，確定診断のために乳腺腺葉区域切除術が行われることがある。

問2. 30歳女性。左側乳房のC領域に2.0 cm大の腫瘤を触知し受診した。針生検の結果，線維腺腫の診断を受け，3カ月後に再度受診し診療したところ，4.5 cmまで増大を認めた。次に行われることとして最も適切なものを選べ。
- a. 経過観察
- b. 針生検
- c. 切除生検
- d. 乳房切除術
- e. ホルモン療法

（※正解は下段）

知っておこう！ ✓要点整理（チェックしよう！）

Ⅰ．乳腺の良性疾患と悪性腫瘍との鑑別診断について述べよ。
- □ 1. 腫瘤形成する乳腺良性疾患で乳癌との鑑別を要するものには，乳腺症，線維腺腫，葉状腫瘍，乳腺腺筋上皮腫，乳腺嚢胞，女性化乳房，副乳などがある。
- □ 2. 炎症性疾患では，慢性乳腺炎が乳癌との鑑別が困難なことがある。
- □ 3. 乳頭に異常を認める疾患として，乳癌との鑑別を要するものには，Paget病，乳管内乳頭腫，陥没乳頭などがある。

Ⅱ．乳腺葉状腫瘍の診断と治療について述べよ。
- □ 1. 30～40歳代に好発する間質成分と上皮成分の混在した腫瘍。
- □ 2. 初期段階で線維腺腫との鑑別が難しいことがあるが，数カ月単位で急速に増大するのが特徴である。
- □ 3. 標準術式は，1 cm以上の安全域を確保した乳房温存切除術であり，リンパ節郭清の必要はない。

Ⅲ．乳腺良性腫瘍に対する治療方針について述べよ。
- □ 1. 線維腺腫は確定診断が得られれば経過観察だが，急速な増大を認める場合は腫瘍摘出術を行う。
- □ 2. 乳管内乳頭腫では，乳癌（非浸潤癌）との鑑別が困難な場合がしばしばあり，外科的切除が行われる。
- □ 3. 乳頭部腺腫では腫瘍切除術が行われる。非浸潤性乳管癌やPaget病との鑑別を要することがある。

（正解 問1：c, d 問2：c）

内分泌 1
甲状腺・副甲状腺の解剖

チャレンジしてみよう！（○か×をつけよ）

( ) 1. 甲状腺は2つの側方部の右葉と左葉からなり，これらは甲状腺峡部でつながっている。
( ) 2. 甲状腺はBerry靭帯により気管に固定されている。
( ) 3. 甲状腺腹側は前頸筋群で覆われている。
( ) 4. 甲状腺内側方には，喉頭，気管，咽頭，食道が存在し，気管と食道との間を反回神経が走行している。
( ) 5. 副甲状腺は甲状腺後縁に4個存在する。
( ) 6. 甲状腺の支配動脈は上・中・下甲状腺動脈である。
( ) 7. 上甲状腺動脈は内頸動脈から分岐する。
( ) 8. 下甲状腺動脈は鎖骨下動脈から分岐した甲状頸動脈の枝である。
( ) 9. 甲状腺の支配静脈は上・中・下甲状腺静脈である。
( ) 10. 下甲状腺静脈は腕頭静脈に流入する。
( ) 11. 迷走神経から上喉頭神経，反回神経が分岐し，喉頭に分布する。
( ) 12. 上喉頭神経外枝は，輪状甲状筋，喉頭咽頭筋に分布する。
( ) 13. 上喉頭神経は下甲状腺動脈と伴走する。
( ) 14. 反回神経は右は大動脈弓，左は鎖骨下動脈で反回する。
( ) 15. 上喉頭神経の損傷で嗄声が生じる。

（※正解は次ページ下段）

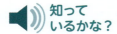
知っているかな？

Q1 甲状腺の固定および隣接臓器について説明せよ。
Q2 甲状腺ならびに副甲状腺の支配動脈と静脈について述べよ。
Q3 反回神経，上喉頭神経の走行と支配筋，ならびに手術による損傷について述べよ。

Q1 甲状腺の固定および隣接臓器について説明せよ。

Key Card 　　　　　　　　　　　　　　　　　　　　知っているよね！

1. **甲状腺の固定の特徴**
   - 甲状腺は輪状軟骨直下から気管にかけて，Berry靭帯により気管に固定されている。

2. **甲状腺と隣接臓器との位置関係**
   - 周囲臓器との関係を図1に示した。
     ①甲状腺前方：前頸筋群
     ②甲状腺後外側方：頸動脈鞘（総頸動脈，内頸静脈，迷走神経）

③甲状腺内側方：喉頭，気管（甲状腺とはBerry靭帯で固定），咽頭，食道，反回神経

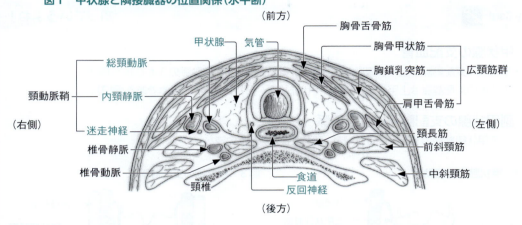

図1　甲状腺と隣接臓器の位置関係（水平断）

❗ ココが大切！⇒ 知っていたかな？

1. 甲状腺の解剖
▶甲状腺は，側方部の右葉と左葉の2葉からなり，甲状腺峡部で互いにつながっている。
▶甲状腺は，輪状軟骨直下から気管にかけて，Berry靭帯により気管に固定されている。そのため，嚥下運動で気管とともに，上下運動をする。⇒嚥下運動時の動きで，甲状腺の腫瘤か，それ以外の腫瘤かの鑑別が可能。

2. 副甲状腺の解剖
▶副甲状腺は，上下2対，計4個が，甲状腺の左・右葉の後縁に接して存在する。それぞれ米粒大の内分泌腺である。
▶上方の1対は甲状腺左・右葉の後縁のほぼ中央の高さに存在，下方の1対は左・右両葉の下端近傍に存在する。
▶甲状腺から離れた異所性のものや3個しか存在しないことがあるので注意が必要である。

3. 甲状腺と隣接臓器との位置関係（図1）
▶甲状腺峡部の前方には胸骨甲状筋，胸骨舌骨筋が存在し，甲状腺の右葉，左葉の前外側方には胸骨甲状筋，肩甲舌骨筋，胸骨舌骨筋，胸鎖乳突筋が近接している。
▶甲状腺両葉の後外側方に頸動脈鞘（総頸動脈，内頸静脈，迷走神経）が走行している。
▶甲状腺の内側方には，喉頭，気管，咽頭，食道が存在し，気管と食道との間を反回神経が走行している。

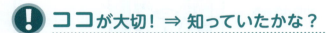

Q2 甲状腺ならびに副甲状腺の支配動脈と静脈について述べよ。

Key Card 🔑　　　　　　　　　　　　　　　　　　　　知っているよね！

1. 甲状腺の支配血管
- 甲状腺の支配動脈は上甲状腺動脈，下甲状腺動脈，最下甲状腺動脈の3本である（図2）。
- 甲状腺の支配静脈は上甲状腺静脈，中甲状腺静脈，下甲状腺静脈の3本である（図3）。

2. 副甲状腺の支配動脈および静脈
- 上下甲状腺動脈の枝を受けるが，特に下甲状腺動脈から血液を受ける。

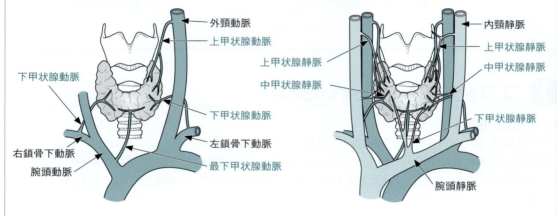

図2　甲状腺の支配動脈　　　　　図3　甲状腺の支配静脈

（解剖学講義第2版，南山堂より引用改変）

❗ ココが大切！⇒ 知っていたかな？

1. 甲状腺の支配動脈および静脈
- ▶甲状腺には，上甲状腺動脈，下甲状腺動脈，最下甲状腺動脈の3本が分布する。
- ▶上甲状腺動脈は，外頸動脈から分岐し下行して，甲状腺左右の上端に分布する。
- ▶下甲状腺動脈は，鎖骨下動脈から分岐した甲状頸動脈の枝であり，総頸動脈の背側を通り左右の下部に分布する。
- ▶最下甲状腺動脈は，腕頭動脈あるいは大動脈弓から起こり，気管前面を上行し，峡部に分布する。
- ▶甲状腺から上・中・下甲状腺静脈の3本がでる。
- ▶上・中甲状腺静脈は内頸静脈に流入する。
- ▶下甲状腺静脈は，甲状腺下部から気管前面を下行し腕頭静脈に流入する。

2. 副甲状腺の支配動脈および静脈
- ▶上下甲状腺動脈の枝を受けるが，特に下甲状腺動脈から血液が供給される。

Q3 反回神経，上喉頭神経の走行と支配筋，ならびに手術による損傷について述べよ。

Key Card 🔑 知っているよね！

1. 反回神経（図4, 5）
- 反回神経：迷走神経から起こり，喉頭筋（輪状甲状筋以外）に分布し，障害が生じると嗄声が生じる。

2. 上喉頭神経（図4, 5）
- 上喉頭神経：左右の迷走神経から起こり，喉頭の上部に達し外枝と内枝とに分かれる。
- 外枝が輪状甲状筋に分布し，障害が生じると高い声や大きな声が出しにくくなる。

図4　反回神経，上咽頭神経の解剖図（頸部臓器の背面図）　図5　反回神経，上咽頭神経の走行

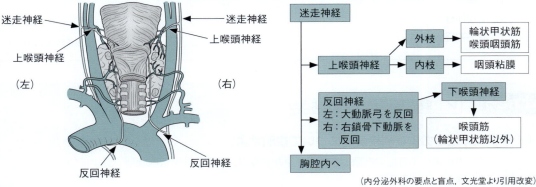

（内分泌外科の要点と盲点，文光堂より引用改変）

❗ ココが大切！ ⇒ 知っていたかな？

1. 反回神経
▶反回神経は，迷走神経より分岐し，右は右鎖骨下動脈を腹側から背側へ反回し，左は大動脈弓を腹側から背側へ反回する。
▶反回神経は，甲状腺と気管の間を走行し，喉頭に入り喉頭筋（輪状甲状筋以外）に分布する。
▶甲状腺背側を走行する反回神経の損傷で嗄声が生じる。

2. 上喉頭神経
▶上喉頭神経は，左右の迷走神経から分岐し，喉頭の上部に達し外枝と内枝とに分かれる。
▶外枝は，輪状甲状筋，喉頭咽頭筋に分布する（喉頭の運動機能を司る）。
▶外枝は，上甲状腺動静脈に接して走行するため，上甲状腺動静脈の処理の際の損傷に注意が必要。
▶外枝は，損傷すると高い声や大きな声が出しにくくなる。
▶内枝は，喉頭粘膜に分布する（知覚機能を司る）。
▶内枝は，損傷すると喉頭部の感覚障害を生じるが，頸動脈の深部を走行しすぐに喉頭内に入るため，損傷することは少ない。

できるかな！ 実践問題形式でチャレンジ！

問1. 甲状腺外側の頸動脈鞘に含まれるものをすべて選べ。
- a. 外頸静脈
- b. 内頸静脈
- c. 総頸動脈
- d. 迷走神経
- e. 反回神経

問2. 甲状腺の近傍を走行する神経で甲状腺切除時に損傷に注意が必要な神経はどれか？
- a. 上喉頭神経（外枝）
- b. 舌咽神経
- c. 副神経
- d. 反回神経
- e. 舌下神経

（※正解は下段）

知っておこう！ 要点整理（チェックしよう！）

I. 甲状腺の固定および隣接臓器について説明せよ。
- □ 1. 甲状腺は側方部の右葉と左葉の2葉からなり、これらは甲状腺峡部で互いにつながっている。
- □ 2. 甲状腺は輪状軟骨直下から気管にかけて、Berry靭帯により気管に固定されている。
- □ 3. 甲状腺両葉の後外側方に頸動脈鞘（総頸動脈，内頸静脈，迷走神経）が走行している。

II. 甲状腺ならびに副甲状腺の支配動脈と静脈について述べよ。
- □ 1. 甲状腺を支配する動脈は，上・下甲状腺動脈，最下甲状腺動脈の3本である。
- □ 2. 甲状腺を支配する静脈は，上・中・下甲状腺静脈の3本である。
- □ 3. 下甲状腺静脈は腕頭静脈に流入する。

III. 反回神経，上喉頭神経の走行と支配筋，ならびに手術による損傷について述べよ。
- □ 1. 迷走神経から上喉頭神経，反回神経が分岐する。
- □ 2. 上喉頭神経外枝，反回神経からの下喉頭神経は喉頭に分布し発声に関与する。
- □ 3. 輪状喉頭筋を支配するのは上喉頭神経外枝である。

（正解　問1：b, c, d　問2：a, d）

内分泌 2
甲状腺の特殊検査（超音波検査，シンチグラフィ）

チャレンジしてみよう！（○か×をつけよ）

( ) 1. 甲状腺濾胞細胞において，サイログロブリン（Tg）にヨウ素が付加されて甲状腺ホルモンが合成される。
( ) 2. 甲状腺ホルモンには，トリヨードサイロニン（T3）とサイロキシン（T4）とがある。
( ) 3. 下垂体後葉からの甲状腺刺激ホルモン（TSH）によって，T3，T4の分泌が刺激される。
( ) 4. 生理的ホルモン活性が高いのは，FT4である。
( ) 5. 甲状腺機能スクリーニング検査では，TSHとFT4を測定する。
( ) 6. バセドウ病は抗TSH受容体抗体により甲状腺濾胞細胞が刺激され，甲状腺ホルモンが過剰産生される自己免疫疾患である。
( ) 7. バセドウ病における甲状腺腫，眼球突出，発汗をMerseburgの三徴とよぶ。
( ) 8. 橋本病は，自己免疫反応により甲状腺内に好中球が浸潤し，甲状腺濾胞細胞が変性・萎縮する自己免疫疾患である。
( ) 9. 橋本病では，濾胞構造が破壊されるためホルモン産生・分泌能が失われ，甲状腺機能が低下する。
( ) 10. 橋本病では甲状腺は萎縮する。
( ) 11. 放射性ヨードを用いた甲状腺シンチグラフィでは，検査前日からヨード摂取制限を行う。
( ) 12. テクネシウム（$^{99m}TcO_4$）シンチグラフィでは，食物由来のヨードによる影響を受けない。
( ) 13. バセドウ病では，^{123}I（$^{99m}TcO_4$）の摂取率が高値になる。
( ) 14. 無痛性甲状腺炎，亜急性甲状腺炎では，^{123}I（$^{99m}TcO_4$）の摂取率が高値になる。
( ) 15. 乳頭癌や濾胞癌の診断には，タリウム（^{201}Tl）や放射性ヨード（^{131}I）が用いられる。

（※正解は次ページ下段）

知っているかな？

Q1 甲状腺ホルモンの合成・分泌・調整機構について述べよ。また，各病態における甲状腺ホルモン（FT3，FT4），TSHの変動，ならびに抗TSH受容体抗体の意義について述べよ。

Q2 バセドウ病，橋本病，結節性甲状腺腫（良性腫瘍）の臨床的特徴と診断（触診，超音波検査所見）を比較せよ。

Q3 甲状腺シンチグラフィ検査について述べ，各疾患における甲状腺シンチグラフィの所見について述べよ。

Q1 甲状腺ホルモンの合成・分泌・調整機構について述べよ。また，各病態における甲状腺ホルモン（FT3，FT4），TSHの変動，ならびに抗TSH受容体抗体の意義について述べよ。

Key Card 🔑　　　知っているよね！

1. 甲状腺ホルモンの合成・分泌・調節機構（図1）
- 甲状腺濾胞細胞において，サイログロブリン（Tg）にヨウ素が付加されて甲状腺ホルモンが合成される。
- 甲状腺ホルモンには，トリヨードサイロニン（T3）とサイロキシン（T4）とがある。
- 下垂体前葉からの甲状腺刺激ホルモン（TSH）によって，T3，T4の分泌が刺激される。
- 分泌されたT3，T4が下垂体にネガティブフィードバックをかけてTSHの分泌を抑制することにより，甲状腺ホルモンの分泌が調整されている。

2. 各病態における甲状腺ホルモン，TSHの変動
- 図2に各病態における甲状腺ホルモンとTSHの変動を示す。

図1　甲状腺ホルモンの合成・分泌機構

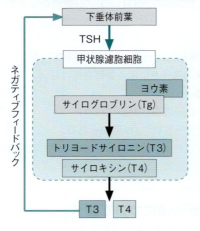

図2　各病態における甲状腺ホルモン，TSHの変動

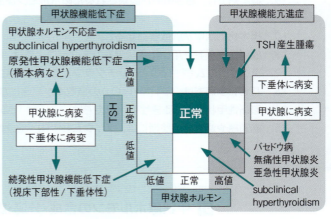

（year note 2012 内科・外科編，メディックメディアより引用改変）

❗ ココが大切！ ⇒ 知っていたかな？

1. 甲状腺ホルモンの合成・分泌・調節機構
- ▶甲状腺ホルモンは，甲状腺濾胞細胞において合成される。
- ▶サイログロブリン（Tg）にヨウ素が付加されて甲状腺ホルモンが合成される。
- ▶甲状腺ホルモンには，トリヨードサイロニン（T3）とサイロキシン（T4）とがある。
- ▶下垂体前葉から分泌される甲状腺刺激ホルモン（TSH）によって，T3，T4の分泌が刺激される。
- ▶分泌されたT3，T4が，下垂体にネガティブフィードバックをかけて，TSHの分泌を抑制することにより，甲状腺ホルモンの分泌が調整されている。

正解	1	2	3	4	5	6	7	8	9	10	11	12	13	14	15
	○	○	×	×	○	○	×	×	○	×	×	○	○	×	○

- T3, T4は，血中において蛋白に結合した結合型と，結合していない遊離型［free T3（FT3）と free T4（FT4）］の2種類が存在する。
- 生理的ホルモン活性が高いのはFT3である。

2. 各病態における甲状腺ホルモンやTSHの変動
- 甲状腺機能スクリーニング検査では，TSHとFT4を測定する（FT4濃度は，サイロキシン結合グロブリンの変化に影響されにくいため）。
- バセドウ病ではさらに抗TSH受容体抗体を測定し，橋本病では抗サイログロブリン抗体，抗TPO（甲状腺ペルオキシダーゼ）抗体を測定する。
- 抗TSH受容体抗体は，バセドウ病の90％以上で陽性となり，診断や治療上の示標として重要である。
- 甲状腺濾胞細胞が破壊されるような病態では，血中サイログロブリン（Tg）値が高くなる。

Q2 バセドウ病，橋本病，結節性甲状腺腫（良性腫瘍）の臨床的特徴と診断（触診，超音波検査所見）を比較せよ。

Key Card 知っているよね！

1. バセドウ病，橋本病（表1）
- バセドウ病は甲状腺機能亢進症，橋本病は甲状腺機能低下症である。
- バセドウ病，橋本病ともに甲状腺がびまん性に腫大する。

表1　バセドウ病と橋本病の比較

	バセドウ病	橋本病
臨床的特徴	甲状腺腫，眼球突出，頻脈 TSH↓，抗TSH受容体抗体（刺激性）陽性， 抗Tg抗体，抗TPO抗体も陽性になる	多くは無症状 抗Tg抗体，抗TPO抗体陽性
触診	びまん性甲状腺腫，表面平滑，軟	びまん性甲状腺腫，ゴム様硬， 凹凸不正，圧痛（−）
超音波検査所見	内部不均一，低エコー，血管拡張，血流増加	内部不均一，低エコー

2. 結節性甲状腺腫（良性腫瘍）
- 結節性甲状腺腫のほとんどが甲状腺腫瘍である。
- 良性腫瘍として，腺腫様甲状腺腫と濾胞腺腫がある（表2）（悪性腫瘍はp.557参照）。

表2　結節性甲状腺腫（良性腫瘍）

	腺腫様甲状腺腫	濾胞腺腫
臨床的特徴	無症状，甲状腺機能は通常正常 まれに自律性にホルモン産生をきたす	無症状，ゆっくりと発育 濾胞癌との鑑別が難しい
触診	甲状腺両葉に結節多発 表面平滑，ゴム様硬，可動性良好	表面平滑，ゴム様硬，可動性良好
超音波検査所見	嚢胞性または嚢胞性変化を伴う結節，内部均一，高エコー	周囲との境界明瞭，内部均一，高エコー

❗ ココが大切！⇒ 知っていたかな？

1. バセドウ病，橋本病
- ▶ バセドウ病は抗TSH受容体抗体により甲状腺濾胞細胞が刺激され，甲状腺ホルモンが過剰産生される自己免疫疾患である。
- ▶ バセドウ病における甲状腺腫，眼球突出，頻脈をMerseburgの三徴とよぶ。
- ▶ 橋本病は自己免疫反応により甲状腺内にリンパ球が浸潤し，甲状腺濾胞細胞が変性・萎縮する自己免疫疾患である。
- ▶ 橋本病では，濾胞構造が破壊されるためホルモン産生・分泌能が失われ，甲状腺機能が低下する。

2. 結節性甲状腺腫（良性腫瘍）
- ▶ 結節性甲状腺腫のほとんどが，甲状腺腫瘍（良性腫瘍，悪性腫瘍）である。
- ▶ 良性腫瘍には，腺腫様甲状腺腫と濾胞腺腫がある。
- ▶ 腺腫様甲状腺腫はまれに自律性ホルモン産生をきたす（AFTN；autonomously functioning thyroid nodule または中毒性結節性甲状腺腫）。

Q3 甲状腺シンチグラフィ検査について述べ，各疾患における甲状腺シンチグラフィの所見について述べよ。

Key Card 🔑　　　　　　　　　　　　　　　　　　　知っているよね！

1. 甲状腺シンチグラフィ
- 甲状腺へのヨードの集積能を利用し，放射性ヨード（^{123}I）などの放射性薬剤を用いて甲状腺機能を評価する検査。
- ヨードと同じように甲状腺に取り込まれるテクネシウム（^{99m}TcO$_4$）も用いられる。

2. 各疾患における甲状腺シンチグラフィの所見
- 表3に各疾患における甲状腺シンチグラフィの所見を示す。
- 表4に甲状腺機能亢進症における甲状腺シンチグラフィの所見を示す。
- 甲状腺癌では，癌腫に合わせて腫瘍に取り込まれやすい核種を選択する。乳頭癌，濾胞癌：^{201}Tl，^{131}I。髄様癌：^{123}I-MIBG，^{131}I-MIBG。未分化癌，悪性リンパ腫：^{201}Tl，^{67}Ga。

表3 各疾患における甲状腺シンチグラフィの所見

	バセドウ病	橋本病	甲状腺腫	甲状腺癌
放射性薬剤摂取率	高値	低値	腫瘍部への取り込みが低下する	癌部への取り込みが増加する
甲状腺シンチグラフィ	甲状腺全体が強く描出される	甲状腺の不鮮明な描出または描出が欠損する	腫瘍部の描出が欠損する	腫瘍部，転移巣が描出される

表4 甲状腺機能亢進症における甲状腺シンチグラフィの所見

	バセドウ病	無痛性甲状腺炎（急性期）	亜急性甲状腺炎（急性期）	中毒性結節性甲状腺腫
甲状腺ヨード摂取率	高値	低値	低値	シンチグラフィで結節に一致して高集積

（標準外科学第13版，医学書院より引用改変）

ココが大切！⇒ 知っていたかな？

1. 甲状腺シンチグラフィ
- 甲状腺へのヨードの集積能を利用し，放射性ヨード（^{123}I）を用いて甲状腺機能を評価する検査。
- 放射性ヨードを用いる場合は，検査前に10〜14日間のヨード摂取制限をする必要がある。
- ヨードと同じように，甲状腺に取り込まれるテクネシウム（^{99m}TcO$_4$）も用いられる。
- ^{99m}TcO$_4$は，食物由来のヨードにより，摂取率の影響を受けない（ヨード摂取制限の必要がない）。

2. 各疾患における甲状腺シンチグラフィの所見
- バセドウ病では，^{123}I（または^{99m}TcO$_4$）の摂取率が高値になる（濾胞細胞は破壊されていないため）。
- 無痛性甲状腺炎，亜急性甲状腺炎，橋本病では^{123}I（または^{99m}TcO$_4$）の摂取率が低値になる（濾胞細胞が破壊されているため）。
- 甲状腺機能亢進症において，抗TSH受容体抗体が陽性であればバセドウ病と診断できるが，陰性である場合は甲状腺シンチグラフィを用いて鑑別する。
- 甲状腺癌では，癌腫に合わせて腫瘍に取り込まれやすい核種を選択する。
- 乳頭癌，濾胞癌では，タリウム（^{201}Tl）や放射性ヨード（^{131}I）が用いられる。
- 髄様癌では，メタヨードベンジルグラニン（^{123}I-MIBGまたは^{131}I-MIBG）が用いられる。
- 未分化癌や悪性リンパ腫では，タリウム（^{201}Tl）やガリウム（^{67}Ga）が用いられる

できるかな！ 実践問題形式でチャレンジ！

問1． 各疾患における甲状腺ホルモン（T3，T4）とTSHの変動について，正しいものを1つ選べ。

　a．バセドウ病 …………… 甲状腺ホルモン↑　TSH↓
　b．橋本病 ………………… 甲状腺ホルモン↑　TSH↓
　c．亜急性甲状腺炎 ……… 甲状腺ホルモン↓　TSH↑
　d．無痛性甲状腺炎 ……… 甲状腺ホルモン↓　TSH↑
　e．TSH産生腫瘍 ………… 甲状腺ホルモン↓　TSH↑

問2． 甲状腺の腫脹を主訴に来院した38歳女性。甲状腺はびまん性に腫脹し，甲状腺超音波検査では 内部不均一，低エコー，血流の増加を認めた。最も疑う疾患はどれか。

　a．バセドウ病
　b．橋本病
　c．腺腫様甲状腺腫
　d．濾胞腺腫
　e．甲状腺乳頭癌

（※正解は次ページ下段）

> **知っておこう！** ✅ **要点整理**（チェックしよう！）

Ⅰ. 甲状腺ホルモンの合成・分泌・調整機構について述べよ。また、各病態における甲状腺ホルモン（FT3，FT4），TSHの変動，ならびに抗TSH受容体抗体の意義について述べよ。

- ☐ 1. 甲状腺ホルモン（T3，T4）は，甲状腺濾胞細胞において合成・分泌される。
- ☐ 2. 分泌されたT3，T4が，下垂体にネガティブフィードバックをかけてTSHの分泌を抑制することにより，甲状腺ホルモンの分泌が調整されている。
- ☐ 3. 抗TSH受容体抗体（抗体は刺激性）は，バセドウ病の90％以上で陽性となり，診断や治療上の示標として重要である。

Ⅱ. バセドウ病，橋本病，結節性甲状腺腫（良性腫瘍）の臨床的特徴と診断（触診，超音波検査所見）を比較せよ。

- ☐ 1. バセドウ病，橋本病ともに甲状腺がびまん性に腫大する。
- ☐ 2. バセドウ病における甲状腺腫，眼球突出，頻脈をMerseburgの三徴とよぶ。
- ☐ 3. 結節性甲状腺腫のほとんどが，甲状腺腫瘍である。

Ⅲ. 甲状腺シンチグラフィ検査について述べ，各疾患における甲状腺シンチグラフィの所見について述べよ。

- ☐ 1. 甲状腺へのヨードの集積能を利用し，放射性ヨード（^{123}I）を用いて甲状腺機能を評価する検査。
- ☐ 2. バセドウ病では，^{123}I（または^{99m}TcO$_4$）の摂取率が高値になる（濾胞細胞は破壊されていないため）。
- ☐ 3. 無痛性甲状腺炎，亜急性甲状腺炎，橋本病では，^{123}I（または^{99m}TcO$_4$）の摂取率が低値になる（濾胞細胞が破壊されているため）。

（正解　問1：a　問2：a）

Ⅳ　乳腺・内分泌・小児外科

内分泌 3

甲状腺と副甲状腺の良性疾患と周術期管理

チャレンジしてみよう！（○か×をつけよ）

( )　1. バセドウ病患者に対する手術の際には，術前に無機ヨードの投与を行うことが必須である。
( )　2. FT3，FT4は，T3，T4に比べて甲状腺機能の状態を反映している。
( )　3. バセドウ病に対する治療の第一選択は，甲状腺ホルモン投与である。
( )　4. バセドウ病に対する手術時の神経損傷で最も多いのは，舌下神経の損傷である。
( )　5. バセドウ病術後には，高カルシウム血症によるテタニーを認めることがある。
( )　6. 甲状腺クリーゼは，甲状腺ホルモン低下により代謝が極端に低下した危機的病態である。
( )　7. 外科手術が甲状腺クリーゼの誘因になる。
( )　8. バセドウ病に対するRI療法が甲状腺クリーゼの誘因となることがある。
( )　9. 甲状腺クリーゼでは，徐脈を認めることが多い。
( )　10. 甲状腺クリーゼに対する薬物療法として，まず無機ヨード投与を行う。
( )　11. 原発性副甲状腺機能亢進症では，高リン血症を認める。
( )　12. 原発性副甲状腺機能亢進症では消化性潰瘍を認めることがある。
( )　13. 原発性副甲状腺機能亢進症では骨吸収が亢進し，骨粗鬆症を認めることがある。
( )　14. 副甲状腺機能亢進症において，腎機能低下症例は手術適応である。
( )　15. 高カルシウム血症クリーゼの治療として，ビスホスホネート製剤は即効性があり，有効である。

（※正解は次ページ下段）

知っているかな？

Q1 バセドウ病患者の周術期管理について述べよ。また，バセドウ病の手術適応と術式について述べよ。
Q2 術後甲状腺クリーゼの病因，検査，治療について述べよ。
Q3 副甲状腺機能亢進症の治療と周術期管理について述べよ。

Q1 バセドウ病患者の周術期管理について述べよ。また，バセドウ病の手術適応と術式について述べよ。

Key Card　　　知っているよね！

1. バセドウ病（甲状腺機能亢進症）患者の周術期管理
- 甲状腺機能の評価：血清TSH，freeT3(FT3)，freeT4(FT4)がいずれも基準値内であれば周術期の特別な管理は必要ない。

- コントロール不良例では，甲状腺クリーゼに注意する。
- バセドウ病の周術期管理
  待機手術：術前に十分な甲状腺機能のコントロールを行う。
  緊急手術：無機ヨード，抗甲状腺薬，β遮断薬投与。

2. バセドウ病の手術適応と術式
- バセドウ病の治療
  ①抗甲状腺薬内服
    重大な副作用：無顆粒球症，肝障害。
  ②RI治療：^{131}I（放射性ヨウ素）内用療法。
  ③手術適応：①内服療法無効例，②内服療法が不可能，③腫瘍の合併症例。
  手術療法：①甲状腺亜全摘術，②甲状腺全摘術。
  手術合併症：副甲状腺機能低下症，甲状腺機能低下症，反回神経麻痺。

❗ ココが大切！ ⇒ 知っていたかな？

1. バセドウ病（甲状腺機能亢進症）患者の周術期管理
▶ 甲状腺機能亢進症の原因疾患としてバセドウ病が最多（臨床症状はp.545参照）。
▶ すでに治療が開始され，コントロール良好な状態であれば，周術期に特に問題となることはない。
▶ 甲状腺機能の評価：血清TSH，freeT3（FT3），freeT4（FT4）で評価する。T3，T4の多くは血中でTBG（サイロキシン結合グロブリン）と結合しており，甲状腺ホルモンとして機能するのは，遊離型であるFT3，FT4である。
▶ TSH，FT3，FT4がいずれも基準値内であれば，周術期の特別な管理は必要ない。
▶ コントロール不良例では，周術期の侵襲により甲状腺クリーゼ（p.553参照）を生じる可能性がある。
▶ バセドウ病の周術期管理
  可能であれば待機手術とし，術前に十分な甲状腺機能コントロールを行う。緊急手術では，無機ヨード，抗甲状腺薬投与（注射薬も存在する），β遮断薬投与下での手術を行う。
▶ 術中・術後は甲状腺クリーゼや心不全の出現に注意しながら全身管理を行う。

2. バセドウ病の手術適応と術式
▶ バセドウ病の治療
  内服治療（抗甲状腺薬：チアマゾール，プロピルチオウラシル）が第一選択。多くは内服で改善する。重大な副作用に無顆粒球症，肝障害がある。
  RI治療：内服療法で無効例には，^{131}I（放射性ヨウ素）内用療法が行われることもある。
▶ 手術適応としては，内服療法無効例，あるいは副作用により内服療法が不可能な場合，腫瘍合併症例である。
▶ 術式としては，①甲状腺亜全摘術，②甲状腺全摘術が行われる。
▶ 合併症には，副甲状腺機能低下症（⇒低カルシウム血症，テタニー），甲状腺機能低下症（⇒低ナトリウム血症），反回神経麻痺，声門浮腫（緊急処置が必要）がある。

正解	1	2	3	4	5	6	7	8	9	10	11	12	13	14	15
	×	○	×	×	×	×	○	○	×	×	×	○	○	○	×

Q2 術後甲状腺クリーゼの病因，検査，治療について述べよ。

Key Card　　知っているよね！

1. 甲状腺クリーゼの定義
- 表1の甲状腺クリーゼの定義を参照。

2. 甲状腺クリーゼの病因と検査
- 感染症，糖尿病性ケトアシドーシス，脳卒中，心筋梗塞，手術などが誘因となる。
- 甲状腺クリーゼ診断基準の症状，臨床所見を参照（表1）。
- 甲状腺機能亢進症状および，FT3あるいはFT4高値を認める。

3. 甲状腺クリーゼの治療
- ①抗甲状腺薬の大量投与，②無機ヨード投与，③ステロイド投与，④β遮断薬投与。

表1　甲状腺クリーゼ診断基準

定義	甲状腺クリーゼ（thyrotoxic storm or crisis）とは，甲状腺中毒症の原因となる未治療ないしコントロール不良の甲状腺基礎疾患が存在し，これに何らかの強いストレスが加わったときに，甲状腺ホルモン作用過剰に対する生体の代償機構の破綻により複数臓器が機能不全に陥った結果，生命の危機に直面した緊急治療を要する病態をいう。
必須項目	甲状腺中毒症の存在（FT3およびFT4の少なくともいずれか一方が高値）
症状	1. 中枢神経症状 2. 発熱（38℃以上） 3. 頻脈（130回/分以上） 4. 心不全症状 5. 消化器症状
確実例	必須項目および以下を満たす 　a. 中枢神経症状＋他の症状項目1つ以上，または， 　b. 中枢神経症状以外の症状項目3つ以上
疑い例	a. 必須項目＋中枢神経症状以外の症状項目2つ，または， b. 必須項目を確認できないが，甲状腺疾患の既往・眼球突出・甲状腺腫の存在があって，確実例の条件のaまたはbを満たす場合

（甲状腺クリーゼの診断基準第2版，日本内分泌学会，2012より引用）

❗ ココが大切！⇒ 知っていたかな？

1. 甲状腺クリーゼの定義（表1）
▶甲状腺中毒症の原因となる未治療ないしコントロール不良の甲状腺基礎疾患が存在し，これに何らかの強いストレスが加わったときに，甲状腺ホルモン作用過剰状態に対する生体の代償機構の破綻により複数臓器が機能不全に陥り，生命の危機に直面した緊急治療を要する病態。
▶致死率は2〜3割とされている（本邦の全国疫学調査では1割）。

2. 甲状腺クリーゼの病因，検査
▶カテコラミンに対する感受性亢進が病因と考えられている。
▶感染症，糖尿病性ケトアシドーシス，脳卒中，心筋梗塞などが誘因となる。
▶手術侵襲自体も誘因となる。
▶バセドウ病に対するRI療法が誘因となることがある。

▶ 甲状腺機能亢進症状および，FT3あるいはFT4高値を認め，中枢神経症状（不穏，せん妄，痙攣，昏睡），発熱（38℃以上），頻脈（130回／分以上），心不全症状（肺水腫，心原性ショック），消化器症状（嘔吐，下痢，黄疸）を認める。

3. 甲状腺クリーゼの治療

▶ 抗甲状腺薬（チアマゾール，プロピルチオウラシル）の大量投与。
▶ 抗甲状腺薬投与1時間後に無機ヨードの投与：抗甲状腺薬の先行投与により甲状腺ホルモン合成が抑制され，ヨード投与時の過剰な取り込み，合成が抑制される。
▶ ステロイド投与：T4⇒T3変換の抑制。
▶ β遮断薬投与（心不全予防）。
▶ その他，高熱，意識障害，痙攣等に対する対症療法。

Q3 副甲状腺機能亢進症の治療と周術期管理について述べよ。

Key Card 　知っているよね！

1. 副甲状腺機能亢進症の病態
- 原発性の原因は腺腫が最多。
- 高カルシウム血症，腎・尿管結石，続発性骨粗鬆症をきたす。
- 図1に原発性副甲状腺機能亢進症の治療アルゴリズムを示す。

2. 部位診断
- 頸部超音波検査，^{99m}Tc-MIBIシンチグラフィが有用。

3. 副甲状腺機能亢進症の手術適応
- 米国のNIHガイドラインの手術適応基準（「知っていたかな？」参照）に準じる。

4. 副甲状腺機能亢進症の術式
- 腫大腺摘出，副甲状腺全摘・自家移植，副甲状腺亜全摘術。

5. 副甲状腺機能亢進症の周術期管理
- 血清カルシウムに異常を認めなければ，特に問題となることはない。

図1 原発性副甲状腺機能亢進症の治療アルゴリズム

原発性副甲状腺機能亢進症
↓
検査項目
1. 診断の確認
2. 部位診断
3. 手術適応
4. 多腺病変の可能性

1. 診断の確認
- 高カルシウム血症
- 低リン血症
- 尿中カルシウム排泄量増加
- 高PTH血症

2. 部位診断
- 頸部超音波検査
- MIBIシンチグラフィ

3. 手術適応
- 症状あり
- 血清カルシウム値＞基準値上限＋1.0mg/dL
- 腎機能の低下あり（eGFR＜60mL／分）
- 骨密度低下あり（Tスコア＜−2.5）
- 年齢＜50歳

手術適応あり
↓
4. 多病変の可能性
- 部位診断での腫大腺数
- 家族歴（高カルシウム血症，腎結石，甲状腺疾患，下垂体疾患，副腎疾患，膵疾患）

可能性あり
↓
多発性内分泌腫瘍の可能性
- 下垂体腫瘍の有無
- 膵内分泌腫瘍の有無
- 遺伝子検査
- 家族採血（高カルシウム血症の有無）

可能性あり → 両側頸部検索手術
可能性なし → 腫大腺のみ摘出術

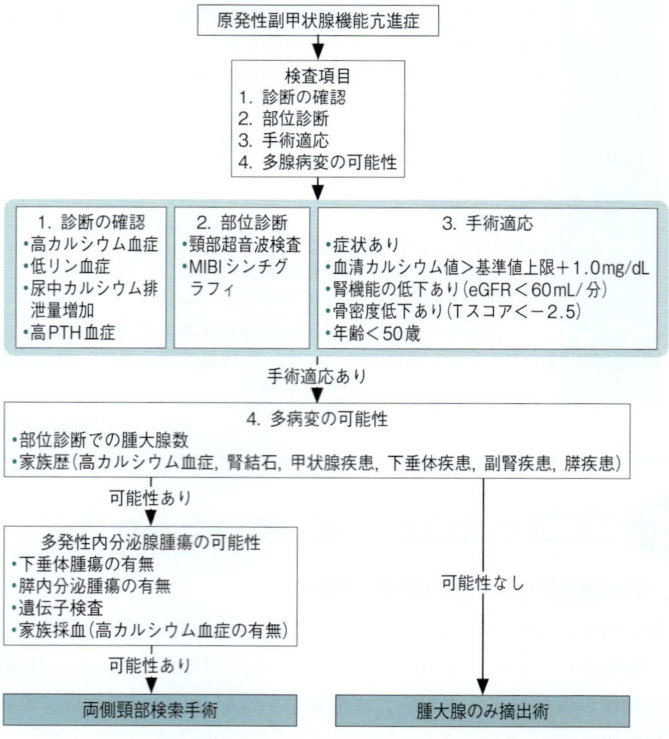

（標準外科学第13版，医学書院より引用改変）

6. 高カルシウム血症クリーゼ
- 血清カルシウム 15 mg/dL 以上の高カルシウム血症で，急性の消化器，循環器，中枢神経症状が出現する．乏尿をきたす病態．

❗ ココが大切！⇒ 知っていたかな？

1. 副甲状腺機能亢進症の病態
- ▶副甲状腺ホルモン（PTH）の過剰分泌をきたす病態である．
- ▶原発性副甲状腺機能亢進症では，高カルシウム血症（カルシウム↑，リン↓，尿中カルシウム↑）をきたす．
- ▶原発性は，副甲状腺の腺腫（最多，9割以上）や過形成，癌が原因となる．
- ▶高カルシウム血症による症状：易疲労感，悪心・嘔吐，便秘，口渇，多尿，脱力，情緒不安定，傾眠など．ガストリン分泌亢進により消化性潰瘍や膵炎もきたす．
- ▶腎・尿管結石，続発性骨粗鬆症（骨吸収↑のため）を認める．

2. 部位診断
- ▶頸部超音波検査が有用．
- ▶^{99m}Tc-MIBI シンチグラフィ：頸部超音波検査で診断不可の場合に行う．

3. 副甲状腺機能亢進症の手術適応
- ▶根治治療は手術療法のみである．
- ▶米国のNIHガイドラインの手術適応基準が用いられることが多い．以下のいずれかを満たせば手術適応．
  ①症状あり，②血清カルシウム値＞基準値上限＋1.0 mg/dL，③腎機能低下 eGFR＜60 mL/分，④骨密度低下（Tスコア＜－2.5 SD），⑤年齢＜50歳．

4. 副甲状腺機能亢進症の術式
- ▶腺腫では腫大腺の摘出，過形成では副甲状腺全摘・自家移植，あるいは副甲状腺亜全摘術，副甲状腺癌では周囲組織を含めた en bloc 切除が行われる．

5. 副甲状腺機能亢進症の周術期管理
- ▶血清カルシウムに異常を認めなければ，特に問題となることはない．早急な対応が必要な病態は高カルシウム血症クリーゼ．

6. 高カルシウム血症クリーゼ
- ▶血清カルシウム 15 mg/dL 以上の高カルシウム血症を示し，急性の消化器，循環器，中枢神経症状の出現，乏尿をきたす病態．
- ▶治療としては，
  ①脱水補正とカルシウム排泄促進のため，十分な補液とループ利尿薬（サイアザイド利尿薬はカルシウム保持に働くため禁忌！）の投与を行う．
  ②カルシトニン投与で骨吸収を抑制しカルシウム↓．
  ③ビスホスホネート製剤投与により骨吸収を抑制しカルシウム↓，効果発現までは2～3日を要する．
  ④ステロイド薬投与．

できるかな！ 実践問題形式でチャレンジ！

問1. 甲状腺クリーゼについて<u>不適切な</u>ものをすべて選べ。
  a. 発症予防に術後の血糖コントロールは重要である。
  b. 本邦の死亡率は約5割である。
  c. バセドウ病に対する ^{131}I 内用療法が誘因となることがある。
  d. 治療としてチアマゾールの大量投与を行う。
  e. 心不全症例では β 遮断薬の投与が必要となる。

問2. 原発性副甲状腺機能亢進症について<u>不適切な</u>ものをすべて選べ。
  a. 原因疾患として最も多いのは副甲状腺過形成である。
  b. 尿路結石を認めることがある。
  c. 高カルシウム血症の治療として，カルシウム排泄促進のためにサイアザイド利尿薬が有効である。
  d. eGFR 55 mL/分の腎機能低下症例は手術適応である。
  e. 無症候性であっても，血清カルシウム 13.5 mg/dL は手術適応である。

（※正解は下段）

知っておこう！ 要点整理（チェックしよう！）

Ⅰ. バセドウ病患者の周術期管理について述べよ。また，バセドウ病の手術適応と術式について述べよ。
- □ 1. 術前評価には TSH, FT3, FT4 を用いる。これらが基準値内であれば特別な管理は不要。
- □ 2. コントロール不良例で緊急手術が必要な場合は，無機ヨード，抗甲状腺薬，β 遮断薬投与を行う。
- □ 3. バセドウ病の手術適応は，抗甲状腺薬無効例，内服療法不可能例，腫瘍合併例である。

Ⅱ. 術後甲状腺クリーゼの病因，検査，治療について述べよ。
- □ 1. 甲状腺ホルモンの作用過剰による生体の代償機構の破綻をきたした状態で緊急治療を要する。
- □ 2. 感染症，糖尿病性ケトアシドーシス，脳卒中，心筋梗塞など，また手術侵襲自体が誘因となる。
- □ 3. 抗甲状腺薬大量投与後に無機ヨード投与を行う。

Ⅲ. 副甲状腺機能亢進症の治療と周術期管理について述べよ。
- □ 1. 原発性副甲状腺機能亢進症では，PTH↑による骨吸収亢進のため，高カルシウム血症を認める。
- □ 2. 副甲状腺機能亢進症の手術適応は，①症状あり，②血清カルシウム値＞基準値上限＋1.0 mg/dL，③腎機能低下 eGFR＜60 mL/分，④骨密度低下（T スコア＜－2.5 SD），⑤年齢＜50 歳，である。
- □ 3. 高カルシウム血症クリーゼの治療では，ループ利尿薬，カルシトニン，ビスホスホネートが投与される。

（正解 問1：b 問2：a, c）

内分泌4
甲状腺悪性腫瘍（乳頭癌・濾胞癌・髄様癌・未分化癌・悪性リンパ腫）

チャレンジしてみよう！（○か×をつけよ）

（　）1. 甲状腺乳頭癌は傍濾胞細胞由来である。
（　）2. 甲状腺髄様癌は傍濾胞細胞由来である。
（　）3. 甲状腺悪性リンパ腫の基礎疾患にはバセドウ病を認めることが多い。
（　）4. 甲状腺乳頭癌の特徴的な病理所見は，核内細胞質封入体，コーヒー豆様の核溝である。
（　）5. 甲状腺悪性腫瘍のうち乳頭癌が最も頻度が高く，全甲状腺悪性腫瘍の約90％を占める。
（　）6. 甲状腺乳頭癌の予後は良好で，10年生存率は90％以上である。
（　）7. 甲状腺濾胞癌の進展方式はリンパ行性が多い。
（　）8. 甲状腺未分化癌は，60歳以上に好発する。
（　）9. 甲状腺未分化癌の予後はきわめて不良であり，10年生存率は0％である。
（　）10. 甲状腺悪性疾患の主な良性の鑑別疾患として濾胞腺腫，腺腫様甲状腺腫，嚢胞が挙げられる。
（　）11. 甲状腺乳頭癌の標準術式は，甲状腺亜全摘術＋患側の頸部リンパ節郭清である。
（　）12. 甲状腺乳頭癌術後の甲状腺ホルモン投与によるTSH分泌療法は積極的に行う。
（　）13. 甲状腺乳頭癌，濾胞癌，髄様癌の標準治療は手術である。
（　）14. 甲状腺未分化癌に対しては化学療法，放射線外照射療法，手術療法を組み合わせた集学的治療が標準治療である。
（　）15. 悪性リンパ腫は，化学療法と放射線照射療法が標準治療である。

（※正解は次ページ下段）

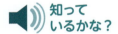知っているかな？

- Q1 甲状腺悪性腫瘍の発生と病理学的特徴について述べよ。
- Q2 甲状腺悪性腫瘍の鑑別診断について述べよ。
- Q3 甲状腺悪性腫瘍の治療方針，術式選択について述べよ。

Q1 甲状腺悪性腫瘍の発生と病理学的特徴について述べよ。

Key Card　　知っているよね！

1. 甲状腺悪性腫瘍の発生頻度
- 乳頭癌（90％）＞濾胞癌（4〜8％）＞髄様癌（1.5％），未分化癌（1.5〜2％），悪性リンパ腫（2〜3％）。

2. 甲状腺悪性腫瘍の由来細胞（表1）
- 分化癌（乳頭癌，濾胞癌）と未分化癌は，濾胞上皮細胞由来の分化癌（図1）。
- 髄様癌は，傍濾胞細胞（C細胞）由来。悪性リンパ腫はリンパ球由来。

3. 甲状腺悪性腫瘍の病因
- 危険因子：①若年者の放射線被曝，②遺伝性（髄様癌の一部）。

4. 甲状腺悪性腫瘍の病理学的特徴（表1）

- 穿刺吸引細胞診による病理診断が有用（正診率90％）。
- 乳頭癌の特徴的な組織像は，核内細胞質封入体，コーヒー豆様の核溝である（図2）。
- 濾胞癌の特徴的な組織像は，濾胞形成，被膜浸潤，脈管侵襲（⇒血行性転移）である。

表1　甲状腺悪性腫瘍の発生と病理学的特徴

	病因	由来細胞	病理学的特徴（吸引穿刺細胞診）
乳頭癌	2～5％が遺伝性	濾胞上皮細胞	核内細胞質封入体，コーヒー豆様の核溝
濾胞癌	約1/3が遺伝性	濾胞上皮細胞	濾胞構造，被膜浸潤，脈管侵襲
髄様癌	40％が遺伝性	傍濾胞上皮細胞（C細胞）	間質にアミロイド沈着
未分化癌	分化癌の長期経過例の未分化転化	濾胞上皮細胞	異型性の強い大型の腫瘍細胞
悪性リンパ腫	基礎疾患に橋本病	リンパ球	異型リンパ球の増殖

（year note 2015 内科・外科編，メディックメディアより引用改変）

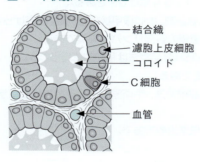

図1　甲状腺の正常構造

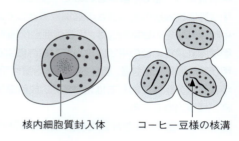

図2　乳頭癌の特殊構造

❗ ココが大切！⇒ 知っていたかな？

1. 甲状腺悪性腫瘍の発生頻度
▶悪性腫瘍には，乳頭癌（90％）＞濾胞癌（4～8％）＞髄様癌（1.5％），未分化癌（1.5～2％），悪性リンパ腫（2～3％）。

2. 甲状腺悪性腫瘍の由来細胞
▶乳頭癌，濾胞癌，未分化癌は濾胞上皮細胞から発生，髄様癌は傍濾胞上皮細胞（C細胞）から発生。悪性リンパ腫はリンパ球由来。

3. 甲状腺悪性腫瘍の病理学的特徴
(1)乳頭癌
▶核内細胞質封入体やコーヒー豆様の核溝を有する癌細胞が乳頭状発育。
▶リンパ節転移が高頻度に生じるが予後は良好。

(2) 濾胞癌
- ▶濾胞を形成しながら緩徐に増殖する。
- ▶微小浸潤型は腺腫との鑑別が重要。広汎浸潤型は血行性転移を高率に生じる。

(3) 髄様癌
- ▶散発型と遺伝型（多発性内分泌腫瘍症2型：褐色細胞腫や副甲状腺機能亢進症）がある。
- ▶遺伝型は，生殖細胞系細胞におけるRET遺伝子の突然変異が病因であり両側性に発生する。

(4) 未分化癌
- ▶分化癌の未分化転化で発生⇒急速に増大，浸潤，転移，局所・全身症状を伴う（予後不良）。

(5) 悪性リンパ腫
- ▶B細胞リンパ腫。急性増大が特徴。橋本病を合併することが多い。

Q2 甲状腺悪性腫瘍の鑑別診断について述べよ。

Key Card　知っているよね！

1. 甲状腺悪性腫瘍の症状による鑑別診断
- 甲状腺悪性腫瘍の診断は，①症状，②触診，③超音波検査，④穿刺吸引細胞診（確定診断）によって行う。
- 一般に甲状腺機能に関する症状は認めないことが多く，腫瘤触知と進展に応じた症状（リンパ節腫大，圧迫症状）が主体である。
- 症状からみた悪性腫瘍（乳頭癌，濾胞癌，髄様癌，未分化癌，悪性リンパ腫）の鑑別診断を表2に示す。

表2　甲状腺悪性腫瘍の鑑別診断

	好発年齢	進展形式	圧迫症状など	予後
乳頭癌	30〜40歳代	リンパ行性	反回神経麻痺を伴うことあり（腫瘍浸潤やリンパ節転移）	よい（10年生存率90％）
濾胞癌	30〜40歳代	血行性	血行性転移が多い	よい（10年生存率70〜80％）
髄様癌	30〜50歳代	リンパ行性，血行性	血中カルシトニンとCEA高値（傍濾胞上皮細胞由来）	比較的よい（10年生存率60〜80％）
未分化癌	60歳以上	リンパ行性，血行性	急速増大，気道狭窄（喘鳴）	きわめて不良（10年生存0％）
悪性リンパ腫	60歳以上	リンパ行性，血行性	急速増大，気道狭窄は少ない	比較的不良（10年生存率50〜70％）

（よくわかる甲状腺疾患のすべて，永井書店より引用改変）

2. 甲状腺悪性腫瘍の触診と画像診断による鑑別診断
- 触診では，硬さ，辺縁，表面性状，可動性が鑑別点となる（表3）。
- 画像検査においては，超音波検査が頻用される（表3）。
- 確定診断は，穿刺吸引細胞診。

表3　甲状腺悪性腫瘍の触診および超音波検査による鑑別診断

	腫瘍	触診			超音波検査	その他
		硬さ	辺縁	可動性		
悪性	乳頭癌	硬い	不整	不良	辺縁不整な低エコー（内部不均一）多発性微小石灰化	NA
	濾胞癌	ゴム様	整	良好	良性（濾胞腺腫）との鑑別困難	NA
	髄様癌	硬い	不整	不良	内部不均一の不整瘤，石灰化あり	NA
	未分化癌	硬い	不整	不良	粗大石灰化を伴うことが多い	NA
	悪性リンパ腫	硬い	整〜不整	不良	低エコー，周囲は橋本病	NA
良性	濾胞腺腫	軟	整	良好	内部均一，石灰化なし	無症状（プランマーは機能亢進症）
	腺腫様甲状腺腫	硬い	整	良好	囊胞，石灰化など多彩	両側多発，甲状腺腫大あり

NA：特記なし

（よくわかる甲状腺疾患のすべて，永井書店より引用改変）

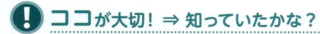

1. 甲状腺悪性腫瘍の鑑別診断

▶甲状腺腫瘍においては，まず，良性か悪性かの診断が必要（90％が良性疾患）。
▶悪性の疑いのある場合は，触診，画像診断，穿刺吸引細胞診にて鑑別診断を行う。

(1) 乳頭癌
▶頻度は90％と甲状腺悪性腫瘍の中で最多である。
▶リンパ行性転移が主で，反回神経麻痺症状で発症することがある。

(2) 濾胞癌
▶血行性転移が主であり，血行性転移巣を契機に発見されることがある。

(3) 髄様癌
▶傍濾胞上皮細胞（C細胞）由来であり，血中カルシトニンやCEAが高値のことがある。

(4) 未分化癌
▶分化癌の未分化転化により発生し，急速に増大する。気管圧迫による狭窄症状を示す。

(5) 悪性リンパ腫
▶急速増大するが，圧迫症状は出現しにくい。

2. 甲状腺悪性腫瘍と鑑別が必要な良性疾患

(1) 濾胞腺腫：濾胞上皮由来の良性腫瘍で，①線維性被膜により被包，②ほぼ均一な大きさの腫瘍細胞，③濾胞状増殖を示す。被膜浸潤，脈管侵襲，転移を生じることはない。
(2) 腺腫様甲状腺腫：甲状腺が非腫瘍性・結節性増殖により腫大する多発性病変。
(3) 囊胞：甲状舌管の遺残組織から生ずる甲状舌管囊胞が多く，正中に局在する。

Q3 甲状腺悪性腫瘍の治療方針，術式選択について述べよ。

Key Card 知っているよね！

1. 甲状腺悪性腫瘍の治療原則
- 手術は，主に乳頭癌，濾胞癌，髄様癌が対象となる。未分化癌，悪性リンパ腫は議論が多い。
- 本邦では，欧米に比べ，低悪性度の腫瘍の頻度が高いので，葉切除術や亜全摘術など，術後合併症の防止に重点を置いた術式が選択されることが多い。
- 未分化癌や悪性リンパ腫に対しては，主に甲状腺ホルモン補充療法（TSH抑制療法）や化学療法，放射線外照射を行う。
- 放射性ヨードの内服は施行可能な施設が少なく，欧米と比較して行われることが少ない。

2. 甲状腺悪性腫瘍の種別治療選択
- 表4に甲状腺悪性腫瘍の種別治療方針をまとめた。

表4 甲状腺悪性腫瘍に対する治療方針

	標準的方針
乳頭癌	標準治療は，「甲状腺亜全摘術＋患側の頸部リンパ節郭清」 ＊術後甲状腺ホルモン投与による TSH 分泌抑制療法には賛否がある
濾胞癌	微小浸潤型には，「葉切除術」 広汎浸潤型には，「甲状腺全摘術＋^{131}I 全身シンチグラフィ」
髄様癌	散発型には，「葉切除術〜全摘術＋患側の頸部リンパ節郭清」 遺伝型には，「甲状腺全摘術＋両側の頸部リンパ節郭清」
未分化癌	標準治療は，「放射線・化学療法・手術療法の組み合わせ」 ＊手術療法については賛否がある
悪性リンパ腫	標準治療は，「放射線・化学療法・手術療法の組み合わせ」 ＊手術療法については賛否がある MALT 型は，「限局性なら放射線外照射療法」 びまん性大細胞型は，「化学療法＋放射線外照射療法」

（標準外科学第14版，医学書院より引用改変）

！ ココが大切！ ⇒ 知っていたかな？

1. 甲状腺悪性腫瘍に対する治療方針
(1) 外科的治療
- ▶主な対象は乳頭癌，濾胞癌，髄様癌である。
- ▶術式として葉切除術，亜全摘術，全摘術がある。
- ▶図3に乳頭癌に対する「甲状腺亜全摘術＋患側の頸部リンパ節郭清」を示す。
- ▶本術式では，健常側の側葉上1/3だけを残す術式である。
- ▶中央区域リンパ節には甲状腺周囲リンパ節，気管前リンパ節，気管傍リンパ節，喉頭前リンパ節が含まれる。

(2) 甲状腺ホルモン補充療法（TSH抑制療法）
- ▶主な対象は乳頭癌であるが，賛否がある。

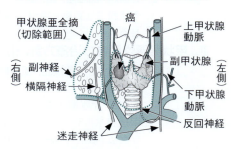

図3 甲状腺分化癌に対する標準術式

甲状腺亜全摘術と患側の頸部リンパ節郭清。
（標準外科学第14版，医学書院より引用改変）

(3) 放射性ヨード(^{131}I)内服療法
　▶主な対象は，乳頭癌，濾胞癌である。
(4) 化学療法・放射線外照射
　▶主な対象は，悪性リンパ腫，未分化癌である。

できるかな！　実践問題形式でチャレンジ！

問1. 甲状腺悪性腫瘍について正しいものをすべて選べ。
　　a. 甲状腺癌のうち乳頭癌が最も多く，次いで濾胞癌が多い。
　　b. 甲状腺乳頭癌はリンパ行性転移が多く，濾胞癌は血行性転移が多い。
　　c. 乳頭癌，濾胞癌，未分化癌は，濾胞上皮細胞由来である。
　　d. 髄様癌は，傍濾胞細胞（C細胞）由来である。
　　e. 甲状腺未分化癌，悪性リンパ腫は60歳以上の高齢者に好発する。

問2. 甲状腺悪性腫瘍の中で化学療法が標準治療であるものをすべて選べ。
　　a. 乳頭癌　b. 濾胞癌　c. 髄様癌　d. 未分化癌　e. 悪性リンパ腫

（※正解は下段）

知っておこう！　要点整理（チェックしよう！）

Ⅰ. 甲状腺悪性腫瘍の発生と病理学的特徴について述べよ。
　□ 1. 甲状腺悪性腫瘍の病因として，乳頭癌，濾胞癌，髄様癌は遺伝性の場合が存在する。未分化癌は分化癌の長期経過例の未分化転化，悪性リンパ腫は基礎疾患に橋本病があることが多い。
　□ 2. 甲状腺悪性腫瘍の由来細胞は，乳頭癌，濾胞癌，未分化癌は濾胞上皮細胞，髄様癌は傍濾胞細胞（C細胞），悪性リンパ腫はリンパ球とされている。
　□ 3. 病理組織学的に特徴的なものには，乳頭癌の核内細胞質封入体，コーヒー豆様の核溝がある。

Ⅱ. 甲状腺悪性腫瘍の鑑別診断について述べよ。
　□ 1. 甲状腺癌は乳頭癌，濾胞癌の順に多く，乳頭癌はリンパ行性転移，濾胞癌は血行性転移が多い。
　□ 2. 乳頭癌，濾胞癌，髄様癌は予後良好，未分化癌，悪性リンパ腫は予後不良である。
　□ 3. 甲状腺悪性腫瘍と鑑別すべき良性疾患には，濾胞腺腫，腺腫様甲状腺腫，嚢胞がある。

Ⅲ. 甲状腺悪性腫瘍の治療方針，術式選択について述べよ。
　□ 1. 手術は，主に乳頭癌，濾胞癌，髄様癌が対象となる。未分化癌，悪性リンパ腫は賛否がある。
　□ 2. 放射線・化学療法は，未分化癌や悪性リンパ腫が対象となる。
　□ 3. 甲状腺ホルモン補充療法（TSH抑制療法）の主な対象は，乳頭癌であるが，賛否がある。放射性ヨード（^{131}I）内服療法の主な対象は乳頭癌，濾胞癌である。

（正解　問1：a〜eのすべて　問2：d, e）

内分泌 5
多発性内分泌腫瘍症（MEN）

チャレンジしてみよう！（○か×をつけよ）

( ) 1. 多発性内分泌腫瘍症（MEN）は，常染色体優性遺伝性疾患である。
( ) 2. MEN1型はMEN1遺伝子の変異が原因とされる。
( ) 3. MEN2型はMEN2遺伝子の変異が原因とされる。
( ) 4. MEN1型は下垂体腺腫・副甲状腺過形成・甲状腺髄様癌を3大病変とする。
( ) 5. MEN2A型は甲状腺髄様癌・褐色細胞腫・副甲状腺過形成を3大病変とする。
( ) 6. MEN2B型は甲状腺髄様癌・粘膜下神経腫・褐色細胞腫を3大病変とする。
( ) 7. MEN1型でみられるインスリノーマは，膵島のα細胞が腫瘍化したものである。
( ) 8. MEN1型でみられるインスリノーマの主症状は，高血糖である。
( ) 9. MEN2型でみられる甲状腺髄様癌は，頸部腫瘤として発見されるまで無症状なことが多い。
( ) 10. MEN1型および2A型でみられる副甲状腺過形成では，低カルシウム血症を生じる。
( ) 11. 褐色細胞腫はカテコラミンの産生低下による種々の症状をきたす。
( ) 12. 褐色細胞腫の約10％は，副腎外原発である。
( ) 13. 褐色細胞腫の約10％は，良性である。
( ) 14. 褐色細胞腫の手術では，血圧コントロールに留意する。
( ) 15. 褐色細胞腫の手術では，静脈より先に動脈を結紮処理する。

（※正解は次ページ下段）

知っているかな？

Q1 多発性内分泌腫瘍症（MEN）の定義とMEN1型の病因，病態，症状について述べよ。
Q2 MEN2型の病因，病態，症状について述べよ。
Q3 褐色細胞腫の概念，病理，症状，検査，治療について述べよ。

Q1 多発性内分泌腫瘍症（MEN）の定義とMEN1型の病因，病態，症状について述べよ。

Key Card 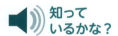　　　　　　　　　　知っているよね！

1. 多発性内分泌腫瘍症（MEN；multiple endocrine neoplasia）
- 2つ以上の内分泌腺に腫瘍または過形成が生じた疾患。
- 遺伝性疾患（常染色体優性遺伝）。
- MEN1型，MEN2A型，MEN2B型の3種類がある。

2. MEN 1型（Wermer症候群，図1）

(1) 病因
- 常染色体優性遺伝の遺伝性疾患。
- 第11染色体長腕（11q13）のMEN1遺伝子（腫瘍抑制遺伝子）の変異。

(2) 病態（頻度の高い3大腫瘍）
  ①副甲状腺過形成（95％）
  ②膵島細胞腫瘍（60％）
  ③下垂体腺腫（50％）
  （＊PPP；Pituitary, Parathyroid, Pancreasと覚える）

(3) 症状（上記①～③に応じたホルモン分泌亢進症状）
  ①副甲状腺機能亢進症（尿路結石）。
  ②ガストリノーマ（多発性胃潰瘍），インスリノーマ（低血糖）。
  ③プロラクチン（PRL）産生腫瘍（頭痛，視力障害，乳汁分泌，無月経），成長ホルモン（GH）産生腫瘍（先端巨大症），副腎皮質刺激ホルモン（ACTH）産生腫瘍（Cushing症候群）。

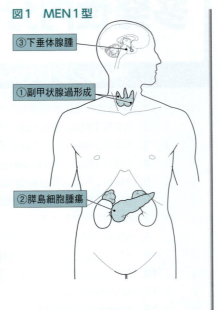

図1　MEN 1型
③下垂体腺腫
①副甲状腺過形成
②膵島細胞腫瘍

❗ ココが大切！ ⇒ 知っていたかな？

1. 多発性内分泌腫瘍症（MEN；multiple endocrine neoplasia）
- ▶2つ以上の内分泌腺に腫瘍または過形成が生じた疾患。
- ▶遺伝性疾患（常染色体優性遺伝）。
- ▶MEN 1型，MEN 2A型，MEN 2B型の3種類がある。

2. MEN 1型（Wermer症候群）

(1) 定義
- ▶診断基準：以下のうちいずれかを満たすものをMEN 1型と診断する。
  ①原発性副甲状腺機能亢進症，膵内分泌腫瘍，下垂体腺腫のうち2つ以上を有する。
  ②上記3病変のうち1つを有し，一度近親者（親，子，同胞）にMEN 1型と診断された者がいる。
  ③上記3病変のうち1つを有し，MEN 1遺伝子の病原性変異が確認されている。

(2) 病因
- ▶常染色体優性遺伝の遺伝性疾患。
- ▶第11染色体長腕（11q13）のMEN 1遺伝子（腫瘍抑制遺伝子）の変異。

(3) 症状
- ▶副甲状腺過形成⇒副甲状腺機能亢進症：高カルシウム血症，尿路結石，易骨折性など。
- ▶膵島細胞腫瘍
  ガストリノーマ：多発性胃潰瘍
  インスリノーマ（膵島細胞のうち，インスリンを産生するβ細胞が腫瘍化）：低血糖
- ▶下垂体腺腫（⇒頭痛，視力障害）
  PRL産生腫瘍：乳汁分泌，無月経
  GH産生腫瘍：先端巨大症
  ACTH産生腫瘍：Cushing症候群など

正解	1	2	3	4	5	6	7	8	9	10	11	12	13	14	15
	○	○	×	×	○	○	×	×	○	×	×	○	×	○	×

Q2 MEN2型の病因，病態，症状について述べよ．

Key Card 　知っているよね！

1．MEN2型（図2）
- 常染色体優性遺伝の遺伝性疾患．
- 原因遺伝子異常や病態・症状から，MEN2A型とMEN2B型の2つに分類される．

（A）MEN2A型（Shipple症候群）
(1) 病因
- 第10染色体長腕（10q11.2）にあるRET遺伝子（癌遺伝子）の異常（細胞膜貫通型チロシンキナーゼの細胞外部分の異常）．

(2) 病態と症状（ホルモン分泌亢進症状）
① 甲状腺髄様癌（100%）⇒無症状，異所性ホルモン症候群．
② 褐色細胞腫（60%）⇒5H（高血圧，代謝亢進，高血糖，頭痛，多汗）の症状．
③ 副甲状腺過形成（10%）⇒副甲状腺機能亢進症（＊PTA；Parathyroid, Thyroid, Adrenalと覚える）

（B）MEN2B型
(1) 病因
- RET遺伝子（癌遺伝子）の異常（細胞膜貫通型チロシンキナーゼの細胞内部分の異常）．
- 孤発例が多い．

(2) 病態と症状
㋐ 甲状腺髄様癌（100%）
　⇒無症状，異所性ホルモン症候群．
㋑ 粘膜下神経腫（100%）
　⇒口唇のびまん性肥大，舌の多発小結節．
㋒ 褐色細胞腫（70%）⇒5Hの症状．

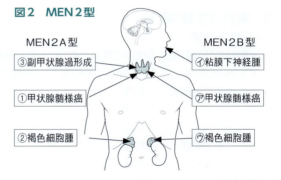

図2　MEN2型

！ ココが大切！⇒知っていたかな？

1．MEN2型（図2）
▶ 常染色体優性遺伝の遺伝性疾患．
▶ 遺伝子異常や病態・症状から，MEN2A型とMEN2B型の2つに分類される．
▶ 診断基準：以下のうちいずれかを満たすものをMEN2型（MEN2A型またはMEN2B型）と診断する．
　① 甲状腺髄様癌と褐色細胞腫を有する．
　② 上記2病変のいずれかを有し，一度近親者（親，子，同胞）にMEN2型と診断された者がいる．
　③ 上記2病変のいずれかを有し，RET遺伝子の病原性変異が確認されている．

MEN2A型（Shipple症候群）	MEN2B型
① 甲状腺髄様癌（100%）	① 甲状腺髄様癌（100%）
② 褐色細胞腫（60%）	② 粘膜下神経腫（100%）
③ 副甲状腺過形成（10%）	③ 褐色細胞腫（70%）

2. MEN2型の病因
- MEN2型は第10染色体長腕(10q11.2)にあるRET遺伝子(癌遺伝子)の変異に起因する。
- MEN2A型はRET遺伝子の細胞外部分，MEN2B型はRET遺伝子の細胞内部分の遺伝子異常。

3. MEN2型の症状
- MEN2A型とMEN2B型共通
  甲状腺髄様癌⇒無症状が多い。症状を呈する際は異所性ホルモン症候群。
  褐色細胞腫：5H症状[高血圧，代謝亢進，高血糖(＝糖尿病)，頭痛，多汗]。
- MEN2A型：副甲状腺機能亢進症⇒高カルシウム血症，尿路結石，易骨折性など。
- MEN2B型：粘膜下神経腫⇒口唇のびまん性肥大，舌の多発小結節。

Q3 褐色細胞腫の概念，病理，症状，検査，治療について述べよ。

Key Card 　知っているよね！

1. 褐色細胞腫(表1)
(1) 概念・病理
- 副腎髄質や副腎外の傍神経節などのクロム親和性細胞から発生する腫瘍。
- 10%diseaseといわれ，以下のものを10%程度の頻度で合併することが特徴。
  - ①副腎外原発　　10%
  - ②悪性　　　　　10%
  - ③両側　　　　　10%
  - ④小児発症　　　10%
  - ⑤家族内発生　　10%

(2) 症状
- カテコラミンを多量に産生することでさまざまな症状(5H症状)が生じる。

(3) 検査
- 血中・尿中カテコラミンの測定，画像検査。

(4) 治療
- 外科的切除(術中，静脈の先行結紮)。
- 血圧コントロール(α遮断薬＋β遮断薬)。

表1　褐色細胞腫の病理，症状，検査，治療

病理	副腎髄質や副腎外の傍神経節などのクロム親和性細胞から発生する腫瘍
症状	高血圧，代謝亢進，高血糖，頭痛，多汗
検査	血中・尿中カテコラミン，超音波，CT，MRI，^{131}I-MIBG副腎シンチグラフィ
治療	病側副腎摘出 α遮断薬＋β遮断薬併用

！ ココが大切！⇒ 知っていたかな？

1. 褐色細胞腫
(1) 概念・病理
- 副腎髄質や副腎外の傍神経節などのクロム親和性細胞から発生する腫瘍。
- 20～40歳代に多く，性差はない。

- ▶本邦の推計患者数は約3,000人(2009年「褐色細胞腫の実態調査と診療指針の作成」研究班)。
- ▶カテコラミンを多量に産生することでさまざまな症状が生じる。
- ▶特徴としては，"10% disease"といわれる下記のことが10%程度含まれることである。
  - ①副腎外原発　　10%
  - ②悪性　　　　　10%
  - ③両側　　　　　10%
  - ④小児発症　　　10%
  - ⑤家族内発生　　10%
- ▶病理学的にも良悪性の判断は難しく，再発をもって悪性と判断する。

(2) 症状
- ▶多量のカテコラミン産生によって下記のような5H症状を呈する。
  ⇒高血圧，代謝亢進，高血糖(＝糖尿病)，頭痛，多汗。

(3) 検査
- ▶血液・尿中カテコラミンが上昇する。
- ▶比較的大型の腫瘍であることが多く，90%以上は超音波検査，CT検査，MRI検査で存在診断が可能。
- ▶異所性もしくは転移巣は ^{131}I-MIBGシンチグラフィで診断する。

(4) 治療
- ▶良性例は腫瘍摘出術で治癒する一方，悪性例は有効な治療法がない。
- ▶腫瘍摘出術の際は静脈を先に結紮する(カテコラミン分泌を防ぐ)。
- ▶血圧管理にはα遮断薬とβ遮断薬を併用する。
- ＊しばしば起立性低血圧を伴い，α遮断薬単独投与で悪化する。

できるかな！　実践問題形式でチャレンジ！

問1. MEN 1型の関連疾患をすべて選べ。
- a. 下垂体腺腫
- b. 甲状腺髄様癌
- c. 膵島細胞腫瘍
- d. 副甲状腺過形成
- e. 褐色細胞腫

問2. 褐色細胞腫で生じうる症状をすべて選べ。
- a. 発汗
- b. 高血糖
- c. 代謝亢進
- d. 頭痛
- e. 低血圧

(※正解は次ページ下段)

知っておこう！ ✓ 要点整理（チェックしよう！）

Ⅰ. 多発性内分泌腫瘍症（MEN）の定義とMEN1型の病因，病態，症状について述べよ。
- □ 1. MEN1型は，MEN1遺伝子の変異が原因（常染色体優性遺伝）。
- □ 2. MEN1型の3大疾患は，①副甲状腺過形成，②下垂体腺腫，③膵島細胞腫瘍。
- □ 3. 症状は各疾患によるホルモン分泌亢進症状。

Ⅱ. MEN2型の病因，病態，症状について述べよ。
- □ 1. MEN2型は，RET遺伝子の変異が原因（変異部位により2型存在）。
- □ 2. それぞれの3大疾患は，
  MEN2A型：①甲状腺髄様癌 ②褐色細胞腫 ③副甲状腺過形成
  MEN2B型：①甲状腺髄様癌 ②粘膜下神経腫 ③褐色細胞腫
- □ 3. 症状は各疾患によるホルモン分泌亢進症状。

Ⅲ. 褐色細胞腫の概念，病理，症状，検査，治療について述べよ。
- □ 1. カテコラミン産生腫瘍⇒カテコラミンによる5H症状を生じる。
  5H：高血圧，代謝亢進，高血糖（＝糖尿病），頭痛，多汗
- □ 2. 10%diseaseといわれる特徴を有する。
  ①副腎外原発 10%
  ②悪性 10%
  ③両側 10%
  ④小児発症 10%
  ⑤家族内発生 10%
- □ 3. 治療は手術による腫瘍摘出術［術中，高血圧に注意する（静脈結紮を先行）］。

（正解　問1：a, c, d　問2：a, b, c, d）

小児外科 1
胸部（横隔膜ヘルニア，漏斗胸，肺分画症）

チャレンジしてみよう！（○か×をつけよ）

( ) 1. 先天性横隔膜ヘルニアのうち，最も頻度が高いのはMorgagni孔ヘルニアである。
( ) 2. Bochdalek孔ヘルニアは左側に生じることが多い。
( ) 3. Bochdalek孔ヘルニアは新生児遷延性肺高血圧症の原因となる。
( ) 4. 小児での食道裂孔ヘルニアは滑脱型が多い。
( ) 5. 右傍胸骨裂孔ヘルニアをLarrey孔ヘルニアとよぶ。
( ) 6. 漏斗胸の原因は肋軟骨の短縮である。
( ) 7. 漏斗胸では陥凹が強くなると呼吸循環障害を生じる。
( ) 8. 漏斗胸はMarfan症候群に合併することがある。
( ) 9. 漏斗胸の治療として，Nuss法が広く行われている。
( ) 10. Nuss法とは，胸骨挙上法のことである。
( ) 11. 肺分画症は肺葉内分画症と肺葉外分画症に分けられる。
( ) 12. 肺葉内分画症では，分画肺は正常気管支と交通している。
( ) 13. 分画肺は気管支動脈からの異常血管に栄養される。
( ) 14. 肺葉内分画症の治療法は，肺葉切除術である。
( ) 15. 肺葉外分画症の治療法は，分画肺切除術である。

（※正解は次ページ下段）

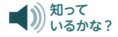 知っているかな？

Q1 先天性横隔膜ヘルニアの部位と名称について述べよ。
Q2 漏斗胸の症状と治療法について述べよ。
Q3 肺分画症の分類，診断，治療法について述べよ。

Q1 先天性横隔膜ヘルニアの部位と名称について述べよ。

Key Card 　　　　　　　　　　　　　　　　　　知っているよね！

1. 先天性横隔膜ヘルニア
- 発生頻度はBochdalek孔ヘルニア＞食道裂孔ヘルニア＞Morgagni孔ヘルニアの順。
- 図1に各ヘルニアの部位を示す。
 (1) Bochdalek孔ヘルニア（胸腹裂孔ヘルニア）
- 胎生期の胸腹裂孔の閉鎖不全により生じる。
- 左側に多く発生する。

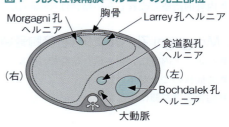

図1　先天性横隔膜ヘルニアの発生部位

（標準外科学第13版，医学書院より引用改変）

(2) 食道裂孔ヘルニア
- 食道裂孔をヘルニア門として胃や腸管が胸腔内に脱出した状態。
- 小児では滑脱型の食道裂孔ヘルニアが多い。

(3) Morgagni孔ヘルニア（右傍胸骨裂孔ヘルニア，胸骨後ヘルニア）
- ヘルニア内容は大網や横行結腸で，ヘルニア嚢を有する真性ヘルニアである。
- 胸骨後の左側に生じるものはLarrey孔ヘルニアとよぶ。

！ ココが大切！ ⇒ 知っていたかな？

1. Bochdalek孔ヘルニア（胸腹裂孔ヘルニア）
- ▶先天性横隔膜ヘルニアの約90％を占める。
- ▶胎生期の胸腹裂孔の閉鎖不全により生じる。
- ▶左側に多く発生する（胸腹裂孔は右側に比べて左側のほうが閉鎖が遅いため）。
- ▶90％はヘルニア嚢を欠く。
- ▶肺の低形成も伴う（胸腔内に腸管が脱出し，肺を圧迫するするため）。
- ▶低酸素血症などが誘因となり，肺動脈の攣縮から肺高血圧を呈する新生児遷延性肺高血圧症（PPHN：persistent pulmonary hypertension of the newborn）を生じる。
- ▶腸回転異常症も高率に合併する。
- ▶出生後に呼吸促迫，チアノーゼ，陥没呼吸などを認める（生後24時間以内の発症は予後不良）。
- ▶腹部は陥凹する（船底様陥凹）。
- ▶胸部X線検査において，胸腔内に腸管ガスを認める。
- ▶Bochdalek孔ヘルニア新生児発症例は直ちに経鼻胃管を挿入する。
- ▶厳重な呼吸，循環管理のもと，脱出臓器の還納とヘルニア門の閉鎖を行う。

2. 食道裂孔ヘルニア
- ▶食道裂孔をヘルニア門として胃や腸管が胸腔内に脱出した状態（先天性のものと後天性のものがある）。
- ▶先天性の原因としては，先天性短食道や先天性食道閉鎖症がある。
- ▶小児では，滑脱型の食道裂孔ヘルニアが多い。
- ▶胃食道逆流症の原因となる（逆流防止機構が障害されるため）。
- ▶嘔吐，体重増加不良，繰り返す上気道感染が主な症状である。
- ▶軽症では経鼻胃管からのミルク投与と薬物療法（H_2受容体拮抗薬，プロトンポンプ阻害薬）で改善することが多い。
- ▶内科的治療で改善しない場合はNissen法などの外科的治療を行う。

3. Morgagni孔ヘルニア（右傍胸骨裂孔ヘルニア，胸骨後ヘルニア）
- ▶ヘルニア内容は大網や横行結腸で，ヘルニア嚢を有する真性ヘルニアである。
- ▶無症状のことが多い。
- ▶胸骨後の左側に生じるのはLarrey孔ヘルニアとよぶ。

正解	1	2	3	4	5	6	7	8	9	10	11	12	13	14	15
	×	○	○	○	×	×	○	○	○	×	○	×	×	○	○

Q2 漏斗胸の症状と治療法について述べよ。

Key Card 知っているよね！

1. 漏斗胸
- 中下部の胸骨と肋軟骨が後方に陥没した胸郭の変形。
- 肋軟骨の過成長が原因。
- 男児に多い（男児：女児＝3〜4：1）。
- Marfan症候群にしばしば合併する。
- 陥凹が強度になると，気管支の圧迫や心臓の偏位により呼吸循環障害を生じる。
- 術式は近年ではNuss法が広く施行されている（図2）。

図2　Nuss法

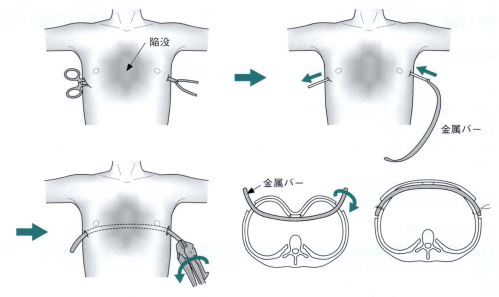

- 胸骨後面に彎曲した金属バーを挿入し，バーを反転させて胸郭を矯正する。
- 数年後に胸郭の矯正が完了したら，バーを抜去する。

（標準外科学第13版，医学書院より引用改変）

❗ ココが大切！⇒ 知っていたかな？

1. 漏斗胸
▶中下部の胸骨と肋骨が後方に陥没した胸郭の変形。
▶肋軟骨の過成長が原因。
▶男児に多い（男児：女児＝3〜4：1）。
▶Marfan症候群にしばしば合併する（初診時に確認する必要がある）。
▶Marfan症候群は骨・眼・心血管異常を合併するコラーゲン代謝異常症であり常染色体優性遺伝

である。
▶ 左右非対称の陥凹の場合は側弯の原因となるが，姿勢を矯正することで改善される。
▶ 陥凹が強度になると，気管支の圧迫や心臓の偏位により呼吸循環障害を生じる。
▶ 心肺機能障害を呈する場合や変形による精神的な影響が生じる場合は手術を考慮する。
▶ 術式はRavitch法（胸骨挙上法）や胸骨翻転法が施行されてきた．近年ではより低侵襲なNuss法が広く施行されている。
▶ Nuss法は肋間から胸骨後面に彎曲した金属バーを挿入し，バーを反転させて胸郭を矯正する方法。
▶ Nuss法の術中合併症として血胸，気胸，心損傷などがある。
▶ Nuss法の術後合併症として無気肺，創感染，胸水，血胸，膿胸などがある。

Q3 肺分画症の分類，診断，治療法について述べよ。

Key Card　知っているよね！

1. 肺分画症
- 先天的に肺の一部（分画肺）が，肺内の気管支肺胞系と交通をもたずに肺葉内または肺葉外に存在する疾患。
- 肺葉内分画症と肺葉外分画症に分けられる。
- 表1に肺分画症の分類を示す。
- 画像診断による分画肺への異常動脈を確認し診断を確定する（CT検査，MRI検査，大動脈造影検査）。
- 肺葉内分画症では肺葉切除術を行う。
- 肺葉外分画症では分画肺切除術を行う。

表1　肺分画症の分類

	肺葉内分画症	肺葉外分画症
周囲組織	正常肺組織	固有胸膜
頻度	75%	25%
性差	なし	男性に多い
血流	下行大動脈→分画肺→肺静脈	下行大動脈→分画肺→奇静脈，下大静脈，門脈
好発部位	左肺下葉（特にS_{10}）	左横隔膜近傍
病態		

（year note 2012 内科・外科編，メディックメディアより引用改変）

ココが大切！⇒ 知っていたかな？

1. 肺分画症
- 先天的に肺の一部（分画肺）が，肺内の気管支肺胞系と交通をもたずに肺葉内または肺葉外に存在する疾患。
- 肺葉内分画症と肺葉外分画症に分けられる。
- 肺葉内分画症は，正常肺組織に囲まれ，肺葉外分画症は固有胸膜に覆われる。
- 分画肺は，大動脈系から分枝した異常血管より栄養される。
- 乳児期以降，感染を契機に発見されることが多い（胎児超音波検査で発見されることもある）。
- 分画肺は，胸部X線写真において透過性の低下した陰影として描出される。
- 画像診断では，分画肺への異常動脈を確認することで診断を確定する（CT検査，MRI検査，大動脈造影検査）。
- 原則的には手術を行う（繰り返す肺炎，肺の癒着の原因となるため）。
- 肺葉内分画症では肺葉切除術を行う。
- 肺葉外分画症では分画肺切除術を行う。

できるかな！ 実践問題形式でチャレンジ！

問1． 出生後24時間の新生児。呼吸促迫とチアノーゼを認めた。胸部X線写真では左肺野に腸管ガス像を認めた。本症について正しいものを2つ選べ。

　　a．出生時に横隔膜が損傷されることにより生じる横隔膜ヘルニアである。
　　b．ほとんどがヘルニア嚢を有する。
　　c．左側に多く発生する。
　　d．腹部は膨満する。
　　e．腸回転異常症を合併することが多い。

問2． 30歳女性。肺炎を繰り返すため紹介となった。胸部X線写真では左下肺野に透過性の低下を認めた。胸部造影CT検査では左下肺の病変部に流入する異常動脈を認めた。この疾患について正しいものを1つ選べ。

　　a．病変部は，正常気管支と交通している。
　　b．病変部は，正常肺胞と交通している。
　　c．異常動脈は，肺動脈から分枝している。
　　d．異常動脈は，下行大動脈から分枝している。
　　e．原則的に保存的加療を行う。

（※正解は次ページ下段）

> **知っておこう！**　✅ **要点整理**（チェックしよう！）

Ⅰ．先天性横隔膜ヘルニアの部位と名称について述べよ。
- ☐ 1．頻度は Bochdalek 孔ヘルニア＞食道裂孔ヘルニア＞Morgagni 孔ヘルニアの順に多い。
- ☐ 2．Bochdalek 孔ヘルニアは左側に多い。
- ☐ 3．右傍胸骨裂孔ヘルニアを Morgagni 孔ヘルニアとよぶ。

Ⅱ．漏斗胸の症状と治療法について述べよ。
- ☐ 1．陥凹が強度になると，気管支の圧迫や心臓の偏位により呼吸循環障害を生じる。
- ☐ 2．Marfan 症候群にしばしば合併する。
- ☐ 3．胸骨挙上法や胸骨翻転法にかわり，近年ではより低侵襲な Nuss 法が広く施行されている。

Ⅲ．肺分画症の分類，診断，治療法について述べよ。
- ☐ 1．肺葉内分画症と肺葉外分画症に分けられる。
- ☐ 2．画像検査にて，分画肺への異常動脈を確認することにより診断を確定する（CT 検査，MRI 検査，大動脈造影検査）。
- ☐ 3．肺葉内分画症では肺葉切除術，肺葉外分画症では分画肺切除術を行う。

（正解　問1：c, e　問2：d）

小児外科 2
頸部・食道（先天性食道閉鎖症など）

チャレンジしてみよう！（○か×をつけよ）

( )　1. 食道は前腸から形成される器官である。
( )　2. 先天性食道閉鎖症におけるGross分類C型は，上部食道が気管瘻を形成している。
( )　3. 先天性食道閉鎖症においては，Gross分類C型が最も多い。
( )　4. 先天性食道閉鎖症では，羊水過少になることが多い。
( )　5. 先天性食道閉鎖症に対する多段階手術を行う場合，初回手術としてまず胃瘻造設術のみを行う。
( )　6. 乳児では，下部食道括約筋が未発達である。
( )　7. 小児の胃食道逆流症は，成長障害の原因となる。
( )　8. 小児の胃食道逆流症の合併症では，喘息発作がみられることがある。
( )　9. 小児の胃食道逆流症に対する治療の第一選択は手術療法である。
( )　10. Toupet法は腹部食道に胃底部を全周に巻きつけ固定する方法である。
( )　11. 正中頸嚢胞は甲状舌管由来である。
( )　12. 正中頸嚢胞は異所性甲状腺との鑑別が必要なことがある。
( )　13. 正中頸嚢胞に対する根治手術として，嚢胞切除術が行われる。
( )　14. 第2鰓溝由来の側頸嚢胞では，耳漏がみられる。
( )　15. 側頸嚢胞の手術の際，舌下神経の損傷に注意が必要である。

（※正解は次ページ下段）

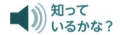 知っているかな？

Q1 先天性食道閉鎖症の症状，分類，治療法について述べよ。
Q2 小児の胃食道逆流症について述べよ。
Q3 正中・側頸嚢胞について述べよ。

Q1　先天性食道閉鎖症の症状，分類，治療法について述べよ。

Key Card　　　　　　　　　　　　　　　　　　　知っているよね！

1. 先天性食道閉鎖症の概念
- 胎生4～7週に，前腸から食道・気管が形成される際の異常により発生する疾患。

2. 先天性食道閉鎖症の分類・症状
- Gross分類が用いられる（図1）。
- 症状：母体の羊水過多，口腔内泡沫分泌物，coil up像。

3. 先天性食道閉鎖症の治療
- ①一期的根治手術，②遅延的一期的根治手術，③多段階手術がある。

図1　食道閉鎖症の病型分類（Gross分類）

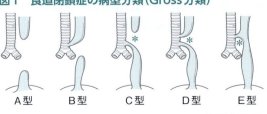

A型　B型　C型　D型　E型
＊気管食道瘻

!ココが大切！⇒知っていたかな？

1. 先天性食道閉鎖症の概念
- 食道および気管は前腸から形成される器官である。
- 胎生4～7週の時期に食道・気管が形成される際，異常をきたしてさまざまな形態をとる(図1)。
- 新生児期に外科的処置が必要となる。
- 約3,000～5,000人に1人の発症率である。

2. 先天性食道閉鎖症の分類・臨床像
- Gross分類：気管食道瘻の有無，部位によって5つに分類される(図1)。
  - A型：食道閉鎖のみで気管食道瘻を伴わないもの。
  - B型：上部食道と気瘻を形成するもの。
  - C型：下部食道と気瘻を形成するもの。
  - D型：上下の食道両端がそれぞれ気管と瘻孔を形成するもの。
  - E型：食道気管瘻を認めるが，食道閉鎖を認めないもの。
- C型が8～9割と最多，A型が1割前後。B型，D型，E型は1％前後とまれ。
- 母体では羊水過多がみられる。
- 出生直後より口腔内の泡沫分泌物を認める。
- 初回授乳からの嘔吐，呼吸困難，チアノーゼを呈する。
- A, B型ではX線検査で胃泡を認めない。
- C, D, E型では胃酸や胆汁の気管内逆流により肺炎を生じる。
- 上部食道が盲端となっているA, C型では，X線検査でカテーテル挿入により先端が反転するcoil up像を認める。
- 他の先天奇形との合併：VATER症候群(脊椎奇形：Vertebral defect，鎖肛：Anal atresia，気管食道瘻：Tracheo-esophageal fistula，食道閉鎖：Esophageal atresia，腎奇形：Renal anomaly)。
  ※心奇形(Cardiac anomaly)を加えVACTER症候群とする場合もある。
- ①重症心奇形と②出生体重(1,500g未満)が予後を左右する(Spitzのリスク分類による)。

3. 先天性食道閉鎖症の治療
- 一期的根治手術：盲端間の小さな症例では，気管食道瘻切離，食道吻合が一期的に行われる。通常，右第4肋間から胸膜外アプローチで手術が行われる。
- 遅延的一期的根治手術：肺炎等で根治手術が不可能な場合，胃瘻造設し，全身状態改善後に根治手術を行う。
- 多段階手術：盲端間が長く離れている症例では，まず気管食道瘻切離と胃瘻造設を行い，食道延長後に吻合を行う。

正解	1	2	3	4	5	6	7	8	9	10	11	12	13	14	15
	○	×	○	×	×	○	○	○	×	×	○	○	×	×	○

Q2 小児の胃食道逆流症について述べよ。

Key Card 🔑 知っているよね！

1. **胃食道逆流症の症状（表1）**
   - 消化器症状のほかに，呼吸器症状も認める。

2. **胃食道逆流症の検査（表2）**
   - 形態や機能の評価とともに肥厚性幽門狭窄症や腸回転異常症などの，嘔吐をきたす他疾患の鑑別も重要。

3. **胃食道逆流症の治療**
   - 内科的治療抵抗性のものに噴門形成術が行われる。

表1　胃食道逆流症の症状

Ⅰ）消化器症状
　嘔吐，吐血，下血，哺乳不良，反芻運動
Ⅱ）呼吸器症状
　慢性咳嗽，喘鳴，反復性呼吸器感染，ALTE（apparent life-threatening events），無呼吸
Ⅲ）その他
　胸痛・腹痛，貧血，体重増加不良，不機嫌，咽頭痛，姿勢異常（首を横に傾けたような姿勢をとる：Sandifer症候群）

（小児胃食道逆流症診断治療指針，日本小児外科学会雑誌，2006 より引用）

表2　胃食道逆流症の検査

1) 上部消化管造影検査
2) 食道pHモニタリング
3) 食道内視鏡検査・生検
4) 食道内圧測定検査
5) 超音波検査
6) シンチグラフィ

❗ ココが大切！⇒ 知っていたかな？

1. 小児の胃食道逆流症（GERD）
- ▶ 小児，特に新生児・乳児期は下部食道括約筋が未発達であり，それに加え，一時的な下部食道括約筋の弛緩や腹圧の変化により胃内容物が逆流し，臨床症状を呈するもの。
- ▶ 成長とともに軽快するものも多い。

2. 胃食道逆流症の症状，合併症（表1）
- ▶ 消化器症状：嘔吐，食道のびらんや潰瘍による吐血・下血，哺乳不良⇒貧血，栄養不良，成長障害をきたす。
- ▶ 食道炎を繰り返すと食道狭窄をきたす。
- ▶ 呼吸器症状：胃内容物の誤嚥による肺炎，気管支炎⇒迷走神経反射を介し，咳嗽や喘息発作，無呼吸をきたす。
- ▶ 乳幼児突発性危急事態（ALTE；apparent life-threatening events）との関連も報告されている。
- ▶ Sandifer症候群：食道裂孔ヘルニア，胃食道逆流症，斜頸，姿勢異常を伴う疾患。

3. 胃食道逆流症の検査（表2）
- ▶ 上部消化管造影検査：形態異常や逆流の観察が可能。
- ▶ 食道pHモニタリング：食道への胃酸逆流をpH低下で評価。薬物療法の効果判定にも利用。
- ▶ 食道内視鏡検査・生検：逆流性食道炎の評価，他疾患（クローン病，好酸球性胃腸炎など）との鑑別。
- ▶ 食道内圧測定検査：食道，下部食道括約筋，胃の運動機能評価。

- ▶ 超音波検査：噴門の形態，胃食道逆流現象の観察。肥厚性幽門狭窄症や腸回転異常症の鑑別。
- ▶ シンチグラフィ：放射性物質をミルクなどに混ぜて投与し，経時的に観察する。

4. 胃食道逆流症の治療

- ▶ まず生活指導（食事後の体位保持，おくびの励行）や食事形態の工夫（少量頻回，増粘剤の使用），薬物療法（H_2受容体拮抗薬，PPI投与）を行う。
- ▶ 内科的治療に抵抗性を示し，食道炎を繰り返すものや肺炎などの呼吸器症状が改善しないものが手術適応となる。
- ▶ 手術法：噴門形成術が行われる。Nissen（腹部食道に胃穹窿部を全周に巻きつける）法，Toupet法（非全周）が一般的。腹腔鏡下噴門形成術も行われている。

> **Key holder**
>
> **小児の胃食道逆流症との鑑別：ボタン電池誤飲**
>
> アルカリ電池は胃の中での通電と胃酸による腐蝕に伴うアルカリ性成分の漏出により胃の壁を損傷する。一方，リチウム電池は，放電によりマイナス側にアルカリ性の液体を生成するために，わずか30分〜1時間で食道や胃に潰瘍形成や圧迫による穿孔を形成する。いずれも，早急に摘出する。

Q3 正中・側頸嚢胞について述べよ。

Key Card 🔑   知っているよね！

1. 正中頸嚢胞（表3）
- 甲状舌管の遺残による（図2）。
- 異所性甲状腺との鑑別を要することがある。
- 手術療法：Sistrunk手術。

2. 側頸嚢胞（表3）
- 第1・2鰓溝の遺残による。
- 第2鰓溝由来の側頸嚢胞が多い（図2）。
- 第1鰓溝由来では外耳道に瘻孔形成し，耳漏をきたす。
- 第1鰓溝由来の側頸嚢胞の摘出術では舌下神経の損傷に注意。

図2 甲状舌管と第2鰓溝

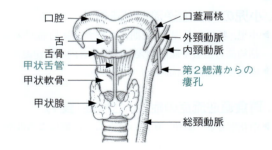

表3 正中・側頸嚢胞の臨床像

	正中頸嚢胞	側頸嚢胞
由来	甲状舌管	第1・2鰓溝
部位	正中（舌骨前面）	胸鎖乳突筋内側・顎下
手術	Sistrunk手術（舌骨中央部も切除）	嚢胞・瘻孔の全摘出（舌下神経損傷に注意）

ココが大切！⇒ 知っていたかな？

1. 正中頸嚢胞（甲状舌管嚢胞）

- 胎生3週頃に舌根部（舌盲孔）に発生した甲状腺が，舌骨前面を通り下降していく過程で甲状舌管が形成される。甲状舌管は甲状腺完成後には通常消失するが，それが遺残し嚢胞を形成したもの。前頸部正中（多くは舌骨前面）に発生する（図2）。
- 新生児期に発症するものは少ない。
- 頸部リンパ節，異所性甲状腺，類皮嚢胞との鑑別を要することがある⇒超音波検査，MRI検査，CT検査。場合によっては甲状腺シンチグラフィも施行する。
- 感染症併発時は根治手術を急がない（感染をコントロールした後に根治手術を行う）。
- 根治治療としては外科的切除を行う。Sistrunk手術：遺残甲状舌管，舌骨中央部を含めて完全切除することで再発を防ぐ。

2. 側頸嚢胞（鰓原性嚢胞）

- 胎生4週頃に発生する鰓性組織の遺残により発生する。
- 頸部を主に形成する第2鰓溝由来が多い。
- 第2鰓溝由来では胸鎖乳突筋前縁の下1/3と扁桃窩を結ぶ線上に嚢胞・瘻孔が形成される。
- 第1鰓溝由来では下顎骨下縁と外耳道を結ぶ線上に嚢胞・瘻孔が形成される⇒耳漏を生じる。
- 根治治療は外科的に嚢胞，瘻孔の完全切除が行われる⇒舌下神経が指標となる。損傷に注意を要する。

できるかな！ 実践問題形式でチャレンジ！

問1． 初回哺乳時より嘔吐を認め，カテーテルを挿入し胸腹部単純X線写真（図3）を撮影した。この症例について誤っているものをすべて選べ。

　　a． coil up signを認める。
　　b． Gross分類C型が疑われる。
　　c． 母体では羊水過多がみられる。
　　d． 本症例では特に肺炎に注意を要する。
　　e． 他の合併奇形の検索が必要である。

図3 胸部単純X線写真（自験例）

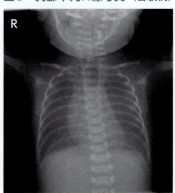

問2． 小児の胃食道逆流症について，誤っているものをすべて選べ。

　　a． 貧血を認めることがある。
　　b． 胃酸刺激による迷走神経反射で，呼吸器症状を呈する。
　　c． 好酸球性胃腸炎との鑑別のために，食道生検が必要となることがある。
　　d． 自然軽快はまれである。
　　e． 内科的治療に抵抗性の場合，噴門形成術が行われる。

（※正解は次ページ下段）

> **知っておこう！** ✓ **要点整理**（チェックしよう！）
>
> Ⅰ．**先天性食道閉鎖症の症状，分類，治療法について述べよ。**
> □ 1．胎生4～7週に，前腸から食道・気管が形成される際の異常により発生する。
> □ 2．Gross分類C型が最多で8～9割，A型が1割前後である。
> □ 3．一期的根治術が可能な場合は気管食道瘻切離，食道吻合術が行われる。盲端間が長い症例では，まず気管食道瘻切離と胃瘻造設を行い，食道延長後に吻合する多段階手術が行われる。
>
> Ⅱ．**小児の胃食道逆流症について述べよ。**
> □ 1．下部食道括約筋が未発達なことに加え，一時的な括約筋の弛緩や腹圧変化が原因となる。
> □ 2．消化器症状に加え，肺炎や気管支炎，喘息発作，慢性咳嗽といった呼吸器症状も認めることがある。
> □ 3．内科的治療抵抗性の症例には，噴門形成術を行う。
>
> Ⅲ．**正中・側頸嚢胞について述べよ。**
> □ 1．正中頸嚢胞は，舌盲孔から甲状腺が下降する過程で形成された甲状舌管の遺残が原因である。
> □ 2．正中頸嚢胞の根治手術にはSistrunk手術（遺残甲状舌管と舌骨中央部切除）が行われる。
> □ 3．側頸嚢胞は鰓性組織のなかでも第2鰓溝の遺残により発生することが多い。

（正解　問1：b，d　問2：d）

小児外科 3
肥厚性幽門狭窄症，先天性十二指腸閉鎖症・狭窄症，鎖肛

チャレンジしてみよう！（○か×をつけよ）

( ) 1. 肥厚性幽門狭窄症は幽門部輪状筋の過形成様肥厚により狭窄をきたす疾患である。
( ) 2. 肥厚性幽門狭窄症は新生児期（生後約2〜3週）の男児に多い。
( ) 3. 肥厚性幽門狭窄症の症状は哺乳後の噴水状嘔吐，理学所見は右上腹部のオリーブ様の腫瘤触知が特徴的である。
( ) 4. 肥厚性幽門狭窄症の腹部単純X線検査では double bubble sign がみられる。
( ) 5. 肥厚性幽門狭窄症の外科的治療は Ramstedt 手術である。
( ) 6. 先天性十二指腸閉鎖症・狭窄症では，出生数時間後から嘔吐が出現する。
( ) 7. 先天性十二指腸閉鎖症・狭窄症の腹部単純X線検査では，triple bubble sign がみられる。
( ) 8. 先天性十二指腸閉鎖症・狭窄症は Down 症の合併頻度が高い。
( ) 9. 先天性十二指腸閉鎖症・狭窄症の膜様狭窄では十二指腸切開・膜様部切除，それ以外では十二指腸・十二指腸吻合を行う。
( ) 10. 先天性十二指腸閉鎖症・狭窄症に腸回転異常症や中腸軸捻転の合併を認める場合は，緊急手術の適応となる。
( ) 11. 鎖肛の検査には倒立位単純X線検査（Wangensteen-Rice法）がある。
( ) 12. 直腸盲端が恥骨直腸筋に達するが，貫通していないものは高位型鎖肛である。
( ) 13. 低位型鎖肛のほうが，高位型よりも治療後の排便機能は一般に不良である。
( ) 14. 中間位型鎖肛は，新生児期に人工肛門造設術の後，生後6〜12カ月時に仙骨会陰式手術を行う。
( ) 15. 高位型鎖肛は新生児期に一期的に根治術を行うことが多い。

（※正解は次ページ下段）

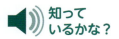
知っているかな？

Q1 肥厚性幽門狭窄症の臨床像と治療法について述べよ。
Q2 先天性十二指腸閉鎖症・狭窄症の臨床像と治療法について述べよ。
Q3 鎖肛の診断，治療法について述べよ。

Q1 肥厚性幽門狭窄症の臨床像と治療法について述べよ。

Key Card 🔑　　　　　　　　　　　　　　　　　知っているよね！

1. 肥厚性幽門狭窄症
(1) 病態
- 胃幽門輪状筋の過形成様肥厚により，幽門狭窄をきたした状態（図1）。

(2) 疫学
- 生後2～3週の第1子男児に多い。

(3) 症状
- 哺乳後の噴水状嘔吐⇒低クロール性アルカローシス。
- 右上腹部にオリーブ様の腫瘤触知。

(4) 検査
  腹部超音波検査：doughnut sign（図2）。
  腹部単純X線検査：single bubble sign（図3）。
  上部消化管造影検査：string sign, umbrella sign（図4）, mushroom sign。

(5) 治療
- 保存的治療：アトロピン。
- 手術：幽門部粘膜外筋層切開術（Ramstedt手術）。

図1 肥厚性幽門狭窄症のシェーマ

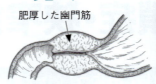

肥厚した幽門筋

図2 肥厚性幽門狭窄症の腹部超音波検査

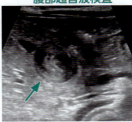

doughnut sign（自験例）

図3 肥厚性幽門狭窄症の腹部単純X線写真

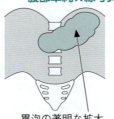

胃泡の著明な拡大（single bubble sign）

図4 肥厚性幽門狭窄症の上部消化管造影検査

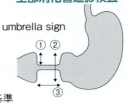

umbrella sign

診断基準
① 壁厚4mm以上
② 幽門径12mm以上
③ 幽門管の長さ14mm以上

❗ ココが大切！⇒ 知っていたかな？

1. 肥厚性幽門狭窄症の病因・病態
- ▶ 幽門輪状筋の過形成様肥厚による幽門部の通過障害である。
- ▶ 幽門筋の肥厚の原因は，神経原説，消化管ホルモン説，筋攣縮による労作性肥厚説などがあるが，一致した見解はない。男女比は4：1であり，第1子に多い。
- ▶ 頻回の嘔吐による胃酸の喪失により，低クロール性アルカローシス，低K血症をきたす。

2. 肥厚性幽門狭窄症の症状
- ▶ 生後2～3週頃より哺乳後の嘔吐が始まり，徐々に典型的な噴水状無胆汁性嘔吐となる。
- ▶ 哺乳後の嘔吐直後でも空腹感のため，またすぐミルクを欲しがる。
- ▶ 脱水，低栄養，貧血，体重減少などを認める。最近は早期発見例が増加している。

3. 肥厚性幽門狭窄症の診断
- ▶ 腹壁を通して右上腹部から右下方に向かう胃の蠕動を認める。
- ▶ 診断は，①右上腹部のオリーブ様腫瘤の触知（胃膨隆時は触知困難にて胃内容吸引後に行う）または②超音波検査による肥厚した幽門筋によるdoughnut signの描出により行う。

4. 肥厚性幽門狭窄症の治療
- ▶ 早期発見例は，アトロピンによる保存的治療を行う。

図5 Ramstedt手術

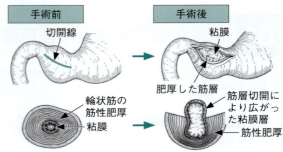

（標準外科学第14版，医学書院より引用改変）

- ▶脱水および代謝性アルカローシスを補正する。
- ▶治療が長期にわたる場合や保存的治療の効果が不安定な場合は、幽門部粘膜外筋層切開術（Ramstedt手術）を行う（図5）。
- ▶術後は比較的早期から経口摂取が可能となる。

Q2 先天性十二指腸閉鎖症・狭窄症の臨床像と治療法について述べよ。

Key Card 知っているよね！

1. 先天性十二指腸閉鎖症・狭窄症

(1) 病態
- 胎児期の発生異常により先天的に十二指腸の閉鎖・狭窄をきたす。

(2) 疫学
- 出生5,000〜1万人に1例で男女差なし。

(3) 症状
- 出生前の母体の羊水過多、出生数時間後から出現する嘔吐。

(4) 検査
- 腹部単純X線検査：double bubble sign（図6）。

(5) 治療
- 経鼻胃管挿入。
- 脱水、電解質の補正。
- 膜様狭窄では十二指腸切開、膜様部切除術（図7）。
- それ以外では十二指腸・十二指腸（ダイヤモンド）吻合（図8）。

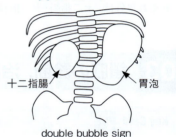

図6 先天性十二指腸閉鎖症・狭窄症の腹部単純X線写真のシェーマ

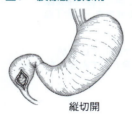
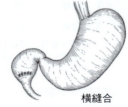

図7 膜様部切除術
縦切開　横縫合

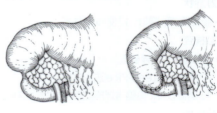

図8 十二指腸・十二指腸（ダイヤモンド）吻合

❗ ココが大切！ ⇒ 知っていたかな？

1. 先天性十二指腸閉鎖症・狭窄症の病因・病態
- ▶十二指腸内腔の完全閉塞を閉鎖症、不完全閉塞を狭窄症という。
- ▶発生部位は十二指腸下行脚に多く、膜様閉鎖の頻度が高い。
- ▶先天奇形（Down症、心奇形、直腸肛門奇形、食道閉鎖、腸回転異常）合併の頻度が高い。

2. 先天性十二指腸閉鎖症・狭窄症の症状
▶ 十二指腸閉鎖症は，出生数時間後から嘔吐が出現する。
▶ Vater乳頭開口部より上部の閉鎖の場合は無胆汁性嘔吐，下部の閉鎖の場合は胆汁性嘔吐がみられる。
▶ 十二指腸狭窄症では離乳期になって初めて症状を呈することがある。

3. 先天性十二指腸閉鎖症・狭窄症の診断
▶ 腹部単純X線写真で胃と十二指腸球部にガス像を認め，二泡像(double bubble sign)を呈する。
▶ 肛門側腸管にガスを認めなければ閉鎖症，認めれば狭窄症である。

4. 先天性十二指腸閉鎖症・狭窄症の治療
▶ 経鼻胃管を挿入し，脱水や電解質の補正を行った後，外科的治療を行う。
▶ 腸回転異常症や中腸軸捻転の合併を認める場合，緊急手術となることがある。
▶ 手術は膜様型では閉鎖部を切開し膜様部を切除する。この際Vater乳頭開口部に留意する。
▶ それ以外は，十二指腸・十二指腸(ダイヤモンド)吻合を行う。

Q3 鎖肛の診断，治療法について述べよ。

Key Card 　知っているよね！

1. 鎖肛(直腸肛門奇形)
(1) 病因・病態
- 直腸，肛門の発生における異常により，肛門または直腸内腔の閉鎖を認める先天性疾患。

(2) 症状
- 腹部膨満，嘔吐，排便障害など

(3) 検査
- 倒立位単純X線検査 (Wangensteen-Rice法)：生後12時間以降に直腸盲端部に達した腸管ガスにより閉鎖部位を確認する(図9)。

(4) 病型
- 直腸盲端の位置により，低位型，中間位型，高位型の3型に分類される(図9)。

(5) 治療
- 低位型⇒ブジーによる拡張，cut-back手術，anal transplantation。
- 中間位型⇒人工肛門造設術の後，仙骨会陰式手術。
- 高位型⇒人工肛門造設術の後，腹会陰式，腹仙骨会陰式手術，posterior sagittal anorectoplasty。

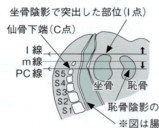

図9　鎖肛の病型と直腸盲端の位置(Wangensteen-Rice撮影)

低位型：盲端がI線より肛門側
中間位型：盲端がm線とI線の間
高位型：盲端がm線よりも口側

I線：坐骨下端を通るPC線の平行線
m線：PC線とI線の中央線
PC線：恥骨中央～仙骨下端

※図は腸管の模式図で示しているが，実際は腸管ガス所見としてみられる。

! ココが大切！ ⇒ 知っていたかな？

1. 鎖肛の病因・病態
- 鎖肛は尿直腸中隔の発生異常により，排泄腔が尿生殖部と肛門直腸部分とに不完全に分離する結果発生するものが多い。
- 出生5,000人に1例の頻度，男児にやや多い。

2. 鎖肛の病型
- 3型に分類され，それぞれ有瘻型と無瘻型がある。①低位型～直腸盲端が恥骨直腸筋を貫いているもの（盲端がⅠ線より肛門側）。②中間位型～直腸盲端が恥骨直腸筋に達するが貫通していないもの（盲端がm線とⅠ線の間）。③高位型～直腸盲端が恥骨直腸筋より口側に位置するもの（盲端がm線よりも口側）。
- 女児では膣前庭瘻が多い。
- 高位型は合併奇形（染色体異常，食道閉鎖，十二指腸閉鎖，先天性心疾患，泌尿生殖器異常，脊椎異常，中枢神経異常）の頻度が高く，治療後の排便機能も一般に不良である。

3. 鎖肛の症状
- 母体が羊水過多を認めることは少ない。
- 腹部膨満，嘔吐，排便障害，尿路感染，外陰部びらんなど。
- 多くは新生児期に肛門部の異常を指摘され，診断される。

4. 鎖肛の診断
- 肛門部の診察により，瘻孔の有無を確認する。低位型では過剰な皮膚皺壁を認めることが多い。
- 尿検査にて胎便の混入の有無，瘻孔・尿道・膀胱造影による直腸盲端との関係を精査する。
- 倒立位単純X線写真（側面）(Wangensteen-Rice法)：生後12時間以降に直腸盲端部に達した腸管ガスの先端部により閉鎖部位を確認する。

5. 鎖肛の治療
- 低位型⇒新生児期にブジーによる瘻孔拡張，瘻孔の切開・拡大，皮膚粘膜縫合を行うcut-back手術，瘻孔を正常の肛門部位に移動させるanal transplantationを組み合わせて行う。
- 中間位型⇒新生児期に人工肛門造設術の後，生後6～12カ月時に仙骨会陰式手術を行う。
- 高位型⇒新生児期に人工肛門造設術の後，生後6～12カ月時に腹会陰式，腹仙骨会陰式手術，posterior sagittal anorectoplastyを行う。

できるかな！ 実践問題形式でチャレンジ！

問1． 新生児・男児。哺乳後の噴水状嘔吐を認める。腹部単純X線写真を図10に示す。本疾患について正しいものをすべて選べ。

a. 生後2～3週に症状を呈することが多い。
b. 代謝性アシドーシスを示す。
c. 無胆汁性嘔吐を認める。
d. 右上腹部にオリーブ様腫瘤を触知する。
e. 本症例には十二指腸切開，膜様部切除が適応となる。

図10 腹部単純X線写真

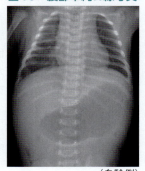

（自験例）

問2. 生後7日男児の肛門部外観および注腸造影検査を図11a, bに示す。本症例について正しいものをすべて選べ。

a. 出生直後に Wangensteen-Rice撮影を行う。
b. 尿路感染を合併することがある。
c. 注腸造影検査では高位型鎖肛を認める。
d. 本症例にはcut back法が適応となる。
e. 本症例の術後の排便機能は比較的良好である。

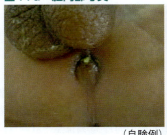
図11a 肛門部写真
（自験例）

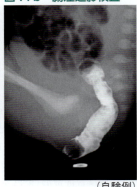
図11b 腸注造影検査
（自験例）

（※正解は下段）

知っておこう！ 要点整理（チェックしよう！）

I. 肥厚性幽門狭窄症の臨床像と治療法について述べよ。

☐ 1. 肥厚性幽門狭窄症は，胃幽門輪状筋の過形成様肥厚により，幽門狭窄をきたした状態であり，哺乳後の噴水状嘔吐や右上腹部にオリーブ様の腫瘤触知を認める。
☐ 2. 肥厚性幽門狭窄症の超音波検査ではdoughnut sign, 腹部単純X線写真ではsingle bubble sign, 上部消化管造影検査ではstring sign, umbrella sign, mushroom signを認める。
☐ 3. 肥厚性幽門狭窄症の早期発見例はアトロピンによる保存的治療，長期経過例や保存的治療の効果が不安定な場合は幽門部粘膜外筋層切開術（Ramstedt手術）を行う。

II. 先天性十二指腸閉鎖症・狭窄症の臨床像と治療法について述べよ。

☐ 1. 先天性十二指腸閉鎖症・狭窄症は，胎児期の発生異常により先天的に十二指腸の閉鎖・狭窄をきたし，出生数時間後から嘔吐が出現する。
☐ 2. 先天性十二指腸閉鎖症・狭窄症は，腹部単純X線写真におけるdouble bubble signが特徴的である。
☐ 3. 先天性十二指腸閉鎖症・狭窄症の外科的治療は，膜様狭窄では十二指腸切開＋膜様部切除術，それ以外では十二指腸・十二指腸（ダイヤモンド）吻合を行う。

III. 鎖肛の診断，治療法について述べよ。

☐ 1. 鎖肛は直腸，肛門の発生における異常により，肛門または直腸内腔の閉鎖を認める先天性疾患であり，腹部膨満，嘔吐，排便障害などの症状を認める。
☐ 2. 鎖肛の検査は倒立位単純X線検査（Wangensteen-Rice法）を行い，直腸盲端部に達した腸管ガスの先端部により閉鎖部位を確認し，低位型，中間位型，高位型の3型に分類する。
☐ 3. 鎖肛の治療は，低位型にはブジーによる拡張，cut-back手術，anal transplantationが適応となる。中間位型・高位型は人工肛門造設術の後，根治術を行う。術後の排便機能は高位型は一般に不良である。

（正解　問1：a, c, d　問2：b, d, e）

小児外科 4

腸重積症，腸回転異常症，Hirschsprung病，Meckel憩室

チャレンジしてみよう！（○か×をつけよ）

( ) 1. 小児の腸重積症は回盲部に多い。
( ) 2. 小児の腸重積症は嘔吐で発見されることが最も多い。
( ) 3. 小児の腸重積症の治療は，高圧浣腸が一般的である。
( ) 4. 小児の腸重積症の原因は，特発性のものが多い。
( ) 5. 腸回転異常症では，嘔吐は必発である。
( ) 6. 腸回転異常症は，胎生期の中腸が回転を停止したり，反対に回転することが病因である。
( ) 7. 腸回転異常症では，注腸造影検査にて左側結腸欠損が認められることが多い。
( ) 8. 腸回転異常症の代表的な外科治療法は，Ladd手術である。
( ) 9. Meckel憩室の症状は，小児では腹痛が最多である。
( ) 10. Meckel憩室は仮性憩室である。
( ) 11. Meckel憩室は腸間膜対側に発生する。
( ) 12. Meckel憩室は異所性胃粘膜を併存することが多い。
( ) 13. Hirschsprung病は，腸管壁のMeissner神経叢とAuerbach神経叢の先天的な欠如が原因である。
( ) 14. Hirschsprung病は，出生直後に発症することがほとんどである。
( ) 15. Hirschsprung病の最も注意すべき合併症は，腸閉塞である。
( ) 16. Hirschsprung病の代表的な手術法は，Heinke-Mikulicz法である。

（※正解は次ページ下段）

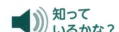
知っているかな？

Q1 小児の腸重積症の診断と治療について述べよ。
Q2 腸回転異常症の診断と治療について述べよ。
Q3 Meckel憩室の診断と治療（術式を含む）について述べよ。
Q4 Hirschsprung病の診断と治療（術式を含む）について述べよ。

Q1 小児の腸重積症の診断と治療について述べよ。

Key Card 　　　　　　　　　　　　　　　　　　　　　　　　　知っているよね！

1. 小児の腸重積症

（1）病因と病態
- 基礎疾患に伴う病的先進部（器質的病変）を病因とするものと，特発性の腸重積症がある。

- 原因不明の特発性腸重積が多い。
- 病態は，口側腸管が肛門側腸管に入り込む絞扼性イレウスである。
- 病型は回腸結腸型(回腸末端が結腸に重積)が最多。

(2) 好発年齢：生後4〜10カ月の乳幼児に好発。
(3) 症状：間欠的腹痛(不機嫌，啼泣)，嘔吐，血便(発病の数時間後より)。
(4) 理学所見と検査所見
- 触診：圧痛を有するソーセージ用腫瘤の触知，Dance徴候(右下腹部の空虚)。
- 超音波検査，CT検査における特徴的所見：Pseudokidney sign, target-like appearance, humberger appearance, multiple concentric sign。
- 注腸造影検査における特徴的所見：蟹爪状所見。

(5) 治療
- 非観血的整復法：発症から24時間以内。X線透視下もしくは超音波観察下に空気あるいは液体を肛門より注入して整復する(空気と液体で整復率に差はない。X線透視下もしくは超音波観察下はいずれでもよい)。
- 観血的整復法(手術)：Hatchinsonの手技。

⚠ ココが大切！⇒ 知っていたかな？

1. 小児の腸重積症の先進部について
▶ 小児の腸重積症は，特発性が多い。
▶ 年齢を増すごとに原因疾患を有する。すなわち，病的先進部としては，小腸ポリープ，悪性リンパ腫，Meckel憩室，重複腸管，血管性紫斑病などがある(表1)。
▶ 病的先進部による腸重積症の発生頻度は，1歳以下では5％前後。
▶ 病的先進部による腸重積症の発生頻度は，年齢とともに上昇し，5歳以上では約60％。

表1　小児腸重積症における病的先進部

病的先進部	頻度（％）（日本）	頻度（％）（海外）
Meckel憩室	32.4	40.8
重複腸管	12.5	10.6
異所性胃・膵組織	8.5	1.1
良性ポリープ	8.5	18.4
悪性リンパ腫	5.7	9.5
血管性紫斑病	3.4	5.0
その他	29.0	14.5

(エビデンスに基づいた小児腸重積の診療ガイドラインより引用改変)

2. 特発性腸重積症の要因
▶ 上気道炎に引き続いて発症することが多い。
▶ 60％にウイルス感染や細菌感染を伴っていたという報告があり，何らかの感染症の関与が示唆されている。

3. 小児の腸重積症の症状
▶ 小児腸重積症の三主徴は，①腹痛，②嘔吐，③血便，である。
▶ 三主徴すべてが認められることはまれ。
▶ 初発症状として，間欠的腹痛による不機嫌，啼泣が多い(腹痛の頻度が最多)。
▶ 血便を認めるものは20％以下。

正解	1	2	3	4	5	6	7	8	9	10	11	12	13	14	15	16
	○	×	○	○	×	○	×	○	×	×	○	○	○	×	×	×

▶他覚的症状は，右季肋部のソーセージ様腫脹（慎重な触診で85％に陽性）とDance徴候（右下腹部の空虚）。

4. 小児の腸重積症の治療
▶発症から24時間以内は，保存的に非観血的整復（高圧浣腸，空気圧整復）。
▶発症から24時間以後は，Hatchinson手技や腸切除術（腸管壊死の場合）。

Q2 腸回転異常症の診断と治療について述べよ。

Key Card　　知っているよね！

1．腸回転異常症
(1) 病因：胎生期の中腸発生異常。
(2) 疫学：本邦では1万人に1人の発生頻度。
(3) 病態
- 発生段階で上腸間膜動脈を中心に270°反時計回転するはずの中腸が，途中でその回転を停止したり，反対方向に回転したりした状態。
- さまざまな腸管の固定異常を伴い，それに起因した腸管の軸捻転をきたす。

(4) 症状
- 軸捻転の程度により，症状が異なる。
- 50％以上が生後1週間以内に発症し，胆汁性嘔吐，腹部膨満をきたす。
- 高度な軸捻転を伴うと腸管壊死，下血，敗血症，ショックを生じる。
- 年長児の発症では，間欠的嘔吐，腹痛，栄養障害を認める。
- 合併症としては，腹壁破裂，横隔膜ヘルニア，臍帯ヘルニア。

(5) 検査：上部消化管造影検査⇒十二指腸水平脚欠如，小腸の右側への偏在所見。
　　　　　注腸造影検査⇒盲腸偏位，右半結腸欠損，Corkscrew sign。
　　　　　超音波検査，CT検査⇒SMA rotation sign（上腸間膜動脈の左側に上腸間膜静脈が位置する所見），Whirlpool sign（SMAを中心に腸管，腸間膜が渦巻き状に描出）。

(6) 治療：Ladd手術［十二指腸・小腸と上行結腸間の癒着剥離（Ladd靱帯切離）による腸管分離］。

❗ ココが大切！ ⇒ 知っていたかな？

1．腸回転異常症の分類
▶Wangらは，次の4つに分類している（図1）。
- a) nonrotation：90°で回転停止。小腸，十二指腸が右側，結腸が左側に位置。
- b) malrotation：最多。180°で回転停止。盲腸が十二指腸前面の右上腹部に偏移し腹壁との間に膜要物（Ladd靱帯）を形成する。

c) reversed rotation：反対方向に回転。横行結腸がSMA背側に位置し，SMAによる圧迫により横行結腸が閉塞しやすい。
d) paraduodenal hernia：小腸が注腸ループの腸間膜内に入り込みヘルニア囊が形成される。無症状が多い。

図1　腸回転異常症の分類

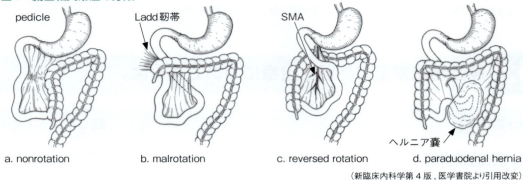

a. nonrotation　　b. malrotation　　c. reversed rotation　　d. paraduodenal hernia

（新臨床内科学第4版，医学書院より引用改変）

Q3　Meckel憩室の診断と治療（術式を含む）について述べよ。

Key Card 　知っているよね！

1. Meckel憩室

(1) 病因：胎生7〜8週に消失するはずの臍腸管（卵黄腸管）の腸管側の憩室様遺残。

(2) 病理所見
- 憩室は真性憩室であり，その位置は回腸末端から口側100cm以内（多くは40〜60cm）に存在する。
- 小腸粘膜に胃粘膜，膵組織の迷入をそれぞれ62%，6%に認める。

(3) 症状
- 大部分は無症状（腸閉塞，憩室炎，潰瘍，出血，穿孔，腸重積を生じて発症する）。
- 小児では出血，成人では，腸閉塞が最多の症状。

(4) 検査
- 小腸造影検査にて回腸末端から40〜60cmの回腸腸間膜対側に憩室を認める。
- 核医学検査（^{99m}Tc-pertechnetate）によるMeckel憩室内の異所性胃粘膜の描出。
- 経肛門的小腸内視鏡検査による憩室の直接観察。

(5) 治療法：
- Meckel憩室を含めた楔状切除術もしくは回腸部分切除術（無症状で発見された場合にも，治療の対象となる）。

❗ ココが大切！⇒ 知っていたかな？

1. Meckel憩室に対する外科的治療において注意すべきこと
(1) Meckel憩室に伴う出血の特徴
- ▶ 憩室対側の回腸粘膜に生じる消化性潰瘍が原因であることが多い。そのためMeckel憩室からの出血に対する手術では、憩室の楔状切除ではなく、回腸の部分切除を行う。

(2) 手術中に偶然発見された憩室に対しては？
- ▶ 年齢にかかわらず予防的切除を行う。

Q4 Hirschsprung病の診断と治療（術式を含む）について述べよ。

Key Card 🔑 知っているよね！

1. Hirschsprung病
(1) 病因
- 腸管壁の神経叢を形成する神経芽細胞の遊走障害⇒無神経腸管は肛門から連続性に生じる［無神経腸管は、粘膜下神経叢（Meissner神経叢）と筋層間神経叢（Auerbach神経叢）の欠損］。

(2) 病態：先天性の壁内神経叢の欠損に伴う蠕動消失のために生じる腸管狭窄と正常腸管拡張。

(3) 疫学：5,000人に1人発症、男女比4：1。

(4) 症状
　①胎便排泄遅延（正常では生後24時間以内に排泄あり）、②腸閉塞症状。

(5) 検査
- a) 注腸造影検査における無神経節領域のnarrow segmentと著明な口側腸管の拡張（caliber change）。
- b) 直腸肛門反射の欠如。
- c) 直腸粘膜吸引生検における直腸壁の神経節細胞の欠損とアセチルコリンエステラーゼ活性の亢進した神経線維の増生（確定診断）。

(6) 治療：直腸切除術（Swenson法、Duhamel法、Soave法）。

❗ ココが大切！⇒ 知っていたかな？

1. 診断と症状のポイント
- ▶ 直腸以下（短域型）とS状結腸まで（古典型）の合計で全体の約8割を占める。
- ▶ 生後24～48時間以内に排便を認めない場合は本症を疑う。
- ▶ 胆汁性嘔吐、腹部膨満、摂食不良などの症状を認める。

2. 診療のポイント
- ▶ 合併症である腸炎の発見（術前の腸炎は重大な合併症）。
  - ・Hirschsprung病を発症した新生児の30％に発症し、穿孔の危険性あり。無神経節領域の長い症例ほど高率に発症。

▶便失禁に対して止痢薬を使用しない。

3. 手術術式
▶人工肛門造設後，生後6カ月以降に根治術を行うのが一般的。近年では早期の根治術を行う施設も増加。さらに腹腔鏡下手術で行う施設もある。
▶Swenson法，Duhamel法，Soave法が代表的な術式（図3）。
▶Swenson法：1948年Swensonが開発した最初の術式。無神経節領域の切除再建（結腸直腸吻合）。
▶Duhamel法：無神経節領域の直腸後壁に正常結腸を吻合する。
▶Soave法（endorectal法）：無神経節領域の粘膜切除と残存直腸内に通した正常結腸を肛門に吻合。
▶人工肛門を必要とすることがある。

図2　Hirschsprung病に対する手術術式

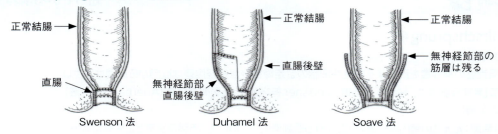

（新臨床内科学第4版，医学書院より引用改変）

できるかな！　実践問題形式でチャレンジ！

問1. 小児の腸重積症について正しいものを2つ選べ。
 a. 6カ月の乳児。朝，おむつを替えると血便を認めた。腸重積症は否定的である。
 b. 腹部腫瘤および嘔吐を認めた10カ月の乳児にまず腹部超音波検査を行った。
 c. 高圧浣腸にて整復が困難であった腸重積症をきたした2歳男児に，重積部を含む腸管切除術を行った。
 d. 血便，腹痛，嘔吐のうち最も頻度の高い症状は，嘔吐である。
 e. 年齢が高くなるにつれ，器質的な先進部を病因とする腸重積症が増加する。

問2. 腸回転異常症について正しいものを1つ選べ。
 a. 胎生期の腸管である前腸の発生異常が病因である。
 b. 捻転を伴わないものはない。
 c. 最も頻度が高いのはnonrotation typeである。
 d. 臍帯ヘルニアを伴うことがある。
 e. 超音波検査では，上腸間膜動脈の右側に上腸間膜静脈を認める。

問3. Meckel憩室について正しいものを2つ選べ。
  a. Meckel憩室の存在診断に核医学検査が有用な場合がある。
  b. Meckel憩室からの出血が疑われたため，憩室の楔状切除術を行った。
  c. 16歳男性。急性虫垂炎の手術時にMeckel憩室を発見したが，炎症所見を認めなかったため切除は行わなかった。
  d. Meckel憩室の摘出標本の病理組織検査において異所性胃粘膜は比較的高率に認められる。
  e. Meckel憩室の診断には，腹部超音波検査が有用である。

問4. Hirschsprung病について正しいものを2つ選べ。
  a. 直腸に限局した神経叢の先天的な欠如が病態である。
  b. Hirschsprung病の手術療法には，病変部腸管の完全切除が不可欠である。
  c. 生後2日の新生児。排便が認められないため，本症を疑った。
  d. 本症の発症頻度は1人/5万人程度である。
  e. 近年では腹腔鏡下手術も適応となる。

（※正解は次ページ下段）

知っておこう！　要点整理（チェックしよう！）

Ⅰ. 小児の腸重積症の診断と治療について述べよ。
- □ 1. 小児腸重積症のほとんどが特発性であり，三主徴は腹痛，嘔吐，血便。
- □ 2. 超音波検査やCT検査における特徴的所見は，Pseudokidney sign, target-like appearance, humberger appearance, multiple concentric signであり，注腸造影検査における特徴的所見は蟹爪状所見。
- □ 3. 治療の第一選択は，非観血的整復法。

Ⅱ. 腸回転異常症の診断と治療について述べよ。
- □ 1. 胎生期の腸管である中腸の発生異常が病因。最も多いのはmalrotation型。
- □ 2. 50％以上が生後1週間以内に発症し，胆汁性嘔吐，腹部膨満をきたす。
- □ 3. 治療は，Ladd手術。

Ⅲ. Meckel憩室の診断と治療（術式を含む）について述べよ。
- □ 1. 病因は，臍腸管（卵黄腸管）の腸管側の憩室様遺残であり，最も多い症状は小児では出血。
- □ 2. 小腸造影検査所見は，回腸末端から40〜60cmの回腸腸間膜対側に存在する憩室。
- □ 3. 治療は楔状切除術や腸切除術。偶然発見された場合の対応は，予防的切除術。

Ⅳ. Hirschsprung病の診断と治療法（術式を含む）について述べよ。
- □ 1. 病因・病態は神経芽細胞の遊走障害であり，無神経腸管での蠕動欠如部腸管に通過障害を生じる。合併症としては狭窄部の口側に発生する腸炎。
- □ 2. 注腸検査における無神経節領域のnarrow segmentと著明な口側腸管の拡張（caliber change）が特徴的所見。確定診断は生検。
- □ 3. 外科的治療は，直腸切除術（Swenson法，Duhamel法，Soave法）。

（正解　問1：b, e　問2：d　問3：a, d　問4：c, e）

Ⅳ 乳腺・内分泌・小児外科

小児外科 5
肝・胆・膵・脾（先天性胆道閉鎖症など）

□□□

チャレンジしてみよう！（○か×をつけよ）

( ) 1. 先天性胆道閉鎖症は男児の発生頻度が高い。
( ) 2. 先天性胆道閉鎖症の三主徴は，黄疸，肝腫大，灰白色便である。
( ) 3. 先天性胆道閉鎖症では尿中ビリルビンが陰性となる。
( ) 4. 吻合不能型の先天性胆道閉鎖症に対して船木手術を行う。
( ) 5. 先天性胆道閉鎖症の難治例は，肝移植の適応である。
( ) 6. 先天性胆道拡張症のほぼ100％に膵・胆管合流異常を合併する。
( ) 7. 先天性胆道拡張症は女児の発生頻度が高い。
( ) 8. 先天性胆道拡張症の三主徴は，腹痛，黄疸，腹部腫瘤である。
( ) 9. 先天性胆道拡張症に対しては，拡張肝外胆管切除術＋胆道再建術を行う。
( ) 10. 先天性胆道拡張症に対する外科的治療後の予後は不良である。
( ) 11. 小児の肝移植の適応疾患のうち，最多のものは先天性胆道拡張症である。
( ) 12. 小児の肝移植の適応疾患に肝細胞癌は含まれない。
( ) 13. 本邦および欧米では，脳死肝移植に比べて生体部分肝移植の方が多く行われている。
( ) 14. 肝移植後早期は線溶系が優位となるため，術後出血に注意する必要がある。
( ) 15. 小児の生体部分肝移植後の5年生存率は80〜90％と良好である。

（※正解は次ページ下段）

知っているかな？

Q1 先天性胆道閉鎖症の病因・疫学・症状・検査・分類・治療（治療選択）・予後について述べよ。
Q2 先天的胆道拡張症の病因・疫学・症状・検査・分類・治療（治療選択）・予後について述べよ。
Q3 小児の肝移植の適応，術式，術後管理，合併症について述べよ。

Q1 先天性胆道閉鎖症の病因・疫学・症状・検査・分類・治療（治療選択）・予後について述べよ。

Key Card 🔑 知っているよね！

1. 先天性胆道閉鎖症
- 原因不明。1万人に1人の割合で発生する先天性疾患。
- 胆管の閉塞により胆汁がうっ滞→肝臓は胆汁うっ滞による腫大→繊維化→肝硬変という自然経過。
- 黄疸，肝腫大，灰白色便が三主徴（黄疸に伴い便が灰白色になることで気づかれる）。
- 生後60日以内に手術を行う（肝実質，肝内胆管の荒廃が進むため）。
- 分類・治療（術式選択）について図1，2に示す。

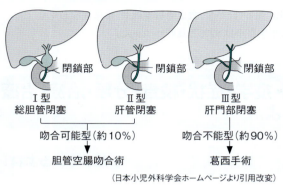

図1 先天性胆道閉鎖症の分類と治療
（日本小児外科学会ホームページより引用改変）

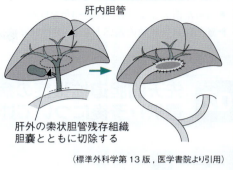

図2 葛西手術（肝門部胆管・空腸吻合術）
（標準外科学第13版，医学書院より引用）

❗ ココが大切！⇒ 知っていたかな？

1. 先天性胆道閉鎖症の病因，疫学
- ▶ 何らかの原因による炎症により閉塞するという説が有力（病理学的に器質化した瘢痕組織を認める）。
- ▶ ウイルス感染，胆汁酸代謝異常，血行障害，膵・胆管合流異常などが原因（定説はない）。
- ▶ 人種差はなく，出生1万人に1人の割合で発生し，女児にやや多い。

2. 先天性胆道閉鎖症の症状
- ▶ 黄疸，肝腫大，灰白色便が三主徴（黄疸に伴い便が灰白色になることで気づかれる）。
- ▶ 脾臓は肝硬変の進行に伴い腫大し，腹部は膨隆する。

3. 先天性胆道閉鎖症の診断
- ▶ 尿検査：尿中ビリルビン陽性，尿中ウロビリノゲン陰性。
- ▶ 便検査：便中ビリルビン陰性（Schmidt反応陰性）。
- ▶ 血液生化学検査：直接ビリルビン，AST，ALT，γ-GTP，LAP，TTT，ZTTの上昇，血清リポプロテインX陽性。
- ▶ 十二指腸液検査：十二指腸液中に胆汁を認めない。
- ▶ 超音波検査：胆嚢の描出不良（胆汁がないため胆嚢が虚脱している）。
- ▶ 胆道シンチグラフィ：ラジオアイソトープの腸管内排泄を認めない。

4. 先天性胆道閉鎖症の分類・治療
- ▶ 胆道閉塞の形態分類により治療法を選択する。
  - ①吻合可能型：腸管との吻合が可能な肝外胆管が存在する。開存する胆管と空腸を吻合する（胆管空腸吻合術）。
  - ②吻合不能型：吻合可能な胆管が存在しない（吻合不能型が約90％）。肝門部胆管・空腸吻合術（葛西手術：肝門部の閉鎖した索状胆管を切除し，微小胆管からの胆汁を肝門部に縫着した腸管内に流出させる）を行う。
- ▶ 術後の逆行性胆管炎の予防と治療が最も重要（利胆薬・抗菌薬・ステロイドの投与）。

正解	1	2	3	4	5	6	7	8	9	10	11	12	13	14	15
	×	○	×	×	○	○	○	○	○	×	×	×	×	×	○

5. 先天性胆道閉鎖症の予後
▶ 黄疸が消失しない場合は2〜3年で肝硬変となり死に至る(肝不全, 食道静脈瘤破裂, 感染症など)。
▶ 難治例は肝移植の適応となる(生体肝移植後の5年生存率は80%と良好)。

Q2 先天的胆道拡張症の病因・疫学・症状・検査・分類・治療(治療選択)・予後について述べよ。

Key Card　知っているよね!

1. 先天性胆道拡張症
(1) 病因・疫学
- 胎生期の胆管形成異常により, 総胆管を中心として胆道が拡張する疾患。
- 膵・胆管合流異常→膵液の胆管への逆流→膵酵素の活性化→胆管壁の障害→胆管が拡張する。
- 東洋人に多く, 女児に多い(男女比は1:3〜4)。

(2) 症状
- <u>腹痛, 黄疸, 腹部腫瘤が三主徴</u>(小児ですべてが出現するものは20〜30%程度)。

(3) 検査
- 腹部超音波検査, 胆道造影検査(ERCP), MRCPにて限局した胆管拡張を確認することで確定診断する。

(4) 分類
- 嚢腫型と円柱型に分類する(図3)。

(5) 治療
- <u>拡張肝外胆管切除術+胆道再建術を行う</u>。
- 胆道再建法として肝管・空腸Roux-en Y吻合が標準術式(図4)。

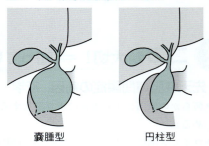

図3　先天性胆道拡張症の分類

嚢腫型　　　円柱型

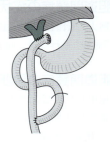

図4　肝管・空腸Roux-en Y吻合

！ココが大切! ⇒ 知っていたかな?

1. 先天性胆道拡張症の病因・疫学
▶ 胎生期の胆管形成異常により, 総胆管を中心として胆道が拡張する疾患。
▶ <u>ほぼ100%に膵・胆管合流異常を合併する</u>。
▶ 膵・胆管合流異常→膵液の胆管への逆流→膵酵素の活性化→胆管壁の障害→胆管が拡張する。
▶ 半数以上は10歳未満で発症する。
▶ 東洋人に多く, 女児に多い(男女比は1:3〜4)。

2. 先天性胆道拡張症の症状
▶ 腹痛, 黄疸, 腹部腫瘤が三主徴(小児ですべてが出現するものは20〜30%程度)。
▶ <u>急性膵炎症状</u>(高アミラーゼ血症, 発熱, 悪心, 嘔吐など)を呈することもある。

3. 先天性胆道拡張症の検査
▶ 腹部超音波検査，胆道造影検査（ERCP），MRCPにて限局した胆管拡張を確認することにより診断確定する。

4. 先天性胆道拡張症の分類
▶ Alonso-Lej分類や戸谷分類があるが，囊腫型と円柱型に分けるのが一般的である。

5. 先天性胆道拡張症の治療
▶ 拡張胆管を温存する手術は行わない（拡張部胆管が癌化する可能性が高いため）。
▶ 胆汁と膵液の分流手術を行う。
▶ 拡張肝外胆管切除術＋胆道再建術を行う。
▶ 胆道再建法には，肝管・空腸Roux-en Y吻合（標準術式），肝管・十二指腸吻合，有茎空腸間置胆管・十二指腸吻合がある。
▶ 術後の合併症として胆管炎・肝内結石・膵石がある（胆管・消化管吻合部の狭窄による胆汁うっ滞が原因）。

6. 先天性胆道拡張症の予後
▶ 先天性胆道閉鎖症とは異なり，外科的治療後の予後はきわめて良好である。

Q3 小児の肝移植の適応，術式，術後管理，合併症について述べよ。

Key Card 知っているよね！

1. 小児肝移植の適応
- 適応は先天性胆道閉鎖症が最多である（2/3以上を占める）。

2. 術式
- 小児では外側区域の移植を行う（図5）。

図5 小児における代表的な肝移植術の模式図

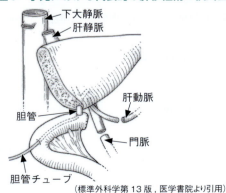

（標準外科学第13版，医学書院より引用）

表1 肝移植後の主な合併症

術後合併症	時期（術後）
出血	1〜2日
肝動脈および門脈血栓症	2週間以内
拒絶反応	5〜90日
細菌感染	1カ月以内
真菌カンジタなど	1カ月以内
真菌（ニューモシスティス・カリニ，アスペルギルスなど）	3〜5カ月以内
ウイルス（CMV，HSV，アデノウイルスなど）	3週間以降

3. 術後管理
- 呼吸・循環管理に加え，拒絶反応・血栓・感染予防を厳重に行う。

4. 合併症
- 表1に主な術後合併症の一覧を示す。

❗ ココが大切！⇒ 知っていたかな？

1. 小児肝移植の適応
▶ 基本的には，他に治療法のない末期肝不全の状態が肝移植の適応となる。
▶ 小児における肝移植の主な疾患を以下に示す。
　1）胆汁うっ滞性疾患
　　・先天性胆道閉鎖症が最多（2/3以上，成人では肝がんや肝硬変が多い）。
　　・その他の肝内胆汁うっ滞症（アラジール症候群，バイラー氏病など）。
　2）先天性代謝性肝疾患（ウィルソン病など）。
　3）劇症型肝不全。
　4）肝腫瘍（肝芽腫，肝細胞癌など）。
　5）肝硬変（自己免疫性肝炎など）。
　6）その他（バッドキアリー症候群など）。

2. 小児肝移植の手術
▶ 小児の場合は外側区域の移植を行う（成人では右葉を移植することが多い）。
▶ 本邦では生体部分肝移植が主である（欧米では脳死肝移植が主）。

3. 小児肝移植の術後管理
▶ 侵襲の大きな手術のため，術後の呼吸・循環管理が重要。
▶ 小児では特に体液量のモニタリングを頻回に行う（中心静脈圧や超音波検査による肝血流の評価）。
▶ 拒絶反応防止の目的にて免疫抑制薬の投与（タクロリムスとメチルプレドニゾロンの2剤併用が一般的）。
▶ 血栓予防目的に蛋白分解酵素阻害薬やヘパリンを投与する（移植早期は線溶系が低下し，凝固系が優位な状態となる）。
▶ 胆管吻合部狭窄や胆汁漏の管理（適切なドレナージや経皮経肝的吻合部拡張術など）。

4. 小児肝移植の予後（表1）
▶ 小児の生体肝移植後の5年生存率は80〜90％，脳死肝移植後は70〜80％。

できるかな！ 実践問題形式でチャレンジ！

問1. 先天性胆道閉鎖症について正しいものを2つ選べ。
- a. 黄疸，肝腫大，腹部腫瘤が三主徴である。
- b. 東洋人に多い。
- c. 吻合可能型と吻合不能型では，吻合可能型の方が頻度が高い。
- d. 吻合不能型では葛西手術を行う。
- e. 難治例は肝移植の適応である。

問2. 小児肝移植の適応疾患として最多のものを選べ。
- a. 先天性胆道閉鎖症
- b. 先天性胆道拡張症
- c. 劇症肝不全
- d. ウィルソン病
- e. バッドキアリー症候群

（※正解は下段）

知っておこう！ 要点整理（チェックしよう！）

Ⅰ. 先天性胆道閉鎖症の病因・疫学・症状・検査・分類・治療（治療選択）・予後について述べよ。
- ☐ 1. 生後60日以内に手術を行う（肝実質，肝内胆管の荒廃が進むため）。
- ☐ 2. 吻合不能型では肝門部胆管・空腸吻合術（葛西手術）を行う。
- ☐ 3. 難治例は肝移植の適応となる。

Ⅱ. 先天性胆道拡張症の病因・疫学・症状・検査・分類・治療（治療選択）・予後について述べよ。
- ☐ 1. ほぼ100％に膵・胆管合流異常を合併する。
- ☐ 2. 拡張部胆管の切除を行う（拡張部胆管が癌化する可能性が高いため）。
- ☐ 3. 術式は拡張肝外胆管切除術＋胆道再建術（肝管・空腸 Roux-en Y 吻合が標準術式）。

Ⅲ. 小児の肝移植の適応疾患，術式，術後管理，合併症について述べよ。
- ☐ 1. 適応は先天性胆道閉鎖症が最多。
- ☐ 2. 小児の場合は外側区域の移植を行う。
- ☐ 3. 本邦では生体部分肝移植が主である。

（正解　問1：d, e　問2：a）

小児外科 6
小児腫瘍[神経芽腫，腎芽腫（Wilms腫瘍），肝芽腫]

チャレンジしてみよう！（○か×をつけよ）

( )　1. 神経芽腫では，尿中バニリルマンデル酸（VMA）が腫瘍マーカーとして有用である。
( )　2. 神経芽腫では，^{123}I-MIBGシンチグラフィが原発巣および転移巣の診断に有用である。
( )　3. 腎芽腫（Wilms腫瘍）では，凹凸不整な腹部腫瘤を主訴とする。
( )　4. 腎芽腫（Wilms腫瘍）では，血尿がみられる。
( )　5. 神経芽腫は，学童期の発症率が高い。
( )　6. 肝芽腫では，レニン活性が上昇する。
( )　7. 神経芽腫には，NWTS分類が用いられる。
( )　8. 腎芽腫（Wilms腫瘍）では，PRETEXT分類が用いられる。
( )　9. 神経芽腫ではN-MYC増幅が予後不良の危険因子となっている。
( )　10. 肝芽腫のリスク分類において，腫瘍破裂が因子に含まれている。
( )　11. 神経芽腫は自然退縮するものもある。
( )　12. 神経芽腫は高リスク群であっても，5年生存率が50%を超える。
( )　13. 本邦の腎芽腫（Wilms腫瘍）の治療では，切除後に病期分類を行い化学療法を行う。
( )　14. 腎芽腫（Wilms腫瘍）の治療において，腎移植が行われている。
( )　15. 肝芽腫に対して肝移植が行われる。

（※正解は次ページ下段）

 知っているかな？

Q1 神経芽腫，腎芽腫（Wilms腫瘍），肝芽腫の疫学・症状・診断について比較せよ。
Q2 神経芽腫，腎芽腫（Wilms腫瘍），肝芽腫の病期分類について述べよ。
Q3 神経芽腫，腎芽腫（Wilms腫瘍），肝芽腫に対する治療と予後について比較せよ。

Q1　神経芽腫，腎芽腫（Wilms腫瘍），肝芽腫の疫学・症状・診断について比較せよ。

Key Card　　　　　　　　　　　　　　　　　　　　　　　　　　知っているよね！

1. 代表的な小児腫瘍の鑑別診断
- 代表的な小児腫瘍として，神経芽腫，腎芽腫（Wilms腫瘍），肝芽腫がある。
- 代表的な小児腫瘍の鑑別診断を**表1**に示した。

表1 小児腫瘍の鑑別診断

項目		神経芽腫	腎芽腫（Wilms 腫瘍）	肝芽腫
わが国の年間発生数		150〜200例	70〜100例	30〜40例
好発年齢		2歳以下（特に1歳未満）	3〜4歳以下	2歳以下
性差		なし	ほぼなし（やや女児に多い）	なし
原発巣の発生部位（臓器）		副腎髄質，交感神経節	腎	肝臓
腫瘍の特徴		カテコラミンを分泌する	肺や肝に転移しやすい	全例AFPが上昇する
特徴的な症状		腹部膨満，腹部腫瘤（不整）Horner症候群（頸部原発例）	腹部膨満，腹部腫瘤（表面平滑），血尿，高血圧	腹部膨満，腹部腫瘤
診断	腫瘍マーカー	尿中VMA，HVA	なし（大きいとLDHが上昇）	AFP
	画像診断	腫瘍内に淡い微細な顆粒状石灰化像	内部不均一な腫瘤	辺縁整，境界明瞭な腫瘤
	RI診断	^{123}I-MIBGシンチグラフィで腫瘍に集積する	骨シンチグラフィで骨転移の検索をする	骨シンチグラフィで骨転移の検索をする
併存疾患（症候群）		オプソクローヌス・ミオクローヌス症候群	WAGR症候群	Beckwith-Wiedemann症候群 家族性腺腫性ポリポーシス
遺伝子異常		N-myc遺伝子	WT1，WT2など	β-カテニン

！ ココが大切！ ⇒ 知っていたかな？

1．神経芽腫

▶胎生期の神経堤（neural crest）由来の腫瘍であり，副腎髄質と身体各部の交感神経節から発生する。

▶約65％が腹部原発であり，その半数が副腎髄質。それ以外には頸部，胸部，骨盤部などから発生する。

▶悪性度の高いものや自然退縮するものなど，さまざまな腫瘍動態を示す。

▶6カ月乳児を対象に神経芽腫マススクリーニングが施行されていたが，検証の結果，死亡率低下に寄与しないという結果から2004年4月以降中止された。

▶診断時，約70％に転移巣を認める（遠隔転移は骨が多い）。

2．腎芽腫（Wilms腫瘍）

▶胎生5週に出現する後腎芽組織のうち，未分化腎芽細胞群が腎発生の後期まで遺残し，悪性化したもの。

▶腹部腫瘤で発見されることが多い。

▶腎芽腫の10％は多発奇形症候群として発生する。

▶5〜10％において両側性発生する。約10％に血尿を認める。

▶WAGR症候群［Wilms腫瘍，虹彩欠損症（aniridia），泌尿生殖器異常（genitourinary malformations），精神遅滞（mental retardation）］では，第11染色体短腕の一部（11p13）の片側の欠損が認められ，その領域にある癌抑制遺伝子WT1に異常が認められる。

▶組織型が酷似した腫瘍に先天性間葉芽腎腫，悪性横紋筋肉腫様腫瘍，腎明細胞肉腫がある。

▶遠隔転移は肺や肝が多い。

正解	1	2	3	4	5	6	7	8	9	10	11	12	13	14	15
	○	○	×	○	×	×	×	×	○	○	○	×	○	×	○

3. 肝芽腫
- 小児の肝癌全体の約85％を占める。
- 他の15％は学童期以上にみられる成人型肝細胞癌（B型肝炎を背景肝とする）であり，小児の肝細胞癌は肝硬変の合併が少ない。
- 肝芽腫のリスク因子として①Beckwith-Wiedemann症候群（巨大舌，腹壁異常），②家族性腺腫性ポリポーシス（FAP），③出生体重1,500g未満の低出生体重児がある。
- 9割近くにβ-カテニンのエクソン3を含む領域の欠損か活性化変異を認める。

Q2 神経芽腫，腎芽腫（Wilms腫瘍），肝芽腫の病期分類について述べよ。

Key Card　知っているよね！

1. 神経芽腫の病期分類
- 術前の画像検査で決定されるINRG（International Neuroblastoma Risk Group）分類が使用されている。
- INRG分類に加え，年齢，組織学的分類，N-MYC増幅，11q欠失，DNA倍数性を加味し，4つのリスク群（超低リスク，低リスク，中間リスク，高リスク）に分けられる（予後に反映する）。

2. 腎芽腫（Wilms腫瘍）の病期分類
- 病期分類は，切除を先行する場合は米国のNWTS（National Wilms Tumor Study）病期分類が用いられ，化学療法を先行する場合は欧州のSIOP（International Society of Paediatric Oncology）病期分類が使用されている。
- 予後因子としては腫瘍病理組織型，病期，患児年齢が挙げられる。

3. 肝芽腫の病期分類
- 治療前の所見に基づいたPRETEXT（Pretreatment Extent of Disease System）分類が用いられる。
- 肝外性因子として，V（肝静脈浸潤），P（門脈浸潤），E（肝外進展），M（遠隔転移），R（腫瘍破裂），F（多発性）を付記して，リスク分類を行う。

ココが大切！⇒ 知っていたかな？

1. 神経芽腫
- INRG分類のためには，術前の病期分類（INRG staging system；INRGSS，表2）が必要である。
- INRGSSを行うには，IDRF（Image Defined Risk Factor：画像所見でのリスク因子）の判定が必要となる。
- IDRFは，重要血管や他臓器への浸潤など，一

表2　INRG staging system（INRGSS）

病期	定義
L1	主要な臓器・構造を巻き込んでいない局所性腫瘍（切除可能な限局性腫瘍）
L2	1項目以上のIDRFを有する局所性腫瘍（切除不可能な限局性腫）
M	転移性腫瘍（MSを除く）
MS	皮膚・肝・骨髄へ転移のある腫瘍

(Monclair T, et al: J Clin Oncol, 2009.)

般に切除不能な所見である。画像所見から手術のリスクを推定し、手術を先行すべきか否かを判定するためのものである。

2. 腎芽腫（Wilms腫瘍）

(1) NWTS分類（日本ではJWiTS）
- ▶ NWTS病期分類は、手術を先行する場合の手術時の肉眼所見および摘出標本の組織学的腫瘍進展度をもとに分類される。
- ▶ NWTS分類は米国で、SIOP分類は欧州で用いられている。本邦では切除を先行する施設が多く、JWiTS（日本ウィルムス腫瘍スタディグループ）も米国のNWTSに従ったプロトコールで臨床試験を行っている。
- ▶ 病期Ⅰ～Ⅴまでに分類される。Ⅰ：腎に限局し、完全切除された。Ⅱ：腎被膜を超えるが、完全切除された。Ⅲ：腹部に遺残あり。Ⅳ：領域外に転移あり。Ⅴ：両側に腫瘍あり。

(2) SIOP分類
- ▶ 病期Ⅰ～Ⅴに分類される。
- ▶ おおむねNWTSと同様であるが、化学療法後の組織変化により、upgradeしうる。

(3) 病理組織分類：NWTS分類とSIOP分類が使用されている。
- ▶ NWTS分類では予後良好群と予後不良群の2群に分類される。
- ▶ SIOP分類では低リスク、中間リスク、高リスクの3群に分類される。

3. 肝芽腫

- ▶ PRETEXT分類を表3、図1に示す。
- ▶ 肝外因子（肝静脈浸潤、門脈浸潤など）を伴わないPRETEXT Ⅰ、Ⅱ、Ⅲを標準リスク群とする。遠隔転移はないが肝外因子がある症例やPRETEXT Ⅳを中間リスク群、遠隔転移例を高リスク群に層別して治療を行う。

表3 PRETEXT分類

Stage	定義
Ⅰ	腫瘍は1つの肝区域に存在し、他の隣接する3区域に腫瘍の浸潤を認めない
Ⅱ	腫瘍は2つの肝区域に存在し、他の隣接する2区域に腫瘍の浸潤を認めない
Ⅲ	腫瘍は2つ以上の隣接しない肝区域または3つの隣接する肝区域に存在し、他の1区域あるいは隣接しない2区域に腫瘍の浸潤を認めない
Ⅳ	腫瘍は4つの区域に存在する

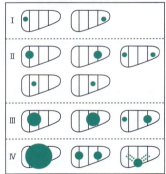

図1 PRETEXT分類（イメージ図）

（がん情報サービス、国立がんセンター ホームページより引用改変）

Q3 神経芽腫, 腎芽腫(Wilms腫瘍), 肝芽腫に対する治療と予後について比較せよ。

Key Card 　知っているよね！

1. 小児腫瘍の治療法と予後
- 代表的な小児腫瘍の病期と治療法および予後について**表4**にまとめた。

表4　小児腫瘍に対する病期分類と治療および予後

項目	神経芽腫	腎芽腫（Wilms 腫瘍）	肝芽腫
使用される病期分類	INRG(International Neuroblastoma Risk Group)分類	NWTS(National Wilms Tumor Study)病期分類（日本ではJWiTS）	PRETEXT(Pretreatment Extent of Disease System)分類
手術適応となる病期	・Stage L1 ・Stage L2などの低・中間リスク（化学療法後IDRF陰性例）	手術先行 手術所見から病期を決定する	・PRETEXT Ⅰ, Ⅱ（一期的切除） ・標準リスクのPRETEXT Ⅲ（術前化学療法後）
化学療法の使用法（術前, 術後）	・Stage L2などの低・中間リスク 　→術前療法 ・高リスク 　→大量化学療法と外科的治療, 放射線治療を組み合わせた集学的治療	術後の病期診断, 病理組織所見に応じて化学療法, 放射線療法を行う	・標準リスクのPRETEXT Ⅲ 　→術前化学療法＆術後化学療法 ・中間リスク群 　→術前化学療法＋肝切除あるいは肝移植
頻用される化学療法	シスプラチン(CDDP) シクロホスファミド(CPA) ビンクリスチン(VCR) ドキソルビシン(DXR) エトポシド(VP-16)	アクチノマイシンD(AMD) ビンクリスチン(VCR) ＜進行例＞ ドキソルビシン(DOX) シクロホスファミド(CPA)	シスプラチン(CDDP) アンソラサイクリン系
平均5年生存率	・超低リスク　85％以上 ・低リスク　　75〜80％ ・中間リスク　50〜75％ ・高リスク　　50％未満	・Ⅰ　90.5％ ・Ⅱ　92.2％ ・Ⅲ　90.9％ ・Ⅳ　86.7％ ・Ⅴ　78.7％	・標準リスク群　　　90％以上 ・中間リスク群　　　60〜70％ ・切除困難・不良例 　遠隔転移例　　　　40〜70％

❗ ココが大切！ ⇒ 知っていたかな？

1. 神経芽腫（表4）

▶ <u>乳児期の神経芽腫は予後良好。</u>

▶ 自然退縮する予後良好例から, 強力な集学的治療を行っても生存率30〜40％の難治例までさまざまな症例が存在するので, 予後因子を正確に評価し, リスクに応じた治療戦略を立てることが重要である。

▶ 本邦の研究では, 高リスク神経芽腫に高用量の多剤併用の寛解導入療法を行ったところ, 寛解導入率は93％であった。

▶ 骨盤内原発神経芽腫は比較的予後良好⇒手術合併症を防ぐために術前化学療法を行い腫瘍の縮小を待ち, 主要臓器の温存に努める。また, 肉眼的遺残があっても予後には極端には影響しない。

2. 腎芽腫（表4）

- 治癒率は高い。
- 両側性の腎芽腫では両方の腎臓を摘出せず，腎臓の部分切除，腎温存を目指す。
- 病期Ⅲ，Ⅳおよび組織学的予後不良群の病期Ⅱ症例に対しては切除後に腹部放射線治療の追加を行う。進行例に対しては，レジメンにドキソルビシン（DOX）やシクロフォスファミド（CPA）を追加する。

3. 肝芽腫（表4）

- シスプラチンは肝芽腫に有効である。
- 肺転移に関しては，外科的切除も有効とされる。原発巣が肝移植の適応例では，遠隔転移巣が制御できた時点で肝移植を行う。
- 本邦では，肝動脈にカニュレーションを行い，肝動注塞栓化学療法も行われている。

Key holder：新生児臀部腫瘤

出生時に認める臀部腫瘤として，奇形腫，二分脊椎，脂肪腫などがある。奇形腫では尾骨を含めた腫瘍切除，二分脊椎では硬膜形成を行う必要がある。脂肪腫では増大傾向や症状に応じて腫瘍切除を行う。

Key holder：リンパ管腫

頭頸部や腋窩に好発する良性腫瘍で，嚢胞型と海綿状型に区別される。巨大な頸部リンパ管腫は気道閉塞の原因となることがある。以前は切除が第一選択であったが，現在は硬化療法により消退を図る方法が一般的である。

できるかな！ 実践問題形式でチャレンジ！

問1. 1歳男児。母親が腹部腫瘤に気づき受診。腹部CT写真（図2）および ^{123}I-MIBGシンチグラフィ写真（図3）を示す。正しいのはどれか？

a. 尿中バニリルマンデル酸（VMA）が高値となる。
b. LDHが上昇する。
c. AFPが上昇する。
d. PRETEXT分類が病期分類として用いられる。
e. 遺伝子異常が認められる。

問2. 最も考えられる疾患は何か？

a. Wilms腫瘍
b. 肝芽腫
c. 神経芽腫
d. 平滑筋腫
e. 悪性リンパ腫

（※正解は次ページ下段）

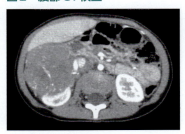

図2　腹部CT検査

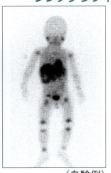

図3　^{123}I-MIBGシンチグラフィ

（自験例）

知っておこう！ ✅ **要点整理**（チェックしよう！）

Ⅰ. 神経芽腫，腎芽腫（Wilms腫瘍），肝芽腫の疫学・症状・診断について比較せよ。
- ☐ 1. 神経芽腫は，尿中バニリルマンデル酸（VMA），ホモバニリル酸（HVA）が腫瘍マーカーとして診断に有用である。
- ☐ 2. 腎芽腫（Wilms腫瘍）には腹部膨満，腹部腫瘤に加えて，血尿，高血圧を認める。
- ☐ 3. 肝芽腫では血清AFPが上昇する。

Ⅱ. 神経芽腫，腎芽腫（Wilms腫瘍），肝芽腫の病期分類について述べよ。
- ☐ 1. 神経芽腫では，術前の画像検査で決定されるINRG（International Neuroblastoma Risk Group）分類が使用されている。
- ☐ 2. 腎芽腫（Wilms腫瘍）では本邦においてはNWTS（JWiTS）病期分類が使用されている。手術時の肉眼所見および摘出標本の組織学的腫瘍進展度をもとに分類される。
- ☐ 3. 肝芽腫では治療前の所見に基づいたPRETEXT（Pretreatment Extent of Disease System）分類が用いられる。

Ⅲ. 神経芽腫，腎芽腫，肝芽腫に対する治療と予後について比較せよ。
- ☐ 1. 神経芽腫では超低リスクは切除，低，中間リスクでは切除術前に化学療法を行う。高リスク症例では化学療法，外科的治療，放射線治療を組み合わせた集学的治療を行う。
- ☐ 2. 腎芽腫（Wilms腫瘍）では，最初に腎腫瘍の完全摘出を行い，手術所見から得られた正確な病期分類と病理組織所見をもとに，その後，化学療法や放射線療法を施行する。
- ☐ 3. 肝芽腫では病期に応じて，一期的切除か術前化学療法を行う。進行例では化学療法後に切除あるいは肝移植を行う。

（正解　問1：a　問2：c）

IV 乳腺・内分泌・小児外科

小児外科 7

腹壁異常（臍帯ヘルニア，腹壁破裂，臍ヘルニア，鼠径ヘルニア）

チャレンジしてみよう！（○か×をつけよ）

( ) 1. 臍帯ヘルニアは臍帯脱落後の臍輪の閉鎖不全により生じる。
( ) 2. 臍帯ヘルニアは心奇形などの他の奇形を合併することがしばしばある。
( ) 3. 腹壁破裂は臍の右側に多く生じる。
( ) 4. 腹壁破裂はヘルニア嚢を欠く。
( ) 5. 臍ヘルニアは生前に診断される。
( ) 6. 臍帯ヘルニアは自然治癒することが多い。
( ) 7. 腹壁破裂は緊急手術の適応である。
( ) 8. ヘルニア門の大きい腹壁破裂では，人工被膜を用いて多次手術を行う。
( ) 9. 臍ヘルニアは嵌頓することが多い。
( ) 10. 臍ヘルニアは自然治癒することが多い。
( ) 11. 小児の鼠径ヘルニアは内鼠径ヘルニアであることが多い。
( ) 12. 小児の鼠径ヘルニアは左側に生じることが多い。
( ) 13. 腹膜鞘状突起は右側に比べて左側のほうが先に閉鎖する。
( ) 14. 小児の鼠径管は成人より短く直線的である。
( ) 15. 小児の鼠径ヘルニアでは，人工メッシュを用いた腹壁補強は行わない。

（※正解は次ページ下段）

知っているかな？

- **Q1** 臍帯ヘルニア・腹壁破裂・臍ヘルニアの発生・好発年齢・病型・臨床的特徴について比較せよ。
- **Q2** 臍帯ヘルニア・腹壁破裂・臍ヘルニアの治療（方針）について比較せよ。
- **Q3** 小児の鼠径ヘルニアの発生と術式について成人の鼠径ヘルニアと比較し述べよ。

Q1 臍帯ヘルニア・腹壁破裂・臍ヘルニアの発生・好発年齢・病型・臨床的特徴について比較せよ。

Key Card 　　　　　　　　　　　　　　　　　　　知っているよね！

- 出生後に治療を要する臍部のヘルニアには，①臍帯ヘルニア，②腹壁破裂，③臍ヘルニアがある（**表1**）。

1. 臍帯ヘルニア

- 胎生期の臍輪形成不全が原因。
- ヘルニア嚢は，羊膜，腹膜である。
- 臍上部型，臍部型，臍下部型，hernia into the umbilical cordに分けられる。

2. 腹壁破裂
- 臍帯の側方の腹壁欠損部(右側が多い)から腹部臓器が直接脱出しているもの(ヘルニア嚢なし)。

3. 臍ヘルニア
- 臍帯脱落後の臍輪閉鎖不全が原因。
- 皮膚と腹膜に覆われている。
- 生後まもなく臍部の突出として確認されることが多い。

表1　臍帯ヘルニア，腹壁破裂，臍ヘルニアの比較

	臍帯ヘルニア	腹壁破裂	臍ヘルニア
発生部位	臍部	傍臍部	臍輪部
原因	臍輪の形成不全	臍部近傍の腹壁欠損	臍輪の閉鎖不全
臍帯	異常	正常	異常
ヘルニア嚢	あり 羊膜と腹膜	なし	あり 皮膚と腹膜
合併奇形	心奇形・横隔膜ヘルニア・鎖肛・食道閉鎖等の重症合併奇形	腸回転異常症を伴うことが多い	ほとんどない
診断時期	出生前	出生前	生後まもなく

(year note 2012 内科・外科編，メディックメディアより引用改変)

❗ ココが大切！ ⇒ 知っていたかな？

1. 臍帯ヘルニア
▶腹部臓器がヘルニア嚢(羊膜，腹膜)にのみ覆われ脱出しているもの。
▶胎生期に4葉の皺壁(頭尾側，両側方)が閉鎖して臍輪を形成する。その臍輪の形成不全が原因。
▶出生前診断されることが多い。
▶臍上部型，臍部型，臍下部型，hernia into the umbilical cordに分けられる。

2. 腹壁破裂
▶臍帯の側方の腹壁欠損部(右側が多い)から腹部臓器が直接脱出しているもの(ヘルニア嚢はない)。
▶腹壁欠損部と臍帯の間には皮膚が介在している。
▶出生前診断される。
▶腸回転異常，先天性腸閉鎖症，Meckel憩室などの合併がみられることがある。

正解	1	2	3	4	5	6	7	8	9	10	11	12	13	14	15
	×	○	○	○	×	×	○	○	×	○	×	×	○	○	○

3. 臍ヘルニア
▶臍帯脱落後の臍輪閉鎖不全が原因。
▶腹圧により腹部臓器が臍輪（ヘルニア門）から脱出するもの。
▶生後まもなく臍部の突出として確認されることが多い。

Q2 臍帯ヘルニア・腹壁破裂・臍ヘルニアの治療（方針）について比較せよ。

Key Card 知っているよね！

- 臍部のヘルニアの治療は，①緊急手術の必要性，②分割手術の必要性，③手術年齢が重要（表2）。

1. 臍帯ヘルニアの治療
- 腹部臓器が脱出しているため緊急手術が原則である。
- 一期的手術，二期的手術，多次手術，保存的治療がある。

2. 腹壁破裂の治療
- 臍帯ヘルニアの治療に準じる。

3. 臍ヘルニアの治療
- 自然治癒傾向が強い（1歳までに80％，2歳までに90％前後が自然治癒する）。
- 2歳以降で自然治癒しない場合や余剰皮膚などにより外見上の問題がある際に手術を行う。

表2 臍帯ヘルニア，腹壁破裂，臍ヘルニアの治療

	臍帯ヘルニア	腹壁破裂	臍ヘルニア
手術適応	低体温，脱水，感染の危険性が高いため緊急手術が原則		・2歳以降に自然治癒しない場合 ・自然治癒したが外見上問題がある場合
治療	①一期的手術（ヘルニア門直径5cm以内が適応） 　脱出臓器を腹腔内に還納して腹壁を閉鎖する ②二期的手術（ヘルニア門が大きい場合） 　いったん，皮膚で脱出臓器を覆い，二期的に腹壁形成手術を行う ③多次手術（ヘルニア門が大きい場合） 　人工被膜で脱出臓器を覆い，徐々に人工被膜を縮小する 　最終的に腹壁形成術を行う ④保存的治療（重症奇形が合併し手術が困難な場合） 　硝酸銀などのクリームを塗布して痂皮上皮化を図る		ヘルニア門閉鎖および臍形成

❗ ココが大切！ ⇒ 知っていたかな？

1. 臍帯ヘルニアの治療
▶腹部臓器が脱出しているため緊急手術が原則である（低体温，脱水，感染の危険性が高いため）。

① 一期的手術（ヘルニア門直径5cm以内が適応）：脱出臓器を腹腔内に還納して腹壁を閉鎖する。
② 二期的手術（ヘルニア門が大きく，一期的閉鎖が困難な場合）：いったん，皮膚で脱出臓器を覆い，二期的に腹壁形成手術を行う。
③ 多次手術（ヘルニア門が大きく，一期的閉鎖が困難な場合）：人工被膜で脱出臓器を覆い，徐々に人工被膜を縮小して最終的に腹壁形成術を行う。
④ 保存的治療（重症奇形が合併し手術が困難な場合）：硝酸銀やスルファジアジン銀クリームを塗布して痂皮上皮化を図る。

2. 腹壁破裂の治療
▶ 臍帯ヘルニアの治療に準じる。

3. 臍ヘルニアの治療
▶ 自然治癒傾向が強い（1歳までに80％，2歳までに90％前後が自然治癒する）。
▶ 嵌頓の危険性はきわめて少ない。
▶ 2歳以降で自然治癒しない場合や余剰皮膚などにより外見上の問題がある際に手術を行う。
▶ 手術はヘルニア門閉鎖と臍形成を行う。

Q3 小児の鼠径ヘルニアの発生と術式について成人の鼠径ヘルニアと比較し述べよ。

Key Card　　知っているよね！

1. 小児鼠径ヘルニア
- ほとんどが外鼠径ヘルニアである。
- 小児の場合は，腹膜鞘状突起の開存が原因である（本来，出生後に速やかに閉鎖する）。
- 手術としては，ヘルニア嚢を高位結紮するPotts法が一般的である。
- 発育に伴い，腹横筋・内腹斜筋・外腹斜筋のズレによる鼠径管のシャッター機構や加腹圧時に内鼠径輪が収縮する弁様機構が発達するため鼠径管の補強は行わない。
- 成人の外鼠径ヘルニアは，腹膜鞘状突起の開存や内鼠径輪の脆弱化が原因とされる。
- 加齢とともに腹壁が脆弱になり，Hesselbach三角からヘルニアを生じたものが内鼠径ヘルニアである。
- 成人では脆弱となった組織を人工メッシュを用いて補強する手術（Tension free法）が主流である。
- 図1に鼠径管の解剖と鼠径ヘルニアの経路を示す。
- 鼠径部の解剖：
  ・内腹斜筋の延長が挙睾筋。
  ・Cooper靱帯は大腿輪の下縁を構成。

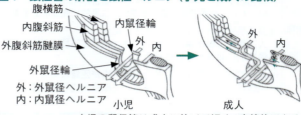

図1　鼠径管の解剖と鼠径ヘルニア（小児と成人の比較）

外：外鼠径ヘルニア
内：内鼠径ヘルニア

小児の鼠径管は成人に比べて短く，直線的である。

（篠原尚：イラストレイテッド外科手術第2版，医学書院，1997, p.331 より引用改変）

- ・精巣動静脈は腹膜前筋膜の浅葉と後葉の間に存在。
- 鼠径管の解剖(図1):
  - ・上は腹横筋と内腹斜筋の下縁,下は鼠径靱帯に挟まれた間隙である。
  - ・鼠径管の前壁は主に外腹斜筋の腱膜からなる。
  - ・後壁は内側部の反転靱帯とその後面の鼠径鎌(ヘンレ靱帯)からなる。
  - ・外側部は腹横筋の筋膜が広がった窩間靱帯からなる。

❗ ココが大切！ ⇒ 知っていたかな？

1. 小児鼠径ヘルニア
- ▶ ほとんどが外鼠径ヘルニアである。
- ▶ 腹膜鞘状突起の開存が原因である(本来,出生後に速やかに閉鎖する)。
- ▶ 胎生7～8カ月に鼠径管を通じて,男性では精巣が陰嚢内に下降し,女性では子宮円靱帯が大陰唇に固定される。この際に腹膜の一部が鼠径管に引き込まれたものを腹膜鞘状突起とよぶ。
- ▶ 鼠径ヘルニアの発生は右側に多い(腹膜鞘状突起は左側から閉鎖するため)。
- ▶ 満期産児に比べて早産児に多い。
- ▶ 1歳までに自然治癒することは少ない。

2. 小児鼠径ヘルニアの症状・診断
- ▶ 鼠径部から陰嚢あるいは大陰唇にかけての膨隆や臓器脱出を触知する。
- ▶ silk sign(鼠径部の触診にて,ヘルニア嚢を2枚の絹布が滑るような感触で触知する)を認める。
- ▶ pumping testでヘルニアを確認する(腹部の圧迫にて鼠径部の膨隆を誘発する)。

3. 小児鼠径ヘルニアの治療
- ▶ 安全な麻酔や手術が施行可能になる生後3カ月以降を目安に手術を行う(1歳以降は自然治癒を期待できない)。
- ▶ 手術は,ヘルニア嚢を高位結紮するPotts法が一般的である。
- ▶ 発育に伴い腹横筋・内腹斜筋・外腹斜筋のズレによる鼠径管のシャッター機構や加腹圧時に内鼠径輪が収縮する弁様機構が発達するため鼠径管の補強は行わない。
- ▶ 腹腔鏡下経皮的腹膜外ヘルニア閉鎖術(LPEC)を行う施設も増えてきている(健側も確認可能)。

4. 成人の鼠径ヘルニア
- ▶ 成人の外鼠径ヘルニアは,幼児期の腹膜鞘状突起の開存が残存していたり,内鼠径輪の脆弱化が原因とされる。
- ▶ 加齢とともに腹壁が脆弱となり,Hesselbach三角からヘルニアを生じたものが内鼠径ヘルニアである。
- ▶ 閉鎖孔ヘルニアでは大腿屈曲位で閉鎖神経圧迫症状(大腿内側の痛み)を伴う(Howship-Romberg徴候)。
- ▶ 成人では脆弱となった組織を人工メッシュを用いて補強する手術(Tension free法)が主流であり,メッシュプラグ法,Kugel法,ダイレクトKugel法などがある(Bassini法やMcVay法はTension free法ではない)。

できるかな！ 実践問題形式でチャレンジ！

問1． ヘルニア嚢を有する疾患をすべて選べ。
- a. 臍帯ヘルニア
- b. 腹壁破裂
- c. 臍ヘルニア
- d. 鼠径ヘルニア
- e. Bochdalek 孔ヘルニア

問2． 2歳男児の中下腹部の写真(図2)を示す。正しいものを選べ。
- a. 鼠径ヘルニアを認める。
- b. 臍ヘルニアを認める。
- c. 緊急手術の適応である。
- d. 人工メッシュを用いた手術を行う。
- e. 成長に伴う自然治癒を期待して経過観察する。

図2 中下腹部写真

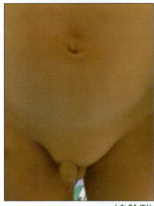

(自験例)

(※正解は下段)

知っておこう！ 要点整理(チェックしよう！)

Ⅰ．臍帯ヘルニア・腹壁破裂・臍ヘルニアの発生・好発年齢・病型・臨床的特徴について比較せよ。
- □ 1. 臍帯ヘルニアは腹部臓器がヘルニア嚢(羊膜，腹膜)に覆われ脱出しているものである。
- □ 2. 腹壁破裂は，臍帯の側方の腹壁欠損部から腹部臓器が直接脱出しているもの(ヘルニア嚢なし)。
- □ 3. 臍ヘルニアは臍帯脱落後の臍輪閉鎖不全が原因であり，腹部臓器が臍輪から脱出したもの。

Ⅱ．臍帯ヘルニア・腹壁破裂・臍ヘルニアの治療(方針)について比較せよ。
- □ 1. 臍帯ヘルニアや腹壁破裂は，原則的に緊急手術の適応である。
- □ 2. 臍帯ヘルニアや腹壁破裂に対しては，一期的あるいは二期的・多次手術を行う。
- □ 3. 臍ヘルニアは，自然治癒することが多い。

Ⅲ．小児の鼠径ヘルニアの発生と術式について成人の鼠径ヘルニアと比較し述べよ。
- □ 1. 小児では，ほとんどが外鼠径ヘルニアである。
- □ 2. 小児の外鼠径ヘルニアは，腹膜鞘状突起の開存が原因である。
- □ 3. 小児の外鼠径ヘルニアに対する手術は，ヘルニア嚢を高位結紮するPotts法が一般的である。

(正解 問1：a, c, d 問2：a)

第Ⅳ章　章末復習問題（乳腺・内分泌・小児外科）

問題で本章の基礎知識を確実なものにしよう！

▶検査や治療が高度になっているものの，基礎知識の重要性は変わらない。
▶本項は，本書で扱ってきたテーマの中で，知っておきたい基礎知識を復習するためのものである。

 気軽に挑戦してみよう（すべて創作問題）！
（　）は正解の数。

1. 解剖と症状に関する問題

(1) 乳腺

Q1. 乳房内病変の局在において，C領域は次のどれを示しているか(1)。

a. 内上部
b. 外上部
c. 内下部
d. 外下部
e. 乳輪部

 乳腺1参照(p504)。乳癌の好発部位がC領域である！

Q2. C領域に発生した乳癌において最も頻度の高いリンパ節転移の部位はどこか(1)。

a. 腋窩リンパ節(level Ⅰ)
b. 腋窩リンパ節(level Ⅱ)
c. 腋窩リンパ節(level Ⅲ)
d. 胸骨傍リンパ節
e. 鎖骨上リンパ節

 乳腺1参照(p504)。所属リンパ節の位置を確認しておこう！

Q3. Auchincloss手術で切離する血管，または神経はどれか(1)。

a. 胸肩峰動静脈(胸筋枝)
b. 外側胸動静脈
c. 胸背動静脈
d. 上・中・下胸筋神経
e. 長胸神経

 乳腺1参照(p504)。術後のQOLと関連する切離する動静脈と神経を術式別に確認しておこう！

Q4. 乳癌においてみられない視触診所見を選べ(1)。

a. skin tag
b. nipple retraction
c. dimpling sign
d. satellite skin nodule
e. Peau d' orange

 乳腺3参照(p516)。乳癌の視触診所見は重要である。チェックしておこう！

(2) 内分泌

Q5. 頸動脈鞘に包まれているものを選べ(3)。

a. 総頸動脈
b. 内頸静脈
c. 迷走神経
d. 椎骨動脈
e. 椎骨静脈

 内分泌1参照(p540)。頸動脈鞘の走行をチェックしておこう！

1の正解 ▶ Q1 b　Q2 a　Q3 b　Q4 a　Q5 a, b, c　Q6 c　Q7 b, c　Q8 c　Q9 a　Q10 d　Q11 a　Q12 d

Q6. 甲状腺の峡部に注いでいる栄養動脈は何か(1)。

a. 上甲状腺動脈
b. 下甲状腺動脈
c. 最下甲状腺動脈
d. 外頸動脈の枝
e. 鎖骨下動脈の枝

 内分泌1参照(p540)。甲状腺の手術に際して、甲状腺の支配血管とその走行は重要!

Q7. 上喉頭神経の外枝が支配しているものを選べ(2)。

a. 喉頭筋(輪状甲状筋以外)(運動)
b. 輪状甲状筋(運動)
c. 喉頭咽頭筋(運動)
d. 咽頭粘膜(知覚)
e. 声帯(運動)

 内分泌1参照(p540)。神経浸潤に伴う症状や手術の際の神経損傷の診断に重要!

Q8. 甲状腺クリーゼの症状ではないものを選べ(1)。

a. 中枢神経症状
b. 発熱(38℃以上)
c. 徐脈
d. 心不全症状
e. 消化器症状

 内分泌3参照(p551)。甲状腺クリーゼを正しく診断できるようになろう!

Q9. 甲状腺悪性腫瘍の中で最も反回神経麻痺を生じやすいものを選べ(1)。

a. 乳頭癌
b. 濾胞癌
c. 髄様癌
d. 未分化癌
e. 悪性リンパ腫

 内分泌4参照(p557)。甲状腺悪性腫瘍の症状を知ろう!

Q10. 甲状腺悪性腫瘍の中で最も気道狭窄症状を示しやすいものを選べ(1)。

a. 乳頭癌
b. 濾胞癌
c. 髄様癌
d. 未分化癌
e. 悪性リンパ腫

 内分泌4参照(p557)。喘鳴で発症することのある甲状腺悪性腫瘍を知ろう!

(3) 小児外科

Q11. 先天性横隔膜ヘルニアの中で、正中線より右側に発生頻度の高いものを選べ(1)。

a. Morgagni孔ヘルニア
b. Larrey孔ヘルニア
c. 食道裂孔ヘルニア
d. Bochdalek孔ヘルニア

 小児外科1参照(p569)。先天性横隔膜ヘルニアの位置を確認しておこう!

Q12. 小児腫瘍に関する組み合わせの中で誤っているものを選べ(1)。

a. 神経芽腫 ……… 不整な腹部腫瘤
b. 神経芽腫 ……… Horner症候群(頸部原発)
c. Wilms腫瘍 …… 高血圧
d. Wilms腫瘍　　 尿中VMA高値
e. 肝芽腫 ………… AFP高値

 小児外科6参照(p600)。小児腫瘍の鑑別診断を確認しておこう!

2. 病因や病態に関する問題

(1)乳腺

Q1. 乳癌の危険因子として考えられていないものは何か（1）。

a. 初潮年齢が早い
b. 出産数が少ない
c. 授乳期間が短い
d. 乳腺炎の既往がある
e. アルコール摂取量が多い

 乳腺3参照（p516）。乳癌の危険因子は，スクリーニングにおいても重要！

Q2. 乳癌の特殊型の病態について誤っている組み合わせを選べ（1）。

a. Paget病 ……… 乳頭近傍の乳管上皮に発生
b. Paget病 ……… 表皮内癌
c. 炎症性乳癌 …… 皮下リンパ管内の癌細胞塞栓
d. 男性乳癌 ……… 乳頭・乳輪直下に発生
e. 男性乳癌 ……… 小葉癌

 乳腺3参照（p516）。乳癌の発生と進展形式は，診断や治療に重要である！

Q3. 乳腺の良性疾患について誤っている組み合わせを選べ（1）。

a. 急性乳腺炎 …… 産褥期の乳汁うっ滞
b. 慢性乳腺炎 …… 陥没乳頭
c. Mondor病 …… 乳管内の乳頭状腫瘍
d. 乳腺症 ………… 乳腺の増殖・化生・退行性変化
e. 線維腺腫 ……… 乳管上皮と結合織の成分からなる混合良性腫瘍

 乳腺6参照（p534）。良性疾患についての知識は，乳癌との鑑別にも必要である！

(2)内分泌

Q4. 甲状腺クリーゼの誘因として可能性の低いものはどれか（1）。

a. 感染症
b. 糖尿病性ケトアシドーシス
c. 手術侵襲
d. 心筋梗塞
e. β遮断薬投与

 内分泌3参照（p551）。甲状腺クリーゼの早期診断のためにその誘因を知っておくことは重要！

Q5. 甲状腺乳頭癌の病理所見として特徴的なものを選べ（2）

a. 間質へのアミロイド沈着
b. 核内細胞質封入体
c. コーヒー豆様の核溝
d. 異型の強い大型の腫瘍細胞
e. 濾胞構造

 内分泌4参照（p557）。主な甲状腺悪性腫瘍の特徴的な病理組織所見を確認しておこう！

Q6. 多発性内分泌腫瘍症1型（MEN1型）に含まれる腫瘍を選べ（3）。

a. 下垂体腺腫
b. 甲状腺腺腫
c. 副甲状腺腺腫
d. 膵島細胞腫瘍
e. 褐色細胞腫

 内分泌5参照（p563）。MEN1型，2A型，2B型のそれぞれに含まれる腫瘍を覚えておこう！

Q7. 多発性内分泌腫瘍症2A型（MEN2A型）に含まれる腫瘍を選べ（3）。

a. 下垂体腺腫
b. 甲状腺髄様癌
c. 副甲状腺過形成
d. 膵島細胞腫瘍
e. 褐色細胞腫

2の正解 Q1 d　Q2 e　Q3 c　Q4 e　Q5 b, c　Q6 a, c, d　Q7 b, c, e　Q8 a, b, e　Q9 e　Q10 a　Q11 e　Q12 d　Q13 c　Q14 d　Q15 b　Q16 b, e　Q17 e

内分泌5参照(p563)。MEN1型，2A型，2B型のそれぞれに含まれる腫瘍を覚えておこう！

Q8. 多発性内分泌腫瘍症2B型(MEN2B型)に含まれる腫瘍を選べ(3)。

a. 粘膜下神経腫
b. 甲状腺髄様癌
c. 副甲状腺過形成
d. 膵島細胞腫瘍
e. 褐色細胞腫

内分泌5参照(p563)。MEN1型，2A型，2B型のそれぞれに含まれる腫瘍を覚えておこう！

Q9. 褐色細胞腫は10% diseaseである。10％の頻度の合併疾患や特徴にあてはまらないものを選べ(1)。

a. 副腎外の原発
b. 悪性
c. 両側性
d. 小児発症
e. 有症性

内分泌5参照(p563)。褐色細胞腫の特徴について理解しておこう！

(3) 小児外科

Q10. 先天性食道閉鎖症のGross分類の中で気管食道瘻のないものを選べ(1)。

a. Gross A
b. Gross B
c. Gross C
d. Gross D
e. Gross E

小児外科2参照(p575)。先天性食道閉鎖症のGross分類を確認しておこう！

Q11. 小児胃食道逆流症の症状に関連のないものを選べ(1)。

a. 乳幼児特発性危急事態(ALTE)
b. Sandifer症候群
c. 哺乳不良
d. 喘息発作
e. 口腔内の泡沫分泌物

小児外科2参照(p575)。先天性食道閉鎖症と胃食道逆流症の症状をチェックしておこう！

Q12. 正中頸嚢胞と関係あるものを選べ(1)。

a. 第1・2鰓溝の遺残
b. 胸鎖乳突筋内側に嚢胞
c. 耳漏
d. Sistrunk手術
e. 舌下神経損傷

小児外科2参照(p575)。正中頸嚢胞と側頸嚢胞との相違点を確認しておこう！

Q13. 先天的胆道閉鎖症の中で葛西手術の適応となるものを選べ(1)。

a. Ⅰ型
b. Ⅱ型
c. Ⅲ型
d. Ⅳ型
e. Ⅴ型

小児外科5参照(p594)。先天的胆道閉鎖症の型分類と手術選択を理解しておこう！

Q14. 小児腫瘍の遺伝子異常や併存疾患の組み合わせの中で誤っているものを選べ(1)。

a. 神経芽腫 …… N-myc遺伝子の異常
b. 神経芽腫 …… オプソクローヌス・ミオクローヌス症候群
c. Wilms腫瘍 … WT1, WT2の遺伝子異常
d. Wilms腫瘍 … 家族性腺腫ポリポーシスに併存
e. 肝芽腫 ……… β-カテニンの遺伝子異常

小児外科6参照(p600)。小児腫瘍の遺伝子異常を確認しておこう！

Q15. 小児腫瘍の病期診断を行う分類の組み合わせの中で誤っているものを選べ（1）。

a. 神経芽腫 ……… INRG staging system
b. 神経芽腫 ……… JWiTS 分類
c. Wilms 腫瘍 …… NWTS 分類
d. Wilms 腫瘍 …… SIOP 分類
e. 肝芽腫 ………… PRETEXT 分類

 小児外科6参照（p600）。小児腫瘍の病期分類について確認しておこう！

Q16. 臍部のヘルニアについて誤っているものを選べ（2）。

a. 臍帯ヘルニア …… 臍部
b. 臍帯ヘルニア …… 臍輪の閉鎖不全
c. 腹壁破裂 ………… 傍臍部
d. 腹壁破裂 ………… 臍部近傍の腹壁欠損
e. 臍ヘルニア ……… 臍輪の形成不全

 小児外科7参照（p607）。臍部のヘルニアの特徴を理解しておこう！

Q17. 小児の鼠径ヘルニアについて誤ったものを選べ（1）。

a. 外鼠径ヘルニアが多い
b. 右側に多い
c. 腹膜鞘状突起の開存が原因
d. 触診では，silk sign 陽性である
e. 手術は，Potts 法や tension free 法が用いられる

 小児外科7参照（p607）。鼠径ヘルニアに関して，小児と成人の特徴を理解しておこう！

3. 検査や診断に関する問題

(1) 乳腺

Q1. マンモグラフィにおいて悪性を示すカテゴリーはいずれか（1）。

a. カテゴリー1
b. カテゴリー2
c. カテゴリー3
d. カテゴリー4
e. カテゴリー5

 乳腺2参照（p510）。マンモグラフィの各カテゴリーにおける所見を確認しておこう！

Q2. 乳房超音波検査において後方エコーの減弱を認める疾患を選べ（2）。

a. 単純性囊胞
b. 乳腺線維腺腫
c. 乳管内乳頭腫
d. 葉状腫瘍
e. 乳癌

 乳腺2参照（p510）。超音波検査においての乳腺疾患の鑑別診断をマスターしよう！

(2) 内分泌

Q3. 甲状腺機能亢進症を呈する疾患を選べ（3）。

a. TSH 産生腫瘍
b. 甲状腺ホルモン不応症
c. 橋本病
d. バセドウ病
e. 無痛性甲状腺炎

 内分泌2参照（p545）。甲状腺機能亢進症と甲状腺機能低下症の原因疾患を列記できるように！

3の正解 Q1 e　Q2 b, e　Q3 a, d, e　Q4 a　Q5 a　Q6 d　Q7 d

Q4. テクネシウム($^{99m}TcO_4$)を用いた甲状腺シンチグラフィにてびまん性に高値を示す疾患はどれか(1)。

a. バセドウ病
b. 橋本病
c. 甲状腺腫
d. 甲状腺乳頭癌
e. 甲状腺髄様癌

 内分泌2参照(p545)。甲状腺機能検査であるシンチグラフィについて理解しておく！

Q5. 甲状腺シンチグラフィの組み合わせて誤っているものを選べ(1)。

a. 乳頭癌 ……………… ^{67}Ga
b. 濾胞癌 ……………… ^{201}Tl
c. 髄様癌 ……………… ^{123}I-MIBG
d. 未分化癌 …………… ^{201}Tl
e. 悪性リンパ腫 ……… ^{67}Ga

 内分泌2参照(p545)。甲状腺疾患に対する甲状腺シンチグラフィに使われる核種を知っておこう！

(3) 小児外科

Q6. 次の組み合わせの中で誤っているものを選べ(1)。

a. 肥厚性幽門狭窄症
 ………… doughnut sign(腹部超音波検査)
b. 肥厚性幽門狭窄症
 ………… single bubble sign(腹部単純X腺検査)
c. 肥厚性幽門狭窄症
 ………… string sign(上部消化管造影検査)
d. 先天性十二指腸閉鎖症
 ………… triple bubble sign(腹部単純X腺検査)
e. 鎖肛 … 倒立位単純X腺検査

 小児外科3参照(p581)。先天性の消化管閉塞症・狭窄症についての画像診断を確認しよう！

Q7. 次の組み合わせの中で誤っているものを選べ(1)。

a. 小児の腸重積症 … Dance徴候
b. 小児の腸重積症 … Pseudokidney sign
 (超音波検査)
c. 小児の腸重積症 … 蟹爪状所見
d. 腸回転異常症 …… target-like appearance
e. 腸回転異常症 …… Whirlpool sign

小児外科4参照(p587)。小児の腸重積症や腸回転異常症の画像検査所見を確認しよう！

4. 治療に関する問題

(1) 乳腺

Q1. 乳房温存手術の適応条件を選べ(3)。

a. 腫瘍の大きさが3cm以下
b. 乳管内進展の範囲は問わない
c. 炎症性乳癌
d. 単発性のもの
e. Stage Ⅱの病変

 乳腺4参照(p522)。実臨床において乳房温存手術の適応か, 否かを判断できるようになろう！

Q2. Auchincloss法で切除するものを選べ(1)。

a. 乳房
b. 大胸筋
c. 小胸筋
d. 鎖骨上リンパ節
e. 長胸神経

 乳腺4参照(p522)。乳癌に対する代表的な術式で切除するものは理解しておく！

Q3. St Gallenコンセンサス会議において乳癌の再発危険のリスク因子と提唱されていないものを選べ(1)。

a. 病理学的浸潤径(大きさ)
b. 組織学的悪性度

4の正解 Q1 a, d, e Q2 a Q3 d Q4 a, c Q5 e Q6 d Q7 b Q8 d Q9 a, c Q10 a, b
Q11 d, e Q12 c Q13 b, c Q14 e

c. 脈管侵襲の有無
d. RAS遺伝子の変異
e. ホルモン受容体の有無

 乳腺5参照(p528)。再発危険のリスクに応じて術後補助療法が採用される！

Q4. 閉経後の乳癌治療に用いられるホルモン療法薬を選べ(2)。

a. SERM(タモキシフェン)
b. LH-RH阻害薬
c. アロマターゼ阻害薬
d. 抗HER2療法
e. エストロゲン

 乳腺5参照(p528)。ホルモン療法の作用機序をチェックしておこう！

(2)内分泌

Q5. 甲状腺クリーゼの治療薬として不適当なものを選べ(1)。

a. チアマゾール
b. プロピルチオウラシル
c. 無機ヨード
d. ステロイド
e. β刺激薬

 内分泌3参照(p551)。甲状腺クリーゼの治療薬をチェックしておこう！

Q6. 副甲状腺亢進症の手術適応(NIH)として不適当なものを選べ(1)。

a. 症状あり
b. 血清Ca＞基準値上限＋1.0 mg/dL
c. 腎機能低下 eGFR＜60 mL/min
d. 骨密度上昇
e. 年齢＜50歳

 内分泌3参照(p551)。副甲状腺機能亢進症の診断ができるようになろう！

Q7. 高Ca血症クリーゼの治療として不適当なものを選べ(1)。

a. 補液
b. サイアザイド利尿薬
c. カルシトニン
d. ビスホスホネート製剤
e. ステロイド

 内分泌3参照(p551)。高Ca血症クリーゼの治療として禁忌を知ろう！

Q8. 予後が最も不良な甲状腺悪性腫瘍は，次のうちのどれか(1)。

a. 乳頭癌
b. 濾胞癌
c. 髄様癌
d. 未分化癌
e. 悪性リンパ腫

 内分泌4参照(p557)。甲状腺悪性腫瘍の予後についてチェックしておこう！

Q9. 標準治療として，甲状腺切除術＋頸部リンパ節郭清術を行うものは，次のうちどれか(2)。

a. 乳頭癌
b. 濾胞癌
c. 髄様癌
d. 未分化癌
e. 悪性リンパ腫

 内分泌4参照(p557)。甲状腺悪性腫瘍に対する手術の適応と術式をチェックしておこう！

Q10. 欧米において放射性ヨード内服の適応と考えられている甲状腺悪性腫瘍はどれか(2)。

a. 乳頭癌
b. 濾胞癌
c. 髄様癌
d. 未分化癌
e. 悪性リンパ腫

 内分泌4参照(p557)。日本では普及していない放射性ヨード内服治療の適応も知っておこう！

(3) 小児外科

Q11. 次の組み合わせの中で誤っているものを選べ (2)。

a. Bochdalek 孔ヘルニア …… ヘルニア門閉鎖術
b. 食道裂孔ヘルニア ………… Nissen 法
c. 漏斗胸 ………………… Nuss 法
d. 肺葉内分画症 …………… 分画肺切除術
e. 肺葉外分画症 …………… 肺葉切除術

 小児外科1参照 (p569)。小児の胸壁に関する疾患と術式名を確認しておこう！

Q12. 次の組み合わせの中で誤っているものを選べ (1)。

a. 肥厚性幽門狭窄症 ……… アトロピンによる保存的治療
b. 肥厚性幽門狭窄症 ……… Ramstedt 手術
c. 先天性十二指腸閉鎖症・狭窄症
　………………… 粘膜外筋層切開術
d. 鎖肛 ………………… cut-back 手術
e. 鎖肛 ………………… posterior sagittal anorectoplasty

 小児外科3参照 (p581)。先天性の消化管閉塞症・狭窄症についての手術療法を確認しよう！

Q13. 次の組み合わせの中で誤っているものを選べ (2)。

a. 小児の腸重積症 …… Hatchinson 手技
b. 腸回転異常症 ……… Swenson 法
c. Hirschsprung 病…… Ladd 手術
d. Hirschsprung 病…… Duhamel 法
e. Hirschsprung 病…… Soave 法

 小児外科4参照 (p587)。小児外科の代表的な治療法を確認しよう！

Q14. 小児肝移植の適応とならない疾患を選べ (1)。

a. 先天性胆道閉鎖症
b. Wilson 病
c. 肝芽腫
d. 劇症肝不全
e. 先天性胆管拡張症

 小児外科5参照 (p594)。小児の肝移植の適応疾患を確認しておこう！

5. 専門用語に関する問題

(1) 乳腺

Q1. マンモグラフィにおいて，カテゴリー5 (悪性) に区分される所見を選べ (1)。

a. FAD
b. retraction
c. distortion
d. スピキュラ
e. 微小円形石灰化

 乳腺2参照 (p510)。マンモグラフィのカテゴリー分類を確認しよう！

Q2. 小胸筋を切除あるいは切離する術式を選べ (3)。

a. Auchincloss 法
b. Patey 法
c. Kodama 法 (児玉法)
d. Halsted 法
e. Ross 法

 乳腺4参照 (p522)。乳癌の術式を確認しよう！

Q3. 乳癌のホルモン治療薬を選べ (3)。

a. SERM
b. LH-RH 阻害薬
c. アロマターゼ阻害薬
d. トラスツズマブ
e. イマチニブ

5の正解 Q1 d　Q2 b, c, d　Q3 a, b, c　Q4 b　Q5 e　Q6 e　Q7 b

乳腺5参照（p528）。乳癌の治療薬を確認しよう！

(2) 内分泌

Q4. Merseburgの三徴を特徴とする疾患を選べ（1）。

a. 橋本病
b. バセドウ病
c. 亜急性甲状腺炎
d. 濾胞腺腫
e. 濾胞癌

 内分泌2参照（p545）。甲状腺疾患の臨床的特徴を確認しよう！

(3) 小児外科

Q5. 次の組み合わせの中で誤っているものを選べ（1）。

a. Coil up像 ………… 先天性食道閉鎖症
b. doughnut sign ……… 肥厚性幽門狭窄症
c. double bubble sign 先天性十二指腸狭窄症
d. pseudokidney sign … 腸重積症
e. silk sign …………… 腸回転異常症

 小児外科2, 3, 5, 7参照（p575, 581, 594, 607）。小児外科疾患の代表的な所見を確認しよう！

Q6. 次の組み合わせの中で誤っているものを選べ（1）。

a. Nuss法 ……………… 漏斗胸
b. Ramstedt手術 ………… 肥厚性幽門狭窄症
c. Hutchinsonの手技 …… 腸重積症
d. Swenson法 …………… Hirschsprung病
e. Nissen手術 …………… Bochdalek孔ヘルニア

 小児外科1, 3, 4参照（p581, 587）。小児外科疾患の術式を理解しよう！

Q7. WAGR症候群に含まれないものを選べ（1）。

a. 腎芽腫
b. 口唇裂
c. 泌尿生殖器異常
d. 精神遅滞
e. 虹彩欠損症

 小児外科6参照（p600）。小児腫瘍の併存疾患を理解しよう！

第Ⅳ章　章末整理(1)：知っておきたい専門用語

乳腺・内分泌・小児外科の専門用語を総復習しよう！

1. 乳腺

知っておきたい キーワードと 専門用語	関連疾患 関連用語	確認しよう！
Cooper靱帯 (乳房提靱帯)	乳腺解剖	乳房を支持する乳腺腺葉間の結合織。癌が浸潤するとdelleなど乳房の変形につながる
FAD	マンモグラフィ	局所的非対称陰影。左右非対称の陰影を指し，カテゴリー3(要精査)となる
retraction	マンモグラフィ	乳腺実質の局所的な引き込み。カテゴリー4(悪性の疑い)となる
distortion	マンモグラフィ	乳腺実質の局所的な歪み。カテゴリー4(悪性の疑い)となる
スピキュラ	マンモグラフィ	結節影の辺縁が棘のように尖ったもの。カテゴリー5(悪性，ほぼ悪性)となる
マンモトーム®生検	乳腺腫瘍	マンモグラフィガイド下に行う針生検法。石灰化を伴う病変に対して有用
dimpling sign	乳癌	腫瘍部の皮膚が陥凹した状態
Peau d' orange	乳癌	皮下リンパ管が癌細胞で塞栓されることで，皮膚に発赤，浮腫をきたし，橙皮様に変化した状態(橙皮様皮膚)を指す
センチネルリンパ節 (sentinel lymph node)	乳癌手術	見張りリンパ節の意味。悪性腫瘍からのリンパ流が最初に流れ込むリンパ節のこと。乳癌では転移を認めなかった場合にリンパ節郭清を省略する試みがある
Auchincloss法	乳癌手術	胸筋温存乳房切除術：乳房全摘＋腋窩リンパ節郭清行う
Patey法	乳癌手術	胸筋温存乳房切除術の1つ。小胸筋を合併切除(大胸筋は温存)する。レベルⅢリンパ節まで郭清を行う
Kodama法(児玉法)	乳癌手術	胸筋温存乳房切除術の1つ。小胸筋を可及的に切離する。レベルⅢリンパ節まで郭清を行う
Halsted法	乳癌手術	乳房全摘に加え，大胸筋と小胸筋を合併切除する
SERM	乳癌ホルモン療法	Selective Estrogen Receptor modulator：エストロゲンレセプターを阻害して乳癌の増殖を抑制する(タモキシフェン)
LR-RH阻害薬	乳癌ホルモン療法	LH-RH受容体のダウンレギュレーションにより性腺刺激ホルモンの分泌が低下し，乳癌の増殖を抑制する
アロマターゼ阻害薬	乳癌ホルモン療法	閉経後に副腎から分泌されるアンドロゲンがアロマターゼによりエストロゲンに変換されるのを阻害し，乳癌の増殖を抑制する
抗HER2抗体	乳癌分子標的薬	乳癌表面のHER2蛋白(細胞の増殖や分化に関与)に結合し，乳癌の増殖を抑制する(トラスツズマブ)
Mondor病	良性腫瘍	乳房およびその周囲に認める浅在性の血栓性静脈炎。圧痛を伴う索状物として触れる。原因不明

2. 内分泌

知っておきたい キーワードと 専門用語	関連疾患 関連用語	確認しよう！
Berry靭帯	甲状腺解剖	甲状腺を気管に固定する靭帯
甲状腺クリーゼ	甲状腺クリーゼ	甲状腺ホルモンの作用過剰状態に対する生体の代償機構破綻による複数臓器不全の結果，生命の危機に直面した状態
Merseburgの三徴	バセドウ病	甲状腺腫，眼球突出，頻脈の三徴のこと
Wermer症候群	多発性内分泌腫瘍症	MEN1型の別称。副甲状腺過形成・膵島細胞腫瘍・下垂体腺腫を生じる。常染色体優性遺伝。MEN1遺伝子（11q13）の変異
Shipple症候群	多発性内分泌腫瘍症	MEN2A型の別称。甲状腺髄様癌・褐色細胞腫・副甲状腺過形成を生じる。常染色体優性遺伝。RET遺伝子（10q11,2）の細胞外部分の異常
MEN2B	多発性内分泌腫瘍症	粘膜下神経腫・甲状腺髄様癌・褐色細胞腫を生じる。常染色体優性遺伝。RET遺伝子（10q11,2）の細胞内部分の異常

3. 小児外科

知っておきたい キーワードと 専門用語	関連疾患 関連用語	確認しよう！
Bochdalek孔ヘルニア	横隔膜ヘルニア	胸腹裂孔ヘルニア
Morgagni孔ヘルニア	横隔膜ヘルニア	右傍胸骨裂孔ヘルニア，胸骨後ヘルニア
Larry孔ヘルニア	横隔膜ヘルニア	胸骨後の左側に生じる
新生児遷延性肺高血圧症	Bochdalek孔ヘルニア	低酸素血症などが誘因となり，肺動脈の攣縮から肺高血圧を呈する疾患（persistent pulmonary hypertension of the newborn；PPHN）
Marfan症候群	漏斗胸	骨・眼・心血管異常を合併するコラーゲン代謝異常症。常染色体優性遺伝。漏斗胸にしばしば合併する
Nuss法	漏斗胸	漏斗胸の手術法。肋間から胸骨後面に彎曲した金属バーを挿入し，バーを反転させて胸郭を矯正する
Gross分類	先天性食道閉鎖症	食道閉鎖症の分類。気管食道瘻の有無，部位によってA〜Eの5つに分類される
Coil up像	先天性食道閉鎖症	上部食道が盲端となっているGross A，C型において，挿入したカテーテルの先端が反転する像を認める
doughnut sign	肥厚性幽門狭窄症	肥厚性幽門狭窄症において，超音波検査時に肥厚した幽門筋がドーナッツリングのように描出される
Ramstedt手術	肥厚性幽門狭窄症	肥厚性幽門狭窄症に施される手術法（幽門部粘膜外筋層切開術）
single bubble sign	肥厚性幽門狭窄症	肥厚性幽門狭窄症における腹部単純X線において，拡張した単泡性の胃泡を認める
double bubble sign	先天性十二指腸閉鎖症・狭窄症	先天性十二指腸閉鎖症・狭窄症における腹部単純X線において，胃泡と拡張した十二指腸のガスを二泡性に認める
倒立位単純X線 （Wangensteen-Rice法）	鎖肛	鎖肛におけるX線撮影法。直腸盲端部に達した腸管ガスにより鎖肛部位を確認する

知っておきたい キーワードと 専門用語	関連疾患 関連用語	確認しよう！
pseudokidney sign	腸重積症	超音波検査やCT検査において，重積部が腎臓のように描出される
target-like appearance	腸重積症	超音波検査やCT検査において，重積部が弓矢の的のように描出される
Hutchinsonの手技	腸重積症	腸重積症の手術の際に，重積腸管の先進部を用手的に押し戻す操作
Swenson法	Hirschsprung病	無神経節領域の切除再建（結腸直腸吻合）する
Duhamel法	Hirschsprung病	無神経節領域の直腸後壁に正常結腸を吻合する
Soave法（endorectal法）	Hirschsprung病	無神経節領域の粘膜切除と残存直腸内に通した正常結腸を肛門に吻合する
Schmidt反応	先天性胆道閉鎖症	便中のビリルビンを検出する方法。先天性胆道閉鎖症では便中ビリルビンが陰性のため，Schmidt反応陰性となる
WAGR症候群	小児腫瘍	Wilms腫瘍，虹彩欠損症（aniridia），泌尿生殖器異常（genitourinary malformations），精神遅滞（mental retardation）の併存した疾患
silk sign	鼠径ヘルニア	鼠径部の触診において，ヘルニア嚢を2枚の絹布が滑るような感触で触知する
Hesselbach三角	鼠径ヘルニア	iliopubic tractと腹横筋腱膜弓および下腹壁動脈に囲まれた部分。鼠径管の後壁（内鼠径ヘルニアの脱出部）

第Ⅳ章　章末整理(2)：知っておきたい術式

乳腺・内分泌・小児外科での術式を総復習しよう！

1. 乳腺

術式	手術イメージ	確認しておこう！	参照
Auchincloss法		・胸筋温存乳房切除術の1つであり，乳房全摘＋腋窩リンパ節郭清を行う ・一方，Halsted手術は乳房・大胸筋・小胸筋を合併切除する	p522

2. 小児外科

術式	手術イメージ	確認しておこう！	参照
Nuss法		・漏斗胸の手術法 ・肋間から胸骨後面に彎曲した金属バーを挿入し，バーを反転させて胸郭を矯正する	p569
Ramstedt手術		・肥厚性幽門狭窄症に行われる手術法 ・幽門部の粘膜外筋層を切開する	p581
Swenson法		・Hirschsprung病に行われる手術法 ・無神経節領域の切除再建（結腸直腸吻合）をする	p587

術式	手術イメージ	確認しておこう！	参照
Duhamel法	正常結腸／無神経節部直腸後壁／直腸後壁	・Hirschsprung病に行われる手術法 ・無神経節領域の直腸後壁に正常結腸を吻合する	p587
Soave法 （endorectal法）	正常結腸／無神経節部の筋層は残る	・Hirschsprung病に行われる手術法 ・無神経節領域の粘膜切除と残存直腸内に通した正常結腸を肛門に吻合する	p587
葛西手術 （肝門部腸吻合術）		・先天性胆道閉鎖症に行われる手術法 ・肝門部の閉鎖した素性胆管を切除し，微小胆管からの胆汁を肝門部に縫着した腸管内に流出させる	p594

心臓血管外科・呼吸器外科 V

心臓血管外科 1
解剖（冠血管・弁・脈管の位置関係）

チャレンジしてみよう！（○か×をつけよ）

( ) 1. 冠動脈はバルサルバ洞から分岐する。
( ) 2. 房室結節は主に左回旋枝に栄養される。
( ) 3. 冠動脈への血液の流入は，収縮期に起きる。
( ) 4. 前心静脈は，冠状静脈洞に流入する。
( ) 5. 冠状静脈洞は右房に流入する。
( ) 6. 三尖弁には，乳頭筋の腱索が付着し，弁の逸脱を防止している。
( ) 7. 僧帽弁の弁口面積の正常値は，6～8 cm^2 である。
( ) 8. 肺動脈弁は二尖弁である。
( ) 9. 大動脈弁は二尖弁のことがある。
( ) 10. 肺動脈弁は大動脈弁の前方，やや低位にある。
( ) 11. 腕頭動脈から，右総頸動脈が分岐する。
( ) 12. 内胸動脈は総頸動脈から分岐する。
( ) 13. 右鎖骨下静脈は直接上大静脈に流入する。
( ) 14. 右肋間静脈は奇静脈に流入する。
( ) 15. 右肺動脈は上大静脈の前面を走行する。

（※正解は次ページ下段）

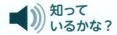 知っているかな？

- Q1 冠動脈・静脈の分岐，支配領域について述べよ。
- Q2 心臓の弁の構造と位置関係について述べよ。
- Q3 心臓に近接する脈管の位置関係について述べよ。

Q1 冠動脈・静脈の分岐，支配領域について述べよ。

Key Card 知っているよね！

1. 冠動脈の分岐，支配領域

- 冠動脈には，右冠動脈（RCA）と左冠動脈（LCA）がある。
- 左冠動脈（LCX）は，左前下行枝（LAD）と左回旋枝（LCX）に分かれる。
- American Heart Association（AHA）分類によって #1～#15 の番号がついている（表1, 図1）。

表1 冠動脈のAHA分類

#1：RCA～RVB（右室枝）	#9：D1（第1対角枝）
#2：RVB～AM（鋭縁枝）	#10：D2
#3：AM～PD（後下行枝）	#11：LMT～OM（鈍角枝）
#4：AV（房室結節枝），PD	#12：OM
#5：LMT（左主幹部）	#13：OM～PL（後側壁枝）
#6：LMT～1本目のSEP（中隔枝）	#14：PL（後側壁枝）
#7：1本目のSEP～D2（第2対角枝）	#15：PD（後下行枝）
#8：D2～LAD（左前下行枝）の末梢	

図1　冠動脈の走行

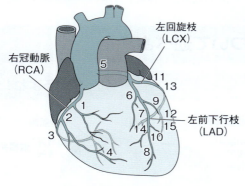

表2　冠動脈の主な支配領域

	支配領域
左前下行枝(LAD)	左室前壁，中隔の前側
左回旋枝(LCX)	左室側壁，後壁の一部
右冠動脈(RCA)	右室，後壁，下壁，中隔の後ろ側，洞結節，房室結節

- 冠動脈の支配領域を表2に示す。

2．冠静脈の分岐，支配領域

- 冠静脈は右房に還流し，冠状静脈洞，前心静脈，Thebesian静脈に大別される（図2）。

図2　冠静脈の走行（心臓後面より）

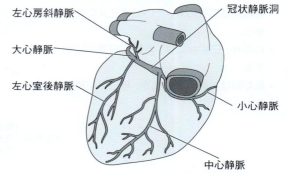

❗ ココが大切！ ⇒ 知っていたかな？

1．冠動脈の分岐，支配領域

▶大動脈基部のバルサルバ洞から左右の冠動脈が分岐する（図1）。
▶左冠動脈は左冠動脈主幹部(LMT)から，前室間溝を通る左前下行枝(LAD)と，冠状溝を通る左回旋枝(LCX)に分岐する（図1）。
▶左前下行枝(LAD)から，中隔枝(SEP)，対角枝(D1・D2)が分岐する（表1，図1）。
▶左前下行枝(LAD)は，主に左室前壁，中隔の前2/3を栄養する。
▶左回旋枝(LCX)は，主に左室側壁，後壁の一部を栄養する。
▶右冠動脈(RCA)は，右房室間溝を通る。
▶右冠動脈は，主に右室，後壁，下壁，中隔後方の1/3，房室結節を栄養する。
▶安静時の冠血流量は，心拍出量の約5％（約250mL/分）である。
▶冠動脈への血液の流入は，拡張期に生じる。

2．冠静脈の分岐

▶冠血流は右房に還流する。
▶右房に流入する静脈は，冠状静脈洞（図2）と前心静脈に大別される。その他に，心筋内から直接流入するThebesian静脈もある。
▶冠状静脈洞に流入する主な静脈は，大心静脈，左心房斜静脈（Marshall静脈：大心静脈と冠状静脈洞の境界），左心室後静脈，中心静脈，小心静脈がある（図2）。
▶大心静脈は心尖部から始まり，前室間溝，左冠状溝を通り後壁へ進み，冠状静脈洞に流入する。
▶中心静脈は後室間溝を通り，冠状静脈洞に流入する。
▶小心静脈は右心系後面の静脈を集め，右冠状溝を通り冠状静脈洞に流入する。

正解	1	2	3	4	5	6	7	8	9	10	11	12	13	14	15
	○	×	×	×	○	○	×	×	×	○	○	×	×	○	×

▶前心静脈は右室前壁より始まり，右房前面より直接流入する（右冠動脈に伴走する）。

Q2 心臓の弁の構造と位置関係について述べよ。

Key Card　🗝　知っているよね！

1. 弁の構造と位置関係（図3）
- 僧帽弁は二尖の弁，その他は三尖の弁である。
- 僧帽弁，三尖弁には，乳頭筋腱索が付着する。
- 肺動脈は大動脈弁の前方，高位に位置する。

図3　心臓の弁

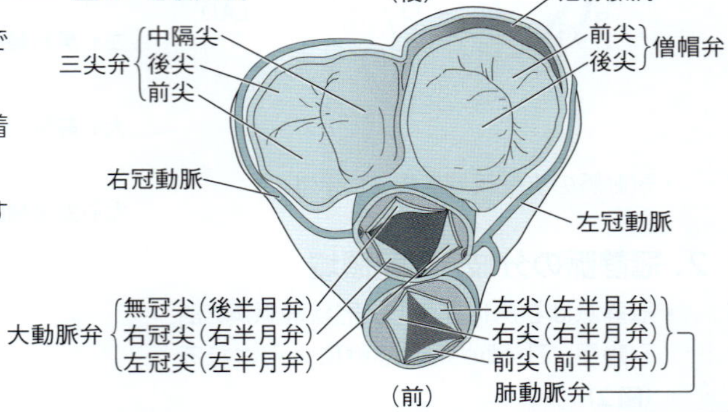

❗ ココが大切！⇒ 知っていたかな？

1. 弁の構造と位置関係
- ▶僧帽弁は二尖の弁，三尖弁と肺動脈弁と大動脈弁は三尖の弁である。
- ▶僧帽弁と三尖弁には乳頭筋の腱索が付着しており，逸脱を防止している。
- ▶三尖弁：右の房室弁。前尖，後尖，中隔尖の3つからなる。弁口面積の正常値は5～6cm^2。
- ▶僧帽弁：左の房室弁。前尖と後尖からなる。前尖，後尖は前交連，後交連で合わさる。前尖は大動脈弁の無冠尖と連続している。弁口面積の正常値は4～6cm^2。
- ▶肺動脈弁：右尖，左尖，前尖の3つからなる。臨床上問題となることは少ない。
- ▶大動脈弁：無冠尖，右冠尖，左冠尖の3つからなる。先天的な二尖の弁が1～2%にみられ，弁膜症の原因となる。弁口面積の正常値は3～4cm^2。
- ▶肺動脈弁は，大動脈弁の前方にあり，やや高位にある。
- ▶各弁は線維輪に囲まれている。大動脈の線維輪は僧帽弁の線維輪と連絡して左線維三角を形成する。さらに三尖弁の線維輪と連絡して右線維三角を形成する（線維輪間をつなぐ厚い結合織）。

Q3 心臓に近接する脈管の位置関係について述べよ。

Key Card　🗝　知っているよね！

1. 大動脈から分岐する動脈（図4）
- 右側は腕頭動脈から総頸動脈と鎖骨下動脈が分岐し，左側は大動脈から総頸動脈と鎖骨下動脈が直接，分岐する。

2. 上大静脈に流入する血管（図5）
- 左右の腕頭静脈が合流し上大静脈となる。
- 第3～4胸椎の高さで奇静脈が流入する。

3. 心臓に近接する血管の位置関係（図6）
- 右肺動脈は上大静脈背側，左肺動脈は下行大動脈の前面を走行する。

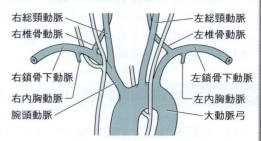

図4　大動脈から分岐する血管

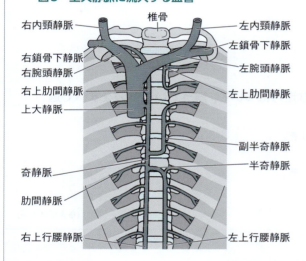

図5　上大静脈に流入する血管

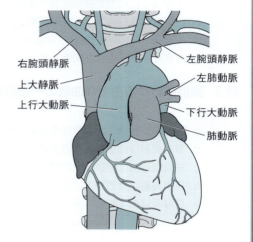

図6　血管の位置関係

❗ ココが大切！⇒ 知っていたかな？

1. 大動脈から分岐する動脈（図4）
- ▶左側は，大動脈弓から，左総頸動脈，左鎖骨下動脈の順に直接，分岐する。
- ▶右側は，右総頸動脈，右鎖骨下動脈が腕頭動脈から分岐する。
- ▶鎖骨下動脈から，椎骨動脈，内胸動脈が分岐する。
- ▶下行大動脈から気管支動脈（右は第3肋間動脈から分岐することが多い）や第3以降の肋間動脈（第1，第2肋間動脈は鎖骨下動脈から分枝）が分岐する。

2. 上大静脈に流入する血管（図5）
- ▶内頸静脈，鎖骨下静脈が合流して腕頭静脈となる。
- ▶腕頭静脈には，内胸静脈が流入する。
- ▶左右の腕頭静脈（左が長い）が合流し，上大静脈となる（図6）。
- ▶左腕頭静脈は，左総頸動脈，腕頭動脈の前方を走行する。
- ▶左の肋間静脈は，副半奇静脈，半奇静脈へ集まり，奇静脈に流入する（図5）。
- ▶右の肋間静脈は，奇静脈へ集まり，奇静脈弓を経て第3～4胸椎の高さで上大静脈に流入する。

3. 心臓に近接する血管の位置関係（図6）

▶ 肺動脈は大動脈の前面から起始するが，右肺動脈は上大静脈の背側を走行する。
▶ 上行大動脈は，上大静脈の前面を走行する。
▶ 左肺動脈は，下行大動脈の前面を走行する。

できるかな！ 実践問題形式でチャレンジ！

問1. 冠動脈の血流支配について，正しいものを以下よりすべて選べ。

　　a. 中隔前2/3は左回旋枝が栄養する。
　　b. 下壁は主に右冠動脈が栄養する。
　　c. 房室結節は左前下行枝が栄養する。
　　d. 中隔後1/3は左回旋枝が栄養する。
　　e. 左側壁は左回旋枝が栄養する。

問2. 胸部における主要な血管の一般的な走行について，<u>誤っているもの</u>をすべて選べ。

　　a. 左気管支動脈は大動脈から直接分岐する。
　　b. 椎骨動脈は総頸動脈から分岐する。
　　c. 左腕頭静脈は腕頭動脈の前方を走行する。
　　d. 副半奇静脈は直接上大静脈に流入する。
　　e. 奇静脈は第4胸椎の高さで下大静脈に流入する。

（※正解は下段）

知っておこう！　☑ 要点整理（チェックしよう！）

Ⅰ. 冠動脈・静脈の分岐，支配領域について述べよ。
　☐ 1. 中隔は前2/3を左前下行枝から，後方1/3を右冠動脈から栄養される。
　☐ 2. 房室結節は，右冠動脈が栄養する。
　☐ 3. 冠静脈は，冠状静脈洞（大心静脈，左心房斜静脈，左心室後静脈，中心静脈，小心静脈が流入する），前心静脈（右室前壁から右房前面），Thebesian静脈（心筋から直接）に大別される。

Ⅱ. 心臓の弁の構造と位置関係について述べよ。
　☐ 1. 通常，僧帽弁のみが二尖の弁で，大動脈弁は先天的に二尖の弁のことがあり弁膜症の原因となる。
　☐ 2. 僧帽弁前尖と大動脈弁無冠尖は，連続性がある。
　☐ 3. 肺動脈弁は，大動脈弁の前方，高位に位置する。

Ⅲ. 心臓に近接する脈管の位置関係について述べよ。
　☐ 1. 大動脈からは，腕頭動脈（右側のみ存在），左総頸動脈，左鎖骨下動脈の順に分岐する。
　☐ 2. 左右の腕頭静脈（左が長い）が合流し，上大静脈となる。
　☐ 3. 右肺動脈は，上大静脈背側を，左肺動脈は下行大動脈前面を走行する。

（正解　問1：b, e　問2：b, d, e）

心臓血管外科 2
心不全・不整脈

□□□

チャレンジしてみよう！（○か×をつけよ）

( ) 1. 左心不全の病態は左心拍出量の低下に起因する体循環のうっ血である。
( ) 2. 右心不全の病態は右心拍出量の低下に起因する肺水腫である。
( ) 3. 肺塞栓が原因で右心不全になることがある。
( ) 4. 心筋梗塞が原因で左心不全になることがある。
( ) 5. 急性心不全に対しては，大動脈バルーンパンピング（IABP）などの補助循環を考慮する。
( ) 6. 心タンポナーデとは，心嚢液が異常に増加して貯留したために，心臓の拡張不良をきたした状態である。
( ) 7. 心嚢液が徐々に貯留した心タンポナーデにおいては無症状のことがある。
( ) 8. 奇脈とは，吸気時の拡張期血圧が呼気時の拡張期血圧より10mmHg以上低下するものである。
( ) 9. 心嚢穿刺では，胸骨右縁から穿刺を行うことが多い。
( ) 10. 心嚢穿刺の合併症に気胸がある。
( ) 11. 心室頻拍（VT）は全例DC（電気的除細動）の適応である。
( ) 12. 心室細動（VF）は全例DC（電気的除細動）の適応である。
( ) 13. 心停止を確認したら，直ちにDC（電気的除細動）を行う。
( ) 14. Brugada症候群とは，若年者の突然死の原因となる家族性の特発性心室細動である。
( ) 15. 失神を繰り返すIII度房室ブロック患者には，植え込み型ペースメーカーを考慮する。

（※正解は次ページ下段）

知っているかな？

- **Q1** 右心不全と左心不全の原因・症状（血行動態）・治療について比較せよ。
- **Q2** 心タンポナーデの成因・診断・治療について述べよ。
- **Q3** 危険な不整脈とその治療について述べよ。

Q1 右心不全と左心不全の原因・症状（血行動態）・治療について比較せよ。

Key Card　　　　　　　　　　　　　　　　　　　　　　　　知っているよね！

1. 左心不全（図1a）
- 病態：左心拍出量の低下⇒肺水腫。
- 原因：心筋疾患，虚血性心疾患，不整脈，僧帽弁疾患，後負荷の上昇（高血圧，大動脈弁疾患など）。
- 症状：呼吸困難，息切れ，頻呼吸，起座呼吸。
- 理学所見：水泡音，喘鳴，ピンク色泡沫状痰，III音・IV音の聴取。

2. 右心不全（図1b）
- 病態：右心拍出量の低下⇒体循環のうっ血。
- 原因：慢性閉塞性肺疾患（COPD），肺塞栓症，心筋疾患，心タンポナーデ，肺動脈弁狭窄症（PS），心房中隔欠損症（ASD），三尖弁閉鎖不全症（TR），下壁梗塞による右室梗塞。
- 症状：頸静脈の怒張，右側有意の胸水，漏出性腹水，下腿浮腫，肝腫大。

図1 左心不全と右心不全

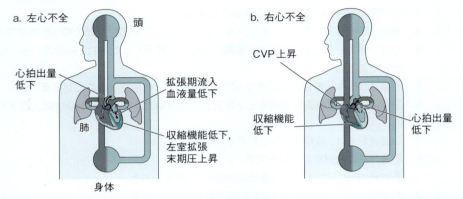

❗ ココが大切！ ⇒ 知っていたかな？

1. 左心不全
▶病態：左心拍出量の低下⇒左室拡張期圧上昇⇒左房圧上昇⇒肺静脈圧上昇⇒肺うっ血⇒肺水腫。
▶原因：心筋疾患，虚血性心疾患，不整脈，僧帽弁疾患，後負荷の上昇。
▶症状：呼吸困難，息切れ，頻呼吸，起座呼吸，意識障害，不穏（肺水腫による症状であり，その機序は心拍出量の低下⇒血圧低下⇒臓器血流量低下の症状）。
▶理学所見：水泡音，喘鳴，ピンク色泡沫状痰，Ⅲ音・Ⅳ音の聴取，冷汗，チアノーゼ，血圧低下，乏尿。
＊呼吸困難・咳・喘鳴のため気管支喘息と誤診されることがある⇒胸部単純X線写真で心拡大と肺水腫の確認！

2. 右心不全
▶病態：右心拍出量の低下⇒右室拡張期容量上昇⇒右房圧上昇⇒体循環のうっ血⇒中心静脈圧上昇。
▶原因：COPD，肺塞栓，心筋疾患，心タンポナーデ，肺動脈狭窄症（PS），心房中隔欠損症（ASD），三尖弁閉鎖不全症（TR），下壁梗塞による右室梗塞。左心不全による二次的な右心不全（ほとんどの症例で左心不全を併発する）。
▶症状：右季肋部痛，食欲低下，腹満感，心窩部不快感，易疲労感。
▶理学所見：頸静脈怒張，肝腫大，肝胆道系酵素の上昇，漏出性腹水，下腿浮腫。

正解	1	2	3	4	5	6	7	8	9	10	11	12	13	14	15
	×	×	○	○	○	○	○	×	×	○	×	○	×	○	○

3. 心不全の治療
▶心不全の重症度分類としてNYHA分類（**表1**）が用いられる。
　①急性心不全＝血行動態の改善。
　　　薬物療法：血管拡張薬，利尿薬，強心薬，ヒト心房性Na利尿ペプチド（＝hANP）。
　　　補助循環：大動脈バルーンパンピング（＝IABP），経皮的心肺補助（PCPS），補助
　　　　　　　　人工心臓（VAS）。
　②慢性心不全＝前負荷・後負荷の除去，原因疾患の改善。
　　　一般療法：安静，塩分制限，運動制限。
　　　薬物療法：アンジオテンシン変換酵素（ACE）阻害薬，アンジオテンシンⅡ受容体
　　　　　　　　拮抗薬（ARB），β遮断薬，抗アルドステロン薬，利尿薬，ジギタリス。

表1　NYHA分類

	支配領域
class Ⅰ	心疾患はあるが，症状はない
class Ⅱ	日常生活で症状が出現
class Ⅲ	日常生活以下の運動で症状が出現
class Ⅳ	安静時にも症状が出現

（The New York Heart Association）

Key holder

拡張型心筋症

心筋変性疾患であり，心室の拡張と収縮能低下によりうっ血性心不全を生じる。左房拡大と乳頭筋不全による僧帽弁逆流を合併すると予後は不良である。薬物療法やペースメーカーなどの治療に抵抗性の場合は心臓移植を考慮する（心臓移植の適応として最多）。

Q2　心タンポナーデの成因・診断・治療について述べよ。

Key Card

1. 心タンポナーデの定義と症状
- 定義：心囊液が異常に増加して貯留したために，心臓の拡張不良をきたした状態（**図2**）。
- 症状：呼吸困難，意識障害，血圧低下，チアノーゼ，胸部不快感など。

図2　心タンポナーデ

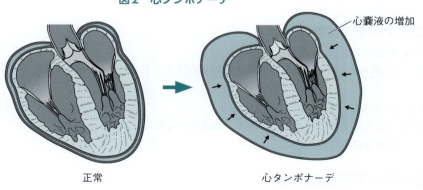

正常　　　　　　　心タンポナーデ

2. 成因
- 外傷，大動脈解離，急性心筋梗塞による心破裂，医原性（カテーテル治療による穿孔など），心膜炎，悪性腫瘍の心膜転移など。

3. 診断
- 身体所見：頸静脈の怒張，血圧低下，奇脈。
- 画像診断：心臓超音波検査，胸部CT検査。

4. 治療
- 心嚢穿刺（図3），心嚢ドレナージ，心膜開窓術。
- 症状を認める心タンポナーデは緊急疾患！診断したらすぐ治療！

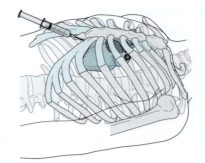

図3　心嚢穿刺

- 胸骨左縁から
- 皮膚と45°の角度
- 皮膚から4〜5cm
- 可能な限りエコーを使用する

❗ ココが大切！ ⇒ 知っていたかな？

1. 心タンポナーデの定義と症状
- ▶心嚢液が異常に増加して貯留したために，心臓の拡張不良をきたした状態。
- ▶症状：拡張不良によりさまざまな症状をきたす⇒血圧低下，ショック，呼吸困難，意識障害，チアノーゼ，胸部不快感など。
- ▶悪性疾患などにより心嚢液が徐々に貯留した場合は無症状のことも少なくない。

2. 心タンポナーデの成因
- ▶主な原因は大きく分けて2種類ある。
  - ①心筋の損傷によるもの
    - ・外傷，大動脈解離（Stanford A型），急性心筋梗塞による心破裂。
    - ・医原性（カテーテル治療による穿孔など）。
  - ②心嚢液の増加によるもの
    - ・心膜炎（ウイルス性，細菌性，結核性），悪性腫瘍の心膜転移。

3. 心タンポナーデの診断
- ▶身体所見：頸静脈の怒張，血圧低下，奇脈。
- ＊奇脈＝吸気時の収縮期血圧が，呼気時の収縮期血圧より10mmHg以上低下するもの。
- ▶心タンポナーデでは心音は減弱する。
- ▶画像診断：主に心臓超音波検査で診断する。無症状のものはCT検査などで偶発的に診断されることもある。

4. 心タンポナーデの治療の適応
- ▶適応：「症状を認める」心タンポナーデ⇒緊急疾患！　早期のドレナージを考慮する。
- ▶心嚢穿刺：ショック状態の改善や症状緩和に有効。しかし，再発率が高い。

▶心囊ドレナージ：超音波ガイド下に心囊穿刺後，心膜腔内にカテーテルを留置して持続ドレナージを行う。
▶心膜開窓術：剣状突起下正中線上に皮膚切開を行い，剣状突起を剥離切断して心膜を露出し，20～28Frカテーテルを心囊内に挿入し持続ドレナージを行う。

5. 心囊穿刺について（図3）

▶方法：30～45°の半座位で心臓超音波検査を用いて局所麻酔下に胸骨左縁より穿刺する（胸骨左縁における心尖部が体表に一番近いので他臓器損傷が少ないため）。
▶合併症：心筋および冠動脈の損傷，不整脈，迷走神経反射（徐脈，低血圧），気胸・血胸・縦隔血腫，消化管穿孔（主に胃），肝損傷，空気塞栓，穿刺部の出血・血腫，局所麻酔アレルギー。

Q3 危険な不整脈とその治療について述べよ。

Key Card

1. 致死性不整脈

下記の3種類が代表的な「致死性不整脈」とされる。
①心室細動：VF（図4a）
　不揃いな波が150～300/分の頻度で出現。
②心室頻拍：VT（図4b）
　変形した心室波形が規則的に出現する。
③Ⅲ度房室ブロック（図5）
　P-P間，R-R間隔は等しいがP-R間隔が不規則。

図4　心室細動と心室頻拍

a. 心室細動

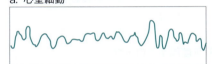

b. 心室頻拍

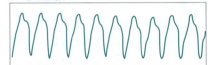

図5　Ⅲ度房室ブロック

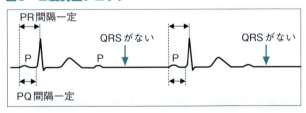

＊Brugada症候群（図6）
　若年者の突然死の原因となる家族性の特発性心室細動。
　心電図非発作時：V1～V3に右脚ブロック型＋ST上昇。
　治療：植え込み型除細動器の適応となる。

図6　Brugada症候群

サドルバック（鞍）型
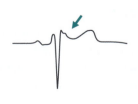

コーブド型
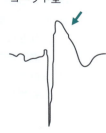

❗ ココが大切！⇒ 知っていたかな？

1. 致死性不整脈

(1) 心室細動(VF；ventricular flutter)
- ▶心電図所見：不揃いな波が150〜300/分の頻度で出現。
- ▶治療：電気的除細動。

(2) 心室頻拍(VT；ventricular tachycardia)
- ▶心電図所見：変形した心室波形が規則的に出現する。
- ▶治療：・脈なし(pulseless)VTには，電気的除細動。
  - ・脈ありVTには，経過観察可能。
  - ・持続する場合はカテーテルアブレーションを考慮する。
- ＊電気的除細動(DC；direct current)
  - 適応：脈なしVTとVF［持続する心房細動(af)に使用することもある］。
    - (DCの適応は心停止ではないことに注意！)
- ＊「心停止」と判断される状態
  - ①心静止
  - ②PEA(pulseless electrical activity：無脈性電気活動)
  - ③Pulseless VT(心停止の際にモニターの感度を上げて微弱なVTを見逃さないようにすることが大切！)
  - ④VF

(3) Ⅲ度房室ブロック
- ▶心電図所見：P-P間，R-R間隔は等しいがP-R間隔が不規則。
- ▶治療
  1. 急性期：緊急ペーシング，硫酸アトロピン，β刺激薬。
  2. 慢性期：症状(失神，めまい，痙攣)がなければ経過観察。症状があればペースメーカー植え込みの適応。

できるかな！ 実践問題形式でチャレンジ！

問1. 63歳男性。胃癌肝転移に対する化学療法で通院中。定期撮影したCT検査で前回撮影時には認めなかった心嚢液の貯留を認めた。
次のうち誤っているものはどれか。
- a. 直ちに心嚢穿刺を行う。
- b. 症状がなく，バイタルサインが安定していれば経過観察可能である。
- c. 心嚢穿刺の合併症の1つに肝損傷がある。
- d. 頸静脈の怒張や下腿浮腫がないか確認する。
- e. 心臓超音波検査で拡張能を確認する。

問2. 不整脈の治療について正しいものはどれか。

　　a. 心停止 ……………………… DC
　　b. pulseless VT …………… DC
　　c. 心室細動（VF） ………… ペースメーカー植え込み
　　d. Ⅲ度房室ブロック ………… 薬物的除細動
　　e. 脈ありVT ………………… 心臓マッサージ

（※正解は下段）

知っておこう！　✓ 要点整理（チェックしよう!）

Ⅰ. 右心不全と左心不全の原因・症状（血行動態）・治療について比較せよ。
- ☐ 1. 左心不全とは，左心拍出量の低下に起因する肺水腫。
- ☐ 2. 右心不全とは，右心拍出量の低下に起因する体循環のうっ血。
- ☐ 3. 急性心不全に対しては，薬物治療のみならず補助循環の使用も考慮する。

Ⅱ. 心タンポナーデの成因・診断・治療について述べよ。
- ☐ 1. 心嚢液が異常に増加して貯留したために，心臓の拡張不良をきたした状態。
- ☐ 2. 主な原因は大きく分けて2種類ある。
   ①心筋の損傷によるもの：
   　外傷，大動脈解離（Stanford A型），急性心筋梗塞による心破裂，医原性（カテーテル治療による穿孔など）。
   ②心嚢液の増加によるもの：
   　心膜炎（ウイルス性，細菌性，結核性），悪性腫瘍の心膜転移。
- ☐ 3. 症状がある心タンポナーデは緊急疾患！　早期のドレナージを考慮する。

Ⅲ. 危険な不整脈とその治療について述べよ。
- ☐ 1. 心停止には4つの状態がある。
   ①心静止，②無脈性電気活動（PEA），③Pulseless VT，④VF。
- ☐ 2. 電気的除細動の適応は，
   ①VF，②Pulseless VT，③持続する心房細動。
- ☐ 3. 症状があるⅢ度房室ブロックには，ペースメーカー植え込みを考慮する。

（正解　問1：a　問2：b）

特殊検査（心臓カテーテル検査，心臓超音波検査，スワンガンツカテーテル検査）

心臓血管外科 3

□□□

チャレンジしてみよう！（○か×をつけよ）

( ) 1. 心臓カテーテル検査によって，冠動脈の狭窄が診断できる。
( ) 2. 心臓カテーテル検査において，心筋生検をすることがある。
( ) 3. 心臓カテーテル検査の穿刺部位として総頸動脈が用いられることが多い。
( ) 4. 経皮的冠動脈形成術（PTCA）とは冠動脈の狭窄部を削る治療のことである。
( ) 5. 心臓カテーテル検査の合併症として，不整脈が出現することがある。
( ) 6. 心臓超音波検査により，心臓の壁運動を評価できる。
( ) 7. 経胸壁心臓超音波検査では胸骨右縁にプローブを当てることが多い。
( ) 8. 経胸壁心臓超音波検査を行う際は，右側臥位にすることが多い。
( ) 9. 左心房は，経胸壁心臓超音波検査よりも経食道心臓超音波検査により詳細な観察ができる。
( ) 10. 経食道心臓超音波検査では，心臓を前面から観察することになる。
( ) 11. スワンガンツカテーテルとは，大動脈カテーテルのことである。
( ) 12. スワンガンツカテーテルにおける心拍出量の測定は，熱希釈法で測定される。
( ) 13. 右-左シャントの存在が明らかな場合でも，スワンガンツカテーテルの使用は可能である。
( ) 14. スワンガンツカテーテル挿入中のMRI検査は，禁忌である。
( ) 15. スワンガンツカテーテルは，橈骨動脈から挿入するのが一般的である。

（※正解は次ページ下段）

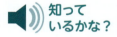
知っているかな？

Q1 心臓カテーテル検査について述べよ（冠疾患や弁膜症など）。
Q2 経胸壁心臓超音波検査，経食道心臓超音波検査における解剖や所見を述べよ。
Q3 スワンガンツカテーテル検査の所見について述べよ。

Q1 心臓カテーテル検査について述べよ（冠疾患や弁膜症など）。

Key Card 知っているよね！

1. 心臓カテーテル検査の目的
- 血行動態の検査，造影検査（心室・冠動脈），電気生理学的検査，心筋生検。

2. 対象疾患とその治療
（1）虚血性心疾患（狭心症，心筋梗塞）
- 冠動脈を撮影（図1）し，狭窄の状態から虚血性心疾患の場所と程度を評価する。

⇒PCI(percutaneous coronary intervention)
(2) 弁膜症
⇒手術適応の評価とカテーテル治療
(3) 不整脈
⇒カテーテルアブレーション治療

3. カテーテルの挿入部位
- 上腕動脈，橈骨動脈，大腿動脈

図1　冠動脈の造影検査

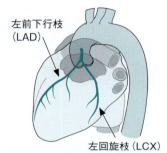
a. 左冠動脈像（LAO）

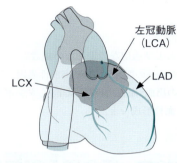
b. 左冠動脈像（RAO）

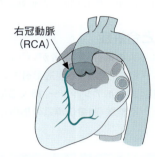
c. 右冠動脈像（LAO）

❗ ココが大切！⇒ 知っていたかな？

1. 心臓カテーテル検査の目的
(1) 血行動態の検査
▶ 心内圧，心拍出量を測定して循環動態を評価する。
▶ 局所的な血液を採取して，血液ガス分析や生化学検査を行う。
(2) 造影検査
▶ 心室の形態や動きを評価する。
冠動脈を造影（図1）し，狭窄の状態から虚血性心疾患の部位と程度を評価する。
(3) 電気生理学的検査
▶ 心房，心室内に電極カテーテルを挿入し，心内心電図による詳細な電気生理学的な情報を得る。
▶ 電気刺激を加えてその反応を評価し，不整脈の原因を検索する。
(4) 心筋生検
▶ 心筋を生検することで肥大型心筋症や拡張型心筋症の診断を行う。

2. 心臓カテーテル検査の対象疾患とその治療
(1) 虚血性心疾患（狭心症，心筋梗塞）⇒ PCI(percutaneous coronary intervention)
① PTCA(percutaneous transluminal coronary angioplasty)：バルーンにより狭窄した冠動脈を拡張する。

正解	1	2	3	4	5	6	7	8	9	10	11	12	13	14	15
	○	○	×	×	×	○	×	×	×	×	○	×	○	○	×

②ステント：拡張後の冠動脈にステントを挿入して再狭窄を防ぐ。
  ＊DES（drug eluting stent）：染み込ませた免疫抑制薬や抗癌剤により血管滑筋細胞の
      増殖を防ぐステント。一方で血管内膜の再生を遅延し，血栓症を起こす可能性
      があるため抗血小板薬の内服が必要となる。
③アテレクトミー：冠動脈の狭窄した部分を削り取る。
(2)弁膜症⇒手術適応，カテーテル治療
(3)不整脈⇒カテーテルアブレーション治療

3．カテーテルの挿入部位

▶主に上腕動脈，橈骨動脈，大腿動脈が用いられる。

4．禁忌と合併症

▶禁忌：本人の拒否，熟練者がいない，および適切な設備のない施設。
    （相対的禁忌）重症造影剤アレルギーの既往，妊娠，出血性素因，ショック状態。
▶合併症：造影剤アレルギー，挿入部位の出血・血腫，腎機能低下，心タンポナーデ（穿孔），
     不整脈（刺激伝導系の損傷），血栓形成など。

Q2 経胸壁心臓超音波検査，経食道心臓超音波検査における解剖や所見を述べよ。

Key Card　　　　　　　　　　　　　　　　　　知っているよね！

1．経胸壁心臓超音波検査（図2）

- 胸骨左縁からプローブを当てて行う。
- 侵襲なく，簡便に行える検査。
- 壁運動の観察（虚血性心疾患の評価）は，経胸壁心臓超音波検査で判明することが多い。

図2　経胸壁心臓超音波検査の基本画像

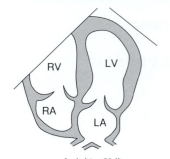
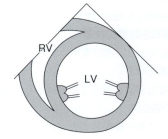

a．心尖部四腔像　　　b．心尖部二腔像　　　c．胸骨左縁短軸像

（循環器画像技術研究会ホームページより引用改変）

LV	左心室	RA	右心房
LA	左心房	Ao	大動脈
RV	右心室		

2. 経食道心臓超音波検査（図3）

- 食道から心臓を観察する。
- 左心房や，肺静脈，大動脈弁や僧帽弁，大動脈について詳細な観察が可能。
- 食道静脈瘤の存在に注意して検査する。

図3　経食道心臓超音波検査の基本画像

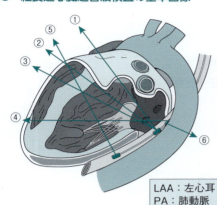
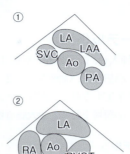
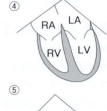

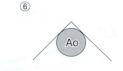

LAA：左心耳
PA：肺動脈
SVC：下大静脈
RVOT：右室流出路

ココが大切！ ⇒ 知っていたかな？

1. 経胸壁心臓超音波検査

- ▶胸骨左縁から左前胸部にプローブを当てて行う。
- ▶侵襲なく，簡便に行える検査であり，循環器疾患における基本的な検査。
- ▶被検者の体位は，左側臥位にすると描出しやすい（肺が左方に偏位し，音響窓が得られる）。
- ▶壁運動の観察（虚血性心疾患の評価）は経胸壁心臓超音波検査で判明することが多い。

2. 経食道心臓超音波検査

- ▶食道（＝背側）から心臓を観察することにより，経胸壁心臓超音波検査では観察できない範囲を観察することができる。
- ▶特に背部にある左心房や肺静脈，大動脈弁や僧帽弁，大動脈について詳細な観察が可能。
- ▶絶対的な禁忌はないが，食道静脈瘤の存在に注意が必要。

3. 病態と関連性のある心臓超音波検査の所見

- ▶急性心筋梗塞では壁運動の異常を認める。
- ▶急性大動脈解離では心臓周囲の無エコー領域を認める。
- ▶肺塞栓症では右室拡大を認める。
- ▶出血性ショックでは下大静脈径の呼吸性変動を認める（心不全では消失する）。
- ▶アナフィラキシーショックでは左室収縮期径の縮小を認める。

Q3 スワンガンツカテーテル検査の所見について述べよ。

Key Card 🔑　　　　　　　　　　　　　　　知っているよね！

1. スワンガンツカテーテル（図4）
- 右心系にカテーテルを挿入し，循環動態を把握する。
- 測定項目：①心内圧，②心拍出量，③酸素飽和度。
- 禁忌：右-左シャントが存在する場合，肺内シャントが存在する場合。
- 穿刺部位：①内頸静脈，②鎖骨下静脈，③大腿静脈，④正中皮静脈。

図4　スワンガンツカテーテル

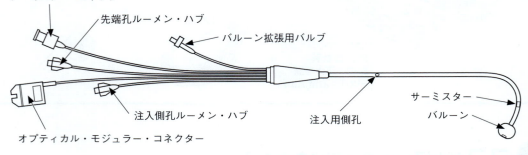

（Edwards Lifescience社ホームページより引用改変）

❗ ココが大切！ ⇒ 知っていたかな？

1. スワンガンツカテーテルとは
▶一般名は「肺動脈カテーテル」，Swan-Ganz（スワンガンツ）カテーテルは商標名（2名の開発者の名前）。
▶経静脈的に右心系にカテーテルを挿入し，下記3項目を測定できるカテーテル。
　①心内圧（右房圧，右室圧，肺動脈圧，肺動脈楔入圧）
　②心拍出量
　③混合静脈血酸素飽和度
▶これらを測定することで循環動態をより正確に把握することができる。
▶心拍出量は熱希釈法で測定される。
　＝右心房から0℃の生理食塩水を注入して心内温度をサーミスター（＝温度センサ）で測定することで心内温度が元に戻るまでの時間で測定する。

2. スワンガンツカテーテル検査の適応と禁忌・注意事項
▶適応：重症手術および心疾患手術におけるモニタリングなど（＝循環動態の把握が必要な場合）。
▶禁忌：①動脈への空気混入の可能性がある患者（右-左シャントが存在する患者，肺内

シャントが存在する患者など）⇒先端のバルーンが破裂した場合に空気塞栓を起こす可能性がある
②敗血症患者
③凝固系が亢進している患者
▶注意事項：金属部位があるためスワンガンツカテーテル挿入中はMRI検査を行わない。

3. スワンガンツカテーテルの挿入部位

▶中心静脈カテーテルと同じ位置から挿入する（①内頸静脈, ②鎖骨下静脈, ③大腿静脈, ④正中皮静脈）。

4. 各部位における圧波形（図5）

▶圧波形によりカテーテル先端の位置がわかる（カテーテルを進めると波形が変化する）。

図5 各部位における圧波形

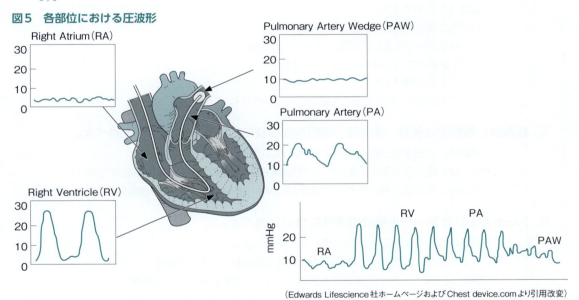

（Edwards Lifescience社ホームページおよびChest device.comより引用改変）

できるかな！　実践問題形式でチャレンジ！

問1. 心臓検査の評価項目について正しいものをすべて選べ。

　　a. 心臓超音波検査 …………………心臓の壁運動
　　b. 心臓カテーテル検査 ……………弁膜症
　　c. スワンガンツカテーテル検査 ……心拍出量
　　d. 経食道心臓超音波検査 …………左心房
　　e. スワンガンツカテーテル検査 ……冠動脈狭窄の程度

問2. 76歳男性。朝方の胸痛を主訴に救急外来を受診。来院時に症状は改善しており，虚血性心疾患の疑いで経過観察入院となった。予定する検査として誤っているものを1つ選べ。

a. 心臓超音波検査
　　　b. 心臓カテーテル検査
　　　c. 心電図検査
　　　d. 心筋シンチグラフィ検査
　　　e. スワンガンツカテーテル挿入による循環動態の確認

(※正解は下段)

知っておこう！　要点整理（チェックしよう！）

Ⅰ. 心臓カテーテル検査について述べよ（冠疾患や弁膜症など）。
- □ 1. 心臓カテーテル検査の目的
　　　血行動態の検査，造影検査，電気生理学的検査，心筋生検。
- □ 2. 対象疾患とその治療
　　　①虚血性心疾患（狭心症，心筋梗塞）⇒PCI
　　　②弁膜症⇒手術適応の評価，カテーテル治療
　　　③不整脈⇒カテーテルアブレーション
- □ 3. カテーテルの挿入部位
　　　主に上腕動脈，橈骨動脈，大腿動脈が用いられる。

Ⅱ. 経胸壁心臓超音波検査，経食道心臓超音波検査における解剖や所見を述べよ。
- □ 1. 経胸壁心臓超音波検査：簡便かつ侵襲がない検査。
- □ 2. 経食道心臓超音波検査：経胸壁心臓超音波検査で観察が難しい背側も観察可能。
- □ 3. 経食道心臓超音波検査が有効な領域：左心房，肺静脈，大動脈弁や僧帽弁，大動脈。

Ⅲ. Swan-Ganzカテーテル検査の所見について述べよ。
- □ 1. 測定項目：①心内圧，②心拍出量，③酸素飽和度。
- □ 2. 穿刺部位：①内頸静脈，②鎖骨下静脈，③大腿静脈，④正中皮静脈。
- □ 3. 禁忌：右-左シャントが存在する患者，肺内シャントが存在する患者など。

（正解　問1：a, b, c, d　問2：e）

V 心臓血管外科・呼吸器外科

心臓血管外科 4
先天性心疾患

☐☐☐

チャレンジしてみよう！（○か×をつけよ）

( ) 1. 心室中隔欠損症は先天性心奇形の20〜30％を占め最多である。
( ) 2. 心室中隔欠損症では，通常チアノーゼを生じる。
( ) 3. 心室中隔欠損症症例においては，肺/体血流比1.5以下は手術適応である。
( ) 4. 心房中隔欠損症では，収縮期駆出性雑音，Ⅱ音の固定性分裂を聴取する。
( ) 5. 心房中隔欠損症の外科的治療は，直視下欠損孔閉鎖術である。
( ) 6. 動脈管開存症の外科的治療の合併症には，右反回神経麻痺がある。
( ) 7. 動脈管開存症には，動脈管コイル塞栓術が適応となることがある。
( ) 8. Fallot四徴症は左→右短絡性先天性心疾患であり，チアノーゼを生じる。
( ) 9. Fallot四徴症に対する短絡手術としてBlalock-Taussig手術がある。
( ) 10. 肺動脈弁狭窄症の手術適応は，右心室圧が70mmHg以下である。
( ) 11. 完全大血管転位症とは，右室から大動脈が起始し左室から肺動脈が起始する状態である。
( ) 12. 完全大血管転位症は，心室中隔欠損症と肺動脈狭窄の有無により4型に分類され，Ⅰ型が最も多い。
( ) 13. 完全大血管転位症のⅠ型の根治手術としてJatene手術が第一選択である。
( ) 14. 大動脈縮窄症は大動脈弁近傍に狭窄を生じたものである。
( ) 15. 大動脈狭窄症が存在すれば，すべて手術適応となる。

（※正解は次ページ下段）

> 知っているかな？
>
> **Q1** 左→右短絡を主とする先天性心疾患（VSD，ASD，動脈管開存症）の診断と治療について述べよ。
>
> **Q2** 右→左短絡を主とする先天性心疾患（TOF，PS，完全大血管転位症）の診断と治療について述べよ。
>
> **Q3** 大動脈形成異常（大動脈縮窄症，大動脈狭窄症）の診断と治療について述べよ。

Q1 左→右短絡を主とする先天性心疾患（VSD，ASD，動脈管開存症）の診断と治療について述べよ。

Key Card 🔑 　　　　　　　　　　　　　　　　　　　　知っているよね！

1. 左→右短絡を主とする（非チアノーゼ性）先天性心疾患とその血行動態

- 左→右短絡を有する先天性心疾患のなかで頻度の高い疾患は，①心室中隔欠損症（VSD）（20〜30％，最多），②心房中隔欠損症（ASD）（7〜10％），③動脈管開存症（PDA）であり，心室レベル，心房レベル，肺動脈レベルでの短絡である。
- 血行動態の特徴は，①心室と大動脈レベルの短絡では，左室（左心系）と肺動脈の容量負

荷，②心房レベルでは右心系と肺動脈の容量負荷。左→右短絡では動静脈血が混入するものの，全身的にはチアノーゼを認めない。
- これらの血行動態は，欠損孔の位置や大きさによって症状が異なるものの，放置しておくと，最終的には，右心系の圧の上昇と肺高血圧症を生じ，Eisenmenger症候群(右→左短絡形成，チアノーゼの発生)となる(表1)。

表1 左→右短絡性先天的心疾患(非チアノーゼ性)の血行動態

疾患	原因	血行動態への影響		
心室中隔欠損症(VSD)	心室での左→右シャント	肺循環血流増加	➡左房・左室の容量付加	➡肺高血圧症
心房中隔欠損症(ASD)	心房での左→右シャント	右房・右室の容量付加	➡肺循環血流増加	➡肺高血圧症
動脈管開存症(PDA)	大動脈→肺動脈シャント	肺循環血流増加	➡左室の容量付加	➡肺高血圧症

2. 左→右短絡を主とする(非チアノーゼ性)先天性心疾患の診断

- 左→右短絡を有する先天性心疾患は，チアノーゼを認めない⇒心音(後述)，胸部単純X線検査，心電図で存在が判明する。
- 重症化すると，①呼吸不全(肺高血圧症)，②心不全，③心内膜炎の併発，を生じる。
- 検査所見は，血行動態を反映している(VSDは左心負荷，ASDは右心負荷，PDAは左室負荷，表2)。
- 随伴疾患あり[VSDは肺動脈弁狭窄症(PS)や動脈管開存症など，ASDはPSや肺静脈還流異常など]。

表2 左→右短絡性(非チアノーゼ性)先天的心疾患の検査所見

疾患	血行動態	心電図		胸部X線		確定診断の検査(所見)
		軽症	重症	軽症	重症	
心室中隔欠損症(VSD)	左房・左室の容量負荷(肺動脈負荷)	(*小〜中欠損)正常〜軽度左室肥大	(*大欠損)両室肥大，左房負荷	(*小〜中欠損)正常〜軽度心拡大	(*大欠損)著明な両室拡大，左房拡大 左第2弓突出(肺動脈拡張)肺血管陰影増強	心エコー(中隔欠損，左➡右シャント) 心カテーテル(右房，右室のSaO_2のstep up) 左室造影(中隔欠損，左➡右シャント)
心房中隔欠損症(ASD)	右房・右室の容量負荷(肺動脈負荷)	右軸偏位，右室肥大，不完全右脚ブロック 心房細動		右房拡大・右室拡大 左第2弓突出(肺動脈拡張)，肺血管陰影増強		心エコー(右房➡左房シャント) 心カテーテル(右房SaO_2のstep up)
動脈管開存症(PDA)	左室の容量負荷(肺動脈負荷)	左室肥大		左室の拡大 左第1，2，4弓突出(肺動脈拡張)(注1)，肺血管陰影増強		心エコー(動脈幹，大動脈➡肺動脈シャント) 心カテーテル(肺動脈SaO_2のstep up) 大動脈造影(動脈管，大動脈➡肺動脈シャント)

(注1)正常の胸部単純X線検査の心陰影は，右第1弓(上大静脈・上行大動脈)，右第2弓(右房)，左第1弓(大動脈弓)，左第2弓(肺動脈)，左第3弓(左心耳)，左第4弓(左室)。

3. 左→右短絡を主とする(非チアノーゼ性)先天性心疾患の治療

- 手術適応は，①肺動脈への負担の程度，②心不全の有無，③心内膜炎の併発予防，である(表3)。
- 手術は，欠損孔の閉鎖(縫合やパッチ)と動脈の閉鎖(切除)。最近では，IVRによるパッチ閉鎖や塞栓療法。
- 手術時の注意は，①ポンプ機能障害(⇐心筋切開)，②不整脈発生(⇐伝導系損傷)，③神経損傷，などである。

表3　左➡右短絡性先天的心疾患(非チアノーゼ性)の手術

疾患	手術適応	手術時期	手術時体外循環	術式	注意
心室中隔欠損症(VSD)	①肺/体血流比1.5以上 ②心不全(新生児)	生後1カ月〜1歳未満	必要	直視下欠損孔閉鎖術	①右室心筋を切開しない ②伝導系損傷に注意
心房中隔欠損症(ASD)	①肺/体血流比1.5以上 ②心不全(幼児期)	3〜5歳(〜小学校卒業まで)	必要	①IVR(卵円窩型で全周性中隔) ②直視下欠損孔閉鎖術	青年期以降は肺血管病変のためQOL低下
動脈管開存症(PDA)	全例(心内膜炎生じやすい)	修学前	不要	①動脈管結紮・切断 ②IVRによる動脈塞栓術	①反回神経損傷に注意 ②動脈硬化による血管損傷に注意

❗ ココが大切！⇒ 知っていたかな？

1. 左→右短絡を主とする(非チアノーゼ性)先天性心疾患とその血行動態(表1)

- ▶心室中隔欠損症(VSD)は，心室レベルの左→右短絡を生じ，肺動脈，左心系の容量負荷を生じる。
- ▶心房中隔欠損症(ASD)は，心房レベルの左→右短絡を生じ，肺動脈，右心系の容量負荷を生じる。
- ▶動脈管開存症は，大動脈レベルの左→右短絡を生じ，肺動脈，左室の容量負荷を生じる。
- ▶最終的には肺高血圧症[肺動脈収縮期圧が30mmHg以上(平均圧で20mmHg以上)]を生じる。

2. 左→右短絡を主とする(非チアノーゼ性)先天性心疾患の診断(表2)

- ▶動静脈血が混入するが，左→右短絡であり，チアノーゼを示さない⇒心雑音でスクリーニングを行う。
- ▶重症になると，呼吸不全(肺高血圧)，心不全(容量負荷)，心内膜炎などの症状を示す。
- ▶検査所見は，血行動態(負荷部位)と動静脈血の混入(酸素飽和度)を反映する。
- ▶確定診断は，心臓超音波検査，心臓カテーテル検査にて行う。

3. 左→右短絡を主とする(非チアノーゼ性)先天性心疾患の治療(表3)

- ▶心室中隔欠損症と心房中隔欠損症は，比較的早期より肺動脈に負荷を生じるので，そ

の手術適応は「肺/体血流比が1.5以上」と考えられている。
▶動脈管開存は，全例，手術適応（心内膜炎の罹患率が高いため）。

(1) 心室中隔欠損症（VSD）
▶心室中隔欠損症は，先天的に心室中隔が欠損した状態。
▶先天性心疾患のなかで最多（20〜30％）。欠損部位は，膜性部中隔欠損が最多（70％）。
▶特徴的な心音は，全収縮期雑音とⅡ音亢進(注2)。
▶原則的に手術時期は，生後1カ月（新生児）以上（1歳未満は肺血管抵抗が高いため）であるが，肺高血圧症の回避のために1歳未満で行うこともある。
▶さらに，新生児で心不全のある場合や他の随伴病変（PSなど）がある場合は新生児においても手術を考慮する。
▶Eisenmenger症候群は，手術適応外である。
▶術式は，人工心肺下に直視下欠損孔閉鎖術（縫合閉鎖，パッチ閉鎖）。
▶手術時の注意は，①右室心筋の切開の回避（ポンプ機能に影響），②伝導系損傷の回避。
(注2) 正常の心音には，Ⅰ音［房室弁（僧帽弁と三尖弁）の閉じる音］，Ⅱ音［動脈弁（大動脈弁Ⅱ$_A$と肺動脈弁Ⅱ$_P$）の閉じる音］，Ⅲ音，Ⅳ音がある。

(2) 心房中隔欠損症（ASD）
▶心房中隔欠損症は，発育障害により心房中隔が欠損した状態。
▶乳幼児期で心不全になることは少ない。3歳児検診で診断されることが多い［収縮期駆出性雑音（⇐短絡路），Ⅱ音の固定性分裂（⇐肺高血圧症）］。
▶一般には，3〜5歳に手術（心不全のあるときは乳幼児でも行う）。
▶手術は，人工心肺下に直視下欠損閉鎖術（卵円窩型⇒縫合，静脈洞型や冠静脈型⇒パッチ閉鎖）。

(3) 動脈管開存症（PDA）
▶胎生期に開存している動脈管は，通常72時間以内に自然閉鎖（動脈管索）⇒これが開存した状態。
▶多くは無症状であり，心音の雑音（連続性雑音）で診断⇒心内膜炎の罹患率高く，全例手術適応（修学前に手術）。
▶左側方開胸下に動脈管を結紮・切断（人工心肺は不要）。カテーテルによる動脈管塞栓療法もある。
▶左反回神経損傷に注意する。

Q2 右→左短絡を主とする先天性心疾患（TOF，PS，完全大血管転位症）の診断と治療について述べよ。

Key Card 🔑 　　　　　　　　　　　　　　　知っているよね！

1. 右→左短絡を主とする（チアノーゼ性）先天性心疾患とその血行動態
- チアノーゼを呈する右→左短絡性心疾患は，疾患ごとに病態が異なる⇒救命処置を要する場合がある。

(1) Fallot 四徴症（TOF）
- 先天性心疾患の10％と頻度が高い。
- 4つの病態が併存した先天性心疾患（**表4**）。
- チアノーゼのほか，中等度以上で無酸素発作（anoxic spell），放置例では運動後の蹲踞（squatting）を生じる。
- 血行動態は，右室系負荷と肺動脈の虚脱。

(2) 肺動脈弁狭窄症（PS）（**表4**）
- 肺動脈弁の形成不全（fish mouth, dome 様）。狭窄部位で3型分類。
- チアノーゼのほか，高度狭窄例では心不全を生じる。
- 無治療の場合，加齢とともに易疲労性出現。
- 併存症として，右室流出路短絡，VSD，ASDが存在し，右→左短絡を生じる。
- 血行は右室の圧負荷と肺動脈弁狭窄後拡張。

(3) 完全大血管転位症
- 心室と大血管の接続が逆転（右室から大動脈，左室から肺動脈）した先天性心疾患。
- 動静脈血の混入を生じる併存症（卵円孔またはASD，VSD，動脈管開存症）が存在しないと生存不能。
- VSDとPSの存在の有無で4型に分類（**表4**）⇒病型により血行動態が異なる（両室負荷が多い）。

表4 右➡左短絡性先天的心疾患（チアノーゼ性）の病態と血行動態

疾患	病態	血行動態
Fallot 四徴症（TOF）	4つの病態併存 ①肺動脈狭窄，②VSD， ③大動脈騎乗，④右室肥大	①⇒右室肥大，小さい肺動脈 ②⇒右室圧＝左室圧，または右➡左シャント （チアノーゼ，小さい左室）
肺動脈弁狭窄症（PS）	肺動脈弁狭窄の分類 ①弁狭窄 ②弁下狭窄（VSDなど併存） ③弁上狭窄（合併多い） 併存疾患による右➡左短絡	肺動脈弁狭窄 ①狭窄後拡張⇒左第2弓拡張 ②右心室容量・圧負荷⇒右室肥大
完全大血管転位症	肺動脈と大動脈の入れ替え 　　　VSD　PS　頻度 Ⅰ型　－　－　60％ Ⅱ型　＋　－　30％ Ⅲ型　＋　＋　10％ Ⅳ型　－　＋　10％	病型により，チアノーゼ，肺高血圧の症状異なる 　Ⅰ型　動静脈血混合不十分 　Ⅱ型　肺血流増加⇒肺高血圧（心不全，呼吸不全） 　Ⅲ型Ⅳ型　肺血流減少

2. 右→左短絡を主とする（チアノーゼ性）先天性心疾患の診断（**表5**）

- チアノーゼを認める疾患⇒画像検査にて鑑別診断⇒緊急の処置や手術が必要⇒確定診断検査を優先。

表5 右➡左短絡性先天的心疾患(チアノーゼ性)の検査所見

疾患	血行動態	心電図 軽症	心電図 重症	胸部X線検査 軽症	胸部X線検査 重症	確定診断の検査
Fallot四徴症(TOF)	右房・右室の容量負荷	右軸偏位,右室肥大		主肺動脈部の陥凹,肺血管陰影減少,木靴心		心臓超音波検査(PS, VSD, 大動脈騎乗,右室肥大)右室造影(肺動脈,大動脈同時造影)
肺動脈弁狭窄症(PS)	右室の圧負荷	右室肥大		左第2弓突出(肺動脈弁狭窄後拡張)		心臓超音波検査(狭窄した弁,肺動脈の狭窄後拡張)心カテーテル(右室ー肺動脈圧較差)右室造影(右室肉柱発達,弁狭窄)
完全大血管転位症	VSD(左房左室負荷)とPS(右室負荷)の有無による	(＊単純型)左室肥大	[＊複合(VSD, PS)]両室肥大	(＊単純型)3サイン,左室肥大	[＊複合(VSD, PS)]肺動脈拡張,両室肥大(卵型)	心臓超音波検査,心カテーテル逆行性大動脈造影,MDCT

3. 右→左短絡を主とする(チアノーゼ性)先天性心疾患の治療(表6)

- チアノーゼを認める先天性心疾患⇒右→左短絡の存在,PSの存在,心室と大血管の転位の可能性を示す。
- チアノーゼを認める先天性心疾患では,①全身的な酸素不足,②肺動脈形成不全,③心不全など生じ,新生児期や乳児期に緊急の処置や短絡手術が必要である(二期手術へ,表6)。

表6 右➡左短絡性先天的心疾患(チアノーゼ性)に対する手術

疾患	手術適応	手術目的	術式	注意事項
Fallot四徴症(TOF)	全例手術 ①無酸素発作や肺動脈発育不全⇒緊急手術 ②その後,根治手術	①救命⇒短絡手術(肺動脈発育促進の目的) ②根治⇒心内修復術	①救命⇒Blalock-Taussig手術(右肺動脈と右頚動脈の短絡手術) ②根治⇒心内修復術(乳幼児期)	①多くの心内修復術の術後に肺動脈閉鎖不全を発症する(右室機能不全,不整脈) ②術後,肺動脈弁置換術が必要となる(20%)
肺動脈弁狭窄症(PS)	①絶対適応 右室圧100mmHg以上 右室圧＞左室圧 ②相対適応 右室圧70mmHg以上	肺動脈弁の修復(根治)	①直視下(人工心肺下)肺動脈弁切開術 ②Brock手術(非直視下肺動脈弁切開術) ＊②は人工心肺不要(新生児や乳児)	
完全大血管転位症	全例(病型により,術式・手術時期が異なる)	①救命⇒体肺動脈短絡手術 ②根治⇒動静脈血流逆転手術	①救命⇒心臓カテーテル検査時にBSA(balloon atrial septostomy)体肺動脈短絡術 ②根治⇒動静脈血流逆転術 Jatene手術(大血管レベル) Rastelli手術(心室レベル)	①VSD,PSのないⅠ型 ⇒BAS(チアノーゼ改善) ⇒生後2週以内にJatene手術 ②VSDのみのⅡ型 ⇒生後3～4週目にVSD閉鎖＋Jatene手術 ③PSのあるⅢ型(Ⅳ型) ⇒体肺動脈短絡術 ⇒Rastelli手術

❗ ココが大切！ ⇒ 知っていたかな？

▶ チアノーゼを示す右→左短絡を有する先天性心疾患の頻度の高い疾患として、①Fallot四徴症、②肺動脈弁狭窄症、③完全大血管転位症がある。
▶ これらの疾患は、それぞれの疾患によって病態が異なっている。

(1) Fallot四徴症

▶ Fallot四徴症は、①肺動脈狭窄、②心室中隔欠損、③大動脈騎乗、④右室肥大、を呈した病態である（表4）。
▶ 血行動態は、右室系負荷と肺動脈の虚脱であり、チアノーゼ、無酸素発作（anoxic spell、中等度以上）、放置例では、運動後の蹲踞（squatting）を生じる（表5）。
▶ 診断は、右心系の変化（心電図で右軸偏位や右室肥大）、肺動脈の変化［肺動脈虚脱（⇐筋性狭窄）、肺血管減少］を反映し、胸部X線写真においては木靴心を呈することが多く、心臓超音波検査や右室造影検査で確定診断が可能になる。
▶ 基本的には、全例、手術適応である。乳幼児に一期的に心内修復術（人工心肺下）が行われるが、新生児期の無酸素発作や肺動脈発育不良な場合には、短絡手術（Blalock-Taussig手術、図1）の後、心内修復術を行う（肺動脈、左心の発育後、表6）。

(2) 肺動脈弁狭窄症

▶ 肺動脈弁の形成不全であり、fish mouthやdome様の形状をとる。
▶ 肺動脈弁狭窄症の併存症としては、右室流出路短絡、VSD、ASDが存在し、右→左短絡（チアノーゼ）を生じる。
▶ 血行動態の基本は、右室の圧負荷と肺動脈弁狭窄後拡張であり、心不全や無治療では易疲労感を訴える（表4）。
▶ 診断は、胸部X線写真や心臓超音波検査での右心系の変化（右室肥大）や肺動脈の変化（肺動脈狭窄後拡張）、心臓カテーテル検査（右室−肺動脈圧較差）や右室造影検査により確定診断が可能となる（表5）。
▶ 手術適応は、右室圧70 mmHg以上で手術を考慮し、100 mmHg以上が絶対適応である（表6）。
▶ 手術は、肺動脈の弁切開であり、人工心肺下に直視下で行う方法と非直視下（Brock手術）やカテーテルによる方法がある。

(3) 完全大血管転位症

▶ 心室と大血管の接続が逆転（右室から大動脈、左室から肺動脈）した先天性心疾患。
▶ 動静脈血の混入を生じる併存症（卵円孔またはASD、VSD、動脈管開存症）が存在しないと生存不可能。
▶ 血行動態に影響するVSDとPSの存在の有無で4型に分類（表4）。
▶ 病型により血行動態が異なり、VSDが存在する場合は左心負荷、PSが存在する場合は右室負荷が発生する（表5）。
▶ 適度な体肺動脈短絡がないと生命維持が難しい。
▶ 手術には、救命を目的としたBSA（balloon atrial septostomy）や体肺動脈短絡術と、根治を目的としたJatene手術（図2、PSのない場合、大血管レベルでの大血管転換術）やRastelli手術（図3）（PSのある場合、心室内トンネルと心外導管による心室レベルでの動静脈逆転）がある（表6）。

▶生後，VSDがない場合やPSがある場合などで，体肺動脈短絡が不十分な場合には，まず，BSAや体肺動脈短絡術を施行し，救命した後に根治術を行う。

図1 Blalock-Taussig手術

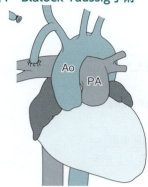

図2 Jatene手術

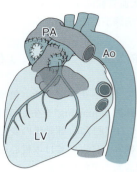

図3 Rastelli手術

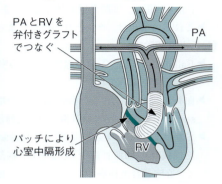

Q3 大動脈形成異常（大動脈縮窄症，大動脈狭窄症）の診断と治療について述べよ。

Key Card 知っているよね！

1. 大動脈形成異常とその血行動態

- 比較的頻度の高い大動脈形成異常として，①大動脈縮窄症，②大動脈狭窄症がある（表7）。
- 大動脈縮窄症は，大動脈峡部または下行大動脈に狭窄を生じた先天性心疾患である（先天性心疾患の5％）。
- 大動脈縮窄症には，動脈管開存症（PDA）やVSDなどの先天性心疾患を併発したものがある（大動脈縮窄複合）。
- 基本的血行動態は，左室負荷の状態を生じるが，大動脈縮窄複合では肺動脈負荷と右室負荷が生じる（表7）。
- 一方，大動脈狭窄症は，大動脈弁近傍に狭窄を生じたものであり，弁狭窄，弁下狭窄，弁上狭窄に分類される。
- 大動脈狭窄症の血行動態は，左室・左房負荷，肺静脈のうっ滞を生じる（表7）。

表7 大動脈形成異常の病態と血行動態

疾患	病態	血行動態への影響		
大動脈縮窄症（CoA）（大動脈峡部または下行大動脈に狭窄を起こした先天性疾患）	①大動脈縮窄複合（CoA＋PDA＋VSDなど）②単純型大動脈縮窄	①⇒左室負荷，肺動脈拡張，右室負荷 ②⇒左室負荷，3サイン	上肢血圧のほうが下肢血圧より高い	（肺高血圧［複合のときのみ］）
大動脈狭窄症（左室流出路の狭窄）	大動脈狭窄 ①弁狭窄（最多）②弁下狭窄（きわめてまれ）③弁上狭窄（Williams症候群）	左房・左室負荷 肺静脈のうっ血		

2. 大動脈形成異常の検査
- 大動脈縮窄症では，新生児期に重篤な心不全，呼吸不全，アシドーシスを認めるものがある。
- 大動脈狭窄症の弁性狭窄では，乳児期の心不全，幼児期の運動時の易疲労感，狭心症，失神を生じる。
- 大動脈狭窄症の弁上狭窄の特殊例として，Williams症候群（知能低下，妖精様顔貌，末梢動脈狭窄）がある。
- ともに，確定診断は，心臓超音波検査，逆行性大動脈造影検査にて行う。

3. 大動脈形成異常の手術
- 大動脈縮窄症においては，狭窄が軽度なもの以外，すべてが手術適応となる（表8）。
- 大動脈狭窄症においては，左室大動脈間の収縮期圧較差と症状が手術適応となる（表8）。
- ともに狭窄部位によって術式選択が行われる。

表8 大動脈形成異常に対する手術

疾患	手術適応	手術時期	術式
大動脈縮窄症（CoA）	狭窄が軽度なもの以外の全例	①新生児においても可能（重篤な心不全，呼吸不全）	①Subclavian flap法（形成部成長，再狭窄少ない） ②縮窄切除・端々吻合 ③人工血管置換術
大動脈狭窄症	①左室大動脈間の収縮圧較差が50mmHg以上 ②圧較差が50mmHg以下でも狭心症発作や失神を生じるとき	新生児で手術リスクが高いときはIVR	狭窄位置により選択 弁性狭窄： 　乳幼児⇒交連切開⇒成長とともに弁置換（近年はRoss手術） 　（自己肺動脈弁を大動脈弁に移植） 弁上狭窄： 　Doty法（2冠尖切開） 　Brom法（3冠尖切開）

❗ ココが大切！⇒ 知っていたかな？

▶ 比較的頻度の高い大動脈形成異常として，①大動脈縮窄症，②大動脈狭窄症がある（表7）。

▶ 大動脈縮窄症は大動脈峡部または下行大動脈の狭窄，大動脈狭窄症は大動脈弁近傍の狭窄である。

▶ 大動脈縮窄症には，動脈管開存症（PDA）やVSDなどの先天性心疾患を併発した大動脈縮窄複合が存在する。

▶ ともに，左心系の負荷を生じる。また，大動脈縮窄複合では，右心負荷と肺動脈負荷が付加され，心不全，呼吸不全，アシドーシスなど重篤な症状を呈する。

▶ 大動脈狭窄症の症状は，狭窄の局在と狭窄の程度により，心不全以外に狭心症（⇐冠動脈），失神（⇐頸動脈），易疲労感などを呈する。

▶ 大動脈縮窄症に対する手術適応は狭窄が軽度なもの以外の全例であり，大動脈狭窄症では症状（狭心症，失神）を認める場合，左室大動脈間の収縮圧較差が50mmHg以上の

場合である(表8)。
- 大動脈縮窄症に対する手術は，局在と程度により，Subclavian flap法(図4)，縮窄切除・端々吻合，人工血管置換術が行われる。
- 大動脈狭窄症の弁性狭窄には交連切開やRoss手術(図5)，弁上狭窄にはDoty法やBrom法を用いる(表8)。

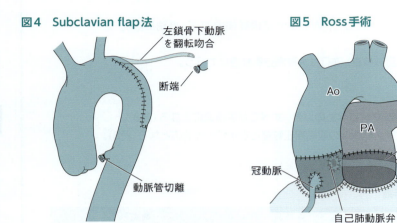

図4　Subclavian flap法

図5　Ross手術

できるかな！　実践問題形式でチャレンジ！

問1．心室中隔欠損症について正しいものを1つ選べ。
　　a. 聴診でⅡ音の固定性分裂が聴取されることが多い。
　　b. 胸部X線写真で卵型の心陰影を示すことが多い。
　　c. 右心カテーテル検査にて，右室における酸素飽和度の上昇がみられる。
　　d. 肺/体血流比1.5以下は手術適応である。
　　e. 手術としてBrock手術が頻用される。

問2．次の組み合わせで誤っているものを選べ。
　　a. Jatene手術　……………　心房中隔欠損症
　　b. Rastelli手術　……………　完全大血管転位症
　　c. Brock手術　……………　肺動脈弁狭窄症
　　d. Subclavian flap法　………　大動脈縮窄症
　　e. Blalock-Taussig手術　……　Fallot四徴症

（※正解は次ページ下段）

知っておこう！ 要点整理（チェックしよう！）

I. 左→右短絡を主とする先天性心疾患（VSD, ASD, PDA）の診断と治療について述べよ。

- □ 1. 心室中隔欠損症は，先天的に心室中隔が欠損し，左室から右室へ動脈血の一部が流入する状態。手術適応は，肺/体血流比≧1.5，心不全が挙げられる。手術は欠損孔閉鎖術。
- □ 2. 心房中隔欠損症は，発育障害により心房中隔が欠損し，左-右シャントと右心系に容量負荷をきたした状態。手術適応は，肺/体血流比≧1.5，心不全の合併が挙げられる。手術は欠損孔閉鎖術。
- □ 3. 動脈管開存症は，胎生期の動脈管が閉鎖せず大動脈血が肺動脈へ流入する状態。治療は動脈管結紮術，動脈管コイル塞栓術を行う。

II. 右→左短絡を主とする先天性心疾患（TOF, PS, 完全大血管転位症）の診断と治療について述べよ。

- □ 1. Fallot四徴症は，①肺動脈狭窄，②心室中隔欠損，③大静脈騎乗，④右室肥大を呈した病態である。血行動態は，右室系負荷と肺動脈の虚脱。全例手術適応で心内修復術が基本。新生児期の無酸素発作や肺動脈発育不良の場合には，短絡手術（Blalock-Taussig手術）の後，心内修復術。
- □ 2. 肺動脈弁狭窄症は，右室から肺動脈の間に狭窄を認め，右心系に圧負荷をきたした状態である。治療は肺動脈弁切開術，カテーテル治療を行う。
- □ 3. 完全大血管転位症は右室から大動脈が起始し，左室から肺動脈が起始する状態である。心室中隔欠損，肺動脈狭窄（PS）の有無により4型に分類され，I型が最も多く，約60％を占める。根治手術としては，PSのないI・II型に対してはJatene手術（第一選択），PSのあるIII・IV型に対しては体肺動脈短絡術の後，Rastelli手術を基本とする。

III. 大動脈形成異常（大動脈縮窄症，大動脈狭窄症）の診断と治療について述べよ。

- □ 1. 大動脈縮窄症は，大動脈峡部または下行大動脈の狭窄である。他の先天性心疾患（VSDやPDA）を併存する大動脈縮窄複合が存在する。複合になると，左心負荷に右心負荷や肺動脈負荷が加わり，心不全・呼吸不全・アシドーシスなど重篤な症状を呈する。
- □ 2. 大動脈狭窄症は，大動脈弁近傍の狭窄であり，左心負荷を生じ，心不全のほか，狭心症・失神・易疲労感を呈する。
- □ 3. 大動脈縮窄症は全例手術適応であり，局在と程度により，Subclavian flap法，縮窄切除・端々吻合，人工血管置換術が行われる。大動脈狭窄症の手術適応は，症状（狭心症発作，失神など）を認める場合，左室大動脈間の収縮圧較差が50mmHg以上の場合であり，弁性狭窄には交連切開やRoss手術，弁上狭窄にはDoty法やBrom法を行う。

（正解　問1：c　問2：a）

心臓血管外科 5
弁膜症とその治療

□ □ □

チャレンジしてみよう！（○か×をつけよ）

( )　1. 大動脈弁狭窄症（AS）の原因としては，先天性（二尖弁）が最も多い。
( )　2. ASでは，無症状でも弁口面積が$2.0 cm^2$であれば，手術適応である。
( )　3. 大動脈弁閉鎖不全症（AR）の原因としては，膠原病や結合織病などがある。
( )　4. ARの診断（聴診）において，Austin-Flintランブルは軽症の際に聴取される。
( )　5. ARの外科的治療としては，大動脈弁置換術が一般的である。
( )　6. 僧帽弁閉鎖不全症（MR）の臨床症状としては，浮腫や肝腫大などの右心不全症状が一般的である。
( )　7. MRでは慢性の経過で肺高血圧となると三尖弁閉鎖不全症（TR）を起こすことがある。
( )　8. 慢性MRでは，LVDsが40 mm以上であれば手術適応がある。
( )　9. TRの外科的治療では，弁置換術が一般的である。
( )　10. TRの弁輪縫縮術には，De Vega法や人工リングを使用する方法がある。
( )　11. 感染性心内膜炎の誘因としては，抜歯や尿道処置が挙げられる。
( )　12. 感染性心内膜炎の診断において，血液培養が陰性であった場合には否定的である。
( )　13. 感染性心内膜炎の診断には，経食道心臓超音波検査が有効である。
( )　14. 感染性心内膜炎の抗菌薬治療は，基本的には広域抗生剤を単剤で使用する。
( )　15. 感染性心内膜炎の治療は，全身敗血症があるため，なるべく外科的治療は行わない。

（※正解は次ページ下段）

知っているかな？

Q1 大動脈弁狭窄症（AS），大動脈弁閉鎖不全症（AR）の診断と治療について述べよ。
Q2 僧帽弁閉鎖不全症（MR），三尖弁閉鎖不全症（TR）の診断と治療について述べよ。
Q3 感染性心内膜炎の臨床像と診断および治療について述べよ。

Q1 大動脈弁狭窄症（AS），大動脈弁閉鎖不全症（AR）の診断と治療について述べよ。

Key Card　　　知っているよね！

1. 大動脈弁狭窄症（aortic stenosis；AS）
　(1) 病態：大動脈弁の狭窄⇒左室の圧負荷（求心性肥大）⇒左室と大動脈の圧較差増大。
　(2) 病因：退行・変性（老人性），二尖大動脈弁（先天性），リウマチ（炎症性）。
　(3) 診断
　　①聴診所見：収縮期駆出性雑音（頸部放散）。

②心電図：左室のstrain pattern。
②心臓超音波検査：重症度判定(表1)。
(4) 治療
　①手術適応(表1, 図1)：
　　・狭心症発作，失神，心不全などの症状出現。
　　・弁口面積0.75 cm² 以下。
　　・左室 - 大動脈の圧較差50 mmHg以上。
　②手術術式：
　大動脈弁置換術(AVR, 機械弁・生体弁)
　③手術以外の治療法：
　1) 経皮的大動脈弁交連切開術(PTAC；percutaneous transluminal aortic commissurotomy)
　2) 経カテーテル大動脈弁置換術(TAVR；transcatheter aortic valve replacement)
　　カテーテルを用いて人工弁を大動脈弁位に留置する。
(5) 予後：有症状例の高度ASは予後不良。

表1　ASの重症度

	軽度	中等度	重度
最高血流速度 (m/s)	<3.0	3.0〜4.0	≧4.0
収縮期平均圧較差 (mmHg)	<25	25〜40	≧40
弁口面積 (cm²)	>1.5	1.0〜1.5	≦1.0
弁口面積係数 (cm²/cm²)	—	—	<0.6

［弁膜疾患の非薬物治療に関するガイドライン（2012年版）より引用改変］

2. 大動脈弁閉鎖不全(aortic regurgitation；AR)

(1) 病態：大動脈弁逆流 ⇒ 拡張期の左室容量負荷。
(2) 病因：
　・大動脈弁自体の病変[リウマチ性・感染性心内膜炎・バルサルバ洞瘤破裂・高安病(大動脈炎症候群)・全身性エリテマトーデス・関節リウマチなど]。
　・大動脈基部の異常(Marfan症候群・Ehlers-Danlos症候群・ベーチェット病・Reiter症候群など)。
(3) 診断
　①聴診所見：逆流性拡張期雑音，Austin-Flintランブル(重度)。
　②心臓超音波検査：重症度判定。
(4) 治療
　①手術適応(図1)：
　　・急性AR(感染性心内膜炎や解離性大動脈瘤の合併)。
　　・高度ARで有症状例や左室駆出率(LVEF)＜55％の症例。
　②手術術式：
　　ⓐ大動脈弁置換術：弁輪拡張がある症例には適応
　　ⓑ大動脈基部置換術(Bentall手術)：
　　　・大動脈基部異常の症例に適応。
　　　・大動脈弁置換術＋上行大動脈置換術＋冠動脈再建。
　　ⓒ大動脈弁温存手術：弁輪や弁尖の異常がない症例には適応。
(5) 予後：有症状例の死亡率は高い。

❗ ココが大切！⇒ 知っていたかな？

1. 大動脈弁狭窄症（aortic stenosis；AS）
- ▶ 大動脈弁狭窄症の原因としては，退行・変性（老人性）51％，二尖大動脈弁（先天性）36％，リウマチ（炎症性）9％の頻度である。
- ▶ 重症度分類は連続波ドプラ法により，大動脈弁レベルでの最大圧較差測定を用いて判定する。
- ▶ 有症状の高度AS症例の予後は不良。症状別自然経過は，狭心症で平均余命は5年，失神で3年，心不全で2年である。
- ▶ 単独の大動脈弁置換術（AVR）の手術危険率は3％代で，AVR単独の5年生存率は95％，80歳以上の高齢者では57〜72％。

2. 大動脈弁閉鎖不全症（aortic regurgitation；AR）
- ▶ 原因としては，結合織異常や膠原病関連が重要である。
- ▶ 予後は，有症状例の死亡率は10％と予後不良。
- ▶ 外科的治療された場合には，大動脈弁単独置換の在院死亡率は3.5％，遠隔生存率は術後5年で70〜80％，術後10年で60〜90％程度である。

Key holder

頸動脈狭窄症

頸部の動脈分岐部の狭窄により，脳梗塞やTIAを生じる症候性と症状のない無症候性に分けられる。生活習慣病に対する内科的治療＋抗血小板薬や頸動脈内膜剥離術，ステント留置術が行われる。

図1　主な心臓弁疾患の手術適応

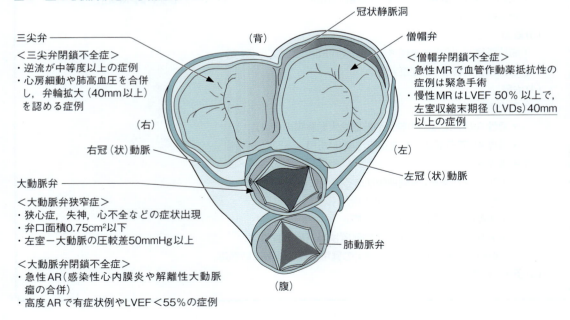

Q2 僧帽弁閉鎖不全症(MR)，三尖弁閉鎖不全症(TR)の診断と治療について述べよ。

Key Card 知っているよね！

1. 僧帽弁閉鎖不全症(mitral regurgitation；MR)
(1) 病態：左室の容量負荷増大，圧負荷減少。
(2) 病因(主なもの)：
　▶弁尖腱索・弁輪・乳頭筋の異常により起こる。
　▶一次性(僧帽弁逸脱：Marfan症候群・Ehlers-Danlos症候群・ASD・甲状腺機能亢進症，リウマチ性，感染性心内膜炎)。
　▶二次性(心筋梗塞・心筋症など)。
(3) 診断：
　①聴診所見：心尖部の汎収縮期雑音。
　②心臓カテーテル検査：肺動脈楔入圧のv波。
　③心臓超音波検査：左室駆出率(LVEF)50%以下では，すでに左室収縮機能は低下。
(4) 治療
　①手術適応(図1)：
　　・急性MRで血管作動薬抵抗性の症例は緊急手術。
　　・慢性MRはLVEF 50%以上で，左室収縮末期径(LVDs)40mm以上の症例。
　②手術術式：僧帽弁形成術(MVP，90%)，僧帽弁置換術(MVR)。
　　・最近では小肋間開胸下やロボット支援下での弁手術が行われる。
(5) 予後：術前LVEF 60%以上は予後良好。

2. 三尖弁閉鎖不全症(tricuspid regurgitation；TR)
(1) 病態：右室の容量負荷増大，圧負荷減少。
(2) 病因：
　▶二次性が多い(左心不全・肺高血圧に続発)。
　▶一次性(リウマチ熱・感染性心内膜炎・Marfan症候群 Ebstein奇形など)。
(3) 診断：
　①聴診所見：Rivero-Carvallo徴候(吸気時に収縮期逆流性雑音が増強，呼気時に減弱)。
　②心臓超音波検査：重症度判定は逆流ジェットが右房内三尖弁側から，1/3以内(軽度)，2/3まで(中等度)，それ以上(高度)。
(4) 治療
　①手術適応(主に二次性の場合，図1)：
　　・逆流が中等度以上の症例。
　　・心房細動や肺高血圧を合併し，弁輪拡大(40mm以上)を認める症例。
　②手術術式：
　　・三尖弁形成術(弁輪縫縮術)が一般的。
　　　Suture Annuloplasty (Kay法とDe Vega法)
　　　Ring Annuloplasty
　　・人工弁置換術(生体弁または機械弁)

(5) 予後：弁形成術後の予後は比較的良好。

ココが大切！ ⇒ 知っていたかな？

1. 僧帽弁閉鎖不全症 (mitral regurgitation；MR)
- ▶手術適応は，左室駆出率 (LVEF) と左室収縮末期径 (LVDs) による。
- ▶すなわち，LVEF 50％未満では予後不良のため，早期の手術が望まれる。
- ▶LVEF 50％以上では，LVDs が 40mms 以上で手術が選択されることが多い。
- ▶手術は，弁形成術が 62％に行われ，病院死亡率は 1.9％と弁置換術の 5.3％に比し明らかに低い。
- ▶術後予後は，術前 LVEF 60％以上，50〜60％，50％以下で，それぞれ 10 年生存率が 72％，53％，32％である。

2. 三尖弁閉鎖不全症 (tricuspid regurgitation；TR)
- ▶原因としては二次性が多く，一次性は少ない。
- ▶頸静脈波では，高い v 波とそれに続く急激な y 下降が観察される。
- ▶手術は，三尖弁形成術 (弁輪縫縮術) が一般的である。
- ▶手術術式は弁輪縫縮術のうち，①Suture Annuloplasty と②Ring Annuloplasty が一般的であり，一般に遠隔期における TR の制御能 (軽度以下の逆流) は Ring Annuloplasty のほうが，再発は少ない。
  - ①Suture Annuloplasty：縫合により拡大した弁輪を縫縮・形成する術式で，Kay 法 (後尖を縫い潰して三尖弁を 2 尖にする術式) と De Vega 法 (後尖から前尖の弁輪を 1 本の糸で縫縮する術式) がある。
  - ②Ring Annuloplasty：人工リングを弁輪に縫着し，拡大変形した弁輪を理想的な形状に縫縮・形成する術式である。
- ▶弁形成術の再手術回避率は 10 年で 90％程度である。

Key holder

心臓粘液腫
良性腫瘍で 90％は左心房内に生じる。有茎性のため体位変換により僧帽弁狭窄症と似た症状を呈する。治療は茎を含めた外科的切除を行う。放置すると血行動態を障害し，心不全や脳塞栓の原因となる。

Q3 感染性心内膜炎の臨床像と診断および治療について述べよ。

Key Card 🔑　知っているよね！

1. 感染性心内膜炎の臨床像
(1) 病態：
- 主に弁膜に細菌集蔟を含む疣腫（vegetation）を形成し，多彩な臨床症状を呈する全身性敗血症性疾患。
- 小外科処置（抜歯や尿道処置など）が誘引となり，一過性菌血症の状態となり生じる。

(2) リスク因子：
- 心疾患（弁膜症が最多，先天性心疾患，人工弁置換術後），静注薬物中毒者，ステロイドや免疫抑制薬内服患者など。

(3) 経過：
- 菌血症から2週間以内に発症することが多い。
- 経過は急性では発熱から急速な心不全症状を呈する。
- 亜急性では非特異的症状（不明熱，全身倦怠感など）。

(4) 症状（頻度順）：
- 発熱，弁逆流性心雑音，末梢血管病変（眼瞼粘膜の点状出血，爪下線状出血，Osler結節，Janeway発疹，ばち状指，Roth斑），関節痛・筋痛，脾腫，神経学的症状。

2. 感染性心内膜炎の診断
(1) 血液中の病原微生物の確認（血液培養）：
  原因菌は *Streptococcus viridans*，*Staphylococcus aureus*（MRSAを含む）のほか，*Enterococcus faecalis*（院内感染例），真菌など。

(2) 感染に伴う心内構造破壊の確認（心臓超音波検査）：
  ①弁尖や壁心内膜に付着した可動性腫瘤（疣腫），②弁周囲膿瘍，③生体弁の新たな部分的裂開。

3. 感染性心内膜炎の治療
(1) 抗菌薬治療：
- 原因菌に感受性のある抗菌薬。
- 原因菌不明な場合はエンピリック治療（必ず2剤併用）。
- 効果判定は原則治療開始後72時間で行い，有効であれば，抗菌薬投与期間は4〜6週間。

(2) 外科的治療：
- 外科的治療の適応は，内科的治療開始後，うっ血性心不全や抵抗性感染および感染性塞栓症の可能性がある場合。
- 原因菌が *Staphylococcus aureus* の場合，48時間以上敗血症状態が持続する場合は緊急手術も検討。

❗ ココが大切！⇒ 知っていたかな？

1. 感染性心内膜炎の臨床像
- 発症には，図2に示した過程が重要である。
- 疣腫は逆流血流や異常ジェット血流の当たる部位（房室弁の心房側や半月弁の心室側および心内膜面）に認められることが多い。
- 疑う臨床像は，小処置の後（感染経路不明が最も頻度多く，次いで歯科治療後）に持続する不明熱と以前認めなかった逆流性雑音が新たに出現したような場合である。
- リスク因子（オッズ比）は，僧帽弁逸脱19.4倍，先天性心疾患6.7倍，弁膜症手術74.6倍との報告がある。
- 臨床症状の頻度は，発熱（80～85％），弁逆流性心雑音（80～85％），関節痛・筋痛，脾腫（15～50％），神経学的症状（30～40％）である。

図2 感染性心内膜炎の発症過程

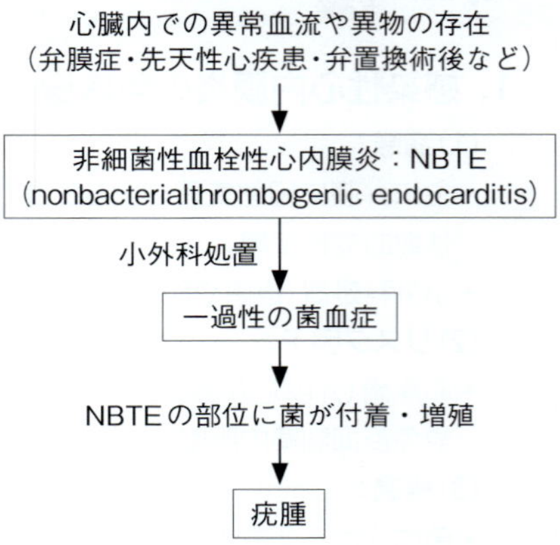

心臓内での異常血流や異物の存在
（弁膜症・先天性心疾患・弁置換術後など）
　↓
非細菌性血栓性心内膜炎：NBTE
(nonbacterialthrombogenic endocarditis)
　↓ 小外科処置
一過性の菌血症
　↓
NBTEの部位に菌が付着・増殖
　↓
疣腫

2. 感染性心内膜炎の診断
- 血液培養検査（推奨）は，24時間以上にわたり8時間ごとに連続3回以上行う。
- 血液培養陽性率は抗菌薬投与前は95％，抗菌薬投与後は35～40％に低下する。
- 経食道心臓超音波検査の精度は，感度76～100％，特異度94～100％である。
- 経胸壁心臓超音波検査での疣腫の検出は約60％であり，疣腫サイズで直径5mm以下では25％，6mm以上になると70％の検出感度。
- 経食道心臓超音波検査と経胸壁心臓超音波検査によってともに疣腫を認めない場合は，陰性診断予測率は95％である。
- 診断基準として改訂Duke診断基準（2005年）がAmerican Heart Associationのガイドラインで使用されている。

3. 感染性心内膜炎の治療
- 抗菌薬治療の効果判定は原則治療開始後72時間で行う。1週間で炎症反応陰性化の場合には予後良好である。
- 原因菌がブドウ球菌（*Staphylococcus aureus*）の場合，48時間以降も敗血症状態が改善しなければ，外科的治療の検討が必要（ブドウ球菌よるものは組織破壊が強い）。
- 内科的治療を行った症例のなかで，全体として25％の症例が外科的治療へ移行する。
- 弁輪部膿瘍合併症例の場合でも弁置換の適応がある。
- 外科的治療の手術致死率は5％（合併症のある患者では30％）である。

Key holder
収縮性心内膜炎

結核性心膜炎や放射線・開心術後の続発症として生じる。心膜の肥厚，癒着，石灰化による拡張不良のため，うっ血症状を示す。内科的治療（安静，塩分制限，利尿薬）が奏効しないときには，心膜切除術を行う。早期治療で術後成績良好。

できるかな！ 実践問題形式でチャレンジ！

問1. 65歳女性。大動脈炎症候群で通院中であり，労作時呼吸困難感が出現し，

精査の心臓超音波検査で異常所見が認められた。この患者について**誤っ
ているもの**を選べ。
a. 心臓超音波検査（カラードプラ法）では拡張期の左室への大動脈弁逆流ジェットを認める。
b. 左室の拡張・肥大が認められる。
c. 診断確定および重症度判定には，心臓カテーテル検査による大動脈造影も有用である。
d. 有症状であり，LVEF 50％であれば，手術が必要である。
e. 外科的治療としては，まずは弁修復術が一般的である。

問2. この患者は外科的治療を行った。術後，39℃台の発熱が持続している。この場合の対応について**誤っているもの**を選べ。
a. 不明熱の診断であり，血液培養を行い，抗菌薬投与は必要ない。
b. 急性の経過で心不全状態などが悪化する場合には，緊急手術も検討する。
c. 心臓超音波検査を行い，疣腫の有無を確認する。
d. 他の合併症がないかの検索のため，身体所見の確認およびCT検査を行う。
e. 手術時に使用した抗菌薬は効果を認めないため，使用を控える。

（※正解は下段）

知っておこう！ 要点整理（チェックしよう！）

Ⅰ．大動脈弁狭窄症（AS），大動脈弁閉鎖不全症（AR）の診断と治療について述べよ。
- □ 1．ASでは左室への圧負荷，ARでは左室の容量負荷が増大し左室肥大を生じる。悪化すれば肺うっ血をきたす。
- □ 2．AS，ARの診断および重症度判定には，心臓超音波検査のカラードプラ法などの所見が重要である。
- □ 3．AS，ARの外科的治療は大動脈弁置換術であり，ASの場合には経皮的カテーテル治療を行うこともある。

Ⅱ．僧帽弁閉鎖不全症（MR），三尖弁閉鎖不全症（TR）の診断と治療について述べよ。
- □ 1．MR・TRともに原因は，二次性のものがほとんどである。
- □ 2．MRの外科的治療は，弁形成術が選択され，術前LVEF 60％以上の場合には予後はよい。
- □ 3．TRでは，右心不全症状の出現があり，外科的治療は弁輪縫縮術が選択されることが多い。

Ⅲ．感染性心内膜炎の臨床像と診断および治療について述べよ。
- □ 1．リスクの高い患者に対する小外科処置後の不明熱の場合には，本疾患を常に念頭におく。
- □ 2．疑った場合には，血液培養を行い，抗菌薬治療を2剤併用で開始する（エンピリック治療）。
- □ 3．弁置換術後の発症や原因菌が黄色ブドウ球菌による場合には，早期の外科的治療を検討する。

（正解　問1：e　問2：a）

冠動脈疾患とその外科的治療

心臓血管外科 6

チャレンジしてみよう！（○か×をつけよ）

( ) 1. 冠動脈バイパス術の目的の1つとして，狭心症改善によるQOLの向上がある。
( ) 2. 左冠動脈主幹部病変が50％以上の狭窄例は，冠動脈バイパス術（CABG）の手術適応である。
( ) 3. 1枝／2枝病変で左前下行枝（LAD）近位部に病変がない場合は，経皮的冠動脈形成術（PCI）が適応となる。
( ) 4. 3枝病変は原則としてCABGの適応とされている。
( ) 5. 低侵襲冠動脈バイパス手術（MIDCAB）は，off-pump CABGであり，胸骨正中切開でアプローチする術式である。
( ) 6. on-pump CABGとoff-pump CABGの術後死亡率は，ともに5％未満である。
( ) 7. 本邦ではCABGの60％以上が，off-pumpで行われている。
( ) 8. CABGの長期成績に関しては，動脈グラフトよりも静脈グラフトを用いるほうが良好とされる。
( ) 9. CABGにおいては，左内胸動脈がグラフトの第一選択である。
( ) 10. CABG後のグラフトの長期開存率のさらなる向上を目指して，グラフトとして両側内胸動脈（BITA）が積極的に用いられるようになった。
( ) 11. 心筋梗塞発症後2週間以内に起こる合併症の1つとして心室中隔穿孔がある。
( ) 12. 心筋梗塞発症後2週間以後に起こる合併症には乳頭筋断裂がある。
( ) 13. 乳頭筋断裂に対する外科的治療としては，短時間で確実に逆流を制御できる人工弁置換術が第一選択となる。
( ) 14. 心破裂には直接縫合閉鎖や生体接着剤を用いたsutureless repairが試みられることがある。
( ) 15. 左室瘤の外科的治療として，Dor手術が一般的である。

（※正解は次ページ下段）

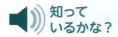
知っているかな？

Q1 冠動脈疾患に対する冠動脈バイパス手術の目的と手術適応，ならびに代表的な術式の長所と短所について述べよ。
Q2 冠動脈バイパス手術の術式と成績，および利用するグラフトの選択について述べよ。
Q3 急性心筋梗塞の合併症を挙げ，その外科的治療について述べよ。

Q1 冠動脈疾患に対する冠動脈バイパス手術の目的と手術適応,ならびに代表的な術式の長所と短所について述べよ。

Key Card 知っているよね!

1. 冠動脈バイパス術(coronary arterial bypass grafting ; CABG)

(1) 目的
 ①狭心症の治療とQOLの改善。
 ②心筋梗塞と突然死の予防。

(2) 手術適応
 ①左冠動脈主幹部病変が50%以上の狭窄例。
 ②高度な3枝病変や経皮的冠動脈形成術(PCI)困難例。
 ③冠動脈末梢枝のrun-offが良好。
 ④駆出率(EF)≧20%,左室拡張期圧(LVEDP)≦20 mmHg。
 ⑤PCI後再狭窄。

(3) 代表的な術式
- 人工心肺を用いたon-pump CABG(冠動脈バイパス術)と人工心肺を用いないoff-pump CABG(OPCAB)に分けられる。
- off-pump CABGはアプローチの違いにより,小切開(左小開胸)冠動脈バイパス術(minimally-invasive direct coronary arterial bypass ; MIDCAB)と正中切開off-pump CABGに区別される。
- それぞれの長所と短所に応じて,術式が選択される(表1)。

表1 CABGとOPCABの比較

術式	アプローチ	長所	短所
on-pump CABG	胸骨正中切開	・技術的にOPCABよりも難易度が低い ・技術習得期間がOPCABと比較して短い ・グラフト開存期間が長い ・後壁(回旋枝)へのアプローチが容易	・高度閉塞性肺疾患,脳血管病変,腎不全,上行大動脈石灰化,悪性腫瘍患者には不向きである ・全身性炎症反応を惹起する白血球の活性化を引き起こす可能性
off-pump CABG (OPCAB)	左小開胸(MIDCAB) 胸骨正中切開	・出血・輸血量の減少 ・腎機能障害,塞栓症,脳梗塞,腸管壊死など合併症リスクの低下 ・全身性炎症反応の軽減 ・人工呼吸器からの早期離脱 ・集中治療室からの早期退室 ・在院日数の短縮 ・死亡率の低下 ・左小開胸アプローチは胸骨を切らないため超低侵襲 ・正中切開アプローチは左右いかなる冠動脈枝にも到達可能	・高難度の心拍動下吻合技術が要求される ・心臓の脱転に伴う血圧低下,不整脈の増加 ・後下壁の血管へのアプローチが難しい ・末梢側吻合の質の低下 ・グラフト数(自己の冠動脈にバイパスする吻合数)の減少 ・特に長期予後に関しては,本邦,欧米においても議論がある

[参考:標準外科学第14版,医学書院,冠動脈外科の要点と盲点(心臓外科Knack & Pitfalls),文光堂,year note 2015 内科・外科編,メディックメディア]

❗ ココが大切！⇒ 知っていたかな？

1. 冠動脈バイパス術（coronary arterial bypass grafting；CABG）

(1) 目的：生命予後の改善，心筋梗塞・不安定狭心症の発症予防，狭心症改善による生活の質（QOL）の向上である［安定冠動脈疾患における待機的PCIのガイドライン（2011年改訂版）］。

(2) 手術適応
- ①左冠動脈主幹部病変が50％以上の狭窄例，②高度な3枝病変や病変部の長さが1cm以上などPCI困難例，③冠動脈末梢枝のrun-offが良好（径＞1.5mm），④左心機能として駆出率（EF）≧20％，LVEDP≦20mmHg，⑤PCI後再狭窄が挙げられる。
- 循環器病の診断と治療に関するガイドラインでは，3枝病変に対するCABGは奨励クラスⅠ，エビデンスレベルAである。
- また，左主幹部病変に対するCABGは奨励クラスⅠ，エビデンスレベルAである。
- 1枝／2枝病変の場合には，左前下行枝（LAD）近位部に病変がない場合はPCIが適応となる（クラスⅠA）。それ以外（特に左主幹部病変，3枝病変）は，原則としてCABGが適応とされている。

(3) 代表的な術式
- 人工心肺を用いたon-pump CABGと人工心肺を用いないoff-pump CABG（OPCAB）に分けられる。
- 以前は人工心肺および心筋保護法の発展によりon-pump CABGが世界的に普及していたが，1990年代後半の低侵襲化の流れのなかで，低侵襲冠動脈バイパス手術（MIDCAB）やOPCABが開発され，わが国では60％強がoff-pumpで手術が行われる。
- off-pump CABGは脳梗塞，腎不全などの人工心肺に起因する合併症が少ないとされている。

Q2 冠動脈バイパス手術の術式と成績，および利用するグラフトの選択について述べよ。

Key Card 🔑 　　　　　　　　　　　　　　　　　　　知っているよね！

1. 冠動脈バイパス手術の術式と成績
- 冠動脈バイパス術の早期成績は，on-pump CABG，off-pump CABGともに向上傾向である（図1）。
- 本邦ではoff-pump CABGの手術成績が良好であり60％以上がoff-pumpで行われている。

2. グラフトの選択
- 冠動脈バイパス術に用いるグラフトには，左内胸動脈（left internal thoracic artery；LITA），右内胸動脈（right internal thoracic artery；RITA），右胃大網動脈（right gastroepiploic artery；RGEA），橈骨動脈（radial artery；RA），大伏在静脈（saphenous vein；SV）があり，図2にグラフト設置例，表2に特徴，成績を示した。

- 静脈グラフトよりも動脈グラフトを用いるほうが長期成績が良好とされ，左内胸動脈が第一選択である．
- また左内胸動脈単独よりも両側内胸動脈を用いたほうが成績が良好であるとされる．

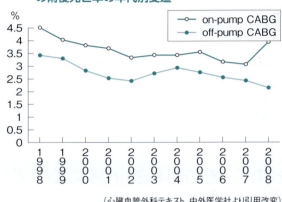

図1　on-pump CABGの死亡率とoff-pump CABGの術後死亡率の年代別変遷

（心臓血管外科テキスト，中外医学社より引用改変）

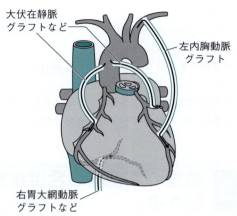

図2　グラフト設置例

表2　グラフトの比較

グラフトの種類	略称	特徴	成績（術後3年開存率）
左内胸動脈	LITA	短期・長期成績ともに優れ，第一選択とされる	99%
右内胸動脈	RITA	LITAと組み合わせて使うことが多い	86%
右胃大網動脈	RGEA	主な標的は右冠動脈．長期成績は良好ではない	1年91.4% 5年80.5%
橈骨動脈	RA	Allen's testが必要．透析患者に使用は困難	87%
大伏在静脈	SV	動脈グラフトに長期開存率は劣る．多枝のバイパスには多く用いられているグラフトである	86%

（標準外科学第14版，医学書院より引用改変）

❗ ココが大切！⇒ 知っていたかな？

1. 冠動脈バイパス手術の術式と成績
▶冠動脈バイパス術単独の早期成績として，1998年の術後死亡率は3.9%であったが，2008年は3.3%と低下している．
▶本邦では，10年ほど前からoff-pump CABGが急速に普及し，現在60%以上の症例がoff-pumpで行われている．その結果，手術成績も向上している．

2. グラフトの選択
▶冠動脈バイパス術に用いるグラフトには，左内胸動脈，右内胸動脈，右胃大網動脈，橈骨動脈，大伏在静脈がある．
▶長期成績に関しては，静脈グラフトよりも動脈グラフトを用いるほうが良好である．
▶左内胸動脈は，どのような患者背景・術前状態であってもグラフトの第一選択である．

その理由は，①弾性線維が豊富で攣縮が少ないこと，②内膜肥厚や石灰化を長期にわたって起こしにくいこと，結果として③短・長期開存率，生存率，心事故回避率が良好であることが挙げられる。
▶ またグラフトの長期開存率のさらなる向上を目指して，左内胸動脈に右内胸動脈を加えた両側内胸動脈（bilateral internal thoracic artery；BITA）が積極的に用いられるようになった。
▶ BITAは若年者〜高齢者において長期の死亡率および心事故率を低下させうることが報告されている。
▶ 橈骨動脈をグラフトとして用いる場合はAllen's testや血管超音波検査で血流を評価する。
▶ 大伏在静脈は採取が容易で，グラフト長も十分に確保できることから，動脈グラフトが多用される現在であっても重要なグラフトと位置付けられている。

Q3 急性心筋梗塞の合併症を挙げ，その外科的治療について述べよ。

Key Card　知っているよね！

1. 急性心筋梗塞の合併症
- 急性心筋梗塞に好発する合併症は，発症時期により，予測可能である
- 模式図を図3，原因，特徴，外科的治療を表3に示す。

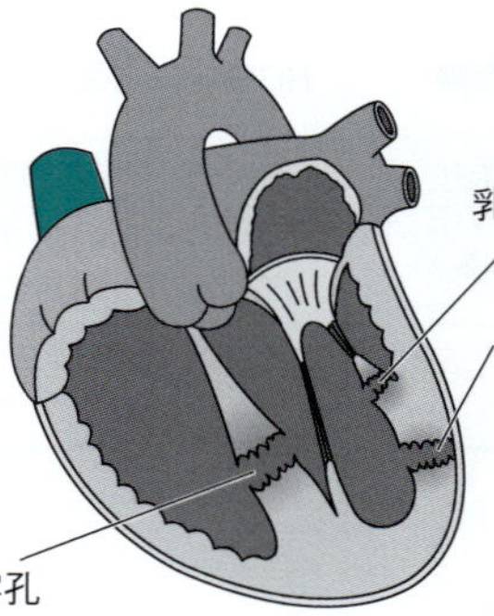

図3　急性心筋梗塞後の早期合併症（2週間以内）

乳頭筋断裂
心破裂
心室中隔穿孔

表3　急性心筋梗塞の合併症

合併症の種類	時期	原因	特徴	外科的治療
心室中隔穿孔	発症後2週以内	貫壁性梗塞により心室中隔が穿孔	左右シャントによる両室容量負荷	Infarct exclusion technique
心破裂（自由壁破裂）		心筋壊死が左室自由壁へ波及し，心外へ出血	oozing型 blow-out型 false aneurysm型に分類される	直接縫合閉鎖（sutureless repair）
乳頭筋断裂		僧帽弁の腱索付着部乳頭筋が壊死	広範な弁尖の逸脱により急性の僧房弁閉鎖不全症，左心不全をきたす	人工弁置換術 弁形成術
左室瘤	発症後2週以降	壊死心筋が菲薄化，瘤状に拡大	前下行枝の閉塞の場合は左室外方，回旋枝，右冠動脈閉塞の際は後下壁に瘤形成	Dor手術

（参考：心臓血管外科テキスト，中外医学社）

❗ ココが大切！ ⇒ 知っていたかな？

1．急性心筋梗塞の合併症と外科治療
(1) 発症後2週間以内に起こる合併症
　①心室中隔穿孔：貫壁性梗塞により心室中隔が穿孔し，心室中隔欠損症様の病態を呈する。
　▶左右シャントによる両室容量負荷が特徴的で，もともとの梗塞と相まって心不全，肺水腫へ進行する。
　▶外科的治療はInfarct exclusion technique（Kodama-David法）：梗塞部位を回避して健常部位にパッチを縫着する。

　②心破裂（自由壁破裂）：心筋壊死が左室自由壁へ波及し，心外へ出血。
　▶発症形式により，㋐出血の比較的緩やかなoozing型，㋑左室腔と直接交通して拍動性に出血するblow-out型，㋒慢性期に仮性瘤で発見されるfalse aneurysm型に分類される。
　▶外科的治療は直接縫合閉鎖：体外循環を用い，減圧された状態で亀裂部をフェルト補強マットレス縫合する。
　▶sutureless repair：組織接着剤（タコシール®，フィブリン糊）を用いて用手的に圧迫止血をはかる。

　③乳頭筋断裂：僧帽弁の腱索付着部乳頭筋が壊死し，広範な弁尖の逸脱により急性の僧帽弁閉鎖不全症（MR），左心不全をきたす。下壁梗塞に伴う後乳頭筋に発生する頻度が高い。
　▶人工弁置換術：短時間で確実に逆流を制御できるため，第一選択となる。
　▶弁形成術：前後乳頭筋間距離を縫縮することでtethering（乳頭筋が偏位し，可動性が少なくなること）を改善させ，MRを制御する。

(2) 発症後2週間以降に起こる合併症
　①左室瘤：慢性期の心筋梗塞合併症で最多であり，壊死心筋が菲薄化，瘤状に拡大する。
　▶主として前下行枝の閉塞の場合には左室外方に瘤を形成し，回旋枝，右冠動脈閉塞の場合には後下壁に瘤を形成する。
　▶左室瘤の拡大とともに左心不全，不整脈，塞栓症などを生じた場合には手術適応となる。
　▶Dor手術：左室瘤切開孔にパッチを縫着し，瘤切除後に切開した左室を形成・閉鎖する。

できるかな！ 実践問題形式でチャレンジ！

問1． CABGのグラフトとして通常用いられないものはどれか。1つ選べ。
　　a．LITA（左内胸動脈）
　　b．RITA（右内胸動脈）
　　c．LGEA（左胃大網動脈）
　　d．RGEA（右胃大網動脈）
　　e．RA（橈骨動脈）

問2. 急性心筋梗塞の合併症のうち，発症後24時間以内に認める頻度が低いものはどれか。1つ選べ。

    a. 心室中隔穿孔
    b. 心破裂
    c. 乳頭筋断裂による僧帽弁閉鎖不全症
    d. 左室瘤
    e. 心膜炎

（※正解は下段）

知っておこう！ **要点整理**（チェックしよう！）

Ⅰ. 冠動脈疾患に対する冠動脈バイパス手術の目的と手術適応，ならびに代表的な術式の長所と短所について述べよ。

- ☐ 1. CABGの目的は，①生命予後の改善，②心筋梗塞・不安定狭心症の発症予防，③狭心症改善による生活の質の向上である。
- ☐ 2. CABGの手術適応は，①左冠動脈主幹部病変が50％以上の狭窄例，②高度な3枝病変や病変部の長さが1cm以上などPCI困難例，③冠動脈末梢枝のrun-offが良好（径＞1.5mm），④左心機能として駆出率（EF）≧20％，LVEDP≦20mmHg，⑤PCI後再狭窄がある。
- ☐ 3. CABGは，人工心肺を用いたon-pump CABGと人工心肺を用いないoff-pump CABGに分けられる。off-pump CABGは，脳梗塞，腎不全などの人工心肺に起因する合併症が少ない。

Ⅱ. 冠動脈バイパス手術の術式と成績，および利用するグラフトの選択について述べよ。

- ☐ 1. 冠動脈バイパス術の手術成績は，on-pump CABGとoff-pump CABGとも向上している。本邦ではoff-pump CABGの手術成績が良好であり，60％以上がoff-pumpで行われている。
- ☐ 2. 冠動脈バイパス術に用いるグラフトとして，左内胸動脈（LITA），右内胸動脈（RITA），右胃大網動脈（RGEA），橈骨動脈（RA），大伏在静脈（SV）が用いられる。
- ☐ 3. 静脈グラフトよりも動脈グラフトを用いるほうが長期成績が良好とされ，左内胸動脈が第一選択である。また左内胸動脈のみよりも両側内胸動脈（BITA）を用いたほうが成績が良好であると考えられている。

Ⅲ. 急性心筋梗塞の合併症を挙げ，その外科的治療について述べよ。

- ☐ 1. 心筋梗塞発症後2週間以内に起こる代表的な合併症には，①心室中隔穿孔，②心破裂（自由壁破裂），③乳頭筋断裂があり，2週間以降に起こる合併症には左室瘤が挙げられる。
- ☐ 2. 急性期の外科的治療について，心室中隔穿孔にはInfarct exclusion technique（Kodama-David法），心破裂（自由壁破裂）には直接縫合閉鎖やsutureless repair，乳頭筋断裂には人工弁置換術を行う。
- ☐ 3. 慢性期合併症である左室瘤の外科的治療には，左室瘤切開孔にパッチを縫着し，瘤切除後に切開した左室を形成・閉鎖するDor手術がある。

（正解　問1：c　問2：d）

心臓血管外科 7

大動脈疾患とその治療

チャレンジしてみよう！（○か×をつけよ）

( )   1. 大動脈解離は動脈の中膜が二層に分かれて発生する。
( )   2. 大動脈解離Stanford分類A型は上行大動脈に解離が及ぶものである。
( )   3. 大動脈解離DeBakey Ⅰ型およびⅡ型は，Stanford分類B型である。
( )   4. 大動脈解離Stanford分類B型は，緊急手術の適応である。
( )   5. 大動脈解離Stanford分類B型の保存的治療は，降圧と鎮痛の治療を行う。
( )   6. 大動脈瘤は大動脈壁の一部が局所的に拡張して瘤を形成，または直径が正常径の1.5倍（胸部で45mm，腹部で30mm）を超えて拡大したものである。
( )   7. 大動脈瘤で動脈壁が三層とも保たれるものは，仮性動脈瘤である。
( )   8. 胸部大動脈瘤の患者は，嗄声が生じることがある。
( )   9. 胸腹部大動脈瘤の手術適応となるサイズは，5.5cm以上である。
( ) 10. ステントグラフト内挿術は，下行大動脈瘤および腹部大動脈瘤がよい適応である。
( ) 11. 慢性動脈閉塞症では，病変部位と閉塞範囲によるTASC分類が用いられる。
( ) 12. 慢性動脈閉塞症に対する血管内治療が適応となるのは，TASC type A病変である。
( ) 13. 慢性動脈閉塞症に対する血管内治療が適応となるのは，TASC type D病変である。
( ) 14. 慢性動脈閉塞症に対する血管内治療として経皮的血管形成術（PTA）やステントがある。
( ) 15. 慢性動脈閉塞症に対する外科的治療としてバイパス術や血管内膜摘除術がある。

（※正解は次ページ下段）

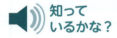
知っているかな？

Q1 大動脈解離の病態と分類（Stanford分類とDeBakey分類），ならびに分類に応じた手術適応と術式について説明せよ。

Q2 大動脈瘤の病態と発生部位による分類，症状，術式選択を比較せよ。また血管内治療の適応について述べよ。

Q3 慢性動脈閉塞症（大動脈腸骨動脈閉塞症）の局在による分類（TASC分類）と治療方針（外科的治療と血管内治療）について説明せよ。

Q1 大動脈解離の病態と分類（Stanford分類とDeBakey分類），ならびに分類に応じた手術適応と術式について説明せよ。

Key Card 🔑　知っているよね！

1. 大動脈解離の定義
- 大動脈壁が中膜で二層に剥離し，動脈走行に沿ってある長さをもち二腔になった状態であり，大動脈壁内に血流もしくは血腫が存在する動的な病態。

2. 大動脈解離の分類
- 解離範囲からの分類で，①Stanford分類と②DeBakey分類がある。
- 図1，表1に大動脈解離の分類と治療方針を示す。

図1　大動脈解離の分類

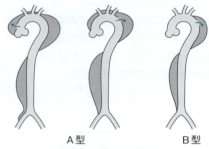
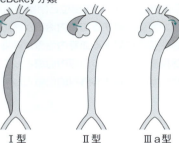

A型：上行大動脈に解離があるもの
B型：上行大動脈に解離がないもの

Ⅰ型：上行大動脈および弓部より末梢に解離あり
Ⅱ型：上行大動脈に限局
Ⅲa型：下行大動脈であるが腹部に及ばない
Ⅲb型：下行大動脈であり腹部に及ぶ

表1　大動脈解離の治療方針

Stanford分類	DeBekey分類	治療方針
A	Ⅰ型	緊急手術（人工血管置換術：Bentall手術，David手術，弓部大動脈置換術など）
A	Ⅱ型	
B	Ⅲa型	保存的治療（降圧，鎮痛） 臓器虚血，破裂，保存的治療抵抗性の場合は人工血管置換術
B	Ⅲb型	

（シスメックスホームページ 急性大動脈解離 ―プライマリケアPrimary Care―より引用改変）

❗ ココが大切！⇒ 知っていたかな？

1. 大動脈解離の定義
▶ 大動脈壁が中膜で二層に剥離し，動脈走行に沿ってある長さをもち二腔になった状態であり，大動脈壁内に血流もしくは血腫が存在する動的な病態。

2. 大動脈解離の分類
- 解離範囲からの分類により，①Stanford分類と②DeBakey分類がある。
- Stanford分類は，A型（上行大動脈に解離あり）とB型（上行大動脈に解離なし）に分類される。
- DeBakey分類は，Ⅰ型（上行大動脈〜弓部より末梢に解離あり），Ⅱ型（上行大動脈に限局），Ⅲa型（下行大動脈であるが腹部に及ばない），Ⅲb型（下行大動脈であり腹部に及ぶ）に分類される。

3. 大動脈解離の病態
- 大動脈解離において，血管の状態を 1)拡張 2)破裂 3)狭窄・閉塞に分け，さらに解離部位との組み合わせで理解すると病態を把握しやすい。
- 1)拡張では，①大動脈弁閉鎖不全症 ②瘤形成が生じる。2)破裂では，①心タンポナーデ ②胸腔内，腹腔内出血を生じる。3)狭窄・閉塞では，①心筋梗塞 ②脳虚血 ③上肢虚血 ④対麻痺 ⑤腸管虚血 ⑥腎不全 ⑦下肢虚血などを生じる。
- Marfan症候群（Fiblin-1遺伝子の変異）では動脈壁の中膜壊死を生じ，大動脈解離の原因となる。

4. 大動脈解離の治療
- Stanford A型に対しては，緊急手術を行う。人工血管置換術［Bentall手術（図2），David手術（図3），弓部大動脈置換術など］。
- Stanford B型に対しては，保存的治療（降圧，鎮痛）を行う。臓器虚血，破裂，保存的治療抵抗性があるものは人工血管置換術。

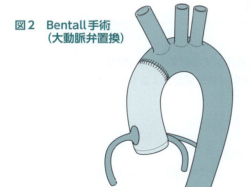

図2 Bentall手術（大動脈弁置換）

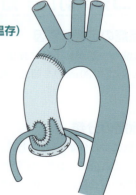

図3 David手術（大動脈弁温存）

Q2 大動脈瘤の病態と発生部位による分類，症状，術式選択を比較せよ。また血管内治療の適応について述べよ。

Key Card 知っているよね！

1. 大動脈瘤の病態と分類
- 大動脈瘤とは，大動脈壁の一部が局所的に拡張して瘤を形成，または直径が正常径の

1.5倍(胸部で45mm, 腹部で30mm)を超えて拡大したものである。
- 原因は動脈硬化によるものが多い。
- 発生部位により, 胸部(上行, 弓部, 下行), 胸腹部, 腹部に分類される。
- **表2**に発生部による分類と症状および治療を示す。

表2　大動脈瘤の発生部位による分類

分類	胸部大動脈瘤 (上行大動脈瘤)	胸部大動脈瘤 (弓部大動脈瘤)	胸部大動脈瘤 (下行大動脈瘤)	胸腹部大動脈瘤	腹部大動脈瘤
形態					
症状	大動脈弁閉鎖不全, 呼吸障害, 嚥下障害, 反回神経麻痺	呼吸障害, 嚥下障害, 反回神経麻痺	呼吸障害, 嚥下障害, 反回神経麻痺	心窩部痛, 背部痛, 嚥下障害, 呼吸障害	腹部拍動性腫瘤触知, 下肢虚血, 腰痛
治療	大動脈基部置換術 上行大動脈置換術	弓部大動脈置換術	下行大動脈置換術 ステントグラフト内挿術	胸腹部大動脈置換術	腹部大動脈置換術 ステントグラフト内挿術

(広島大学第一外科ホームページより引用改変)

ココが大切！⇒ 知っていたかな？

1. 大動脈瘤の定義, 原因
▶ 大動脈壁の一部が局所的に拡張して瘤を形成, または直径が正常径の1.5倍(胸部で45mm, 腹部で30mm)を超えて拡大したものである。原因は動脈硬化によるものが多い。

2. 大動脈瘤の分類
▶ 発生部位による分類：胸部(上行, 弓部, 下行), 胸腹部, 腹部。
▶ 壁構造による分類：真性(動脈壁が三層とも保たれるもの), 仮性(動脈壁が破綻し, 血腫の周囲の結合織により動脈瘤を形成しているもの)。
▶ 形態による分類：紡錘状, 嚢状。

3. 大動脈瘤の病態, 症状
▶ 無症状であることが多いが, 発生する部位により症状が異なる。破裂例は胸腹部痛, ショックとなる。
▶ 胸部大動脈瘤：大動脈弁閉鎖不全, 気管圧迫による呼吸障害, 食道圧迫による嚥下障害, 神経圧迫による反回神経麻痺。
▶ 胸腹部大動脈瘤：心窩部痛, 背部痛, 嚥下障害, 呼吸障害。
▶ 腹部大動脈瘤：腹部拍動性腫瘤触知。下肢虚血, 腰痛。

4. 大動脈瘤の治療

▶ 治療的適応は，胸部および胸腹部大動脈瘤のサイズが6cm以上，腹部大動脈瘤は5.5cmである。
▶ 外科的治療として人工血管置換術を行う。
▶ 胸部大動脈置換後に乳糜胸を生じることがある。
▶ 血管内治療としてステントグラフト内挿術が行われ，下行大動脈瘤および腹部大動脈瘤が適応となる。
▶ 大動脈瘤に対するステントグラフト内挿術では，内腸骨動脈と下腸間膜動脈の分枝を犠牲にして留置することが可能である。

Q3 慢性動脈閉塞症（大動脈腸骨動脈閉塞症）の局在による分類（TASC分類）と治療方針（外科的治療と血管内治療）について説明せよ。

Key Card　　　知っているよね！

1. 慢性動脈閉塞症に対するTASC分類

- Trans-Atlantic Inter-Society Consensus（TASC）では，動脈閉塞疾患に対する治療指針を示している。
- 閉塞の部位，程度（閉塞長）により，血管内治療か外科的治療かの選択を行う。
- 表3にTASC分類と治療を示す。

表3　TASC分類と治療

TASC分類	type A	type B	type C	type D
定義	①CIAの片側，両側狭窄 ②EIAの片側，両側（≦3cm）単独狭窄	①腎動脈下部大動脈の短い距離（≦3cm）狭窄 ②CIAの片側閉塞 ③EIAの（片側）狭窄で，CFAに及んでいない3～10cmの単独あるいは多発性狭窄 ④EIAの片側閉塞で，内腸骨動脈あるいはCFA起始部を含まない	①CIAの両側閉塞 ②EIAの両側狭窄で，CFAに及んでいない3～10cmのEIAの片側狭窄，CFAに及ぶEIAの片側閉塞で，内腸骨動脈あるいはCFA起始部を含む ③内腸骨および/またはCFA起始部あるいは起始部ではない重度の石灰化片側EIA閉塞	①腎動脈下部大動脈腸骨動脈閉塞 ②治療を要する大動脈および腸骨動脈のびまん性病変 ③片側CIA，EIAおよびCFAを含むびまん性多発性狭窄 ④CIAとEIA両方の片側閉塞 ⑤EIAの両側閉塞 ⑥治療を要するが，ステントグラフト内挿術では改善がみられないAAA患者，あるいは大動脈または腸骨動脈外科手術を要する他の病変をもつ患者の腸骨動脈狭窄
治療	血管内治療	血管内治療が好ましい	外科的治療が好ましい	外科的治療 （バイパス術，血栓内膜摘除術）

CIA：総腸骨動脈，EIA：外腸骨動脈，CFA：総大腿動脈，AAA：腹部大動脈瘤

（末梢閉塞性動脈疾患の治療ガイドラインより引用改変）

❗ ココが大切！⇒ 知っていたかな？

1. 慢性動脈閉塞症に対するTASC分類
▶ type A：①CIAの片側，両側狭窄。②EIAの片側，両側（≦3cm）単独狭窄。
▶ type B：①腎動脈下部大動脈の短い距離（≦3cm）狭窄 ②CIAの片側閉塞 ③EIAの（片側）狭窄で，CFAに及んでいない3～10cmの単独あるいは多発性狭窄 ④EIAの片側閉塞で，内腸骨動脈あるいはCFA起始部を含まない。
▶ type C：①CIAの両側閉塞 ②EIAの両側狭窄で，CFAに及んでいない3～10cmのEIAの片側狭窄，CFAに及ぶEIAの片側閉塞で内腸骨動脈あるいはCFA起始部を含む③内腸骨および/またはCFA起始部あるいは起始部ではない重度の石灰化片側EIA閉塞。
▶ type D：①腎動脈下部大動脈腸骨動脈閉塞，②治療を要する大動脈および腸骨動脈のびまん性病変，③片側CIA，EIAおよびCFAを含むびまん性多発性狭窄，④CIAとEIA両方の片側閉塞，⑤EIAの両側閉塞，⑥治療を要するが，ステントグラフト内挿術では改善がみられない腹部大動脈瘤（AAA）患者，あるいは大動脈または腸骨動脈外科手術を要する他の病変をもつ患者の腸骨動脈狭窄。

2. 治療
▶ type A病変は血管内治療，D病変は外科的治療が第一選択。B病変は血管内治療[経皮的血管形成術（PTA）やステント留置など]，C病変は外科的治療が推奨される。

できるかな！ 実践問題形式でチャレンジ！

問1. 大動脈解離で正しいものを選べ。
　　a. 動脈の中膜が二層に分かれて発生する
　　b. 上行大動脈に解離がかかるものは，Stanford分類B型である。
　　c. 上行大動脈に解離がかかるものは，DeBakey分類Ⅰ型のみである。
　　d. Stanford分類A型は，緊急手術の適応である。
　　e. Stanford分類B型は，緊急手術の適応である。

問2. 大動脈瘤について正しいものを選べ。
　　a. 胸部大動脈瘤は45mmを超えたものである。
　　b. 胸部大動脈瘤は嗄声を生じることがある。
　　c. 治療の適応となる腹部大動脈瘤のサイズは55mm以上である。
　　d. 外科的治療としては人工血管置換術を行う。
　　e. 上行大動脈瘤に対する血管内治療（ステントグラフト内挿術）が勧められる。

知っておこう！ 要点整理（チェックしよう！）

Ⅰ. 大動脈解離の病態と分類（Stanford分類とDeBakey分類），ならびに分類に応じた手術適応と術式について説明せよ。
- ☐ 1. Stanford A型は上行大動脈に解離があるもの，Stanford B型は上行大動脈に解離がないもの。
- ☐ 2. DeBakeyⅠ型およびⅡ型がStanford A型。DeBakeyⅢa型およびⅢb型はStanford B型。
- ☐ 3. Stanford A型は緊急外科手術，Stanford B型は保存的治療が第一選択となる。

Ⅱ. 大動脈瘤の病態と発生部位による分類，症状，術式選択を比較せよ。また血管内治療の適応について述べよ。
- ☐ 1. 大動脈壁の全周が拡大し直径が正常径の1.5倍（胸部で4.5cm・腹部で3cm）を超えた場合や，壁の一部が局所的に拡張した場合を瘤とする。
- ☐ 2. 治療適応は，胸部および胸腹部大動脈瘤のサイズが6cm以上，腹部大動脈瘤は5.5cmである。
- ☐ 3. ステントグラフト内挿術は下行大動脈瘤および腹部大動脈瘤が適応となる。

Ⅲ. 慢性動脈閉塞症（大動脈腸骨動脈閉塞症）の局在による分類（TASC分類）と治療方針（外科的治療と血管内治療）について説明せよ。
- ☐ 1. 血管内治療が適応となるのは，TASC type A病変である。
- ☐ 2. バイパス術が適応となるのは，TASC type D病変である。
- ☐ 3. 血管内治療には経皮的血管形成術（PTA）やステント，外科的治療にはバイパス術や血栓内膜摘除術がある。

（正解　問1：a, d　問2：a, b, c, d）

V 心臓血管外科・呼吸器外科

心臓血管外科 8

中小動脈疾患 [Buerger病, 閉塞性動脈硬化症（ASO）, 急性動脈塞栓症]

チャレンジしてみよう！（○か×をつけよ）

( ) 1. 末梢動脈疾患（PAD）は閉塞性動脈硬化症（ASO）を指すことが多い。
( ) 2. 足関節／上腕血圧比（ABI）が0.90以下であれば，末梢動脈疾患（PAD）と診断される。
( ) 3. 閉塞性動脈硬化症（ASO）は20〜40歳代の男性に多い。
( ) 4. ASOにおいて，間欠性跛行が認められれば手術適応である。
( ) 5. ASOにおいて，病変の長さが5cm以下の場合は経皮的血管形成術の適応である。
( ) 6. Burger病（TAO）の原因は，比較的細い動脈に好発する血栓形成および汎血管炎である。
( ) 7. Burger病（TAO）は20〜40歳代の男性に多い。
( ) 8. Burger病（TAO）は遊走性静脈炎を生じることがある。
( ) 9. Burger病（TAO）は喫煙により症状が増悪し，禁煙により寛解する。
( ) 10. 急性動脈閉塞症では，Pain（疼痛），Pallor（蒼白），Paresthesia（知覚異常），Paralysis（運動麻痺），Pulselessness（脈拍消失）の5Psを生じる。
( ) 11. 急性動脈閉塞症において，血流再開後に代謝産物が全身に還流することにより，代謝性肝腎症候群を生じる。
( ) 12. 急性動脈閉塞症の重症度分類Ⅰ，Ⅱにおいては血流再開までの時間的な余裕はあるとされる。
( ) 13. 急性動脈閉塞症の初期治療では，ヘパリン（5,000〜1万単位）を直ちに静注する。
( ) 14. 急性動脈閉塞症において，重症度分類Ⅱでは静脈のドプラ信号は聴取不能である。
( ) 15. 急性動脈閉塞症において，重症度分類Ⅲでは動脈のドプラ信号は聴取不能である。

（※正解は次ページ下段）

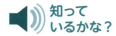
知っているかな？

- Q1 末梢動脈疾患の病態と特徴的な症状および検査（診断アルゴリズム）と治療選択について述べよ。
- Q2 Buerger病（TAO）の病態と診断・治療について説明し，閉塞性動脈硬化症（ASO）との鑑別について述べよ。
- Q3 急性動脈閉塞症の病態と症状，重症度分類と治療方針（治療法と治療のタイミング）について述べよ。

Q1 末梢動脈疾患の病態と特徴的な症状および検査（診断アルゴリズム）と治療選択について述べよ。

Key Card 知っているよね！

1. 末梢動脈疾患（PAD）の病態
- 下肢の動脈が狭窄または閉塞することにより，下肢虚血によるさまざまな症状をきたす状態。
- 原因として，①変性疾患・動脈硬化，②炎症性疾患，③先天性疾患，④機能性疾患，⑤外傷・その他に大別されるが，いわゆる閉塞性動脈硬化症（ASO）を指すことが多い。
- 50歳以上の男性に多い。
- 糖尿病や全身の動脈硬化を合併することが多い。

2. PADの症状
- 病態が進むにつれて，間欠性跛行，安静時疼痛，潰瘍，壊死と症状が進む。

3. PADの検査（診断アルゴリズム，図1）
- 足関節／上腕血圧比（ABI）などにより，血流の状態を評価する。

4. PADの治療選択
- 内科的治療：症状として間欠性跛行だけがみられる段階が適応。
- 外科的治療（表1）：安静時疼痛，潰瘍・壊死，内科的治療に抵抗性の場合が適応。

表1 ASOに対する外科的治療

術式	主な適応	器具・グラフト
経皮的血管形成術	5cm以下の短い病変	バルーン拡張ステント留置
血管バイパス手術	5cmより長い病変	下肢静脈人工血管

図1 PAD診断のアルゴリズム

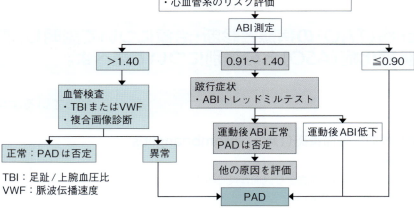

（日本脈管学会編：下肢閉塞性動脈硬化症の診断・治療指針Ⅱ，メディカルトリビューン，2007 より引用改変）

正解	1	2	3	4	5	6	7	8	9	10	11	12	13	14	15
	○	○	×	×	○	○	○	○	○	○	×	×	○	×	○

⚠️ ココが大切！⇒ 知っていたかな？

1. 末梢動脈疾患(PAD)の病態
- 下肢の動脈が狭窄または閉塞することにより，下肢虚血によるさまざまな症状をきたす状態。
- 原因により，①変性疾患・動脈硬化(動脈瘤，閉塞性動脈硬化症)，②炎症性疾患(高安病，Burger病，膠原病など)，③先天性疾患(動静脈瘻，形成異常など)，④機能性疾患(Raynaud病など)，⑤外傷・その他に大別されるが，閉塞性動脈硬化症(ASO)(動脈硬化が原因)を指すことが多い。
- 腸骨動脈，大腿動脈，膝下動脈に生じやすい。
- 並存する血管疾患による死亡率が高い(脳血管や冠血管)。

2. PADの症状
- 病態が進むにつれて，間欠性跛行，安静時疼痛，潰瘍，壊死と症状が進む(表2，Fontaine分類)。

表2　症状による分類(Fontaine分類)

Ⅰ度(軽度虚血)	無症状，冷感，しびれ
Ⅱa度(中等度虚血)	軽度の間欠性跛行
Ⅱb度(中等度虚血)	中～重度の間欠性跛行
Ⅲ度(高度虚血)	安静時疼痛
Ⅳ度(重症虚血)	潰瘍，壊死

3. PADの検査
- 足関節/上腕血圧比(ABI)，サーモグラフィ，ドプラー血流計，脈波計，プレスチモグラフィを用いた脈波，流速波の測定により，血流の状態を評価する。
- MRA・造影CT検査による画像評価(虫食い像)により部位，範囲を同定する。

4. PADの治療選択
- 内科的治療の適応は，間欠性跛行だけがみられる段階。
  ①生活・食事指導としては，禁煙，糖尿病・高血圧・高脂血症の予防。
  ②運動療法(間欠性跛行に有効)としては，「歩く→疼痛→休む」を繰り返す。
  ③薬物療法としては，抗血小板薬，血管拡張薬，スタチン。
  ④血管新生療法としては，自己骨髄細胞移植，遺伝子治療。
- 外科的治療の適応は，安静時疼痛，潰瘍・壊死(Fontanie分類のⅢ度以上)，内科的治療に抵抗性の場合(Fontanie分類Ⅱ)。

Q2 Buerger病(TAO)の病態と診断・治療について説明し，閉塞性動脈硬化症(ASO)との鑑別について述べよ。

Key Card 🔑　　　　　　　　　　　　　　　　知っているよね！

1. Burger病[閉塞性血栓性血管炎(TAO；thromboangiitis obliterans)]の病態
- 比較的細い動脈に好発する血栓形成および汎血管炎である。
- 膝窩動脈や前腕動脈以下に生じやすい。
- 20～40歳代の男性に多い。
- 喫煙者に多く発生する。

2. TAOの症状
- 冷感, 蒼白, 間欠性跛行, 安静時疼痛, 潰瘍, 壊死を生じる。

3. TAOの診断
- 診断基準による (表3)。
- 血管造影検査にて先細り像, 側副血行路を認める。

4. TAOの治療
- 禁煙 (病状進行抑止目的) が最も重要。

5. TAOとASOの鑑別
- 表4にTAO (閉塞性血栓性血管炎) とASO (閉塞性動脈硬化症) の鑑別点をまとめる。

表3 Burger病 (TAO) の診断基準

(1) 発症が50歳未満
(2) 喫煙歴がある
(3) 膝窩動脈以下の閉塞がある
(4) 動脈閉塞がある, または遊走性静脈炎の既往がある
(5) 糖尿病, 高血圧, 高脂血症を合併しない
以上の5項目を満たし, 膠原病の検査所見が陰性の場合

(血管炎症候群の診療ガイドライン2008年より引用改変)

表4 TAOとASOの鑑別

	TAO	ASO
好発年齢, 性別	20〜40歳, 男性	50歳以上, 男性
基礎疾患	なし	糖尿病, 高血圧, 高脂血症
好発部位	膝窩動脈以下	大動脈分岐部〜大腿動脈
遊走性静脈炎	あり	なし
喫煙	増悪	危険因子
血管造影	先細り corkscrew状側副血行路	虫食い像 動脈壁硬化
石灰化	少ない	多い
側副血行路形成	良好	不良

(year note 2012 内科・外科編, メディックメディアより引用改変)

❗ ココが大切！⇒ 知っていたかな？

1. Burger病 [閉塞性血栓性血管炎 (TAO ; thromboangiitis obliterans)] の病態
- 閉塞性血管性血管炎 (TAO) は, 比較的細い動脈に好発する血栓形成および汎血管炎である。
- 膝窩動脈や前腕動脈以下に生じやすい。
- 20〜40歳代の男性に多い。
- 難治性, 原因不明の疾患。
- 喫煙者に多く発生する。
- 歯周病との関連が指摘されている。

2. TAOの症状
- 冷感, 蒼白, 間欠性跛行, 安静時疼痛, 潰瘍, 壊死を生じる。

- ▶喫煙により症状が増悪し，禁煙により寛解する。
- ▶遊走性静脈炎を生じることがある。

3. TAOの診断
- ▶診断基準による（表3）。
- ▶血管造影検査にて先細り像，側副血行路（コイル状，corkscrew，蛇腹所見）を認める。
- ▶下腿動脈の血管造影検査では総大腿動脈を穿刺して検査を行う。

4. TAOの治療
- ▶病状進行抑止目的には，禁煙。
- ▶血流増加目的には，局所保温，血管拡張薬，抗血小板薬，プロスタグランジンE_1製剤，血行再建術。
- ▶血管攣縮防止目的には，交感神経節ブロックもしくは切除術（腰部交感神経節）。

5. TAOとASOの鑑別（表4）
- ▶年齢，基礎疾患，喫煙による症状の増悪，血管の形態・石灰化の有無，側副血行路形成から鑑別する。

Q3 急性動脈閉塞症の病態と症状，重症度分類と治療方針（治療法と治療のタイミング）について述べよ。

Key Card 知っているよね！

1. 急性動脈閉塞症の病態，症状
- 四肢の血流が突然遮断され，Pain（疼痛），Pallor（蒼白），Paresthesia（知覚異常），Paralysis（運動麻痺），Pulselessness（脈拍消失）の5Psを生じる疾患。
- 動脈塞栓，動脈血栓，動脈解離，外傷などが原因となる。

2. 重症度分類（表5）と治療方針
- 重症度分類Ⅰ，Ⅱaでは血行再開までの時間的余裕はあるが，Ⅱbでは血行再開までの時間が予後に直結する。
- 発症後6時間以内がゴールデンタイムとされている（虚血の程度により変わる）。
- 初期治療ではヘパリン（5,000～1万単位）を直ちに静注する（血栓の進展および再閉塞予防）。
- 診断確定後は可及的速やかに血栓除去術を行う。
- 限局した病変に対しては，カテーテルによる血栓除去，血栓溶解療法が有効である。
- ASOが原因の場合は経皮的血管形成術（バルーン拡張，ステント）やバイパス術が必要となることが多い。
- 重症度分類Ⅲは救命目的に患肢の切断術を考慮する[血行再建しても代謝性筋腎症候群（MNMS）をきたす危険性が高い]。

表5 急性動脈閉塞の重症度分類

分類	予後	所見		ドプラ信号	
		感覚消失	筋力低下	動脈	静脈
Ⅰ．生存可能	即時に危機はなし	なし	なし	聴取可能	聴取可能
Ⅱ．危機的					
a．境界型	直ちに治療すれば救済可能	軽度（足趾）またはなし	なし	（しばしば）聴取可能	聴取可能
b．即時型	即時の血行再建術により救済可能	足趾以外にも，安静時疼痛を伴う	軽度，中等度	（通常は）聴取不能	聴取不能
Ⅲ．不可逆型	大幅な組織欠損または恒久的な神経障害が不可避	重度，感覚消失	重度，麻痺（硬直）	聴取不能	聴取不能

（日本脈管学会編：下肢閉塞性動脈硬化症の診断・治療指針Ⅱ，メディカルトリビューン，2007より引用改変）

ココが大切！ ⇒ 知っていたかな？

1．急性動脈閉塞症の病態，症状

▶四肢の血流が突然遮断され，Pain（疼痛），Pallor（蒼白），Paresthesia（知覚異常），Paralysis（運動麻痺），Pulselessness（脈拍消失）の5Psを生じる疾患。

▶四肢の潰瘍や壊死を生じる。

▶虚血に伴う組織障害により，乳酸，K，AST，LDH，CPK，ミオグロビンなどの上昇，腎機能障害，代謝性アシドーシスを生じる。

▶血流再開後に上記代謝産物が全身に還流することにより，代謝性筋腎症候群（myonephropatic metaboric syndrome；MNMS）を生じることがある（予後はきわめて不良）。

2．重症度分類（表5）と治療方針

▶重症度分類Ⅰ，Ⅱaでは血行再開までの時間的余裕はあるが，Ⅱbでは血行再開までの時間が予後に直結する。

▶初期治療ではヘパリン（5,000〜1万単位）を直ちに静注する（血栓の進展および再閉塞予防）。

▶診断確定後は可及的速やかに血栓除去術を行う。

▶限局した病変に対しては，カテーテルによる血栓除去，血栓溶解療法が有効である。

▶高度虚血例では血流再開後に筋肉の腫脹によるコンパートメント症候群をきたすことがある（予防的減張切開術を行う）。

▶広汎な下肢壊死をきたした場合（重症度分類Ⅲ）は救命目的に患肢の切断術を考慮する［血行再建しても代謝性筋腎症候群（MNMS）をきたす危険性が高い］。

Key holder

圧挫症候群（クラッシュ症候群）

骨格筋が長時間の圧迫を受けて損傷された後に圧迫解除すると，横紋筋融解症により，ミオグロビン尿，高K血症，CPK上昇，代謝性アシドーシス，ショック，急性腎不全，心肺停止を生じる（再灌流症候群）。

> **できるかな！　実践問題形式でチャレンジ！**
>
> **問1．** TAOとASOの鑑別において，誤っているものを1つ選べ。
>   a．好発年齢は，TAOが20〜40歳，ASOが50歳以上とされている。
>   b．基礎疾患は，TAOが膠原病，ASOが糖尿病，高血圧，高脂血症とされている。
>   c．遊走性静脈炎は，TAOで認めることがあるが，ASOでは認めない。
>   d．喫煙との関係は，TAOでは増悪因子，ASOでは危険因子とされている。
>   e．側副血行路の形成は，TAOでは良好，ASOでは不良である。
>
> **問2．** 70歳男性。突然右下肢痛を自覚した。基礎疾患に心房細動があり，ワーファリン内服中である。右下肢は蒼白し，知覚が低下している。この疾患について正しいものを2つ選べ。
>   a．患肢の知覚は低下するが，運動は低下しないことが多い。
>   b．患肢の脈拍は消失することが多い。
>   c．運動療法によって症状が寛解することがある。
>   d．局所の保温により症状が寛解することがある。
>   e．直ちにヘパリンの静注を行う必要がある。
>
> （※正解は次ページ下段）

> **知っておこう！　✓ 要点整理**（チェックしよう！）
>
> **Ⅰ．末梢動脈疾患の病態と特徴的な症状および検査（診断アルゴリズム）と治療選択について述べよ。**
>   ☐ 1．原因により，①変性疾患・動脈硬化（動脈瘤，閉塞性動脈硬化症），②炎症性疾患（高安病，Burger病，膠原病など），③先天性疾患（動静脈瘻，形成異常など），④機能性疾患（Raynaud病など），⑤外傷・その他に大別される。
>   ☐ 2．足関節/上腕血圧比（ABI）検査を中心にして，診断を進めていく。
>   ☐ 3．病態に応じて，間欠性跛行，安静時疼痛，潰瘍，壊死と症状が進み，症状に応じて内科的治療と外科的治療を使い分ける。
>
> **Ⅱ．Buerger病（TAO）の病態と診断・治療について説明し，閉塞性動脈硬化症（ASO）との鑑別について述べよ。**
>   ☐ 1．原因は比較的細い動脈に好発する血栓形成および汎血管炎である。
>   ☐ 2．20〜40歳代の男性に多い。
>   ☐ 3．喫煙者に多く発生し，喫煙により症状が増悪し，禁煙により寛解する。
>
> **Ⅲ．急性動脈閉塞症の病態と症状，重症度分類と治療方針（治療法と治療のタイミング）について述べよ。**
>   ☐ 1．四肢の血流が突然遮断され，Pain（疼痛），Pallor（蒼白），Paresthesia（知覚異常），Paralysis（運動麻痺），Pulselessness（脈拍消失）の5Psを生じる。
>   ☐ 2．重症度分類Ⅰ，Ⅱaでは血行再開までの時間的余裕はあるが，Ⅱbでは血行再開までの時間が予後に直結する。
>   ☐ 3．虚血に伴う組織障害により，乳酸，K，AST，LDH，CPK，ミオグロビンなどの上昇，腎機能障害，代謝性アシドーシスを生じる。

（正解　問1：b　問2：b, e）

心臓血管外科 9
静脈疾患（下肢静脈瘤，深部静脈血栓症）

チャレンジしてみよう！（○か×をつけよ）

( ) 1. 下肢静脈瘤では痛みは生じない。
( ) 2. 下肢静脈瘤は，立ち仕事をする人よりも寝たきりの人に多くみられる。
( ) 3. 一次性静脈瘤の原因は静脈弁閉鎖不全である。
( ) 4. 二次性静脈瘤の原因は深部静脈血栓症である。
( ) 5. 二次性静脈瘤に対する治療は，静脈瘤の除去（手術やカテーテル治療，硬化療法）である。
( ) 6. 大伏在静脈の弁不全の有無は，Trendelenburg試験で確認できる。
( ) 7. 小伏在静脈の弁不全の有無は，Perthes検査で確認できる。
( ) 8. 深部静脈の弁不全は，Perthes検査で確認できる。
( ) 9. Trendelenburg試験において，大腿上部の圧迫および膝窩の圧迫を解除しない状態で血管の怒張が出現する場合，大伏在静脈，小伏在静脈，交通枝のすべてで弁不全がある。
( ) 10. 弁不全がない場合は，大腿上部を圧迫した状態で立位になっても血管の怒張は認めない。
( ) 11. 深部静脈血栓症の原因は，下腿表在静脈の血栓性閉塞である。
( ) 12. 深部静脈血栓症の多くは，原因不明の特発性である。
( ) 13. 深部静脈血栓症は右側に多い。
( ) 14. 深部静脈血栓症における浮腫は，Pitting edemaを呈する。
( ) 15. 皮膚潰瘍は，深部静脈血栓症における初期から頻繁に認められる。

（※正解は次ページ下段）

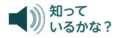 知っているかな？

> Q1 下肢静脈瘤の症状と発生機序による分類とその鑑別，ならびに治療方針について述べよ。
> Q2 下肢静脈瘤に対する静脈弁不全の有無とその部位を見出すための検査について説明せよ。
> Q3 深部静脈血栓症（DVT）を見逃さないための特徴的な症状と他覚所見，および治療方針について述べよ。

Q1 下肢静脈瘤の症状と発生機序による分類とその鑑別，ならびに治療方針について述べよ。

Key Card 🔑　　　　　　　　　　　　　知っているよね！

1. 下肢静脈瘤
   - 病態：表在静脈の拡張（図1）。
   - 症状：下肢の疼痛，腫脹，皮膚潰瘍，色素沈着。

2. 下肢静脈瘤の発生機序による分類（図2）

(1) 一次性静脈瘤
- 原因：表在静脈における弁閉鎖不全。
- 治療：静脈瘤の除去
  - ①手術療法：ストリッピング手術, 高位結紮術。
  - ②硬化療法：静脈瘤内に硬化剤を注入して, 静脈瘤をつぶす。
  - ③カテーテル治療：血管内から静脈を焼灼。

(2) 二次性静脈瘤
- 原因：深部静脈血栓症。
- 治療：深部静脈血栓の除去（血栓溶解療法や血栓摘出術）。

図1　下肢の主な静脈

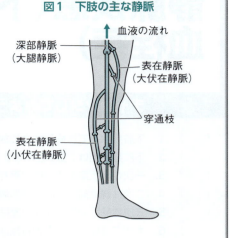

❗ ココが大切！⇒ 知っていたかな？

1. 下肢静脈瘤：表在静脈の拡張

(1) 下肢の静脈（図1）
- ▶表在静脈：大伏在静脈, 小伏在静脈。
- ▶深部静脈：大腿静脈。

(2) 症状
- ▶下肢に屈曲怒張した静脈を認める。
- ▶下肢の疼痛, 腫脹, 痙攣。
- ▶慢性化すると皮膚潰瘍, 色素沈着。

(3) 臨床的特徴
- ▶中高年の女性に多い。
- ▶立ち仕事の人や経産婦に多い。
- ▶夕方に増悪する。

図2　下肢静脈瘤の発生機序

〈正常〉
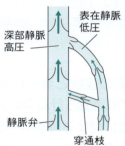

〈一次性静脈瘤〉
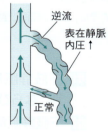

〈二次性静脈瘤〉
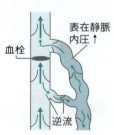

（病気がみえるvol.2循環器, メディックメディアより引用改変）

2. 下肢静脈瘤の発生機序による分類（図2）

〈一次性静脈瘤〉

(1) 原因
- ▶表在静脈における弁閉鎖不全による逆流⇒深部静脈から表在静脈への逆流⇒表在血管の拡張。
- ▶表在型の静脈瘤の診断にドプラー超音波検査は有用である。

(2) 治療
- ▶静脈瘤の除去：①手術療法, ②硬化療法, ③カテーテル治療。

〈二次性静脈瘤〉

(1) 原因
- ▶深部静脈血栓症による閉塞⇒貫通枝を通る血流の増大⇒表在血管への血流の増大⇒表在血管の拡張。

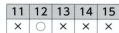

(2) 治療
▶ 血栓溶解療法や血栓除去術などの深部静脈血栓の除去。
＊静脈瘤の除去（手術やカテーテル治療，硬化療法）は，側副血行路をなくしてしまうため禁忌。

Q2 下肢静脈瘤に対する静脈弁不全の有無とその部位を見出すための検査について説明せよ。

Key Card 　知っているよね！

1. Trendelenburg 試験と Perthes 検査
- 弁の異常部位と深部静脈の開存状態の評価を行う。
  ① 弁の異常部位 ⇒ Trendelenburg（トレンデレンブルグ）試験で評価する（図3a）。
  ② 深部静脈の開存状態 ⇒ Perthes（ペルテス）検査で評価する（図3b）。

図3　Trendelenburg 試験と Perthes 検査

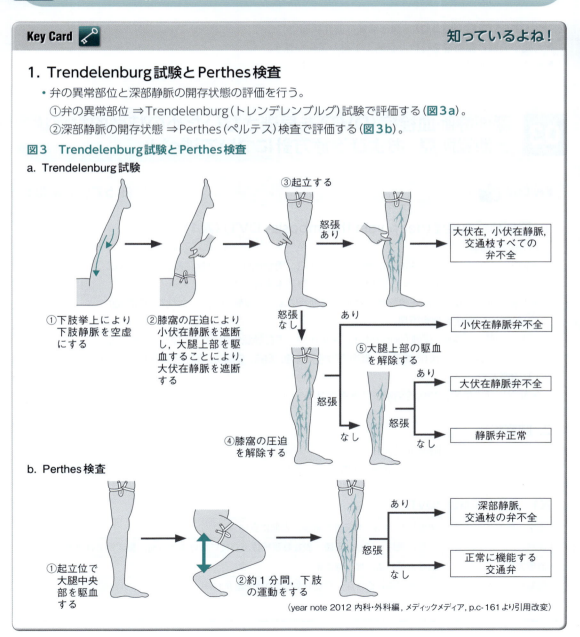

（year note 2012 内科・外科編，メディックメディア，p.c-161 より引用改変）

❗ ココが大切！ ⇒ 知っていたかな？

1. Trendelenburg試験（図3a）：大伏在静脈と小伏在静脈の弁不全の有無
▶下肢挙上→大腿上部の圧迫（大伏在静脈遮断）＋膝窩の圧迫（小伏在静脈遮断）
　①立位になると（大腿上部の圧迫＋膝窩の圧迫のまま）血管の怒張が出現⇒大伏在静脈，小伏在静脈，交通枝すべての弁不全。
　②膝窩の圧迫を解除すると血管の怒張が出現⇒小伏在静脈弁不全。
　③大腿上部の圧迫を解除すると血管の怒張が出現⇒大伏在静脈弁不全。
　④それでも血管の怒張が出ない場合⇒すべての静脈弁が正常。

2. Perthes検査（図3b）：深部静脈の開存状態
▶大腿中央部に駆血帯を付けた状態で下肢の運動を行う。
▶血管の怒張が出現すれば深部静脈，交通枝の弁不全。

Q3 深部静脈血栓症（DVT）を見逃さないための特徴的な症状と他覚所見，および治療方針について述べよ。

Key Card 🔑　　　　　　　　　　　　　　　　　知っているよね！

1. 深部静脈血栓症（deep vein thrombosis；DVT）（表1）
(1) 疫学，概要
- 欧米と比較して少ないものの，増加傾向である。男女比はやや女性に多い（1：1.3）。
- 最大の原因は，特発性（＝原因不明），続いて腹部手術後である。
- 左側発症が多い（左総腸骨静脈は右総腸骨動脈によって腹側から圧迫されているため）。

(2) 特徴的な症状や他覚所見
- 下肢の腫脹，鈍痛，浮腫（non-pitting edema），表在静脈拡張，立位におけるうっ血。
- 重症例では皮膚症状（皮膚潰瘍，黄褐色の色素沈着，湿疹，皮膚炎，脂肪皮膚硬化症など）。

(3) 治療方針
- 発症早期には手術や血栓溶解療法を考慮する。

2. 肺塞栓症
- 致死率が高い深部静脈血栓症の合併症。
- 早期に血栓溶解療法もしくは観血的血栓除去を行う。

表1　深部静脈血栓症（DVT）

疫学，概要	男女比1：1.3。特発性が最多。左側に多い
症状	下肢の腫脹，鈍痛，浮腫，表在静脈拡張，立位におけるうっ血，重症例では皮膚症状
治療方針	血栓溶解療法，血栓除去術
肺塞栓症について	致死率が高い合併症。発症1時間での致死率が11％

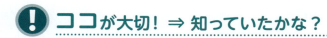 ココが大切！⇒ 知っていたかな？

1. 深部静脈血栓症（deep vein thrombosis；DVT）
(1) 疫学，概要
- 下肢深部静脈の血栓性閉塞により静脈の還流障害，下肢のうっ血をきたしたもの。
- 本邦における発生頻度は欧米に比して低率とされているものの，近年増加傾向にある。
- 男女比は1：1.3と女性にやや多く，40歳以上の中高年に多い。
- 原因：特発性56.5％，腹部手術後12.6％，炎症7.8％，腫瘍3.8％。
- 左62％，右29％，両側9％と左側に多い（左総腸骨静脈は右総腸骨動脈によって腹側から圧迫されているため）。

(2) 特徴的な症状や他覚所見

a. 軽〜中等症
- 下肢の腫脹，鈍痛，浮腫，表在静脈拡張，立位でのうっ血，「足がつる」などの筋肉疲労。
- Homans徴候：足関節の背屈で腓腹筋部に疼痛を訴える（有名な所見だが特異度は低い）。
- リンパ浮腫ではPitting edemaを呈するのに対して，DVTではnon-pitting edemaを呈する。
  - ＊リンパ流の本来の役割：脂肪の輸送，感染残渣・老廃物の除去，免疫，血漿蛋白の還流。

b. 重症
- 急激に進行する下肢の腫脹，緊満感および特有の色調（赤紫色）。
- 皮膚病変（皮膚潰瘍，黄褐色の色素沈着，湿疹，皮膚炎，脂肪皮膚硬化症など）。

(3) 治療方針
- 発症後早期（1〜2週間以内）であれば血栓溶解療法（ヘパリン，ウロキナーゼ）を施行する（⇔表在型の血栓性静脈炎は消炎鎮痛薬で対応できることが多い）。
- 発症から48時間以内の浅大腿静脈より中枢に限局した血栓は血栓摘除術の適応。

2. 肺塞栓症
- 致死的となりうる下肢深部静脈血栓症の合併症であり，約10％に発生する。
- 術後早期や長期臥床患者に労作時呼吸困難，胸痛，血痰などがあれば肺塞栓症を疑い精査する。
- 致死率が高い緊急疾患である（発症1時間での致死率が11％）。
- 治療は血栓溶解療法もしくは観血的血栓除去術，抗凝固療法，下大静脈フィルター留置。

できるかな！ 実践問題形式でチャレンジ！

問1. 左下肢の疼痛・腫脹を主訴に外来受診した63歳女性。診察上，下腿に静脈瘤を認める。この患者について誤っているものを選べ
- a. 慢性化すると皮膚潰瘍をきたすことがある。
- b. 表在静脈における弁閉鎖不全が原因の可能性がある。
- c. 深部静脈血栓が原因の可能性がある。
- d. 原因を問わず静脈瘤の除去が必要である。

e. Trendelenburg試験やPerthes検査を行う。

問2．深部静脈血栓症について誤っているものを1つ選べ。
　　　a. 大伏在静脈に血栓性閉塞をきたしたものである。
　　　b. 原因としては特発性が多い。
　　　c. 左下肢に多く発症する。
　　　d. non-pitting edemaを呈する。
　　　e. 肺塞栓症を発症することがある。

知っておこう！　✔要点整理（チェックしよう！）

Ⅰ．**下肢静脈瘤の症状と発生機序による分類とその鑑別，ならびに治療方針について述べよ。**
　□ 1. 下肢静脈瘤は下肢の表在静脈の拡張であり，その症状は，①下肢に屈曲怒張した静脈を認める，②疼痛，腫張，皮膚潰瘍，色素沈着である。
　□ 2. 一次性静脈瘤は表在静脈における弁閉鎖不全によって生じ，その治療は，静脈瘤の除去（①手術療法，②硬化療法，③カテーテル治療）である。
　□ 3. 二次性静脈瘤は深部静脈血栓症によって生じ，その治療は深部静脈血栓の除去（血栓溶解療法や血栓摘出術）である。

Ⅱ．**下肢静脈瘤に対する静脈弁不全の有無とその部位を見出すための検査法について説明せよ。**
　□ 1. 下肢静脈瘤に対する静脈弁不全の有無や深部静脈の開存状態を確認する検査には，①Trendelenburg試験と②Perthes検査がある。
　□ 2. Trendelenburg試験：大伏在静脈と小伏在静脈の弁不全の有無。
　□ 3. Perthes検査：深部静脈の弁不全の有無。

Ⅲ．**深部静脈血栓症（DVT）を見逃さないための特徴的な症状と他覚所見，および治療方針について述べよ。**
　□ 1. 下腿深部静脈の血栓性閉塞により，静脈の還流障害や下肢のうっ血をきたした病態。
　□ 2. 軽・中等症では，下肢の腫脹，鈍痛，浮腫（non-pitting edema），表在静脈拡張，立位におけるうっ血を示し，重症例では皮膚症状（皮膚潰瘍や黄褐色の色素沈着など）を示す。
　□ 3. 発症早期には血栓溶解療法や手術を考慮する。

（正解　問1：d　問2：a）

呼吸器外科 1

解剖

チャレンジしてみよう！（○か×をつけよ）

( )　1. 右肺は左肺よりも容積が大きい。
( )　2. 横隔膜は右側が左側より頭側にある。
( )　3. 右肺は2葉に分割され，左肺は3葉に分割される。
( )　4. 肺門部では，前胸側から背側に向かって，肺動脈・肺静脈・気管の順に位置する。
( )　5. 肺の栄養血管は肺動脈である。
( )　6. 気管は食道の前方に位置する。
( )　7. 気管の前面は膜様部である。
( )　8. 右主気管支は左主気管支と比較して分岐角が小さい。
( )　9. 内頸静脈は総頸動脈の外側を走行する。
( ) 10. 交感神経幹は椎体の背面を走行する。
( ) 11. 心臓は中縦隔に位置する。
( ) 12. 上縦隔とは胸骨柄下端と第1-2胸椎間を結んだ線より頭側の領域である。
( ) 13. 前縦隔には交感神経幹が走行する。
( ) 14. 中縦隔には胸腺の一部が存在する。
( ) 15. 横隔神経は後縦隔を走行する。

（※正解は次ページ下段）

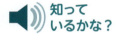 知っているかな？

Q1 肺の解剖，血流について述べよ。
Q2 頸部の解剖（気管や脈管・神経の走行）について述べよ。
Q3 縦隔の解剖について述べよ。

Q1 肺の解剖，血流について述べよ。

Key Card 　　　　　　　　　　　　　　　　　　知っているよね！

1. 肺の解剖（図1，表1）

- 右肺は左肺よりも大きく，幅が広い。
- 右肺：上葉・中葉・下葉に分かれる。
- 左肺：上葉・下葉（中葉，S7は存在しない）に分かれる。
- 横隔膜の右側は，左側と比較して頭側に位置する。
- 肺門部では，前胸側から背側に向かって肺静脈・肺動脈・気管の順に位置する。

表1　肺区域

	右肺	左肺
上葉	S1, S2, S3	S1+2, S3-S5
中葉	S4, S5	なし
下葉	S6-S10	S6, S8-S10

693

2. 肺の血流（図2）

- 肺動静脈（機能血管）と気管支動静脈（栄養血管）に支配される。
- 肺動脈は右心室から分岐し，気管と伴走し，肺胞に至る。
- 肺静脈は肺胞から枝を集め，気管と肺動脈の間を走行し，左心房に流入する。

図1　肺区域

右肺
1：肺尖区
2：後上葉区
3：前上葉区
4：外側中葉区
5：内側中葉区
6：上下葉区
7：内側肺底区
8：前肺底区
9：外側肺底区
10：後肺底区

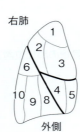

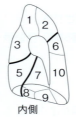

左肺
1＋2：肺尖後区
3：前上葉区
4：上舌区
5：下舌区
6：上下葉区
8：前肺底区
9：外側肺底区
10：後肺底区

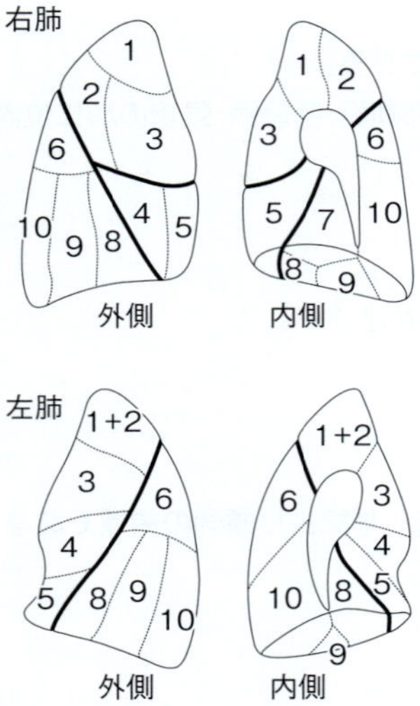

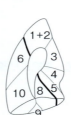

図2　肺の血管分布

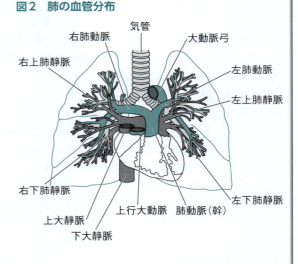

ココが大切！ ⇒ 知っていたかな？

1. 肺の解剖

▶心臓が左側に存在するため，左肺は右肺より小さく，かつ幅が狭い。
▶右肺は上葉・中葉・下葉の3葉に分割され，左肺は上葉と下葉の2葉に分割される。
▶左肺には中葉およびS7は存在しない。左S4, S5（右肺中葉にあたる部位）を舌区という。
▶横隔膜（および肺底）は，肝臓の影響で右側は左側と比較して頭側に位置する。
▶肺門部では前胸側から背側に向かって，肺静脈・肺動脈・気管の順に位置する。

2. 肺の血流

(1) 肺動静脈（機能血管）

▶肺動脈は右心室から肺動脈幹が分岐して，左右の肺動脈に別れる。
▶気管支と伴走し，左右ともに主気管支の前面に位置する。

(2) 気管支動静脈（栄養血管）

▶気管支動脈は，下行大動脈から分岐する。
▶肺を栄養した血液の大部分は肺静脈に流入するが，一部気管支静脈から奇静脈系に流出する。

正解	1	2	3	4	5	6	7	8	9	10	11	12	13	14	15
	○	○	×	×	×	○	×	○	○	×	○	×	×	×	×

Q2 頸部の解剖（気管や脈管・神経の走行）について述べよ。

Key Card 知っているよね！

1. **頸部臓器の位置関係（図3）**
   - 前面から皮膚→広頸筋群→甲状腺→気管→食道→頸椎の順に存在する。

2. **気管（図3）**
   - 前壁と側壁は，気管軟骨および輪状靱帯である。
   - 後壁は膜様部（平滑筋）である。
   - 食道の腹側を走行し，第4胸椎のレベルで分岐する。
   - 右主気管支は分岐角が小さい。

3. **頸部における動静脈の走行（図3）**
   - 総頸動脈：食道・気管の外側を走行する。
   - 内頸静脈：総頸動脈の外側を走行する。

4. **頸部における神経（図3）**
   a. 反回神経：迷走神経から分岐後，右は鎖骨下動脈下面を，左は大動脈弓下面を腹側から背側に反転し，甲状腺背側を上行する。
   b. 迷走神経：総頸動脈と内頸静脈の間を走行する。
   c. 交感神経幹：椎体の前面を走行する。

図3　甲状腺レベルでの頸部解剖

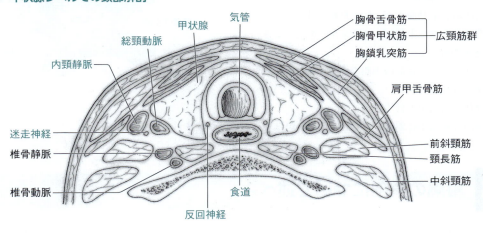

⚠️ ココが大切！⇒ 知っていたかな？

1. 頸部臓器の位置関係
- 前面から皮膚→広頸筋群→甲状腺→気管→食道→頸椎の順に存在する。

2. 気管
- 成人男性で長さ9〜12cm，横径2cm程度。
- 前壁と側壁は，気管軟骨および輪状靭帯からなる。
- 後壁は，平滑筋から構成される膜様部からなる。
- 食道の腹側を走行し，第4胸椎のレベルで分岐する。
- 右主気管支は，左主気管支と比較して分岐角が小さい。このため誤嚥性肺炎は右肺下葉に好発する。
- 気管支腺および軟骨は，気管から小気管支まで存在し，細気管支より末梢には存在しない。
- 気道系（気管〜終末気管支）：ガス交換に関与していない。
- 肺胞系（呼吸細気管支〜肺胞囊）：ガス交換に関与する。

3. 頸部における動静脈の走行
- 総頸動脈：気管，食道の外側を上行して甲状軟骨上縁の高さで外頸動脈と内頸動脈に分かれる。
- 内頸静脈：総頸動脈の外側を走行する。
- 鎖骨下静脈は鎖骨と第1肋骨の間を走行する。

4. 頸部における神経の走行
  a. 反回神経（図4）
    右は鎖骨下動脈下面，左は大動脈弓下面を腹側から背側にかけて上転し，甲状腺背側を上行する。
  b. 迷走神経
    総頸動脈と内頸静脈の間を走行する。
  c. 交感神経幹
    椎体の前面を走行する。
  ＊横隔神経は主に頸神経のC4，C5，C6からの神経線維が集まって形成される。

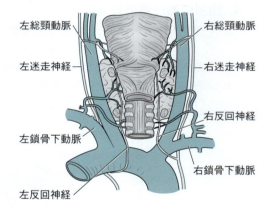

図4 反回神経の走行（背側からみた図）

Q3 縦隔の解剖について述べよ。

Key Card 🔑 　　　　　　　　　　　　　　　　知っているよね！

1. 縦隔の解剖
- 胸郭のうち，左右の胸膜腔と胸郭入口部，横隔膜，胸骨，脊柱に囲まれた領域。
- 臨床的に上・前・中・後の4領域に分類される（図5, 6）。

図5 CTスライスでみる縦隔の局在

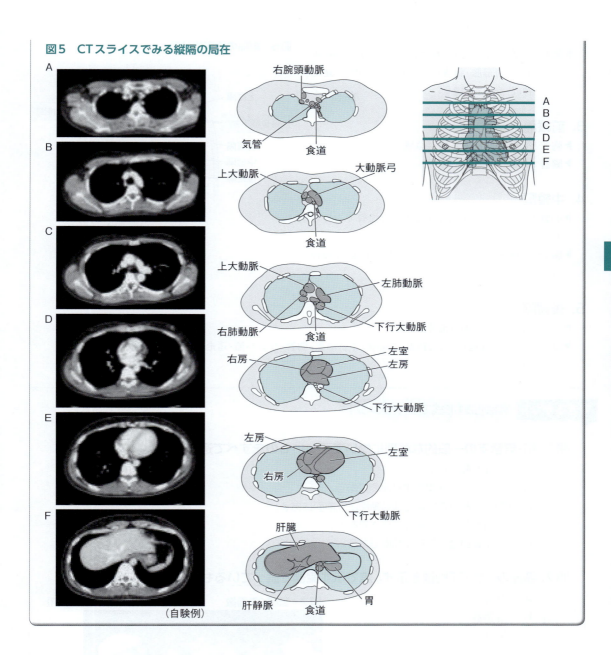

(自験例)

！ ココが大切！ ⇒ 知っていたかな？

1. 縦隔
- ▶胸郭のなかで，左右の胸膜腔と胸郭入口部，横隔膜，胸骨，脊柱に囲まれた領域。
- ▶臨床的に上・前・中・後の4領域に分類される（図5, 6）。
- ▶各領域に存在する臓器を把握することにより縦隔腫瘍の鑑別が可能である。

2. 上縦隔
- ▶胸骨柄下端と第4-5胸椎間を結んだ線より頭側の領域。

▶臓器：胸腺・気管・食道・大動脈弓・上大静脈・腕頭静脈・奇静脈・胸管・リンパ節・横隔神経・迷走神経・交感神経幹。

3. 前縦隔
▶胸骨と心臓の間にある狭い領域。
▶臓器：胸腺の下部，リンパ節。

4. 中縦隔
▶心臓および心臓に出入りする大きな血管で占められる。
▶臓器：心臓・上行大動脈・肺動脈・上大静脈・横隔神経。

5. 後縦隔
▶心臓と脊柱の間にある部分。
▶臓器：気管支・食道・胸部大動脈・奇静脈・半奇静脈・胸管・リンパ節・迷走神経・交感神経幹。

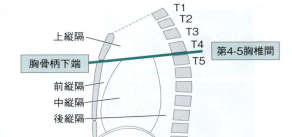

図6　縦隔の臨床的分類

できるかな！　実践問題形式でチャレンジ！

問1. 肺・気管支の一般的な解剖について正しいものをすべて選べ。
　a. 右肺は左肺より小さい。
　b. 左横隔膜は右横隔膜より頭側にある。
　c. 肺門部において気管支は肺動脈より前面にある。
　d. 気管分岐部は第4胸椎の高さである。
　e. 肺の栄養血管は気管支動脈である。

問2. 頸部の造影CT画像を示す。線で示す臓器で誤っているものを選べ。
　a. 甲状腺
　b. 内頸静脈
　c. 反回神経
　d. 気管
　e. 食道

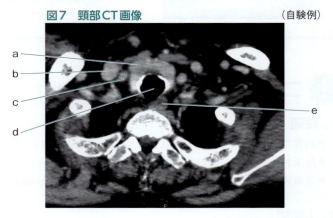

図7　頸部CT画像　　（自験例）

（※正解は次ページ下段）

知っておこう！　✅ 要点整理（チェックしよう！）

Ⅰ. 肺の解剖，血流について述べよ。
- ☐ 1．右肺は上葉・中葉・下葉の3葉，左肺は上・下の2葉に分かれる。
- ☐ 2．肺門部では原則的に前胸側から背側に向かって，肺静脈・肺動脈・気管の順に位置する。
- ☐ 3．肺の栄養血管は気管支動脈である。

Ⅱ. 頸部の解剖（気管や脈管・神経の走行）について述べよ。
- ☐ 1．気管は食道の背側を走行し，第4胸椎のレベルで分岐する。
- ☐ 2．総頸動脈は気管，食道の外側を上行し外頸動脈と内頸動脈に分かれる。
  内頸静脈は総頸動脈のすぐ外側を走行する。
- ☐ 3．頸部の主な神経として反回神経・迷走神経・交感神経幹が存在する。

Ⅲ. 縦隔の解剖について述べよ。
- ☐ 1．縦隔は，胸郭のなかで，左右の胸膜腔と胸郭入口部，横隔膜，胸骨，脊柱に囲まれた領域。
- ☐ 2．一般に胸骨柄下端と第4-5胸椎間を結んだ線より上方の領域を上縦隔とする。
- ☐ 3．縦隔内の臓器の存在領域は，縦隔腫瘍の鑑別診断に役立つ。
  上縦隔：胸腺・気管・食道・大動脈弓・上大静脈・腕頭静脈・奇静脈・
  　　　　胸管・リンパ節・横隔神経・迷走神経・交感神経幹
  前縦隔：胸腺の下部，リンパ節
  中縦隔：心臓・上行大動脈・肺動脈・上大静脈・横隔神経
  後縦隔：気管支・食道・胸部大動脈・奇静脈・半奇静脈・
  　　　　胸管・リンパ節・迷走神経・交感神経幹

（正解　問1：d, e　問2：c）

呼吸器外科 2
呼吸機能検査と呼吸不全

チャレンジしてみよう！（○か×をつけよ）

( ) 1. 予備吸気量はスパイロメーターで直接測定できない。
( ) 2. 予備呼気量はスパイロメーターで直接測定できる。
( ) 3. 残気量はスパイロメーターで直接測定できる。
( ) 4. 1秒率（$FEV_{1.0}$％）が70％未満の場合，拘束性換気障害とよぶ。
( ) 5. ％肺活量（％VC）が80％未満の場合，拘束性換気障害とよぶ。
( ) 6. 動脈血ガス検査では，電解質や代謝を評価することができる。
( ) 7. 酸素飽和度（SaO_2）とは，何％の酸素がヘモグロビン（Hb）と結合しているかを表している。
( ) 8. $PaCO_2$が増加すると，酸素解離曲線は右方へ偏位する。
( ) 9. 呼吸性アシドーシスとは，CO_2分圧が増加している状態である。
( ) 10. 代謝性アシドーシスとは，CO_2分圧が増加している状態である。
( ) 11. 呼吸不全とは，室内気吸入時の$PaCO_2$が45 Torr以上となる呼吸障害，またはそれに相当する呼吸障害を呈する異常状態である。
( ) 12. Ⅰ型呼吸不全は肺胞低換気の状態で生じる。
( ) 13. Ⅱ型呼吸不全は肺機能不全の状態で生じる。
( ) 14. 急性呼吸不全時の吸入酸素濃度は50％以下が望ましい。
( ) 15. 急性呼吸不全時に，$PaO_2 < 60$ Torr（$FiO_2 > 0.6$），$PaCO_2 > 50$ Torrであれば，気管内挿管，人工換気の適応である。

（※正解は次ページ下段）

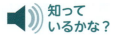知っているかな？

Q1 スパイロメトリーについて述べよ。
Q2 動脈血ガスの解析について述べよ。
Q3 呼吸不全の分類と検査所見について述べよ。

Q1 スパイロメトリーについて述べよ。

Key Card 🔑　　　　　　　　　　　　　　　　　　　　知っているよね！

1. スパイロメトリーについて
- スパイロメトリーは，安静時換気および最大吸気位から最大呼気位までをスパイロメーターで測定し，肺を出入りする空気の量と速度を曲線として描いて（スパイログラム）評価する方法（図1）。
- スパイロメトリーのなかで直接測定できるものは，①肺活量，②1回換気量，③予備吸気量，④予備呼気量，⑤最大吸気量，⑥1秒量（$FEV_{1.0}$）である。
- 残気量を成分として含むもの（RV, FRC, TLC）は，スパイログラムでは直接測定できない。

- 外科臨床では，最大吸気位からできるだけ早く，一気に呼出させて得られる努力呼出曲線も重要。

2. 外科領域で必要なスパイログラムによる評価（図2）

- 外科領域で重要なスパイログラムの指標は，肺活量（VC），％肺活量（％VC），1秒量（$FEV_{1.0}$），1秒率（$FEV_{1.0}$％）である。
- $FEV_{1.0}$％が70％未満の場合，閉塞性換気障害と診断する。
- 閉塞性換気障害は，慢性気管支炎，肺気腫，喘息，気管支拡張症などで生じる。
- ％VCが80％未満の場合，拘束性換気障害と診断する。
- 拘束性換気障害は，間質性肺炎，肺線維症，塵肺症，結核後遺症，肺切除後などで生じる。

図1　スパイログラム

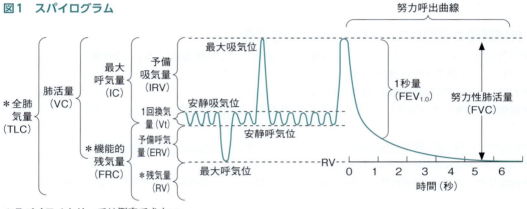

図2　閉塞性換気障害と拘束性換気障害

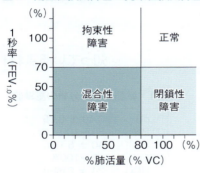

ココが大切！⇒ 知っていたかな？

1. スパイロメトリーについて

▶スパイロメトリーは，安静時換気および最大吸気位から最大呼気位までをスパイロメーターで測定し，肺を出入りする空気の量と速度を曲線として描いて（スパイログラム）評価する方法。

正解	1	2	3	4	5	6	7	8	9	10	11	12	13	14	15
	×	○	×	×	○	○	×	○	○	×	×	×	×	○	○

- スパイログラムのなかで直接測定できるものは，①肺活量，②1回換気量，③予備吸気量，④予備呼気量，⑤最大吸気量，⑥1秒量（$FEV_{1.0}$）である。
- 残気量を成分として含むもの（RV，FRC，TLC）は，スパイロメーターでは直接測定できない。
- 外科臨床では，最大吸気位からできるだけ早く，一気に呼出させて得られる努力呼出曲線も重要。
- 1秒率（$FEV_{1.0}$%）は1秒量（$FEV_{1.0}$）/努力肺活量（FEV）で求められ，Gaenslerの1秒率とよばれる。
- Tiffeneauの1秒率（$FEV_{1.0}$/VC）より，Gaenslerの1秒率のほうが臨床的に用いられることが多い。

Key holder

胸腔内圧の上昇する/上昇しない疾患

肺気腫，喘息などの閉塞性障害では胸腔内圧が上昇する。また，胸水，自然気胸，巨大ブラでは容積による圧排により胸腔内圧が上昇する。一方，肺線維症，無気肺など拘束性障害では胸腔内圧は低下する。

2. 外科領域で必要なスパイログラムによる評価

- 外科領域で重要なスパイログラムの指標は，肺活量（VC），%肺活量（%VC），1秒量（$FEV_{1.0}$），1秒率（$FEV_{1.0}$%）である。
- $FEV_{1.0}$%が70%未満の場合，閉塞性換気障害と診断する。
- 慢性閉塞性肺疾患（COPD）は，慢性気管支炎，肺気腫，喘息，気管支拡張症などで生じる。
- COPDでは残気量，機能的残気量，全肺気量が増加し，努力性肺活量，1秒量は低下する。
- %VCが80%未満の場合，拘束性換気障害と診断する。
- 拘束性換気障害は，間質性肺炎，肺線維症，塵肺症，結核後遺症，肺切除後などで生じる。

Q2 動脈血ガスの解析について述べよ。

Key Card 　　　　　　　　　　　　　　　　　　　知っているよね！

1. 動脈血ガスの解析について

- 主にガス交換能の指標と酸塩基平衡の指標として用いられる。
- その他，電解質（Na，K，Cl）や代謝（Lactate）などの評価にも用いられる。
- 表1に動脈血ガス分析の基準値を示す。

表1　動脈血ガス分析の基準値

①	pH	7.40 ± 0.05
②	PaO_2	80〜100 Torr
③	$PaCO_2$	40 ± 5 Torr
④	SaO_2	96〜100%
⑤	HCO_3^-	24 ± 2 mEq/L
⑥	BE	0 ± 2 mEq/L

2. ガス交換能の指標

- 酸素分圧（PaO_2），酸素飽和度（SaO_2），二酸化炭素分圧（$PaCO_2$）を用いる。
- SaO_2とPaO_2の関係はS字型の酸素解離曲線で示される（図3）。
- 酸素解離曲線の右方偏位は，ヘモグロビン（Hb）の酸素親和性の低下を意味する。

図3　酸素解離曲線と右方偏位の原因

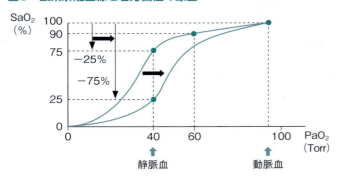

SaO_2 90%は$PaCO_2$ 60 Torr
SaO_2 70%は$PaCO_2$ 40 Torr
に相当する

右方偏位の原因
①$PaCO_2$↑，②pH低下，③血液温度の上昇，④2,3-DGP↑
（すべて末梢での酸素需要が亢進している状態）

3. 酸塩基平衡の指標

- pH，重炭酸イオン濃度（HCO_3^-），二酸化炭素分圧（$PaCO_2$），塩基余剰（BE）を用いる。
- Henderson-Hasselbalchの式（**図4**）と重炭酸－炭酸緩衝系（**図5**）の関係から，呼吸性アシドーシス，呼吸性アルカローシス，代謝性アシドーシス，代謝性アルカローシスの判定をする。
- HCO_3^-は代謝性の異常をみる指標の1つだが，呼吸性でも影響を受けることがあるため，代謝性の異常の指標としてBEが考案された。
- －BEは代謝性アシドーシス，＋BEは代謝性アルカローシスとなる。
- **表2**に酸塩基平衡の動態を示す。

図4　Henderson-Hasselbalchの式

$$pH = 6.1 + \log \frac{[HCO_3^-]}{0.03 \times PaCO_2} = 6.1 + \log \frac{[HCO_3^-]}{[H_2CO_3]}$$

代謝性因子（$[HCO_3^-]$）
呼吸性因子（$0.03 \times PaCO_2$）

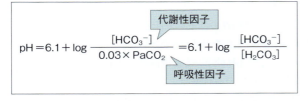

図5　重炭酸－炭酸緩衝系

$$CO_2 + H_2O \rightleftarrows H_2CO_3 \rightleftarrows H^+ + HCO_3^-$$

表2　酸塩基平衡の動態

	$PaCO_2$	HCO_3	BE	主な疾患・原因
呼吸性アシドーシス	↑	↑代謝性代償	－	睡眠時無呼吸，COPD，肺水腫
呼吸性アルカローシス	↓	↓代謝性代償	－	過呼吸，人工呼吸による過換気
代謝性アシドーシス	↓呼吸性代償	↓	－BE	腎不全，下痢，胆汁ドレナージ
代謝性アルカローシス	↑呼吸性代償	↑	＋BE	利尿薬投与，嘔吐，輸血，アルドステロン症

❗ ココが大切！ ⇒ 知っていたかな？

1. 動脈血ガスの解析について
- ▶ 動脈血ガスの解析は，主にガス交換能の評価と酸塩基平衡の評価のために用いられる。
- ▶ その他，電解質(Na, K, Cl)や代謝(Lactate)などの評価にも用いられる。

2. ガス交換能の指標
- ▶ 酸素分圧(PaO_2)，酸素飽和度(SaO_2)，二酸化炭素分圧($PaCO_2$)を用いる。

(1) 酸素分圧(PaO_2)
- ▶ PaO_2は①環境：大気圧と酸素濃度(FiO_2)，②肺胞換気量，③肺胞におけるガス交換能力に規定される。

①環境：大気圧(P_B)と酸素濃度(FiO_2)
- ・肺胞気の酸素分圧(P_AO_2)は，$P_AO_2 = (P_B(大気圧) - 47) \times FiO_2 - PaCO_2 / 0.8$(呼吸商)で求められ，大気圧の低下(高地)や酸素濃度の低下により，PaO_2は低下する。

②肺胞換気量(VA)
- ・肺胞換気量はVA =(1回換気量 − 死腔量)×呼吸数で規定されている。
- ・呼吸調節において，PaO_2↓⇒chemoreceptor(頸動脈小体，大動脈小体)が反応⇒換気量↑⇒PaO_2↑となる。

③肺胞におけるガス交換能力
- ・換気／血流比の異常(例，無気肺)，拡散能の低下(例，肺気腫，肺線維症)，シャント(例，動静脈瘻)によりガス交換能は低下し，PaO_2は低下する。

(2) 酸素飽和度(SaO_2)と一酸化炭素肺拡散能(DLco)
- ▶ ヘモグロビン(Hb)の何％がO_2と結合しているかを酸素飽和度(SaO_2)という。
- ▶ SaO_2とPaO_2の関係はS字型の酸素解離曲線で示される。
- ▶ 酸素解離曲線の右方偏位は，ヘモグロビン(Hb)の酸素親和性の低下を意味する。
- ▶ 特にpHの変化によるヘモグロビン(Hb)の酸素親和性の変化をBohr効果という。
- ▶ 酸素解離曲線の右方偏位の原因として，①$PaCO_2$↑，②pH低下，③血液温度の上昇，④2,3-DGP↑がある(すべて末梢での酸素需要が亢進している状態)。
- ▶ 一酸化炭素肺拡散能(DLco)：肺胞内の酸素などのガスが拡散により肺毛細血管内に入り赤血球に取り込まれる運搬能。

$$\%DLco = (測定DLco / 予測DLco) \times 100 (正常 > 80\%)$$

- ▶ DLcoは，間質性肺炎，COPD，肺水腫，肺塞栓，貧血などでは低下する。

(3) 二酸化炭素分圧($PaCO_2$)
- ▶ $PaCO_2$が高ければ，肺胞換気量は不十分であり，低ければ過換気状態である。
- ▶ $PaCO_2 = 0.863 \times$二酸化炭素産生量／肺胞換気量で産出される。
- ▶ 呼吸調節において，$PaCO_2$↑⇒chemoreceptor(延髄や血管壁が反応)⇒換気量↑⇒$PaCO_2$↓

3. 酸塩基平衡の指標
- ▶ pH，重炭酸イオン濃度(HCO_3^-)，二酸化炭素分圧($PaCO_2$)，塩基余剰(BE)を用いる。
- ▶ 呼吸性アシドーシスは，$PaCO_2$が増加している状態である。
- ▶ 呼吸性アルカローシスは，$PaCO_2$が減少している状態である。
- ▶ 代謝性アシドーシスは，HCO_3^-が減少している状態である。

- 代謝性アルカローシスは，HCO_3^-が増加している状態である。
- Henderson-Hasselbalchの式と重炭酸−炭酸緩衝系の関係から，呼吸性アシドーシス，呼吸性アルカローシス，代謝性アシドーシス，代謝性アルカローシスの判定をする。
- HCO_3^-は，代謝性の異常を見る指標の1つだが，呼吸性でも影響を受けることがあるため，代謝性の異常の指標としてBEが考案された。
- −BEは代謝性アシドーシス，＋BEは代謝性アルカローシスとなる。

Q3 呼吸不全の分類と検査所見について述べよ。

Key Card 知っているよね！

1. 呼吸不全の分類と検査所見
- 呼吸不全とは，「室内気吸入時のPaO_2が60Torr以下となる呼吸障害，またはそれに相当する呼吸障害を呈する異常状態である」。
- PaO_2と$PaCO_2$の値からⅠ型呼吸不全とⅡ型呼吸不全に分けられる（図6）。

図6 呼吸不全の分類

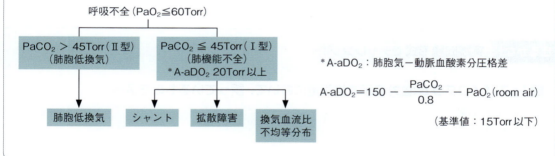

* A-aDO_2：肺胞気−動脈血酸素分圧格差

$$A\text{-}aDO_2 = 150 - \frac{PaCO_2}{0.8} - PaO_2 \text{(room air)}$$

（基準値：15Torr以下）

ココが大切！ ⇒ 知っていたかな？

1. 呼吸不全の分類と検査所見

- 呼吸不全とは，「室内気吸入時のPaO_2が60Torr以下となる呼吸障害，またはそれに相当する呼吸障害を呈する異常状態である」。
- PaO_2と$PaCO_2$の値からⅠ型呼吸不全とⅡ型呼吸不全に分けられる（図6）。

(1) Ⅰ型呼吸不全（肺機能不全）をきたす病態
  ① シャントの増加：ARDS, 肺動静脈瘻
  ② 肺拡散能の低下：慢性閉塞性肺疾患，間質性肺疾患，肺切除後
  ③ 換気・血流比の不均等分布：気道肺胞系・肺血管系に異常をきたす疾患

(2) Ⅱ型呼吸不全（肺胞低換気）をきたす病態
  ① 呼吸中枢機能の低下：肺胞低換気症候群, Pickwick症候群

②神経・筋疾患：進行性筋ジストロフィー
③肺・胸郭の異常
　胸郭の変形：脊椎後側彎症，肺結核後遺症
　胸膜の異常：胸膜癒着，肺結核後遺症
　高度気流閉塞：喘息重積発作，慢性閉塞性肺疾患

2. 急性呼吸不全の治療（慢性呼吸不全の増悪は除く）

①原疾患に対する治療
②酸素吸入：吸入酸素濃度は50％以下が望ましい
③非侵襲的陽圧換気（NPPV；nonivasive positive pressure ventilation）
④気管内挿管による機械的人工換気：$PaO_2 < 60\,Torr\,(FiO_2 > 0.6)$，$PaCO_2 > 50\,Torr$　で適応となる

3. 慢性呼吸不全増悪時の治療

①低酸素血症の改善
- 低流量酸素投与（CO_2ナルコーシス予防）
- 低酸素血症の改善が得られない場合は，NPPV＋O_2投与
- CO_2ナルコーシスによる呼吸抑制時：気管内挿管＋人工換気

②薬物療法：気管支拡張薬，抗菌薬

できるかな！ 実践問題形式でチャレンジ！

問1. スパイログラム（図7）の示す排気量において，誤っているものを選べ。

a. 肺活量
b. 最大呼気量
c. 機能的残気量
d. 1秒量
e. 努力性肺活量

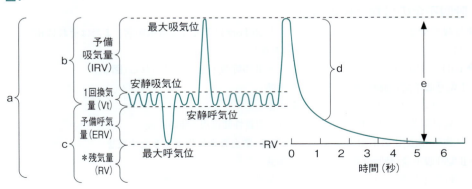

図7

問2. 80歳女性。呼吸苦を訴えて来院した。動脈血ガスの所見から考えられる状態として正しいものを選べ。

pH 7.37, $PaCO_2$ 63 Torr, PaO_2 65 Torr, BE 4.6 mEq/L, HCO_3^- 36 mEq/L, SaO_2 93.9%

 a. 呼吸性アシドーシス
 b. 呼吸性アルカローシス
 c. 代謝性アシドーシス
 d. 代謝性アルカローシス

（※正解は下段）

知っておこう！ 要点整理（チェックしよう！）

I. スパイロメトリーについて述べよ。

- □ 1. スパイログラムで直接測定できるものは，①肺活量，②1回換気量，③予備吸気量，④予備呼気量，⑤最大吸気量，⑥1秒量（$FEV_{1.0}$）である。
- □ 2. 残気量を成分として含むもの（RV, FRC, TLC）は，スパイロメーターでは直接測定できない。
- □ 3. 1秒率（$FEV_{1.0}$%）は，1秒量（$FEV_{1.0}$）/努力肺活量（FEV）で求められ，Gaenslerの1秒率とよばれる。

II. 動脈血ガスの解析について述べよ。

- □ 1. 動脈血ガス分析は，主にガス交換能の評価と酸塩基平衡の評価に用いられる。
- □ 2. その他，電解質（Na, K, Cl）や代謝（Lactate）などの評価にも用いられる。
- □ 3. ガス交換能の指標として，酸素分圧（PaO_2），酸素飽和度（SaO_2），二酸化炭素分圧（$PaCO_2$）を用いる。

III. 呼吸不全の分類と検査所見について述べよ。

- □ 1. 呼吸不全とは，「室内気吸入時のPaO_2が60 Torr以下となる呼吸障害，またはそれに相当する呼吸障害を呈する異常状態である」。
- □ 2. 呼吸不全のなかで，$PaCO_2 \leq 45$ Torrは，I型呼吸不全（肺機能不全）と定義される。
- □ 3. 呼吸不全のなかで，$PaCO_2 > 45$ Torrは，II型呼吸不全（肺胞低換気）と定義される。

（正解　問1：a　問2：a）

呼吸器外科 3

画像検査
（気管支鏡検査，胸部単純X線検査，CT検査所見）

□□□

チャレンジしてみよう！（○か×をつけよ）

( ) 1. 気管支鏡検査では，気道分泌抑制目的に抗コリン薬の投与が推奨されている。
( ) 2. 気管支鏡検査では，亜区域気管支までの観察が可能である。
( ) 3. 気管支鏡はUp, Downと左右のダイヤルを用いて先端を操作する。
( ) 4. 気管支鏡検査では，亜区域気管支より末梢からの検体は採取できない。
( ) 5. 気管支鏡検査の合併症として，出血，気胸，発熱や肺炎，薬物アレルギーや中毒がある。
( ) 6. 胸部X線写真において，CPAとは心横隔膜角のことである。
( ) 7. 胸部X線写真において，心胸郭比（CTR）の正常値は0.5以下である。
( ) 8. 胸部X線写真において，病変により正常構造物の陰影線が消失することをシルエットサイン陽性という。
( ) 9. 胸部X線写真において，気管分岐角は右のほうが大きい。
( ) 10. 胸部X線写真において，左肺動脈は右肺動脈より高位に位置する。
( ) 11. 胸部CT検査では，2次小葉まで認識可能である。
( ) 12. 肺区域のS6は，左右とも中葉に存在する。
( ) 13. 肺腺癌と大細胞癌の好発部位は，肺野（末梢）である。
( ) 14. 大腸癌の肺転移像は，多発結節型を特徴とする。
( ) 15. 肺結核による銭形陰影（coin lesion）の好発部位は，上葉やS6である。（※正解は次ページ下段）

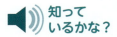
知っているかな？

Q1 気管支鏡検査における前処置・解剖・検査手技について述べよ。
Q2 胸部X線で確認できる所見について述べよ。
Q3 胸部CT検査（肺野条件）で確認できる所見について述べよ。

Q1 気管支鏡検査における前処置・解剖・検査手技について述べよ。

Key Card　　　　　　　　　　　　　　　　　　　　　知っているよね！

1. 気管支鏡検査における前処置
- 絶食にて，喉頭・気道の麻酔後に行う。
- 静脈麻酔や抗コリン薬を投与することもある。

2. 気管支鏡検査における解剖（図1）

- 気管支は第16次までの分岐で終末気管支となり，このうちの第4次分岐（亜区域気管支）までが気管支鏡検査で観察可能である。

3. 気管支鏡検査での検査手技（図2）
- Up, Downのダイヤル操作と，スコープ自体の左右の回転で操作を行う。
- 先端に回転が伝わるように，スコープにたるみがないように把持することが重要。
- 経気管支鉗子生検（TBB），経気管支肺生検（TBLB），経気管支吸引細胞診（TBAC），気管支肺胞洗浄（BAL）などで目的とする検体を採取する。
- 合併症として，出血，気胸，発熱や肺炎，薬物アレルギーや中毒などがある。

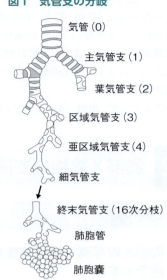

図1　気管支の分岐

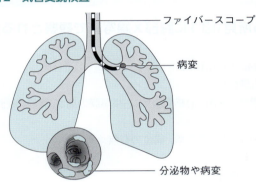

図2　気管支鏡検査

！ココが大切！ ⇒ 知っていたかな？

1. 気管支鏡検査における前処置
▶咳嗽反射時の嘔吐や誤嚥の予防のため，絶食で行う（検査前約4時間が目安）。
▶喉頭，気道の麻酔としてリドカイン（1～8％）の噴霧を行う（アレルギーやリドカイン中毒に注意）。
▶鎮静として静脈麻酔（ミダゾラムなど）の投与を行う施設もある。
▶気道分泌抑制目的に前投薬として抗コリン薬を投与していたが，近年では必要ないとの意見もある。

2. 気管支鏡検査における解剖
▶気管支は第16次までの分岐で終末気管支となり，このうちの第4次分岐（亜区域気管支）までが気管支鏡検査で観察可能である。

3. 気管支鏡検査での検査手技
▶Up, Downのダイヤル操作と，スコープ自体の左右の回転で先端を操作する。

正解	1	2	3	4	5	6	7	8	9	10	11	12	13	14	15
	×	○	×	×	○	×	○	○	×	○	○	×	○	×	○

- ▶先端に回転が伝わるように，スコープにたるみがないように把持することが重要である．
- ▶手技中は，口腔・気道粘膜への接触や損傷に注意する．
- ▶気道内の観察のほか，病変の検体採取を目的として行う．
- ▶経気管支鉗子生検(TBB)，経気管支肺生検(TBLB)，経気管支吸引細胞診(TBAC)，気管支肺胞洗浄(BAL)などで目的とする検体を採取する．
- ▶亜区域気管支より末梢の病変に対しては，X線透視を併用し，ブラシなどを用いて検体を採取する．
- ▶合併症として，出血，気胸，発熱や肺炎，薬物アレルギーや中毒などがある．

Q2 胸部X線検査で確認できる所見について述べよ．

Key Card 　知っているよね！

1. **胸部X線写真で確認できる所見（図3に胸部X線写真で観察される解剖を示す）**
   - 胸部X線正面像にて確認する事項を以下に示す．
     - Ⅰ．骨格，軟部組織：骨折や皮下気腫の確認
     - Ⅱ．胸郭・横隔膜・胸膜：肋骨横隔膜角(CPA)，心横隔膜角，右横隔膜の高さ，胸膜の肥厚・石灰化，心胸郭比(CTR)
     - Ⅲ．縦隔：大動脈弓～下行大動脈・心陰影の境界線，偏位の有無
     - Ⅳ．気管・気管支：気管分岐角，走行
     - Ⅴ．肺門(肺紋理)：肺動脈，気管支の走行
     - Ⅵ．肺野：透過性の変化，異常陰影の有無
   - 側面像は，縦隔腫瘍や無気肺(右中葉，左舌区)の検出に優れている．

図3　胸部X線写真で確認できる所見

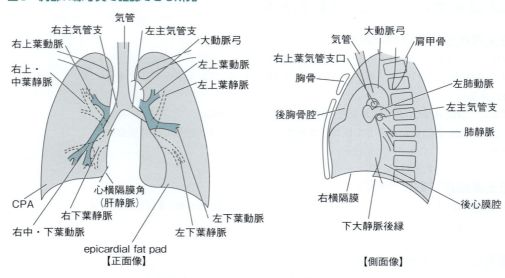

2. 肺野陰影の性状と代表的な疾患
- 結節性陰影：肺癌，結核
- air bronchogram：肺炎部分に認める気管支透亮像
- vanishing tumor：心不全時の葉間胸水貯留像
- ポップコーン様石灰化：肺過誤腫

❗ ココが大切！⇒ 知っていたかな？

1. 胸部X線写真で確認できる所見
(1) 骨格，軟部組織
- ▶骨折や皮下気腫の確認。

(2) 胸郭・横隔膜・胸膜
- ▶肋骨横隔膜角(CPA；costophrenic angle)，心横隔膜角の確認(胸水などの存在により，角が鈍化する)。
- ▶高さ：右横隔膜は第10肋骨の高さに位置する(吸気時)。
- ▶胸膜の肥厚，石灰化の確認。
- ▶CTR(心胸郭比)：0.5以下が正常。

(3) 縦隔
- ▶縦隔線：大動脈弓〜下行大動脈，心陰影の確認。
   - ＊シルエットサイン：正常構造物の陰影線が近接する病変により消失する場合に陽性となる。
- ▶偏位：健側へ移動(緊張性気胸，大量胸水)する場合と患側へ移動(無気肺)する場合がある。

(4) 気管・気管支
- ▶気管分岐角：第5-6胸椎レベルで，右が25°，左が35°(心不全時など，心臓の拡張により開大する)。
- ▶走行：気管支と肺動脈はほぼ平行して走行している。

(5) 肺門(肺紋理)
- ▶肺動脈，気管支の走行(左肺動脈が右肺動脈より高位：左肺動脈は左主気管支を乗り越えるため)。

(6) 肺野
- ▶肺葉は亜区域まで判別できる。

2. 肺野陰影の性状と代表疾患
- ▶結節性陰影：肺癌，結核
- ▶air bronchogram：肺炎部分に認める気管支透亮像
- ▶vanishing tumor：心不全時の葉間胸水貯留像
- ▶ポップコーン様石灰化：肺過誤腫

Q3 胸部CT検査（肺野条件）で確認できる所見について述べよ。

Key Card　　　　　　　　　　　　　　　　　　　　　　　　　知っているよね！

1. 胸部CT検査（肺野条件）で確認できる所見

- 胸部CT検査は高いコントラストと空間分解能に優れ，肺の基本単位である2次小葉レベルまで認識できる。
- 肺の区域（表1）とCTにおける肺の区域の位置関係（表1，図4）を以下に示す。

表1　肺の区域

	右側（10区域）		左側（8区域）	
上葉	S1（肺尖），S2（後方），S3（前方）	上葉	上区	S1+2（後方），S3（前方）
中葉	S4（外側），S5（内側）		舌区	S4（上方），S5（下方）
下葉	S6（背側頭側寄り），S7（縦隔側），S8，S9，S10	下葉		S6，S8（前方部），S9，S10（*S7は存在しない）

図4　胸部CT検査（肺野条件）で確認できる所見

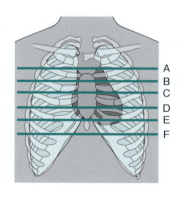
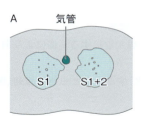
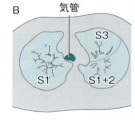
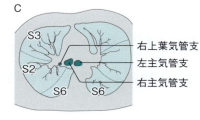
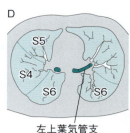
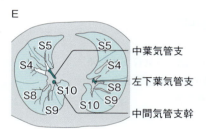
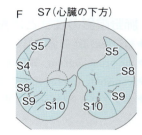

ココが大切！⇒ 知っていたかな？

1. 胸部CT検査（肺野条件）で確認できる所見
▶ 胸部CT検査は高いコントラストと空間分解能に優れ，肺の基本単位である2次小葉レベルまで認識できる。
▶ 詳細な部位診断，病変の広がりの評価が可能である。

2. 原発性肺癌のCT画像上の特徴
▶ 扁平上皮癌と小細胞癌は肺門（中枢）側に好発する。
▶ 腺癌と大細胞癌は肺野（末梢）に好発する。
▶ 表2に原発性肺癌の画像上の特徴を示す。

表2　原発性肺癌のCT画像上の特徴

	扁平上皮癌	腺癌	大細胞癌	小細胞癌
好発部位	肺門（中枢）	肺野（末梢）	肺野（末梢）	肺門（中枢）
画像診断	空洞形成，無気肺	胸膜嵌入像，spicula，末梢気管支・血管の集束，切痕形成（notch sign）	境界明瞭な類円形腫瘤，八つ頭状陰影	肺門リンパ節の腫大

（year note 2012 内科・外科編，メディックメディアより引用改変）

3. 転移性肺腫瘍のCT画像上の特徴（転移形態）
▶ 肺は血行性転移を受けやすい（全静脈血を受けるため）。
▶ その他，リンパ行性（癌性リンパ管症），管内性（肺胞上皮癌），直接浸潤などもある。
▶ 原発巣としては，肺，大腸，乳房，胃，骨，腎臓，精巣，卵巣などがある。
▶ 表3に転移性肺腫瘍のCT画像上の特徴（転移形態）を示す。

表3　転移性肺腫瘍のCT画像上の特徴（転移形態）

転移形態	原発
多発結節型（最多）	肺癌，絨毛癌，骨肉腫，精巣腫瘍，胃癌，膵癌，肝癌など
単発性	大腸癌，腎癌
粟粒性	甲状腺癌，前立腺癌，肺癌（肺上皮癌）
リンパ管炎性	乳癌，胃癌

（year note 2012 内科・外科編，メディックメディアより引用）

4. 銭形陰影（coin lesion）の鑑別疾患
▶ 胸部X線写真や胸部CT検査において異常陰影を認めた場合，肺癌の可能性を念頭に置く必要がある。
▶ 肺癌を疑う異常陰影として最も多いものは腫瘤影（結節影）である。
▶ 径が2〜3cmの小さなものをコインに例えて，銭形陰影（coin lesion）とよぶ。
▶ 表4に銭形陰影（coin lesion）の鑑別疾患を示す。

表4 銭形陰影（coin lesion）の鑑別疾患

	肺癌	肺結核	良性腫瘍	転移性肺腫瘍
好発部位	表2参照	上葉，S6	全肺野	下葉
形状	不整形－球形	球形	球形－分葉状	球形
辺縁	不鮮明，棘形成	明瞭	明瞭	明瞭
空洞	しばしば（＋）壁が厚い	しばしば（＋）壁は薄い	（－）	しばしば（＋）
石灰化	まれ	多い	過誤腫以外はまれ	骨・軟骨肉腫以外はまれ
気管支との関連	ときに集束像	関連気管支あり	（－）	（－）
胸膜の変化	腺癌ではしばしば嵌入像	肥厚，石灰化	（－）	（－）
胸水	ときとして（＋）	活動性でときとして（＋）	（－）	ときとして（＋）
周辺病巣	まれに肺内転移	衛星病巣あり	（－）	多発病巣が多い

（標準外科学第13版，医学書院より引用改変）

できるかな！ 実践問題形式でチャレンジ！

問1. 提示された胸部X線写真（図5）の所見について正しいものを選べ。

　a. シルエットサイン陽性である。
　b. 心胸郭比は0.5を超えている。
　c. CPAは鈍である。
　d. 皮下気腫を認める。
　e. 右横隔膜が挙上している。

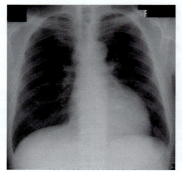

図5　胸部X線検査

（自験例）

問2. 提示された胸部CT検査（図6）の所見について正しいものを選べ。

　a. 左右主気管支分岐部レベルのスライスである。
　b. 右肺S6に結節影を認める。
　c. 空洞形成を伴う病変を認める。
　d. 銭形陰影（coin lesion）を認める。
　e. vanishing tumorを認める。

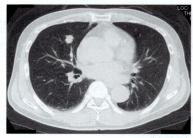

図6　胸部CT検査

（※正解は次ページ下段）

（自験例）

知っておこう！　要点整理（チェックしよう！）

Ⅰ．気管支鏡検査における前処置・解剖・検査手技について述べよ。
- ☐ 1．第4次分岐（亜区域気管支）までが気管支鏡検査で観察可能である。
- ☐ 2．経気管支鉗子生検（TBB），経気管支肺生検（TBLB），経気管支吸引細胞診（TBAC），気管支肺胞洗浄（BAL）などで目的とする検体を採取する。
- ☐ 3．合併症として，出血，気胸，発熱や肺炎，薬物アレルギーや中毒などがある。

Ⅱ．胸部X線検査で確認できる所見について述べよ。
- ☐ 1．骨格や軟部組織の評価も忘れてはならない。
- ☐ 2．右横隔膜は第10肋骨の高さに位置する（吸気時）。
- ☐ 3．気管分岐角は右が25°，左が35°である。

Ⅲ．胸部CT検査（肺野条件）で確認できる所見について述べよ。
- ☐ 1．高いコントラストと空間分解能に優れている。
- ☐ 2．腺癌では胸膜嵌入像やspiculaを伴うのが特徴である。
- ☐ 3．銭形陰影（coin lesion）の鑑別疾患として，肺癌，肺結核，良性腫瘍，転移性肺腫瘍などが挙げられる。

（正解　問1：b　問2：d）

呼吸器外科 4
手術と外科的処置

チャレンジしてみよう！（○か×をつけよ）

( ) 1. 後側方開胸では，広背筋と僧帽筋は切離しない。
( ) 2. 後側方開胸では，通常第7肋間で開胸する。
( ) 3. 聴診三角は僧帽筋，広背筋，大菱形筋（肩甲骨）に囲まれる部位である。
( ) 4. 腋窩切開では，前鋸筋は切離しない。
( ) 5. 胸骨正中開胸は術後疼痛が強い。
( ) 6. 緊急時に推奨される外科的気道確保は，気管切開である。
( ) 7. 12歳未満には輪状甲状靱帯切開は推奨されない。
( ) 8. 長期間留置のための外科的気道確保には，輪状甲状靱帯切開を行う。
( ) 9. 胸腔ドレーンは，肋骨上縁に沿って挿入する。
( ) 10. 短時間の肺虚脱であれば，再膨張性肺水腫は起こらない。
( ) 11. マスク換気による陽圧換気で，無気肺の改善が期待できる。
( ) 12. 肺水腫が予想される場合には，輸液は可能な限り減量する。
( ) 13. 間質性肺炎患者の術後急性増悪の死亡率は約1割である。
( ) 14. 呼吸器外科手術後の反回神経麻痺は左側に多い。
( ) 15. 呼吸器外科手術後にみられる横隔神経麻痺では患側の横隔膜が下降する。

（※正解は次ページ下段）

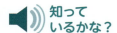 知っているかな？

Q1 開胸法について述べよ。
Q2 気管切開・胸腔ドレナージについて述べよ。
Q3 呼吸器外科術後合併症について述べよ。

Q1 開胸法について述べよ。

Key Card　　　　　　　　　　　　　　　　　　　　知っているよね！

1. 開胸法
- 病変の部位，術式によって開胸法が選択される。
- 図1に開胸法別の皮切部位を示す。

(1) 後側方開胸
- 前腋窩線から棘突起近くまでの開胸法である。
- 肺門部の展開が良好である。

(2) 聴診三角開胸
- 聴診三角部での開胸である。
- 胸腔鏡補助下で肺癌根治術にも用いられる。

(3) 腋窩開胸
- 肺門部の操作が必要ない場合に選択される。
- 前腋窩線に沿った切開である。

(4) 胸骨正中開胸
- 前縦隔腫瘍, 両側肺手術, 気管手術などに用いられる。

図1　開胸法別の皮切部位

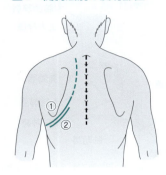
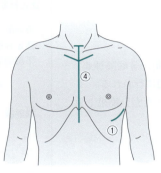
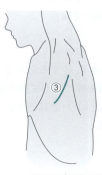

①後側方開胸
②聴診三角開胸
③腋窩開胸
④胸骨正中開胸

(標準外科学第13版, 医学書院より引用改変)

ココが大切！⇒ 知っていたかな？

1. 開胸法

(1) 後側方開胸
- ▶肺門部, リンパ節郭清の操作を行ううえで術野の展開が良好で, 肺癌に対する基本開胸法である。
- ▶前腋窩線から棘突起近くまでの切開であり, 創が大きく開胸法のなかでも侵襲が大きい。
- ▶側臥位で, 通常第5肋間を開胸する。
- ▶<u>広背筋, 僧帽筋, 大菱形筋, 前鋸筋が切離される。</u>
- ▶第5, 第6肋骨を骨膜に沿って剥離し, 脊柱起立筋付着部付近を1cm切離し開胸創を広げる。

(2) 聴診三角開胸
- ▶胸腔鏡補助下の肺癌根治術に用いられる。
- ▶聴診三角は僧帽筋, 広背筋, 大菱形筋(肩甲骨)によって囲まれる部位である(図2)。
- ▶側臥位で第5肋間にて開胸する方法であり, これらの筋肉は切離しない。

(3) 腋窩開胸
- ▶自然気胸や良性腫瘍, 肺部分切除など, 肺門部の操作が必要ない場合に用いられる。
- ▶前腋窩線に沿って10〜15cm切開し, 通常第4肋間で開胸する。
- ▶前鋸筋が切離される。

図2　聴診三角

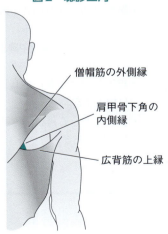

僧帽筋の外側縁
肩甲骨下角の内側縁
広背筋の上縁

正解	1	2	3	4	5	6	7	8	9	10	11	12	13	14	15
	×	×	○	×	×	×	○	×	○	×	○	○	○	×	×

- ▶腕を下げると創が隠れる位置での開胸である。

(4) 胸骨正中開胸
- ▶前縦隔腫瘍，両側肺手術（同時性肺癌や多発性肺転移），気管手術などに用いられる。
- ▶胸骨上縁から（T字/Y字切開時には第2肋間から）心窩部までと創は大きいが，術後の疼痛は軽い。
- ▶術後の胸腔内癒着も他と比較し軽度である。
- ▶閉胸時には胸骨を鋼線で縫合する。

※ 胸腔鏡下手術
- ▶自然気胸や良性腫瘍に対する肺切除術，前縦隔腫瘍，StageⅠA非小細胞肺癌に対して標準的に行われる。
- ▶施設によっては縦隔リンパ節郭清を含めた完全鏡視下手術を標準としている。

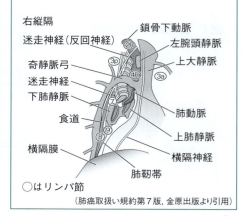

Key holder

右開胸で確認できる解剖

右開胸で確認できる解剖を示す。肺癌治療のほか，食道癌手術でも必要な解剖なので要確認。

（肺癌取扱い規約第7版，金原出版より引用）

Q2 気管切開・胸腔ドレナージについて述べよ。

Key Card 　　　　　　　　　　　　　　　　知っているよね！

1. 気管切開（外科的気道確保）
- 外科的気道確保の適応は，上気道の異常による気管内挿管困難症例である。
- 緊急時には輪状甲状靭帯切開，挿管チューブの長期間留置には気管切開が行われる（図3）。

2. 胸腔ドレナージ
- 胸水，血胸：第5肋間中腋窩線上から挿入する。
- 気胸：第2肋間鎖骨中線上から挿入する。
- 皮下トンネルを作成し，肋骨上縁より挿入する。
- 合併症として再膨張性肺水腫に注意が必要である。

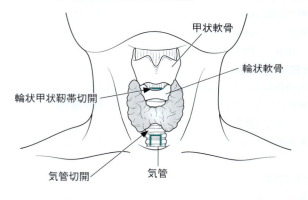

図3 輪状甲状靭帯切開と気管切開

❗ ココが大切！ ⇒ 知っていたかな？

1. 気管切開（外科的気道確保）
- ▶外科的気道確保には，輪状甲状靱帯切開と気管切開がある（図3）。
- ▶緊急な気道確保が必要にも関わらず，マスク換気や気管内挿管が困難な場合，あるいは長期間の気管内挿管が必要な場合に外科的気道確保が行われる。
- ▶外科的気道確保の適応は，顔面外傷や口腔内出血，喉頭浮腫，急性喉頭蓋炎，上気道異物や腫瘍，両側声帯麻痺などの，上気道の異常による気管内挿管困難症例である。
- ▶緊急時には，アプローチがより迅速で簡便な輪状甲状靱帯切開が推奨されるが，12歳以下の小児には禁忌（声門下狭窄をきたす）である。その場合，輪状甲状靱帯穿刺が第一選択である。
- ▶挿管チューブの長期間留置には気管切開が行われる。
- ▶気管切開では甲状腺峡部を圧排あるいは切離し，第2・3気管軟骨を切開する。
- ▶気管切開後は人工鼻を装着し，加湿を行う。
- ▶気管切開既往患者への再気管切開は可能である。

2. 胸腔ドレナージ
- ▶適応：胸水貯留，気胸，血気胸，膿胸に対する処置のほか，術後のインフォメーションドレーンとして用いる。
- ▶胸水，血胸に対しては第5肋間中腋窩線上から，肺尖部，背側へ誘導する。
- ▶気胸に対しては第2肋間鎖骨中線上より挿入する。
- ▶血胸の場合，28Fr以上の太いドレナージチューブを挿入する（凝血塊によりチューブが閉塞するため）。
- ▶肋骨下縁に鎖骨動静脈・神経が走行しており，肋骨上縁より挿入する。
- ▶皮膚切開は胸腔ドレーン挿入部位の1肋間下に置き，皮下トンネルを作成する。
- ▶迷走神経反射は穿刺時の強い疼痛で誘発され徐脈となる。
- ▶胸腔ドレーンはチェストドレーンバッグやハイムリッヒ弁（一方向弁で外来管理可能）に接続される。
- ▶チェストドレーンバッグは①排液部，②水封部，③吸引圧制御部で構成されている。
  ①胸腔と交通し排液が貯留する。
  ②水封により胸腔を外界から遮断し，空気や液体の逆流を防ぐ。
  ③吸引圧を調整する。
- ▶胸腔ドレーンの抜去の目安は，排液が100mL/日以下，air leakageの消失である。
- ▶胸腔ドレーンの抜去は呼気時に行う（胸腔内への外気の流入を避けるため）。
- ▶合併症：肋間動静脈損傷，再膨張性肺水腫，肺損傷，肝・脾損傷，感染（創部感染，膿胸）などがある。
- ▶再膨張性肺水腫は，急な虚脱解除による血管透過性亢進で起こる肺水腫で，虚脱時間が長く，虚脱率が大きいほど起こりやすい（急激な虚脱解除を避ける）。

Q3 呼吸器外科術後合併症について述べよ。

Key Card 🔑 知っているよね！

呼吸器外科術後合併症（表1）

1. 肺合併症
- 合併症の予防や治療には，気道分泌物のコントロールが重要である。
- 間質性肺炎の急性増悪の死亡率は高い。

2. 胸腔内合併症
- 気腫肺に伴う術後気漏（肺瘻や気管支断端瘻）は難治性である。

表1 呼吸器外科術後合併症

1. 肺合併症
無気肺，術後肺炎，肺水腫，間質性肺炎
2. 胸腔内合併症
術後気漏，血胸，膿胸，乳び胸，肺捻転，反回神経麻痺，横隔神経麻痺　など

❗ ココが大切！ ⇒ 知っていたかな？

1. 肺合併症

(1) 無気肺
- ▶気道分泌物，血液の喀出困難により気道が閉塞し，肺胞が虚脱した状態である。
- ▶術後は十分な疼痛管理，呼吸訓練を行い，喀痰の自己排出を促す。
- ▶喀出困難な場合は，気管チューブや気管支鏡による吸引を行う。
- ▶酸素化が改善しなければ，マスク換気や気管内挿管による陽圧換気を行う。
- ▶術前の禁煙，呼吸訓練，口腔ケアも有効である。

(2) 術後肺炎
- ▶気道分泌物や誤嚥などによる。無気肺に続発することもある。
- ▶抗生剤投与と同時に，気道分泌物の喀出，無気肺などの原因に対する治療も併せて行う。

(3) 肺水腫
- ▶輸液過剰，膠質浸透圧の低下，手術侵襲，リンパ節郭清によるリンパ流のうっ滞，虚脱後の再膨張などが原因となって，肺胞内に水分が漏出した状態である。
- ▶典型的な所見はピンク色の泡沫状痰，胸部X線写真の蝶形陰影（butterfly shadow）。
- ▶過剰輸液に注意し，利尿薬投与，カテコラミンの使用を適宜行う。

(4) 間質性肺炎
- ▶間質性肺炎患者では，術後に急性増悪をきたすことがある。
- ▶特に活動性の間質性肺炎では高率に増悪をきたす。KL-6，CRPが指標となる。
- ▶急性増悪症例の死亡率は約5割。ステロイド投与が行われるがエビデンスに乏しい。

2. 胸腔内合併症

(1) 術後気漏
- ▶切離部や剥離面からの肺瘻と気管支断端瘻がある。肺瘻は保存的治療で治癒することが多いが，気腫肺を伴う肺瘻や気管支断端瘻は難治性である。

▶長期化すれば，膿胸や瘻孔からの逆流による誤嚥性肺炎をきたす。
(2) 血胸
▶胸腔ドレーンからの多量の血性排液を認めた場合，止血術が必要である。
▶問題となるのは，肋間動脈や気管支動脈からの出血である。
(3) 膿胸
▶術後肺炎，術後気漏，ドレーン感染などが原因で生じる。
▶急性期でドレナージを行い，死腔を残さなければ治癒するが，慢性化すると治療に難渋し開窓術などの外科的治療が必要である。
(4) 乳び胸：胸管やリンパ管の損傷により生じる。脂肪制限食あるいは絶食とする。オクトレオチド（サンドスタチン®）投与やピシバニールによる胸膜癒着術，外科的結紮術が行われる。
(5) 肺捻転：肺靱帯の切離などの手術操作，肺切除術により可動性が増し，肺門部で捻転する。可動性が高度な場合は閉胸前に固定する。12～24時間以内なら整復可能である。
(6) 反回神経麻痺：肺門部リンパ節郭清などの手術操作で損傷が生じる。嗄声をきたす。左側で多い（大動脈を反回）。
(7) 横隔神経麻痺：手術操作により損傷し，患側の横隔膜が挙上する。

できるかな！ 実践問題形式でチャレンジ！

問1. 聴診三角を構成する筋肉として誤っているものをすべて選べ。
- a. 広背筋
- b. 前鋸筋
- c. 大菱形筋
- d. 僧帽筋
- e. 大円筋

問2. 胸腔ドレーン挿入について誤っているものをすべて選べ。
- a. 血胸に対しては，28Fr以上のチューブを使用する。
- b. 血胸に対しては鎖骨中線上から肺尖部に向かって挿入する。
- c. 肋骨上縁に沿って留置する。
- d. 長時間虚脱した肺を再膨張させる場合，再膨張性肺水腫を避けるため急激な再膨張は避ける。
- e. 抜去の目安は10mL/日以下である。

（※正解は次ページ下段）

知っておこう！ 要点整理（チェックしよう！）

I. 開胸法について述べよ。
- ☐ 1. 後側方開胸では，広背筋，僧帽筋，大菱形筋，前鋸筋が切離される。
- ☐ 2. 聴診三角開胸ではこれらの筋肉は切離しない。
- ☐ 3. 前縦隔腫瘍や両側肺手術で選択される胸骨正中開胸は，術後疼痛が軽く，胸腔内癒着も少ない。

II. 気管切開・胸腔ドレナージについて述べよ。
- ☐ 1. 上気道の異常による気管内挿管困難に対し，緊急時には輪状甲状靭帯切開を，挿管チューブの長期管理には気管切開を行う。
- ☐ 2. 12歳以下の小児に対する輪状甲状靭帯切開は禁忌である（声門下狭窄発生）。
- ☐ 3. 胸腔ドレーンは挿入予定部位より1肋間下より皮下トンネルを作成し，肋骨上縁から挿入する。

III. 呼吸器外科術後合併症について述べよ。
- ☐ 1. 無気肺や術後肺炎は，術前・術後の気道分泌物のコントロールが重要である。
- ☐ 2. 肺水腫では特にin/outバランスに注意した管理が必要である。
- ☐ 3. 肺瘻は保存的治療で治癒することが多いが，肺気腫がベースにある場合の肺瘻や気管支断端瘻ではしばしば難治性となり，膿胸や誤嚥性肺炎の原因となる。

（正解　問1：b, e　問2：b, e）

呼吸器外科 5

肺癌

チャレンジしてみよう！（○か×をつけよ）

( ) 1. 肺癌の年齢階級別死亡率は40代後半から増加する。
( ) 2. 肺癌は男性における部位別がん死亡率（2013年）の1位である。
( ) 3. 肺癌は女性における部位別がん死亡率（2013年）において大腸癌に次いで2位である。
( ) 4. 喫煙指数（Brinkman Index）≧400で肺癌が高率に発生しやすい。
( ) 5. 肺癌の組織型のうち，特に喫煙と関連が強いのは扁平上皮癌・小細胞癌である。
( ) 6. 肺癌の組織型のうち，扁平上皮癌が最多である。
( ) 7. 腺癌は末梢肺野に発生することが多い。
( ) 8. 小細胞癌の腫瘍マーカーにはSCC, CYFRA, CEAなどがある。
( ) 9. 肺尖に発生した肺癌が胸壁に浸潤すると，Pancoast症候群をきたすことがある。
( ) 10. Lambert-Eaton症候群は小細胞癌で認められる。
( ) 11. 原発性肺癌の病期はTNM分類に基づいて決定される。
( ) 12. 肺癌の治療方針は原則的に臨床病期で決まり，非小細胞癌と小細胞癌で同様である。
( ) 13. 肺に対する標準術式は肺葉切除術と肺門・縦隔リンパ節郭清である。
( ) 14. 胸膜播種に対する胸膜肺全摘術は積極的に行うべきである。
( ) 15. 肺区域切除術は葉切除術と比較して，局所再発率，生存率は遜色ない。

（※正解は次ページ下段）

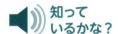

知っているかな？

Q1 肺腫瘍の疫学について述べよ。
Q2 原発性肺癌の組織型について述べよ。
Q3 原発性肺癌の病期と治療（術式と化学療法）について述べよ。

Q1 肺腫瘍の疫学について述べよ。

Key Card 　　　　　　　　　　　　　　　　　知っているよね！

1. 肺癌の疫学
   (1) 年齢・性差：40歳代後半から増加し，すべての組織型で男性が多い。
   (2) 死亡率（図1，表1）：男性1位，女性2位，男女計1位。
   (3) 罹患数（表2）：男性3位，女性4位，男女計3位。
   (4) 病因（危険因子）：喫煙（特に扁平上皮癌・小細胞癌）。職業因子（アスベスト，クロムなど）。
   (5) 組織型：腺癌が最多。

2. 肺良性腫瘍の疫学
- 肺腫瘍中，良性腫瘍は5％を占め，肺過誤腫が最多。

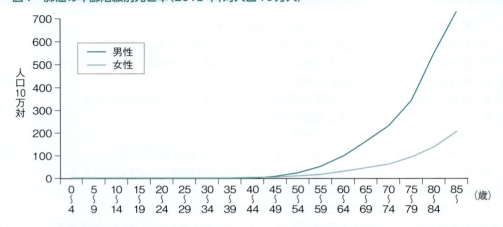

図1 肺癌の年齢階級別死亡率（2013年，対人口10万人）

表1　2013年臓器別癌死亡率

	1位	2位	3位	4位	5位
男	**肺**	胃	大腸	肝臓	膵臓
女	大腸	**肺**	胃	膵臓	乳房
計	**肺**	胃	大腸	膵臓	肝臓

表2　2011年の臓器別癌罹患数（全国推計値）

	1位	2位	3位	4位	5位
男	胃	前立腺	**肺**	大腸	肝臓
女	乳房	大腸	胃	**肺**	子宮
計	胃	大腸	**肺**	前立腺	乳房

（国立がん研究センターがん対策情報センター資料より筆者作成，同ホームページより引用改変）

❗ ココが大切！⇒ 知っていたかな？

1. 肺癌の疫学
(1) 年齢・性差
- ▶40歳代後半から罹患率および死亡率が増加し，高齢になるほど高くなる。
- ▶肺癌全体では，男性が多い（男女比3：1）。ただし女性の肺癌では腺癌が80％を占める。

(2) 死亡率
- ▶男性1位，女性は大腸に次いで2位，男女計1位であり，増加傾向である。

(3) 罹患数
- ▶男性は胃，前立腺に次いで3位，女性は乳房，大腸，胃に次いで4位，男女計は胃，大腸に次いで3位であり，増加傾向である。

(4) 病因（危険因子）
- ▶喫煙は全組織型において肺癌の危険因子の1つであり，特に扁平上皮癌・小細胞癌と関連が強い。
- ▶喫煙指数（Brinkman Index）＝1日の喫煙本数×喫煙年数≧400であれば，肺癌が高率に

発生するとされている。
- 他には職業因子(アスベスト，クロム)などがある。

(5) 組織型
- 内訳は，腺癌が57％と最も多く，扁平上皮癌26％，小細胞癌9％，大細胞癌3％である。
- まれな組織型としてカルチノイドや唾液腺型癌などがある。

2. 肺良性腫瘍の疫学
- 肺腫瘍中，良性腫瘍は5％を占め，良性腫瘍のなかでは肺過誤腫が約半数を占め最多である。
- 他にはまれではあるが，硬化性血管腫，軟骨腫，脂肪腫，平滑筋腫などがある。
- 過誤腫，硬化性血管腫は末梢発生が多い。

Key holder

悪性胸膜中皮腫の臨床所見，治療

胸膜の肥厚や腫瘤形成を認める疾患であり，70〜80％でアスベストが関与している。胸水中のヒアルロン酸検出とLDH高値を認めることが多い(確定診断には胸膜生検が必要)。根治治療としては外科的切除を行う(胸膜肺全摘術が標準)。

Q2 原発性肺癌の組織型について述べよ。

Key Card 　　　　　　　　　　　　　　　　　知っているよね！

1. 肺癌の組織型
- 原発性肺癌の組織型には，扁平上皮癌，腺癌，大細胞癌，小細胞癌がある(表3)。

表3 肺癌の組織型における臨床的特徴

	扁平上皮癌	腺癌	大細胞癌	小細胞癌
頻度	約26%	約57%	約3%	約9%
喫煙との関係	強い	あり	あり	強い
特徴的な症候	Pancoast症候群 Horner症候群 上大静脈症候群	―	―	Lambert-Eaton症候群 上大静脈症候群
好発部位	肺門	肺野	肺野	肺門・肺野
気管支鏡検査	気管・気管支上皮に発生	進行癌で気管支粘膜下浸潤	進行癌で気管支粘膜下浸潤	気管支粘膜下浸潤
腫瘍マーカー	SCC, CYFRA, CEA	CEA, SLX, CA19-9	CEA	NSE, pro-GRP, CEA
画像所見				
細胞診所見	クロマチンに富む異型な核	濃染したN/C比の大きな集塊	特徴のない未分化腫瘍細胞	核の濃染したリンパ球様の小細胞が集簇

(標準外科学第14版,医学書院およびyear note 2015内科・外科編,メディックメディアより引用改変)

! ココが大切！ ⇒ 知っていたかな？

▶肺癌には，扁平上皮癌，腺癌，大細胞癌，小細胞癌があり，腺癌が最多である。

1. 扁平上皮癌

▶肺門に発生するものと末梢肺野に発生するものがあり，肺門型肺癌の90％以上が扁平上皮癌である。

▶扁平上皮癌は腺癌と比較して，局所浸潤傾向が強いが，リンパ節転移や遠隔転移を起こす頻度は低い傾向がある。

▶肺尖部の胸壁浸潤癌においては，Pancoast症候群（上腕神経叢障害など）やHorner症候群（頸部交感神経節の障害：眼瞼下垂，縮瞳，眼裂狭小，発汗低下）や上大静脈症候群（上大静脈の圧迫や閉塞⇒静脈の還流障害）を生じる。

2. 腺癌

▶末梢肺野に発生し，胸膜陥入や棘形成，切痕形成などの特徴的な所見を伴うことが多い。

▶急速に増大して，早期にリンパ節転移，遠隔転移をきたすものから緩徐に発育するも

のまで多様性に富む。

3. 大細胞癌
▶ 病理学的に低分化のものが含まれるため,増殖が速く予後不良である。
▶ 膨張性,圧排性発育を示すことが多く,画像上,胸膜陥入や棘形成はまれである。

4. 小細胞癌
▶ 比較的中枢側の太い気管支に発生することが多いが,末梢発生例もある。
▶ 早期からリンパ行性および血行性転移をきたすため,発見時にはすでに進行していることが多く,予後は肺癌で最も悪い。
▶ まれに,Lambert-Eaton症候群(アセチルコリンの放出を妨げる抗体産生⇒筋力低下)を生じる。

Q3 原発性肺癌の病期と治療(術式と化学療法)について述べよ。

Key Card 知っているよね!

1. 原発性肺癌の病期と治療選択
- 原発性肺癌のTNM分類,病期を**表4, 5**に示す。病期分類はTNM分類に基づいて決定される。
- 肺癌の標準的治療を**表6**に示す。治療は組織型(非小細胞癌と小細胞癌)と病期などに基づいて選択される。
- 手術適応は,非小細胞癌では,T2, N1までとT3, N0。
- 小細胞癌の手術適応は,病期Iまで。

表4 肺癌のTNM分類

TX :潜伏癌	NX :所属リンパ節評価不能
Tis :上皮内癌(carcinoma in situ)	N0 :所属リンパ節転移なし
T1 :腫瘍最大径≦30mm	N1 :同側の気管支周囲かつ/または同側肺門,肺内リンパ節への転移で原発腫瘍の直接浸潤を含める
T1a :腫瘍最大径≦20mm	
T1b :腫瘍最大径>20mmでかつ≦30mm	
T2 :腫瘍最大径>30mmでかつ≦70mm,気管分岐部≧20mm,臓側胸膜に浸潤,部分的無気肺	N2 :同側縦隔かつ/または気管分岐部リンパ節への転移
T2a :腫瘍最大径>30mmでかつ≦50mm	N3 :対側縦隔,対側肺門,同側あるいは対側の前斜角筋,鎖骨上窩リンパ節への転移
T2b :腫瘍最大径>50mmでかつ≦70mm	
T3 :最大径>70mmの腫瘍;横隔膜,胸壁,横隔神経,縦隔胸膜,壁側心膜への浸潤;分岐部<2cm,一側肺に及ぶ無気肺や閉塞性肺炎;同一葉内の不連続な腫瘍結節	MX :遠隔転移評価不能
	M0 :遠隔転移なし
	M1 :遠隔転移がある
	M1a:対側肺内の腫瘍結節,胸膜結節,悪性胸水,悪性心嚢水
T4 :大きさを問わず縦隔,心,大血管,気管,反回神経,食道,椎体,気管分岐部への浸潤,あるいは同側の異なった肺葉内の腫瘍結節	M1b:他臓器への遠隔転移がある

表5 肺癌の病期分類

	T1a	T1b	T2a	T2b	T3	T4	M1
N0	ⅠA	ⅠA	ⅠB	ⅡA	ⅡB	ⅢA	Ⅳ
N1	ⅡA	ⅡA	ⅡA	ⅡB	ⅢA	ⅢA	Ⅳ
N2	ⅢA	ⅢA	ⅢA	ⅢA	ⅢA	ⅢB	Ⅳ
N3	ⅢB	ⅢB	ⅢB	ⅢB	ⅢB	ⅢB	Ⅳ

（肺癌診療ガイドライン2014年度版から引用改変）

- 肺癌に対する標準術式は，肺葉切除術と肺門・縦隔リンパ節郭清である。
- 術式は局所，根治性，全身状態などを考慮して決定される（図2）。

表6 肺癌の標準的治療（組織型別）

病期	非小細胞癌	小細胞癌
ⅠA	手術［(T1bの場合)＋術後UFT］	手術＋化学療法（CDDP＋エトポシド）
ⅠB	手術＋術後UFT	
ⅡA	手術＋術後化学療法（CDDP併用療法）	限局型*化学療法＋放射線療法
ⅡB		
ⅢA		
ⅢB	化学療法＋放射線療法＋（分子標的療法）	進展型*化学療法
Ⅳ		
再発	化学療法＋分子標的療法	化学療法

限局型：腫瘍が放射線照射が可能な範囲に限局しているもの
進展型：限局型の範囲を超えて進展したもの

図2 肺切除術式

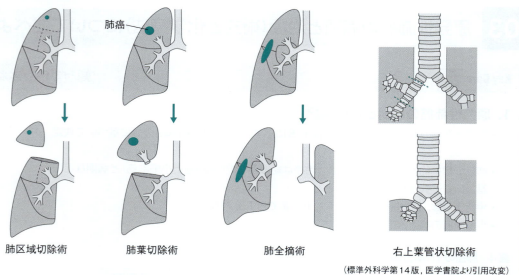

肺区域切除術　　肺葉切除術　　肺全摘術　　右上葉管状切除術

（標準外科学第14版，医学書院より引用改変）

❗ ココが大切！⇒ 知っていたかな？

1．肺癌の病期

▶ 腫瘍進展度はTNM分類で評価される。
▶ PET-CT検査は肺門・縦隔リンパ節転移の診断に有用であるが，サルコイドーシスなどの非腫瘍性リンパ節腫大でも陽性となるため注意を要する。
▶ 肺癌のリンパ節郭清（図3）
　① 1群リンパ節には肺門リンパ節（♯10主気管支周囲リンパ節，♯11葉気管支間リンパ節）と，肺内リンパ節（♯12葉気管支周囲リンパ節，♯13区域気管支周囲リンパ節，♯14亜区域気管支周囲リンパ節）がある。

- ②気管分岐下リンパ節(#7)は2群リンパ節である。
- ③大動脈リンパ節(#5大動脈下リンパ節,#6大動脈傍リンパ節)は左葉病変における2群リンパ節である。
▶ PET-CT検査は骨転移,副腎転移の診断に有用である。
▶ 脳転移の診断には造影MRI検査が有用である。

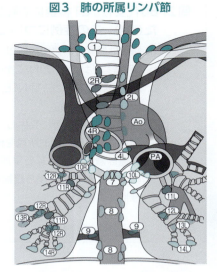

図3 肺の所属リンパ節

(肺癌取扱い規約第7版,金原出版より引用改変)

2. 術式

▶ 肺癌の治療方針は,原則的に臨床病期で決まり,非小細胞癌と小細胞癌で異なる(手術適応は,非小細胞癌では,T2,N1までとT3,N0。小細胞癌では,病期Ⅰまで)。
▶ 実際には,年齢,Performance Status,心肺機能,腎機能などを考慮して決定される。
▶ 肺癌に対する標準術式は,肺葉切除術と肺門・縦隔リンパ節郭清である。
▶ 隣接した2葉に浸潤する場合は2葉切除術。葉切除で腫瘍が遺残する場合は肺全摘術が行われる。
▶ 胸膜播種に対する胸膜肺全摘術は,治療成績不良であり,今日ではあまり施行されない。
▶ 気管支浸潤腫瘍に対しては,気管・気管支形成術が適応となる。
▶ 低呼吸機能症例には,肺区域切除術などの縮小手術が行われることがあるが,葉切除術と比較して有意に局所再発率,生存率が不良であるという報告がある。
▶ 近年は胸腔鏡下手術(video-assisted thoracic surgery;VATS)が普及している。

3. 肺癌に対する化学療法(表6)

▶ 非小細胞癌の術後補助療法として,Stage ⅠA(T1b)とⅠBにはテガフール・ウラシル配合錠の1〜2年内服,Stage Ⅱ-ⅢAにはCDDP併用療法が推奨されている。
▶ 限局性小細胞癌の術後補助化学療法として,Stage Ⅰの手術可能例にはCDDP+エトポシドが推奨されている。
▶ 進行小細胞癌に対する一次治療として,CDPP併用療法(イリノテカンまたはエトポシド)やカルボプラチン+エトポシドの投与が推奨されている。

できるかな! 実践問題形式でチャレンジ!

問1. 肺門部に発生することが多い肺腫瘍を2つ選べ。
- a. 腺癌
- b. 扁平上皮癌
- c. 小細胞癌
- d. 大細胞癌
- e. 肺過誤腫

問 2. 80代女性。CT検査にて肺腫瘍を指摘され，TBLBにて腺癌の診断であった（図4）。この症例について誤っているものを選べ。

a. 腺癌は原発性肺癌の半数以上を占める。
b. 細胞診では濃染したN/C比の大きな集塊を認める。
c. 腺癌の腫瘍マーカーはNSE, pro-GRP, CEAが挙げられる。
d. 腺癌は，末梢肺野に発生し，胸膜陥入や棘形成，切痕形成などの特徴的所見を伴うことが多い。
e. 腺癌は急速に増大して早期にリンパ節転移，遠隔転移をきたすものから緩徐に発育するものまで多様性に富む。

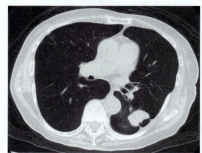

図4　胸部CT検査

（※正解は下段）

（自験例）

知っておこう！　✅ 要点整理（チェックしよう！）

Ⅰ. 肺腫瘍の疫学について述べよ。

☐ 1. 肺癌は，40歳代後半から罹患率および死亡率が増加し，高齢になるほど高くなる。すべての組織型で男性が多い（男女比 3：1）。
☐ 2. 肺癌の死亡率は男性1位，女性は大腸に次いで2位，男女計1位であり，増加傾向である。肺癌の罹患数は男性は胃，前立腺に次いで3位，女性は乳房，大腸，胃に次いで4位，男女計は胃，大腸に次いで3位であり，増加傾向である。
☐ 3. 肺癌の病因に喫煙があり，特に扁平上皮癌・小細胞癌と関連が強いとされ，喫煙指数（Brinkman Index）＝1日の喫煙本数×喫煙年数≧400で肺癌高率発生とされている。

Ⅱ. 原発性肺癌の組織型について述べよ。

☐ 1. 肺癌の組織型は，腺癌：57％（最多），扁平上皮癌：26％，小細胞癌：9％，大細胞癌：3％に大別される。
☐ 2. 肺門型肺癌では，扁平上皮癌が最多で90％以上を占め，肺野型肺癌では腺癌が70〜80％を占める。
☐ 3. 特徴的な症候として，扁平上皮癌におけるPancoast症候群，小細胞癌におけるLambert-Eaton症候群が挙げられる。

Ⅲ. 原発性肺癌の病期と治療（術式と化学療法）について述べよ。

☐ 1. 原発性肺癌の病期分類は，TNM分類に基づいて決定される。肺癌の治療方針は原則的に臨床病期で決まり，非小細胞癌と小細胞癌で異なる。
☐ 2. 肺癌に対する標準術式は肺葉切除術と肺門・縦隔リンパ節郭清である。
☐ 3. 術式は肺区域切除術，葉切除術，全摘術，気管・気管支形成術，胸腔鏡下手術などが挙げられるが，局所，根治性，年齢，Performance Status（PS），心肺機能，腎機能などを考慮して決定される。

（正解　問1：b, c　問2：c）

呼吸器外科 6
肺良性腫瘍

チャレンジしてみよう！（○か×をつけよ）

( ) 1. 肺癌では空洞形成がみられることはなく，良性腫瘍との鑑別に有用である。
( ) 2. 転移性肺腫瘍は上葉に好発する。
( ) 3. satellite regionは悪性腫瘍を示唆する所見である。
( ) 4. 肺結核症は境界不明瞭な腫瘤を形成することが多い。
( ) 5. spiculationは肺癌を疑う所見である。
( ) 6. 肺の良性腫瘍のなかで最も頻度が高いのは肺過誤腫である。
( ) 7. 肺過誤腫の多くは血痰によって発見される。
( ) 8. 硬化性血管腫は良性腫瘍であり，リンパ節転移の可能性はない。
( ) 9. 肺過誤腫の基本的な治療は，腫瘍核出術である。
( ) 10. 硬化性血管腫の基本的な治療は，リンパ節郭清を伴う片肺全摘術である。
( ) 11. 乳頭腫症は高齢者に好発する。
( ) 12. 乳頭腫症はウイルス感染が原因と考えられている。
( ) 13. 孤立性乳頭腫は癌化することがある。
( ) 14. 線維腫が原因で高血糖発作を起こすことがある。
( ) 15. 気管腫瘍の多くは悪性腫瘍である。

（※正解は次ページ下段）

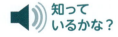知っているかな？

Q1 銭型陰影を示す病変（良性腫瘍，肺癌，転移性肺腫瘍，肺結核症）の鑑別診断について述べよ。

Q2 好発部位が肺野の良性腫瘍である肺過誤腫と硬化性血管腫の発生，鑑別診断，治療について述べよ。

Q3 好発部位が気管・気管支の良性腫瘍である乳頭腫と線維腫の発生，鑑別診断，治療について述べよ。

Q1 銭型陰影を示す病変（良性腫瘍，肺癌，転移性肺腫瘍，肺結核症）の鑑別診断について述べよ。

Key Card

1. 肺野に銭形陰影を示す病変の鑑別診断を**表1**に示す
   (1) 良性疾患（肺過誤腫，硬化性血管腫など）
       球形-分葉状の形態。好発部位はなく全肺野に発生。辺縁明瞭である。
   (2) 肺癌
       不整形，不鮮明，spiculation，壁の厚い空洞形成が鑑別に有用である。

(3) 転移性肺腫瘍
　　下葉に好発。多発病変が多い。
(4) 結核腫
　　上葉やS6に好発，空洞形成，石灰化を有することがある。satellite regionをもつことが多い。

表1　銭型陰影を示す病変の鑑別診断

	良性腫瘍	肺癌	転移性肺腫瘍	肺結核症
好発部位	全肺野	全肺野	下葉に多い	上葉，S6に多い
形状	球形-分葉状	不整形-球形	球形	球形
辺縁	明瞭	不明瞭 spiculation	明瞭	明瞭
空洞	なし	ときに(+) 壁が厚い	ときに(+)	ときに(+) 壁が薄い
石灰化	過誤腫であり他ではまれ	まれ	骨/軟骨肉腫であり他ではまれ	多い
胸膜の変化	なし	腺癌で胸膜陥入像	なし	胸膜肥厚 石灰化
周辺病巣	なし	まれに肺内転移あり	多発病変が多い	satellite regionあり

（標準外科学第13版，医学書院より引用改変）

❗ ココが大切！⇒ 知っていたかな？

1. 良性疾患（肺過誤腫，硬化性血管腫など）
▶球形-分葉状で全肺野にみられる。辺縁明瞭。過誤腫以外での石灰化はまれである。

2. 肺癌
▶不整形-球形で全肺野にみられる。辺縁は不明瞭で石灰化はまれである。
▶特徴的な所見としてspiculationや胸膜陥入像などがある。
▶大きくなると内部壊死により空洞形成することもある。

3. 転移性肺腫瘍
▶下葉に多くみられる。球形で辺縁明瞭の陰影を示す。多発することが多い。

4. 肺結核症
▶上葉やS6に多くみられる。石灰化，空洞形成，satellite regionを有することが多い。

正解	1	2	3	4	5	6	7	8	9	10	11	12	13	14	15
	×	×	×	×	○	○	×	×	○	×	×	○	○	×	○

Q2 好発部位が肺野の良性腫瘍である肺過誤腫と硬化性血管腫の発生，鑑別診断，治療について述べよ。

Key Card 知っているよね！

1. 肺過誤腫（pulmonary hamartoma）
- 肺の良性腫瘍で最も頻度が高い。
- 軟骨腫瘍性過誤腫が多い（約80％）。
- 40歳以上の男性に多い。
- 無症状で発見されることが多い。
- 大きくなると咳嗽，喀痰，血痰，呼吸困難を認める。
- 肺野に境界明瞭な類円形陰影を呈する。
- 石灰化や脂肪の存在，ポップコーン様形状を示す。
- 外科的治療は，腫瘍核出術。

2. 硬化性血管腫（sclerosing hemangioma）
- 未分化な呼吸器上皮が腫瘍性増殖する。
- 中高年女性に多い。
- 肺過誤腫についで2番目に頻度が高く，下葉に多い。
- 無症状で偶然発見されることが多い。
- 症状は，血痰，咳嗽，喀痰，胸痛である。
- 画像上，肺野に境界明瞭な類円形陰影を呈する。
- ごくまれにリンパ節転移を伴う。
- 外科的治療は，肺部分切除術。

3. 肺野にみられるその他の腫瘍（鑑別診断）
- 末梢型カルチノイド・転移性腫瘍・充実性原発性肺癌。

ココが大切！ ⇒ 知っていたかな？

1. 肺過誤腫（pulmonary hamartoma）
▶過誤腫とは，ある臓器に本来の組織構成成分とは異なった成分比を有する組織が迷入し腫瘍化したもの。
▶肺の良性腫瘍のなかで最も頻度が高い。
▶軟骨腫瘍性過誤腫が多い（約80％）。
▶40歳以上の男性に多い。
▶初期は無症状のことが多く，胸部単純Ｘ線写真やCT検査により偶然発見されることが多い。
▶大きくなると，咳嗽，喀痰，血痰，呼吸困難などの症状を認めることがある。
▶画像上，肺野に境界明瞭な類円形陰影を呈する。

- ▶ 大きさはさまざまで，内部に石灰化や脂肪成分を伴うことがある。
- ▶ 外科的治療は腫瘍核出術。

2. 硬化性血管腫 (sclerosing hemangioma)
- ▶ 未分化な呼吸器上皮が腫瘍性増殖した病変。
- ▶ 中高年女性に多い。
- ▶ 肺の良性腫瘍のなかでは，肺過誤腫に次いで2番目に頻度が高い。
- ▶ 下葉に発生することが多い。
- ▶ 無症状で，胸部単純X線写真やCT検査により偶然発見されることが多い。
- ▶ 血痰，咳嗽，喀痰，胸痛を認めることがある。
- ▶ 画像上，肺野に境界明瞭な類円形陰影を呈する。
- ▶ ごくまれにリンパ節転移を伴う症例報告があり，悪性を完全には否定できない。
- ▶ 外科的治療は肺部分切除。

3. 肺野にみられるその他の腫瘍 (鑑別診断)
- ▶ 肺野に境界明瞭な類円形陰影を呈することがある病変には，カルチノイド，転移性腫瘍，充実性原発性腫瘍がある。
- ▶ 画像上での診断が困難な場合，診断目的で手術になることも少なくない。
    - a. カルチノイド (末梢型)：卵形〜軽度分葉状の境界明瞭な結節としてみられる。気管支との関連が不明瞭なことがある。
    - b. 転移性腫瘍：大腸癌・腎癌・乳癌・悪性黒色腫などでは孤立性肺転移がみられることがある。
    - c. 充実型の原発性肺癌

Q3 好発部位が気管・気管支の良性腫瘍である乳頭腫と線維腫の発生，鑑別診断，治療について述べよ。

Key Card　　知っているよね！

1. 乳頭腫 (papilloma)
(1) 乳頭腫症
- 小児に多く，悪性化はみられない。HPV 6, 11感染が原因と考えられている。

(2) 孤立性乳頭腫
- 中高年男性に多い。中枢気道に好発。扁平上皮癌に移行することがある。
- 外科的治療としては，肺葉切除術や気管支形成術が行われる。

2. 線維腫 (fibroma)
- 胸膜もしくは気管・気管支から発生する限局性の腫瘍。
- 腫瘍が大きくなると，胸痛，咳嗽，呼吸困難などを生じる。
- 気管・気管支から発生する場合には，気道閉塞から無気肺や閉塞性肺炎を生じる。
- まれに低血糖発作を起こすことがある (インスリン様増殖因子の産生による)。

3. 気管・気管支にみられるその他の腫瘍（鑑別診断）
- 悪性疾患としては，扁平上皮癌，腺様嚢胞癌，粘表皮癌，カルチノイドなどがある。
- 良性腫瘍としては，過誤腫，平滑筋腫などがある。

❗ ココが大切！⇒ 知っていたかな？

1. 乳頭腫（papilloma）
▶喉頭から下気道に多発する乳頭腫症と単発の孤立性乳頭腫がある。

(1) 乳頭腫症
▶小児に多く，悪性化はみられない。HPV 6, 11感染が原因と考えられている。

(2) 孤立性乳頭腫
▶40歳以上の中高年男性に多い。
▶中枢気道に好発し，咳嗽，喀痰，血痰，無気肺，肺炎などが発見が契機となる。
▶組織学的に扁平上皮の乳頭状増殖からなることが多く，扁平上皮癌に移行することがある。
▶発生部位に応じて，肺葉切除術や気管支形成術が行われる。

2. 線維腫（fibroma）
▶胸膜もしくは気管・気管支から発生する限局性の腫瘍。
▶腫瘍が大きくなると，胸痛，咳嗽，呼吸困難などを認める。
▶気管・気管支から発生すると，気道閉塞から無気肺や閉塞性肺炎を生じる。
▶まれにインスリン様増殖因子の産生による低血糖発作を起こすことがある。

3. 気管・気管支にみられるその他の腫瘍（鑑別診断）
(1) 悪性疾患
▶気管腫瘍の70〜80％は悪性腫瘍であり，代表的な腫瘍は下記の4つ。
　a. 扁平上皮癌
　b. 腺様嚢胞癌
　c. 粘表皮癌
　d. カルチノイド

(2) 良性腫瘍
　a. 過誤腫
　　肺野の腫瘍であることが多いが，まれに気管支腔内に発生するものもある。
　b. 平滑筋腫
　　肺野発生と気管支発生がある。50歳以下に多い。

できるかな！ 実践問題形式でチャレンジ！

問1．次のうち肺癌に特徴的な所見をすべて選べ。
- a. spiculation
- b. satellite region
- c. 胸膜陥入像
- d. 腫瘍の石灰化
- e. 境界明瞭

問2．肺の良性腫瘍について誤っているものを1つ選べ。
- a. 過誤腫は肺野に好発する。
- b. 硬化性血管腫は下葉に多く認められる。
- c. 乳頭腫症は小児に多く，悪性度が高い。
- d. 線維腫は気管・気管支に好発する。
- e. 画像で診断が困難な場合は診断目的で手術を行うこともある。

(※正解は下段)

知っておこう！　要点整理（チェックしよう！）

Ⅰ．銭型陰影を示す病変（良性腫瘍，肺癌，転移性肺腫瘍，肺結核症）の鑑別診断について述べよ。
- □ 1. 良性疾患の特徴は，球形-分葉状の形態。全肺野に発生。辺縁明瞭の銭型陰影。
- □ 2. 肺癌は，不整形で境界不鮮明。spiculationや壁の厚い空洞形成。
- □ 3. 肺結核症は，上葉やS6に好発。空洞形成を伴い，石灰化が多い。satellite regionをもつことが多い。

Ⅱ．好発部位が肺野の良性腫瘍である肺過誤腫と硬化性血管腫の発生，鑑別診断，治療について述べよ。
- □ 1. 肺の良性腫瘍で最も多い腫瘍は肺過誤腫。次いで硬化性血管腫が多い。
- □ 2. 肺過誤腫
    - ・本来の組織構成成分とは異なった成分比を有する組織が迷入し腫瘍化したもの。
    - ・中高年の男性に多い。　・石灰化や脂肪成分を認めることがある。
- □ 3. 硬化性血管腫
    - ・中高年の女性に多い。　・下葉に発生することが多い。

Ⅲ．好発部位が気管・気管支の良性腫瘍である乳頭腫と線維腫の発生，鑑別診断，治療について述べよ。
- □ 1. 乳頭腫症
    - ・小児に多く悪性化はみられない。　・HPV 6, 11感染が原因と考えられている。
- □ 2. 孤立性乳頭腫
    - ・中高年男性に多い。　・中枢気道に好発。扁平上皮癌に移行することがある。
- □ 3. 線維腫
    - ・胸膜もしくは気管・気管支から発生する限局性の腫瘍。

(正解　問1：a, c　問2：c)

呼吸器外科 7

肺良性疾患

チャレンジしてみよう！（○か×をつけよ）

(　) 1. 肺分画症では，異常肺組織は大循環系から血流を供給されている。
(　) 2. 肺分画症のうち，合併奇形が多いものは肺葉内分画症である。
(　) 3. 肺分画症は左側に好発し，上葉や肺尖部にできやすい。
(　) 4. 肺葉内分画症では，肺静脈に流入することが多い。
(　) 5. 肺葉外分画症では，肺動脈から栄養されることもある。
(　) 6. 肺化膿症は誤嚥性肺炎に続発することがある。
(　) 7. 肺結核症は空洞性病変を形成し，初期には下葉が好発部位である。
(　) 8. 肺化膿症や結核症の空洞性病変にアスペルギルスが定着し，菌球を形成することがある。
(　) 9. 肺クリプトコッカス症では，浸潤影を呈することが多く，症状は喀血が多い。
(　) 10. 肺感染症でも，感染巣や症状コントロールのため，外科的治療が選択されることがある。
(　) 11. 気管支拡張症の原因は，喫煙が最も多く，手術を選択されることはない。
(　) 12. 気管支拡張症では，反復感染により喀血を生じることがある。
(　) 13. 肺胞性肺嚢胞にはブラとブレブがあり，胸膜との位置関係により病理学的に分類される。
(　) 14. 肺気腫のなかで，先天性のα_1アンチトリプシン欠損症によるものは汎小葉性で，下葉優位となる。
(　) 15. 巨大気腫性肺嚢胞では肺機能温存のため，手術適応になることはない。

（※正解は次ページ下段）

知っているかな？

Q1 肺分画症の定義について述べ，肺葉内分画症と肺葉外分画症の鑑別診断と治療方針について述べよ。

Q2 肺化膿症，肺結核症，肺真菌症の画像診断や検査による鑑別診断と手術適応について比較せよ。

Q3 気管支拡張症，肺胞性肺嚢胞，肺気腫の定義，原因，手術適応について比較せよ。

Q1 肺分画症の定義について述べ，肺葉内分画症と肺葉外分画症の鑑別診断と治療方針について述べよ。

Key Card

1. 肺分画症の定義

①正常気管支と交通のない異常な肺組織かつ，②大循環系（下行大動脈または腹部大動脈）から栄養されているもの。

2. 分類と鑑別診断（図1, 表1）
①肺葉内肺分画症
②肺葉外肺分画症

3. 治療方針
- 感染反復例では分画肺切除術または肺葉切除術を検討。

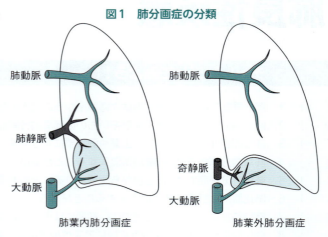

図1　肺分画症の分類

表1　肺分画症の鑑別診断

	肺葉内肺分画症	肺葉外肺分画症
発生形式	正常胸膜内	独立した胸膜
性差（男：女）	1：1	3：1
合併奇形	少（11％）	多（65％）：横隔膜ヘルニアなど
左右差	左55％	左65〜90％
発生部位	下葉98％	下胸腔内63％・腹部10〜15％・縦隔6〜8％
供給動脈	大動脈93％	大動脈80％・肺動脈5％
流出静脈	肺静脈95％	奇静脈・半奇静脈80％
発症・診断	20歳以下	生後6カ月以内
症状	無症状15％，反復感染（気道交通のため）	無症状10％，呼吸障害，摂食障害

❗ ココが大切！⇒ 知っていたかな？

1. 定義
▶ 気管・気管支と交通のない肺組織で，下行大動脈または腹部大動脈から分枝した異常動脈によって栄養されているものを肺分画症と定義する。
▶ 発生機序として先天性奇形説（胎生4〜8週）が有力であり，発生率は0.15〜1.8％といわれている。

2. 分類と鑑別診断
▶ 正常の肺と共通の胸膜で囲まれているものを肺葉内肺分画症といい，胸膜によって正常肺と完全に分離されているものを肺葉外肺分画症という。
▶ 肺葉内肺分画症では気管支と交通を生じることがある。
▶ 診断には胸部CT検査や大動脈造影検査による体循環からの異常動脈の流入の証明が必要である。

3. 治療
▶ 感染反復例や感染予防のため，分画肺切除術（肺葉内肺分画症では肺葉切除術の場合もある）が行われる。

正解	1	2	3	4	5	6	7	8	9	10	11	12	13	14	15
	○	×	×	○	○	○	×	○	×	○	×	○	○	○	×

Q2 肺化膿症，肺結核症，肺真菌症の画像診断や検査による鑑別診断と手術適応について比較せよ。

Key Card 🔑　知っているよね！

1. 手術適応となる肺感染症
- 肺感染症の鑑別診断と画像所見（図2a〜c）を以下に示す。
- 検査：原因病原体の証明（喀痰の塗抹や培養・PCR検査），抗体やマーカーによる既感染の評価。
- 手術適応：感染巣や症状（血痰や膿性痰）のコントロールが保存的治療で困難な場合。

(1) 肺化膿症
細菌感染（黄色ブドウ球菌，肺炎桿菌，嫌気性菌など）による肺の化膿性炎症

(2) 肺結核症
結核菌による肉芽腫の形成

(3) 肺真菌症
① 肺アスペルギルス症（定着型，組織侵入型）
② 肺クリプトコッカス症

図2　肺感染症の画像所見（胸部単純X線写真）

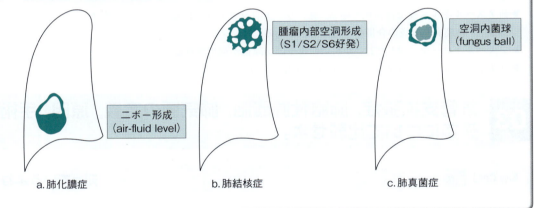

a. 肺化膿症　　b. 肺結核症　　c. 肺真菌症

❗ ココが大切！ ⇒ 知っていたかな？

1. 肺化膿症
▶ 細菌感染による肺の化膿性炎症で起炎菌としては黄色ブドウ球菌，肺炎桿菌，嫌気性菌が挙げられる。
▶ 誤嚥性肺炎に続発することが多い。
▶ 肺組織が融解して膿瘍形成すると，誘導気管支から膿が排出されてニボーを伴う空洞を形成する。
▶ 血液生化学検査では，炎症反応高値，膿性痰の細菌培養にて起炎菌の同定を行う。
▶ 胸部X線／CT検査では，ニボーを伴う空洞形成した腫瘤影を認める。
▶ 手術術式は肺切除術，空洞切開ドレナージ術が選択され，肺切除術による治癒率は80〜90％とされる。

2. 肺結核症
- ▶ 結核菌による感染症で肺結核性肉芽腫（乾酪壊死）を形成し，誘導気管支から壊死組織が排出されて空洞を形成する。
- ▶ 検査では，結核菌の証明（喀痰・胃液の塗抹・培養・PCR検査）が必要である。
- ▶ 胸部X線/CT検査では，腫瘤影（空洞伴うことあり，好発部位はS1/2/6）を認め，陳旧性のものは石灰化病変を認める。
- ▶ 手術術式は肺切除術，空洞切開術が選択され，肺切除で90％（多剤耐性菌で70％）の感染制御率である（胸郭形成術は過去には行っていた術式）。

3. 肺真菌症
- ▶ 真菌感染による感染症で，アスペルギルス症とクリプトコッカス症がある。
- ▶ 真菌は，肺結核や肺化膿症の空洞など，正常構築が失われた肺組織や免疫力低下宿主（Compromised host）に感染しやすい。
- ▶ 肺クリプトコッカス症は，炎症性肉芽病変を形成する。
- ▶ 肺アスペルギルス症のうち，定着型（アスペルギローマ）では胸部X線/CT検査で空洞内のfungus ballを認め，組織侵入型（肺炎）では浸潤影を認める。
- ▶ 肺クリプトコッカス症では，胸部X線/CT検査で胸膜直下に銭型陰影（coin lesion）を認める。
- ▶ 肺アスペルギルス症では血痰や喀血，肺クリプトコッカス症では血行性に中枢神経へ感染し，髄膜炎や脳炎の合併をきたすことがある。
- ▶ アスペルギローマに対しては，空洞切開術や肺切除術が選択される。
- ▶ 真菌症の病理診断にはグロコット染色が有用である。

Q3 気管支拡張症，肺胞性肺嚢胞，肺気腫の定義，原因，手術適応について比較せよ。

Key Card 🗝 知っているよね！

1. 気管支拡張症
- 定義：区域気管支より末梢の気管支が不可逆性に拡張した状態。
- 原因：乳児期の呼吸器感染症（麻疹や百日咳など），副鼻腔気管支症候群，Kartagener症候群，肺結核後遺症。
- 症状：咳嗽・喀痰・血痰・喀血。
- 診断：胸部X線写真での気管支透亮像，CT検査での気管支肥厚像（tram-line sign）。
- 手術適応：保存的治療が奏効しない症例（膿性大量喀痰，続発性肺化膿症，血痰・喀血例）。

2. 肺胞性肺嚢胞
- 定義：肺内の異常に拡大した気腔病変。
  ①胸膜下肺胞性肺嚢胞（bleb），②気腫性肺胞性肺嚢胞（bulla）。
- 原因：肺胞の癒合・拡張（終末細気管支の炎症によるcheck valve機構の関与）。
- 症状：労作時呼吸困難，自然気胸の合併。

- 診断：胸部X線写真や胸部CT検査で胸膜直下または肺内の囊胞像。
- 手術適応：①囊胞が片側胸腔の半分以上・両側性囊胞，②自然気胸の既往，③有症状。

3. 肺気腫
- 定義：細気管支を中心に気腫性変化があり，肺胞壁の破壊断裂を認め，肺胞が拡張。
- 原因：長期間の喫煙（上葉優位，小葉中心性），$α_1$アンチトリプシン欠損症（下葉優位，汎小葉性）。
- 症状：喘鳴，労作時呼吸困難。
- 診断：胸部CT検査で多発する低吸収域，肺機能検査での閉塞性換気障害（$FEV_{1.0}$%の低下）。
- 手術適応：有症状例で肺容量減少術，重症例は肺移植。

❗ ココが大切！ ⇒ 知っていたかな？

1. 気管支拡張症
▶ 多くは，幼児期の呼吸器感染を要因とする後天性のものが多い。
▶ 先天性は，Kartagener症候群（原発性線毛機能不全症候群，常染色体劣性遺伝）が有名。
▶ 慢性炎症により血管新生が豊富で，気管支動脈が発達しているため，喀血の原因になる。
▶ 気管支拡張症では，喀血のコントロール目的に気管支動脈塞栓術が行われる。
▶ 内科的治療では，マクロライド少量持続投与が推奨される。
▶ びまん性の重症例は，肺移植の適応になることもある。

2. 肺胞性肺囊胞
▶ ブレブ（bleb）とは臓側胸膜にある2層の弾力板の間にある異常囊胞のことをいう。またブラ（bulla）とは臓側胸膜にある2層の弾力板の内側にある異常囊胞のことをいう。
▶ 囊胞が片側胸腔の1/3以上を占めるときには，巨大気腫性囊胞とよぶ。
▶ 手術術式としては，肺容量減少術（lung volume reduction surgery）がある。胸腔鏡下肺部分切除術（video-assisted thoracic surgery；VATS）のよい適応疾患である。

3. 肺気腫
▶ 肺気腫は，①小葉中心性肺気腫と②汎小葉性肺気腫に分類される。
　①小葉中心性：呼吸細気管支レベルに起こり，長期間の喫煙が関与しており，上葉中心である。
　②汎小葉性：呼吸細気管支〜肺胞全体に起こり，$α_1$アンチトリプシン欠損症が関与。下葉中心である。
▶ 肺気腫は，COPD（慢性閉塞性肺疾患）の代表疾患であり，閉塞性換気障害をきたす。
▶ 肺気腫性病変の診断には，HRCT（high resolution CT）検査が有用である。
▶ 気胸合併例や呼吸困難症例において肺容量減少術が選択されることがある。

できるかな！ 実践問題形式でチャレンジ！

問1．肺分画症ついて正しいものを2つ選べ。
a. 肺分画症の定義は正常気管支と交通のない異常肺組織で，栄養動脈は肺動脈からの供給が多い。
b. 肺葉外分画症では，血流は奇静脈に流入することが多い。
c. 肺葉内分画症には，横隔膜ヘルニアなどの合併奇形が多い。
d. 分画症の診断がついた場合には，全例手術適応となる。
e. 分画症の手術術式は，分画肺切除術または肺葉切除術が選択される。

問2．肺良性疾患について正しいものを2つ選べ。
a. 肺化膿症や肺結核症・肺真菌症では，感染拡大のリスクがあり，手術は選択されない。
b. 肺化膿症・肺結核症・肺真菌症は，空洞性病変を形成することがあり，鑑別が重要である。
c. 気管支拡張症は，成人期の反復感染により発症することが多い。
d. 肺胞性肺囊胞では，自然気胸を合併した際に手術適応となる。
e. 肺気腫は，喫煙が関与する場合には下肺葉優位の汎小葉性肺気腫となることが多い。

（※正解は下段）

知っておこう！ ✅ 要点整理（チェックしよう！）

I．肺分画症の定義について述べ，肺葉内分画症と肺葉外分画症の鑑別診断と治療方針について述べよ。
- ☐ 1. 肺分画症は，正常気管支と交通のない異常な肺組織が大循環系から栄養されるものをいう。
- ☐ 2. 肺葉内肺分画症は正常肺と同一の胸膜内に存在し，反復感染により症状を呈する。
- ☐ 3. 肺葉外肺分画症は合併奇形もあり，呼吸障害を呈することがあるので，乳児期に診断がつきやすい。

II．肺化膿症，肺結核症，肺真菌症の画像診断や検査による鑑別診断と手術適応について比較せよ。
- ☐ 1. 肺化膿症は誤嚥性肺炎に続発し，画像診断では空洞性病変とニボー像として認められる。
- ☐ 2. 肺結核症では，上葉のS1/2および下葉のS6に空洞性病変を形成することが多い。
- ☐ 3. 肺真菌症のうち，空洞性病変内の菌球像が特徴的なのは肺アスペルギローマ（定着型）である。

III．気管支拡張症，肺胞性肺囊胞，肺気腫の定義，原因，手術適応について比較せよ。
- ☐ 1. 気管支拡張症には先天性・後天性の原因があり，喀血をきたすことがある。
- ☐ 2. 肺胞性肺囊胞は自然気胸の原因となるため，VATSによる肺部分切除術が行われる。
- ☐ 3. 肺気腫はCOPDの代表的疾患であり，喫煙が関与する小葉中心性肺気腫が一般的である。

（正解 問1：b, e 問2：b, d）

呼吸器外科 8
縦隔腫瘍

チャレンジしてみよう！（○か×をつけよ）

( ) 1. 上縦隔とは，胸骨柄下縁と第4-5胸椎間を結んだ線より頭側の領域である。
( ) 2. 気管支は前縦隔に位置する。
( ) 3. 食道は後縦隔に位置する。
( ) 4. 奇形腫は中縦隔に好発する。
( ) 5. 悪性リンパ腫は前縦隔に好発する。
( ) 6. 縦隔腫瘍は初期には無症状のことが多い。
( ) 7. Horner症候群（眼裂狭小・瞳孔縮小・眼球陥没）は，反回神経への浸潤が原因である。
( ) 8. 縦隔腫瘍の食道浸潤により，嚥下障害をきたすことがある。
( ) 9. 胸腺腫に合併する疾患として，重症筋無力症・赤芽球癆・低ガンマグロブリン血症がある。
( ) 10. 副甲状腺腫では，低カルシウム血症をきたすことがある。
( ) 11. 胸腺腫の進展形式の基本は，局所浸潤である。
( ) 12. 胸腺腫は早期から遠隔転移しやすい。
( ) 13. 胸腺腫は放射線感受性が高い腫瘍である。
( ) 14. Ⅰ期の胸腺腫に対する標準治療は，胸腺部分摘出術である。
( ) 15. 胸腺腫は予後不良疾患で，全病期の5年生存率は20％程度である。

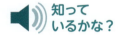
知っているかな？

Q1 縦隔の区分と縦隔腫瘍の好発部位について述べよ。
Q2 縦隔腫瘍の一般症状を述べ，さらに各腫瘍の特殊な症状について述べよ。
Q3 胸腺腫の病期と治療選択，予後について述べよ。

Q1 縦隔の区分と縦隔腫瘍の好発部位について述べよ。

Key Card　　　　　　　　　　　　　　　　　　　知っているよね！

1. 縦隔の区分（図1）
- 上縦隔：胸骨柄下縁と第4-5胸椎間を結んだ線より頭側の領域。
- 前縦隔：胸骨と心臓の間にある狭い領域。
- 中縦隔：前縦隔と後縦隔の間。
- 後縦隔：心臓と脊柱の間にある部分。

2. 縦隔腫瘍の好発部位（図2）
- 上縦隔：甲状腺腫，副甲状腺腫。
- 前縦隔：胸腺腫，成熟奇形腫，胚細胞性腫瘍，脂肪腫。

- 中縦隔：悪性リンパ腫，気管支嚢胞，心嚢嚢胞。
- 後縦隔：消化管嚢胞，神経腫瘍。

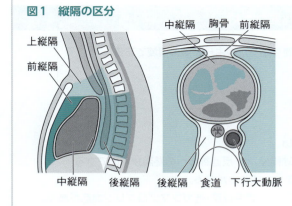

図1　縦隔の区分

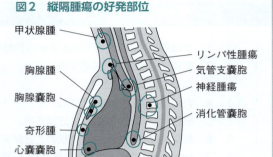

図2　縦隔腫瘍の好発部位

ココが大切！⇒ 知っていたかな？

1. 縦隔の区分（図1）

(1) 上縦隔
　　領域：胸骨柄下縁と第4-5胸椎間を結んだ線より頭側の領域。
　　内容：甲状腺，副甲状腺，胸腺，気管，食道，大動脈弓，上大静脈，腕頭静脈，奇静脈，胸管，リンパ節，横隔神経，迷走神経，交感神経幹。

(2) 前縦隔
　　領域：胸骨と心臓の間にある狭い領域。
　　内容：胸腺の下部，リンパ節。

(3) 中縦隔
　　領域：前縦隔と後縦隔の間。
　　内容：心臓，上行大動脈，肺動脈，上大静脈，横隔神経。

(4) 後縦隔
　　領域：心臓と脊柱の間にある部分。
　　内容：気管支，食道，胸部大動脈，奇静脈，半奇静脈，胸管，リンパ節，迷走神経，交感神経幹。

2. 縦隔腫瘍の好発部位（図2）

- 縦隔腫瘍は，縦隔区分に存在する臓器から発生する。
- 上縦隔：甲状腺腫，副甲状腺腫。
- 前縦隔：胸腺腫，成熟奇形腫，胚細胞性腫瘍，脂肪腫。
- 中縦隔：悪性リンパ腫，気管支嚢胞，心嚢嚢胞。
- 後縦隔：消化管嚢胞，神経腫瘍。

正解	1	2	3	4	5		6	7	8	9	10		11	12	13	14	15
	○	×	○	×	×		○	×	○	○	×		○	×	○	×	×

Q2 縦隔腫瘍の一般症状を述べ，さらに各腫瘍の特殊な症状について述べよ。

Key Card 🔑　知っているよね！

1. 縦隔腫瘍の一般症状（縦隔腫瘍の存在による症状）
- 呼吸器系：咳嗽，喘鳴，喀痰，血痰，呼吸困難，チアノーゼ，胸水貯留など。
- 循環器系：不整脈，上大静脈症候群。
- 神経系：胸痛，背部痛，嗄声，Horner症候群（眼裂狭小，瞳孔縮小，眼球陥没），横隔膜挙上。
- 消化器系：嚥下困難。

2. 縦隔腫瘍の特殊な症状
- 胸腺腫：重症筋無力症，赤芽球癆，低ガンマグロブリン血症。
- 胸腺カルチノイド：Cushing症候群。
- 甲状腺腫：甲状腺中毒症。
- 副甲状腺腫：高カルシウム血症。
- 神経性腫瘍：下痢。
- 成熟奇形腫：喀毛症。

❗ ココが大切！ ⇒ 知っていたかな？

1. 縦隔腫瘍の一般症状（縦隔腫瘍の存在による症状）
▶初期には無症状のことが多く，検診や他の病気の検査で偶然発見されることが多い。
▶腫瘍の増大により呼吸器系・循環器系・神経系・消化器系（食道）への圧迫・浸潤症状が起こる。
　①呼吸器系：咳嗽・喘鳴・喀痰・血痰・呼吸困難・チアノーゼ・胸水貯留。
　②循環器系：不整脈・上大静脈症候群（顔面および上半身のうっ血・浮腫・静脈怒張など）。
　③神経系：胸痛・背部痛・四肢の麻痺や感覚異常。
　　・反回神経麻痺による嗄声。
　　・胸部第1交感神経幹障害によるHorner症候群（眼裂狭小・瞳孔縮小・眼球陥没）。
　　・横隔神経麻痺による横隔膜挙上。
　④消化器系：嚥下困難。

2. 縦隔腫瘍の特殊な症状（縦隔腫瘍の性質による各腫瘍の特異的症状）
(1) 胸腺腫：重症筋無力症・赤芽球癆・低ガンマグロブリン血症
　①重症筋無力症
　　▶重症筋無力症は胸腺腫患者の20～30％に合併し，逆に重症筋無力症の30％に胸腺腫が合併する。

- ▶胸腺腫の摘出による重症筋無力症の治療効果は大きい。
- ▶重症筋無力症の手術適応：
  ① 胸腺腫の合併例。拡大胸腺摘除術を行う。浸潤例では術後放射線照射が行われる。
  ② 全身型（↔眼筋型）。特に抗アセチルコリンレセプター抗体陽性例，胸腺異常例（抗Musk抗体陽性例は胸腺に異常はみられないため，手術適応にならない）。
  術後の急性増悪，特にクリーゼを防ぐため，中等症や重症など症状の不安定な症例では，まず抗コリンエステラーゼ薬やステロイド投与，血液浄化療法による術前コントロールを行う。

②赤芽球癆
- ▶赤芽球癆は胸腺腫患者の3～5％に合併し，逆に赤芽球癆患者の20～50％に胸腺腫が合併する。
- ▶胸腺腫の摘出による赤芽球癆の改善効果は乏しい。
- ▶シクロスポリンやステロイドによる全身治療が効果的である。

③低ガンマグロブリン血症
- ▶低ガンマグロブリン血症の合併は比較的まれ。
- ▶胸腺腫の摘出による低ガンマグロブリン血症の改善はあまり期待できない。

④その他
- ▶その他，種々の自己免疫疾患を合併する可能性がある。

(2) 胸腺カルチノイド：Cushing症候群。
(3) 甲状腺腫：甲状腺中毒症。
(4) 副甲状腺腫：高カルシウム血症。
(5) 神経性腫瘍：下痢。
(6) 成熟奇形腫：喀毛症（奇形腫が肺に穿破してその内容を喀出する）。

Q3 胸腺腫の病期と治療選択，予後について述べよ。

Key Card　知っているよね！

1. 胸腺腫の病期
- 正岡の臨床病期分類（表1）が用いられる。

2. 胸腺腫の治療選択
- 外科的切除が第一選択。
- 放射線感受性が高い。
- 化学療法での根治は難しい。

〈病期別治療選択〉
- Ⅰ/Ⅱ期：胸腺全摘出術を行う。
- Ⅲ/Ⅳ期：化学療法や放射線療法。

3. 胸腺腫の予後
- 比較的予後良好な低悪性度の腫瘍。

表1　正岡の臨床病期分類

Ⅰ期	肉眼的に完全に被胞され，組織学的に被膜浸潤がない
Ⅱ期	肉眼的に周囲脂肪組織あるいは胸膜への浸潤を認めるまたは組織学的に被膜浸潤を認める
Ⅲ期	周囲臓器に直接浸潤するもの
Ⅳa期	胸膜もしくは心嚢播種があるもの
Ⅳb期	遠隔転移のあるもの

(Masaoka A, et al: Eur J Cardiothoracic Surg, 1994.より引用改変)

- 全病期の5年生存率は70%。

！ ココが大切！ ⇒ 知っていたかな？

1. 胸腺腫の病期
▶わが国では，正岡の臨床病期分類（表1）が多く用いられている。
▶進展形式の基本は局所浸潤であり，胸膜もしくは心膜に浸潤を生じると播種を生じる。
▶遠隔転移はまれである。

2. 胸腺腫の治療選択
▶胸腺腫治療の第一選択は，外科的切除である。
▶放射線感受性が高く，切除不能な症例には放射線照射も選択肢となる。
▶化学療法は一定の効果が期待できるが，根治は難しい。
▶切除不能浸潤性胸腺腫には，完全切除を目的とした術前化学療法が行われることも多い。

〈病期別治療選択〉
▶Ⅰ/Ⅱ期では腫瘍を含む胸腺全摘出術を行う。
▶Ⅲ/Ⅳ期では化学療法や放射線療法が行われる。

3. 胸腺腫の予後
▶比較的予後良好な低悪性度の腫瘍であり，すべての病期を含む5年生存率は70％と比較的良好。
▶5年無再発生存率は，正岡Ⅰ期98％，Ⅱ期95％，Ⅲ期67％，Ⅳa期38％，Ⅳb期48％（日本胸腺研究会）。

できるかな！ 実践問題形式でチャレンジ！

問1. 縦隔腫瘍の症状で誤っているものはどれか。

　　a. 胸腺腫 ……………………… 重症筋無力症
　　b. 胸腺カルチノイド ………… Cushing症候群
　　c. 副甲状腺腫 ………………… 高カルシウム血症
　　d. 成熟奇形腫 ………………… 喀毛症
　　e. 甲状腺腫 …………………… 赤芽球癆

問 2．胸腺腫について正しいものを選べ．
- a．中縦隔に発生する腫瘍である．
- b．放射線感受性が低い腫瘍である．
- c．胸腺腫に伴う重症筋無力症の多くは，胸腺摘出術により改善する．
- d．胸腺腫に伴う赤芽球癆の多くは，胸腺摘出術により改善する．
- e．正岡分類Ⅳb期の5年生存率は20％程度である．

（※正解は下段）

知っておこう！　要点整理（チェックしよう！）

Ⅰ．縦隔の区分と縦隔腫瘍の好発部位について述べよ．
- □ 1．縦隔は，上・前・中・後の4つに分けられる．
- □ 2．上縦隔は胸骨柄下縁と第4-5胸椎間を結んだ線より頭側の領域である．
- □ 3．縦隔腫瘍の好発部位
  - 上縦隔：甲状腺腫，副甲状腺腫．
  - 前縦隔：胸腺腫，奇形腫，胚細胞性腫瘍，脂肪腫．
  - 中縦隔：悪性リンパ腫，気管支嚢胞，心嚢嚢胞．
  - 後縦隔：消化管嚢胞，神経腫瘍．

Ⅱ．縦隔腫瘍の一般症状を述べ，さらに各腫瘍の特殊な症状について述べよ．
- □ 1．縦隔腫瘍は，①腫瘍の存在による一般症状，②縦隔腫瘍の性質による特殊な症状がある．
- □ 2．代表的な一般症状（圧迫や浸潤による）
  - 呼吸器系（咳嗽・喘鳴・喀痰など），循環器系（不整脈・上大静脈症候群）．
  - 神経系（疼痛・嗄声・Horner症候群・横隔膜挙上など），消化器系（食道）（嚥下困難）．
- □ 3．代表的な特殊な症状
  - 胸腺腫：重症筋無力症・赤芽球癆・低ガンマグロブリン血症．
  - 胸腺カルチノイド：Cushing症候群．
  - 甲状腺腫：甲状腺中毒症．
  - 副甲状腺腫：高カルシウム血症．

Ⅲ．胸腺腫の病期と治療選択，予後について述べよ．
- □ 1．わが国では，正岡の臨床病期分類が多く用いられている．
- □ 2．胸腺腫治療の第一選択は，外科的切除である．
- □ 3．比較的予後良好な低悪性度の腫瘍であり，すべての病期を含む5年生存率は70％．

（正解　問1：e　問2：c）

第Ⅴ章　章末復習問題（心臓血管外科・呼吸器外科）

問題で本章の基礎知識を確実なものにしよう！

▶検査や治療が高度になっているものの，基礎知識の重要性は変わらない。
▶本項は，本書で扱ってきたテーマの中で，知っておきたい基礎知識を復習するためのものである。

 気軽に挑戦してみよう（すべて創作問題）！
（　）は正解の数。

1. 解剖と症状に関する問題

(1) 心臓血管外科

Q1. 心臓の洞結節を支配している血管を選べ(1)。

a. 左前下行枝 (LAD)
b. 左回旋枝 (LCX)
c. 右冠動脈 (RCA)
d. 後側壁枝
e. 第1対角枝

 心臓血管外科1参照（p628）。主な冠動脈とその支配領域を確認しよう！

Q2. 最も腹側に存在する心臓の弁を選べ(1)。

a. 肺動脈弁
b. 大動脈弁
c. 僧帽弁
d. 三尖弁
e. 二尖弁

 心臓血管外科1参照（p628）。弁膜症の手術において，弁の位置は重要である。チェックしておこう！

Q3. 大動脈弓部から直接分岐し，体の右側を支配する動脈を選べ(1)。

a. 腕頭動脈
b. 右総頸動脈
c. 右鎖骨下動脈
d. 左総頸動脈
e. 左鎖骨下動脈

 心臓血管外科1参照（p628）。大動脈弓部の疾患は分枝に影響するので解剖は重要！

(2) 呼吸器外科

Q4. 右肺に存在するが，左肺に存在しない肺区域を選べ(1)。

a. S3区域
b. S4区域
c. S5区域
d. S6区域
e. S7区域

 呼吸器外科1参照（p693）。肺区域について確認しておこう！

Q5. 上縦隔とほかの縦隔の境はどれか？適当なものを選べ(1)。

a. 胸骨柄上縁と第3-4胸椎間を結んだ線
b. 胸骨柄上縁と第4-5胸椎間を結んだ線
c. 胸骨柄下縁と第3-4胸椎間を結んだ線
d. 胸骨柄下縁と第4-5胸椎間を結んだ線
e. 胸骨柄下縁と第5-6胸椎間を結んだ線

呼吸器外科8参照（p743）。縦隔の区分と臓器の局在は縦隔腫瘍などの診断に重要！

Q6. 中縦隔に存在しない臓器を選べ(2)。

a. 心臓
b. 食道
c. 肺動脈
d. 横隔神経
e. 奇静脈

1の正解 ▶ Q1 c　Q2 a　Q3 a　Q4 e　Q5 d　Q6 b, e

呼吸器外科8参照(p743)。縦隔の区分とそこに存在する臓器は縦隔腫瘍の診断に重要！

2. 病因や病態に関する問題

(1)心臓血管外科

Q1. 非チアノーゼ性の先天性心疾患を選べ(3)。

a. 心房中隔欠損症
b. 心室中隔欠損症
c. 動脈管開存症
d. Fallot四徴症
e. 完全大血管転位症

 心臓血管外科4参照(p647)。非チアノーゼ性先天性心疾患は左→右シャントの疾患！

Q2. チアノーゼ性の先天性心疾患を選べ(3)。

a. 心房中隔欠損症
b. 心室中隔欠損症
c. 肺動脈弁狭窄症
d. Fallot四徴症
e. 完全大血管転位症

 心臓血管外科4参照(p647)。チアノーゼ性先天性心疾患は右→左シャントの疾患！

Q3. 末梢動脈疾患(PAD)において出現しにくい症状を選べ(1)。

a. 肺水腫
b. 間欠性跛行
c. 安静時疼痛
d. 潰瘍
e. 壊死

 心臓血管外科8参照(p680)。末梢動脈疾患の症状を確認しておこう！

Q4. 閉塞性血栓性血管炎(TAO)に比べ、閉塞性動脈硬化症(ASO)に特徴的なものを選べ(1)。

a. 20~40歳の男性に好発
b. 膝窩動脈以下の末梢血管に好発
c. 喫煙で増悪
d. 血管造影では先細り
e. 石灰化が多い

 心臓血管外科8参照(p680)。ASOとTAOの鑑別ができるようになろう！

Q5. 急性動脈閉塞症の症状として出現しにくいものを選べ(1)。

a. 疼痛
b. 知覚異常
c. 運動麻痺
d. 脈拍消失
e. 腫脹

 心臓血管外科8参照(p680)。急性動脈閉塞症の症状の5sを確認しておこう！

(2)呼吸器外科

Q6. Ⅰ型呼吸不全(肺機能不全)をきたす病態を選べ(3)。

a. 肺動静脈瘻
b. 慢性閉塞性肺疾患
c. 間質性肺疾患
d. 肺胞低換気症候群
e. 進行性筋ジストロフィー

 呼吸器外科2参照(p700)。呼吸不全の分類とその原因疾患を確認しよう！

Q7. Ⅱ型呼吸不全(肺胞低換気)をきたす病態を選べ(3)。

a. 脊椎後側彎症
b. 慢性閉塞性肺疾患
c. 喘息重積発作
d. 間質性肺疾患
e. ARDS

 呼吸器外科2参照(p700)。呼吸不全の分類とその原因疾患を確認しよう！

2の正解 Q1 a, b, c　Q2 c, d, e　Q3 a　Q4 e　Q5 e　Q6 a, b, c　Q7 a, b, c　Q8 a, c, d
Q9 a　Q10 c　Q11 b　Q12 c, d, e　Q13 a　Q14 e

Q8. 肺癌の危険因子を選べ（3）。

a. 喫煙
b. 肥満
c. アスベスト
d. クロム
e. 喘息既往

 呼吸器外科5参照（p723）。肺癌の疫学について確認しよう！

Q9. Pancoast症候群で発症することのある肺癌を選べ（1）。

a. 扁平上皮癌
b. 腺癌
c. 大細胞癌
d. 小細胞癌
e. 転移性肺癌

 呼吸器外科5参照（p723）。肺癌の組織型別の特徴的な症状を確認しておこう！

Q10. 肺癌の腫瘍マーカーとの組み合わせの中で誤っているものを選べ（1）。

a. 扁平上皮癌 …… SCC
b. 扁平上皮癌 …… CYFRA
c. 腺癌 ………… CYFRA
d. 大細胞癌 ……… CEA
e. 小細胞癌 ……… NSE

 呼吸器外科5参照（p723）。肺癌の腫瘍マーカーを組織型別に理解しておこう！

Q11. 最も発生頻度の高い良性肺腫瘍（肺野，気管・気管支）を選べ（1）。

a. 硬化性血管腫
b. 肺過誤腫
c. 乳頭腫症
d. 孤立性乳頭腫
e. 線維腫

 呼吸器外科6参照（p731）。肺野の良性腫瘍と気管・気管支の良性腫瘍をチェックしておこう！

Q12. 気管・気管支原発の良性腫瘍を選べ（3）。

a. 硬化性血管腫
b. 肺過誤腫
c. 乳頭腫症
d. 孤立性乳頭腫
e. 線維腫

 呼吸器外科6参照（p731）。肺野の良性腫瘍と気管・気管支の良性腫瘍をチェックしておこう！

Q13. 肺葉外肺分画症の特徴を示していないものを選べ（1）。

a. 正常胸膜内に存在
b. 男性に多く，発症は生後6カ月以内
c. 合併奇形が多い
d. 供給動脈は大動脈
e. 流出静脈は奇静脈・半奇静脈

 呼吸器外科7参照（p737）。肺葉内肺分画症と肺葉外肺分画症の違いを確認しておこう！

Q14. 上縦隔に発生する腫瘍を選べ（1）。

a. 悪性リンパ腫
b. 奇形腫
c. 神経腫瘍
d. 胸腺腫
e. 甲状腺腫

 呼吸器外科8参照（p743）。縦隔腫瘍の鑑別診断には縦隔の区分と原発臓器の関係が重要！

3. 検査や診断に関する問題

（1）心臓血管外科

Q1. 左心不全で出現しにくい症状を選べ（1）。

a. 呼吸困難
b. 頻呼吸
c. 起座呼吸
d. ピンク色の泡沫状痰
e. 頸静脈の怒張

 心臓血管外科2参照（p633）。右心不全と左心不全の症状を理解しておこう！

Q2. 右心不全の症状の中で出現しにくい症状を選べ（1）。

a. 頸静脈怒張
b. 喘鳴
c. 下腿浮腫
d. 肝腫大
e. 右側優位の胸水

 心臓血管外科2参照（p633）。右心不全と左心不全の症状を理解しておこう！

Q3. 心タンポナーデで出現しにくい症状を選べ（1）。

a. 呼吸困難
b. 意識障害
c. 高血圧
d. チアノーゼ
e. 奇脈

 心臓血管外科2参照（p633）。心タンポナーデの症状を理解しておこう！

Q4. 致死性不整脈ではないものを選べ（2）。

a. 心房細動
b. 心室細動
c. 発作性頻拍
d. 心室頻拍
e. Ⅲ度房室ブロック

 心臓血管外科2参照（p633）。致死的不整脈について確認しておこう！

Q5. 心臓カテーテル検査の適応疾患ではないものを選べ（1）。

a. 右心不全
b. 狭心症
c. 心筋梗塞
d. 弁膜症
e. 不整脈

 心臓血管外科3参照（p640）。心臓カテーテル検査の適応について確認しておこう！

Q6. Swan-Ganzカテーテル検査の禁忌とならない場合を選べ（1）。

a. 右-左シャントのある患者
b. 肺内シャントのある患者
c. 肺血症の患者
d. 凝固亢進症の患者
e. 心筋梗塞発症患者

 心臓血管外科3参照（p640）。Swan-Ganzカテーテル検査の測定項目と禁忌事項を確認しよう！

Q7. 大動脈弁狭窄症の重症度評価に対する心臓超音波検査の評価因子に含まれていないものを選べ（1）。

a. 最高血流速度
b. 収縮期平均圧較差
c. 弁口面積
d. 弁口面積係数
e. 逆流量

 心臓血管外科5参照（p658）。主な弁膜症の心臓超音波検査評価を理解しておこう！

Q8. 僧帽弁閉鎖不全症の心臓超音波検査の評価因子の中で手術適応を決める際に有用な因子を選べ（2）。

a. 左室駆出率
b. 逆流弁口幅
c. 逆流量
d. 逆流率
e. 左室収縮末期径

 心臓血管外科5参照（p658）。主な弁膜症の手術適応決定のための心臓超音波検査評価を理解しておこう！

Q9. 大動脈解離のStanford分類における分類の基準点を選べ（1）。

a. 上行大動脈の解離の有無
b. 大動脈弓部の解離の有無
c. 胸部大動脈の解離の有無

3の正解 Q1 e　Q2 b　Q3 c　Q4 a, c　Q5 a　Q6 e　Q7 e　Q8 a, e　Q9 a　Q10 c
Q11 b, d, e　Q12 a, b, c　Q13 c　Q14 a　Q15 a, b, c, d　Q16 c, d, e　Q17 a, b
Q18 e　Q19 b, d　Q20 d

d. 腹部大動脈の解離の有無
e. 他病変(心タンポナーデ, 胸腔内・腹腔内出血)の有無

 心臓血管外科7参照(p673)。大動脈解離の病態と分類について確認しておこう！

Q10. 慢性動脈閉塞症において, 両側の総腸骨動脈閉塞はTASC分類の中でどれか(1)。

a. type A
b. type B
c. type C
d. type D
e. type E

 心臓血管外科7参照(p673)。慢性動脈閉鎖症の分類と治療法をチェックしておこう！

Q11. Trendelenburg試験において大腿部に駆血帯をかけ膝窩を圧迫し立位にて静脈怒張を認めた。異常血管を選べ(3)。

a. 大伏在動脈
b. 大伏在静脈
c. 小伏在動脈
d. 小伏在静脈
e. 交通枝

 心臓血管外科9参照(p687)。Trendelenburg試験の意味と評価について確認しておこう！

(2) 呼吸器外科

Q12. スパイログラムで直接測定できないものを選べ(3)。

a. 残気量(RV)
b. 機能的残気量(FRC)
c. 全肺気量(TLC)
d. 1回換気量(Vt)
e. 予備吸気量(IRV)

 呼吸器外科2参照(p700)。スパイログラムにおいて直接測定できない成分を確認しよう！

Q13. 閉塞性の呼吸機能障害に該当するものを選べ(1)。

a. %肺活量 80%未満, 1秒率 70%未満
b. %肺活量 80%未満, 1秒率 70%以上
c. %肺活量 80%以上, 1秒率 70%未満
d. %肺活量 80%以上, 1秒率 70%以上
e. 肺活量と1秒率では判定できない

 呼吸器外科2参照(p700)。呼吸機能障害の評価法を確認しよう！

Q14. $PaCO_2$が上昇, HCO_3が軽度上昇, BEは正常域の場合の評価を選べ(1)。

a. 呼吸性アシドーシス
b. 呼吸性アルカローシス
c. 代謝性アシドーシス
d. 代謝性アルカローシス
e. 酸塩基平衡上, 異常なし

 呼吸器外科2参照(p700)。酸塩基平衡動態を評価できるようになろう！

Q15. 気管支鏡で観察可能な部位を選べ(4)。

a. 主気管支
b. 肺葉気管支
c. 区域気管支
d. 亜区域気管支
e. 終末気管支

 呼吸器外科3参照(p708)。気管支鏡の観察範囲を確認しよう！

Q16. 胸部単純X線写真において結節性陰影を示す疾患を選べ(3)。

a. 肺水腫
b. 肺炎
c. 肺過誤腫
d. 肺癌
e. 肺結核症

 呼吸器外科3参照(p708)。胸部単純X線写真の典型的な陰影について確認しておこう！

Q17. 胸部CT写真で気管が観察できる水平断に描出される可能性のある肺区域を選べ（2）。

a. S1区域
b. S3区域
c. S5区域
d. S7区域
e. S9区域

 呼吸器外科3参照（p708）。胸部CT写真から，肺区域が読めるようになろう！

Q18. 肺良性疾患と胸部単純X線写真の所見の組み合わせで誤っているものを選べ（1）。

a. 肺化膿症 ………………… air-fluid level
b. 肺結核症 ………………… 腫瘍内部空洞形成
c. 陳旧性肺結核症 ………… 石灰化
d. 肺アスペルギルス症 …… fungus ball
e. 肺クリプトコッカス症 … 石灰化

 呼吸器外科7参照（p737）。代表的な肺良性疾患の胸部単純X線写真の所見を確認しよう！

Q19. 縦隔腫瘍による一般症状（圧迫や浸潤）の組み合わせのうち，誤っているものを選べ（2）。

a. 反回神経麻痺 …………… 嗄声
b. 胸部第1交感神経障害 …… 上大静脈症候群
c. 横隔神経麻痺 …………… 横隔膜挙上
d. 循環器系の障害 ………… Horner症候群
e. 呼吸器系の障害 ………… チアノーゼ

 呼吸器外科8参照（p743）。縦隔腫瘍の一般症状を確認しておこう！

Q20. 縦隔腫瘍による特徴的な症状（圧迫や浸潤を除く）の組み合わせのうち，誤っているものを選べ（1）。

a. 胸腺腫 …………………… 重症筋無力症
b. 胸腺腫 …………………… 赤芽球癆
c. 胸腺カルチノイド ……… Cushing症候群
d. 甲状腺腫 ………………… 高カルシウム血症
e. 成熟奇形腫 ……………… 喀毛症

 呼吸器外科8参照（p743）。縦隔腫瘍の特徴的な症状を確認しよう！

4. 治療に関する問題

(1) 心臓血管外科

Q1. 先天性心疾患の手術適応として誤っているものを選べ（1）。

a. 心室中隔欠損症 …… 肺/体血流比が1.5以上
b. 動脈開存症 ………… 全例
c. Fallot四徴症 ……… 全例
d. 肺動脈弁狭窄症 …… 右室圧が100mmHg以下
e. 大動脈狭窄症 ……… 左室大動脈間の収縮圧較差が50mmHg以上

 心臓血管外科4参照（p647）。主な先天性心疾患の手術適応を確認しておこう！

Q2. 先天性心疾患とその治療の組み合わせの中で誤っているものを選べ（2）。

a. Fallot四徴症 ……………… Brock手術
b. 肺動脈弁狭窄症 …………… Blalock-Taussig手術
c. 完全大血管転位症 ………… Rastelli手術
d. 大動脈縮窄症 ……………… Subclavian flap法
e. 大動脈狭窄症（弁上狭窄）… Doty法

 心臓血管外科4参照（p647）。主な先天性心疾患の手術術式を確認しておこう！

Q3. 心臓弁膜症の手術適応の中で誤っているものを選べ（1）。

a. 大動脈弁狭窄症
 ……弁口0.75 cm^{2}以下，左室─大動脈圧較差が50 mmHg以上
b. 大動脈弁閉鎖不全症
 ……有症状や左室駆出率（LVEF）＜55%

4の正解 Q1 d Q2 a, b Q3 c Q4 d Q5 e Q6 c Q7 a, b, c, e Q8 c
Q9 胸水・血胸：d, 気胸：a Q10 a, b, c, d Q11 a, b Q12 e Q13 c, d

c. 僧帽弁閉鎖不全症
    ……左室駆出率（LVEF）が50％以下で左室収縮期径（LVDs）40 mm以下
  d. 三尖弁閉鎖不全症
    ……肺高血圧を合併し，弁輪が40 mm以上と拡大したもの
  e. 感染性心内膜症
    ……抗菌薬に抵抗性，感染性塞栓症があるとき

 心臓血管外科5参照（p658）。主な弁膜症の手術適応を確認しておこう！

Q4. 冠動脈バイパス術の適応の中で誤っているものを選べ（1）。

a. 左冠動脈主幹部病変が50％以上の狭窄
b. 高度な三枝病変
c. 冠動脈の末梢枝のrun-offが良好
d. 駆出率 EF ≧ 10％
e. 経皮的冠動脈形成術（PCI）後再狭窄

 心臓血管外科6参照（p666）。冠動脈バイパス術の適応を確認しよう！

Q5. 冠動脈バイパス術のグラフトとして用いる血管の中で誤っているものを選べ（1）。

a. 左内胸動脈
b. 右内胸動脈
c. 右胃大網動脈
d. 橈骨動脈
e. 左下横隔膜動脈

 心臓血管外科6参照（p666）。冠動脈バイパス術にグラフトとして用いる血管とその特徴を確認しよう！

Q6. 急性心筋梗塞の合併症として特徴的ではないものを選べ（1）。

a. 心室中隔穿孔
b. 心破裂
c. 拡張型心筋症
d. 乳頭筋断裂
e. 左室瘤

 心臓血管外科6参照（p666）。急性心筋梗塞の合併症を確認しておこう！

（2）呼吸器外科

Q7. 後側方開胸の際に切離する筋肉を選べ（4）。

a. 広背筋
b. 僧帽筋
c. 大菱形筋
d. 大円筋
e. 前鋸筋

 呼吸器外科4参照（p716）。代表的な開胸術と閉胸術をマスターしよう！

Q8. 長期間の気道確保を必要とする際の切開部位を選べ（1）。

a. 輪状甲状靱帯
b. 第1・2気管軟骨
c. 第2・3気管軟骨
d. 第3・4気管軟骨
e. 第4・5気管軟骨

 呼吸器外科4参照（p716）。気道確保の方法をマスターしておこう！

Q9. 気胸に対する場合と胸水・血胸に対する場合の胸腔ドレーンの挿入位置をそれぞれ選べ（1つずつ）。

a. 第2肋間鎖骨中線上
b. 第5肋間鎖骨中線上
c. 第7肋間鎖骨中線上
d. 第5肋間中腋窩線上
e. 第7肋間中腋窩線上

 呼吸器外科4参照（p716）。胸腔ドレーンの挿入法をマスターしよう！

Q10. 肺癌の中で，非小細胞癌の手術適応となる病期を選べ（4）。

a. ⅠB
b. ⅡA
c. ⅡB
d. ⅢA
e. ⅢB

呼吸器外科5参照（p723）。肺癌の手術適応について確認しよう！

Q11. 肺癌の中で，小細胞癌の手術適応となる病期を選べ（2）。

a. ⅠA
b. ⅠB
c. ⅡA
d. ⅡB
e. ⅢA

 呼吸器外科5参照（p723）。肺癌の手術適応について確認しておこう！

Q12. 肺胞性肺囊胞の手術適応ではないものを選べ（1）。

a. 囊胞が片側胸腔の半分以上
b. 両側性囊胞
c. 自然気胸の既往
d. 有症状
e. 肺炎を合併しているもの

 呼吸器外科7参照（p737）。肺胞性肺囊胞の手術適応について確認しておこう！

Q13. 臨床病期がⅠ期の胸腺腫について誤っているものを選べ（2）。

a. 組織学的被膜浸潤がない
b. 遠隔転移を認めない
c. 胸腺部分摘出術
d. 補助療法として放射線療法
e. 5年無再発生存率は98%

 呼吸器外科8参照（p743）。胸腺腫の治療方針と治療成績を確認しよう！

5. 専門用語に関する問題

（1）心臓血管外科

Q1. Fallot四徴症に含まれるものを選べ（1）。

a. 肺静脈狭窄
b. 心房中隔欠損
c. 大動脈騎乗
d. 左室肥大
e. 大動脈縮窄症

 心臓血管外科4参照（p647）。Fallot四徴症に含まれる疾患について理解しよう！

Q2. 三尖弁閉鎖不全症に施行される術式を選べ（1）。

a. Jatene手術
b. Rastelli手術
c. Ross手術
d. Brom法
e. Kay法

 心臓血管外科5参照（p658）。弁膜症と治療について理解しよう！

（2）呼吸器外科

Q3. 聴診三角を形成する筋を選べ（3）。

a. 僧帽筋
b. 小胸筋
c. 広背筋
d. 大菱形筋
e. 前鋸筋

 呼吸器外科4参照（p716）。開胸法にかかわる解剖を理解しよう！

Q4. 胸部X線検査にかかわる用語について誤っている組み合わせを選べ（1）。

a. CPA …………………心横隔膜角
b. air bronchogram ………肺炎の陰影に読める気管支透亮像
c. vanishing tumor ………多発肺転移像
d. シルエットサイン陽性 …正常構造物の陰影線が病変により消失すること
e. すりガラス陰影 …………間質影

 呼吸器外科3参照（p708）。胸部X線写真における所見の表現について理解しよう！

5の正解 Q1 c　Q2 e　Q3 a, c, d　Q4 c

第Ⅴ章　章末整理（1）：知っておきたい専門用語

心臓血管外科・呼吸器外科の専門用語を総復習しよう！

1. 心臓血管外科

知っておきたい キーワードと 専門用語	関連疾患 関連用語	確認しよう！
Swan-Ganzカテーテル	特殊検査	右心系を介して①心内圧（右房圧, 右室圧, 肺動脈圧, 肺動脈楔入圧），②心拍出量，③混合静脈血酸素飽和度，を測定できるカテーテル
大動脈バルーンパンピング（intra-aortic balloon pumping；IABP）	補助循環	下行大動脈内にバルーンを挿入・留置し，心臓の拡張期に膨張させ（diastolic augmentation），心臓の収縮期に収縮させる（systolic unloading）
経皮的心肺補助（percutaneous cardio-pulmonary support；PCPS）	補助循環	右房の近くから静脈血を引き出し，その血液を人工肺に通して大腿動脈から全身に送る
Brugada症候群	不整脈	若年者の突然死の原因となる家族性の特発性心室細動
Eisenmenger症候群	先天性心疾患	左→右シャントの疾患において，肺高血圧が進むことで右→左シャントとなりチアノーゼを生じる状態
Fallot四徴症	先天性心疾患	①肺動脈狭窄，②VSD，③大動脈騎乗，④右室肥大
Blalock-Taussig手術	Fallot四徴症	鎖骨下動脈を肺動脈につないで肺血流を増やす手術
Jatene手術	完全大血管転位症	大動脈と肺動脈を入れ替え，冠動脈の移植を行う手術
Rastelli手術	完全大血管転位症	右心室と肺動脈を弁つき代用血管で吻合し，心室中隔をパッチで形成する手術
Ross手術	大動脈狭窄症（弁性狭窄）	自己肺動脈弁組織による大動脈基部置換術。肺動脈弁は人工弁で置換する。大動脈弁狭窄症にも適応あり
Doty法	大動脈狭窄症（弁上狭窄）	大動脈の狭窄部を切開し，パッチを2枚使って拡張する手術
Brom法	大動脈狭窄症（弁上狭窄）	大動脈の狭窄部を切開し，パッチを3枚使って拡張する手術
経皮的バルーン大動脈弁形成術［percutaneous transluminal (balloon catheter) aortic valvuloplasty；PTAV］	大動脈弁狭窄症	経皮的に狭窄した大動脈弁を拡張する方法
TAVR（transcatheter aortic valvereplacement）	大動脈弁狭窄症	カテーテルを用いて人工弁を大動脈弁位に留置する方法
Austin-Flintランブル	大動脈弁閉鎖不全症	心尖部で聴取される拡張期雑音。大動脈弁の逆流により僧帽弁前尖の開放が制限されて相対的に僧帽弁狭窄をきたすことで生じる
suture annuloplasty	三尖弁閉鎖不全症	縫合により拡大した弁輪を縫縮・形成する手術で，Kay法とDe Vega法がある
Kay法	三尖弁閉鎖不全症	後尖を縫い潰して三尖弁を2尖にする手術

知っておきたい キーワードと 専門用語	関連疾患 関連用語	確認しよう！
De Vega法	三尖弁閉鎖不全症	後尖から前尖の弁輪を1本の糸で縫縮する手術
ring annuloplasty	三尖弁閉鎖不全症	人工リングを弁輪に縫着し，拡大変形した弁輪を理想的な形状に縫縮・形成する手術
DES （drug eluting stent）	冠疾患	ステントに染み込ませた免疫抑制薬や抗癌剤により血管滑筋細胞の増殖を防ぐステント
ASO （arteriosclerosis obliterans）	閉塞性動脈硬化症	主に下肢の動脈が動脈硬化により狭窄，閉塞する疾患
Buerger病	閉塞性血栓性血管炎	thromboangiitis obliterans。比較的細い動脈に好発する血栓形成および汎血管炎である
代謝性筋腎症候群	急性動脈閉塞症	myonephropathic metaboric syndrome。血流再開後に壊死組織の代謝産物が全身に還流することにより生じる
Trendelenburg試験	下肢静脈瘤	大伏在静脈と小伏在静脈の弁不全の有無を判定する試験
Perthes検査	下肢静脈瘤	深部静脈の開存状態を判定する検査
Homans徴候	深部静脈血栓症	足関節の背屈で腓腹筋部に疼痛を訴える兆候
プロテインC, プロテインS	血栓	生理的凝固阻止因子。欠乏すると血栓を作りやすくなる

2. 呼吸器外科

知っておきたい キーワードと 専門用語	関連疾患 関連用語	確認しよう！
Bohr効果	生理	pHの変化によるHbの酸素親和性の変化のこと（pHが低下するとHbの酸素親和性は低下する）
CPA （costophrenic angle）	胸部X線写真	肋骨横隔膜角
air bronchogram	胸部X線写真	肺炎部分に認める気管支透亮像
vanishing tumor	胸部X線写真	心不全時の葉間胸水貯留像
シルエットサイン	胸部X線写真	正常構造物の陰影線が病変により消失する場合に陽性となる
聴診三角	解剖	僧帽筋，広背筋，大菱形筋（肩甲骨）によって囲まれる部位
Pancoast症候群	肺癌	肺尖部胸壁浸潤癌において生じる上腕神経叢障害
Lambert-Eaton症候群	小細胞癌	肺小細胞癌において，アセチルコリンの放出を妨げる抗体産生により筋力低下を生じること
Horner症候群	縦隔腫瘍	胸部第1交感神経幹障害により，眼裂狭小・瞳孔縮小・眼球陥没を認める

第Ⅴ章　章末整理(2)：知っておきたい術式

心臓血管外科・呼吸器外科での術式を総復習しよう！

1. 心臓血管外科

術式	手術イメージ	確認しておこう！	参照
Blalock-Taussig手術		・Fallot四徴症 ・鎖骨下動脈を肺動脈に吻合	p647
Jatene手術		・完全大血管転位症 ・大動脈と肺動脈を置換し，冠動脈を移植する	p647
Rastelli手術		・完全大血管転位症 ・パッチで心室中隔欠損を防ぎ，右室と肺動脈を弁付き代用血管で吻合する	p647
Subclavian flap法		・大動脈縮窄症 ・左鎖骨下動脈を用いて大動脈形成をする	p647

759

術式	手術イメージ	確認しておこう！	参照
Ross手術		・大動脈狭窄症 ・自己肺動脈弁を大動脈弁に移植	p647
Bentall手術		・人工血管置換術 ・大動脈弁も置換して大動脈を置換	p673
David手術		・人工血管置換術 ・大動脈弁を温存して大動脈を置換	p673
CABG		・狭心症，心筋梗塞に対する手術（coronary artery bypass graft） ・狭窄部より末梢の冠血管にさまざまなグラフトを用いてバイパスを形成する ・グラフトとしては左内胸動脈，右内胸動脈，右胃大網動脈，橈骨動脈，大伏在静脈がある	p666

2. 呼吸器外科

術式	手術イメージ	確認しておこう！	参照
肺楔状切除術		・病変のある部分を含めて，病変より1〜2cm離れた部位を楔状に切除する ・1cm以下の小病変や，手術に耐えうる全身状態でない場合に楔状切除術や区域切除術の適応となる ・楔状切除術と区域切除術はいわゆる縮小切除である	p716
肺区域切除術		・病変のある部分を含めて，区域を切除する。楔状切除術より大きい範囲を取る	p716
肺葉切除術		・病変のある肺葉を切除する ・肺葉切除術に耐えうる全身状態であれば，肺葉切除術とリンパ節郭清を行う ・肺葉切除術と一側肺全摘術が標準術式として位置づけられている	p716
一側肺全摘術	＜多発例＞　＜中枢型＞	・病変のある側の肺をすべて切除する ・病変が進行しており，肺全摘術が必要な場合に行う	p716

索 引

【あ・い】

悪性高熱症 157
悪性リンパ腫 557
アナフィラキシー 69
胃GIST 266
胃液検査 237
胃カルチノイド腫瘍 266, 268
医学史(外科分野) 2
胃癌 41, 254, 256, 262
胃癌スクリーニング 237
胃癌に対する縮小手術 251
胃癌に対する定型手術 251
胃癌のTNM分類 247
胃癌のリンパ節郭清 254
胃酸分泌の調整機構 231
胃十二指腸潰瘍 275
胃十二指腸潰瘍穿孔 277
胃十二指腸潰瘍穿孔の手術 279
胃十二指腸潰瘍に対する手術 274
移植免疫 30
胃食道逆流症 577
胃切除後後遺症 240
胃切除後の再建法 240
胃全摘術 242, 251, 256
胃全摘術の郭清リンパ節 256
一酸化炭素中毒 109
胃の機能 230
胃の静脈 229
胃の神経支配 230
胃の動脈 229
インスリノーマ 416
咽頭食道憩室 225
インフォームドコンセント(IC) 6, 77

【う】

ウィーニング 96
ウイルス 25
ウイルス関連腫瘍 260
右肝切除術 381, 382
右心不全 633
右傍胸骨裂孔ヘルニア 570

【え】

栄養・代謝学 73
栄養管理 74
栄養血管 228
栄養障害 465
栄養状態 73
腋窩リンパ節郭清 524
腋窩リンパ節の分類 506
壊死性軟部組織感染症 21, 23
遠隔合併症 244
炎症 34
炎症性サイトカイン 13
炎症性乳癌 519
エンドトキシン血症 12

【お】

横隔神経麻痺 721
横隔膜上憩室 225
横隔膜ヘルニア 569
汚染手術 18
オピオイド 150

【か】

開胸・開腹手術 61
開胸法 716
開胸法別の皮切部位 717
外痔核 334
外傷性肝損傷 127
外傷性肝損傷の分類 128
外傷性くも膜下出血 120
外傷性骨盤骨折 131
外傷性膵損傷 129
外傷性膵損傷の分類 129
外傷性脾損傷 129
外傷性脾損傷の分類 130
潰瘍性大腸炎 320
化学放射線療法(CRT) 205
化学療法 47, 50, 203, 314, 316, 429, 528
郭清リンパ節 254, 256, 257
拡大右肝切除術 381, 382
獲得免疫 25, 26
下肢静脈瘤 687
下垂体 55
ガス交換能の指標 702
ガストリノーマ 417
家族性大腸腺腫症 320, 323
褐色細胞腫 566
褐色帯 178
肝移植 384

肝移植の疫学……………………………………… 385
肝芽腫…………………………………………… 600
肝機能検査………………………………… 375, 378
肝区域切除術…………………………………… 390
肝区域分類……………………………………… 362
管腔内超音波検査……………………………… 460
肝血管腫………………………………………… 400
間欠的陽圧換気………………………………… 96
肝細胞癌………………………… 39, 378, 387, 389
間質性肺炎……………………………………… 720
肝腫瘍…………………………………… 369, 371, 372
肝障害度（liver damage）……………………… 377
肝切除術後……………………………………… 383
肝切除術の術後管理…………………………… 383
肝切除術の種類………………………………… 390
感染性心内膜炎………………………………… 663
完全大血管転位症………………………… 650, 651
感染免疫………………………………………… 25
肝臓周囲の間膜………………………………… 366
冠動脈…………………………………………… 641
肝動脈化学塞栓療法（TACE）………………… 391
冠動脈疾患………………………………… 666, 667
冠動脈・静脈の支配領域……………………… 628
冠動脈・静脈の分岐…………………………… 628
冠動脈バイパス手術…………………………… 667
肝内胆管癌……………………………………… 388
肝嚢胞……………………………………… 400, 402
肝膿瘍……………………………………… 400, 403
肝部分切除術…………………………………… 390
癌免疫…………………………………………… 25
肝門板…………………………………………… 365
肝門部…………………………………………… 364

【き】

機械的・化学的腸管処置……………………… 301
気管………………………………………… 695, 734
気管支…………………………………………… 734
気管支拡張症…………………………………… 740
気管支鏡検査…………………………………… 708
気管切開………………………………………… 718
気管内挿管……………………………………… 93
気管分岐部憩室………………………………… 225
危険な不整脈…………………………………… 637
気道熱傷………………………………………… 109
機能温存手術…………………………………… 294
偽膜性大腸炎……………………………… 328, 331

奇脈……………………………………………… 124
逆流性食道炎…………………………………… 209
キャンサーボード……………………………… 7
急性硬膜外血腫…………………………… 117, 119
急性硬膜下血腫………………………………… 117
急性心筋梗塞の合併症………………………… 670
急性膵炎…………………………………… 438, 440
急性胆管炎……………………………………… 477
急性胆道炎……………………………………… 477
急性胆嚢炎……………………………………… 475
急性動脈閉塞症…………………………… 680, 684
急性動脈閉塞症の重症度分類………………… 685
吸入麻酔薬……………………………………… 148
胸筋温存乳房切除術…………………………… 524
胸腔ドレナージ………………………………… 718
凝固因子欠乏症………………………………… 85
凝固機能障害…………………………………… 85
凝固検査………………………………………… 86
凝固亢進症……………………………………… 85
凝固・線溶系…………………………………… 82
胸骨後ヘルニア………………………………… 570
胸骨傍リンパ節………………………………… 506
胸腺腫…………………………………………… 746
橋中心髄鞘崩壊症……………………………… 67
胸部CT検査（肺野条件）……………………… 712
胸部外傷………………………………………… 123
胸部単純X線検査……………………………… 708
胸腹裂孔ヘルニア……………………………… 569
胸部大動脈損傷………………………………… 124
局所壊死療法…………………………………… 391
局所麻酔………………………………………… 134
局所麻酔薬中毒………………………………… 135
虚血性腸炎………………………………… 328, 330
拒絶反応………………………………………… 30
緊急外科的処置………………………………… 344
筋弛緩薬………………………………………… 153
筋弛緩薬による後遺症………………………… 154
緊張性気胸……………………………………… 123

【く・け】

空腸間置法……………………………………… 242
グラフト………………………………………… 668
クローン病………………………………… 320, 322
経胸壁心臓超音波検査………………………… 642
経肛門イレウス管………………………… 301, 304
経食道心臓超音波検査………………………… 642

経腸栄養	74
系統的亜区域切除術	390
経皮的心肺補助装置	102
外科侵襲	54, 55, 57
外科診療	5
血液凝固機能	85
血液製剤輸血	77
血液分布異常性ショック	68
血管内治療	675, 677
血胸	721
結節性甲状腺腫（良性腫瘍）	547
血栓症	90
結腸癌	309
結腸・直腸の支配血管	291
結腸の癒合	289
結腸壁の構造	288
減黄処置	463, 464
原発性肺癌	725
原発性肺癌の病期と治療	727

【こ】

抗HER2抗体	530
抗TSH受容体抗体	546
抗炎症性サイトカイン	13
硬化性血管腫	733
抗凝固薬	82
抗菌薬	16, 18
後区域切除術	381, 382
抗血小板薬	82
抗血栓療法薬	83
甲状舌管嚢胞	579
甲状腺	540, 542, 551
甲状腺悪性腫瘍	557
甲状腺悪性腫瘍の鑑別診断	559
甲状腺悪性腫瘍の術式選択	561
甲状腺悪性腫瘍の治療方針	561
甲状腺機能亢進症	551
甲状腺クリーゼ	553
甲状腺クリーゼ診断基準	553
甲状腺シンチグラフィ検査	548
甲状腺の固定	540
甲状腺の支配血管	542
甲状腺ホルモン	546
硬膜外麻酔	145
硬膜下麻酔法	143
肛門	290

肛門機能温存手術	296
肛門疾患	344
呼吸器合併症	186
呼吸管理	93
呼吸器癌	43, 47
呼吸器外科術後合併症	720
呼吸機能	186
呼吸機能検査	700
呼吸不全	700, 705
呼吸不全の分類と検査所見	705
骨粗鬆症	244

【さ】

細菌	25
最小肺胞濃度	148
臍帯ヘルニア	607, 609
サイトカイン	26, 57
再発大腸癌	316
鎖肛	581, 584
鎖骨上リンパ節	506
坐骨神経ブロック	139
左室瘤	671
左心不全	633
サルベージ手術	206
酸塩基平衡の指標	703
三区域切除術	390
三叉神経ブロック	138
三尖弁	630
三尖弁閉鎖不全症	661

【し】

痔核	334
色素排泄試験（ICG負荷試験）	376
色素法	178
指趾ブロック	139
視床下部	55
自然免疫	25
持続性気道陽圧法	96
縦隔腫瘍	743
縦隔腫瘍の一般症状	745
縦隔の解剖	696
縦隔の区分	743
周術期	18
周術期血栓症	90
十二指腸乳頭部癌	484
手術侵襲	54

INDEX

手術部位感染症	11
術後気漏	720
術後肺炎	720
術後補助化学療法	314
術前化学療法	203
腫瘍	39
腫瘍マーカー	43, 45
腫瘍免疫	27, 31
循環管理	99
循環血液量減少性ショック	68
循環作動薬	103
循環動態の評価法	99
準清潔手術	18
上咽頭神経	543
漿液性嚢胞腫瘍	416
消化器癌	43, 47
小細胞癌	727
上縦隔の術野展開	184
上縦隔リンパ節郭清	184
上大静脈	631
上腸間膜動脈症候群	282
上腸間膜静脈血栓症	284
上腸間膜動脈塞栓症	282, 284
小腸疾患	282
小腸腫瘍	282, 285, 600
小腸腫瘍の分類	286
消毒法	16
小児腫瘍の鑑別診断	600
小児熱傷	112, 114
小児の胃食道逆流症	577
小児の肝移植	597
小児の鼠径ヘルニア	610
小児の腸重積症	587
上部消化管内視鏡検査	219
静脈血栓症の予防	90
静脈疾患	687
静脈弁不全	689
静脈麻酔薬	148
初期輸液	112
食道	575
食道pH測定	179
食道アカラシア	225
食道亜全摘	196
食道胃静脈瘤	215, 217, 219
食道ウェブ	222
食道癌手術	184
食道癌に対する手術療法	196
食道癌のサルベージ手術	203
食道癌の手術適応	196
食道癌の深達度検査	176
食道癌の壁深達度	176
食道癌発生の危険因子	189
食道狭窄	222
食道憩室	222, 224
食道残胃吻合法	242
食道腫瘍の分類	189
食道切除後の再建法	198
食道切除術の合併症	200
食道切除術の手術手技	184
食道切除法	198
食道内圧測定	179
食道内視鏡検査	178
食道の区分	172
食道の血行支配	172
食道の神経支配	173
食道の生理的狭窄	222
食道の走行	170
食道表在癌	189, 193
食道表在癌の深達度	191
食道裂孔ヘルニア	570
ショック	65, 68
自律神経	55
痔瘻	334, 336
心外閉塞・拘束性ショック	69
腎芽腫	600
神経温存	296
神経芽腫	600
心原性ショック	69
人工肛門	294, 298
人工呼吸器の設定	95
進行食道癌	206
進行大腸癌	307
心室中隔欠損症	647, 650
心室中隔穿孔	671
浸潤麻酔法	140
心臓	630
心臓カテーテル検査	640
心臓超音波検査	640
心臓弁疾患の手術適応	660
心タンポナーデ	123, 635
シンチグラフィ	545
心破裂	671

深部静脈血栓症……………………… 88, 687, 690
心不全……………………………………… 99, 633
心房中隔欠損症……………………………647, 650

【す】

膵液瘻……………………………………421, 422
膵炎……………………………………………438
膵癌………………………………41, 425, 427, 429
膵管内乳頭粘液性腫瘍……………………… 416
膵癌発生………………………………………425
膵管癒合不全…………………………………452
膵腫瘍……………………………………413, 432
膵神経内分泌腫瘍……………………………425
膵切除後………………………………………422
膵臓………………………………………406, 408
膵臓の手術……………………………………419
膵体尾部切除術………………………………421
膵胆管合流異常…………………………451, 482
膵胆道疾患……………………………………460
膵頭十二指腸切除術…………………………419
膵内分泌負荷試験………………………413, 416
膵囊胞…………………………………………432
膵囊胞性疾患…………………………………432
髄様癌…………………………………………557
スパイロメトリー……………………………700
スワンガンツカテーテル………… 99, 640, 644

【せ】

制癌剤……………………………………………49
清潔手術…………………………………………18
成人の鼠径ヘルニア…………………………611
生体反応……………………………54, 55, 57, 62
正中頸囊胞………………………………578, 579
生理的癒合……………………………………288
脊髄くも膜下麻酔法……………………143, 145
脊椎麻酔………………………………………143
切除可能な進行食道癌………………………203
切除不能な進行胃癌……………………………50
切除不能な進行食道癌………………………205
切除不能な大腸癌……………………………316
銭形陰影………………………………………731
線維腫…………………………………………734
全身麻酔………………………………………148
センチネルリンパ節生検……………………522
先天性横隔膜ヘルニア………………………569
先天性十二指腸閉鎖症・狭窄症…………581, 583

先天性食道閉鎖症………………………574, 575
先天性心疾患……………………………647, 650
先天性胆道拡張症……………………………596
先天性胆道閉鎖症……………………………594

【そ】

挿管困難症……………………………………159
早期胃癌……………………234, 247, 249, 251
創傷処置…………………………………………36
創傷治癒…………………………………………34
創傷治癒の形式…………………………………36
総胆管狭窄……………………………………458
僧帽弁…………………………………………630
僧帽弁閉鎖不全症……………………………661
側頸囊胞…………………………………578, 579
塞栓・血栓症……………………………………88
鼠径ヘルニア……………………………607, 610

【た】

体液組成…………………………………………65
大細胞癌………………………………………727
大腿神経ブロック……………………………139
大腸癌………………………39, 308, 314, 394
大腸癌に対する分子標的薬…………………317
大腸癌の治療…………………………………317
大腸癌のリンパ節の分類……………………308
大腸憩室症……………………………………328
大腸手術の前処置……………………………301
大腸腫瘍………………………………………294
大腸ステント……………………………301, 303
大腸穿孔………………………………………340
大腸捻転(特にS状結腸捻転症)……………342
大動脈…………………………………………631
大動脈解離……………………………………674
大動脈狭窄症…………………………………654
大動脈形成異常………………………………654
大動脈疾患……………………………………673
大動脈縮窄症…………………………………654
大動脈腸骨動脈閉塞症………………………677
大動脈バルーンパンピング…………………102
大動脈弁………………………………………630
大動脈弁狭窄症………………………………658
大動脈弁閉鎖不全症…………………………658
大動脈瘤………………………………………675
多段階発癌………………………………………39
多中心性発癌……………………………………39

INDEX

脱水 ··· 65
多発胃癌 ····································· 262, 263
多発性肝嚢胞 ·································· 403
多発性内分泌腫瘍症 ························· 563
胆管炎 ··· 475
胆管・膵臓の発生 ······························· 450
胆管癌 ··· 484
胆汁外瘻術 ······································· 465
男性乳癌 ··· 519
胆道 ··· 452
胆道癌 ····································· 482, 486
胆道形成異常 ·································· 450
胆道再建術 ······································· 472
胆道疾患 ··· 466
胆嚢 ··· 455
胆嚢炎 ··· 475
胆嚢癌 ··· 484
胆嚢結石症 ································ 457, 469
胆嚢腺筋症 ································ 458, 469
胆嚢ポリープ ······························ 458, 469
胆嚢良性疾患 ····························· 469, 471
ダンピング症状 ································· 243

【ち】
チーム医療 ·· 7
中央二区域切除術 ··············· 381, 383, 390
中小動脈疾患 ·································· 680
中心静脈栄養 ····································· 74
超音波検査 ······················· 457, 510, 545
超音波内視鏡検査 ····························· 460
腸回転異常症 ······························ 587, 589
腸管切離長 ··························· 307, 309, 310
腸管免疫 ··· 59
腸重積症 ··· 587
直腸 ··· 290
直腸癌 ··· 310
直腸手術 ··· 296
鎮痛薬 ··· 150

【つ・て】
追加外科切除 ·································· 249
デルマトーム ····································· 145
転移性肝癌 ······················· 394, 396, 397
転移性肺腫瘍 ·································· 731

【と】
同期式間欠的強制換気 ························ 96
頭部外傷 ··· 117
動脈管開存症 ······························ 647, 650
動脈血液ガスの解析 ···························· 702
特殊感染 ··· 21
特殊な胃癌 ································ 260, 263
特発性血小板減少性紫斑病 ················ 446
特発性食道破裂 ························· 209, 212
特発性腸重積症 ································ 588

【な】
内痔核 ··· 334
内視鏡外科 ······································· 61
内視鏡検査 ································ 176, 234
内視鏡的治療 ············ 189, 193, 247, 249, 294

【に】
二酸化炭素気腹 ·································· 62
乳癌 ··························· 41, 43, 47, 516, 528
乳癌の進展経路 ································ 518
乳癌の特殊型 ·································· 519
乳癌の発生と発育形式 ························ 518
乳癌の薬物療法 ························· 528, 530
乳児の維持輸液量 ······························ 67
乳腺 ··· 534
乳腺手術 ··· 506
乳腺手術後合併症 ····························· 525
乳腺手術に関わる神経 ························ 507
乳腺手術に関わる脈管 ························ 507
乳腺腫瘍 ··· 513
乳腺腫瘍の細胞診 ····························· 513
乳腺腫瘍の超音波像 ·························· 512
乳腺の良性疾患 ································ 534
乳腺葉状腫瘍 ·································· 536
乳腺良性腫瘍 ·································· 537
乳頭癌 ··· 557
乳頭筋断裂 ······································· 671
乳頭腫 ··· 734
乳び胸 ··· 721
乳房 ··· 504
乳房温存手術 ·································· 522
乳房の解剖 ······································· 504

767

【ね・の】

- 熱傷 106, 112
- 熱傷の局所治療 115
- 熱傷の重症度分類 108
- 熱傷の深度 106
- 熱傷の範囲 108
- 粘液性嚢胞腫瘍 416
- 粘膜下層癌 234
- 粘膜内癌 234
- 膿胸 721
- 嚢胞性膵腫瘍 415

【は】

- 肺過誤腫 733
- 肺化膿症 739
- 肺癌 41, 723, 731
- 肺気腫 740
- 肺結核症 731, 739
- 敗血症 10, 12
- 敗血症性ショック 12
- 肺腫瘍の疫学 723
- 肺真菌症 739
- 肺水腫 720
- 肺塞栓症 88, 690
- 肺動脈弁 630
- 肺動脈弁狭窄症 651
- 肺捻転 721
- 肺の解剖, 血流 693
- 肺分画症 569, 572, 737
- 肺胞性肺嚢胞 740
- 肺葉外分画症 737
- 肺葉内分画症 737
- 肺良性疾患 737
- 肺良性腫瘍 731
- 橋本病 547
- 播種性血管内凝固症候群 84
- 破傷風 21
- バセドウ病 547
- 発癌危険因子 41
- 反回神経 543
- 反回神経麻痺 201, 721

【ひ】

- 脾機能亢進症 446
- 脾原発性疾患 446
- 肥厚性幽門狭窄症 581
- 脾疾患に対する治療 444
- 脾腫の原因疾患 444
- 脾臓 409
- 左上縦隔リンパ節郭清 185
- 脾摘後の合併症 447
- 脾摘の適応疾患 446
- 非閉塞性腸間膜虚血 284
- 貧血 244

【ふ】

- ファイティング 95
- フェンタニル 150
- 腹腔鏡下胆嚢摘出術 472
- 副甲状腺 540, 542, 551
- 副甲状腺機能亢進症 554
- 副腎皮質 55
- 腹部外傷 127
- 腹部コンパートメント症候群 129
- 腹部超音波検査 369, 456
- 腹壁異常 607
- 腹壁破裂 607, 609
- 不潔/感染手術 18
- 不整脈 633, 637
- 不整脈薬 103
- 分化型胃癌 262
- 分子標的治療薬 47, 317
- 分離肺換気法 182

【へ】

- 閉塞性黄疸 464
- 閉塞性血栓性血管炎 682
- 閉塞性動脈硬化症 680, 682
- 臍ヘルニア 607, 609
- ペプシノゲン法 237
- ヘリコバクター・ピロリ菌 260
- 弁の構造と位置関係 630
- 扁平上皮癌 726
- 弁膜症 640, 658

【ほ】

- 放射線療法 531
- 星状神経節ブロック 138
- 補助循環 101
- 補助人工心臓 102
- ホルモン療法 528, 530

【ま】

- 麻酔高 145
- 麻酔の有害事象 157
- 末梢神経線維 134
- 末梢神経ブロック 138
- 末梢動脈疾患 681
- 麻薬性鎮痛薬 150
- 慢性膵炎 441
- 慢性胆嚢炎 479
- 慢性動脈閉塞症 677
- マンモグラフィ 510

【み】

- 右上縦隔リンパ節郭清 185
- 未分化型胃癌 262
- 未分化癌 557
- 脈管 381, 507
- 脈管・神経の走行 695
- 脈管の位置関係 630

【む・め・も】

- 無気肺 720
- 無石胆嚢炎 477
- 迷入膵 452
- 滅菌 16
- 免疫機構 25, 27
- 免疫反応 57
- 免疫抑制薬 31
- 免疫療法 27
- 門脈圧亢進症 215
- 門脈血栓症 447

【や・ゆ・よ】

- 有害事象 47, 49
- 幽門保存胃切除術 258
- 幽門側胃切除術 242, 251, 254
- 幽門側胃切除術の郭清リンパ節 255
- 幽門保存胃切除術 257
- 幽門保存胃切除術の郭清リンパ節 258
- 輸液 65
- 輸液製剤 65
- 輸液療法 114
- 輸血 77, 79
- 葉切除術 390
- ヨード染色法 178

【ら・り・れ・ろ】

- 良性腫瘍 731
- 良性胆嚢疾患 457
- 良性乳腺疾患 534
- リンパ節郭清 196, 251, 307, 308, 310
- リンパ節転移頻度 191, 249
- 倫理 5
- レミフェンタニル 150
- 漏斗胸 569, 571
- 濾胞癌 557

【わ】

- 腕神経叢ブロック 138

【A】

ABC分類検査 ……………………………… 238
AFP産生腫瘍 ……………………………… 260
aortic regurgitation (AR) ………………… 659
aortic stenosis (AS) ……………………… 658
ASD ………………………………………647, 650
arteriosclerosis obliterans (ASO) ……680, 682

【B】

bacterial translocation …………………… 58
Barrett食道 …………………………………209, 211
Barrett食道癌 …………………………………… 211
Beckの三徴 ………………………………… 124
Bentall手術 ………………………………… 675
Billroth Ⅰ法 ……………………………… 242
Billroth Ⅱ法 ……………………………… 242
Blalock-Taussig手術 ……………………… 654
Bochdalek孔ヘルニア ……………………… 569
boderline resectable膵癌 ………………… 428
brownish area ……………………………… 178
Buerger病 …………………………………680, 682

【C】

cancer antigen 15-3 (CA 15-3) …………… 44
cancer antigen 19-9 (CA 19-9) …………… 44
carcinoembryonic antigen (CEA) ………… 44
CARS
　(compensated antiinflammatory syndrome) … 13
Child分類 …………………………………… 377
Child-Pugh分類 …………………………… 377
Common Terminology Criteria for
　Adverse Events (CTCAE) ……………… 49
coronary arterial bypass grafting (CABG) … 667
Couinaudの肝区域分類 ……………………363, 364
CPAP (continuous positive airway pressure) … 96
CPPV
　(continuous positive pressure ventilation) … 96
CT検査 ……………… 369, 371, 456, 457, 708

【D】

David手術 …………………………………… 675
DeBakey分類 ……………………………… 674
deep vein thrombosis (DVT) …… 88, 687, 690
disseminated intravascular coagulation (DIC) … 84
double bubble sign ………………………… 584

double tract法 ……………………………… 242

【E】

EBV関連胃癌 ……………………………… 263
ERCP ……………………………………… 456
EUS …………………………………………176, 234

【F】

Fallot四徴症 (TOF) ………………………… 651
familial adenomatous polyposis (FAP) …… 325
fibroma …………………………………… 734
Flecherのリスク分類 ……………………… 268
Fontaine分類 ……………………………… 682
Forrester分類 ……………………………… 99
Fournier症候群 ……………………………334, 337
FT3 ………………………………………… 546
FT4 ………………………………………… 546

【H】

Healeyの肝区域分類 ………………………363, 364
HER2遺伝子 ……………………………… 530
Hirschsprung病 ……………………………587, 591
Hirshsprung病に対する手術術式 ………… 592

【I】

IABP (intra-aortic balloon pumping) …… 102
ICG負荷試験 ……………………………… 376
INRG staging system (INRGSS) ………… 602
IPMN (intraductal papillary mucinous neoplasm)
　416, 432, 433, 434, 435
IPPV
　(intermittent positive pressure ventilation) … 96
ISGPF (International Study Group of
　Pancreatic Fistula) ……………………… 423

【J・K・L】

Jatene手術 …………………………………653, 654
Kussmaul徴候 ……………………………… 124
Lower esophageal sphincter (LES) ……… 223

【M】

Mallampatiの分類 ………………………… 159
Mallory-Weiss症候群 ……………………209, 212
MALTリンパ腫 …………………………… 271
MARS (mixed antagonistic response
　syndrome) ……………………………… 13, 266

MCN (mucinous cystic neoplasm) ……… 416, 432
Meckel憩室 …………………………………587, 590
MEN (multiple endocrine neoplasia) ………… 563
MEN 1型 ……………………………………………… 564
MEN 2型 ……………………………………………… 565
minimum alveolar concentration (MAC) …… 148
mitral regurgitation (MR) ………………………… 661
Morgagni孔ヘルニア ……………………………… 570
MRI検査 ……………………………………………… 369
MRI検査所見 ………………………………………… 372

【N】

Narrow band imaging (NBI) …………………… 178
Nissen法 ……………………………………………… 210
NOMI (non occlusive mesenteric ischemia)
……………………………………………………284, 285
nutrition support team (NST) ……………………… 73
NWTS分類 …………………………………………… 603
NYHA分類 …………………………………………… 635

【O・P】

overwhelming postsplenectomy infection
　(OPSI) ……………………………………… 411, 448
Paget病 ……………………………………………… 519
papilloma …………………………………………… 734
PCPS (percutaneous cardio-pulmonary support)
……………………………………………………………… 102
PDA …………………………………………… 647, 650
Perthes試験 ………………………………………… 689
Plummer-Vinson症候群 ………………………… 223
PRETEXT分類 ……………………………………… 603
PS (pulmonary stenosis) ………………………… 651
Pylorus-preserving gastrectomy (PPG) ……… 258

【R】

Rastelli手術 ………………………………… 653, 654
regular arrangement of collecting venules
　(RAC) ……………………………………………… 237
Response Evaluation Criteria in Solid Tumors
　(RECIST) …………………………………………… 49
Rex-Cantlie線 ……………………………………… 362
Rokitansky憩室 …………………………………… 225
Ross手術 …………………………………………… 656
Roux en-Y法 ……………………………………… 242

【S】

SCN (serous cystic neoplasm) …………… 416, 432
sepsis ………………………………………………… 12
SIMV (synchronized intermittent mandatory
　ventilation) ………………………………………… 96
SIRS (systemic inflammatory response syndrome)
………………………………………………………… 10, 13
squamous cell carcinoma (SCC) 抗原 ………… 44
SSI (surgical site infection) ……………………… 10
Stanford分類 ……………………………………… 674
Subclavian flap法 ………………………………… 656
Swan-Ganzカテーテル検査 ………… 99, 640, 644
S状結腸捻転症 …………………………………… 342

【T】

TACE ………………………………………………… 391
TAP (transversus abdominis planie) ブロック … 139
TASC分類 …………………………………………… 677
thromboangiitis obliterans (TAO) ……………… 682
TNM分類 …………………………………………… 247
TOF …………………………………………………… 650
Toupet法 …………………………………………… 210
Trendelenburg試験 ……………………………… 689
tricuspid regurgitation (TR) …………………… 661
TSHの変動 ………………………………………… 546

【U・V】

Upper esophageal sphincter (UES) ………… 223
VAD (ventricular assist device) ……………… 102
VSD …………………………………………… 647, 650

【W・Z】

Wangensteen-Rice撮影 ………………………… 584
Wilms腫瘍 ………………………………………… 600
Zenker憩室 ………………………………………… 225

【その他】

α-fetoprotein (AFP) ……………………………… 44

外科専門医への知識のfundamentals
先輩たちからの道しるべ

2016年12月1日　第1版第1刷発行
2023年 9月 1日　　　　第5刷発行

■監　修	北野正剛	きたの　せいごう	
■編　集	白石憲男	しらいし　のりお	
	藤島　紀	ふじしま　はじめ	
■編集協力	二宮繁生	にのみや　しげお	
■発行者	吉田富生		
■発行所	株式会社メジカルビュー社		

〒162-0845　東京都新宿区市谷本村町2-30
電話　03（5228）2050（代表）
ホームページ　https://www.medicalview.co.jp/

営業部　FAX 03（5228）2059
　　　　E-mail　eigyo@medicalview.co.jp

編集部　FAX 03（5228）2062
　　　　E-mail　ed@medicalview.co.jp

■印刷所　三美印刷株式会社

ISBN978-4-7583-1526-5　C3047

©MEDICAL VIEW, 2016. Printed in Japan

- 本書に掲載された著作物の複写・複製・転載・翻訳・データベースへの取り込みおよび送信（送信可能化権を含む）・上映・譲渡に関する許諾権は，（株）メジカルビュー社が保有しています．
- JCOPY〈出版者著作権管理機構　委託出版物〉
本書の無断複写は著作権法上での例外を除き禁じられています．複製される場合は，そのつど事前に，出版者著作権管理機構（電話 03-5244-5088，FAX 03-5244-5089，e-mail：info@jcopy.or.jp）の許諾を得てください．
- 本書をコピー，スキャン，デジタルデータ化するなどの複製を無許諾で行う行為は，著作権法上での限られた例外（「私的使用のための複製」など）を除き禁じられています．大学，病院，企業などにおいて，研究活動，診察を含み業務上使用する目的で上記の行為を行うことは私的使用には該当せず違法です．また私的使用のためであっても，代行業者等の第三者に依頼して上記の行為を行うことは違法となります．